U0262486

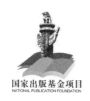

中国中成药名方药效与应用丛书

总主编　陈　奇　张伯礼

内分泌代谢、风湿免疫、泌尿男生殖卷

内分泌代谢册主编　张　冰　徐国良
风湿免疫册主编　吕爱平　刘孟宇
泌尿男生殖册主编　吕圭源　陈　文　苗明三

科学出版社
北　京

内 容 简 介

"中国中成药名方药效与应用"丛书包含 3 种子书,共 10 卷。子书一以现代病症分类介绍我国中成药名方,共 8 卷,分别为①心血管神经精神卷②呼吸消化卷③内分泌代谢、风湿免疫、泌尿男生殖卷④外科皮肤科卷⑤妇产科卷⑥五官科卷⑦肿瘤血液卷⑧儿科卷;子书二共 1 卷,为子书一的精华本;子书三共 1 卷,为子书二的英文版。该丛书是由院士、国医大师、全国名中医、教授、主任医师等科研和临床一线的几百位中西医药工作者合作编纂的大型专著丛书,英文版邀请了中医药大学的专业英语教授担任翻译。

本丛书将中成药药效与现代医药学基础理论相结合,将中成药临床应用和现代研究成果相结合,使读者在理解药效原理基础上,正确使用中成药。书中有药效机制示意图,图文并茂,体例新颖。

本丛书可供中西医临床医生、社区医生及药店职工阅读使用,也可作为中医药研究工作者对古典方剂及中成药研究与开发的重要参考书,高等中医药院校中药药理学、中成药、方剂学的教学参考书。

图书在版编目(CIP)数据

中国中成药名方药效与应用丛书. 内分泌代谢、风湿免疫、泌尿男生殖卷/陈奇,张伯礼主编;张冰等本册主编. —北京:科学出版社,2021.3
国家出版基金项目
ISBN 978-7-03-066635-2

Ⅰ. ①中… Ⅱ. ①陈… ②张… ③张… Ⅲ. ①内分泌病-验方-汇编-中国②代谢病-验方-汇编-中国③风湿性疾病-免疫性疾病-方-汇编-中国④男性生殖器疾病-方-汇编-中国 Ⅳ. ①R289.5

中国版本图书馆 CIP 数据核字(2020)第 214201 号

责任编辑:刘 亚 鲍 燕 曹丽英 / 责任校对:郑金红
责任印制:肖 兴 / 封面设计:黄华斌

科学出版社 出版
北京东黄城根北街 16 号
邮政编码:100717
http://www.sciencep.com

三河市春园印刷有限公司 印刷
科学出版社发行 各地新华书店经销
*
2021 年 3 月第 一 版 开本:787×1092 1/16
2021 年 3 月第一次印刷 印张:40 1/2
字数:919 000
定价:**258.00 元**
(如有印装质量问题,我社负责调换)

中国中成药名方药效与应用丛书

总 主 编 陈 奇　江西中医药大学　教授　博导

　　　　　张伯礼　中国中医科学院　天津中医药大学

　　　　　　　　名誉院长　校长　院士　教授　博导

内分泌代谢、风湿免疫、泌尿男生殖卷
内分泌代谢册

主　　编 张 冰　北京中医药大学　教授　主任医师　博士　博导

　　　　　徐国良　江西中医药大学　教授　博士　博导

主 审 及
特邀编委 郭 姣　广东药科大学　校长　二级教授　主任医师　博导

　　　　　申竹芳　中国医学科学院北京协和医学院药物研究所　研究员　博导

　　　　　吴深涛　天津中医药大学第一附属医院　教授　主任医师　博导

　　　　　高 毅　山东中医药大学附属医院　原党委书记　山东中医药大学

　　　　　　　　原副校长　主任 医师　教授　博导

副 主 编 陈素红　浙江工业大学　研究员　博士　博导

　　　　　程丽芳　山东省中医药研究院　教授　研究员

　　　　　林志健　北京中医药大学　副教授　博士　硕导

编　　委（以姓氏笔画为序）

　　　　　师 伟　山东中医药大学附属医院

　　　　　华 桦　四川省中医药科学院

　　　　　刘率男　中国医学科学院北京协和医学院药物研究所

　　　　　李 莹　山东省中医药研究院

　　　　　李利民　四川省中医药科学院

　　　　　张吉仲　西南民族大学

　　　　　赵军宁　四川省医药科学院

　　　　　黄 伟　山东省中医药研究院

　　　　　隋在云　山东省中医药研究院

　　　　　韩秀珍　山东大学药学院

作者名单 （以单位首字笔画为序）

山东大学药学院	韩秀珍	副教授　博士　硕导
山东中医药大学第二附属医院	部　帅	副主任医师　硕士
山东中医药大学附属医院	高　毅	主任医师　教授　硕导
	师　伟	主任医师　教授　硕导
	姚　莉	副主任医师　博士
	崔兵兵	主管药师　硕士
	王玉超	主治医师　博士
	王　舒	住院医师　硕士
山东省中医药研究院	王　平	研究员　硕士　硕导
	李　莹	主任医师　硕士
	程丽芳	教授　研究员
	隋在云	教授　研究员　硕导
	刘　瑾	研究员　硕士
	周　倩	副研究员　博士　硕导
	张丽美	副研究员　硕士
	桑素珍	副主任医师　硕士
	黄　伟	助理研究员　博士
	李克明	助理研究员　硕士
	王爱洁	助理研究员　硕士
	张新军	助理研究员
山东省高唐县中医院	赵鲁娜	主治医师　硕士
山东省立医院	徐　丽	主治医师　博士
中国医学科学院北京协和医学院药物研究所	申竹芳	研究员　博导
	刘率男	副研究员　博士
	刘　泉	助理研究员　博士
北京中医药大学	张　冰	二级教授　主任医师　博导
	林志健	副教授　博士　硕导
四川省中医药科学院	赵军宁	院长　研究员　博士　博导
	李利民	研究员
	华　桦	副研究员
	刘　俐	研究实习员
	曾安琪	研究实习员
江西中医药大学	徐国良	教授　博士　博导
	胡慧明	博士　副教授

内分泌代谢、风湿免疫、泌尿男生殖卷
风湿免疫册

作者名单（以单位首字笔画为序）

山东中医药大学附属医院	周翠英	教授	主任医师	博导
	刘英	教授	主任医师	博士 博导
	孙素平	教授	主任医师	博士 硕导
	樊冰	副教授	副主任医师	博士 硕导
广州中医药大学	舒海洋	博士生		
中日友好医院	肖诚	主任医师	博士 博导	
中国中医科学院	刘孟宇	中医临床基础医学研究所 研究员 博士 硕导		
	吕诚	中医临床基础医学研究所 研究员 博士 硕导		
	何小鹃	中医临床基础医学研究所 副研究员 博士 硕导		
	陈则旭	中医临床基础医学研究所 博士生		
北京协和医学院	樊丹平	博士生		
香港浸会大学	吕爱平	中医药学院 院长		

内分泌代谢、风湿免疫、泌尿男生殖卷
泌尿男生殖册

主　　编	吕圭源	浙江中医药大学	教授 博导
	陈文	中日友好医院	主任医师 硕导
	苗明三	河南中医药大学	教授 博士 博导
主审及 特邀编委	张亚强	中国中医科学院广安门医院泌尿外科	主任医师 博导
副主编	任远	甘肃中医药大学	教授 博导
	魏日胞	中国人民解放军总医院	主任医师 教授 博导
	周玖瑶	广州中医药大学	教授 博士 博导
	陈素红	浙江工业大学	研究员 博士 博导
秘　　书	胡慧明	江西中医药大学	副教授 博士

编　委　（以姓氏笔画为序）

吕圭源　浙江中医药大学

任　远　甘肃中医药大学

苏　洁　浙江中医药大学

李　波　浙江工业大学

李建民　北京市中西医结合医院

吴国泰　甘肃中医药大学

吴俊标　广州中医药大学

张亚强　中国中医科学院广安门医院

张国斌　河南中医药大学

陈　文　中日友好医院

陈素红　浙江工业大学

苗明三　河南中医药大学

周玖瑶　广州中医药大学

周国民　北京市中西医结合医院

钟燕春　深圳市中西医结合医院

魏日胞　中国人民解放军总医院

作者名单　（以单位首字笔画为序）

广州中医药大学	周玖瑶	中药学院　教研室主任　教授　博士　博导
广州中医药大学第二附属医院	吴俊标	副主任中药师　博士后
	梁春玲	副研究员　博士　硕导
广州中医药大学附属第六医院	刘碧好	泌尿外科　助理研究员　博士后
中日友好医院	陈　文	肾内科　主任医师　副教授　硕士　硕导
中国人民解放军总医院	魏日胞	第一医学中心　主任医师　教授　博导
中国中医科学院广安门医院	张亚强	泌尿外科　主任医师　博导
甘肃中医药大学	任　远	甘肃省中药药理与毒理学重点实验室主任　教授　博导

	吴国泰	甘肃省中药药理与毒理学重点实验室副主任 副教授 博士 硕导
	杜丽东	副教授 博士
	刘峰林	副教授 博士
北京市中西医结合医院	李建民	肾内科主任 主任医师 博士 博导
	周国民	副主任医师
	谢 晨	住院医师 博士后
河南中医药大学	苗明三	副校长 二级教授 博士 博导
	张国斌	药学院 副教授 博士
	田 硕	讲师 博士
	彭孟凡	助理实验师 硕士
	李孟艳	助理实验师 硕士
	赵 晖	助理实验师 硕士
浙江工业大学	陈素红	中药健康产品研究所所长 二级研究员 博士 博导
	李 波	助理研究员 博士后
	雷珊珊	博士
	陈奕公	博士生
浙江中医药大学	吕圭源	现代中药与健康产品研究所所长 二级教授 博导
	苏 洁	助理研究员 博士
	颜美秋	助理研究员 博士
深圳市中西医结合医院	钟燕春	中药学院 副教授 博士后

总主编简介

陈 奇 江西中医药大学教授，北京中医药大学博士生导师，原北京协和医科大学博士生导师组成员和博士后合作导师，全国优秀教师，获国务院特殊津贴。国家自然科学基金评审专家，原卫生部药品审评委员，国家药品审评专家，973审评专家，国家发改委药品价格评审专家，全国中医药教材编审委员会委员。江西省药理学会名誉理事长，世界中医药学会联合会中药药理专业委员会顾问。江西省高校重点建设学科制药中药学学科带头人，江西省高等学校优秀研究生导师，江西省科学研究突出贡献先进工作者，中国药理学发展突出贡献奖并学会荣誉理事，中华人民共和国成立70周年纪念章获得者。应邀访问德国、美国、英国、新加坡并合作科研。主编《中药药理研究方法学》获全国优秀科技图书一等奖、国家图书奖、国家科技进步奖三等奖。主编的《中药药理实验方法学》获全国优秀教材奖。主编研究生教学参考用书《中药药效研究思路与方法》。主编国家规划教材《中药药理学实验》。主审国家规划教材《中药药理学》《中药炮制学》。出版《人体奥妙》译著。主编《中成药名方药理与临床》在香港、台北、北京出版。《中药新药与临床药理》《药学学报》《中国实验方剂学杂志》《中国临床药理学与治疗学》等7个杂志编委、特邀编委或顾问。主持国家重大课题和国家新药基金项目各1项，主持3项国家自然科学基金，主持或参与研究开发红管药、槲皮素、灵芝片、钻山风、复方草珊瑚含片、珍视明滴眼液、健胃消食片、赣南麦饭石等，科研获奖成果21项。

张伯礼 中国中医科学院名誉院长，天津中医药大学校长。中国工程院院士、教授、博士生导师。获国务院特殊津贴。主编《中医内科学》《中药现代化二十年》《中成药临床合理使用读本》《常见病中成药临床合理使用丛书》，陈奇、张伯礼联合主编《中药药效研究方法学》等。国家重点学科中医内科学学科带头人。中国工程院医药卫生学部主任，中国中西医结合学会名誉会长，中华中医药学会名誉会长，教育部高等学校中医学教学指导委员会主任委员，世界中医药学会联合会副主席，世界中医药学会联合会教育指导委员会主任委员。国家"重大新药创制"科技重大专项技术副总师，科技部"中药现代化产业基地建设"专家组长，第十届国家药典委员会执委兼中医专业委员会主任委员。国家抗击新冠病毒肺炎领导小组成员，抗击新冠病毒肺炎中医治疗方案设计者，获"人民英雄"国家荣誉称号。

从事中医药临床、教育和科研工作40余载，全国名中医，获何梁何利基金奖、吴阶平医学奖、世界中医药杰出贡献奖、树兰医学奖、全国优秀共产党员、全国杰出专业技术人才、全国先进工作者、全国优秀科技工作者、国家级有突出贡献中青年专家和天津市科技重大成就奖等荣誉称号。在中医临床、科研、教育、国际化、中药现代化等方面取得一批重要成果。获国家科技进步奖一等奖7项，省部级科技进步奖一等奖21项，发表论文300余篇，主编专著10余部。

《内分泌代谢、风湿免疫、泌尿男生殖卷》主编简介

内分泌代谢册　主编简介

张　冰　北京中医药大学教授，主任医师，博导。国家"万人计划"教学名师、全国中医药高等教育教学名师、全国优秀科技工作者、首都劳动奖章获得者、北京市教学名师、北京市教育创新标兵、北京市师德先进个人，国家中医药管理局重点学科临床中药学学科带头人，国务院特殊津贴专家。主持国家"973 计划"、"十一五"支撑计划等科研课题 40 余项，获中华中医药学会、北京市科委等科技奖励 35 项；主编学术专著及教材 30 余部。

徐国良　江西中医药大学教授，博士，博导。江西省高等学校中青年学科带头人。中国药理学会理事、世界中医药学会联合会方药量效研究专业委员会副会长、世界中医药学会联合会中药保健品专业委员会理事、江西省药理学会副理事长兼副秘书长。主持或参与了"973 计划""十一五攻关""国家自然基金"等课题 10 多项。参与编写了《方药量效学》（副主编）、《中药药效研究方法学》（副主编）、《中药药理研究方法学》（编委）。国家发明专利 2 项，发表论文 100 多篇。

风湿免疫册　主编简介

吕爱平　香港浸会大学中医学院院长，首席教授，医学博士。中国中西医结合学会副会长。在国际国内主要学术刊物发表学术论文 200 余篇，其中 SCI 收录 100 余篇。编写专著 12 部；主持国家自然基金项目 6 项，国家"十一五"支撑计划项目 1 项；参与科技部科技攻关、国家基础性研究工作、"973 计划"和"863 计划"项目多项，获得省部级以上奖励 10 余项、专利 40 多项。"中国杰出科学工作者"。

刘孟宇　中国中医科学院中医临床基础医学研究所研究员，中医内科学风湿免疫专业博士，中西医结合临床基础专业博士后，硕导。国家中医药管理局中医标准化工作办公室成员。从事中西医结合临床工作多年，主持国家自然基金面上项目、国家中医药管理局等多项科研课题，发表学术论文多篇，主编多本学术专著。

泌尿男生殖册　主篇简介

吕圭源　浙江中医药大学现代中药与健康产品研究所所长，二级教授、博导。世界中医药学会联合会中药保健品分会副会长、中国中西医结合学会中药专业委员会主任委员等；国家科技进步奖评审专家、国家新药和保健食品审评专家等。获国家科技进步奖二等奖、中国中西医结合学会科技进步奖一等奖等10多项。开发中药大健康产品获新药证书及临床批件5个。主编国家级规划教材《药理学》《中药新产品开发学》等7部，发表论文300余篇。培养博士后、博士、硕士180余名。

陈　文　中日友好医院肾病科主任医师。北京大学硕导。国家药品审评专家，北京市医学会医疗事故技术鉴定专家。"反应性氧代谢产物在肾脏病中的致病作用"课题获中日友好医院科技进步奖二等奖及卫生部科技进步奖三等奖，中药马兜铃酸致肾毒性研究获中日友好医院科技进步奖一等奖及中国药学会科学技术奖三等奖。

苗明三　河南中医药大学副校长，二级教授、博士、博导。中原学者，国务院特殊津贴专家、全国优秀科技工作者、教育部新世纪人才、河南省优秀专家。中国中医药信息研究会中药外治分会会长，世界中医药联合会中药养颜分会会长，中华中医药学会实验药理专业委员会、中药毒理与安全性评价专业委员会副主任。获国家科技进步奖一等奖1项，省部级科技进步奖一等奖3项。

编 写 说 明

1. 本丛书的组织是由总主编首先确定各分册第一负责人,由各分册第一负责人即分册第一主编组织编写,由总主编最终审定书稿发给出版社。精华本是16个分册第一负责人挑选各分册主要内容压缩而成的一本书。

2. 本丛书中成药名方是根据功能与主治以现代病症分类,每个病症有一简单概述。中成药名方的病症应用以药物功效分类,利于辨病与辨证相结合。

3. 每个中成药名方标题:药物名称、【药物组成】、【处方来源】、【功能与主治】、【药效】、【临床应用】、【不良反应】、【使用注意】、【用法与用量】、参考文献。

4.【药物组成】除极少数保密方外,介绍了该中成药名方组成的全部中药名称。

5.【处方来源】注明古方或研制方(包括经验方),《中国药典》或国家批准Z字号的中成药,可以收入中药提取物或有效成分组成的H号产品。如果是古典名方则要求写出其出处。由于大部分中成药制剂,同一个产品有不同厂家、不同剂型,故同一产品有许多批准文号,本书随机抽写其中一个产品批准文号,说明是Z字号的中成药。本书收入尚有少数无批准文号的古典名方。本书不收入正在研制中,无国家批准文号的产品,也不收入B字号保健品。

6.【功能与主治】来源于药典或国家批准的产品说明书。

7.【药效】按文献报道实验研究的药效及其作用机制。对药效及作用机制复杂的中成药,适当结合基础知识论述。对少数无药效文献的中成药,则根据其新药申报简要写出其最基本药效。部分中成药的药效或其作用机制用示意图展示,方便读者理解。

8.【临床应用】凡是收入中国药典或国药Z字号的中成药都是经过国家批准组织临床试验的。但是对无药效又无临床公开发表文献资料的中成药,则基本不能收入本书。文献写出治疗的病症,作者尽可能辨病与辨证相结合。对不是双盲和随机对照的临床应用结果,原则上不收入其报道临床治疗效果的百分率。

9.【不良反应】根据文献报道介绍不良反应。

10.【使用注意】包括指出有毒中药、配伍禁忌、辨证使用注意等。

11.【用法与用量】按产品制剂说明书的服用方法和用量。

12. 参考文献:注明药效、临床应用、不良反应的文献依据。参考文献来源主要是期刊及学术会议资料,少数是书籍或内部资料。无参考文献的中成药不收入本书。

13. 署名:本文作者的单位及姓名,以示负责。

总　前　言

中成药是中医药的重要组成部分，是由我国历代医家经过千百年临床实践，总结出来的有疗效的方剂加工而成，其历史悠久，源远流长。

用现代医药学研究中成药与古典名方，可以阐明中医药基本理论，沟通中西医药间的学术思想，扩大治疗范围和提高临床疗效，使中医药事业在继承的基础上进一步发展与提高。

中成药和中药方剂有着密切关系，绝大多数中成药是由著名方剂经长期临床实践而定型生产的。中成药可以说是著名方剂的精华，本丛书是将我国近代几十年来研究中成药名方的现代药效和临床应用加以整理与总结编著而成，有利于继承和发扬祖国中医药事业，推进中成药的正确使用。

本丛书中英文版的出版发行，对中医药走向世界有重要意义，对中国传统文化"走出去"有重要意义。

本丛书可供使用中成药治疗疾病的广大读者及中西医临床医生、社区医生及药店职工阅读使用，可作为中医药研究及中西医临床工作者对中成药进一步研究与开发的重要参考书，也可作为高等中医药院校中医药专业中药药理学、中成药、方剂学的教学参考书。

本丛书特点：

1. 新颖性和实用性　本丛书改变以往中成药书籍以中药功效如解表、清热、温里、补益药等分类方式，而用现代疾病的病症名分类，方便中西医临床工作者使用中成药。本丛书把中成药的药效与临床应用按照现代医学疾病的病症分类，是编写体例的探索与创新。

本丛书尽量改变综述形式写中成药药理，而是将中成药药效与现代医药学基础理论相结合，将中成药临床应用和现代研究成果相结合进行编纂，使读者在理解药效原理基础上，在临床上正确使用中成药。本书的部分中成药有药效及作用机制示意图，图文并茂，使读者易于理解药效及作用机制。本书体例新颖、内容富有新意。

2. 先进性和创新性　本丛书以病症分章介绍古典名方及经验方制成的中成药，以及少数尚未制成中成药的古典名方，展示了我国近代几十年来中成药药效研究与临床应用的成果，是中医药各学科科研探索的结晶，反映了当前中成药治疗疾病药效研究和临床应用的最新进展。

本丛书辨病及辨证相结合阐述中成药的主治病症原理，首次对中成药以辨病与辨证结合的方式进行分类，科学阐明传统的中成药主治疾病的现代药效学研究，是学术创新，可促进中医药与现代医药结合和中药合理应用，对中药走向世界有重要意义。

本书英文版是首次推出的以病症分类的中成药药效与临床应用专著。可让国外读者了解中成药现代药效与临床应用治疗疾病的进展，可促进国外应用，有利于国内生产企业将产品推向世界。

3. 权威性和严谨性　本丛书是在陈奇教授主编的《中成药名方药理及临床应用》的基础上，重新组织以中药药理专家为编写主体并邀请中医临床专家参加，合作编著出版的反映中成药药效与应用进展的权威性、有特色的大型丛书。陈奇教授主编《中成药名方药理及临床应用》(香港雅艺出版公司–深圳海天出版社联合出版，1991)、《中药名方药理与应用》(台北：南天书局，1993)、《中成药名方药理与临床》(北京：人民卫生出版社，1998)。本次编写在充分借鉴以上三本著作基础上，组织了中医药领域专家，邀请在中成药临床研究领域有经验的教授、临床医生参加编著和审订，是中药基础研究工作者与中医临床工作者合作编纂的成果。

本丛书包含子书 3 种，共 10 卷。子书一共 8 卷，以现代病症分类介绍我国中成药名方，分别为①心血管神经精神卷②呼吸消化卷③内分泌代谢、风湿免疫、泌尿男生殖卷④外科皮肤科卷⑤妇产科卷⑥五官科卷⑦肿瘤血液卷⑧儿科卷；子书二共 1 卷，为子书一的精华本；子书三共 1 卷，为子书二的英文版。本丛书参编者共 400 多位，各分册主编分别负责组稿和审定。本丛书于 2015 年在北京国家会议中心召开了组稿会，2017 年及 2018 年在科学出版社召开审稿会和审定稿会议。

在本丛书出版之际，首先感谢国家出版基金的资助，感谢科学出版社的支持，感谢江西中医药大学、中国中医科学院、天津中医药大学及各参编专家单位的支持。还要感谢中国药理学会、中国药理学会中药与天然药物药理专业委员会、世界中医药联合会中药药理专业委员会、江西省药理学会的支持！

由于中成药药理书籍历来以中药功效分类，而本书首创以现代病症分类，这在学术上尚有一些问题需要讨论，且部分中成药名方能治疗多种病症，故论述中有重复的问题。欢迎广大读者批评指正，以利今后进一步改进和完善。

陈　奇　张伯礼
2019 年 12 月

目　录

内分泌代谢、风湿免疫、泌尿男生殖卷·内分泌代谢册

第一章　高脂血症中成药名方 ………… 3

　第一节　概述 ……………………… 3

　　一、概念 …………………………… 3

　　二、病因及发病机制 ……………… 3

　　三、临床表现 ……………………… 4

　　四、诊断 …………………………… 4

　　五、治疗 …………………………… 4

　第二节　中成药名方的辨证分类
　　　　　与药效 ………………… 4

　　一、化痰活血类 …………………… 5

　　二、祛湿化痰类 …………………… 5

　　三、健脾化痰（祛瘀）类 ………… 5

　　四、行气活血类 …………………… 6

　　五、益肾活血类 …………………… 6

　　六、滋补肝肾类 …………………… 6

　第三节　中成药名方 ……………… 7

　　一、化痰活血类 …………………… 7

　　　降脂宁颗粒（片、胶囊） ……… 7

　　　排毒降脂胶囊 …………………… 8

　　　血滞通胶囊 ……………………… 9

　　　荷丹片 …………………………… 11

　　　消瘀降脂胶囊 …………………… 12

　　　消栓通络胶囊（颗粒、片） …… 14

　　　心脉通片（胶囊） ……………… 14

　　二、祛湿化痰类 …………………… 15

　　　血脂康胶囊 ……………………… 15

　　　血脂灵片（丸） ………………… 17

　　　山楂精降脂片（软胶囊、滴丸） … 18

　　　葶苈降血脂片（胶囊） ………… 19

　　　苏子油软胶囊 …………………… 20

　　　紫苏降脂软胶囊 ………………… 20

　　　血脂宁丸 ………………………… 21

　　　脂脉康胶囊 ……………………… 22

　　　脂可清胶囊 ……………………… 23

　　三、健脾化痰（祛瘀）类 ………… 23

　　　脂必妥片（胶囊、咀嚼片） …… 23

　　　复方降脂片（胶囊） …………… 24

　　　降脂通便胶囊 …………………… 25

　　　绞股蓝总苷片（胶囊） ………… 26

　　四、行气活血类 …………………… 27

　　　芪参益气滴丸 …………………… 27

　　　银丹心脑通软胶囊 ……………… 28

　　　舒心降脂片 ……………………… 29

　　　心可舒片（颗粒、胶囊、丸） … 30

　　　降脂通络软胶囊 ………………… 31

　　　丹香清脂颗粒 …………………… 32

　　　健脾降脂颗粒 …………………… 33

　　五、益肾活血类 …………………… 33

　　　心安宁片（胶囊） ……………… 33

　　　丹田降脂丸 ……………………… 34

　　　桑葛降脂丸 ……………………… 35

　　　决明降脂片 ……………………… 36

　　六、滋补肝肾类 …………………… 37

　　　杞菊地黄丸（胶囊、片、口服液） … 37

　　　五子降脂胶囊 …………………… 38

　　　降脂灵颗粒（片、胶囊） ……… 39

　　　泰脂安胶囊 ……………………… 40

　　　安络化纤丸 ……………………… 41

清脂胶囊 ···················· 42

松龄血脉康胶囊 ·········· 44

健延龄胶囊 ················ 45

第二章 肥胖症及脂肪性肝病中成药

名方 ······················ 47

第一节 概述 ···················· 47

一、概念 ···················· 47

二、病因及发病机制 ········ 47

三、临床表现 ················ 48

四、诊断 ···················· 48

五、治疗 ···················· 49

第二节 中成药名方的辨证分类与

药效 ···················· 49

一、肝郁气滞类 ············ 49

二、湿热蕴结类 ············ 49

三、脾虚痰湿类 ············ 50

四、肝郁脾虚类 ············ 50

五、脾肾两虚类 ············ 50

第三节 中成药名方 ············ 51

一、肝郁气滞类 ············ 51

胆宁片 ·················· 51

二、湿热蕴结类 ············ 53

六味能消胶囊 ·········· 53

化滞柔肝颗粒 ·········· 54

当飞利肝宁胶囊 ········ 55

三、脾虚痰湿类 ············ 56

参苓白术散（丸、颗粒）··· 56

安络化纤丸（浓缩丸）··· 57

四、肝郁脾虚类 ············ 58

保和丸（颗粒、片）····· 58

五、脾肾两虚类 ············ 59

降脂减肥胶囊 ·········· 59

第三章 高尿酸血症与痛风中成药

名方 ······················ 61

第一节 概述 ···················· 61

一、概念 ···················· 61

二、病因及发病机制 ········ 61

三、临床表现 ················ 62

四、诊断 ···················· 63

五、治疗 ···················· 63

第二节 中成药名方的辨证分类

与药效 ················ 64

一、清热燥湿降酸类 ········ 64

二、清热利湿、祛风止痛类··· 64

三、活血通络止痛类 ········ 64

四、其他 ···················· 65

第三节 中成药与名方 ········ 65

一、清热燥湿降酸类 ········ 65

四妙丸 ·················· 65

痛风舒胶囊 ············ 66

二妙丸 ·················· 67

二、清热利湿、祛风止痛类··· 68

当归拈痛丸 ············ 68

痛风定胶囊（片）······ 70

三、活血通络止痛类 ········ 71

十五味乳鹏丸（胶囊）··· 71

如意珍宝丸 ············ 72

复方风湿宁注射液（胶囊）··· 74

二十五味儿茶丸 ········ 75

青鹏软膏 ················ 76

五味甘露药浴汤散 ······ 77

四、其他 ···················· 78

五苓散 ·················· 78

第四章 糖尿病中成药名方 ···· 80

第一节 概述 ···················· 80

一、概念 ···················· 80

二、病因及发病机制 ········ 80

三、临床表现 ················ 81

四、诊断 ···················· 81

五、治疗 ···················· 81

第二节 中成药名方的辨证分类

与药效 ················ 82

一、清热生津类 ············ 82

二、清利湿热类 ············ 82

三、益气养阴类 ············ 83

四、滋阴补阳类 ············ 83

五、其他 ······························ 83

第三节　中成药名方 ················· 84

一、清热生津类 ······················ 84

消渴安胶囊 ························· 84

消渴康颗粒 ························· 85

玉女煎 ······························ 87

玉泉丸（散、颗粒、胶囊）······ 89

生脉散（饮、胶囊、颗粒）······ 91

生津消渴胶囊 ····················· 93

三黄片 ······························ 94

干姜黄连黄芩人参汤 ············ 96

通脉降糖胶囊 ····················· 97

二、清利湿热类 ······················ 98

金糖宁胶囊 ························· 98

桑枝颗粒 ··························· 99

葛根芩连片（丸、口服液）··· 101

黄连温胆汤 ······················ 104

三、益气养阴类 ··················· 106

金芪降糖片 ······················ 106

津力达颗粒（口服液）········· 109

渴乐宁胶囊 ······················ 111

芪药消渴胶囊 ··················· 112

芪蛭降糖胶囊（片）············ 114

山药参芪丸（膏）··············· 116

天芪降糖胶囊 ··················· 117

消渴平片（胶囊）··············· 119

养阴降糖片（颗粒）············ 121

降糖甲片（胶囊、颗粒）······ 122

参芪降糖胶囊（颗粒、片）··· 123

降糖宁胶囊 ······················ 125

降糖通脉片 ······················ 126

人知降糖胶囊 ··················· 128

麦芪降糖丸 ······················ 129

益津降糖口服液 ················ 129

振源胶囊（片）·················· 130

人参糖肽注射液 ················ 131

四、滋阴补阳类 ··················· 132

降糖舒胶囊（片、丸）········· 132

六味地黄丸（浓缩丸、颗粒、胶囊、
软胶囊）························ 133

知柏地黄丸 ······················ 142

桂附地黄丸（胶囊）············ 143

麦味地黄丸 ······················ 145

金匮肾气丸 ······················ 146

五、其他 ···························· 147

糖脉康胶囊（颗粒）············ 147

大柴胡汤 ·························· 149

增液汤（口服液）··············· 151

二陈汤（丸）····················· 153

小陷胸汤 ·························· 155

木丹颗粒 ·························· 156

双丹明目胶囊 ··················· 158

十八味诃子利尿丸 ············· 159

芪明颗粒 ·························· 160

第五章　甲状腺功能减退症中成药
名方 ······················· 163

第一节　概述 ······················ 163

一、概念 ···························· 163

二、病因及发病机制 ············· 163

三、临床表现 ······················ 164

四、诊断 ···························· 164

五、治疗 ···························· 165

第二节　中成药名方的辨证分类
与药效 ···················· 165

一、温补肾阳类 ··················· 165

二、温肾补脾类 ··················· 165

三、化痰祛瘀类 ··················· 166

四、阴阳双补类 ··················· 166

第三节　中成药名方 ············· 166

一、温补肾阳类 ··················· 166

右归丸 ···························· 166

半硫丸 ···························· 169

济生肾气丸 ······················ 171

二、温肾补脾类 ··················· 172

补中益气丸（水丸、口服液、合剂、
颗粒）·························· 172

参苓白术散 …………………… 173
四君子丸（合剂、颗粒）……… 174
三、化痰祛瘀类 …………………… 176
消瘰丸 ……………………………… 176
逍遥丸 ……………………………… 177
四、阴阳双补类 …………………… 178
归脾丸（浓缩丸、合剂、颗粒）… 178
还少胶囊 …………………………… 181

**第六章　甲状腺功能亢进中成药
名方** …………………………… 182
第一节　概述 ……………………… 182
一、概念 …………………………… 182
二、病因及发病机制 ……………… 182
三、临床表现 ……………………… 183
四、诊断 …………………………… 183
五、治疗 …………………………… 183
第二节　中成药名方的辨证分类与
药效 …………………………… 184
一、平肝潜阳类 …………………… 184
二、清热化痰类 …………………… 184
三、理气化痰类 …………………… 185
四、活血化痰类 …………………… 185
第三节　中成药名方 ……………… 185
一、平肝潜阳类 …………………… 185
甲亢灵片（胶囊、颗粒）……… 185
抑亢丸（散）……………………… 187
二、清热化痰类 …………………… 188
夏枯草口服液（膏）……………… 188
小金丸（片、胶囊）……………… 189

第七章　骨质疏松症中成药名方 … 191
第一节　概述 ……………………… 191
一、概念 …………………………… 191
二、病因及发病机制 ……………… 191
三、临床表现 ……………………… 192
四、诊断 …………………………… 192
五、治疗 …………………………… 192
第二节　中成药名方的辨证分类与
药效 …………………………… 193

一、散寒祛湿类 …………………… 193
二、活血化瘀类 …………………… 193
三、健脾益气类 …………………… 194
四、滋补肝肾类 …………………… 194
五、补肾健阳类 …………………… 194
六、补肾填精类 …………………… 194
七、气血双补类 …………………… 195
八、其他 …………………………… 195
第三节　中成药名方 ……………… 195
一、散寒祛湿类 …………………… 195
金乌骨通胶囊 ……………………… 195
二、活血化瘀类 …………………… 197
仙灵骨葆胶囊 ……………………… 197
骨松宝胶囊（颗粒、片）……… 198
骨愈灵胶囊（片）………………… 199
骨康胶囊 …………………………… 200
三、健脾益气类 …………………… 202
龙牡壮骨颗粒（咀嚼片）……… 202
四、滋补肝肾类 …………………… 203
左归丸 ……………………………… 203
六味地黄丸（胶囊、软胶囊、口
服液）………………………… 205
虎潜丸 ……………………………… 207
壮骨止痛胶囊 ……………………… 208
复方鹿茸健骨胶囊 ……………… 210
阿胶强骨口服液 ………………… 210
补肾健骨胶囊 ……………………… 212
丹杞颗粒 …………………………… 213
芪骨胶囊（密骨胶囊）………… 214
五、补肾健阳类 …………………… 215
金匮肾气丸 ………………………… 215
右归丸 ……………………………… 216
强骨胶囊 …………………………… 217
淫羊藿总黄酮胶囊 ……………… 219
复方补骨脂颗粒 ………………… 220
六、补肾填精类 …………………… 221
护骨胶囊 …………………………… 221
七、气血双补类 …………………… 222

骨疏康胶囊（颗粒）…………… 222
八、其他 …………………………… 223
蚝贝钙片 ………………………… 223

珍牡肾骨胶囊 …………………… 224
肾骨胶囊 ………………………… 225

内分泌代谢、风湿免疫、泌尿男生殖卷·风湿免疫册

第八章　类风湿关节炎中成药名方 …… 229
第一节　概述 ……………………… 229
一、概念 …………………………… 229
二、病因及发病机制 ……………… 229
三、临床表现 ……………………… 230
四、诊断 …………………………… 230
五、治疗 …………………………… 230
第二节　中成药的辨证分类与
药效 ……………………… 231
一、疏风散寒、祛湿宣痹类 ……… 231
二、清热通络、疏风胜湿类 ……… 231
三、活血化瘀、祛痰通络类 ……… 231
四、祛风散寒、除湿补肾类 ……… 232
五、补益气血、祛邪通络类 ……… 232
第三节　中成药名方 ……………… 233
一、疏风散寒、祛湿宣痹类 ……… 233
寒湿痹颗粒（片） ……………… 233
风湿骨痛胶囊 …………………… 234
独活寄生丸 ……………………… 235
金骨莲胶囊 ……………………… 236
祛风止痛胶囊 …………………… 238
风痛宁片 ………………………… 239
正清风痛宁片（胶囊、缓释片、
注射液） …………………… 240
风湿痛药酒 ……………………… 242
冯了性风湿跌打药酒 …………… 242
狗皮膏 …………………………… 243
风寒双离拐片 …………………… 244
胡蜂酒 …………………………… 245
虎力散 …………………………… 246
祛风止痛片 ……………………… 247

麝香风湿胶囊 …………………… 248
疏风定痛丸 ……………………… 248
舒筋丸 …………………………… 249
天和追风膏 ……………………… 250
国公酒 …………………………… 251
风湿定片（胶囊） ……………… 252
马钱子散 ………………………… 253
舒筋活络酒 ……………………… 253
麝香追风膏 ……………………… 254
豨莶丸 …………………………… 255
藤络宁胶囊 ……………………… 256
那如三味丸 ……………………… 256
昆仙胶囊 ………………………… 257
白芍总苷胶囊 …………………… 259
风湿马钱片 ……………………… 260
三乌胶丸 ………………………… 260
塞隆风湿胶囊 …………………… 261
二、清热通络、疏风胜湿类 ……… 262
湿热痹颗粒（片、冲剂） ……… 262
克痹骨泰片（胶囊） …………… 263
昆明山海棠片 …………………… 264
如意珍宝丸（片） ……………… 268
风湿圣药胶囊 …………………… 269
豨桐胶囊（丸） ………………… 270
三、活血化瘀、祛痰通络类 ……… 271
雷公藤片 ………………………… 271
独一味胶囊 ……………………… 273
祖师麻片 ………………………… 275
小活络丸 ………………………… 276
通络开痹片 ……………………… 277
风湿定胶囊 ……………………… 278

尪痹颗粒（片）……………………… 279

四、祛风散寒、除湿补肾类 ……… 282

　益肾蠲痹丸 ……………………… 282

　蚁参蠲痹胶囊 …………………… 286

　复方雪莲胶囊 …………………… 287

　杜仲壮骨丸 ……………………… 289

　木瓜丸 …………………………… 290

　宝光风湿液 ……………………… 291

　骨龙胶囊 ………………………… 292

　金钱白花蛇药酒 ………………… 293

五、补益气血、祛邪通络类 ……… 294

　痹祺胶囊 ………………………… 294

　通痹片（胶囊）………………… 299

第九章　系统性红斑狼疮中成药
　　　　名方 ……………………………… 301

　第一节　概述 …………………………… 301

　　一、概念 ……………………………… 301

　　二、病因及发病机制 ………………… 301

　　三、临床表现 ………………………… 302

　　四、诊断 ……………………………… 302

　　五、治疗 ……………………………… 302

　第二节　中成药名方的辨证分类与
　　　　　药效 …………………………… 303

　　一、清热解毒类 ……………………… 303

　　二、滋补肾阴类 ……………………… 304

　　三、健脾益肾类 ……………………… 304

　第三节　中成药名方 …………………… 304

　　一、清热解毒类 ……………………… 304

　　　血必净注射液 ……………………… 304

　　　狼疮丸 ……………………………… 306

　　二、滋补肾阴类 ……………………… 306

　　　六味地黄丸 ………………………… 306

　　　百令胶囊 …………………………… 308

　　三、健脾益肾类 ……………………… 309

　　　黄芪注射液 ………………………… 309

第十章　强直性脊柱炎中成药名方 … 311

　第一节　概述 …………………………… 311

　　一、概念 ……………………………… 311

二、病因及发病机制 ………………… 311

三、临床表现 ………………………… 312

四、诊断 ……………………………… 312

五、治疗 ……………………………… 312

第二节　中成药名方的辨证分类与
　　　　　药效 …………………………… 313

　一、祛风除湿类 ……………………… 313

　二、补益肝肾类 ……………………… 313

　三、清热利湿类 ……………………… 313

　四、活血化瘀类 ……………………… 314

第三节　中成药名方 …………………… 314

　一、祛风除湿类 ……………………… 314

　　金乌骨通胶囊 ……………………… 314

　　玄七通痹胶囊 ……………………… 316

　　雷公藤多苷片 ……………………… 317

　　武力拔寒散 ………………………… 319

　二、补益肝肾类 ……………………… 320

　　金匮肾气丸 ………………………… 320

　　仙灵骨葆胶囊 ……………………… 321

　　复方玄驹胶囊 ……………………… 323

　三、清热利湿类 ……………………… 324

　　四妙丸 ……………………………… 324

　四、活血化瘀类 ……………………… 327

　　颈复康颗粒 ………………………… 327

　　腰痹通胶囊 ………………………… 328

第十一章　干燥综合征中成药名方 …… 330

　第一节　概述 …………………………… 330

　　一、概念 ……………………………… 330

　　二、病因及发病机制 ………………… 330

　　三、临床表现 ………………………… 331

　　四、诊断 ……………………………… 331

　　五、治疗 ……………………………… 331

　第二节　中成药名方的辨证分类与
　　　　　药效 …………………………… 332

　　一、清热滋阴类 ……………………… 332

　　二、补益肝肾类 ……………………… 332

　　三、益气养阴类 ……………………… 332

　第三节　中成药名方 …………………… 333

一、清热滋阴类 ·············· 333
　　生脉胶囊（饮、注射液）········ 333
二、补益肝肾类 ·············· 334
　　杞菊地黄丸 ·············· 334
三、益气养阴类 ·············· 336
　　参芪十一味颗粒 ············ 336

第十二章　骨关节炎中成药名方 ···· 338
第一节　概述 ·············· 338
一、概念 ················ 338
二、病因及发病机制 ·········· 338
三、临床表现 ·············· 339
四、诊断 ················ 339
五、治疗 ················ 339
第二节　中成药名方的辨证分类与
　　　　药效 ·············· 340
一、补益肝肾类 ·············· 340
二、活血通络类 ·············· 340
三、祛风散湿类 ·············· 341
第三节　中成药名方 ·········· 341
一、补益肝肾类 ·············· 341
　　虎潜丸 ················ 341
　　壮骨关节丸 ·············· 343
　　抗骨增生丸 ·············· 344
　　复方杜仲健骨颗粒 ·········· 345
　　鹿川活络胶囊 ············ 346
　　骨刺胶囊 ·············· 346
二、活血通络类 ·············· 347
　　无敌丹胶囊 ·············· 347
　　通络祛痛膏 ·············· 348
　　骨友灵搽剂 ·············· 349
　　东方活血膏 ·············· 350
　　关通舒胶囊 ·············· 351
　　消痛贴膏 ·············· 352
三、祛风散湿类 ·············· 353
　　大活络胶囊（丸）·········· 353
　　追风透骨丸 ·············· 355
　　筋骨痛消丸 ·············· 356
　　舒筋散（胶囊）·········· 357

双藤筋骨片 ·············· 358
第十三章　痛风性关节炎中成药
　　　　　名方 ············ 359
第一节　概述 ·············· 359
一、概念 ················ 359
二、病因及发病机制 ·········· 359
三、临床表现 ·············· 360
四、诊断 ················ 360
五、治疗 ················ 360
第二节　中成药名方的辨证分类与
　　　　药效 ·············· 361
一、清热利湿类 ·············· 361
二、散瘀通络类 ·············· 361
第三节　中成药名方 ·········· 362
一、清热利湿类 ·············· 362
　　复方伸筋胶囊 ············ 362
　　痛风定胶囊 ·············· 363
　　痛风舒片（胶囊）·········· 365
　　新癀片 ················ 365
　　当归拈痛丸 ·············· 367
二、散瘀通络类 ·············· 368
　　通滞苏润江胶囊 ············ 368
第十四章　风湿性关节炎中成药
　　　　　名方 ············ 369
第一节　概述 ·············· 369
一、概念 ················ 369
二、病因及发病机制 ·········· 369
三、临床表现 ·············· 370
四、诊断 ················ 370
五、治疗 ················ 370
第二节　中成药名方的辨证分类与
　　　　药效 ·············· 370
一、疏风通络类 ·············· 370
二、温经散寒类 ·············· 371
三、燥湿健脾类 ·············· 371
四、清热解毒类 ·············· 371
五、补益气血类 ·············· 371
第三节　中成药名方 ·········· 372

一、疏风通络类 …………………… 372
　复方风湿宁胶囊 ………………… 372
　伸筋活络丸 ……………………… 373
　风湿寒痛片 ……………………… 374
　万通筋骨片 ……………………… 375
　野木瓜片 ………………………… 376
　骨刺丸 …………………………… 377
　安络痛片 ………………………… 378
　复方夏天无片 …………………… 378
　风湿关节炎片 …………………… 380
　风湿骨痛丸 ……………………… 381
　二十五味儿茶丸 ………………… 381
　风湿安泰片 ……………………… 382
　盘龙七片 ………………………… 383
　腰息痛胶囊 ……………………… 385
　骨刺消痛胶囊 …………………… 386
　云南白药酊（气雾剂） ………… 387
二、温经散寒类 …………………… 388
　风湿痹康胶囊 …………………… 388

骨痛灵酊 …………………………… 388
塞雪风湿胶囊 ……………………… 389
复方小活络丸 ……………………… 390
散寒活络丸 ………………………… 391
复方独活吲哚美辛胶囊 …………… 392
腰痛宁胶囊 ………………………… 393
坎离砂 ……………………………… 394
风湿骨痛片 ………………………… 396
风湿福音丸 ………………………… 396
三、燥湿健脾类 …………………… 397
　克痹骨泰胶囊 …………………… 397
　风痛安胶囊 ……………………… 398
　二十五味驴血丸 ………………… 399
四、清热解毒类 …………………… 400
　消络痛片 ………………………… 400
　十八味党参丸 …………………… 400
五、补益气血类 …………………… 401
　骨力胶囊 ………………………… 401
　寄生追风液 ……………………… 402

内分泌代谢、风湿免疫、泌尿男生殖卷·泌尿男生殖册

第十五章　肾炎中成药名方 ………… 405
第一节　概述 ……………………… 405
一、概念 …………………………… 405
二、病因与发病机制 ……………… 405
三、临床表现 ……………………… 406
四、诊断 …………………………… 406
五、治疗 …………………………… 406
第二节　中成药名方的辨证分类与
　　　　药效 ……………………… 407
一、益气补肾类 …………………… 407
二、健脾补肾、温阳利水类 ……… 408
三、滋养肝肾类 …………………… 408
四、活血祛瘀类 …………………… 408
五、清热祛湿类 …………………… 408
六、健脾化湿、利水消肿类 ……… 409

七、其他类 ………………………… 409
第三节　中成药名方 ……………… 409
一、益气补肾类 …………………… 409
　金水宝片（胶囊） ……………… 409
　百令胶囊 ………………………… 412
二、健脾补肾、温阳利水类 ……… 413
　济生肾气丸 ……………………… 413
　肾康宁片（胶囊、颗粒） ……… 415
　肾炎消肿片 ……………………… 417
　肾炎舒胶囊（颗粒、片） ……… 418
　肾炎温阳片（胶囊） …………… 420
　益肾化湿颗粒 …………………… 421
　真武汤 …………………………… 422
三、滋养肝肾类 …………………… 423
　强肾片（颗粒） ………………… 423

　　　　肾炎灵胶囊（片、颗粒）……… 425
　　四、活血祛瘀类 ……………… 426
　　　　复方肾炎片 …………………… 426
　　五、清热祛湿类 ……………… 427
　　　　肾炎四味片（胶囊、颗粒）…… 427
　　　　肾复康胶囊 ………………… 429
　　　　黄葵胶囊 …………………… 430
　　六、健脾化湿、利水消肿类 … 432
　　　　肾炎平颗粒 ………………… 432
　　七、其他类 …………………… 433
　　　　肾炎康复片 ………………… 433

第十六章　肾盂肾炎中成药名方 … 435
　第一节　概述 …………………… 435
　　一、概念 ……………………… 435
　　二、病因及发病机制 ………… 435
　　三、临床表现 ………………… 436
　　四、诊断 ……………………… 436
　　五、治疗 ……………………… 437
　第二节　中成药名方的辨证分类与
　　　　　药效 ………………… 437
　　一、清热利湿类 ……………… 437
　　二、健脾益肾类 ……………… 438
　第三节　中成药名方 …………… 438
　　一、清热利湿类 ……………… 438
　　　　肾舒颗粒 …………………… 438
　　　　金钱通淋口服液（颗粒）……… 440
　　　　痰热清注射液 ……………… 440
　　　　知柏地黄丸（颗粒、片、胶囊）… 442
　　　　妇炎康片（颗粒）…………… 443
　　　　血尿胶囊 …………………… 444
　　二、健脾益肾类 ……………… 445
　　　　银花泌炎灵片 ……………… 445
　　　　三金片（颗粒、胶囊）………… 447
　　　　杞菊地黄丸 ………………… 449

**第十七章　慢性肾衰竭及尿毒症中成
　　　　　　药名方** ……………… 451
　第一节　概述 …………………… 451
　　一、概念 ……………………… 451

　　二、病因及发病机制 ………… 451
　　三、临床表现 ………………… 452
　　四、诊断 ……………………… 452
　　五、治疗 ……………………… 452
　第二节　中成药名方的辨证分类与
　　　　　药效 ………………… 453
　　一、健脾化湿类 ……………… 453
　　二、补肾化浊类 ……………… 454
　　三、补肺益肾类 ……………… 454
　第三节　中成药名方 …………… 454
　　一、健脾化湿类 ……………… 454
　　　　尿毒清颗粒 ………………… 454
　　　　肾衰宁胶囊 ………………… 457
　　二、补肾化浊类 ……………… 459
　　　　肾康注射液 ………………… 459

第十八章　肾病综合征中成药名方 … 462
　第一节　概述 …………………… 462
　　一、概念 ……………………… 462
　　二、病因及发病机制 ………… 462
　　三、临床表现 ………………… 463
　　四、诊断 ……………………… 463
　　五、治疗 ……………………… 463
　第二节　中成药名方的辨证分类与
　　　　　药效 ………………… 463
　　一、清热利湿类 ……………… 464
　　二、益气养阴类 ……………… 464
　　三、温阳利水类 ……………… 464
　　四、补气利水类 ……………… 465
　第三节　中成药名方 …………… 465
　　一、清热利湿类 ……………… 465
　　　　雷公藤多苷片（雷公藤片）…… 465
　　　　昆明山海棠片 ……………… 469
　　二、益气养阴类 ……………… 472
　　　　槐杞黄颗粒 ………………… 472
　　三、温阳利水类 ……………… 474
　　　　金匮肾气丸 ………………… 474
　　　　五苓散（片）……………… 477
　　四、补气利水类 ……………… 478

五皮饮（散、丸）·············· 478
玉屏风颗粒（口服液、胶囊）···· 480

第十九章 泌尿系结石中成药名方··· 483
第一节 概述 ················· 483
一、概念 ················· 483
二、病因及发病机制 ········· 483
三、临床表现 ············· 484
四、诊断 ················· 484
五、治疗 ················· 484
第二节 中成药名方的辨证分类与
药效 ················· 485
一、清热利湿类 ············· 486
二、理气化瘀类 ············· 486
第三节 中成药名方 ············ 486
一、清热利湿类 ············· 486
石淋通片 ··············· 486
六一散 ················· 488
复方石淋通片 ··········· 488
金钱草片（胶囊、颗粒）···· 489
复方金钱草颗粒 ········· 490
排石颗粒 ··············· 492
结石通片 ··············· 492
二、理气化瘀类 ············· 493
肾石通颗粒（丸、片）······ 493

**第二十章 下尿路感染（膀胱炎、尿
道炎）中成药名方**········· 495
第一节 概述 ················· 495
一、概念 ················· 495
二、病因及发病机制 ········· 495
三、临床表现 ············· 495
四、诊断 ················· 496
五、治疗 ················· 496
第二节 中成药名方的辨证分类与
药效 ················· 496
一、清热解毒、利湿通淋类 ······ 497
二、清利肝胆、利湿通淋类 ······ 497
三、清热通淋、凉血止血类 ······ 497
四、清热利湿、分清别浊类 ······ 498

五、理气解郁类 ·············· 498
六、补中益气类 ·············· 498
七、滋阴清热、补虚止血类 ······ 499
八、补虚固涩类 ·············· 499
九、健脾益肾类 ·············· 499
第三节 中成药名方 ············ 500
一、清热解毒、利湿通淋类 ······ 500
八正合剂（颗粒、片、胶囊）··· 500
热淋清颗粒（片、胶囊）····· 502
宁泌泰胶囊 ············· 504
泌尿宁颗粒（胶囊）········ 505
尿感宁颗粒 ············· 506
复方石韦片（颗粒、胶囊）···· 507
清淋颗粒（片、胶囊）······ 508
癃清片（胶囊）··········· 509
清热通淋胶囊（片、丸）···· 511
分清五淋丸 ············· 512
五淋丸 ················· 512
克淋通胶囊 ············· 513
泌淋清胶囊 ············· 514
荡涤灵颗粒 ············· 515
消淋败毒散（丸）········· 515
二、清利肝胆、利湿通淋类 ······ 516
龙胆泻肝丸（颗粒、片、胶囊、
口服液）··········· 516
三、清热通淋、凉血止血类 ······ 517
血尿安胶囊（片）········· 517
导赤丸 ················· 518
四、清热利湿、分清别浊类 ······ 519
萆薢分清丸 ············· 519
五、理气解郁类 ·············· 520
沉香散 ················· 520
六、补中益气类 ·············· 521
补中益气丸（颗粒、片、口服液）
···················· 521
七、滋阴清热、补虚止血类 ······ 522
知柏地黄丸（颗粒、片、胶囊）··· 522
八、补虚固涩类 ·············· 522

七味都气丸·················· 522

九、健脾益肾类··············· 523

无比山药丸·················· 523

第二十一章　慢性前列腺炎中成药
名方 ·············· 524

第一节　概述 ·············· 524

一、概念 ··················· 524

二、病因及发病机制········· 524

三、临床表现··············· 525

四、诊断 ··················· 525

五、治疗 ··················· 525

第二节　中成药名方的辨证分类与
药效 ·············· 525

一、活血化瘀类············· 526

二、清热利湿类············· 526

三、补肾益气类············· 526

第三节　中成药名方 ········ 527

一、活血化瘀类············· 527

前列回春胶囊·············· 527

男康片 ···················· 529

前列泰片 ·················· 530

前列通瘀胶囊·············· 531

泽桂癃爽胶囊·············· 532

前列舒通胶囊·············· 533

小金丸（胶囊、片） ········ 534

前列欣胶囊················· 535

前列宁胶囊················· 537

二、清热利湿类············· 539

野菊花栓 ·················· 539

前列倍喜胶囊·············· 540

三、补肾益气类············· 541

复方玄驹胶囊·············· 541

普乐安胶囊（片） ·········· 542

第二十二章　前列腺增生中成药名方 ··· 545

第一节　概述 ·············· 545

一、概念 ··················· 545

二、病因及发病机制········· 545

三、临床表现··············· 546

四、诊断 ··················· 546

五、治疗 ··················· 546

第二节　中成药名方的辨证分类与
药效 ·············· 547

一、益肾活血类············· 547

二、活血化瘀类············· 547

三、补肾益气类············· 548

四、清利湿热类············· 548

第三节　中成药名方 ········ 549

一、益肾活血类············· 549

灵泽片 ···················· 549

癃闭舒胶囊················· 550

二、活血化瘀类············· 552

尿塞通片 ·················· 552

前列安通片················· 553

前列平胶囊················· 555

癃闭通胶囊················· 556

三、补肾益气类············· 556

前列舒乐颗粒（胶囊） ······ 556

前列癃闭通胶囊············ 558

四、清利湿热类············· 559

前列通片（胶囊） ·········· 559

翁沥通片（胶囊） ·········· 561

第二十三章　性功能障碍中成药名方 ··· 563

第一节　概述 ·············· 563

一、概念 ··················· 563

二、病因及发病机制········· 563

三、临床表现··············· 564

四、诊断 ··················· 564

五、治疗 ··················· 564

第二节　中成药名方的辨证分类与
药效 ·············· 564

一、滋补肝肾类············· 565

二、补肾壮阳类············· 565

三、益气助阳类············· 565

第三节　中成药名方 ········ 566

一、滋补肝肾类············· 566

七宝美髯颗粒（丸、胶囊、口

服液）·······················566

鹿角胶颗粒·················567

二、补肾壮阳类·················569

三宝胶囊（片）·············569

右归丸（胶囊）·············570

蚕蛾公补片（胶囊）·········571

益肾灵颗粒（胶囊）·········572

益肾壮阳膏·················573

锁阳固精丸·················574

龟鹿二仙膏·················574

引阳索（片、胶囊）·········576

龙蛾酒（口服液）···········576

三肾丸·····················577

锁阳补肾胶囊···············578

金蚧片（胶囊）·············579

男宝胶囊···················579

三鞭胶囊（片）·············580

生力雄丸···················581

萃仙丸·····················582

健阳片（胶囊）·············582

回春胶囊···················583

肾宝片（颗粒、合剂、糖浆）···584

巴戟口服液·················585

延龄长春胶囊···············586

颐和春胶囊·················587

参茸强肾片·················588

强龙益肾胶囊···············588

海龙蛤蚧口服液·············589

海马多鞭丸·················590

强阳保肾丸·················590

温肾助阳药酒···············591

添精补肾膏·················592

龟鹿补肾丸（胶囊、口服液）····593

蛮龙液·····················594

参芪二仙片·················595

抗衰复春片·················595

伊木萨克片·················596

罗补甫克比日丸·············597

三、益气助阳类·················598

生力胶囊···················598

仙乐雄胶囊·················599

古汉养生精口服液···········599

第二十四章　男子不育症中成药
　　　　　　名方·················601

第一节　概述·················601

一、概念·····················601

二、病因及发病机制···········601

三、临床表现·················602

四、诊断·····················602

五、治疗·····················602

第二节　中成药名方的辨证分类与
　　　　药效·················604

一、补肾益精类···············604

二、温肾补脾类···············604

第三节　中成药名方·············605

一、补肾益精类···············605

五子衍宗丸（片、口服液）···605

麒麟丸·····················607

仙鹿口服液·················608

黄精赞育胶囊···············609

龙鹿胶囊···················611

生精胶囊（片）·············611

二、温肾补脾类···············613

还少胶囊···················613

索引·····························615

内分泌代谢、风湿免疫、泌尿男生殖卷

内分泌代谢册

第一章

高脂血症中成药名方

第一节 概　述

一、概　念

高脂血症（hyperlipidemia，HLP）又称脂质代谢紊乱或异常，是指由于脂质代谢或运转异常而导致血中总胆固醇（total cholesterol，TC）、低密度脂蛋白胆固醇（low density lipoprotein cholesterol，LDL-C）及三酰甘油（triglycerides，TG）中一种或多种脂质水平升高，或高密度脂蛋白胆固醇（high density lipoprotein cholesterol，HDL-C）降低，不在正常范围限的病症。

二、病因及发病机制

（一）病因

高脂血症可分为继发性高脂血症和原发性高脂血症。继发性高脂血症是指由于其他疾病所引起的血脂异常，如肥胖、糖尿病、肝脏疾病、系统性红斑狼疮、糖原贮积症等；此外，某些药物如利尿剂、非心脏选择性β受体阻滞剂、糖皮质激素等也可能引起继发性血脂异常。原发性高脂血症除了不良生活方式（如高脂、高糖饮食等高能量饮食，过度饮酒等）等获得性因素与血脂异常有关外，大部分原发性高脂血症是由单一基因或多个基因突变所致，这类高脂血症多具有家族聚集性，有明显的遗传倾向，特别是单一基因突变者，故临床上通常称为家族性高脂血症。

（二）发病机制

人体血脂代谢途径复杂，有诸多酶、受体和转运蛋白等，其活性或表达异常等都会引起血脂异常。本病的发病机制未明，但与脂代谢相关基因缺陷和获得性因素有关。

三、临 床 表 现

高脂血症的临床表现主要是脂质在真皮内沉积所引起的黄色瘤和脂质在血管内皮沉积所引起的动脉硬化、冠心病等。尽管高脂血症可引起黄色瘤，但其发生率并不很高；而动脉粥样硬化的发生和发展又是一种缓慢渐进的过程，故单纯的高脂血症多在体检时发现，且多无明显临床表现。

四、诊 　断

根据《中国成人血脂异常防治指南》诊断标准[1]：正常饮食情况下，2周内如2次测血清 TC≥6.2mmol/L（240mg/dl）、TG≥2.3mmol/L（200mg/dl）、LDL-C≥4.1mmol/L（160mg/dl）、非 HDL-C≥4.9mmol/L（190mg/dl）或 HDL-C≤1.0mmol/L（40mg/dl），满足其中一项或多项可确定诊断。并应详尽询问病史和家族史，包括患者有无引起继发性血脂异常的相关疾病，以及个人生活、饮食习惯和引起高脂血症的药物史。临床上将高脂血症分为高胆固醇血症（TC升高）、混合型高脂血症（TC和TG升高）、高三酰甘油血症（TG升高）、低高密度脂蛋白血症（HDL-C降低）等。

五、治 　疗

（一）常用化学药物及现代技术[2]

临床上可供选用的调脂药物有许多种类，主要降低胆固醇（TC或LDL-C）的药物：他汀类、胆固醇吸收抑制剂、普罗布考、胆酸螯合剂、PCSK9抑制剂、载脂蛋白B_{100}合成抑制剂、多廿烷醇等；主要降低TG的药物：贝特类、烟酸类和高纯度鱼油制剂。还可联合应用调脂药物，提高血脂控制达标率，降低不良反应发生率。

血脂异常与饮食和生活方式有密切关系，改善饮食和生活方式是治疗血脂异常的基础措施。无论是否选择药物调脂治疗，都必须坚持控制饮食和改善生活方式。血脂异常的其他治疗措施如脂蛋白血浆置换、单纯肝移植或联合心脏移植等手术治疗。

（二）中成药名方治疗

中医药防治高脂血症不同于化学药物单靶点的单一调节治疗。中医药是作用于多靶点、多环节。中药治疗不仅改善临床症状和生存质量，还大大提高患者的远期疗效。中医药治疗高脂血症是标本兼治，突出个体化治疗，并能防止或减少并发症的产生。

第二节　中成药名方的辨证分类与药效

中医学中并无"高脂血症"病名，根据其临床表现多将其归属于"痰证""血浊""瘀证"等范畴，临床辨证分型复杂，可分为痰浊血瘀型、痰浊阻滞型、脾虚痰瘀型、气虚血瘀型、肾虚血瘀型、肝肾不足型等。

中药治疗高脂血症是辨证用药，现有中成药主要以化痰活血、祛湿化痰、健脾化痰（祛瘀）、行气活血、益肾活血、滋补肝肾等治法为多。中成药的常见辨证分类及其主要药效如下：

一、化痰活血类

痰浊血瘀型高脂血症患者的症状主要是头晕、头痛、耳鸣、胸闷、体胖、便秘、乏力、舌质暗红或有瘀点，或有瘀斑，苔腻，脉沉涩或弦滑等。

高脂血症痰浊血瘀型患者的病理变化是血脂紊乱异常，血栓、血管损伤，微循环障碍等。

化痰活血类中成药能化痰以除脂浊，顿挫病势；活血以通血脉，减轻病损；调整脏腑机能，分消痰瘀，通畅血脉。通过提高脂蛋白代谢关键酶的活性，调节脂质代谢；改善血液流变学，抑制血小板聚集，从而保护血管壁[3]。

常用中成药：降脂宁颗粒（片、胶囊）、排毒降脂胶囊、血滞通胶囊、荷丹片、消瘀降脂胶囊、消栓通络胶囊（颗粒、片）、心脉通片（胶囊）等。

二、祛湿化痰类

痰浊阻遏/痰浊阻滞型高脂血症患者的症状主要是头重、头晕、神疲少气、肢麻沉重、呕恶痰涎、胸闷、舌苔黄腻或白腻。

痰浊阻遏/痰浊阻滞型高脂血症患者的病理变化是血脂紊乱异常，血液流变学异常等。

祛湿化痰类中成药能燥湿理气化痰、和中利胆，通过提高卵磷脂-胆固醇酰基转移酶（LCAT）、肝脂酶（HTGL）和脂蛋白酯酶（LPL）等脂蛋白代谢关键酶的活性，改善血液的浓稠性、黏滞性和凝固性，调节脂质代谢；降低 TC、TG、LDL-C 水平，升高 HDL-C 水平等起到调血脂的药效作用。

常用中成药：血脂康胶囊、血脂灵片（丸）、山楂精降脂片（软胶囊、滴丸）、葶苈降血脂片（胶囊）、苏子油软胶囊、紫苏降脂软胶囊、血脂宁丸、脂脉康胶囊、脂可清胶囊等。

三、健脾化痰（祛瘀）类

脾虚痰瘀型高脂血症患者的症状主要是胁肋疼痛、脘腹胀满、神疲乏力、口干咽燥、纳食减少、便溏不爽、小便黄等。

脾虚痰瘀型高脂血症患者的病理变化是血脂紊乱异常，心脏血流动力学异常等。

健脾化痰类中成药能益气健脾，化痰祛湿，通过促进脂质转运和排泄，升高血清 HDL-C 水平，降低 TC、TG、LDL-C 水平，调节血脂[4]。

常用中成药：脂必妥片（胶囊、咀嚼片）、复方降脂片（胶囊）、降脂通便胶囊、绞股蓝总苷片（胶囊）等。

四、行气活血类

气虚血瘀型高脂血症患者的症状主要表现为胸胁脘腹胀闷，肌肤硬肿，情绪抑郁，心前区隐痛，或肢麻疼痛等。

气虚血瘀型高脂血症患者的病理变化是血脂紊乱异常，炎症损伤等。

行气活血类中成药能活血祛瘀、行散气滞，通过减少脂类物质在血管壁的沉积而不同程度地降低血脂，升高血清 HDL-C 水平，降低 TC、TG、LDL-C 水平，改善血液流变学，抑制血小板聚集，从而保护血管壁，促进脂类物质代谢和抑制脂类物质的吸收。

常用中成药：芪参益气滴丸、银丹心脑通软胶囊、舒心降脂片、心可舒片（颗粒、胶囊、丸）、降脂通络软胶囊、丹香清脂颗粒、健脾降脂颗粒等。

五、益肾活血类

肾虚血瘀型高脂血症患者的症状主要是头痛、头晕、腰膝酸痛、耳鸣、心悸，舌有瘀斑，临床常见于中年以上的人群，其发生率随年龄的增长而逐渐增高。

肾虚血瘀型高脂血症患者的病理变化是血脂紊乱异常，微循环障碍，神经分泌、免疫功能紊乱等。

益肾活血类中成药能补肾养阴、化瘀通络，通过改善血液流变学，升高血清 HDL-C 水平及载脂蛋白 A（ApoA）含量，降低 TC、TG、LDL-C 水平；扩张血管，有效防止高脂血症发展。

常用中成药：心安宁片（胶囊）、丹田降脂丸、桑葛降脂丸、决明降脂片等。

六、滋补肝肾类

肝肾不足型高脂血症患者的症状主要是眩晕头痛、腰膝酸软、耳鸣健忘、五心烦热、心悸失眠、舌苔红、薄白或少苔、脉弦细而数等，临床常见于中老年高脂血症患者，阴虚热郁者为多。

肝肾不足型高脂血症患者的病理变化是脏器功能减弱，激素水平及代谢失衡，常出现血清 TC、TG、LDL-C 水平升高，HDL-C 水平降低。

滋补肝肾类中成药能滋养肝肾、养阴填精，通过软化血管、增强血管弹性来减少胆固醇在肠内吸收并降低 TG 含量。

常用中成药：杞菊地黄丸（胶囊、片、口服液）、五子降脂胶囊、降脂灵颗粒（片、胶囊）、泰脂安胶囊、安络化纤丸、清脂胶囊、松龄血脉康胶囊、健延龄胶囊等。

参 考 文 献

[1] 诸骏仁，高润霖，赵水平，等. 中国成人血脂异常防治指南（2016 年修订版）[J]. 中国循环杂志，2016，31（10）：15-35.

[2] 陈奇，张伯礼. 中药药效研究方法学[M]. 北京：人民卫生出版社，2016：431-438.

[3] 叶勇. 化痰活血法治疗高脂血症的机理探讨[J]. 陕西中医，2005，26（11）：1206.
[4] 韩崇伟. 健脾化痰治疗高脂血症的理论探讨[J]. 山东医药，2006，46（10）：81.

（浙江中医药大学　吕圭源，浙江工业大学　陈素红、李　波）

第三节　中成药名方

一、化痰活血类

降脂宁颗粒（片、胶囊）

【**药物组成**】　山楂（去核）、制何首乌、决明子、荷叶。

【**处方来源**】　研制方。国药准字 Z22021174。

【**功能与主治**】　降血脂，软化血管。用于增强冠状动脉血液循环，抗心律不齐及高脂血症。

【**药效**】　主要药效如下（图 1-1）：

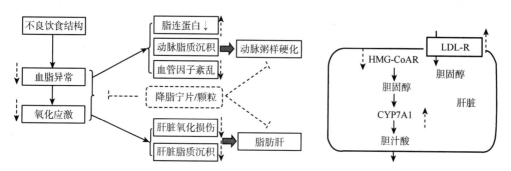

↑：病理作用；↑：降脂宁的药理作用；┆：抑制

图 1-1　降脂宁的调血脂相关功效及其机制

1. **降血脂作用**　长期高脂、高胆固醇等饮食，超过机体正常代谢脂质能力，造成血脂异常，表现为血三酰甘油（TG）、胆固醇（TC）、低密度脂蛋白胆固醇（LDL-C）含量升高，高密度脂蛋白胆固醇（HDL-C）含量降低，载脂蛋白、转运蛋白、代谢酶等异常[1-5]。

采用高脂饲料喂养诱导的高脂血症大鼠模型，降脂宁给药后降低模型大鼠血清 TC、TG、LDL-C 水平，升高 HDL-C 水平；调节一氧化氮/内皮素（NO/ET-1）平衡；降低丙二醛（MDA）含量，升高超氧化物歧化酶（SOD）活性、总抗氧化能力（T-AOC），抑制氧化损伤。进一步的体外实验表明其调血脂的机制可能为增加低密度脂蛋白受体（LDL-R）表达，促进胆固醇吸收；降低羟甲基戊二酸单酰辅酶 A 还原酶（HMG-CoAR）表达，抑制内源性胆固醇生成；增加胆固醇 7-羟化酶（CYP7A1）表达，促进胆固醇转化为胆汁酸，排出体外。

采用脂肪乳剂灌胃诱导的高脂血症大鼠模型，降脂宁颗粒（片）可降低模型大鼠血清 TG 水平，升高 HDL-C 水平；降低肝脏 TC、TG 水平。采用高脂饲料诱导的高脂血症大鼠模型，降脂宁颗粒提取物能显著降低模型大鼠血清 TC、TG、LDL-C 水平，升高 HDL-C

水平。

载脂蛋白E（ApoE）是血浆载脂蛋白重要组成部分，在血液中能介导极低密度脂蛋白/低密度脂蛋白胆固醇（VLDL/LDL-C）等向HDL的转化及结合相应受体入肝代谢。高效表达ApoE基因，则血浆VLDL/LDL-C含量显著下降；相反，ApoE敲除（ApoE$^{-/-}$）动物模型会自发脂质异常。采用ApoE$^{-/-}$高脂血症小鼠模型，降脂宁颗粒能显著降低模型小鼠血清TC、TG水平。

2. 抗脂肪肝作用[3]　采用脂肪乳剂灌胃致高脂血症性脂肪肝大鼠模型，降脂宁颗粒给药后模型大鼠肝脏TC、TG水平及肝脏脂肪病变明显改善。

3. 抗动脉粥样硬化作用[4]　采用ApoE$^{-/-}$动脉粥样硬化小鼠模型，降脂宁颗粒能显著降低模型小鼠主动脉根部动脉粥样硬化斑块的形成，且降低斑块面积/管腔面积值。降脂宁颗粒可能是通过降血脂和升高脂连蛋白水平发挥抗动脉粥样硬化作用。

【临床应用】　主要用于高脂血症和脂肪肝。

1. 高脂血症[6]　降脂宁片可用于降低高脂血症患者血脂水平。高脂血症患者采用降脂宁片治疗后，能显著降低患者血清TC、TG、LDL-C水平。

2. 脂肪肝[7]　降脂宁颗粒能有效防治高脂血症性脂肪肝，能明显降低患者血清TC、TG、LDL-C水平，改善患者因高血脂引起的头晕、胸闷、胸痛、心悸、四肢麻木及心律不齐等症状，并能改善血液流变学。

【不良反应】　尚不明确。

【使用注意】　用药期间，注意饮食，忌辛辣、高盐、高脂。

【用法与用量】　口服。颗粒：一次10g，一日3次。片：一次3片，一日3次。胶囊：一次2～3粒，一日3次。

参 考 文 献

[1] Chen J，Zhao H，Yang Y，et al. Lipid-lowering and antioxidant activities of Jiang-Zhi-Ning in Traditional Chinese Medicine[J]. Journal of Ethnopharmacology，2011，134（3）：919-930.

[2] 李淑雯，吴清和，黄萍. 降脂宁颗粒降脂与抗氧化作用研究[J]. 医药导报，2009，28（2）：153-155.

[3] 杨英，刘斌，毕力夫，等. 降脂宁调血脂及抗脂质过氧化作用的实验研究[J]. 中华中医药杂志，2009，24（5）：647-649.

[4] 赵敏. 降脂宁颗粒治疗高脂血症性脂肪肝的实验研究[J]. 安徽中医药大学学报，2009，28（5）：61-64.

[5] 李晋生，李长虹，王伟，等. 降脂宁抗动脉粥样硬化作用的效应机制研究[J]. 中华中医药学刊，2006，24（6）：1025-1027.

[6] 黎友隆. 降脂宁片治疗高脂血症的临床观察[J]. 慢性病学杂志，2016，17（6）：710-712.

[7] 陈丽娟，邓翔. 降脂宁颗粒对脂肪肝患者血液流变学的影响[J]. 检验医学与临床，2011，8（6）：740-741.

（浙江中医药大学　吕圭源，浙江工业大学　陈素红、李　波）

❁ 排毒降脂胶囊 ❁

【药物组成】　土大黄、绞股蓝、南苦丁茶、荷叶、大黄、肉苁蓉、小红参、虎杖。

【处方来源】　研制方。国药准字Z20025806。

【功能与主治】　清热，解毒，祛浊。用于痰浊瘀阻引起的高脂血症。症见头晕，胸闷，体胖，便秘等。

【药效】　主要药效如下：

1. 调血脂作用[1]　　排毒降脂胶囊能显著降低正常大鼠血清胆固醇（TC）、低密度脂蛋白胆固醇（LDL-C）的含量，可能是通过抑制肝脏内源性胆固醇合成，从而减少脂质沉积；此外还能明显降低动脉粥样硬化指数（AI）和冠心病指数（R-CHD）。

2. 降低血液黏度作用[2]　　血液黏度增加，流动性下降，易导致血流缓慢，以致形成血栓，将会引发冠心病、缺血性中风、血栓闭塞性脉管炎等血瘀症。排毒降脂胶囊能改善皮下注射肾上腺素所致血液高黏状态，降低红细胞聚集性，提高其变形能力，使血液黏度恢复正常，改善组织器官的供血情况及机体微循环状态。

【临床应用】　　主要用于脑梗死合并血脂异常、非酒精性脂肪性肝病。

1. 脑梗死合并血脂异常[3]　　高脂血症及颈动脉粥样硬化是脑血管病发病的常见高危因素。临床研究表明，使用排毒降脂胶囊联合阿托伐他汀，能够更有效地调节血脂代谢、降低血液黏稠度、改善微循环障碍、保护脑细胞并减少细胞凋亡。

2. 非酒精性脂肪性肝病[4]　　该病是由于多种原因引起的肝内脂肪过度沉积所致。临床应用排毒降脂胶囊治疗，经长期观察发现，该药具有明显的治疗非酒精性脂肪性肝病（NAFLD）的作用。

【不良反应】　　尚不明确。

【使用注意】　　孕妇禁服。脾虚便溏者慎服。

【用法与用量】　　口服，一次 2 粒，一日 1～2 次，用于减肥清火时，可每日服用 3 次，每次 2 粒。

参 考 文 献

[1] 刘凤云，海平，李晓红. 晶珠降脂排毒胶囊对大鼠血脂的影响[J]. 中国民族医药杂志，2001，7（3）：25-26.
[2] 刘凤云，海平. 晶珠降脂排毒胶囊对"血瘀"大鼠血液流变学的影响[J]. 青海医学院学报，2001，22（1）：7-8.
[3] 蔡令仲，谢朝金. 降脂排毒胶囊联合阿托伐他汀治疗脑梗死合并血脂异常 43 例[J]. 武警医学，2015，26（9）：946-948.
[4] 赵晓琴，张霖. 排毒降脂胶囊治疗非酒精性脂肪肝临床观察[J]. 时珍国医国药，2007，18（2）：474-475.

（浙江工业大学　陈素红，江西中医药大学　胡慧明）

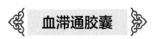

血滞通胶囊

【药物组成】　　薤白。

【处方来源】　　研制方。国药准字 Z10970076。

【功能与主治】　　通阳散结，行气导滞。用于高脂血症血瘀痰阻所致的胸闷、乏力、腹胀等。

【药效】　　主要药效如下（图 1-2）：

1. 调血脂作用[1]　　薤白能显著降低高脂血症大鼠血清胆固醇（TC）、三酰甘油（TG）和低密度脂蛋白胆固醇（LDL-C）含量，升高高密度脂蛋白胆固醇（HDL-C）含量，有较强的调血脂作用。

2. 抗氧化作用[2]　　薤白各部位提取物对白酒造成的氧化应激态大鼠血清超氧化物歧化酶（SOD）活性、过氧化氢酶（CAT）、过氧化脂质（LPO）和 T 淋巴细胞具有明显保护作用，并显著抑制血清过氧化脂质形成。

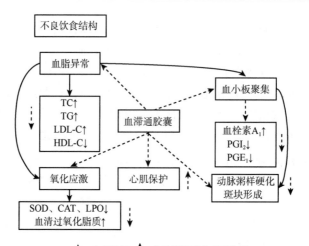

$\uparrow$：病理作用；$\uparrow$：血滞通胶囊的药理作用

图 1-2　血滞通胶囊的调血脂机制

3. 抑制血小板聚集作用[3]　血滞通胶囊对动物具有明显抑制和解离血小板聚集的作用。可抑制致血栓的血栓素 A_1 合成，增强抗血栓的前列环素（PGI_2）及前列腺素 E_1（PGE_1）合成，显著提高血浆及动物组织中前列腺素水平。

4. 抗动脉粥样硬化作用[3]　血滞通胶囊对实验动物动脉粥样斑形成具有抑制作用。

5. 对心肌保护作用[3]　血滞通胶囊可升高实验动物血浆及动脉组织中的环腺苷酸（cAMP），提高环腺苷酸/环鸟苷酸（cAMP/cGMP）值。

【临床应用】　主要用于高脂血症、慢性稳定型心绞痛、缺血性心脏病和脑血栓。

1. 高脂血症[4, 5]　血滞通胶囊用于高脂血症，症见胸闷、乏力、腹胀等。本品可显著降低患者血清 TC、TG 和 LDL-C 水平，升高 HDL-C 水平。

血滞通胶囊联合小剂量辛伐他汀分散片治疗高脂血症可减少辛伐他汀的用量，从而减少不良反应，同时可取得优于单纯服用辛伐他汀的治疗效果，是一种较为安全、有效的联合用药方案。

2. 慢性稳定型心绞痛[6]　血滞通胶囊可治疗慢性稳定型心绞痛痰瘀互阻证，该治疗组中医证候总有效率、心绞痛总有效率、心电图总有效率均与对照组相近，疗效较好。血滞通胶囊可降低患者血清 TC、LDL-C 水平，说明其在改善全身症状的同时具有调节血脂作用。

3. 缺血性心脏病[7]　血滞通胶囊可明显改善缺血性心脏病患者的血管内皮功能。患者服用血滞通胶囊 6 个月后，肱动脉反应性充血后内径变化率与治疗前具有显著性差异，提示其具有保护血管内皮功能。

4. 脑血栓[8]　血滞通胶囊可用于辅助治疗脑血栓，在常规治疗的基础上加用血滞通胶囊进行治疗，可改善神经功能缺损评分，改善全血黏度、血浆黏度和血小板聚集率三项指标，且治疗效果优于常规治疗对照组，本品安全有效。

【不良反应】　尚不明确。

【使用注意】　尚不明确。

【用法与用量】　口服，一次 2 粒，一日 3 次，4 周为 1 个疗程或遵医嘱。

参 考 文 献

[1] 孙文娟，刘洁，杨世杰. 不同产地长梗薤白提取物对高脂血症大鼠脂代谢的影响及其抗氧化作用[J]. 白求恩医科大学学报，1999，25（3）：259-260.

[2] 李向红，顾丽贞，张百舜，等. 薤白提取物的抗氧化作用研究[J]. 中药材，1994，17（11）：34-37，56.

[3] 揭金阶，马俊玲，刘想虎，等. 临床中成药物学[M]. 湖北：湖北科学技术出版社，1999：232.

[4] 赵军. 血滞通胶囊治疗高脂血症 30 例疗效观察[J]. 中医药信息，1999，16（5）：19.

[5] 王倚东，周国锐. 小剂量辛伐他汀分散片联合血滞通胶囊治疗高脂血症的临床观察[J]. 光明中医，2011，26（1）：123-124.

[6] 尚菊菊，赵东利，刘红旭. 血滞通胶囊治疗慢性稳定型心绞痛痰瘀互阻证临床观察[J]. 世界中西医结合杂志，2010，5（1）：59-61，63.

[7] 周正学，肖跃进. 血滞通胶囊对缺血性心脏病患者血管内皮功能的影响[J]. 贵州医药，2010，34（8）：741-742.

[8] 章群飞，孙菲，陈丽丽，等. 血滞通胶囊辅助治疗脑血栓患者的疗效随机对照研究及护理[J]. 新中医，2016，48（6）：225-227.

（浙江中医药大学　吕圭源，浙江工业大学　陈素红、李　波）

荷 丹 片

【药物组成】　荷叶、丹参、山楂、番泻叶、补骨脂。

【处方来源】　研制方。《中国药典》（2015 年版）。

【功能与主治】　化痰降浊，活血化瘀。用于高脂血症属痰浊挟瘀证候者。

【药效】　主要药效如下：

1. **降血脂作用**[1,2]　荷丹片可显著降低高脂饮食诱导的高血脂大鼠、家兔模型血清胆固醇（TC）、游离胆固醇（FC）和三酰甘油（TG）含量，增加高密度脂蛋白胆固醇（HDL-C）含量，提高血清卵磷脂-胆固醇酰基转移酶（LCAT）的活性，并能降低低密度脂蛋白胆固醇（LDL-C）含量，从而减少动脉粥样硬化斑块的发生。

2. **改善胰岛素抵抗**[3]　胰岛素抵抗（IR）指器官和靶细胞对胰岛素的反应不足，迫使机体分泌更多胰岛素而产生胰岛素血症，从而使细胞内大量游离脂肪酸进入血液循环接触血管壁细胞，引起 TG、LDL-C 水平升高，HDL-C 水平降低，增加动脉粥样硬化的发生率。荷丹片可明显降低 HOMA-IR 指数，改善胰岛素抵抗状态，抑制动脉粥样硬化的形成。

3. **抗动脉粥样硬化**[3]　动脉粥样硬化是一种复合因素引起的退行性血管疾病，是引起心血管疾病最主要的病因。该病的发生与血脂水平密切相关，血清 TG、LDL-C、HDL-C 水平异常及胰岛素抵抗状态等会导致更严重的动脉粥样硬化。采用高脂饲料喂养配合腹腔注射维生素 D_3 制备动脉粥样硬化大鼠模型，应用荷丹片干预后显著降低了动脉粥样硬化大鼠血清 TC、LDL-C 水平，并升高 HDL-C 水平。同时荷丹片能明显降低大鼠体重增长百分率及 Lee's 指数，发挥良好减肥作用，明显改善胰岛素抵抗状态，从而抑制动脉粥样硬化的形成。

【临床应用】　主要用于高脂血症和动脉粥样硬化。

1. **高脂血症**[4,5]　荷丹片能显著提高高脂血症患者卵磷脂-胆固醇酰基转移酶的活性，降低 TC、TG 水平和体重，提高血中 HDL-C 浓度，减少动脉粥样硬化斑块的发生，改善内皮功能。以荷丹片联合苯扎贝特片治疗高脂血症，可显著降低患者 TC、TG 水平，升高载脂蛋白 A1（APOA1）水平；同时患者颈动脉内中膜厚度、内皮素水平显著降低，前蛋白转化酶枯草溶菌素 9（PCSK9）水平显著升高。荷丹片治疗高脂血症患者，可减轻其体重、调节血脂、防止动脉粥样硬化等。

2. 动脉粥样硬化性疾病[6]　荷丹片能降低动脉粥样硬化患者体内 C 反应蛋白（CRP）、TC、TG、LDL-C 水平，升高 HDL-C 水平，从而起到抗炎、调脂预防动脉粥样硬化的作用。

3. 胰岛素抵抗[7]　代谢综合征是以肥胖和胰岛素抵抗为核心的一种内分泌代谢疾病，荷丹片能降低患者血脂和体重，改善胰岛素抵抗而缓解代谢综合征。非糖尿病代谢综合征患者经荷丹片治疗后，腰围（WC）、体重指数（BMI）、TC 含量、TG 含量明显降低，HDL-C 含量明显升高。

4. 脂肪性肝炎[8]　二甲双胍联合荷丹片治疗非酒精性脂肪性肝炎，治疗后患者天冬氨酸氨基转移酶（AST）、丙氨酸氨基转移酶（ALT）、TC 水平显著降低。

5. 减肥[9, 10]　观察荷丹片对超重或肥胖患者体重、血脂的疗效发现，治疗后患者体重、体重指数、腰围、臀围、血脂较治疗前明显改善。

【不良反应】　偶见腹泻、恶心、口干。

【使用注意】　脾胃虚寒、便溏者忌服。孕妇禁服。

【用法与用量】　口服，糖衣片一次 5 片，薄膜衣片一次 2 片，一日 3 次。饭前服用。8 周为 1 个疗程，或遵医嘱。

参 考 文 献

[1] 万阜昌，黄道斋. 荷丹片的降血脂作用[J]. 中国实验方剂学杂志，1996，2（1）：19-21.

[2] 杜光，曾和松，孙明辉，等. 荷丹片对三酰甘油胆固醇和高密度脂蛋白的影响[J]. 医药导报，2003，22（3）：160-161.

[3] 周玉娟，任明，刘莉，等. 荷丹片对动脉粥样硬化模型大鼠血脂及胰岛素抵抗的影响[J]. 中成药，2012，34（3）：561-564.

[4] 李景扬. 荷丹片治疗高脂血症 39 例的疗效及安全性评价[J]. 中西医结合心脑血管病杂志，2012，10（1）：109-110.

[5] 潘美香，孙斌. 荷丹片临床应用进展[J]. 中国妇幼健康研究，2016，27（1）：296-297.

[6] 史小映. 荷丹片联合苯扎贝特治疗高脂血症的临床研究[J]. 现代药物与临床，2018，33（12）：3175-3178.

[7] 任昶，高永辉，耿福太，等. 荷丹片对非糖尿病代谢综合征患者胰岛素抵抗、血脂及炎症因子的影响[J]. 现代中西医结合杂志，2010，19（12）：1434-1435，1438.

[8] 田谧. 二甲双胍联合荷丹片治疗非酒精性脂肪性肝炎疗效研究[J]. 中国全科医学，2010，13（33）：3811-3812.

[9] 唐红，葛芳芳，宋秀玲. 荷丹片对超重或肥胖患者体重、血脂影响的临床研究[J]. 辽宁中医杂志，2011，38（7）：1391-1392.

[10] 田麒，顾淑英，刘玉伏. 荷丹片对肥胖合并高脂血症人群的干预[J]. 中西医结合心脑血管病杂志，2013，11（11）：1290-1291.

（浙江工业大学　陈素红，江西中医药大学　胡慧明）

✿ 消瘀降脂胶囊 ✿

【药物组成】　丹参总酚酸提取物、山楂总三萜酸提取物。

【处方来源】　研制方。国药准字 Z20060427。

【功能与主治】　活血化瘀，祛痰泻浊、消积降脂。用于高脂血症，中医辨证属血瘀痰阻证，症见胸胁闷痛、头晕、头痛、耳鸣、舌质暗红，或有瘀点，或有瘀斑，苔腻，脉沉涩或弦滑。

【药效】　主要药效如下：

1. 降血脂作用[1]　由肝细胞分泌的前蛋白转化酶枯草溶菌素 9（PCSK9）可与低密度

脂蛋白受体（LDL-R）结合形成复合体，诱导 LDL-R 进入溶酶体中被降解，使 LDL-R 含量或浓度降低，从而抑制血液 LDL-C 的清除，最终导致 LDL-C 水平升高。脂蛋白脂肪酶（LPL）为 TG 水解酶，参与了血液循环系统中及内源性的 TG 代谢，LPL 活性降低或表达缺陷可导致乳糜微粒及极低密度脂蛋白降解障碍，引起 TG 水平升高及高密度脂蛋白水平降低，最终诱发高脂血症。

采用高脂饲料诱导的高脂血症兔模型，消瘀降脂胶囊能显著降低模型兔血清 TC、TG、LDL-C 水平，升高血清 LPL、PCSK9 水平及肝过氧化物酶增殖物活化受体 γ（PPAR-γ）、微粒体三酰甘油转移蛋白（MTP）、固醇调节元件结合蛋白 2（SREBP2）水平，并降低小肠胆固醇转运蛋白（NPC1L1）和肝脏胆固醇合成蛋白限制酶 3-羟基-3-甲基戊二酰辅酶 A 还原酶（HMGR）。这些提示消瘀降脂胶囊调血脂的机制可能与对血清及肝组织相关酶或者脂质代谢受体的调控，抑制小肠中的胆固醇吸收及肝脏细胞内胆固醇合成，加强血液中三酰甘油水解等药理作用有关。

2. 抗动脉粥样硬化作用[1]　采用高脂饲料致动脉粥样硬化兔模型，从病理学角度还可观察到消瘀降脂胶囊小剂量组，兔血管内膜、中膜、外膜均见少量脂质沉积；消瘀降脂胶囊中剂量组，血管内膜、中膜偶见脂质沉积；消瘀降脂胶囊大剂量组，血管壁内皮完整，内膜、中膜、外膜均未见脂质沉积。

【临床应用】　主要用于高脂血症。

高脂血症[2-4]　消瘀降脂胶囊具有活血化瘀、祛痰泻浊、消积降脂作用，可用于高脂血症（血瘀痰阻证）。

以消瘀降脂胶囊治疗符合高脂血症（血瘀痰阻证）的患者，进行Ⅲ期临床试验，消瘀降脂胶囊可以明显降低患者血中总胆固醇、三酰甘油、低密度脂蛋白和极低密度脂蛋白，疗效较好。

【不良反应】　少数可能引起血清氨基转移酶轻度暂时的可逆性升高。部分患者服药后出现轻度大便次数增多、轻度恶心、胃痛。

【使用注意】　①有肝病史者用药期间应注意血清氨基转移酶的监测。②有严重胃病史者慎用。

【用法与用量】　口服。一次 5 粒，一日 2 次，餐后服用。

参 考 文 献

[1] 孙康云，顾振纶，谢梅林. 消瘀降脂胶囊防治兔高脂血症及动脉粥样硬化的形成[J]. 心脏杂志，2006，18（4）：439-441.

[2] 龙俊科，赵水平. 消瘀降脂胶囊预防给药对高脂血症模型兔血脂及相关蛋白酶含量的影响[J]. 中医杂志，2019，60（6）：527-531.

[3] 顾会芬，李瑞霞，张杰. 消瘀降脂胶囊治疗高脂血症（血瘀痰阻证）的Ⅲ期临床试验[J]. 中西医结合心脑血管病杂志，2016，14（16）：1903-1905.

[4] 孙康云，陈亚东. 消瘀降脂胶囊治疗原发性高脂血症疗效观察[J]. 实用中西医结合临床，2006，6（1）：6-7.

（浙江中医药大学　吕圭源，浙江工业大学　陈素红、李　波）

❀ 消栓通络胶囊（颗粒、片）❀

【药物组成】　川芎、丹参、黄芪、三七、桂枝、郁金、木香、泽泻、槐花、山楂、冰片。

【处方来源】　研制方。《中国药典》（2015 年版）。

【功能与主治】　活血化瘀，温经通络。用于瘀血阻络所致的中风，症见神情呆滞、言语謇涩、手足发凉、肢体疼痛；缺血性中风及高脂血症见上述证候者。

【药效】　主要药效如下：

1. 降血脂作用[1, 2]　采用脂肪乳剂灌胃制备的高脂血症大鼠模型，以消栓通络胶囊为阳性对照药灌胃 10 天后，能显著降低模型大鼠血清 TC、TG 水平，升高血清 HDL-C 水平，调血脂药效较好。消栓通络胶囊和消栓通络片可明显调节腹腔注射蛋黄乳剂诱导的高脂血症小鼠和正常小鼠的血脂水平。

2. 抗血栓作用[1-3]　采用体内、体外血栓模型观察发现，消栓通络胶囊可降低血栓凝血时间、抑制血小板聚集、降低全血比黏度、纤维蛋白原百分比及其他指标。

【临床应用】　主要用于高脂血症。

高脂血症[4, 5]　消栓通络胶囊可辅助降低高血压、脂肪肝等伴高脂血症患者的血脂水平。高血压伴高脂血症患者，在服用降压药和降脂药的基础上加服消栓通络胶囊，给药治疗 4 周后，能显著降低患者的 TC、TG 水平，升高 HDL-C 水平。以消栓通络胶囊治疗脂肪肝伴高脂血症患者，能显著降低患者血脂水平。

【不良反应】　目前尚未检索到不良反应报道。

【使用注意】　①孕妇禁用。②出血性中风者禁用。③禁食生冷、辛辣、动物油脂食物。

【用法与用量】　口服。胶囊：一次 6 粒，一日 3 次；或遵医嘱。颗粒：规格①一次 6g（无蔗糖）；规格②一次 12g，一日 3 次。片：一次 6 片，一日 3 次。

参 考 文 献

[1] 李莉，刘艳玲，吴红艳. 康脂口服液药效学研究[J]. 微生物学杂志，2001，21（1）：15-17.

[2] 程秀娟，邸琳. 消栓通络胶囊药效学研究[J]. 吉林中医药，1994，4：41-41.

[3] 贾冬，杜佳林，向绍杰，等. 消栓通络精制胶囊药效学实验研究[J]. 中国中药杂志，2007，32（12）：1242-1244.

[4] 周碧源. 消栓通络胶囊对高血压合并高脂血症的疗效与血脂的作用研究[J]. 中国医药指南，2010，8（4）：56-57.

[5] 林捷. 消栓通络胶囊治疗脂肪肝 32 例[J]. 中国中医药信息杂志，2004，11（4）：337-337.

（浙江中医药大学　吕圭源，浙江工业大学　陈素红、雷珊珊）

❀ 心脉通片（胶囊）❀

【药物组成】　当归、丹参、毛冬青、牛膝、三七、决明子、钩藤、夏枯草、槐花、葛根。

【处方来源】　研制方。国药准字 Z44022028。

【功能与主治】　活血化瘀，通脉养心，降压降脂。用于高血压、高脂血症等。

【药效】　主要药效如下：

1. **降血脂**[1]　采用高脂饲料复合维生素 D 诱导的动脉粥样硬化大鼠模型,以心脉通片灌胃给药 10 周,模型大鼠血清 TC、TG 水平显著降低,表现较好的降血脂药效。

2. **动脉粥样硬化**[1]　采用动脉粥样硬化大鼠模型,以心脉通片灌胃给药 10 周,可升高模型大鼠血清一氧化氮(NO)水平,降低内皮素(ET)水平,明显降低模型大鼠主动脉粥样斑块的面积和内膜厚度。

【临床应用】　主要用于高脂血症和高血压。

1. **高脂血症**[2,3]　心脉通片可辅助治疗高脂血症或高血压伴高脂血症。高脂血症患者,采用心脉通片加大黄、蟅虫治疗平均 2.5 个月,患者血清总胆固醇、三酰甘油和低密度脂蛋白水平显著降低。以心脉通片治疗高血压伴高脂血症患者,能显著降低血压、血脂水平和改善血液流变指标等。

2. **高血压**　详见"高血压中成药"章。

【不良反应】　偶有患者服药后感觉口干、腹胀、胃纳差,此乃处方偏寒所致,饭后服用可避免。

【使用注意】　①脾胃虚寒便溏者慎用。②孕妇慎用。③忌食生冷、辛辣、油腻食物,忌烟酒、浓茶。

【用法与用量】　口服。片:一次 4 片,一日 3 次。胶囊:一次 3 粒,一日 3 次。

参 考 文 献

[1] 曹杰,王巧黎,赵宏,等. 心脉通片对动脉粥样硬化模型大鼠的防治作用及其机制研究[J]. 中国药房,2016,27(25):3499-3501.

[2] 冯淑芳,郑锋,潘显伯. 心脉通片加大黄庶虫治疗血脂异常的临床观察[J]. 中国民族民间医药,2012,21(6):86-86.

[3] 李雄根,龙益连,李秋云. 心脉通片对高血压病患者血脂及血液流变学的影响[J]. 中国中医急症,2006,15(11):1204-1204.

（浙江中医药大学　吕圭源,浙江工业大学　陈素红、雷珊珊）

二、祛湿化痰类

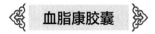

血脂康胶囊

【药物组成】　红曲。

【处方来源】　研制方。《中国药典》(2015 年版)。

【功能与主治】　化浊降脂,活血化瘀,健脾消食。用于痰阻血瘀所致的高脂血症,症见气短、乏力、头晕、头痛、胸闷、腹胀、食少纳呆;也可用于高脂血症及动脉粥样硬化所致的其他心脑血管疾病的辅助治疗。

【药效】　主要药效如下(图 1-3):

1. **降血脂作用**[1-4]　血脂康胶囊是红曲发酵产物的研制方,除含有他汀类成分抑制肝脏胆固醇合成限速酶羟甲基戊二酸单酰辅酶 A(HMG-CoA)外;还含有大豆异黄酮、磷脂、植物固醇等调血脂成分,可抑制小肠胆固醇吸收蛋白(NPC1L1),增加肝脏胆固醇转运成胆盐限速酶(CYP27A1、CYP7A1 等);并调节胆盐相关吸收排泄蛋白,促进胆盐的排泄等,以发挥调血脂作用。

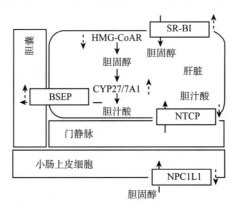

↑：胆固醇代谢过程；↑：血脂康胶囊的降血脂机制；SR-BI：B族I型清道夫受体

图 1-3　血脂康胶囊的调血脂机制

采用高脂饲料诱导的高脂血症小鼠模型给药 10 周，血脂康能显著降低模型小鼠血胆固醇（TC）、三酰甘油（TG）及低密度脂蛋白胆固醇（LDL-C）水平，升高高密度脂蛋白胆固醇（HDL-C）水平，降低肝脏脂质沉积病变，增加粪便中胆固醇含量。其机制可能降低小肠 NPC1L1 表达，抑制脂质吸收；降低肝脏 HMGR 表达，抑制内源性胆固醇合成；升高肝脏 CYP27A1、CYP7A1 表达，促进胆固醇转化为胆盐；降低肝脏胆盐吸收相关转运子（NTCP）、增加肝脏胆盐排出相关转运子（BSEP），降低肝内胆盐含量。

另外，采用高酪蛋白饲料诱导内源性高胆固醇血症家兔模型，血脂康胶囊能显著降低模型家兔血清 TC 水平及 TC/HDL-C 值。血脂康胶囊还能显著降低高脂肪、高胆固醇饲料诱导的外源性高脂血症模型家兔、鹌鹑的血清 TC、TG 水平。采用载脂蛋白 E 基因敲除高脂血症小鼠模型，血脂康胶囊能降低模型小鼠血清 TC、TG、LDL-C 水平。

2. 抗动脉粥样硬化[3]　采用载脂蛋白 E 基因敲除动脉粥样硬化小鼠模型，血脂康胶囊能降低模型小鼠动脉斑块面积，改善动脉壁增厚、脂纹及脂斑病变。

【临床应用】　主要用于高脂血症、2 型糖尿病等。

1. 高脂血症[5,6]　血脂康胶囊用于治疗高脂血症，具有活血化瘀、健脾消积、祛痰化浊作用。血脂康胶囊治疗高脂血症患者，能明显降低血清 TC、TG、LDL-C 水平，升高 HDL-C 水平，同时改善患者的临床症状，是安全有效的调脂药。

2. 2 型糖尿病[7]　血脂康胶囊能有效降低患者血浆 C 反应蛋白（CRP）水平，改善胰岛素抵抗指数；延缓糖尿病和动脉粥样硬化的发生和发展；此外血脂康胶囊可降低患者尿 β_2 微球蛋白水平，具有肾功能保护作用。

3. 心绞痛[8]　血脂康胶囊可减少患者心绞痛发作次数，有较好的临床疗效，对心绞痛患者预后具有重要意义。

4. 冠心病合并血脂异常[9]　临床上给予冠心病合并血脂异常患者常规治疗的基础上，口服血脂康胶囊连续治疗 8 周，能够有效调节血脂指标，改善血脂水平，且未出现不良反应，安全性高，能够预防二级冠心病，临床疗效显著。

5. 高尿酸血症[10]　临床使用血脂康胶囊配合低嘌呤饮食治疗高尿酸血症患者 28 天后，发现血脂康胶囊在降低尿酸（UA）含量的同时还能有效降低 CRP、内皮素-1（ET-1）

的水平，降低尿 β2 微球蛋白（β2-MG）水平，提示其具有保护肾功能的作用，这可能和血脂康胶囊降低 UA 含量、改善糖脂代谢紊乱有关。

【不良反应】　①一般耐受性良好，大部分副作用轻微而短暂。②本品常见不良反应为胃肠道不适，如胃痛、腹胀、胃部灼热等。③偶可引起血清氨基转移酶和肌酸磷激酶可逆性升高。④罕见乏力、口干、头晕、头痛、肌痛、皮疹、胆囊疼痛、浮肿、结膜充血和泌尿道刺激症状。

【使用注意】　①对本品过敏者。②活动性肝炎或无法解释的血清氨基酸转移酶升高者。③饮食宜清淡。

【用法与用量】　口服，一次 2 粒，一日 2 次，早晚饭后服用；轻、中度患者一日 2 粒，晚饭后服用，或遵医嘱。

参 考 文 献

[1] Feng D，Sun J，Sun R，et al. Isoflavones and phytosterols contained in Xuezhikang capsules（血脂康胶囊）modulate cholesterol homeostasis in high-fat diet mice[J]. Acta Pharmacologica Sinica（中国药理学报），2015，36（12）：1462-1472.

[2] 朱燕，李长龄，王银叶. 血脂康对高脂家兔、鹌鹑模型的降脂作用[J]. 中国药学杂志，1995，30（11）：656-660.

[3] 郑广娟，张文高，张亚同，等. 血脂康对载脂蛋白 E 基因敲除小鼠动脉粥样硬化的影响[J]. 中国动脉硬化杂志，2003，11（5）：408-410.

[4] 吴伟，郑晓伟，陈燕，等. 血脂康对血脂和血管内皮细胞活性物质的影响[J]. 中国动脉硬化杂志，2003，11（5）：419-422.

[5] 于江波. 血脂康治疗高脂血症临床观察[J]. 四川中医，2014，32（3）：170-171.

[6] 沙树伟，梁萍，曹壮. 血脂康胶囊治疗高脂血症的研究分析[J]. 中医临床研究，2015，7（33）：74-75.

[7] 吴秋英，柯明滋，陈弼沧，等. 血脂康胶囊治疗 2 型糖尿病 38 例临床研究[J]. 中国实用内科杂志，2005，（12）：1118-1119.

[8] 祝秋艳. 血脂康胶囊治疗不稳定心绞痛 40 例临床疗效观察[J]. 大家健康（学术版），2013，7（4）：92-93.

[9] 曲环. 血脂康胶囊治疗冠心病合并血脂异常的临床评价[J]. 现代诊断与治疗，2015，26（22）：5081-5083.

[10] 陈弼沧，吴秋英，周艺，等. 血脂康胶囊治疗高尿酸血症疗效和安全性的随机双盲临床试验[J]. 中国中医药信息杂志，2006，13（8）：6-8.

（浙江中医药大学　吕圭源，浙江工业大学　陈素红、李　波）

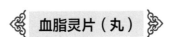

血脂灵片（丸）

【药物组成】　泽泻、决明子、山楂、制何首乌。

【处方来源】　研制方。《中国药典》（2015 年版）。

【功能与主治】　化浊降脂，润肠通便。用于痰浊阻滞型高脂血症，症见头昏胸闷、大便干燥。

【药效】　主要药效如下：

1. 降血脂作用[1-3]　采用表面活性剂 Triton WR-1339 诱发急性高脂血症大鼠模型，在给药后不同时间点血脂灵片能显著降低大鼠三酰甘油（TG）、胆固醇（TC）和低密度脂蛋白胆固醇（LDL-C）水平，升高高密度脂蛋白胆固醇（HDL-C）水平。采用高脂乳剂灌胃诱导的高脂血症大鼠，血脂灵片给药后模型大鼠血清 TG、TC、LDL-C、HDL-C 水平均有不同程度的改善。采用高脂饲料诱导的高脂血症兔模型，血脂灵片给药后，能显著降低 LDL-C 水平，升高 HDL-C 水平。

2. 抗动脉粥样硬化作用[2,4]　采用高脂饲料致动脉粥样硬化兔模型，血脂灵片能改善兔动脉内膜病变，减少脂质在内膜沉积，使内膜病变面积减少、厚度变小。

【临床应用】 主要用于高脂血症、脂肪肝。

1. 高脂血症[5, 6] 通过血脂灵片治疗高脂血症的临床观察，血脂灵片能降低血清 TC、TG、LDL-C 水平，升高 HDL-C 水平，具有较好的降脂作用，且改善眩晕、头胀头痛、烦躁易怒、胸闷气短等临床症状。

2. 脂肪肝[7] 血脂灵片能显著降低脂肪肝患者血清丙氨酸氨基转移酶（ALT）、TG 含量，对血清 TC 也有一定的降低作用；且对临床痰湿中阻证型患者改善最明显。

【不良反应】 目前尚未检索到不良反应报道。

【使用注意】 ①脾虚便溏者慎用。②饮食宜清淡、低糖、低盐、低脂。食勿过饱。忌食辛辣、油腻之品。

【用法与用量】 口服。片：一次 4～5 片，一日 3 次。丸：一次 2 丸，一日 2～3 次。

参 考 文 献

[1] 王颖. 血脂灵片对高脂血症模型大鼠降血脂作用的实验研究[J]. 长春中医药大学学报，2011，27（1）：8-9，140.

[2] 吴坚可，柳履和. 血脂灵片的实验研究和临床应用[J]. 中成药，1995，7：46.

[3] 姜荣荣. 高脂血症模型大鼠受血脂灵影响研究[J]. 药物与人，2014，27（10）：96.

[4] 石琳，吴铃，范盘生，等. 血脂灵口服对实验性动脉粥样硬化斑块形成及血清脂质、脂蛋白含量的影响[J]. 中国现代应用药学，1987，4（3）：1-3.

[5] 李剑平，余国友. 血脂灵片治疗高脂血症 70 例临床疗效观察[J]. 浙江预防医学，2001，13（10）：53-54.

[6] 王庆军，朱贵牛. 血脂灵治疗血脂异常疗效观察[J]. 江西中医药，2009，40（314）：36-37.

[7] 丛川，王庆华. 血脂灵片治疗脂肪肝 70 例临床观察[J]. 河北医学，2000，6（3）：276-278.

（浙江工业大学　陈素红，江西中医药大学　胡慧明）

山楂精降脂片（软胶囊、滴丸）

【药物组成】 山楂。

【处方来源】 研制方。《中国药典》（2010 版）。

【功能与主治】 消积化瘀。用于治疗高脂血症，亦可用作冠心病和高血压的辅助治疗。

【药效】 主要药效如下：

1. 降血脂作用[1-3] 高脂血症是由体内脂质代谢紊乱所致，是导致动脉粥样硬化的重要因素。山楂精降脂片能够显著降低高血脂模型大鼠及家兔血清胆固醇（TC）和三酰甘油（TG）含量。

2. 抗动脉粥样硬化作用[4] 山楂精降脂片作为阳性对照药，能够抑制实验性动脉粥样硬化模型家兔动脉粥样硬化斑块的形成。

【临床应用】 主要用于高脂血症、抗动脉粥样硬化。

1. 高脂血症[5-7] 山楂精降脂片能够明显降低高脂血症患者总胆固醇、三酰甘油、低密度脂蛋白胆固醇，同时升高高密度脂蛋白胆固醇。

2. 抗动脉粥样硬化[8] 山楂精降脂片治疗颈动脉粥样硬化患者，能够调节患者血脂，消退动脉硬化。

【不良反应】 目前尚未检索到不良反应报道。

【使用注意】　孕妇慎用；饮食宜清淡。

【用法与用量】　口服。片：一日 1~2 片，一日 3 次；软胶囊：一次 1~2 粒，一日 3 次；滴丸：一次 9~18 丸，一日 3 次。

参 考 文 献

[1] 赵迅霞，陈健茂，李红兵，等. 山楂精降脂片对高脂大鼠及家兔血脂的影响[J]. 宁夏医学院学报，2003，25（4）：258-260.

[2] 刘永静，陈丹，邱红鑫，等. 玳玳黄酮有效部位提取物降血脂作用的研究[J]. 中国中医药科技，2013，20（6）：622-623.

[3] 彭智勇，叶小英. 脂汰清对实验性高脂血症兔降血脂机制研究[J]. 中医学报，2012，27（7）：837-838.

[4] 叶世龙，刘爱芹，苏宁，等. 脂汰清颗粒对实验性动脉粥样硬化兔主动脉内皮细胞的影响[J]. 中华中医药杂志，2010，25（7）：1092-1095.

[5] 许宗凡，谢后光，邹双凤. 山楂精降脂片治疗高脂血症 68 例疗效观察[J]. 医学信息（中旬刊），2010，1（4）：877-878.

[6] 梁永富，叶红. 山楂精降脂片治疗高脂血症临床疗效观察[J]. 海峡药学，2004，16（2）：93-94.

[7] 谭达全，杨春华，唐建清. 芙蓉降脂减肥灵治疗高脂血症并肥胖症 60 例[J]. 湖南中医药大学学报，1999，19（2）：33-34.

[8] 谢梅林，钟蓓. 消瘀片治疗颈动脉粥样硬化的疗效观察[J]. 中成药，1999，21（10）：515-518.

（浙江中医药大学　吕圭源，浙江工业大学　陈素红、李　波）

葶苈降血脂片（胶囊）

【药物组成】　葶苈子、山楂、茵陈、黄芩、泽泻、大黄、木香。

【处方来源】　研制方。《中国药典》（2010 年版）。

【功能与主治】　宣通导滞，通络散结，消痰渗湿。用于痰湿阻滞所致的眩晕，症见头晕目眩、四肢沉重、肢麻、胸闷、便秘、苔黄或白腻；高脂血症见上述证候者。

【药效】　主要药效如下：

1. 降血脂作用　本品能降低高脂血症模型大鼠、小鼠、家兔中血清胆固醇（TC）、低密度脂蛋白胆固醇（LDL-C）及三酰甘油（TG）的水平，升高高密度脂蛋白胆固醇（HDL-C）水平。

2. 抗动脉粥样硬化　本品有抗动脉粥样硬化作用。

【临床应用】　主要用于高脂血症。

高脂血症[1-3]　葶苈降血脂片能够有效降低高脂血症患者 TC、TG、LDL-C 水平，升高 HDL-C 水平，明显改善高脂血症患者的各种临床症状。

【不良反应】　尚不明确。

【使用注意】　服药后如大便次数增加，可减量或停药，待症状缓解后，再继续用药。体弱者及孕妇忌用。

【用法与用量】　口服。片：一次 2~3 片，一日 3 次；胶囊：一次 2~3 粒，一日 3 次，30 日为 1 个疗程。

参 考 文 献

[1] 陈波，曹君娴，吴华慧，等. 葶苈降血脂片治疗高脂血症临床疗效观察[J]. 中医药学刊，2004，22（7）：1183-1184.

[2] 马惠兰. 葶苈降血脂胶囊治疗高脂血症临床观察[J]. 现代中西医结合杂志，1999，8（10）：1632-1633.

[3] 张春玲，韩冬，王丽莉. 葶苈降血脂胶囊治疗低密度脂蛋白血症 60 例[J]. 吉林中医药，2005，25（12）：20.

（浙江中医药大学　吕圭源，浙江工业大学　陈素红、李　波）

苏子油软胶囊

【药物组成】　苏子油。

【处方来源】　研制方。国药准字 Z20070052。

【功能与主治】　行气消痰，降脂通脉。用于高脂血症，中医辨证为痰涎阻遏证者。症见头重如裹、胸闷、呕恶痰涎、肢麻沉重。

【药效】　主要药效如下：

1. 降血脂作用[1]　苏子油具有明显降血脂作用，通过喂饲高脂饲料建立大鼠脂代谢紊乱模型。苏子油高、中剂量组大鼠血清三酰甘油（TG）和胆固醇（TC）值明显低于溶剂对照组。

2. 抗动脉粥样硬化作用[2]　苏子油对兔颈动脉粥样硬化模型具有抗动脉粥样硬化作用，该作用可能是通过同时抑制微小 RNA21（miRNA-21）、基质金属蛋白 9（MMP-9）的表达而实现的，且具有一定的量效关系。

【临床应用】　主要用于高脂血症、脂肪肝。

1. 高脂血症[3]　苏子油软胶囊用于高脂血症，症见头重如裹、胸闷、呕恶痰涎、肢麻沉重等。

本品治疗高脂血症疗效显著，根据临床研究，患者连续服用苏子油软胶囊 8 周后，TC、TG、低密度脂蛋白（LDL）及极低密度脂蛋白（VLDL）水平均有明显下降，高密度脂蛋白水平有所上升，相关症状得到明显改善。

2. 脂肪肝[4]　苏子油软胶囊可通过调节脂质代谢，起到预防和治疗非酒精性脂肪性肝病形成的作用。

【不良反应】　个别患者可出现轻度胃脘不适或轻度头晕，停药后消失。

【使用注意】　尚不明确。

【用法与用量】　口服。一次 4 粒，一日 2 次，早、晚餐后半小时服用。疗程 8 周。

参 考 文 献

[1] 张荣标，林蔚，林健. 苏子油对大鼠血脂水平影响的研究[J]. 预防医学论坛，2006，12（2）：184-186.

[2] 黄植槟，陈金水，吴天敏，等. 苏子油对兔颈动脉粥样硬化模型的微小 RNA21 和基质金属蛋白酶 9 基因表达的影响[J]. 中国临床药理学杂志，2016，32（15）：1414-1417.

[3] 寇秋爱. 苏子油软胶囊治疗高脂血症（痰涎阻遏证）临床研究[J]. 中国实验方剂学杂志，2005，11（4）：67-68.

[4] 吴行廷，余清平. 苏子油软胶囊治疗脂肪肝的临床疗效观察[J]. 中国社区医师（医学专业），2012，14（3）：173.

（浙江中医药大学　吕圭源，浙江工业大学　陈素红、李　波）

紫苏降脂软胶囊

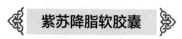

【药物组成】　紫苏多烯脂肪酸乙酯。

【处方来源】　研制方。国药准字 Z20040118。

【功能与主治】　降气消痰，润肠通便。适用于气滞痰阻型高脂血症。

【药效】　主要药效如下：

1. 降血脂作用[1]　紫苏降脂软胶囊能够降低实验性高脂血症模型家兔血清中三酰甘油（TG）、胆固醇（TC）的含量，提高高密度脂蛋白胆固醇（HDL-C）的含量，降低全血黏度及血浆黏度；且能够明显降低高脂血症大鼠血清 TC 含量，升高 HDL-C 含量；能明显降低蛋黄乳剂注射致急性高脂血症模型小鼠的总胆固醇含量；并对正常小鼠血清中 TC 含量无明显影响。

2. 抗氧化作用　本品有抗氧化作用。

【临床应用】　主要用于高脂血症。

【不良反应】　个别病人服用紫苏降脂软胶囊可能出现头重，眩晕、头晕不适，欲睡恶心、食欲减退、嗳气、腹胀、腹部疼痛等不适。

【使用注意】　尚不明确。

【用法与用量】　口服，一次 3 粒，一日 3 次。

参 考 文 献

[1] 胡凌歌，周丹. 紫苏降脂软胶囊降血脂作用的实验研究[J]. 中国社区医师（医学专业半月刊），2009，11（16）：3.

（浙江中医药大学　吕圭源，浙江工业大学　陈素红、李　波）

血 脂 宁 丸

【药物组成】　决明子、山楂、荷叶、制何首乌。

【处方来源】　研制方。《中国药典》（2015 年版）。

【功能与主治】　化浊降脂，润肠排便。用于痰浊阻滞型高脂血症，症见头昏胸闷、大便干燥。

【药效】　主要药效如下：

1. 调血脂作用[1,2]　采用高脂饲料诱导的高脂血症大鼠模型，血脂宁丸给药 8 周后，模型大鼠血清三酰甘油（TG）、胆固醇（TC）、低密度脂蛋白胆固醇（LDL-C）显著降低，高密度脂蛋白胆固醇（HDL-C）显著升高。采用高脂饲料诱导的高脂血症豚鼠模型，血脂宁丸能显著降低模型豚鼠血清 TC、TG 水平。

2. 抗肝脏脂肪变[1]　采用高脂饲料诱导的高脂血症大鼠模型，血脂宁丸给药 8 周后，显著降低模型大鼠血清丙氨酸氨基转移酶（ALT）、天冬氨酸氨基转移酶（AST）及肝湿重和肝指数，改善肝脏脂肪病变及肝脏氧化损伤。

【临床应用】　主要用于高脂血症。

高脂血症　血脂宁丸可用于治疗痰浊阻滞型高脂血症，症见头昏胸闷、大便干燥。血脂宁丸治疗高三酰甘油血症合并高胆固醇血症患者 3 个月后，患者血清 TC、TG 水平显著降低；低切/高切全血比黏度、血浆黏度显著下降。血脂宁可降低高脂血症患者血脂、改善血液流变性及其他指标。

【不良反应】　目前尚未检索到不良反应报道。

【使用注意】　①消化性溃疡、胃酸分泌过多者慎用。②饮食宜清淡。③孕妇慎用。

【用法与用量】　口服。一次 2 丸，一日 2～3 次。

参 考 文 献

[1] 杨建文, 刘亚男, 高杰, 等. 复方血脂宁环糊精提取物对大鼠高脂血症和肝脏脂肪变性的影响[J]. 中成药. 2015, 37（3）：649-653.

[2] 陈熊, 周才一, 刘成. 血脂宁治疗高脂血症的临床与实验观察[J]. 中医杂志. 1985, 14（5）：29-31.

（浙江中医药大学　吕圭源，浙江工业大学　陈素红、李　波）

❖ 脂脉康胶囊 ❖

【药物组成】　普洱茶、山楂、荷叶、三七、莱菔子、何首乌、杜仲、桑寄生、刺五加、黄芪、黄精、葛根、菊花、槐花、大黄（酒制）。

【处方来源】　研制方。《中国药典》（2015 年版）。

【功能与主治】　消食，降脂，通血脉，益气血。用于瘀浊内阻、气血不足所致的动脉硬化症、高脂血症。

【药效】　主要药效如下：

1. 降血脂作用[1-3]　以高脂饲料喂养新西兰白兔 12 周，给予脂脉康胶囊 8 周后，高脂血症模型家兔血清三酰甘油（TG）、胆固醇（TC）、低密度脂蛋白胆固醇（LDL-C）水平显著降低，心脏和主动脉组织脂质含量也明显降低，表明脂脉康胶囊具有显著的降血脂作用。另有研究表明脂脉康胶囊能使高脂饮食诱导高脂血症模型大鼠血清 TG、LDL-C 水平显著降低，高密度脂蛋白胆固醇（HDL-C）水平显著升高。

2. 抗动脉粥样硬化作用[4, 5]　采用高脂饲料诱导动脉粥样硬化（AS）兔模型，脂脉康胶囊通过降低血脂，减少脂代谢异常对血管壁内皮细胞结构和功能的损害，改善血管内皮功能，防止炎性细胞黏附，抑制平滑肌细胞增殖和迁移，使 AS 发生和发展受到抑制并缓解。

【临床应用】　主要用于高脂血症。

高脂血症[6, 7]　本品可用于痰浊阻遏证高脂血症患者的治疗。脂脉康胶囊给药治疗后，可改善痰浊阻遏证高脂血症患者氧化损伤，明显降低高脂血症患者 TG、LDL-C 水平，升高 HDL-C 水平。脂脉康胶囊联合辛伐他汀治疗混合性高脂血症患者，明显降低血脂水平，改善临床症状。

【不良反应】　服用后可出现便溏。

【使用注意】　①脾虚便溏者慎用；孕妇慎用。②饮食宜清淡、低糖、低盐、低脂；食勿过饱；忌食辛辣、油腻之品。

【用法与用量】　口服，一次 5 粒，一日 3 次。

参 考 文 献

[1] 牛拴成, 张轩萍, 章毅, 等. 脂脉康胶囊对家兔实验性高脂血症的影响[J]. 山西医科大学学报, 2003, 34（1）：1-2.

[2] 柴秋彦, 李百强, 韩文兰. 脂脉康胶囊对高脂血症大鼠血脂的影响[J]. 中西医结合心脑血管病杂志, 2004, 2（1）：31-32.

[3] 汪江波, 刘显庆, 李峰. 脂脉康胶囊对高脂血症大鼠血液黏度及体外血栓形成的影响[J]. 西北药学杂志, 2013, 28（4）：393-395.

[4] 庞剑, 车洪柱, 周静, 等. 脂脉康对家兔动脉粥样硬化的血管保护作用及其机制[J]. 中国老年学, 2006, 26（2）：213-215.

[5] 张轩萍, 牛拴成, 章毅, 等. 脂脉康胶囊对家兔实验性动脉粥样硬化的影响[J]. 山西医科大学学报, 2003, 34（1）：3-4.

[6] 孟立军，孙桂芳. 辛伐他汀与脂脉康联合治疗混合性高脂血症89例[J]. 中西医结合心脑血管病杂志，2004, 2（9）: 523-524.
[7] 李典鸿，靳利利，卞继芳，等. 脂脉康颗粒对痰浊阻遏证高脂血症患者脂质过氧化的影响[J]. 中医杂志，2010, 51（1）: 34-35.

（浙江工业大学　陈素红，江西中医药大学　胡慧明）

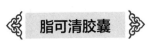

脂可清胶囊

【**药物组成**】　葶苈子、山楂、茵陈、黄芩、泽泻、大黄、木香。

【**处方来源**】　研制方。国药准字 Z20043852。

【**功能与主治**】　宣通导滞，通络散结，消痰渗湿。用于痰湿证引起的眩晕，四肢沉重、神疲少气、肢麻、胸闷、舌苔黄腻或白腻等症，临床见于高脂血症。

【**药效**】　主要药效如下：

1. **降血脂作用**[1]　采用蛋黄乳剂诱导的高脂血症小鼠模型，脂可清胶囊给药一周后可显著降低模型小鼠血清三酰甘油（TG）和胆固醇（TC）含量。采用表面活性剂 Triton 诱导的内源性高脂血症小鼠模型，脂可清胶囊给药后可显著降低模型小鼠血清 TC、TG 含量。采用高脂饲料诱导的高脂血症小鼠模型，脂可清胶囊给药后可显著降低模型小鼠血清 TC、TG 含量，升高血清高密度脂蛋白胆固醇（HDL-C）含量。

2. **抗脂质过氧化作用**　本品有抗脂质过氧化作用。

【**临床应用**】　主要用于高脂血症。

高脂血症[1, 2]　脂可清胶囊用于高脂血症（痰湿证）引起的眩晕、四肢沉重、神疲少气、肢麻、胸闷、舌苔黄腻或白腻等症。

采用脂可清胶囊治疗高脂血症患者，可明显降低患者血脂水平，改善临床症状。脂可清胶囊还能有效调节高脂血症患者脂代谢，降低炎性因子水平，从而降低动脉硬化指数。

【**不良反应**】　目前尚未检索到不良反应报道。

【**使用注意**】　服药后如大便次数增加，可减量或停药，待症状缓解后再继续用药。

【**用法与用量**】　口服，一次2～3粒，一日3次，30日为1个疗程。

参 考 文 献

[1] 姚光华，苏瑞君. 脂可清胶囊降脂作用的临床和实验研究[J]. 中国中医药科技，1994, 1（2）: 21-22.
[2] 张晋岳. 脂可清胶囊对高脂血症患者血液炎症因子的影响[J]. 中国实验方剂学杂志，2013, 19（6）: 333-335.

（浙江中医药大学　吕圭源，浙江工业大学　陈素红、李　波）

三、健脾化痰（祛瘀）类

脂必妥片（胶囊、咀嚼片）

【**药物组成**】　红曲。

【**处方来源**】　研制方。国药准字 Z20025688。

【**功能与主治**】　除湿祛痰，活血化瘀，健脾消食。用于脾虚痰瘀阻滞症的气短、乏力、头晕、头痛、胸闷、腹胀、食少纳呆等；也可用于由高脂血症及动脉粥样硬化引起的心脑血管疾病的辅助治疗。

【药效】　主要药效如下：

1. 降血脂作用[1]　脂必妥片多能明显降低食物性高脂血症模型大鼠血清胆固醇（TC）、三酰甘油（TG）、低密度脂蛋白胆固醇（LDL-C）含量，同时升高高密度脂蛋白胆固醇（HDL-C）含量。

2. 延缓脂肪肝　脂必妥片对高血脂模型动物 TC、TG 含量升高有抑制作用，可延缓脂肪肝的形成。

【临床应用】　主要用于高脂血症、冠心病心绞痛。

1. 高脂血症[2]　脂必妥片用于痰瘀互结、气血不利所致的高脂血症。血脂代谢紊乱表现为血清中 TC、TG 含量过高，而 HDL 含量过低。脂必妥片能明显降低高脂血患者 TC、TG、LDL 水平，升高 HDL 水平，其中以降低 TG 水平的作用较好。

2. 冠心病心绞痛[3]　对冠心病心绞痛患者，脂必妥片能使血液流变学指标相应下降，尤其是血细胞比容、全血低切比黏度和血浆比黏度与用药前相比明显下降。

【不良反应】　偶可引起胃肠不适，如胃部灼热、胃肠胀气、胃痛。

【使用注意】　①孕妇及哺乳期妇女禁用；②服药期间及停药后应尽量避免高脂饮食，如肥肉、禽肉皮、内脏、蛋黄等。

【用法与用量】　口服。片：一次 3 片，一天 3 次。胶囊：一次 3 粒，一日 2 次。咀嚼片：咀嚼，温开水送服。一次 2 片，一日 2 次。早晚饭后服用或遵医嘱。

参 考 文 献

[1] 宋海波，刘兆平，丁吉新，等. 地奥脂必妥调血脂作用研究[J]. 药学研究，1999，18（3）：47-48.

[2] 刘江林，卢桂. 地奥脂必妥与辛伐他汀临床疗效对比研究[J]. 中国基层医药，2005，12（6）：755-756.

[3] 郑春霞，王浙冰. 地奥脂必妥片对冠心病心绞痛患者血液流变性的影响[J]. 微循环学杂志，2000，10（1）：52-53.

（浙江中医药大学　吕圭源，浙江工业大学　陈素红、李　波）

复方降脂片（胶囊）

【药物组成】　蒲公英、山楂、槲寄生、黄芪、五味子。

【处方来源】　研制方。国药准字 Z20090419。

【功能与主治】　清热，散结，降脂。用于郁热浊阻所致的高脂血症。

【药效】　主要药效如下：

1. 降血脂作用[1-3]　高脂饲料诱导的高脂血症模型大鼠灌服复方降脂片，12 天后血清三酰甘油（TG）和胆固醇（TC）水平、血液黏度均明显下降，并可减少血管壁内膜增生和脂质沉积。另有研究表明，复方降脂胶囊对高脂血症模型大鼠能剂量依赖性发挥降脂作用。

2. 抗动脉粥样硬化作用[2,4]　用药 15 天后测得大鼠血清中氧化型低密度脂蛋白水平显著降低，同时超氧化物歧化酶（SOD）表达水平升高，说明复方降脂片不仅具有良好的降脂作用，而且长期服用可以抑制动脉粥样硬化，对心脑血管具有保护作用。另外，对动脉粥样硬化模型大鼠血清中白细胞介素-6（IL-6）、白细胞介素-10（IL-10）、肿瘤坏死因子-α（TNF-α）的含量有降低作用，能改善内皮功能，明显减少动脉病灶中的巨噬细胞数量，对动脉管壁斑块形成有干预作用。

【临床应用】 主要用于高脂血症、脑梗死、脂肪肝。

1. 高脂血症[5] 复方降脂片用于治疗郁热浊阻所致的高脂血症，适用于混合性高脂血症患者的治疗。中老年高脂血症患者服用复方降脂片后，患者血浆中胆固醇、低密度脂蛋白胆固醇、三酰甘油水平均明显降低。

2. 脑梗死[6, 7] 脑血管病的发病率及致残率居危害病之首。血液黏度增高将导致明显的微循环障碍，各种缺血性疾病发生，是引起脑梗死的重要因素。将复方降脂片用于该病的治疗，结果表明，该药有明显的降黏、降脂及改善微循环作用，且无不良反应。

3. 脂肪肝[8] 复方降脂片组可显著降低脂肪肝患者血清 TG、TC 水平，升高 HDL-C 水平；并改善肝功能指标；效果优于硫普罗宁对照组。

【不良反应】 目前尚未检索到不良反应报道。

【使用注意】 用药期间，注意饮食，忌油腻。

【用法与用量】 口服。片：一次 4～6 片，一日 3 次。胶囊：一次 2 粒，一日 3 次。

参 考 文 献

[1] 魏云，刘礼意，唐映红. 复方降脂片对血脂及血液流变性的影响[J]. 中药药理与临床，1991，7（6）：35-39.

[2] 王国文，关亚新. 中药复方降脂胶囊对高脂血症模型大鼠血清中 oxLDL 和 SOD 表达的影响[J]. 牡丹江医学院学报，2009，30（3）：29-30.

[3] 王国文，修云霞，王昊月，等. 复方降脂胶囊对高脂血症大鼠模型血脂含量的影响[J]. 解放军药学学报，2014，30（3）：246-248.

[4] 周静，王晓宇，曾小兰，等. 复方降脂胶囊对动脉粥样硬化大鼠血脂及炎性因子的影响[J]. 中国实验方剂学杂志，2013，19（24）：258-262.

[5] 张功学. 复方降脂片治疗中老年高脂血症的对照研究[J]. 中国医药指南，2009，7（24）：234-235.

[6] 王学德. 复方降脂片治疗脑梗塞血液粘度及血脂的观察[J]. 临床荟萃，1995，10（13）：623-625.

[7] 陈开地，王学德，曹安year. 60 例脑梗塞患者用复方降脂片治疗前后血液流变学改变及其临床意义研究[J]. 临床荟萃，1997，12（3）：136-137.

[8] 尚凤岚. 复方降脂片治疗脂肪肝的临床疗效观察[J]. 中国中医药咨讯，2010，2（2）：133-134.

（浙江中医药大学 吕圭源，浙江工业大学 陈素红、李 波）

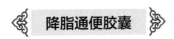

降脂通便胶囊

【药物组成】 大黄（酒制）、玄明粉、人参、灵芝、肉桂、甘草。

【处方来源】 研制方。国药准字 Z20064373。

【功能与主治】 泻热通便，健脾益气。用于胃肠实热、脾气亏虚所致的大便秘结，腹胀纳呆，形体肥胖，气短肢倦等症；或高脂血症见上述症状者。

【药效】 主要药效如下：

1. 调节血脂作用[1] 研究通过建立高血脂大鼠模型，用降脂通便颗粒灌胃 30 天，最后测得结果比较发现，药物三个剂量组均对高血脂大鼠具有显著地降低血清三酰甘油（TG）和胆固醇（TC）作用，且对大鼠的体重无不良影响，提示降脂通便胶囊具有一定调节血脂的作用。

2. 通便[2]　　研究采用番泻叶灌胃和生大米喂养法建立小鼠便秘模型，对便秘模型小鼠给予降脂通便胶囊 7 天后，发现降脂通便胶囊可以明显增加其排便次数、排便的重量，缩短其排便时长，具体机制可能是通过调节血中肽类神经递质（SP）和一氧化氮（NO）发挥其通便作用。

【临床应用】　　主要用于高脂血症。

高脂血症[2-4]　　降脂通便胶囊临床主要用于高脂血症，尤其对肝肾不足，气虚血瘀的中老年患者效果更佳。高脂血症患者服用降脂通便胶囊 4 周后，TC、TG、低密度脂蛋白胆固醇（LDL-C）水平均大幅降低，部分患者临床病理症状、体征消失，便秘、头晕、头痛、口干等症状得到显著改善。

【不良反应】　　少数患者服药后出现轻微腹痛、恶心及不同程度的腹痛腹泻。

【使用注意】　　①本药过量服用可引起腹痛腹泻。②开始服药的首 5 天建议少食或不食肉类、豆制品和茶水。③服药后有轻微腹痛、恶心者，可继续服用，其症状大便后缓解或消失。

【用法与用量】　　口服，每次 2～4 粒，一日 2 次。2 周为 1 个疗程。

参 考 文 献

[1] 蒋筱. 降脂通便颗粒调节血脂作用研究[J]. 中国老年学杂志，2012，32（3）：541-543.

[2] 蒋筱. 降脂通便颗粒治疗小鼠便秘的疗效及对血中肽类神经递质、一氧化氮水平的影响[J]. 中国老年学杂志，2012，32（8）：1626-1627.

[3] 杨俐，陈学忠，尹方，等. 降脂通便胶囊治疗原发性高脂血症 44 例临床观察[J]. 四川中医，2005，23（8）：41-42.

[4] 杨俐，陈学忠，尹方，等. 降脂通便胶囊治疗高脂血症阴虚血瘀型临床观察[J]. 成都中医药大学学报，2006，29（1）：11-17.

（浙江中医药大学　吕圭源，浙江工业大学　陈素红、李波）

绞股蓝总苷片（胶囊）

【药物组成】　　绞股蓝总苷。

【处方来源】　　研制方。《中国药典》（2015 年版）。

【功能与主治】　　养心健脾，益气和血，除痰化瘀，降血脂。用于高脂血症，见有心悸气短、胸闷肢麻、眩晕头痛、健忘耳鸣、自汗乏力或脘腹胀满等心脾气虚，痰阻血瘀者。

【药效】　　主要药效如下：

1. 降血脂作用[1, 2]　　目前多认为痰阻血瘀造成血脂升高，血脂即为血瘀证的微观辨证指标。实验表明绞股蓝总苷片各剂量组均能明显地降低急性血瘀证模型大鼠及高脂血症模型大鼠的各项指标，明显降低高脂血症模型大鼠血清胆固醇（TC）、三酰甘油（TG）和低密度脂蛋白胆固醇（LDL-C）的含量，同时降低急性血瘀证模型大鼠低切/高切全血比黏度、血浆比黏度和血小板聚集率。提示绞股蓝总苷片可能通过活血祛瘀来降低血脂。

2. 抗血栓和抑制血小板聚集[3, 4]　　绞股蓝总苷对大鼠实验性脑血栓形成、体外动脉血栓形成、小鼠急性肺血栓形成有不同程度抑制作用，延长凝血时间、凝血酶原时间、部分凝血活酶时间；绞股蓝总苷减少右旋糖酐（HMWD）所致的血栓形成时间。

3. 保护心血管活性[5, 6]　　绞股蓝总苷可缓解垂体后叶激素所致冠状动脉痉挛、心律失常和血压升高；通过降低一氧化氮的毒性，减轻大鼠急性局灶性脑缺血再灌损伤，通过抗氧化机制发挥脑保护功能；还能保护心血管内皮免受自由基损伤。

【临床应用】　主要用于高脂血症、脂肪肝。

1. 高脂血症[7, 8]　绞股蓝总苷片能减轻动脉斑块形成和脂质过氧化程度，防止因长期高胆固醇血症引起的动脉壁 Ca^{2+} 超载。高脂血症患者服用绞股蓝总苷片治疗 9 个月，患者血清 TC、TG 水平降低，血清 HDL-C 水平升高。

2. 脂肪肝[9, 10]　脂肪性肝病（简称脂肪肝）是一种多病因引起的以肝细胞内中性脂肪异常沉积为主的临床病理综合征。绞股蓝总苷具有显著降低 TC、TG 作用，从而阻止脂质在胞内沉积，尤其在肝细胞内堆积，减轻肝细胞脂肪变性及肝纤维化，且对丙氨酸氨基转移酶（ALT）和天冬氨酸氨基转移酶（AST）的影响不大。

【不良反应】　尚未检索到不良反应报道。

【使用注意】　①伴有其他严重的慢性病，或在治疗期间又患有其他疾病，应去医院就诊，在医师指导下服药。②服药后症状无改善，应去医院就诊。③按照用法用量服用，长期服用，应向医师咨询。④对本品过敏者禁用，过敏体质者慎用。⑤本品性状发生改变时禁止使用。

【用法与用量】　口服。片：一次 2～3 片，一日 3 次；胶囊：一日 3 次，一次 1 粒，或遵医嘱。

参 考 文 献

[1] 巫世红，胡丰，杨晨，等. 绞股蓝的药理作用研究近况[J]. 广西中医学院学报，2008，11（1）：86-88.
[2] 林吉，叶其馨，倪晨，等. 绞股蓝总甙片治疗高脂血症、血瘀证的实验研究[J]. 海南医学，2005，10：139.
[3] 齐刚，张莉，李长龄，等. 绞股蓝总苷对血小板聚集和血栓形成的影响[J]. 中草药，1997，28（3）：163.
[4] 张小丽，刘珍，朱自平，等. 绞股蓝总皂苷对体内外血栓与凝血功能的影响[J]. 华西药学杂志，1999，14（5-6）：335-337.
[5] 林转娣. 绞股蓝总甙片调节血脂的疗效观察[J]. 广东医学院学报，2001，19（3）：200-201.
[6] 张若青，张继洪，张国伟. 绞股蓝总苷的药理作用及其临床应用进展[J]. 临床合理用药杂志，2015，8（11）：174-176.
[7] 徐诚. 绞股蓝总甙片治疗高脂血症 32 例疗效分析[J]. 中国中西医结合杂志，1993，15（4）：21.
[8] 郁强，裘佳. 绞股蓝总甙片口服液治疗高脂血症 100 例. 浙江中医杂志，1998，33（10）：475.
[9] 罗文政，张清仲，吕志平. 绞股蓝在脂肪肝治疗中的应用[J]. 辽宁中医药大学学报，2009，11（8）：25-26.
[10] 孙晓娜，赵长普，孙俊波，等. 绞股蓝胶囊甘利欣胶囊治疗脂肪肝[J]. 医药论坛杂志，2005，26（20）：20-22.

（浙江中医药大学　吕圭源，浙江工业大学　陈素红、李　波）

四、行气活血类

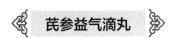

芪参益气滴丸

【药物组成】　黄芪、丹参、三七、降香油。

【处方来源】　研制方。国药准字 Z20030139。

【功能与主治】　益气通脉，活血止痛。用于气虚血瘀型胸痹，症见胸闷、胸痛，气短乏力、心悸、自汗、面色少华，舌体胖有齿痕，舌质暗或紫暗或有瘀斑，脉沉或沉弦。冠心病、心绞痛见上述证候者。

【药效】　主要药效如下：

1. 降血脂作用[1,2]　高脂血症模型家兔给予芪参益气滴丸后，肝脂酶活性显著升高，血清胆固醇（TC）、高密度脂蛋白胆固醇（HDL-C）水平有一定改善，但无明显差异。

2. 抗动脉粥样硬化[3,4]　采用高胆固醇饲料诱导的动脉粥样硬化性家兔模型，给予芪参益气滴丸后，模型家兔斑块厚度减小、泡沫细胞减少，超敏C反应蛋白降低，提示芪参益气滴丸可能通过抗炎改善动脉粥样硬化病变。

【临床应用】　主要用于气虚血瘀型高脂血症。

高脂血症[5]　高脂血症气虚血瘀证患者予芪参益气滴丸治疗8周后，血清TC、TG、低密度脂蛋白胆固醇（LDL-C）水平显著降低，HDL-C水平显著升高，且头晕目眩、乏力、气短、头痛或胸痛等临床症状明显改善。脂肪酸结合蛋白（FABP）是协调细胞内脂质反应的一组分子，被称为细胞内脂质伴侣；芪参益气滴丸可能通过降低肝型（L-FABP）和脂肪细胞型（A-FABP）两种亚型脂肪酸结合蛋白含量，改善患者临床症状，调节血脂。

【不良反应】　偶见胃肠道不适反应。

【使用注意】　孕妇慎用。

【用法与用量】　餐后半小时服用，一次1袋，一日3次，4周为一个疗程或遵医嘱。

参 考 文 献

[1] 宋郁珍，郭利平，商洪才，等. 芪参益气滴丸对实验性高胆固醇血症家兔脂代谢的影响[J]. 吉林中医药，2011，31（1）：71-73.

[2] 王月，郭利平. 芪参益气滴丸对高脂血症家兔Fbg、HDL、LDL的影响[J]. 中国中医急症，2014，23（7）：1239-1241.

[3] 燕芳芳，刘艳，刘运芳，等. 芪参益气滴丸对实验性动脉粥样硬化超敏C反应蛋白的影响[J]. 上海中医药杂志，2007，41（2）：59-60.

[4] 燕芳芳，刘艳，刘运芳，等. 芪参益气滴丸对实验性动脉粥样硬化斑块组织学的影响[J]. 南京中医药大学学报，2007，23（5）：295-296.

[5] 冯利民，杜武勋，朱明丹，等. 芪参益气滴丸对高脂血症气虚血瘀证L-FABP、A-FABP的影响及其降脂疗效研究[J]. 辽宁中医杂志，2015，42（7）：1267-1269.

（浙江工业大学　陈素红，江西中医药大学　胡慧明）

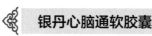

银丹心脑通软胶囊

【药物组成】　银杏叶、丹参、灯盏细辛、绞股蓝、山楂、大蒜、三七、艾片。

【处方来源】　研制方。国药准字Z20027144。

【功能与主治】　活血化瘀，行气止痛，消食化滞。用于气滞血瘀引起的胸痹，症见胸痛、胸闷，气短，心悸等；冠心病心绞痛，高脂血症、脑动脉硬化，中风、中风后遗症见上述症状者。

【药效】　主要药效如下：

1. 降血脂作用[1-3]　饮食性高脂血症模型大鼠予银丹心脑通软胶囊后，高剂量治疗组模型大鼠胆固醇（TC）、低密度脂蛋白胆固醇（LDL-C）水平显著降低，但仍高于正常组，且体重没有明显改变。观察其肝脏可以发现，其能在一定程度上减轻大鼠的肝脏脂肪变性情况。除此之外，其还可提高大鼠机体抗氧化能力，并改善血管内皮功能。

2. 抗动脉粥样硬化[4]　通过高脂饮食诱发小鼠体内高胆固醇血症和动脉粥样硬化，给药银丹心脑通软胶囊后，可明显观察到小鼠动脉斑块面积减小。银丹心脑通软胶囊具有抑制动脉硬化斑块进展的作用且呈剂量依赖性，其作用的发挥不仅在于银丹心脑通软胶囊能显著降低血脂，更重要的是它可抑制炎症因子超敏 C 反应蛋白（hs-CRP）的释放，这也为银丹心脑通软胶囊的临床应用提供了实验依据。

3. 抗脂肪肝[5]　采用高脂饮食喂饲大鼠制备高脂血症大鼠模型，银丹心脑通软胶囊高剂量给药后，降低高脂血症模型大鼠 TC、LDL-C 水平，产生一定的调血脂作用，并能有效改善高血脂性肝脏脂肪样变。

【临床应用】　主要用于脑梗死、高脂血症等。

1. 脑梗死[6]　银丹心脑通软胶囊可通过降低全血黏度，改善血液循环，加速血栓溶解达到有效治疗脑梗死的目的。

2. 高脂血症[7, 8]　银丹心脑通软胶囊能有效降低高三酰甘油血症患者血脂水平，作用机制可能为银杏叶总黄酮具有抑制 TC 水平、TG 水平、空腹血糖的升高和肝脂质过氧化物的作用，提高超氧化物歧化酶（SOD）活性，减少自由基的生成，明显降低所有脂质化参数，对高脂血症有显著的预防和治疗作用。

【不良反应】　尚不明确。

【使用注意】　尚不明确。

【用法与用量】　口服，一次 2～4 粒，一日 3 次。

参 考 文 献

[1] 胡颖军，张进朝，王岚，等. 银丹心脑通软胶囊对高脂血症大鼠血脂和血管内皮分泌物质的影响[J]. 中国实验方剂学杂志，2011，17（21）：162-164.

[2] 王丽华，张俊青，夏文，等. 银丹心脑通软胶囊对高脂血症大鼠肝脏组织病理学的影响[J]. 时珍国医国药，2011，22（6）：1380-1381.

[3] 张俊青，石京山，王丽华，等. 银丹心脑通软胶囊调血脂作用的实验研究[J]. 遵义医学院学报，2010，33（1）：4-6.

[4] 张荣品，李玉芝，张敬雅，等. 银丹心脑通软胶囊对动脉硬化大鼠斑块及高敏 C 反应蛋白的影响[J]. 中西医结合心脑血管病杂志，2013，11（1）：57-58.

[5] 王丽华，张俊青，夏文，等. 银丹心脑通软胶囊对高脂血症大鼠肝脏组织病理学的影响[J]. 时珍国医国药，2011，22（6）：1380-1381.

[6] 李婷，李昆屯. 银丹心脑通软胶囊治疗脑梗死临床观察[J]. 中华神经医学杂志，2011，10（12）：1279-1281.

[7] 李华. 银丹心脑通软胶囊治疗高甘油三酯血症疗效观察[J]. 中国中医药现代远程教育，2010，8（16）：79-80.

[8] 孙振峰. 银丹心脑通软胶囊对中医不同分型原发性高脂血症临床分析[J]. 海峡药学，2015，27（5）：152-153.

（浙江中医药大学　吕圭源，浙江工业大学　陈素红、李　波）

舒心降脂片

【药物组成】　紫丹参、红花、山楂、桃仁、赤芍、虎杖、鸡血藤、薤白、降香、葛根、荞麦花粉。

【处方来源】　研制方。国药准字 Z53020432。

【功能与主治】　活血化瘀，通阳降浊，行气止痛。用于气血痰浊痹阻，胸痹心痛，心悸失眠，脘痞乏力，冠心病、高脂血症见上述表现者。

【药效】 主要药效如下：

1. 降血脂作用[1] 高脂乳剂连续灌胃 14 天造高脂血症大鼠模型，之后连续 7 天给药舒心降脂胶囊，观察对高脂血症模型大鼠的降脂作用，发现中剂量和高剂量的舒心降脂胶囊能显著降低小鼠的胆固醇（TC）、三酰甘油（TG）和低密度脂蛋白胆固醇（LDL-C）值，对高脂血症模型小鼠的血脂水平具有明显降低作用。

2. 抗动脉粥样硬化 本品有抗动脉粥样硬化作用。

【临床应用】 主要用于高脂血症、颈动脉粥样硬化。

1. 高脂血症[2] 舒心降脂片能显著降低高脂血症患者 TC、TG、LDL-C 水平；并显著改善患者的临床症状，有一定的补益保健康复作用。

2. 颈动脉粥样硬化[3] 颈部动脉粥样硬化患者，结合分析脂肪斑块治疗效果。结果显示舒心降脂片与脑超声波治疗能明显消融或减少颈动脉脂肪斑块，控制血管狭窄，预防缺血性脑血管病的发生，值得临床应用。

【不良反应】 尚不明确。

【使用注意】 气虚血瘀、阴虚血瘀、寒凝血瘀者不宜单用。湿热内蕴、肝胆湿热、肝肾阴虚之高脂血症者不宜单用，孕妇禁用。

【用法与用量】 口服，一次 3～4 片，一日 3 次。

参 考 文 献

[1] 徐静华，刘影刚，李林蔚，等. 舒心降脂胶囊降血脂及抗急性心肌缺血的药效学研究[J]. 中国冶金工业医学杂志，2009，26（2）：209-210.

[2] 韩建英，胡剑秋，李秀珍，等. 舒心降脂片治疗高脂血症 102 例疗效观察[J]. 云南中医学院学报，1990，13（1）：5-8.

[3] 冷玉萍，王焕从，汪泽芳. 舒心降脂片联合经颅超声溶栓治疗仪治疗颈动脉斑块临床研究[J]. 中国实用医药，2015，10（36）：110-111.

（浙江中医药大学 吕圭源，浙江工业大学 陈素红、李 波）

心可舒片（颗粒、胶囊、丸）

【药物组成】 丹参、葛根、三七、山楂、木香。

【处方来源】 研制方。《中国药典》（2015 年版）。

【功能与主治】 活血化瘀，行气止痛。气滞血瘀引起的胸闷、心悸、头晕、头痛、颈项疼痛；冠心病心绞痛、高血脂、高血压、心律失常见上述证候者。

【药效】 主要药效如下：

1. 调血脂作用[1,2] 心可舒片预防给药 16 周，能显著降低高脂饲料诱导的高脂血症模型兔血清胆固醇（TC）水平。

2. 抗动脉粥样硬化[1,2] 采用高脂饲料诱导的动脉粥样硬化兔模型，心可舒片预防给药 16 周后可显著降低模型兔腹主动脉斑块面积和脂质沉积；免疫组化结果表明心可舒片给药后模型兔腹主动脉斑块植物血凝素样氧化低密度脂蛋白受体（LOX-1）和巨噬细胞数表达显著降低；提示心可舒片可抑制动脉粥样硬化斑块的 LOX-1 表达及巨噬细胞炎症浸润，从而发挥抗动脉粥样硬化作用。另有研究表明心可舒片可通过抗氧自由基及抗炎作用发挥保护兔血管内皮及抗动脉粥样硬化功能。

【临床应用】　主要用于高脂血症。

高脂血症[3]　心可舒片联用厄贝沙坦治疗腹型肥胖合并原发性高血压、高血脂患者，患者血清 TG、TC、LDL-C 水平均有显著下降，可与厄贝沙坦协同降低患者血脂水平。

【不良反应】　偶见口干、肠鸣亢进。

【使用注意】　①心阳虚患者不宜用；②孕妇慎用。

【用法与用量】　口服。片：一次 4 片（小片）或 2 片（大片），一日 3 次，或遵医嘱。颗粒：一次 1 袋，一日 3 次；或遵医嘱。胶囊：一次 4 粒，一日 3 次，或遵医嘱。丸：一次 8 丸，一日 3 次，或遵医嘱。

参 考 文 献

[1] 徐飞飞，徐慧，王楠，等. 心可舒对兔动脉粥样硬化斑块的影响及其作用机制探讨[J]. 中西医结合心脑血管病杂志，2013，11（4）：454-456.

[2] 黑乃豪，徐飞飞，曹新冉，等. 心可舒与氟伐他汀抑制兔动脉粥样硬化黏附分子的表达及炎性反应[J]. 基础医学与临床，2016，36（5）：590-593.

[3] 孙涛. 心可舒联用厄贝沙坦对原发性高血压疗效及血脂指标的影响[J]. 当代医学，2016，22（33）：164-165.

（浙江中医药大学　吕圭源，浙江工业大学　陈素红、李　波）

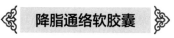
降脂通络软胶囊

【药物组成】　姜黄提取物。

【处方来源】　研制方。《中国药典》（2015 年版）。

【功能与主治】　活血行气，降脂祛浊。用于高脂血症属血瘀气滞证者，症见胸胁胀痛、心前区刺痛、胸闷、舌尖边有瘀点或瘀斑、脉弦或涩。

【药效】　主要药效如下：

1. 降血脂作用[1]　降脂通络软胶囊作为阳性对照药，能显著降低高脂饲料诱导的高脂血症模型大鼠血清胆固醇（TC）、三酰甘油（TG）和低密度脂蛋白胆固醇（LDL-C）水平，有较明显的降血脂作用。

2. 防治脂肪肝[2,3]　采用 5%酒精长期慢性灌胃复合 52%酒精急性造模建立酒精性脂肪肝大鼠模型，降脂通络软胶囊能显著降低模型大鼠血脂水平、丙氨酸氨基转移酶（ALT）水平，改善肝脏的氧化损伤，减少肝脏的脂肪及炎症病变。另有研究表明，降脂通络软胶囊作为阳性对照药能明显改善非酒精性脂肪性肝病模型大鼠肝脏脂肪及炎症病变。

【临床应用】　主要用于高脂血症和脂肪肝。

1. 高脂血症[4-9]　降脂通络软胶囊治疗高脂血症（气滞血瘀证）患者安全有效，能显著降低患者血脂水平，提高中医证候疗效。对原发性、混合性等多种高脂血症患者，也有明显的调血脂作用。

2. 脂肪肝[10,11]　降脂通络软胶囊可改善患者的肝功能、血脂及肝脏CT影像学变化等。降脂通络软胶囊可明显改善酒精性脂肪肝（气滞血瘀证）患者的临床症状，降低酒精性脂肪肝严重程度，减少肝内脂肪含量，改善脂质代谢，保护肝功能，减轻患者体重。

【不良反应】　偶见腹胀、腹泻。

【使用注意】　忌食辛辣。

【用法与用量】　口服，一次 2 粒，一日 3 次，餐后服用。或遵医嘱。

参 考 文 献

[1] 李翼飞，赵琰，屈会化，等. 精制清开灵对高脂血症大鼠血脂的影响[J]. 北京中医药大学学报，2013，36（1）：38-41.

[2] 贾歌刘畅，王亚，马致洁，等. 降脂通络软胶囊对大鼠酒精性脂肪肝的干预作用研究[J]. 药物评价研究，2016，39（4）：1-8.

[3] 黄孟君，曹永常，周薪蓓，等. 楂葛降脂袋泡茶剂对非酒精性脂肪肝大鼠肝脏形态学改变的影响[J]. 中医药导报，2011，17（10）：25-28.

[4] 杜宝俊，涂秀华，张华健，等. 降脂通络软胶囊治疗高脂血症气滞血瘀型 313 例临床观察[J]. 中医杂志，2013，54（16）：1398-1400.

[5] 李华. 降脂通络软胶囊与辛伐他汀治疗高脂血症疗效比较[J]. 现代中西医结合杂志，2008，17（28）：4395-4396.

[6] 谢映红，王禹. 降脂通络软胶囊治疗高脂血症的临床疗效观察[J]. 现代中西医结合杂志，2008，17（17）：2640-2641.

[7] 王殿华. 降脂通络软胶囊治疗高脂血症 57 例[J]. 中国老年学杂志，2012，32（9）：1951-1952.

[8] 谢英，和渝斌，张世新，等. 降脂通络软胶囊联合阿托伐他汀钙片治疗混合型高脂血症的临床研究[J]. 中国中西医结合杂志，2014，（9）：1059-1063.

[9] 宋朝霞. 降脂通络软胶囊治疗高脂血症疗效观察[J]. 现代中西医结合杂志，2008，17（12）：1786.

[10] 童文新，李振华，寇秋爱，等. 降脂通络软胶囊治疗酒精性脂肪肝（气滞血瘀证）的临床研究[J]. 中药新药与临床药理，2010，21（6）：660-664.

[11] 孟胜喜，赵文霞，张照兰，等. 降脂通络软胶囊治疗非酒精性脂肪性肝炎 60 例临床观察[J]. 中医杂志，2012，53（14）：1234-1235.

（浙江中医药大学　吕圭源，浙江工业大学　陈素红、李　波）

丹香清脂颗粒

【药物组成】　丹参、酒大黄、川芎、桃仁、降香、枳壳、三棱、莪术。

【处方来源】　研制方。《中国药典》（2015 年版）。

【功能与主治】　活血化瘀，行气通络。用于高脂血症属气滞血瘀证者。

【药效】　主要药效如下：

1. 降血脂作用[1]　采用高脂饲料喂养诱导的高脂血症大鼠模型，以丹香清脂颗粒为阳性对照药给药治疗，给药中期和末期都能显著降低高脂血症大鼠血清胆固醇（TC）、三酰甘油（TG）水平。

2. 改善冠状血管的血液循环　本品有改善冠状血管的血液循环作用。

【临床应用】　主要用于高脂血症和脂肪肝。

1. 高脂血症[2]　丹香清脂颗粒可用于治疗高三酰甘油血症。高三酰甘油血症患者采用丹香清脂颗粒治疗 6 周后，血液三酰甘油水平显著降低，并可改善其血液流变学相关指标。丹香清脂颗粒可降低高脂血症患者的三酰甘油水平、降低血浆黏度和血小板聚集率及其他相关指标。

2. 脂肪肝[3]　脂肪肝患者采用丹香清脂颗粒治疗 3 个月，患者整体血脂水平显著降低、肝功能指标恢复正常，表现较好的防治脂肪肝作用。

【不良反应】　个别患者服药后出现恶心，可自行缓解。

【使用注意】　①体质虚弱者慎用。②孕妇及有出血倾向者禁用。

【用法与用量】　开水冲服，一次 10g，一日 3 次。

参 考 文 献

[1] 李传勋，周琴，离广猷，等. 银杏叶黄酮对高脂血症大鼠血脂水平的影响[J]. 大连医科大学学报，2001，23（3）：179.

[2] 张玲，孙国夫，包平. 丹香清脂胶囊对高甘油三酯血症及血液流变学的影响[J]. 长春中医学院学报，2003，19（3）：44.

[3] 高建军，杨海魁，李南. 丹香清脂颗粒治疗脂肪肝的临床疗效[J]. 职业与健康，2010，26（7）：818-819.

（浙江中医药大学　吕圭源，浙江工业大学　陈素红、雷珊珊）

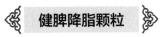

健脾降脂颗粒

【药物组成】　党参、灵芝、南山楂、丹参、泽泻、远志。

【处方来源】　研制方。国药准字 Z21021262。

【功能与主治】　健脾化浊，益气活血。用于脾运失调、气虚血瘀型高脂血症，症见眩晕耳鸣、胸闷纳呆、心悸气短。

【药效】　主要药效如下：

1. 降血脂作用[1]　健脾降脂颗粒能降低腹腔注射蛋黄所致高胆固醇血症小鼠的血清 TC 含量；也能降低高脂饮食所致高胆固醇小鼠、家兔的血清 TC 含量，并能降低高血脂家兔血清中的三酰甘油（TG）和 β-脂蛋白水平。

2. 抗脂质过氧化　本品有抗脂质过氧化作用。

【临床应用】　主要用于高脂血症。

高脂血症　健脾降脂颗粒可用于治疗因脾虚湿阻、气虚血瘀所致高脂血症，症见眩晕，耳鸣，胸闷，纳呆，呕恶，心悸，气短，舌暗苔厚腻，脉濡滑。

【不良反应】　尚不明确。

【使用注意】　①饮食宜清淡。②孕妇慎用。

【用法与用量】　口服，一次 10g，一日 3 次。20 天为 1 个疗程。

参 考 文 献

[1] 健脾降脂颗粒新药申报药效学研究资料.

（浙江中医药大学　吕圭源，浙江工业大学　陈素红、雷珊珊）

五、益肾活血类

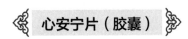

心安宁片（胶囊）

【药物组成】　葛根、山楂、制何首乌、珍珠粉。

【处方来源】　研制方。《中国药典》（2015 年版）。

【功能与主治】　养阴宁心，化瘀通络，降血脂。用于血脂过高、心绞痛及高血压引起的头痛、头晕、耳鸣、心悸。

【药效】　主要药效如下：

1. 降血脂作用[1]　心安宁片能明显降低实验性高脂血症大鼠血清和肝脏中的胆固醇（TC）、三酰甘油（TG）含量，并能明显提高血清高密度脂蛋白胆固醇（HDL-C）的含量及降低动脉粥样硬化指数（AI）值。

2. 改善冠脉及脑血管血流　本品有改善冠脉及脑血管血流作用。

【临床应用】　主要用于高脂血症。

高脂血症[2,3]　心安宁胶囊具有滋补肝肾、消导脂浊、活血通脉作用，可用于高脂血症。高脂血症患者采用心安宁胶囊治疗，能显著地降低血清 TC、TG 的含量，同时也能明显提高 HDL-C 的含量并降低 AI 值，对血浆纤维蛋白原含量也有明显的改善，疗效较好。心安宁胶囊治疗高脂血症患者，可调节血脂、预防动脉粥样硬化及改善其他指标。

【不良反应】　偶见轻度腹胀、胃痛、呕吐。

【使用注意】　①饮食宜清淡。②保持心情舒畅。③心绞痛持续发作者应及时救治。

【用法与用量】　片：口服，一次 4～5 片，一日 3 次。胶囊：口服，每次 3 粒，每日 3 次。

参 考 文 献

[1] 郭青龙，谢正平. 心安宁的降血脂和抗凝血作用[J]. 中国药科大学学报，1997, 28（4）：237-240.
[2] 娄彬，王德春. 心安宁胶囊治疗高脂血症及对纤维蛋白原血小板聚集影响的研究[J]. 中华中医药学刊，2002, 20（1）：89.
[3] 娄彬，王德春，盛兴产，等. 心安宁片治疗高脂血症 62 例[J]. 江苏中医药，2003, 24（3）：24-25.

（浙江中医药大学　吕圭源，浙江工业大学　陈素红、李　波）

丹田降脂丸

【药物组成】　人参、丹参、三七、川芎、当归、黄精、何首乌、淫羊藿、肉桂、五加皮、泽泻。

【处方来源】　研制方。国药准字 Z44021107。

【功能与主治】　益气活血，健脾补肾。用于脾肾两虚、气虚血瘀所致的头目眩晕、胸膈满闷、气短、乏力、腰膝酸软；高脂血症见上述证候者。

【药效】　主要药效如下：

1. 降低血清瘦素，降脂作用[1]　丹田降脂丸具有降脂和活血祛瘀的作用，通过高脂饲料喂养和腹腔大剂量注射维生素 D_3 建立高脂血症大鼠模型，研究发现低、高剂量组丹田降脂丸均可显著降低胆固醇（TC）、三酰甘油（TG）、低密度脂蛋白胆固醇（LDL-C）水平，显著升高高密度脂蛋白胆固醇（HDL-C）水平。

血清瘦素与脂连蛋白均为脂肪组织分泌的具有内分泌激素特性的脂肪细胞因子，两者均参与动脉粥样硬化性疾病的发生，同时炎症反应贯穿于动脉粥样硬化（AS）发生发展的整个过程，C 反应蛋白（CRP）是一种由细胞因子如白介素-6（IL-6）诱导的炎性介质，被认为是动脉粥样硬化的标志物，实验发现低、高剂量组丹田降脂丸均可降低大鼠血清瘦素水平、CRP 和 IL-6 水平，提示丹田降脂丸可通过降脂、改善瘦素抵抗及抗炎等抑制动脉粥样硬化的发展。

2. 改善血液流变性和微循环[2]　血脂异常促进动脉粥样硬化的发生，同时可引起血液流变学指标变化诱发血栓形成，进而引起微循环障碍。大鼠经高脂饲料喂养后血液流变性指标显著恶化，经丹田降脂丸治疗后，随着药物剂量的增加，各治疗组大鼠血细胞比容、血浆黏度及红细胞电泳时间较高脂血症模型大鼠明显下降，而血沉明显升高；大鼠耳郭输入输出管径明显增大，而血液流速明显加快，说明丹田降脂丸可显著改善大鼠的微循环。

【临床应用】　主要用于高脂血症、脂肪肝等。

1. 高脂血症[3, 4]　丹田降脂丸可用于高脂血症的治疗。采纳符合高脂血症西医诊断标准或中医辨证属血瘀兼脾肾两虚证的高脂血症患者，口服丹田降脂丸 6 周后，患者 TC、TG、HDL-C 水平和全血黏度均有明显改善。临床也将丹田降脂丸与辛伐他丁联用，实现补和通的结合，疗效优于单用辛伐他丁。丹田降脂丸治疗高脂血症患者，可降低血脂、改善肝肾功能、改善微循环及其他指标。

2. 脂肪肝[5]　丹田降脂丸的丹参、三七等成分能调整脂肪代谢，使肝细胞脂肪变性恢复正常，促进脂质过氧化与转运功能，具有保肝降脂、降酶的作用。脂肪肝患者采取双虎清肝颗粒联合丹田降脂丸进行治疗，TG、TC、丙氨酸氨基转移酶（ALT）和天冬氨酸氨基转移酶（AST）等生化指标均得到改善，总体疗效较好。

【不良反应】　个别患者服用本品后有口干症状。少数患者服用第一周内出现腹胀、上腹痛、腹泻等症，少数患者可出现皮疹、一过性血清蛋白减少、肝酶升高等反应，继续服药恢复正常。

【使用注意】　①外感发热，阴虚火旺者忌用。②孕妇慎用，月经期及有出血倾向者禁用。③饮食宜清淡、低糖、低盐、低脂、食勿过饱。忌食辛辣、油腻之品，忌烟酒、浓茶。

【用法与用量】　口服，一次 1～2g，一日 2 次。

参 考 文 献

[1] 吴庆光，张玲玲，李海燕，等. 丹田降脂丸对高脂血症大鼠脂联素、瘦素及炎症因子的影响[J]. 中药材，2012，35（1）：116-118.
[2] 徐筱跃. 丹田降脂丸对高脂血症大鼠血液流变性及微循环的作用分析[J]. 中国中医基础医学杂志，2013，19（11）：1288-1290.
[3] 吕维红. 丹田降脂丸治疗高脂血症的疗效观察[J]. 临床合理用药杂志，2013，6（7）：76.
[4] 文旺秀，叶穗林，黄志宏. 丹田降脂丸治疗高脂血症 300 例临床观察[J]. 新中医，2012，44（1）：25-26.
[5] 于占国. 双虎清肝颗粒联合丹田降脂丸治疗脂肪肝肝炎疗效观察[J]. 中国当代医药，2012，19（5）：110-111.

（浙江中医药大学　吕圭源，浙江工业大学　陈素红、李　波）

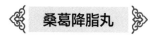
桑葛降脂丸

【药物组成】　桑寄生、葛根、山药、大黄、山楂、丹参、红花、泽泻、茵陈、蒲公英。

【处方来源】　研制方。《中国药典》（2015 年版）。

【功能与主治】　补肾健脾，通下化瘀，清热利湿。用于脾肾两虚、痰浊血瘀型高脂血症。

【药效】　主要药效如下：

1. 调节血脂，清除肝脏脂质[1]　高脂血症系许多疾病致脂质和脂蛋白代谢紊乱的结果。实验采用胆固醇配以蛋黄粉建立高脂血症家兔模型，给予桑葛降脂丸药物治疗后，模型家兔血清胆固醇（TC）、三酰甘油（TG）和β-脂蛋白含量均有显著下降，并有较好的清除肝脏脂质作用。

2. 改善血液流变性和恢复凝血机制[2]　高脂血症与血液流变性改变有极其密切的关系。在动脉内膜受到损伤后，血小板活性被激发、聚集，进而诱导动脉血栓形成。研究发现，在以桑葛降脂丸治疗高脂血症家兔后，家兔的血细胞比容、纤维蛋白原和血小板黏附率等指标与治疗前比较，均有所下降，显示桑葛降脂丸对改善血液流变性，抑制血小板黏附有显著作用；同时测得家兔的活化部分凝血活酶时间（KPTT）和优球蛋白溶解时间（ELT）在治疗后均有不同程度的缩短，提示桑葛降脂丸具有使高脂血症家兔恢复到正常凝血机制的作用。

【临床应用】　主要用于高脂血症。

高脂血症[3, 4]　桑葛降脂丸用于高脂血症患者的治疗。高脂血症患者服用桑葛降脂丸治疗后，治疗前后 TG 和高密度脂蛋白胆固醇（HDL-C）含量差异十分显著。降脂作用可能与增加胆固醇分解排泄，改变低密度脂蛋白受体转运等有关。桑葛降脂丸可降低患者血脂、改善中医症候、降低体重及改善其他指标。

【不良反应】　尚未检索到不良反应报道。

【使用注意】　脾虚便溏者慎服；孕妇禁用。

【用法与用量】　口服，一次 4g，一日 3 次；或遵医嘱。

参 考 文 献

[1] 余培文，李红军，杨晓顺，等. 桑葛丹与三味丸治疗高脂血症对比实验研究[J]. 西南国防医药，1999，S1：16-19.

[2] 杨登高，唐元生，殷贵诚. 桑葛丹防治高脂血症粥样硬化实验研究[J]. 中国心脏起搏与心电生理杂志，1988，2（2）：59-61.

[3] 杨登高. 桑葛丹治疗高脂血症 150 例疗效观察[J]. 人民军医，1984，6：35-36.

[4] 阮期铭，丁培琳，李洪成. 桑葛降脂丸治疗高脂血症 51 例疗效观察[J]. 四川中医，1991，6：33.

（浙江中医药大学　吕圭源，浙江工业大学　陈素红、李　波）

❀ 决明降脂片 ❀

【药物组成】　决明子、茵陈、桑寄生、何首乌、维生素 C、烟酸、维生素 B_2。

【处方来源】　研制方。国药准字 Z22023724。

【功能与主治】　降血脂、降血清胆固醇。用于冠心病或慢性肝炎所引起的高脂血症、血清胆固醇增高症。

【药效】　主要药效如下：

降血脂[1]　决明降脂片能显著降低正常小鼠血清胆固醇（TC）的含量，说明该药具有降低小鼠血清 TC 水平的作用。采用高脂饲料诱导的高脂血症大鼠，决明降脂片连续给药 3 周，能明显降低模型大鼠血清 TC、三酰甘油（TG）水平，升高高密度脂蛋白胆固醇（HDL-C）水平，说明该药能降低大鼠血清总胆固醇、三酰甘油水平，并能增加高密度脂蛋白胆固醇含量，具有一定的调血脂作用。

【临床应用】　主要用于高脂血症、脂肪肝。

1. 高脂血症[2]　　决明降脂片可用于治疗高脂血症及高胆固醇血症。不同程度的高脂血症患者，采用决明降脂片给药治疗 2 个月后，患者 TC、TG 水平均明显下降，HDL-C 水平明显上升，血脂异常明显改善。

2. 脂肪肝[3]　　非酒精性脂肪性肝病患者，给予决明降脂片与多烯磷脂酰胆碱胶囊治疗，丙氨酸氨基转移酶（ALT）和天冬氨酸氨基转移酶（AST）、总胆红素、直接胆红素、白蛋白分别均明显降低，效果明显优于单用多烯磷脂酰胆碱胶囊。研究结果提示，决明降脂片与多烯磷脂酰胆碱胶囊合用能改善患者非酒精性脂肪性肝病病变，提高临床疗效。

【不良反应】　尚不明确。

【使用注意】　尚不明确。

【用法与用量】　口服。一次 4～6 片，一日 3 次。

参 考 文 献

[1] 高双立. 决明降脂片药理毒理的研究[J]. 中国医药导报，2010，7（36）：42-44.

[2] 赵敏红，王宝才. 决明降脂片治疗高脂血症 50 例观察[J]. 实用中医药杂志，2008，24（7）：458-459.

[3] 竺狄芳，赵白云，朱梦飞. 决明降脂片与多烯磷脂酰胆碱胶囊治疗非酒精性脂肪肝的临床研究[J]. 中国临床药理学杂志，2017，33（10）：942-944.

（浙江中医药大学　吕圭源，浙江工业大学　陈素红、李　波）

六、滋补肝肾类

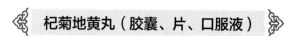

杞菊地黄丸（胶囊、片、口服液）

【药物组成】　枸杞子、菊花、熟地、酒萸肉、牡丹皮、山药、茯苓、泽泻。

【处方来源】　清·董西园《医级》。《中国药典》（2015 年版）。

【功能与主治】　滋肾养肝。用于肝肾阴亏，眩晕耳鸣，羞明畏光，迎风流泪，视物昏花。

【药效】　主要药效如下：

1. 降血脂作用[1]　　杞菊地黄丸可有效降低高脂血症家兔中血清三酰甘油（TG）、胆固醇（TC）、低密度脂蛋白胆固醇（LDL-C）和极低密度脂蛋白胆固醇（VLDL-C）水平，升高高密度脂蛋白胆固醇（HDL-C）水平。

2. 抗动脉粥样硬化[1]　　杞菊地黄丸是滋补肝肾的著名方剂，近年来的研究表明它具有调脂及抗动脉粥样硬化作用。采用高脂血症家兔模型，与高脂组家兔相比，经杞菊地黄丸治疗后的家兔组主动脉弓部动脉粥样硬化厚度和面积明显下降，表明其可明显抑制主动脉内膜脂斑的形成。

3. 抗氧化[2,3]　　与正常大鼠比较，糖尿病大鼠肾组织和视网膜中的丙二醛（MDA）含量明显增加，超氧化物歧化酶（SOD）活性明显降低，提示糖尿病大鼠的视网膜和肾组织氧化应激状态加剧。杞菊地黄丸能有效降低大鼠视网膜、肾组织中的 MDA 含量，提高 SOD 活性，缓解氧化应激状态。

【临床应用】　主要用于高脂血症、高血压。

【不良反应】　尚未检索到不良反应报道。

【使用注意】　①忌不易消化食物。②感冒发热患者不宜服用。③有高血压、心脏病、肝病、糖尿病、肾病等慢性病严重者应在医师指导下服用。④儿童、孕妇、哺乳期妇女应在医师指导下服用。⑤服药 4 周症状无缓解，应去医院就诊。⑥对本品过敏者禁用，过敏体质者慎用。⑦本品性状发生改变时禁止使用。

【用法与用量】　口服。丸：水蜜丸一次 6g，小蜜丸一次 9g，大蜜丸一次 1 丸，一日 2 次。胶囊：一次 5～6 粒，一日 3 次。片：一次 3～4 片，一日 3 次。口服液：一次 10ml，一日 2 次。

参 考 文 献

[1] 何剑平，李俊，李小敏，等. 杞菊地黄丸对家兔实验性高脂血症及动脉粥样硬化的影响[J]. 深圳中西医结合杂志，2002，12（6）：332-334.

[2] 刘国君. 杞菊地黄丸对糖尿病视网膜病变的保护作用[J]. 河北中医药学报，2012，27（1）：45-46.

[3] 陈宇，李华. 杞菊地黄丸对糖尿病大鼠肾脏的保护作用[J]. 中国实验方剂学杂志，2011，17（19）：251-253.

（浙江中医药大学　吕圭源，浙江工业大学　陈素红、李　波）

五子降脂胶囊

【药物组成】　蛇床子、五灵脂、丹参、赤芍、蒲黄（生）、淫羊藿、菟丝子、浮萍、石菖蒲、泽泻、金樱子、枸杞子、五味子、何首乌、水飞蓟。

【处方来源】　研制方。《中国药典》（2015 年版）。

【功能与主治】　补肾活血、祛瘀降脂。用于高脂血症肾虚血瘀证，症见腰膝酸软、耳鸣、倦怠乏力、气短懒言、胸闷刺痛、舌质暗淡或有瘀斑、脉沉涩。

【药效】　主要药效如下：

1. 降血脂作用[1]　通过建立类似动脉粥样硬化（AS）病态家兔模型，给予五子降脂胶囊治疗 4 周后，测定发现五子降脂胶囊能有效降低模型家兔血清胆固醇、三酰甘油水平，使下降的 HDL_2 升高，降胆固醇的作用强度优于非诺贝特。

2. 抗动脉粥样硬化[1]　五子降脂胶囊是一种复方制剂，具有祛瘀止痛、补肾益精的作用。对 AS 病态家兔模型，五子降脂胶囊能降低丙二醛（MDA）对心肌细胞和血管内皮细胞的损害；降低全血黏度和纤维蛋白含量；降低 AS 家兔体内血栓素 B2（TXB2），提升 6-keto-PGF1α，使两者恢复平衡，防止血管痉挛发生，阻止胆固醇在血管壁的沉积。提示五子降脂胶囊可有效防治家兔动脉粥样硬化。

【临床应用】　主要用于高脂血症。

高脂血症[2]　五子降脂胶囊用于肾虚血瘀高脂血症的治疗，可改善患者的腰膝酸软、乏力、胸部刺痛等临床症状。

高脂血症所引起的一系列症状，与肝、肾、心、脾各脏器的功能失调有关。临床研究选取符合高脂血症诊断、中医辨证为肾虚血瘀证患者服用五子降脂胶囊治疗 8 周后，患者的 TC、TG、HDL-C 等指标较治疗前有明显改善；患者中医症状如腰膝酸软、乏力、胸部刺痛有显著改善，且五子降脂胶囊对肝肾功能无不良影响。

【不良反应】　尚未检索到不良反应报道。

【使用注意】　出现轻度腹泻时，一般无须停药，继续服用，腹泻可自行消失。腹部不适者可饭后服用。

【用法与用量】　口服，一次 5 粒，一日 3 次。8 周为 1 个疗程。

参 考 文 献

[1] 王胜春，滕树保，王汝娟，等. 五子降脂胶囊对实验性动脉粥样硬化家兔的影响[J]. 第四军医大学学报，1998，19（5）：567-570.

[2] 李玉峰，闫卫红，鲁卫星. 五子降脂胶囊治疗高脂血症肾虚血瘀型临床观察[J]. 中国现代药物应用，2009，3（9）：142-143.

（浙江中医药大学　吕圭源，浙江工业大学　陈素红、李　波）

降脂灵颗粒（片、胶囊）

【药物组成】　制何首乌、枸杞子、黄精、山楂、决明子。

【处方来源】　研制方。《中国药典》（2015 年版）。

【功能与主治】　补肝益肾，养血明目，用于肝肾不足型高脂血症，症见头晕、目眩、须发早白。

【药效】　主要药效如下：

1. 降血脂作用 [1, 2]　降脂灵颗粒能够有效降低高脂血症动物的血脂水平。采用高脂饲料建立高脂血症大鼠模型，发现降脂灵颗粒显著降低高脂血症大鼠的血清胆固醇（TC）、三酰甘油（TG）和 β-脂蛋白水平，且升高高密度脂蛋白胆固醇（HDL-C）水平。降脂灵片同样可以降低高脂血症大鼠 TG、TC、LDL-C 水平。

2. 防治肝脂肪[3]　降脂灵颗粒对乙硫酰胺致大鼠肝脂肪变性、肝细胞肿胀、胞质疏松有一定缓解作用，且对肝重量增加有一定抑制作用。

3. 抗动脉粥样硬化（AS）作用[4]　在 AS 过程中，高胆固醇是其主要致病因素，各种氧化损伤及一氧化氮（NO）生成减少等是 AS 发病的重要诱因，AS 常伴有不同程度的组织氧化损伤和血管内皮功能紊乱。采用载脂蛋白 E 基因缺陷 AS 小鼠模型，给予降脂灵颗粒治疗后，结果表明该药可显著抑制 AS 模型小鼠主动脉根部动脉粥样硬化斑块形成，明显降低血清胆固醇（TC）及三酰甘油（TG）含量，升高血清 NO 水平，降低血清丙二醛（MDA）水平，且具有较好的调节脂质和抗氧化能力。提示降脂灵具有较好的抗动脉粥样硬化作用。

【临床应用】　主要用于高脂血症。

高脂血症[5, 6]　本品用于治疗肝肾不足型高脂血症，可改善头晕、目眩等临床症状。高脂血症是一种代谢性疾病，是由于脂代谢紊乱引起，以血清 TC 和 TG 水平增高为主要临床表现。入选多名符合高脂血症标准的患者，给予降脂灵颗粒治疗 4 周后，患者 TC 水平明显下降。且对血清丙氨酸氨基转氨酶（ALT）、尿素氮（BUN）、肌酸激酶（CK）等指标无明显影响。

【不良反应】　尚未检索到不良反应报道。

【使用注意】　①气虚便溏者慎用。②饮食宜清淡、低糖、低盐、低脂，食勿过饱，

忌食辛辣、油腻之品

【用法与用量】　口服。颗粒：一次1袋，一日3次。片：一次5片，一日3次。胶囊：一次5粒，一日3次。

参 考 文 献

[1] 兆瑞竹，吕明亮，乔宛虹. 降脂灵颗粒与功能主治有关的主要药效学实验[J]. 黑龙江医药，2010，23（1）：67-68.

[2] 林世元，廖凤霞，桑勤，等. 降脂灵片调血脂药理研究[J]. 海峡药学，2015，27（2）：24-25.

[3] 余大鹏，方肇年.降脂灵胶囊对高脂血症模型动物血脂的影响[J]. 中国中医药科技，1999，6（4）：257.

[4] 李晋生，李长虹，王伟，等. 降脂灵抗动脉粥样硬化作用机制的实验研究[J]. 中国中医基础医学杂志，2006，12（5）：339-342.

[5] 安海梅，秦彦文，杜兰平，等. 降脂灵治疗高脂血症疗效和安全性的观察[J]. 中国药物与临床，2004，4（11）：842-843.

[6] 余大鹏，刘均庆，竺星. 降脂灵胶囊对高脂血症降血脂作用的观察[J]. 中医药临床杂志，2006，18（4）：378-379.

（浙江中医药大学　吕圭源，浙江工业大学　陈素红、李　波）

泰脂安胶囊

【药物组成】　女贞叶乙醇提取物。

【处方来源】　研制方。国药准字 Z20000115。

【功能与主治】　滋养肝肾。用于肝肾阴虚、阴虚阳亢证所致的原发性高脂血症。症见头晕痛胀，口干，烦躁易怒，肢麻，腰酸，舌红少苔，脉细。

【药效】　主要药效如下：

1. 降血脂作用[1, 2]　泰脂安原料药能显著降低高脂血症大鼠血清三酰甘油（TG）水平，显著降低自发性高血压大鼠血清胆固醇（TC）、TG水平；给药2周能降低正常大鼠血清低密度脂蛋白（LDL）水平，给药4周对正常大鼠血脂无明显影响。另外泰脂安原料药能显著升高正常大鼠和高脂血症大鼠血清脂肪酶含量。提示泰脂安胶囊可通过增加血脂肪酶含量，促进脂肪转化，而起到降低血清TC、TG水平的作用。

2. 治疗脂肪肝[3, 4]　采用高脂饲料连续造模8周建立高脂血症性脂肪肝大鼠模型，泰脂安胶囊给药6周后，结果表明该药可显著降低大鼠血清TC、TG、丙氨酸氨基转移酶（ALT）和天冬氨酸氨基转移酶（AST）水平；显著降低肝脏TC、TG水平及肝脏湿重/肝脏系数；并明显改善肝脏脂肪病变。采用酒精灌胃加橄榄油饮食12周建立酒精性脂肪肝大鼠模型，泰脂安胶囊给药4周后，显著降低大鼠血清TC、TG、MDA含量，显著升高血清HDL水平；并改善肝脏脂肪及炎症病变。

【临床应用】　主要用于高脂血症。

高脂血症[5-8]　泰脂安胶囊治疗血脂异常或高脂血症患者，能显著降低患者血清TC、TG和LDL-C水平，升高HDL-C水平；具有疗效确切的调血脂作用。

【不良反应】　①服药后少数患者出现胃部胀满、嘈杂不造、食欲减退，饭后服用有助于减轻胃部不适症状。②个别患者服药后可能出现肾功能轻度异常改变。③少数患者服药后，出现头晕、乏力加重。

【使用注意】　①肾功能异常者慎用。②孕妇及哺乳期妇女慎用。

【用法与用量】　口服，一次3粒，一日3次。

参 考 文 献

[1] 邬楠，张金树，张跃飞，等. 泰脂安对大鼠血脂影响的实验研究[J]. 中国临床药理学与治疗学，2004，9（11）：1285-1288.

[2] 李清漪，毛一卿，张金树，等. 泰脂安对高脂饮食家兔血脂的影响[J]. 中国临床药理学与治疗学，2006，11（9）：991-994.

[3] 崔大江，刘艳巧，聂丹丽，等. 泰脂安胶囊治疗酒精性脂肪肝的实验研究[J]. 中药新药与临床药理，2003，14（6）：386-388.

[4] 孙梅，单建贞，张国平，等. 泰脂安胶囊治疗高脂血症性脂肪肝的实验研究[J]. 中国中药杂志，2007，32（7）：616-619.

[5] 李清朗，张跃飞. 泰脂安胶囊治疗 150 例血脂异常患者的临床观察[J]. 中国中西医结合杂志，2003，23（5）：335-337.

[6] 蒋敏勇，薛勇. 泰脂安调节血脂 45 例临床观察[J]. 中国中医急症，2010，19（1）：62.

[7] 屈松柏，王汉祥，邓菱梅，等. 泰脂安治疗高脂血症的临床疗效观察[J]. 中西医结合心脑血管病杂志，2003，1（1）：21-23.

[8] 崔金涛. 泰脂安胶囊治疗高脂血症 50 例临床观察[J]. 湖北中医学院学报，1999，1（1）：12.

（浙江中医药大学　吕圭源，浙江工业大学　陈素红、李　波）

❀ 安络化纤丸 ❀

【药物组成】　地黄、三七、水蛭、僵蚕、地龙、白术、郁金、牛黄、瓦楞子、牡丹皮、大黄、生麦芽、鸡内金、水牛角浓缩粉。

【处方来源】　研制方。《中国药典》（2015 年版）。

【功能与主治】　健脾养肝，凉血活血，软坚散结。用于慢性乙型肝炎，乙肝后早、中期肝硬化，表现为肝脾两虚、瘀热互结证候者，症见胁肋疼痛、脘腹胀满、神疲乏力、口干咽燥、纳食减少、便溏不爽、小便黄等。

【药效】　主要药效如下：

1. 降血脂作用[1, 2]　采用高脂饲料和连续饮酒制备大鼠脂肪肝模型，安络化纤丸给药治疗后，可显著降低大鼠血清丙氨酸氨基转移酶（ALT）、天冬氨酸氨基转移酶（AST）、血清总胆固醇（TC）和三酰甘油（TG）水平。

2. 抗肝纤维化[3]　肝纤维化可表现为肝脏内细胞外基质（ECM）代谢失常，即 ECM 大量沉积，其中基质金属蛋白酶（MMPs）和基质金属酶抑制物（TIMPs）共同调控 ECM 代谢，而 TIMPs 家族中在肝内发挥主要作用的是 TIMP-1。层粘连蛋白（LN）、血清透明质酸（HA）、Ⅲ型前胶原（PCⅢ）水平等与肝纤维化程度有密切关联。采用注射四氯化碳制备小鼠肝纤维化模型，给予安络化纤丸治疗后，结果表明安络化纤组肝组织匀浆 TIMP-1 浓度及血清 HA、LN、PCⅢ、IV-C 水平均显著降低，有效防治肝纤维化的发生发展。

3. 提高小鼠免疫能力[4]　安络化纤丸能显著提高正常小鼠和地塞米松致免疫力低下小鼠的单核巨噬细胞的吞噬能力；促进血清溶血素的生成和脾脏 T 淋巴细胞的增殖。此外，安络化纤丸在保护动物化学性肝损伤的同时，亦能增强其非特异性免疫功能、特异性体液和细胞免疫功能。

【临床应用】　主要用于脂肪肝和高脂血症。

1. 脂肪肝[5]　脂肪肝的患者（无 HBV、HCV 病毒感染），口服安络化纤丸治疗后，患者临床症状体征改善，TC、TG 水平明显下降，肝功能指标 ALT、AST 恢复正常，肝脏 B 超检查示脂肪肝病变明显改善。显示脂肪肝患者服用安络化纤丸可以疏通肝脏瘀滞，降低肝循环阻力，减轻肝内胆汁淤积，消除肝细胞肿胀，促进肝脏脂肪和纤维的降解与吸收，从而恢复肝细胞功能，逆转肝脏病理性损伤。

2. 脂肪肝伴高脂血症[6] 临床上诊断为非酒精性脂肪性肝病伴高脂血症的患者，采用安络化纤丸联合辛伐他汀治疗后，患者 ALT、AST、TC、TG 等值均显著降低，提示安络化纤丸具一定的调脂保肝作用。

【不良反应】 尚未检索到不良反应报道。

【使用注意】 忌酒、辣椒，月经期减量。

【用法与用量】 口服，一次 6g，一日 2 次或遵医嘱。

参 考 文 献

[1] 靖旭，娄海燕，冯一民，等.安络化纤丸对大鼠高脂性脂肪肝的治疗作用[J].中国生化药物杂志，2012，33（6）：717-720.

[2] 相妍笑，娄海燕，王菊英，等.安络化纤丸预防大鼠酒精性脂肪肝形成的作用[J].中国生化药物杂志，2012，32（5）：537-539，543.

[3] 姜冬冬，卢秉久.安络化纤丸对小鼠肝纤维化治疗作用的实验研究[J].临床合理用药杂志，2013，6（6C）：27-29.

[4] 魏欣冰，张岫美，张斌，等.安络化纤丸对免疫功能的影响[J].中国生化药物杂志，2002，23（3）：137-139.

[5] 郭亚利，冯乖慧.安络化纤丸治疗脂肪肝 60 例[J].陕西中医学院学报，2011，19（4）：38-39.

[6] 谢柯.安络化纤丸联合辛伐他汀治疗脂肪肝伴高脂血症临床观察[J].时珍国医国药，2012，23（12）：3075-3076.

（浙江中医药大学 吕圭源，浙江工业大学 陈素红、李 波）

清 脂 胶 囊

【药物组成】 大黄、枸杞子、肉苁蓉。

【处方来源】 研制方。国药准字 Z19990067。

【功能与主治】 活血祛瘀，滋补肝肾。用于肝肾阴虚兼血瘀证的原发性高脂血症，症见头晕，耳鸣，腰膝酸软，胸闷胸痛，便秘，舌质暗或有瘀斑，脉沉涩或沉细。

【药效】 主要药效如下：

1. 调血脂作用[1, 2] 采用高脂饲料诱导的高脂血症大鼠模型，予清脂胶囊（脂复康胶囊）治疗后，模型大鼠血清胆固醇（TC）、三酰甘油（TG）和低密度脂蛋白胆固醇（LDL-C）水平显著降低，高密度脂蛋白胆固醇（HDL-C）水平显著升高。采用高脂饲料诱导的高脂血症家兔模型，予清脂胶囊（脂复康胶囊）治疗后，模型家兔血清 TC、TG、LDL-C 水平显著降低，HDL-C 水平显著升高；并且动脉粥样硬化损伤指标明显改善。

2. 抗炎作用[3] 高脂血症可诱导机体炎症损伤，并可与炎症交互作用，促进动脉粥样硬化的发生发展。采用高脂饲料复合单次内毒素（LPS）损伤小鼠模型，清脂胶囊预防给药，可明显降低模型小鼠 LPS 注射后 2 小时和 6 小时血浆中血栓素 B2（TXB2）和 6-keto-PGF1α 水平，改善 6 小时 TXB2/6-keto-PGF1α 值；明显降低模型小鼠 LPS 注射后 6 小时血清中 IL-6 含量，注射后 4 小时和 6 小时血清中 CRP 的含量。提示清脂胶囊可能主要通过抑制花生四烯酸代谢途径生成的 TXB2 及 6-keto-PGF1α 抑制内毒素诱导的炎症反应。

3. 改善血液流变学[1, 4] 血液流变学指标（血小板聚集率和全血黏度等）可量化高脂血症的血瘀、血浊之中医证候。清脂胶囊（脂复康胶囊）给药能明显改善正常大鼠和脂代谢紊乱大鼠的血液流变学指标，表现为不同切变率下的全血黏度均明显降低。采用高脂饲料复合单次内毒素损伤的热毒血瘀大鼠模型，清脂胶囊预防给药，可显著降低模型大鼠的全血黏度和血小板聚集率。提示清脂胶囊（脂复康胶囊）在降脂的同时可降低全血黏度，可改善高脂血症气滞血瘀痰积之症。

4. 抗血管内皮损伤[4]　高脂血症及机体的炎症水平可导致血管内皮损伤，而血管内皮的损伤是动脉粥样硬化发生发展的始动因素。血管内皮因子一氧化氮/内皮素（NO/ET）的平衡与血管内皮微环境中炎症因子水平和氧化应激水平等异常，均可导致血管内皮损伤。采用高脂饲料复合单次内毒素损伤的热毒血瘀大鼠模型，清脂胶囊预防给药，可显著降低模型大鼠 ET 水平，升高 NO 和超氧化物歧化酶（SOD）水平，进而防治血管内皮损伤。

5. 血小板活化[5]　血液流变学指标（血小板聚集率和全血黏度等）与机体血小板活化状态呈负相关，而血小板活化状态与血小板 cAMP/cGMP 和 PGI_2/TXA_2 平衡及 Ca^{2+} 浓度等关系密切。如血小板内一对重要信使物质 cAMP/cGMP，cAMP 浓度升高可抑制血小板聚集，而 cGMP 作用正好相反；TXA_2 主要由血小板和巨噬细胞合成，具有强烈的血小板聚集活性，其水平升高可以引起血小板的释放反应，而 PGI_2 可以拮抗 TXA_2 的作用。采用单次内毒素损伤大鼠的模型，清脂胶囊预防给药，可显著降低模型大鼠血浆 PGE_2 和 6-keto-PGF1α（诱导血小板聚集）水平。采用高脂饲料复合单次内毒素损伤的大鼠模型，清脂胶囊预防给药，可显著降低血浆 TXB2 水平和改善 TXB2/6-keto-PGF1α 及 cAMP/cGMP 值。提示清脂胶囊具有较好的血小板活化作用，在抗凝血和血栓形成方面可能具有显著作用（图 1-4）。

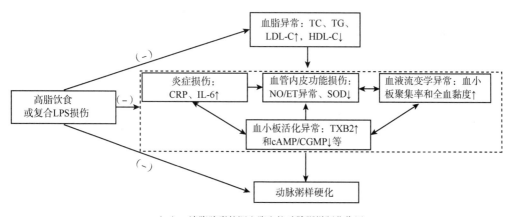

（－）：清脂胶囊的调血脂和抗动脉粥样硬化作用

图 1-4　清脂胶囊调血脂和抗动脉粥样硬化作用图

【临床应用】　主要用于高脂血症、脂肪肝等。

1. 高脂血症[6]　清脂胶囊可用于治疗肝肾阴虚兼血瘀证等高脂血症。符合高脂血症西医诊断标准，年龄在＜70 岁等条件的高脂血症患者，服用清脂胶囊联合阿托伐他汀钙片治疗，能明显降低患者 TC、TG、LDL-C 及 ApoB100 水平，升高 HDL-C 及 ApoA1 水平；并升高患者血清 NO 水平，降低血管性假血友病因子（vWF）水平，效果明显优于单用阿托伐他汀钙片。清脂胶囊治疗高脂血症患者，可降低患者血脂水平、改善血管内皮功能及改善其他指标。

2. **脂肪肝**[7]   脂肪肝形成与脂质代谢紊乱有关，高脂血症是脂肪肝的一个重要病因。脂肪肝患者给予清脂胶囊联合阿托伐他汀钙片治疗 6 周，肝功能指标 ALT、AST、总胆红素、直接胆红素及三酰甘油水平与治疗前相比均明显降低，效果明显优于单用阿托伐他汀钙片。提示清脂胶囊联合阿托伐他汀钙片能改善患者脂肪肝病变，提高临床疗效，并对肝脏脂质代谢有一定促进作用。

【**不良反应**】   部分患者服药后可出现上腹部不适及腹泻。

【**使用注意**】   ①哺乳期妇女及脾胃虚弱，大便偏稀者慎用。②服药期间尿液呈深黄色，为正常现象。

【**用法与用量**】   口服，一次 2 粒，一日 3 次，6 周为 1 个疗程。

参 考 文 献

[1] 聂淑琴、李铁林、薛宝云，等. 脂复康胶囊对大鼠食饵性高脂血症及血液流变学的影响[J]. 中国实验方剂学杂志，1999，5（6）：43-45.

[2] 聂淑琴、李铁林、薛宝云，等. 脂复康胶囊对家兔实验性高脂血症及动脉粥样硬化的影响[J]. 中国实验方剂学杂志，2000，6（5）：23-26.

[3] 赵桂芝、聂淑琴、杨庆. 清脂胶囊对内毒素诱导的炎症介质水平的影响及时效关系[J]. 中国实验方剂学杂志，2006，12（11）：39-42.

[4] 史青、聂淑琴、杨庆. 清脂胶囊对热毒血瘀证大鼠内皮功能及血液流变学的影响[J]. 中国实验方剂学杂志，2004，10（1）：30-33.

[5] 赵瑞、聂淑琴、杨庆，等. 清脂胶囊抑制热毒血瘀证模型大鼠血小板活化作用机理分析[J]. 中国实验方剂学杂志，2005，11（2）：34-37.

[6] 张家炎、邹冬吟. 清脂胶囊联合阿托伐他汀钙片治疗高脂血症[J]. 中国实验方剂学杂志，2013，19（12）：300-302.

[7] 周庭雄、刘萍. 辛伐他汀联合清脂胶囊治疗脂肪肝疗效观察[J]. 时珍国医国药，2006，17（7）：227-228.

（浙江中医药大学   吕圭源，浙江工业大学   陈素红、李   波）

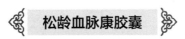

松龄血脉康胶囊

【**药物组成**】   鲜松叶、葛根、珍珠层粉。

【**处方来源**】   研制方。《中国药典》（2015 年版）。

【**功能与主治**】   平肝潜阳，镇心安神。用于肝阳上亢所致的头痛、眩晕、急躁易怒、心悸、失眠；高血压及原发性高脂血症见上述证候者。

【**药效**】   主要药效如下：

1. **降血脂作用**[1, 2]   本品可降低高脂血症家兔血清总胆固醇、三酰甘油、低密度脂蛋白水平，升高高密度脂蛋白含量。采用高脂饲料联合维生素 D_3 腹腔注射诱导的动脉粥样硬化大鼠模型，给予松龄血脉康胶囊可显著降低模型大鼠胆固醇、三酰甘油和低密度脂蛋白胆固醇水平，升高高密度脂蛋白胆固醇水平，表现较好的调血脂药效。

2. **抗动脉粥样硬化**[2]   高脂血症和炎症损伤会协同促进动脉粥样硬化的发生发展。松龄血脉康胶囊在降低高脂饲料联合维生素 D_3 腹腔注射诱导的动脉粥样硬化模型大鼠血脂水平的同时，降低血清炎症、黏附因子，改善主动脉的动脉粥样病变。

3. **抗高血压**   详见本系列丛书"高血压中成药名方"章。

【临床应用】　主要用于高脂血症和高血压。

1. 高脂血症[3,4]　松龄血脉康胶囊可用于冠心病伴高脂血症、高血压伴高脂血症等治疗。冠心病伴高脂血症患者采用松龄血脉康胶囊联合复方丹参片治疗4周，患者血脂TC、TG和LDL-C水平显著降低。以松龄血脉康胶囊治疗轻度原发性高血压患者，患者的血脂TC、TG和LDL-C水平显著降低，HDL-C水平显著升高，并可降低患者收缩压（SBP）和舒张压（DBP）。

松龄血脉康胶囊可改善冠心病伴高脂血症和轻度原发性高血压患者的血脂水平，降低血压、改善临床症状及其他指标。

2. 高血压　详见本系列丛书"高血压中成药名方"章。

【不良反应】　尚未检索到不良反应报道。

【使用注意】　①气血不足证者慎用。②忌食辛辣、油腻食物，戒烟酒。

【用法与用量】　口服，一次3粒，一日3次，或遵医嘱。

参 考 文 献

[1] 松龄血脉康胶新药申报资料, 1994.

[2] 刘莉, 陈玉敏, 周玉娟. 松龄血脉康胶囊干预大鼠动脉粥样硬化的作用及机制[J]. 科学技术与工程, 2017, 17（26）: 185-188.

[3] 张莲波, 刘健彤, 韩再刚. 松龄血脉康胶囊治疗冠心病合并高脂血症疗效观察[J]. 中国地方病防治杂志, 2017, 32（8）: 882-883.

[4] 孙希鹏, 丁存涛, 周亚群, 等. 松龄血脉康对轻度原发性高血压病人血压及糖脂代谢的影响[J]. 首都医科大学学报, 2017, 38（3）: 381-385.

（浙江中医药大学　吕圭源，浙江工业大学　陈素红、雷珊珊）

健延龄胶囊

【药物组成】　熟地、制何首乌、黄精、黑豆、黑芝麻、侧柏叶、黄芪、山药、茯苓、芡实、西洋参、天冬、麦冬、紫河车、珍珠、琥珀、龙骨。

【处方来源】　研制方。国药准字Z10950006。

【功能与主治】　填精髓，养气血，调脏腑，固本元。用于精气虚乏，阴血亏损所致神疲乏力，食欲减退，健忘失眠，头晕耳鸣。

【药效】　主要药效如下：

1. 降血脂作用[1]　采用高脂饲料诱导的高脂血症鹌鹑动物模型，健延龄胶囊能降低高脂血症鹌鹑血液三酰甘油（TG）、胆固醇（TC）、低密度脂蛋白胆固醇（LDL-C）含量，升高高密度脂蛋白胆固醇（HDL-C）含量和HDL-C/TC值，减低动脉硬化指数。

2. 抗动脉粥样硬化[1]　健延龄胶囊能降低高脂饲料诱导的高脂血症鹌鹑主动脉的纤维斑块和内膜脂质水平。

【临床应用】　主要用于高脂血症。

高脂血症[2]　健延龄胶囊可用于治疗高脂血症。高脂血症患者采用健延龄胶囊治疗3个月，患者TC、TG水平显著降低，HDL-C水平显著升高，TC/HDL-C值显著降低，同时血液中载脂蛋白ApoB和Lp（a）显著降低，ApoA/ApoB显著升高。提示健延龄胶囊具有一定的调血脂和防止动脉粥样硬化作用。

【不良反应】　尚未检索到不良反应报道。

【使用注意】　①体实者慎用。②感冒者慎用。③忌食辛辣、油腻、生冷食物。④用于治疗失眠时，睡前忌吸烟，忌喝酒、茶和咖啡。

【用法与用量】　口服，一次4粒，一日2次。或遵医嘱。

参 考 文 献

[1] 许美凤，潘建新，钱曾年，等. 健延龄抑制动脉粥样硬化的斑块形成及其机理初探[J]. 苏州医学院学报，1994，14（6）：469-472.

[2] 陆德澄，苏子杰，芮涛，等. 健延龄对血清脂质和载脂蛋白及脂蛋白（a）水平的影响[J]. 中国中西医结合杂志，1994，3：142-144.

（浙江中医药大学　吕圭源，浙江工业大学　陈素红、雷珊珊）

第二章

肥胖症及脂肪性肝病中成药名方

第一节 概 述

一、概 念

肥胖症（obesity）是一种由多因素引起的慢性代谢性疾病。排除内分泌疾病或可能引起肥胖的特殊病因者，称为单纯性肥胖。肥胖症者通常内脏脂肪堆积过多和（或）分布异常，且伴有体重增加。如果脂肪主要在腹壁和腹腔内蓄积过多，被称为"中心型"或"向心型"肥胖，肥胖为多种慢性病最重要的危险因素之一。

脂肪性肝病（fatty liver disease，FLD）是一组以脂肪过度贮积于肝细胞内和肝细胞大泡性脂肪变为病理特征，并可进展为脂肪性肝炎和肝硬化的异质性疾病，包括酒精性脂肪性肝病、非酒精性脂肪性肝病及特殊原因所致脂肪性肝病等三大类型，通常所说的脂肪性肝病主要指由肥胖、糖尿病和酒精（乙醇）等因素所致的慢性脂肪肝。非酒精性脂肪性肝病（non-alcoholic fatty liver disease，NAFLD）是一种与胰岛素抵抗和遗传易感性密切相关的代谢应激性肝损伤，代表一组广谱临床病理状态。非酒精性脂肪性肝病其发病与肥胖、胰岛素抵抗等密切相关。

对肥胖及脂肪性肝病患者行饮食、运动、行为、药物、手术等治疗可改善肥胖相关慢性炎症环境，是临床防治的重要而有效手段[1-10]。

二、病因及发病机制

（一）病因

肥胖症和脂肪性肝病是能量摄入超过能量消耗以致体内脂肪过度蓄积的结果。肥胖症受遗传特点和生活方式影响，不同个体对能量摄入、能量消耗和体重调节反应不同，不能简单地用单一病因来解释。同时，肥胖、2型糖尿病及高脂血症是单独或共同成为非酒精性脂肪性肝病最常见的易感因素，被称为原发性因素。营养不良、胃肠道术后、全胃肠外营养、药物、工业毒物及环境因素也可导致本病，又被称为继发因素。

（二）发病机制

目前认为肥胖症和脂肪性肝病发病机制复杂，是包括环境、生物遗传等多因素相互作用的结果，还涉及饮食、代谢、遗传基因等多种因素，这些因素交织影响，最终导致疾病的发生。肥胖相关的胰岛素抵抗与非酒精性脂肪性肝病密切相关。肥胖、胰岛素抵抗等能促进脂肪分解产生游离脂肪酸（FFA）、促进肝内 FFA 的摄取和合成、抑制肝内 FFA 的线粒体 β 氧化、抑制 TG 的输出。过多的脂质在肝细胞内沉积和肝内高 FFA 水平使肝脏对炎症反应和各种损伤因素的敏感性增高。大量 FFA 氧化产生的活性氧（ROS）簇引起脂质过氧化，损伤肝细胞膜和线粒体功能，脂肪酸代谢的过氧化物酶体 p 氧化和微粒体氧化等旁路途径被激活，产生更多的 ROS 和脂质过氧化产物，形成恶性循环。脂肪变性的肝细胞对肠源性内毒素的清除能力降低，内毒素刺激脂肪产生肿瘤坏死因子（TNF）-α 等炎性细胞因子。TNF-α、脂连蛋白等脂肪因子调控肝脏的炎症反应，引起非酒精性脂肪性肝病，TNF-α 在聚集炎症细胞、引起组织损伤过程中起关键作用，可激活肝内转录因子核因子（NF）-κB，增加肝脏促炎因子，并激活 Kupffer 细胞。此外，TNF-α 还能下调一些与胰岛素作用有关的调节蛋白，引起胰岛素抵抗。

三、临 床 表 现

肥胖症患者中体重超过标准 10%～20% 者一般没有自觉症状。中、重度肥胖者可出现倦怠乏力，活动后心慌气短、畏热多汗、肌肉酸痛、下肢浮肿、反应迟钝等症状。非酒精性脂肪性肝病患者起病隐匿，发病缓慢，常无症状。少数患者可有乏力、右上腹轻度不适、肝区隐痛或上腹胀痛等非特异性症状。严重脂肪性肝病患者可出现黄疸、食欲不振、恶心、呕吐等症状。

四、诊 　 断

世界卫生组织的分类标准以体重指数（body mass index，BMI）≥25kg/m² 为超重，BMI≥30kg/m² 为肥胖。2003 年《中国成人超重和肥胖症预防控制指南（试用）》提出以 BMI≥24kg/m² 为中国成人超重的界限，BMI≥28kg/m² 为肥胖的界限；2011 年《中国成人肥胖症防治专家共识》提出男性腰围≥90cm，女性腰围≥85cm 为腹部肥胖的判断标准。

非酒精性脂肪性肝病主要诊断依据：①无饮酒史或饮酒折合乙醇量小于 140 克/周（女性＜70 克/周）；②排除病毒性肝炎、药物性肝炎、全胃肠外营养、肝豆状核变性、自身免疫性肝病等可导致脂肪肝的特定疾病；③肝活检组织学改变符合脂肪性肝病的病理学诊断标准。①+②+③可确诊。鉴于组织学诊断难以获得，肝脏影像学表现符合弥漫性脂肪肝的诊断标准且无其他原因可供解释，和（或）有代谢综合征相关组分的患者出现不明原因的血清 ALT 和（或）AST、GGT 持续增高半年以上；减肥和改善胰岛素抵抗后，异常酶学变化和影像学脂肪肝改善甚至恢复正常者可明确诊断。

五、治　　疗[11-13]

（一）常用化学药物及现代技术

积极治疗和控制与代谢相关的危险因素，调整合理的生活方式、改变饮食和运动习惯，并且自觉地长期坚持是治疗肥胖症及脂肪性肝病的重要措施。FDA共批准了六种用于治疗肥胖的药物，包括奥利司他、非处方型奥利司他、氯卡色林、芬特明/托吡酯、环丙甲羟二羟吗啡酮/安非他酮、利拉鲁肽。非酒精性脂肪性肝病目前尚无特效的治疗药物，可选用具有抗氧化应激及抑制脂质过氧化、改善胰岛素抵抗、降血脂等作用的药物作为辅助治疗药物。

（二）中成药名方治疗

中医认为肥胖及脂肪性肝病的病因为过食肥甘厚味、饮食不节、运动不足、劳逸失度、情志失调、久病体虚、禀赋不足。临床上应根据病情轻重、辨证类型，辨证使用中成药治疗。病在肝，涉及脾、胃、肾等脏腑。证属本虚标实，脾肾亏虚为本，痰浊瘀血为标。因此治疗的基本原则应标本兼顾，调治肝、脾、肾，兼以清利湿热、活血化瘀、祛痰散结。

第二节　中成药名方的辨证分类与药效

中药治疗肥胖症和脂肪性肝病为辨证用药，中成药名方的常见辨证分类及其主要药效如下[6-13]：

一、肝郁气滞类

肝郁气滞证者主要表现为肥胖或肝区不适，两胁胀痛，抑郁烦闷，胸闷、喜叹息，或伴有纳食减少，时有嗳气，纳食减少，大便不调，月经不调，乳房胀痛，舌质红，苔薄白，脉弦滑或弦细。

肝郁气滞证者主要病理特征是出现内分泌系统症状，肥胖症患者伴肥胖，脂肪性肝病患者常伴有消化功能异常或胃肠运动障碍。

疏肝理气中成药可通过调节神经内分泌功能，使体内参与能量代谢的各类激素恢复平衡，同时调节消化功能或胃肠运动，促进营养物质的均衡摄入与消耗，进而使糖与脂肪代谢正常。

常用中成药：逍遥丸（见第五章）、胆宁片等。

二、湿热蕴结类

湿热蕴结证者的主要症状是右胁肋部胀痛，周身困重，脘腹胀满或疼痛，大便黏腻不爽，身目发黄，小便色黄，口中黏滞，口干口苦，舌质红，舌苔黄腻，脉弦滑或濡数。

湿热蕴结证者主要病理变化是肝细胞明显受损，肝功能下降。

清热利湿类中成药功能以缓解肝细胞炎症、保护肝细胞功能为主。

常用中成药：六味能消胶囊、化滞柔肝颗粒、当飞利肝宁胶囊等。

三、脾虚痰湿类

脾虚痰湿症者主要表现为肥胖，疲乏无力，肢体困重，纳差，便溏，腹满，舌苔薄腻，舌质淡红。右胁不适或胀闷，周身困重，大便黏滞不爽，脘腹胀满，倦怠无力，食欲不振，头晕恶心，舌质淡，舌苔白腻，脉沉滑。

脾虚痰湿类肥胖者的病理常伴有消化吸收功能紊乱及其导致的营养不均衡，严重者可导致机体免疫反应的平衡被破坏，同时与下丘脑中的多个核团、多种神经细胞、神经递质的异常及中枢炎症有关。脂肪性肝病患者主要病理变化是脂肪代谢紊乱，肝功能受损，从而引起消化系统功能失调、胃肠运动减弱。

健脾化湿中成药主要药效是通过改善消化与吸收功能，促进营养均衡吸收，调节脂肪代谢，减少脂肪在肝脏贮积及对肝细胞的损害，促进胃肠运动功能，恢复机体各系统平衡。

常用中成药：参苓白术散（丸、颗粒）、安络化纤丸（浓缩丸）等。

四、肝郁脾虚类

肝郁脾虚证者的主要症状是胁肋胀闷，抑郁不舒，倦怠乏力，腹痛欲泻，腹胀不适，食欲不振，恶心欲吐，时欲太息。舌质淡红，苔薄白或白，边有齿痕，脉弦细。

肝郁脾虚证者主要病理变化是伴有消化功能的低下，胃酸及各种消化酶分泌的不足，以及由此而导致的营养物质摄入不均衡。

疏肝解郁、健脾理气类中成药可通过促进消化吸收功能，调节营养物质投入及能量代谢，保护肝功能。

常用中成药：保和丸（颗粒、片）等。

五、脾肾两虚类

脾肾两虚症者主要表现为肥胖，疲乏无力，腰酸腿软，阳痿阴寒。脉沉细无力，舌苔薄，舌质淡；或倦怠乏力，腹痛欲泻，腹胀不适，食欲不振，恶心欲吐，时欲太息。舌质淡红，苔薄白或白，边有齿痕，脉弦细。

脾肾两虚类肥胖者的病理特征是肥胖与代谢水平低下同时出现。脂肪性肝病患者主要病理变化是伴有消化功能的低下，胃酸及各种消化酶分泌的不足，以及由此而导致的营养物质摄入不均衡。

补益脾肾中成药可改善消化功能，增加能量的摄入与代谢，调节营养物质投入及能量代谢，保护肝功能，调节内分泌功能。

常用中成药：降脂减肥胶囊等（图 2-1）。

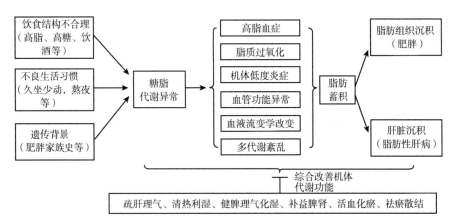

图 2-1　中成药治疗肥胖症及脂肪性肝病示意图

参 考 文 献

[1] 唐启盛. 中成药临床应用指南-气血津液疾病分册[M]. 北京：中国中医药出版社，2018：57-62.

[2] 张颖彬，赵国艳. 肥胖健康管理[J]. 中国实用医药，2009，4（35）：210-211.

[3] 张伯礼，薛博瑜. 中医内科学[M]. 北京：人民卫生出版社，2013：319.

[4] 卢承德，马明福. 肥胖症的发病机制[J]. 临床内科杂志，2002（03）：165-167.

[5] 邓晋芳，方蕾，郭晓东. 肥胖发病机制及其治疗靶点[J]. 现代生物医学进展，2013，13（10）：1997-2000，1961.

[6] 谌宁生，陈斌. 浅谈中医对脂肪肝的诊治[J]. 中西医结合肝病杂志，2019，29（1）：69-70.

[7] 吴红莉，汪龙德，毛兰芳，等. 脂肪肝的研究进展[J]. 中医研究，2018，31（11）：69-72.

[8] 季光，李军祥. 非酒精性脂肪性肝病的中医药治疗[M]. 北京：科学出版社，2016：7-8，63-71.

[9] 张声生. 中成药临床应用指南（消化疾病分册）[M]. 北京：中国中医药出版社，2016：211-232.

[10] 刘平. 中成药临床应用指南（肝胆疾病分册）[M]. 北京：中国中医药出版社，2017：103-111.

[11] 周琨，陆伦根. 肥胖症与非酒精性脂肪性肝病的关系及其治疗进展[J]. 胃肠病学，2007，12（8）：502-505.

[12] 姚慧蓉，李新平，龚循生. 辨证分型治疗肥胖症临床观察[J]. 新中医，2013，47（10）：29-30.

[13] 徐小萍. 肥胖症中医治疗[M]. 南京：江苏科学技术出版社，2005.

（四川省中医药科学院　华　桦、赵军宁）

第三节　中成药名方

一、肝郁气滞类

胆 宁 片

【药物组成】　大黄、虎杖、青皮、陈皮、白茅根、郁金、山楂。

【处方来源】　研制方。《中国药典》（2015 年版）。

【功能与主治】　疏肝利胆，清热通下。用于肝郁气滞、湿热未清所致的右上腹隐隐作痛、食入作胀、胃纳不香、嗳气、便秘；慢性胆囊炎见上述证候者。

【药效】　主要药效如下：

1. 肝保护[1]　胆宁片对高脂饮食诱导的非酒精性脂肪性肝病（NAFLD）模型大鼠有肝

脏保护作用，能有效降低 NAFLD 模型大鼠肝脏指数及血清 TG、TC、LDL-C 含量，升高血清 HDL-C 含量，降低 NAFLD 模型大鼠肝组织中 TNF-α、TGF-β$_1$、MDA 含量，能明显改善多余脂肪在肝细胞内堆积的状态。

2. 肝窦阻塞综合征[2]　　胆宁片保护组血清转氨酶活性减弱，使总胆红素和胆汁酸含量显著下降，中央静脉内皮损伤、内皮出血、肝窦出血及内皮纤维化等病变均有所缓解。胆宁片可降低肝脏羟脯氨酸含量及 α-平滑肌肌动蛋白、Ⅰ型胶原、Ⅲ型胶原、基质金属蛋白酶 2 和基质金属蛋白酶 9 的基因表达水平。此外，胆宁片保护组肝脏肿瘤坏死因子-α 和白介素-1β 的基因表达水平也有所降低。

3. 利胆[3]　　胆宁片和大黄素能显著增加 α-萘异硫氰酸酯（ANIT）所抑制的大鼠胆汁流量；能显著降低 ANIT 导致的大鼠血清中谷丙转氨酶（ALT）、谷草转氨酶（AST）、γ-谷氨酰转氨酶（γ-GTP）、碱性磷酸酶（ALP）活性升高，以及逆转总胆红素（TBil）、直接胆红素（DBil）和总胆汁酸（TBA）的水平；而且胆宁片和大黄素能显著改善大鼠肝脏的组织形态。

【临床应用】　　用于治疗非酒精性脂肪性肝病、便秘等。

1. 非酒精性脂肪性肝病[4-9]　　胆宁片、胆宁片联合阿托伐他汀钙片、胆宁片联合托尼萘酸治疗非酒精性脂肪性肝病，临床研究结果提示临床效果较好，可有效降低患者脂肪肝程度，改善患者血脂水平、肝功能及肝纤维化，有效缓解临床症状。

2. 便秘[10, 11]　　胆宁片在治疗胆石症、胆囊炎和脂肪肝的基础上，可有效缓解 2 型糖尿病患者便秘情况。

【不良反应】　　据文献报道 4 例口服胆宁片患者出现结肠黑变病，内镜下见肠黏膜呈黑褐色改变。亦有报道该药有致腹泻的副作用。

【使用注意】　　①孕妇忌用。②肝肾不足，血虚肝旺所致胁痛者不宜使用，表现为胁肋隐痛，绵绵不已，遇劳加重，口干咽燥，五心烦热，潮热盗汗，头晕目眩，或面色不华，唇舌爪甲色淡无华，心悸怔忡，神疲乏力，两胁胀痛等。③服药期间忌辛辣、油腻之品，忌酒。④服用本品后，如每日排便增至 3 次以上者，应酌情减量。

【用法与用量】　　口服。一次 5 片，一日 3 次。饭后服用。

参 考 文 献

[1] 江娜，张金华，王湘宁，等. 胆宁片对非酒精性脂肪肝模型大鼠肝脏保护作用的实验研究[J]. 甘肃中医药大学学报，2017，34（6）：12-16.

[2] 陆龙会，张芳，詹常森，等. 胆宁片对菊三七所致肝窦阻塞综合征的保护作用[J]. 药学学报，2019，54（3）：494-501.

[3] 师秀琴，阚全程. 胆宁片中 3 种游离蒽醌类成分对急性胆汁淤积大鼠的防治作用[J]. 中国医院药学杂志，2018，38（2）：147-151.

[4] 王玉静，歧红阳. 胆宁片联合托尼萘酸治疗非酒精性脂肪肝的临床研究[J]. 现代药物与临床，2019，34（1）：88-92.

[5] 郭振凯，谢静. 阿托伐他汀钙联合胆宁片对酒精性脂肪肝患者肝功能及血脂水平的影响[J]. 中国卫生工程学，2018，23（1）：65-68.

[6] 张宇，牛雪花. 胆宁片对非酒精性脂肪肝患者肝功能、血脂的影响及临床疗效分析[J]. 中国社区医师，2018,34（34）:124-125.

[7] 李滨，张佳圆，王凤永，等. 胆宁片治疗非酒精性脂肪肝临床效果及对血脂、肝功能和肝纤维化的影响[J]. 解放军医药杂志：2018，30（10）：93-96.

[8] 陶英杰. 胆宁片对非酒精性脂肪肝患者血生化指标影响及临床疗效分析[J]. 肝脏，2018，23（1）：65-68.

[9] 高鹰，周颖. 胆宁片联合多烯磷脂酰胆碱胶囊治疗非酒精性脂肪肝的疗效观察[J]. 现代药物与临床，2017，32（2）：646-647.

[10] 相红. 胆宁片治疗54例2型糖尿病性便秘的临床分析[J]. 世界最新医学信息文摘，2017，17（96）：79-80.

[11] 王河，杨静，谢萍. 枸橼酸莫沙必利联合胆宁片治疗老年性功能性便秘的临床研究[J]. 当代医学，2017，23（26）：111-113.

（四川省中医药科学院　华　桦、赵军宁）

二、湿热蕴结类

六味能消胶囊

【药物组成】　大黄、诃子、干姜、藏木香、碱花、寒水石。

【处方来源】　藏药。直贡·次旺旦巴《精选利乐精》。国药准字 Z10980090。

【功能与主治】　宽中理气，润肠通便，调节血脂。适用于胃脘胀痛、厌食、纳差及大便秘结，高脂血症及肥胖症。

【药效】　主要药效如下：

1. 降脂和抗脂质过氧化作用　六味能消胶囊能显著降低高脂血症大鼠血中 TC、TG、MDA 水平，显著提高 SOD 活力，提示六味能消胶囊具有降脂和抗脂质过氧化作用[1]。

2. 抗胃溃疡　六味能消胶囊具有一定的抗胃溃疡作用，能显著降低幽门结扎型胃溃疡大鼠的溃疡指数、胃液总酸度、胃蛋白酶活性，减少胃液量，明显提高胃组织中 NO、SOD 水平，降低 MDA 水平[2]。

3. 润肠通便　六味能消胶囊具有润肠通便作用，可明显提高正常动物肠墨汁推进率，增加地芬诺酯模型小鼠、失水性便秘模型小鼠排便粒数和质量，缩短排首粒黑便时间[3]。

【临床应用】　主要用于肥胖症、高脂血症、功能性消化不良、功能性便秘等。

1. 肥胖症[4, 5]　六味能消胶囊能显著降低单纯性肥胖患者的体重和体重指数，治疗56天后体重变化值和体重指数变化值均高于轻身消胖丸组。

2. 高脂血症　六味能消胶囊治疗高脂血症整体疗效较好，对 TG 改善尤佳[6]。

3. 功能性消化不良　六味能消胶囊联合复方消化酶治疗功能性消化不良疗效满意，可有效缓解患者临床症状，改善患者生活质量[7, 8]。

4. 功能性便秘[9]　六味能消胶囊联合复方聚乙二醇电解质散治疗功能性便秘，可显著改善患者的排便次数及大便形状，患者具有较好的耐受性，临床不良反应少且轻。

【不良反应】　阵发性腹痛、腹泻。

【使用注意】　妊娠及哺乳期妇女忌用。

【用法与用量】　口服，一日3次。便秘、胃脘胀痛者一次2粒；高脂血症者一次1粒，一日3次；老人及儿童遵医嘱。

参 考 文 献

[1] 成差群，魏燕华，谭秀芬，等. 六味能消胶囊抗大鼠胃溃疡的研究[J]. 华西药学杂志，2010，25（3）：355-356.

[2] 曾锐，高宇明. 藏药六味能消胶囊润肠通便作用的实验研究[J]. 西南大学学报（自然科学版），2009，31（3）：104-107.

[3] 曾锐，袁海英，高宇明. 六味能消胶囊对豚鼠实验性高脂血症的影响[J]. 中国中医急症，2009，18（2）：250，268.

[4] 胡金梅，李敏，张书宁. 六味能消胶囊对肥胖症患者中医症候疗效观察[J]. 河北医药，2014，36（13）：1950-1951.

[5] 胡金梅，李敏，张书宁. 六味能消胶囊治疗单纯性肥胖症患者中医单项症状的疗效观察[J]. 中国药房，2014，25（16）：

1456-1458.

[6] 陈万桥. 六味能消胶囊联合复方消化酶治疗功能性消化不良的临床研究[J]. 现代药物与临床, 2019, 34 (1): 97-100.

[7] 师帅, 褚瑜光, 宋庆桥, 等. 六味能消胶囊治疗高脂血症系统评价[J]. 北京中医药, 2018, 37 (2): 169-173.

[8] 朱林. 六味能消胶囊联合兰索拉唑与莫沙必利治疗反流性食管炎患者的疗效分析[J]. 海峡药学, 2019, 31 (1): 99-100.

[9] 罗志芳. 中西医结合治疗功能性便秘的疗效观察[J]. 中西医结合心血管病电子杂志, 2015, 3 (4): 26.

（四川省中医药科学院　华　桦、赵军宁）

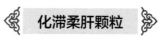

化滞柔肝颗粒

【药物组成】　茵陈、决明子（清炒）、大黄（酒炖）、泽泻、猪苓、山楂、苍术（麸炒）、白术（麸炒）、陈皮、瓜蒌、女贞子（酒蒸）、墨旱莲、枸杞子、小蓟、柴胡（醋炙）、甘草。

【处方来源】　研制方。国药准字 Z20090077。

【功能与主治】　清热利湿，化浊解毒，祛瘀柔肝。用于非酒精性单纯性脂肪肝湿热中阻证，症见肝区不适或隐痛，乏力，食欲减退，舌苔黄腻。

【药效】　主要用于改善肝功能、血脂、胰岛素抵抗和保肝等。

1. 改善肝功能　化滞柔肝颗粒可改善非酒精性脂肪性肝病患者肝功能及血清脂连蛋白（APN）、二胺氧化酶（DAO）水平[1]。

2. 改善血脂和胰岛素抵抗　化滞柔肝颗粒对非酒精性脂肪性肝炎湿热蕴结证患者胰岛素抵抗有显著影响，治疗后，患者的血清谷丙转氨酶、谷草转氨酶、谷氨酰转肽酶、总胆固醇、三酰甘油、空腹血糖、空腹胰岛素水平及胰岛素抵抗指数均明显下降，肝脂肪变程度有明显改善，而血清脂连蛋白水平明显升高[2]。

3. 保肝[3]　化滞柔肝颗粒可以显著降低酒精性肝炎小鼠转氨酶、肌酸激酶及总胆红素水平，对碱性磷酸酶及血脂水平没有影响，大剂量的化滞柔肝颗粒还可以显著降低肝质量指数，表明化滞柔肝颗粒可以通过降低转氨酶、肌酸激酶和胆红素水平以保护小鼠酒精性肝损伤。

【临床应用】　主要用于非酒精性脂肪性肝病的治疗。

非酒精性脂肪性肝病[4-9]　化滞柔肝颗粒在治疗湿热蕴阻型非酒精性脂肪性肝病方面效果明显，能明显改善患者的肝功能及血脂水平。

【不良反应】　偶见腹泻或胃部不适。

【使用注意】　①本品尚无妊娠及哺乳期妇女的有效性和安全性研究数据。②本品尚无非酒精性脂肪性肝炎和肝硬化的有效性及安全性研究数据。③糖尿病患者慎用。④用药期间应定期复查肝肾功能。⑤治疗期间需结合饮食调整和行为纠正。

【用法与用量】　开水冲服。一次 1 袋，一日 3 次，每服 6 天需停服一日或遵医嘱。

参 考 文 献

[1] 黄海丽. 加味清脂化瘀汤联合化滞柔肝颗粒对非酒精性脂肪肝患者肝功能及血清 APN、DAO 水平变化的影响[J]. 亚太传统医药, 2018, 14 (8): 195-196.

[2] 李海霞, 周全, 王丽, 等. 化滞柔肝颗粒对非酒精性脂肪性肝炎患者胰岛素抵抗的影响[J]. 中成药, 2017, 39 (8): 1586-1590.

[3] 关永霞, 李晓梅, 张永霞, 等. 化滞柔肝颗粒对酒精联合脂多糖诱导的酒精性肝炎小鼠的保护作用[J]. 实用肝脏病杂志, 2015, 18 (5): 530-533.

[4] 卫波, 陈晓宏, 罗丹英, 等. 化滞柔肝颗粒对非酒精性脂肪肝患者肠屏障功能的影响[J]. 现代中西医结合杂志, 2015,

24（18）：2007-2009.

[5] 徐俊林，陶源. 化滞柔肝颗粒治疗湿热蕴结型非酒精性脂肪肝病疗效观察[J]. 临床医药文献电子杂志，2018，5（26）：79-81.

[6] 杨书山，郭洋，李彤，等. 化滞柔肝颗粒治疗湿热蕴结型非酒精性脂肪肝[J]. 中国实验方剂学杂志，2015，21（24）：157-160.

[7] 格日勒. 化滞柔肝颗粒治疗非酒精性脂肪性肝病的临床观察[J]. 内蒙古医学杂志，2015，47（3）：339-340.

[8] 于洋，钱丽旗，侯鹏，等. 化滞柔肝颗粒治疗非酒精性脂肪性肝病疗效观察[J]. 现代中西医结合杂志，2014，23（21）：2302-2304.

[9] 涂征艳，石硕，李玉梅. 化滞柔肝颗粒联合瑞舒伐他汀钙治疗脂肪肝的疗效观察[J]. 中国医药科学，2012，2（23）：72-73.

（四川省中医药科学院　华　桦、赵军宁）

当飞利肝宁胶囊

【药物组成】　当药、水飞蓟。

【处方来源】　研制方。《中国药典》（2015年版）。

【功能与主治】　清利湿热，益肝退黄。用于湿热郁蒸所致的黄疸，急性黄恒型肝炎，传染性肝炎，慢性肝炎而见湿热证候者。另还可用于非酒精性单纯性脂肪肝湿热内蕴证者，症见脘腹痞闷、口干口苦、右胁胀痛或不适、身重困倦、恶心、大便秘结、小便黄、舌质苔黄腻，脉滑数。

【药效】　主要药效如下[1]：

1. 对高血脂及脂肪肝的影响　当飞利肝宁胶囊灌胃给药能明显减轻大鼠肝细胞脂肪变性及肝细胞的纤维化程度。

2. 护肝作用　当飞利肝宁胶囊灌胃给药对四氯化碳致大鼠慢性肝损害有保护作用。

3. 对T细胞免疫学的影响　当飞利肝宁胶囊在改善肝炎患者临床症状及降低转氨酶、胆红素等方面疗效显著。同时采用流式细胞仪检测T细胞亚群，PCR定量检测乙肝病毒DNA，研究表明当飞利肝宁胶囊可改善T细胞免疫功能，降低病毒载量。

【临床应用】　用于治疗非酒精性脂肪性肝病、高脂血症等[2-5]。

1. 非酒精性脂肪性肝病　当飞利肝宁胶囊治疗非酒精性单纯性脂肪肝，治疗结束时治疗组与对照组两组间症状体征（ALT、AST）、B超（TG、CHO）、HS-CRP变化有明显差异，本品可改善肝功能减轻肝脏内脂肪沉积。

2. 高脂血症　当飞利肝胶囊可以降低血清三酰甘油和胆固醇水平，起到综合调节脂代谢作用。

【不良反应】　毒理研究显示当飞利肝胶囊（内容物）在4.0g/kg以下剂量长期服用是安全的[6]。临床未见不良反应报道。

【使用注意】　①对本药过敏者禁用。②黄疸属寒湿阴黄者不宜使用，表现为皮肤黄染灰暗，如烟熏或如尘土，精神倦怠，食欲不振，脘腹胀满，大便溏薄，四肢清凉。

【用法与用量】　口服。一次4粒，一日3次；小儿酌减，或遵医嘱。

参 考 文 献

[1] 梅全喜. 新编中成药合理应用手册[M]. 北京：人民卫生出版社，2016：375-376.

[2] 李朝敏，龚枚，李明权，等. 当飞利肝宁胶囊治疗非酒精性单纯性之防范患者113例临床研究[J].中医杂志，2012，53（1）：38-41.

[3] 亓民，张国强，王灵菊，等. 当飞利肝宁治疗非酒精性脂肪性肝病64例临床观察[J]. 胃肠病学和肝病学，2012，21（9）：

855-857.

[4] 林继红. 当飞利肝宁胶囊联合二甲双胍治疗非酒精性脂肪性肝病的临床效果观察[J]. 临床合理用药，2015，8（6）：14-15.

[5] 王晓文. 当飞利肝宁胶囊联合恩替卡韦治疗慢性乙型肝炎 43 例[J]. 中西医结合肝病杂志，2014，24（6）：368-370.

[6] 王红星，方素华，何永亮，等. 当飞利肝宁胶囊（内容物）大鼠 180 天长期毒性试验[J]. 四川生理科学杂志，2001（03）：138-139.

（四川省中医药科学院　华　桦、赵军宁）

三、脾虚痰湿类

参苓白术散（丸、颗粒）

【**药物组成**】　白扁豆、白术、茯苓、甘草、桔梗、莲子、人参、砂仁、山药、薏苡仁。

【**处方来源**】　宋·太平惠民和剂局《太平惠民和剂局方》。《中国药典》（2015 年版）。

【**功能与主治**】　补脾胃，益肺气。用于脾胃虚弱，食少便溏，气短咳嗽，肢倦乏力。

【**药效**】　主要药效如下：

1. 调节脂质代谢　动物实验研究发现参苓白术散治疗 NAFLD 大鼠发挥抗氧化作用，调节肝脏脂质代谢，减轻脂肪沉积，减少肝细胞炎症因子[1-3]；亦有关研究表明参苓白术散能有效改善非酒精性脂肪性肝炎（NASH）大鼠的脂质代谢紊乱，从而发挥抗炎作用[4]。

2. 对肠黏膜的影响　参苓白术散可降低降解细胞外基质的蛋白酶，改善肠黏膜的通透性，提高肠黏膜屏障功能[5]；可使肠道黏膜 T 细胞的数量增加、功能提升，有效发挥肠道免疫调节作用[6]。

3. 抗炎　可升高抑炎因子，降低促炎因子，减少炎症细胞浸润，减轻肠组织局部炎症反应，促进组织修复及保护肠黏膜[7-9]。

4. 调节肠道菌群　可调节肠道菌群，增加优势菌种，恢复肠道菌群平衡状态[10]；参苓白术散通过抑制肠道致病菌的繁殖，促进肠道正常菌群的增殖，降低内毒素及 SP，升高 IgG 和 VIP，从而调节肠道菌群紊乱[11]。

【**临床应用**】　主要用于非酒精性脂肪性肝病、溃疡性结肠炎、腹泻型肠易激综合征等。

1. 非酒精性脂肪性肝病　参苓白术散与柴胡疏肝散合方治疗 NASH 患者，发现其能下调血清肝纤四项的指标值及致纤因子 TGF-β1 的表达水平，从而有效预防 NASH 纤维化[12]。

2. 溃疡性结肠炎　参苓白术散治疗溃疡性结肠炎，其远期疗效及治疗后肠镜下肠黏膜变化均优于美沙拉嗪治疗[13]。

3. 腹泻型肠易激综合征　参苓白术散联合艾灸治疗的腹泻型肠易激综合征（D-IBS）患者，其总有效率优于 30 例予盐酸洛哌丁胺胶囊治疗的患者，有效改善临床证候的同时显著下调血清脑肠肽如 5-羟色胺、血管活性肠肽、P 物质的水平[14]。

【**不良反应**】　尚不明确。

【**使用注意**】　①泄泻兼有大便不通畅，肛门有下坠感者忌服。②服本药时不宜同时服用藜芦、五灵脂、皂荚或其制剂。

【**用法与用量**】　散：每次 6～9g，日 2～3 次口服。丸：口服。每次 6g，一日 3 次。

颗粒：口服。一次 3～6g，一日 3 次。

参 考 文 献

[1] 张玉佩，杨钦河，邓远军，等. 参苓白术散对高脂饮食诱导的 NAFLD 大鼠肝组织超微结构及 AMPKα 磷酸化的影响[J]. 中药药理与临床，2016，32（1）：6-10.

[2] 金玲，杨钦河，张玉佩，等. 参苓白术散对 NAFLD 大鼠肝组织 Nrf2/ARE 信号通路的影响[J]. 中药新药与临床药理，2016，27（3）：327-332.

[3] Yang Q，Xu Y，Liu Y，et al. Effects of Chaihu-Shugan-San and Shen-Ling-Bai-Zhu-San on p38 MAPK pathway in kupffer cells of nonalcoholic steatohepatitis[J]. Evid Based Complement Alternat Med，2014，（3）：671013.

[4] Yang Q，Xu Y，Feng G，et al. p38 MAPK signal pathway involved in anti-inflammatory effect of Chaihu-Shugan-San and Shen-ling-bai-zhu-San on hepatocyte in non-alcoholic steatohepatitis rats[J]. Afr J Tradit Complement Altern Med，2014，11（1）：213..

[5] 王雪梅. 参苓白术散对溃疡性结肠炎患者血浆 MMP-2、MMP-9 水平的影响[J]. 环球中医药，2016，9（4）：398-401.

[6] 李晓冰，崔利宏，陈玉龙，等. 参苓白术散对溃疡性结肠炎小鼠肠道调节性 T 细胞免疫调节作用[J].中成药，2014，36（6）：1295-1297.

[7] 李姿慧，王键，蔡荣林，等. 参苓白术散对脾虚湿困型溃疡性结肠炎大鼠结肠组织 NF-κB p65 蛋白表达及相关炎性因子的影响[J]. 北京中医药大学学报，2015，38（5）：315-317，360-361.

[8] 贾育新，毕殿勇，成映霞，等. 参苓白术散对脾虚湿困型溃疡性结肠炎模型大鼠血清 IL-1β 及 Il-4 及 Caspase-8 基因蛋白表达的影响[J]. 时珍国医国药，2016，27（9）：2084-2086.

[9] 毕殿勇，贾育新，成映霞，等. 参苓白术散对脾虚湿困型溃疡性结肠炎模型大鼠 IL-1β、IL-4 及 p38 MAPK 基因蛋白表达的影响[J]. 中药药理与临床，2017，33（1）：7-11.

[10] 董开忠，高永盛，秦宁恩，等. 参苓白术散对抗生素引起肠道菌群失调小鼠的影响[J]. 中国实验方剂学杂志，2015，21（1）：154-157.

[11] 张玉佩，杨钦河，金玲，等. 参苓白术散对 NAFLD 大鼠肝脏脂质代谢及 SIRT1/UCP2 通路的影响[J]. 中药新药与临床药理，2016，27（1）：38-44.

[12] 冯高飞，陈若. 疏肝健脾方对非酒精性脂肪性肝炎患者肝纤维化指标的影响[J]. 辽宁中医杂志，2015，42（12）：2357-2359.

[13] 穆丽萍，肖明. 参苓白术散治疗溃疡性结肠炎长期应用的疗效与安全性 [J]. 辽宁中医杂志，2016，43（2）：309-311.

[14] 谢文堂，李茂清，周三林，等. 参苓白术散与艾灸对肠易激综合征患者血清脑肠肽的影响[J]. 中国中医药信息杂志，2015，22（3）：36-38.

（四川省中医药科学院　华　桦、赵军宁）

安络化纤丸（浓缩丸）

【药物组成】　地黄、三七、水蛭、僵蚕、地龙、白术、郁金、牛黄、瓦楞子、牡丹皮、大黄、生麦芽、鸡内金、水牛角浓缩粉。

【处方来源】　研制方。国药准字 Z20010098。

【功能与主治】　健脾养肝，凉血活血，软坚散结。用于脾虚肝郁、痰热互结，症见胁肋疼痛、神疲乏力、口干咽燥、纳食减少、便溏不爽、小便黄。

【药效】　主要药效如下[1]：

1. 抗肝纤维化作用　安络化纤丸能有效干预肝纤维化进程中 MMP-1、TIMP-1、透明质酸（HA）、层粘连蛋白（LN）、Ⅲ型前胶原、Ⅳ型胶原的表达，还下调 TGF-β1 的转录水平。光镜下显示安络化纤丸干预组大鼠肝组织 MMP-2 表达强度明显高于模型组。

2. 提高 T 细胞免疫　安络化纤丸显著提高刀豆蛋白 A 诱导的小鼠脾脏 T 淋巴细胞增殖功能，提示安络化纤丸可显著提高小鼠的免疫功能，增强机体抵抗力。

【临床应用】　主要用于非酒精性脂肪性肝病、乙肝肝硬化、慢性乙肝肝纤维化等的治疗。

1. 非酒精性脂肪性肝病[2-4]　安络化纤丸用于非酒精性脂肪性肝病的临床研究表明，治疗后患者肝功能改善、血脂水平下降，B超显示明显改善，脾大者回缩，本品安全有效。

2. 乙肝肝硬化[5-7]　安络化纤丸联合恩替卡韦、前列地尔注射液、阿德福韦、拉米夫定等用于乙肝肝硬化的临床研究表明，治疗乙肝肝硬化疗效显著，可改善患者肝功能和肝纤维化指标，有效抑制肝硬化进展，提高生存质量并延长生存周期。

3. 慢性乙肝肝纤维化[8-12]　安络化纤丸联合核苷（酸）类药物、丁二磺酸腺苷蛋氨酸、苦参素胶囊、抗病毒药物等用于肝纤维化的临床研究表明，丙氨酸氨基转移酶、总胆红素、天冬氨酸氨基转移酶、层粘连蛋白、Ⅳ型胶原、透明质酸水平均降低，联合用药效果显著。

【不良反应】　尚不明确。

【使用注意】　①忌生冷辛辣类食物；②月经期停用，孕妇忌用。

【用法与用量】　口服。一次6g，一日2次。

参 考 文 献

[1] 聂红明，王灵台. 安络化纤丸抗肝纤维化的研究进展[J]. 中西医结合肝病杂志，2016，26（3）：185-187.

[2] 张海霞. 安络化纤丸治疗非酒精性脂肪肝临床观察[J]. 现代诊断与治疗，2012，23（6）：78-79.

[3] 王丽华. 安络化纤丸治疗非酒精性脂肪肝临床观察[J]. 中国社区医师（医学专业），2012，14（6）：234.

[4] 杨红洁，吴穗. 安络化纤丸治疗非酒精性脂肪肝临床观察[J]. 亚太传统医药，2011，7（6）：78-79.

[5] 周家杰，刘伟玲，周小惠，等. 安络化纤丸联合阿德福韦酯、拉米夫定治疗失代偿期乙肝肝硬化患者疗效观察[J]. 内科 2017，12（3）：367-369.

[6] 金艳杰. 安络化纤丸联合恩替卡韦治疗乙肝肝硬化的临床疗效研究[J]. 中西医结合研究，2018，10（5）：229-232.

[7] 韩思源，王燕，刘淑清，等. 前列地尔注射液联合安络化纤丸治疗失代偿期乙型肝炎肝硬化的临床研究[J]. 中西医结合肝病杂志，2018，（4）：211-213.

[8] 熊晏，罗新华，吴云. 安络化纤丸联合核苷（酸）类药物治疗慢性乙型肝炎肝纤维化效果的系统评价[J]. 当代医药论丛，2018，16（17）：146-147.

[9] 李新文. 丁二磺酸腺苷蛋氨酸联合安络化纤丸治疗乙型肝炎肝纤维化的临床观察[J].中国药物与临床，2018，18（4）：615-616.

[10] 张雪梅. 安络化纤丸联合苦参素胶囊治疗肝纤维化效果分析[J]. 河南医学研究，2017，26（17）：3204-3205.

[11] 魏群，郝建宏. 安络化纤丸联合抗病毒药物抗肝纤维化的疗效观察[J]. 临床医药文献杂志，2017，4（47）：9254-9255.

[12] 张声生. 中成药临床应用指南（消化疾病分册）[M]. 北京：中国中医药出版社，2016：211-232.

（四川省中医药科学院　华　桦、赵军宁）

四、肝郁脾虚类

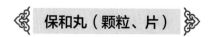

保和丸（颗粒、片）

【药物组成】　山楂（焦）、六神曲（炒）、半夏（制）、茯苓、陈皮、连翘、莱菔子（炒）、麦芽（炒）。

【处方来源】　元·朱震亨《丹溪心法》。《中国药典》（2015年版）。

【功能与主治】　消食和胃。主食积停滞，胸脘痞满，腹胀时痛，嗳腐吞酸，恶食，或呕吐泄泻，脉滑，舌苔厚腻或黄。

【药效】　主要药效如下：

1. 降低血脂　保和丸可能通过改变肠道菌群多样性来降低血清总胆固醇（TC）、三酰甘油（TG）和低密度脂蛋白胆固醇（LDL-C）[1]。

2. 促进胃动力　保和丸能提高大鼠血清促胃液素（GAS）和血浆促胃动素（MTL）水平，提示保和丸增加血中 GAS、MTL 的含量可能是其促胃肠动力作用的机制之一[2]。

【临床应用】　主要临床应用如下：

1. 非酒精性脂肪性肝病　治疗前后患者症状体征，ALT、AST、GGT、TC、TG、HDL 水平，胰岛素抵抗指数均有明显改善，B 超显示病情好转，逍遥丸联合保和丸治疗非酒精性脂肪性肝病有较好的疗效[3]。

2. 功能性消化不良　对功能性消化不良的患者应用中药汤剂保和丸进行治疗，其临床效果明显，患者接受治疗的依从性更高[4]。

3. 小儿食积　此方为治疗食积的代表方，治小儿食积疗效显著[5]。

【不良反应】　尚不明确。

【使用注意】　①孕妇哺乳期妇女慎用。②身体虚弱或老年人不宜长期服用。③服药期间饮食宜清淡，忌生冷、油腻食物。

【用法与用量】　丸：大蜜丸，口服。一次 1～2 丸，一日 2 次。水丸，口服。一次 6～9g，一日 2 次。浓缩丸，口服。一次 8 丸，一日 3 次。颗粒：开水冲服。一次 4.5g，一日 2 次。片：口服。一次 4 片，一日 3 次

参 考 文 献

[1] 李玉波，马雪玲，李志更，等. 基于肠道菌群探讨保和丸对高脂饮食 SD 大鼠血脂的作用[J]. 世界中医药，2018，13（9）：2107-2110，2116.

[2] 陈建峰，唐铭翔，周知午. 保和丸对大鼠血液中胃泌素及胃动素含量的影响[J]. 湖南中医杂志，2008，（4）：89-90.

[3] 罗蕾蕾，邵建国，孙源源. 逍遥丸联合保和丸治疗非酒精性脂肪性肝病 52 例[J]. 江西中医药，2014，45（10）：48-50.

[4] 任翔麟. 保和丸汤剂治疗功能性消化不良的疗效分析[J]. 深圳中西医结合杂志，2017，27（14）：90-91.

[5] 梁雨晴，祁建华，梁超. 浅谈保和丸在小儿疾病治疗中的新运用[J]. 影像研究与医学应用，2017，1（18）：129-131.

（四川省中医药科学院　华　桦、赵军宁）

五、脾肾两虚类

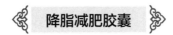
降脂减肥胶囊

【药物组成】　何首乌、葛根、枸杞子、丹参、茵陈、泽泻、大黄、菟丝子、三七、松花粉。

【处方来源】　研制方。国药准字 Z20133008。

【功能与主治】　滋补肝肾，养血益精，扶正固本，通络定痛，健脾豁痰，明目生津，润肠通便。

【药效】　主要药效如下[1, 2]：

1. 减肥作用　降脂减肥胶囊口服给药后可显著降低高脂饮食诱导的肥胖大鼠体重；缩小脂肪细胞体积，降低体脂湿重及体脂指数。

2. 对血清生化指标的影响　降脂减肥胶囊口服给药后，大鼠血清 TC、LDL 含量明显降低，血清 HDL 含量明显升高。

【临床应用】　主要用于肥胖症、代谢综合征的治疗。

1. 肥胖症[3]　降脂减肥胶囊口服配合中药腹部循经推拿按摩治疗肥胖症，100 例住院减肥患者治疗 1 个月后显效率达 67.5%，平均体重下降 8.5kg（7.8%），腹围缩小 10.3 cm（9.3%），体脂减少 5.7kg（7.1%），体重指数（BMI）下降 3.01。

2. 代谢综合征[4]　服用降脂减肥胶囊配合腹部推拿按摩治疗代谢综合征（MS），疗效显著。

【不良反应】　尚不明确。

【使用注意】　孕妇忌服。本品含有大黄，部分患者可能出现腹泻。

【用法与用量】　口服，一次 4～6 粒，一日 3 次。

参 考 文 献

[1] 姚凤云. 降脂减肥胶囊的药学及药理学研究[D]. 黑龙江中医药大学，2007.

[2] 姚凤云，王炳志，杨伟鹏，等. 降脂减肥胶囊的主要药效学研究[J]. 中国实验方剂学杂志，2008，（7）：52-53，56.

[3] 杨丽，王可心，刘在松，等. 降脂减肥胶囊配合中药内服及推摩治疗肥胖症[J]. 中国实验方剂学杂志，2012，18（3）：213-215.

[4] 杨丽，徐静雯，杨树国，等. 降脂减肥胶囊治疗代谢综合征 50 例[J]. 中国实验方剂学杂志，2013，19（5）：300-303.

（四川省中医药科学院　华　桦、赵军宁）

第三章

高尿酸血症与痛风中成药名方

第一节 概　述

一、概　念

高尿酸血症（hyperuricemia）与痛风（gout）是嘌呤代谢紊乱所致的疾病，以血尿酸水平升高及尿酸盐结晶在关节等部位沉积为主要病理表现。国际上将高尿酸血症的诊断标准定义为：在正常嘌呤饮食状态下，非同日两次空腹血尿酸水平超过正常值。痛风是由于尿酸水平过高使得尿酸盐结晶在脚趾、脚跟、膝盖、手指、手肘、关节内、关节附近、软骨、滑囊液、肌腱或软组织等部位沉积，造成炎性反应，甚至形成痛风石，造成关节骨质破坏、关节周围组织纤维化和继发退行性改变[1-3]，主要包括急性痛风发作性关节炎、痛风石形成、痛风石性慢性关节炎、关节残疾等。

高尿酸血症与痛风属中医学"热痹""浊瘀痹""痰湿""浊毒""历节风""血瘀"等范畴。

二、病因及发病机制

（一）病因

高尿酸血症与痛风是一类较常见的疾病，是典型的生活方式疾病，与性别、年龄、饮食及遗传等诸多因素密切相关，如饮食习惯改变，肥胖，高血压，遗传（嘌呤代谢障碍），药物。其他如恶性贫血、地中海贫血、白血病、接受化学治疗、慢性肾衰竭等都有可能会导致痛风的发生[4]。

（二）发病机制

高尿酸血症与痛风是由于嘌呤代谢紊乱所引起的代谢性疾病。高尿酸血症的发病机制主要是体内嘌呤代谢紊乱致尿酸生成增多和（或）尿酸排泄障碍，进而导致尿酸在血液中堆积过多，最终形成高尿酸血症。

　　痛风的发病机制主要是尿酸盐结晶局部沉积可趋化白细胞，释放白三烯 B4 和糖蛋白等化学趋化因子；单核细胞受尿酸盐刺激后可释放白介素-1，致尿酸盐结晶沉积处关节表现为红、肿、剧痛及关节破坏、功能障碍等。长期尿酸盐结晶沉积可导致单核细胞、上皮细胞和巨噬细胞浸润，形成痛风石（图 3-1）。

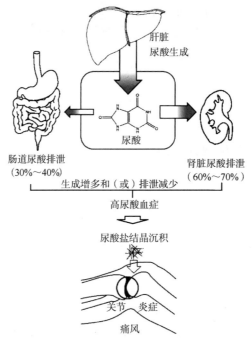

　　　　　　　　图 3-1　高尿酸血症及痛风发病机制示意图

三、临 床 表 现

　　高尿酸血症与痛风的自然病程可分为四期，即无症状高尿酸血症期、急性发作期、间歇发作期、慢性期。临床表现如下：①无症状高尿酸血症期。患者大多数无明显临床症状。②急性发作期。多数患者发作前无明显征兆，或仅有疲乏、全身不适和关节刺痛等。患者常于深夜因关节痛而惊醒，关节疼痛呈现进行性加剧，在 12 小时左右达高峰，呈撕裂样、刀割样或咬噬样，难以忍受。受累关节及周围组织出现红、肿、热、痛和功能受限，多于数天或 2 周内自行缓解。③间歇发作期。痛风发作持续数天至数周后可自行缓解，一般无明显后遗症状，或遗留局部皮肤色素沉着、脱屑及刺痒等，以后进入无症状的间歇期，历时数月、数年或十余年后复发，多数患者 1 年内复发，越发越频，受累关节越来越多，症状持续时间越来越长。④慢性期。皮下痛风石和慢性痛风石性关节炎是显著的长期高尿酸血症临床表现，是大量单钠尿酸盐结晶沉积于皮下、关节滑膜、软骨、骨质及关节周围软组织的结果。皮下痛风石发生的典型部位是耳郭，也常见于反复发作的关节周围及鹰嘴、跟腱和髌骨滑囊等部位。

四、诊　　断

2013 年中华医学会内分泌病学分会颁布的《高尿酸血症和痛风治疗中国专家共识》中高尿酸血症的诊断：男性＞420μmol/L，女性＞360μmol/L[5]。2015 年欧洲抗风湿病联盟/美国风湿病学会痛风分类新标准，对于已在发作关节、滑囊或痛风结节中找到尿酸盐结晶者，可直接诊断为痛风。至少发作过 1 次外周关节肿胀、疼痛及压痛，且在发作关节、滑囊或痛风结节中未找到尿酸盐结晶者，采用症状得分进行诊断。其中包括受累关节临床特点，发作时关节特点，发作的时间特点，痛风石的临床证据，实验室检查，影像学表现。标准最高得分为 23 分，当得分≥8 分时可诊断为痛风[6]。

五、治　　疗

（一）常用化学药物及现代技术

高尿酸血症与痛风的治疗药物按药物的药效可大致分为降尿酸药物及抗痛风药物。

降尿酸药物：①尿液碱化剂，如碳酸氢钠、枸橼酸钾钠合剂、枸橼酸氢钾钠颗粒。②促尿酸排泄药，如苯溴马隆、丙磺舒、磺吡酮。③尿酸生成抑制剂，如别嘌醇、非布司他。④生物制剂，如重组尿酸氧化酶（拉布立酶注射剂），分解尿酸，使尿酸转化为易溶解的尿囊素排出体外，降低体内尿酸水平。

抗痛风药物，包括非甾体抗炎药、秋水仙碱、糖皮质激素。痛风治疗药物按痛风的不同阶段可分为以下两类：①痛风急性期用药，建议使用具有抗炎效果的药物来减轻患者疼痛及炎症反应。痛风发作 24 小时内，服用非甾体抗炎药、环氧合酶（cyclooxygenase，COX）-2 抑制剂、秋水仙碱或糖皮质激素药物。②痛风间歇期用药，小剂量秋水仙碱和（或）非甾体抗炎药，连续使用 6 个月；无效或不能耐受者或有禁忌证者改用小剂量泼尼松或泼尼松龙，连续使用 6 个月。

降尿酸药物使尿酸生成减少，可使血中及尿中的尿酸含量降低到溶解度以下的水平。痛风治疗药物的目的在于迅速及温和地终止急性痛风性关节炎的发作，预防痛风性关节炎的复发，以及防止因尿酸盐结晶沉积于关节、肾脏和其他组织所引起的并发症。

（二）中成药名方治疗

中医药防治高尿酸血症与痛风不同于化学药单靶点的单一调节治疗，且在高尿酸血症与痛风不同时期采取不同的治疗方案。当痛风发作时注重"治标"抗炎、镇痛，痛风缓解期与无症状高尿酸血期强调"治本"，抑制尿酸生成与促进尿酸排泄。中药治疗痛风尚可内服与外用联合，使中医药治疗痛风具有显著优势。

参 考 文 献

[1] 陈奇，张伯礼. 中药药效研究方法学[M]. 北京：人民卫生出版社，2016：484-503.

[2] 梁广宇. 痛风患者随访情况分析及慢性痛风性关节炎患者 IL-17 表达水平探究[D]. 北京：北京协和医学院，2016.

[3] 中华医学会风湿病学分会. 原发性痛风诊断和治疗指南[J]. 中华风湿病学杂志，2011，15（6）：410-413.

[4] 周瑞彬. 高尿酸血症与痛风的发病因素的相关性研究[D]. 昆明：云南中医学院，2015.

[5] 中华医学会内分泌学分会. 高尿酸血症和痛风治疗的中国专家共识[J]. 中华内分泌代谢杂志，2013，9（11）：913-920.

[6] Neogi T，Jansen T L T A，Dalbeth N，et al. 2015 Gout Classification Criteria：An American College of Rheumatology/European League Against Rheumatism Collaborative Initiative [J]. Arthritis Rheumatol，2015，67（10）：2557-2568.

（北京中医药大学　张　冰、林志健）

第二节　中成药名方的辨证分类与药效

中药治疗高尿酸血症与痛风，以发作期治标、缓解期治本为原则，强调标本兼治用药。常用中成药名方的辨证分类及其主要药效如下：

一、清热燥湿降酸类

高尿酸血症与痛风以血尿酸水平升高为生物学基础，出现关节肿痛。单纯高尿酸血症患者常无明显症状，痛风发作时主要症状是关节疼痛、肿大。中医学认为痛风性关节炎是由脾失健运、湿浊内阻引起血尿酸水平升高，湿浊停滞关节而致，症见舌苔白腻或黄腻。

高尿酸血症与痛风属湿浊阻滞证者主要的病理变化是血尿酸水平升高，尿酸盐晶体在关节处析出，引发关节炎症等。

清热燥湿降酸药通过祛风除湿，去除体内湿邪，可调节嘌呤代谢功能，降低血尿酸水平，抑制尿酸盐晶体的沉积，溶解痛风结石等。

常用中成药：四妙丸、痛风舒胶囊、二妙丸等。

二、清热利湿、祛风止痛类

高尿酸血症与痛风者，常见关节红肿热痛，局部关节皮肤色红灼热、心烦不安、苔黄腻为湿热蕴结之象。

高尿酸血症与痛风属湿热蕴结证者主要病理变化是机体嘌呤代谢异常，血尿酸水平升高，尿酸盐在关节沉积，出现红肿热痛，炎症反应明显。

清热利湿药、祛风止痛类中成药可抑制尿酸生成或促进尿酸排泄，降低尿酸水平，并可消炎镇痛，改善关节症状。

常用中成药：当归拈痛丸、痛风定胶囊（片）、痛风舒片（见第六章）等。

三、活血通络止痛类

高尿酸血症与痛风日久常见瘀血阻滞证，主要症状是关节刺痛，痛有定处，遇冷加重，得暖则缓，舌暗，脉细弦。

高尿酸血症与痛风瘀血阻滞证者主要病理变化是处于高尿酸血症状态时，血黏度增高，远端关节微循环障碍，尿酸盐沉积，关节疼痛。

活血通络止痛类中成药一方面可调节嘌呤代谢，改变血液流变与血流动力学，改善局部微循环；另一方面，可局部促进痛风结石溶解，抑制炎症，止痛。

常用中成药：十五味乳鹏丸（胶囊）、如意珍宝丸、复方风湿宁注射液（胶囊）、二十五味儿茶丸、青鹏软膏、五味甘露药浴汤散等。

四、其　他

其他药物主要是促进尿酸排泄，还可改善嘌呤代谢，降低血尿酸水平，消炎镇痛等。

常用中成药：五苓散。

（北京中医药大学　林志健、张　冰）

第三节　中成药与名方

一、清热燥湿降酸类

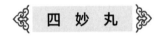

四 妙 丸

【药物组成】　苍术、牛膝、盐黄柏、薏苡仁。

【处方来源】　清·张秉成《成方便读》。《中国药典》（2015 年版）。

【功能与主治】　清热利湿。用于湿热下注所致的痹证，症见足膝红肿、筋骨疼痛。

【药效】　主要药效如下：

1. 降尿酸[1-4]　高尿酸血症的临床特征为血尿酸水平升高。高尿酸血症是痛风的生物学基础。

四妙丸能调节氧嗪酸钾诱导的高尿酸血症小鼠肾脏尿酸转运蛋白及有机离子转运蛋白 URAT1、GLUT9、OCT1、OCT2、OCTN1 及 OCTN2，促进肾脏尿酸排泄，降低血清尿酸水平。四妙丸可降低次黄嘌呤及尿酸酶抑制剂诱导的小鼠血清尿酸水平。

2. 消炎镇痛[5]　痛风性关节炎的临床表现主要为关节红、肿、热、痛，关节活动受限。

四妙丸能减少腹腔注射乙酸诱发化学性腹膜炎小鼠的扭体次数，减轻二甲苯诱导的耳肿胀，本品具有明显的抗炎镇痛效果。

四妙丸可下调果糖诱导的高尿酸血症大鼠肿瘤坏死因子（TNF-α）；可通过抑制尿酸盐晶体诱导的巨噬细胞转录因子（NF-κB）的活化而降低促炎介质 IL-1β 和 TNF-α 的表达以及炎症小体 NLRP3 水平。

【临床应用】　用于高尿酸血症、痛风、活动期风湿性关节炎的治疗。

1. 高尿酸血症　四妙丸具有促进尿酸排泄，降低尿酸水平的作用，用于高尿酸血症及痛风缓解期高尿酸血症的治疗[4-7]。临床上采用四妙丸（6 克/次，2 次/日）联合别嘌醇口服，治疗 6 个月后尿酸水平均低于对照组。苯溴马隆片（1 片/次，1 次/日）联合四妙丸（1 袋/次，2 次/日）口服，患者尿酸水平显著低于单用苯溴马隆组。

口服四妙丸治疗高尿酸血症合并高三酰甘油血症，每次 6g，每日 2 次，能有效降低高尿酸血症合并高三酰甘油血症患者尿酸及三酰甘油指标，用药安全性高。

2. 痛风　四妙丸既能降低尿酸水平，又有消炎镇痛的药理作用，用于痛风治疗。临床常用四妙丸或四妙丸联合别嘌醇、塞来昔布、秋水仙碱、苯溴马隆、新癀片治疗痛风性关节炎，治疗后可显著缓解患者关节症状，降低关节肿痛指数和 Lysholm 评分，减少痛风性关节炎发作次数，并降低血清 IL-6、IL-8、CRP、TNF-α 及全血 BUA、ESR、WBC 水平，利于关节功能恢复[8-12]。

3. 活动期风湿性关节炎　在甲氨蝶呤片、双氯芬酸片治疗的基础上给予中药四妙丸治疗活动期风湿性关节炎，治疗后总有效率高达 93.15%，明显高于甲氨蝶呤片和双氯芬酸片治疗组（75.34%）。

【不良反应】　尚不明确。

【使用注意】　①孕妇慎用。②忌辛辣油腻食物。

【用法与用量】　口服。一次 6g（一次 1 袋），一日 2 次。

参 考 文 献

[1] Hu Q H，Jiao R Q，Wang X，et al. Simiao pill ameliorates urate underexcretion and renal dysfunction in hyperuricemic mice [J]. Ethnopharmacol，2010，128（3）：685-692.

[2] Ma C H，Kang L L，Ren H M，et al. Simiao pill ameliorates renal glomerular injury via increasing Sirt1 expression and suppressing NF-κB/NLRP3 inflammasome activation in high fructose-fed rats[J]. J Ethnopharmacol，2015，172：108-117.

[3] Shi X D，Li G C，Qian Z X，et al. Randomized and controlled clinical study of modified prescriptions of Simiao Pill in the treatment of acute gouty arthritis[J]. Chin J Integr Med，2008，14（1）：17-22.

[4] 时乐，徐立，尹莲. 加味四妙丸及有效部位群对高尿酸血症的影响[J]. 安徽医药，2010，8：883-885.

[5] 时乐，徐立，尹莲. 加味四妙丸抗痛风作用有效部位群的研究[J]. 南京中医药大学学报，2008，6：386-387.

[6] 郑永刚. 四妙丸加味治疗湿热痹阻型急性痛风性关节炎 37 例临床观察[J]. 中医药导报，2013，7：53-54，61.

[7] 潘红英，时乐，徐立，等. 加味四妙丸有效部位群抗高尿酸血症作用及其机制[J]. 中国药理学与毒理学杂志，2014，3：380-385.

[8] 马菲菲，张萍，任通，等. 联合应用四妙丸水丸治疗急性痛风性关节炎的临床观察[J]. 实用中西医结合临床，2019，19（9）：1-2，145.

[9] 向珍蛹，邓钰敏，谭海灯. 四妙丸联合别嘌醇对痛风性关节炎的疗效[J]. 河南医学研究，2019，28（14）：2628-2630.

[10] 赵明久，曹毅，王利，等. 四妙丸联合苯溴马隆治疗痛风性关节炎的临床研究[J]. 现代药物与临床，2019，34（3）：820-823.

[11] 刘亚梅，刘建梅. 四妙丸加减对痛风性关节炎的治疗效果及对实验室指标的影响[J]. 世界中医药，2018，13（6）：1428-1431.

[12] 钱忠权. 四妙丸加味合新癀片治疗痛风性关节炎 50 例[J]. 浙江中医杂志，1995，（5）：204.

（北京中医药大学　张　冰、林志健）

痛风舒胶囊

【药物组成】　大黄、车前子、泽泻、川牛膝、防己。

【处方来源】　研制方。国药准字 Z20025414。

【功能与主治】　清热，利湿，解毒。用于湿热瘀阻所致的痛风。

【药效】　主要药效如下：

1. 抗炎作用[1]　痛风性关节炎是由于尿酸盐结晶沉积在关节囊、滑囊、软骨、骨质和其他组织中，导致关节炎症发生及关节周围组织明显肿胀、发热、发红和压痛。痛风舒胶囊可明显抑制微晶型尿酸钠混悬液致大鼠足肿胀或家兔急性痛风性关节炎的急性炎症反应，降低局部炎症组织的炎症因子水平，减少关节部位的组织液渗出，改善痛风性关节炎症状，减少关节腔积液白细胞计数，减轻关节滑膜组织炎症反应程度。

2. 抑制炎性因子　痛风舒胶囊能够明显缓解黄嘌呤灌胃联合腹腔注射氧嗪酸钾塑造的模型大鼠的急性痛风性关节炎，可降低肿胀足趾组织中致炎因子前列腺素 E_2（PGE_2）、肿瘤坏死因子 α（TNF-α）及丙二醛（MDA）水平，其作用机制与降低 IL-1β、TNF-α 水平，抑制 MDA、NO 的表达，促进 SOD 的释放有关[3]。表明痛风舒胶囊可抑制炎症组织中 PGE_2、TNF-α 的合成，减少炎症组织中脂质过氧化产物 MDA 的形成，起到抗炎作用。

同时，痛风舒胶囊还能降低血清高迁移率族蛋白 B1（HMGB1）和糖基化终产物受体（RAGE）水平。

【临床应用】　主要用于痛风。

痛风[2-4]　痛风舒胶囊能抗炎，改善痛风性关节炎症状，临床用于痛风见关节剧痛，伴局部肿胀发热、皮色暗红、日轻夜重等症状。临床常用痛风舒胶囊或痛风舒胶囊联合非布司他治疗痛风性关节炎，患者关节疼痛评分、关节肿胀评分、关节畸形评分、受累关节数、痛风石最大直径均较治疗前显著降低；尿酸、C 反应蛋白、IL-1β、MDA 水平均较治疗前显著降低；SOD 水平均显著升高。

【不良反应】　尚不明确。

【使用注意】　①少吃海鲜、动物内脏等食品。②忌啤酒和白酒。

【用法与用量】　口服。一次 2～4 粒，一日 3 次，饭后服用。

参 考 文 献

[1] 唐春萍，江涛，田伟，等. 痛风舒胶囊对痛风模型动物抗炎作用及机制的研究[J]. 中草药，2007，8：1225-1228.

[2] 汤智越，陈传统. 痛风舒胶囊治疗痛风性关节炎的疗效及机制分析[J]. 健康研究，2018，38（1）：79-81，84.

[3] 林桀，王晨斌，李继安. 痛风舒胶囊对急性痛风性关节炎大鼠血清炎症因子及氧化应激的影响[J]. 华北理工大学学报（医学版），2018，20（5）：353-357.

[4] 丁宏，韩鹦赢，卢惠茹. 痛风舒胶囊联合非布司他治疗痛风的临床研究[J]. 现代药物与临床，2019，34（9）：2720-2725.

（北京中医药大学　林志健、张　冰）

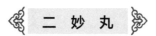

二 妙 丸

【药物组成】　苍术、黄柏。

【处方来源】　宋·朱佐《类编朱氏集验医方》。《中国药典》（2015 年版）。

【功能与主治】　燥湿清热。用于湿热下注，足膝红肿热痛，下肢丹毒，白带，阴囊湿痒。

【药效】　主要药效如下[1-4]：

1. 抑制尿酸生成作用　二妙丸能降低腺嘌呤诱导的高尿酸血症模型大鼠或酵母浸膏+腺嘌呤+氧嗪酸钾诱导的高尿酸血症模型大鼠的尿酸水平。其药效机制为：二妙丸能升高血清钠离子、钙离子水平，降低黄嘌呤氧化酶（XOD）水平，显著抑制肝脏 XOD 活性，下调 XOD mRNA 和蛋白质表达，具有抑制高尿酸血症小鼠尿酸生成作用。

2. 促进尿酸排泄作用　二妙丸能降低肾脏 mURAT1 mRNA 和蛋白质表达水平，调节 URAT1 的转运能力，促进肾脏尿酸排泄，降低氧嗪酸钾盐诱导的高尿酸血症模型小鼠的尿酸水平，提示二妙丸具有抑制高尿酸血症小鼠尿酸生成和促进尿酸排泄的双重调节作用，在降尿酸作用方面具有突出优势。

3. 减少尿酸盐结晶　二妙丸可通过调节血清金属离子水平，对血液尿酸有增溶作用，从而减少尿酸钠结晶析出，故能缓解痛风性关节炎[2-4]。

【临床应用】　用于高尿酸血症、痛风、外阴湿疹的治疗[5-8]。

1. 高尿酸血症　无论是单独使用二妙散系列方还是联合西药治疗均能较好地降低血尿酸水平，本品常用于高尿酸血症的治疗。

2. 痛风　二妙丸能够有效缓解痛风患者红肿热痛等症状，降低血沉，减轻炎性反应，保护肾脏，起到抗痛风作用。

3. 外阴湿疹　采用二妙丸口服联合 5%乌芬那酯软膏外用治疗女性外阴湿疹，治疗后比单用氟芬那酸丁酯软膏能取得更好的临床疗效。

【不良反应】　尚不明确。

【使用注意】　①服药期间忌烟酒、辛辣、油腻及腥发食物。②有高血压、心脏病、肝病、糖尿病、肾病等慢性病严重者应在医师指导下服用。③儿童、孕妇、哺乳期妇女、年老体弱者应在医师指导下服用。④服药期间，如局部皮疹需要使用外用药时，应向专科医师咨询。⑤如瘙痒重者，应去医院就诊。⑥服药 7 天症状无缓解，应去医院就诊。⑦对该品过敏者禁用，过敏体质者慎用。⑧该品性状发生改变时禁止使用。⑨儿童必须在成人监护下使用。⑩如正在使用其他药品，使用该品前请咨询医师或药师。

【用法与用量】　口服，一次 6～9g，一日 2 次。

参 考 文 献

[1] 樊克涛，闫海峰，代向东，等.二妙丸不同配伍比例对大鼠高尿酸血症的影响[J].天津中医药大学学报，2017，36（1）：43-48.

[2] 张卉卉，孙兆姝，包永睿，等. 二妙丸治疗痛风症大鼠作用机制研究[J]. 辽宁中医药大学学报，2016，18（6）：19-21.

[3] 孙兆姝，张卉卉，包永睿，等. 二妙丸对痛风症大鼠血清炎症介质的影响研究[J]. 辽宁中医杂志，2016，43（2）：412-414.

[4] 吕耀中，胡庆华，王星，等. 二妙丸水提取物对高尿酸血症小鼠尿酸失衡及其相关基因和蛋白水平的影响[J]. 中草药，2010，41（3）：418-423.

[5] 孙兆姝，张卉卉，包永睿，等. 二妙丸中盐酸小檗碱在痛风大鼠体内药代动力学研究[J]. 辽宁中医药大学学报，2014，16（8）：7-9.

[6] 陈维佳，武毅，徐晨，等. 紫外可见光谱及成像方法研究二妙丸药物对高尿酸血症疗效的影响[J]. 光谱学与光谱分析，2015，35（4）：956-960.

[7] 李欣. 二妙丸类方抗湿热证痛风物质基础相关性研究[D]. 南京：南京中医药大学，2009.

[8] 李欣，尹莲，段金廒，等. 二妙丸类方抗湿热证痛风有效部位群指纹图谱比较研究[J]. 中国中药杂志，2008，（16）：1971-1975.

（北京中医药大学　张　冰、林志健）

二、清热利湿、祛风止痛类

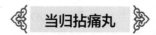

当归拈痛丸

【药物组成】　当归、葛根、党参、苍术（炒）、升麻、苦参、泽泻、白术（炒）、知母、防风、羌活、黄芩、猪苓、茵陈、甘草。

【处方来源】　元·张元素《医学启源》。《中国药典》（2015年版）。

【功能与主治】　清热利湿，祛风止痛。用于风湿阻络，骨节疼痛，胸膈不利，或湿热下注，足胫红肿热痛，或溃破流脓水者，疮疡。

【药效】　主要药效如下：

1. 降低血尿酸[1-4]　痛风是一种嘌呤代谢紊乱所致的疾病，其临床特点为高尿酸血症及由此而引起的痛风性急性关节炎反复发作、痛风石沉积、痛风石性慢性关节炎和关节畸形。当归拈痛丸可明显降低腺嘌呤和乙胺丁醇诱导的高尿酸血症模型大鼠的黄嘌呤氧化酶活性，显著降低血尿酸水平。

2. 消炎镇痛[5-8]　痛风性关节炎是由于尿酸盐沉积在关节囊、滑囊、软骨、骨质和其他组织中而引起的关节肿胀及炎性反应，主要表现为关节的剧痛，关节周围组织明显肿胀、发热、发红和压痛。当归拈痛丸能显著抑制尿酸钠致大鼠急性关节肿胀及局部炎症，改善痛风性关节炎症状；亦可明显抑制尿酸钠溶液联合多黏菌素 B 溶液诱导的模型家兔关节部位的炎症反应。当归拈痛丸抑制尿酸钠诱导的急性痛风性关节炎的作用机制可能与降低关节液中 IL-1β、IL-8 及肿瘤坏死因子 α（TNF-α）水平，抑制 PGI_2 的合成和释放，促进 6-keto-PGF1α 通过肾排泄有关。提示当归拈痛丸具有消炎镇痛作用，对痛风性关节炎具有较好的治疗效果。

3. 保护肾功能[9]　当归拈痛丸能降低腺嘌呤+乙胺丁醇法诱导的痛风性肾病模型大鼠血清肌酐、尿素氮水平，并减少模型大鼠肾小管内的尿酸盐结晶，对肾组织及肾功能有明显保护作用。

【临床应用】　主要用于痛风性关节炎、幼年反应性关节炎等。

1. 痛风性关节炎[3, 4]　当归拈痛丸能有效降低尿酸水平，具有抗炎作用，可改善痛风性关节炎症状，临床用于痛风性关节炎属湿热闭阻所致的痹证，症见关节（足胫）红肿热痛等。口服当归拈痛丸配合水调散治疗急性期痛风性关节炎，可明显改善患者关节的红、肿、热、痛等临床症状，并能够有效降低血清中血尿酸水平。

2. 幼年反应性关节炎[10]　口服当归拈痛丸联合尼美舒利治疗幼年反应性关节炎可显著降低疼痛、肿胀、功能活动评分及血沉、CRP 水平，改善临床症状和生活质量。

【不良反应】　尚不明确。

【使用注意】　①孕妇及风寒湿闭阻证者慎用。②忌食辛辣油腻食物。

【用法与用量】　口服。一次 9g，一日 2 次。

参 考 文 献

[1] 王文娟，刘小会，孙耀光，等. 当归拈痛丸对实验性高尿酸血症大鼠血尿酸及黄嘌呤氧化酶的影响[J]. 现代中医药，2008，3：69-70.

[2] 王强，孟建国，许伟伟，等. 当归拈痛汤及其拆方对实验性尿酸血症小鼠血尿酸的影响[J]. 现代中医药，2010，2：61-62.

[3] 徐莎婷，唐现莉，欧阳建军. 当归拈痛汤的临床应用与实验研究[J]. 河南中医，2013，2：302-305.

[4] Chou C T，Kuo S C.The anti-inflammatory and anti-hyperuricemic effects of Chinese herbal formula danggui-nian-tong-tang on acute gouty arthritis：a comparative study with indomethacin and allopurinol[J]. Am J Chin Med，1995，23（3-4）：261-271.

[5] 徐莎婷. 当归拈痛汤及其拆方对急性痛风性关节炎大鼠的作用与机制的研究[D]. 长沙：湖南中医药大学，2013.

[6] 徐莎婷，荣誉，吴杨，等. 当归拈痛汤及其拆方对急性痛风性关节炎大鼠血尿酸值、IL-1β、TNF-α、COX-2 的影响[J]. 湖南中医药大学学报，2013，9：44-47.

[7] 王文娟，方改英，雒向宁，等. 当归拈痛丸对尿酸钠致家兔痛风性关节炎模型关节组织中 6-K-PGF1α 的影响[J]. 陕西中医学院学报，2008，4：69-70.

[8] 王文娟，孙耀光，雒向宁，等. 当归拈痛丸对尿酸钠致大鼠急性足肿胀的影响研究[J]. 现代中医药，2008，6：59-60.

[9] 侯建平，王文娟，唐柳，等. 当归拈痛丸对痛风性肾病模型大鼠痛风性肾病（Gout）的治疗作用[J]. 中国中医基础医学杂志，2007，12：913-914.

[10] 高宏敏，李庆海. 当归拈痛丸联合尼美舒利治疗幼年反应性关节炎临床研究[J]. 中医学报，2015，30（9）：1341-1343.

（北京中医药大学　张　冰、林志健）

痛风定胶囊（片）

【药物组成】　秦艽、黄柏、延胡索、赤芍、川牛膝、泽泻、车前子、土茯苓。

【处方来源】　研制方。《中国药典》（2015 年版）。

【功能与主治】　清热祛湿，活血通络定痛。用于湿热瘀阻所致的痹痛，症见关节红肿热痛，伴有发热、汗出不解、口渴心烦、小便黄、舌红苔黄腻、脉滑数；痛风见上述证候者。

【药效】　主要药效如下（图 3-2）[1-4]：

1. **降低血尿酸**　血尿酸水平升高是痛风的生物学基础，高尿酸血症既可单独出现，也可伴随痛风性关节炎出现。痛风定胶囊能改善嘌呤代谢，抑制黄嘌呤氧化酶（XOD）活性，显著降低血尿酸水平，促进痛风结石的溶解。痛风定胶囊与非布司他联用降尿酸作用增强。

2. **消炎镇痛**　血浆中的尿酸达到饱和，可引起尿酸单钠结晶沉积在远端关节周围相对缺乏血管的组织中，导致单关节或者多关节的急性炎性滑膜炎，典型症状是关节肿痛。痛风定胶囊能够显著抑制尿酸钠晶体诱发的急性痛风性膝关节炎模型家兔滑膜组织 IL-8 和 TNF-α 的表达。痛风定胶囊亦可提高实验动物的痛阈值，起到镇痛作用，且明显抑制急性痛风性膝关节炎模型家兔滑膜组织 COX-2 mRNA 的表达，具有消炎止痛的作用，对急性痛风性关节炎具有较好的治疗效果。

此外，痛风患者关节出现明显的炎症反应，且痛风发作期也可以引起血沉升高。痛风定胶囊还能明显降低痛风患者的血沉指数。

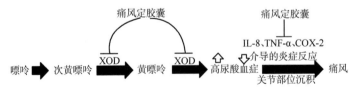

图 3-2　痛风定胶囊降尿酸及抗痛风相关功效及其机制

【临床应用】　主要用于高尿酸血症、痛风性关节炎、活动期类风湿关节炎。

1. **高尿酸血症**[1]　痛风定胶囊可抑制黄嘌呤氧化酶活性，改善嘌呤代谢，降低血尿酸水平。以非布司他联合痛风定胶囊治疗高尿酸血症，其降尿酸有效率显著高于单纯用非布司他治疗。本品能够显著提高临床疗效，有效改善患者肾功能，不良反应轻微。

2. **痛风性关节炎**[2-5]　痛风定胶囊能消炎、镇痛，改善微循环，抑制炎症因子释放，改善痛风性关节炎症状，且具有降尿酸作用，可用于痛风发作期及痛风缓解期的降尿酸治疗。临床用于痛风病见关节红肿热痛，伴发热，汗出不解，口渴喜饮，心烦不安，小便黄等症状。

3. **活动期类风湿关节炎**　痛风定胶囊（一次 1.6g，每天 3 次）与益肾蠲痹丸（一次 12g，每天 3 次）联合口服甲氨蝶呤（一次 10mg，每周 1 次）及来氟米特（一次 20mg，每天 1 次）治疗活动期类风湿关节炎，经 6 个月治疗后晨僵时间、休息痛、关节肿胀数及关节压痛指数均较治疗前显著降低，手部握力均较治疗前显著提高；DAS28 评分及 ESR、CRP、RF、MMP-3 水平均明显降低；可有效缓解临床症状体征，延缓病情进展[6]。

【不良反应】　据报道肾功能不全患者用药后出现胃痛、腹胀、恶心、纳差等不良反应，停药后症状缓解[7]。

【使用注意】　①孕妇慎用。②服药后不宜立即饮茶。

【用法与用量】　胶囊：口服。一次 3～4 粒，一日 3 次。片：口服。一次 4 片，一日 3 次。

参 考 文 献

[1] 陆玉鹏，李义凯，李益军，等. 痛风定胶囊联合非布司他对高尿酸血症患者炎性因子的影响及其疗效[J]. 中国生化药物杂志，2016，1：59-61.

[2] 刘挺，刘元禄，高岱，等. 痛风定胶囊对实验性骨膜组织 IL-8 和 TNF-α 影响的研究[J]. 中国中医骨伤科杂志，2005，1：26-28.

[3] 刘挺. 中汇痛风定胶囊对急性痛风性膝关节炎家兔模型滑膜组织白细胞介素 8（IL-8）和肿瘤坏死因子 α（TNF-α）影响的实验研究[D]. 沈阳：辽宁中医学院，2005.

[4] 刘敏，王培蓉，马方伟，等. 痛风定胶囊溶解痛风患者痛风石临床研究[J]. 亚太传统医药，2015，20：121-122.

[5] 高岱，刘元禄，刘挺，等. 中汇痛风定胶囊对急性痛风性膝关节炎家兔模型滑膜组织环氧化酶 2 影响的实验研究[J]. 中医正骨，2004，4：6-7，63.

[6] 赵莉. 痛风定胶囊合益肾蠲痹丸治疗活动期类风湿关节炎疗效及对 MMP-3、TIMP-1 水平的影响[J]. 现代中西医结合杂志，2018，27（13）：1447-1450.

[7] 杨京新，谢础能，杨璞. 痛风定胶囊在失代偿期肾衰竭并急性痛风性关节炎患者中的疗效及安全性分析[J]. 社区医学杂志，2014，14：30-32.

（北京中医药大学　林志健、张　冰）

三、活血通络止痛类

十五味乳鹏丸（胶囊）

【药物组成】　乳香、宽筋藤、决明子、渣驯膏、黄葵子、藏菖蒲、巴夏嘎、儿茶、诃子、安息香、毛诃子、铁棒槌、木香、人工麝香、余甘子。

【处方来源】　藏药。国药准字 Z20023224。

【功能与主治】　消炎止痛，干黄水。用于关节红肿疼痛，发痒，痛风，黄水积聚。

【药效】　主要药效如下：

1. **降尿酸作用**　高尿酸血症的临床特征为血尿酸水平升高。血尿酸水平升高是痛风的生物学基础。十五味乳鹏丸能显著降低高尿酸血症小鼠的血清尿酸水平。

2. **抗痛风作用**[1]　痛风性关节炎是由于尿酸盐沉积在关节囊、滑囊、软骨、骨质和其他组织中，导致关节炎症及关节周围组织明显肿胀、发热、发红和压痛所致。十五味乳鹏丸具有明显的抗痛风作用；能够显著降低尿酸钠结晶诱导的模型小鼠气囊中的白细胞数目，气囊灌洗液中 IL-1β 与 TNF-α 的浓度。

十五味乳鹏丸能够抑制踝关节注射尿酸钠盐诱导的急性痛风性关节炎，明显改善大鼠步态情况，抑制受试关节肿胀，降低大鼠双足承重差异；降低痛风性关节炎大鼠血清中 IL-1β、TNF-α 含量及 Pro-IL-1β、IL-1β、Caspase-1 的蛋白表达量，并能抑制 NLRP3 炎性小体的活化[2]。

3. 消炎镇痛作用　十五味乳鹏丸能明显抑制乙酸致小鼠腹腔毛细血管通透性增加及明显减少乙酸致小鼠扭体反应次数；能够抑制二甲苯致小鼠耳郭肿胀[3]；提高踝关节注射尿酸钠结晶诱导急性痛风性关节炎模型大鼠受试关节侧足底对热痛敏的阈值。

【临床应用】　用于痛风及类风湿关节炎。

1. 痛风[4-6]　十五味乳鹏丸具有镇痛抗炎的作用，用于痛风治疗，能降低血尿酸水平，改善痛风性关节炎患者的关节红肿热痛症状，改善血沉，减缓痛风性关节炎导致的血沉速度增快，降低 C 反应蛋白，免疫球蛋白 IgG、IgA 水平等。

2. 类风湿关节炎[7]　分别在早晨 8 点和中午 12 点服用十五味乳鹏丸治疗类风湿关节炎，治疗后患者类风湿因子、抗体滴度及血沉明显改善，关节疼痛、肿胀、关节活动等症状明显好转。

【不良反应】　尚不明确。

【使用注意】　①运动员、孕妇慎用。②本品不宜长期大量服用。

【用法与用量】　每 10 丸重 3g。口服。一次 2～4 丸，一日 2 次。胶囊：口服，一次 2～4 粒，一日 2 次。

参 考 文 献

[1] 高嘉彬，王超. 十五味乳鹏丸治疗痛风性关节炎 59 例疗效评价[J]. 中国医学创新，2010，23：37-39.
[2] 黄亚敏. 十五味乳鹏丸抗痛风作用及其机制研究[D]. 武汉：中南民族大学，2018.
[3] 王木兰，许溪，龚琴，等. 藏药十五味乳鹏丸抗痛风药效学研究[J]. 西北药学杂志，2016，1：67-70.
[4] 寇毅英，李永芳，杨梅，等. 十五味乳鹏散对尿酸钠致大鼠急性痛风性膝关节炎 COX-2，PGE2 水平的影响[J]. 中国实验方剂学杂志，2016，1：117-120.
[5] 次旦朗杰，索朗，次仁桑珠. 藏医诊治 170 例叱乃病（痛风）的疗效分析[J]. 中国民族医药杂志，2013，11：20-21.
[6] 寇毅英，李永芳，杨梅，等. 藏药十五味乳鹏散镇痛抗炎作用的实验研究[J]. 中成药，2014，10：2203-2205.
[7] 拉青才让. 藏药十五味乳鹏丸等治疗类风湿关节炎 100 例疗效观察[J]. 医学文选，2003，6：900-901.

（北京中医药大学　张　冰、林志健）

如意珍宝丸

【药物组成】　珍珠母、沉香、石灰华、金礞石、红花、螃蟹、丁香、毛诃子（去核）、肉豆蔻、豆蔻、余甘子、草果、香旱芹、檀香、黑种草子、降香、荜茇、诃子、高良姜、甘草膏、肉桂、乳香、木香、决明子、水牛角、黄葵子、短穗兔耳草、藏木香、人工麝香、牛黄。

【处方来源】　藏药。国药准字 Z63020064。

【功能与主治】　清热，醒脑开窍，舒筋通络，干黄水。用于瘟热、陈旧热症、"白脉"

病、四肢麻木、瘫痪、口眼㖞斜、神志不清、痹证、痛风、肢体强直、关节不利。对"白脉"病有良效。

【药效】　主要药效如下：

1. 抗痛风作用[1]　痛风性关节炎临床表现为关节炎症及关节周围组织明显肿胀、发热、发红和压痛。如意珍宝丸具有明显的抗痛风作用。

如意珍宝丸能改善关节肿痛指数，降低血尿酸水平，显著减少小鼠扭体次数，增加小鼠痛阈值，减轻大鼠足踝关节囊壁组织充血水肿，减轻关节滑膜炎细胞浸润等病理改变，降低炎症指数并改善关节功能障碍。

2. 抗炎作用　如意珍宝丸可对抗用硫酸铜诱导的转基因中性粒细胞荧光斑马鱼炎症模型，降低炎症部位中性粒细胞个数，减轻炎症反应。

3. 镇痛作用　如意珍宝丸可对抗用冰醋酸诱导的 AB 系斑马鱼外周疼痛模型及用佛波酯（phorbol-12-myristate-13-acetate，PMA）诱导的斑马鱼中枢疼痛模型，可显著抑制疼痛，增加斑马鱼游泳运动。

将如意珍宝丸用于斑马鱼疼痛模型发现，其具有明显的抗炎及外周、中枢神经系统镇痛作用[2]。

【临床应用】　用于痛风、类风湿关节炎、骨关节炎、偏头痛及带状疱疹。

1. 痛风[3-5]　如意珍宝丸具有明显的镇痛及抗炎的作用，常用于痛风治疗，能够止痛，改善痛风性关节炎患者的关节功能，并减轻关节炎症。

2. 类风湿关节炎[6-8]　口服如意珍宝丸治疗类风湿关节炎 3 个月，显效率达 38.57%，进步率达 20.00%，有效率达 30.00%，无效率达 11.43%，总有效率为 88.57%，疗效确切，且副作用少。

3. 骨关节炎[9]　口服如意珍宝丸治疗膝骨关节炎（KOA），治疗后膝关节功能积分明显改善。

4. 偏头痛[10]　治疗组口服如意珍宝丸，对照组口服麦角胺咖啡因片，疗程 10 天，结果显示，如意珍宝丸能显著减少偏头痛发作次数、发作持续时间和发作程度，显示临床疗效优于麦角胺咖啡因片，且未见明显不良反应。

5. 带状疱疹[11, 12]　口服如意珍宝丸联合伐昔洛韦治疗带状疱疹，治疗 10 天并随访 1 个月，治疗后止痛、止疱、结痂时间均明显缩短，后遗神经痛发生率明显降低，提示如意珍宝丸联合伐昔洛韦治疗带状疱疹能有效促进水疱干燥脱痂和疼痛的消失或减轻，并能减少带状疱疹后遗神经痛的发生。

【不良反应】　尚不明确。

【使用注意】　运动员、孕妇慎用。

【用法与用量】　每丸重 0.5g。口服。一次 4～5 丸，一日 2 次。

参 考 文 献

[1] 王玉村，孙雪，李丽，等. 如意珍宝丸镇痛及抗痛风作用[J]. 中国医院药学杂志，2013，15：1250-1253.

[2] 杜婷婷，王海苹，徐懿乔，等. 斑马鱼模型评价如意珍宝丸抗炎镇痛作用研究[J]. 广东药科大学学报，2017，33（4）：498-502.

[3] 宋恩峰，梅莎莎. 如意珍宝丸治疗急性痛风性关节炎疗效观察[J]. 现代中西医结合杂志，2013，1：41-42.

[4] 蔡卫东. 如意珍宝丸治疗痛风性关节炎疗效分析[J]. 现代医院，2015，1：58-59.

[5] 武鹏，罗远带，甄丽芳，等. 如意珍宝丸药理及临床研究进展[J]. 中国民族民间医药，2016，7：31-32，34.

[6] 米玛次仁. 观察藏药如意珍宝丸治疗类风湿性关节炎的临床疗效[J]. 世界最新医学信息文摘，2017，17（A0）：202.

[7] 翟淑敏. 藏药如意珍宝丸治疗类风湿性关节炎的临床观察[J]. 中国民族医药杂志，2015，21（8）：23.

[8] 鲁缘青，张义智. 如意珍宝丸治疗类风湿性关节炎70例临床观察[J]. 中国当代医药，2010，17（18）：88-89.

[9] 王善涛，李丹智，王修丽. 如意珍宝丸治疗骨关节炎80例临床观察[J]. 中国医药导报，2010，7（24）：82-83.

[10] 张剑平. 如意珍宝丸治疗偏头痛的临床观察[J]. 西部中医药，2017，30（7）：68-70.

[11] 赵彦. 藏药如意珍宝丸治疗带状疱疹后遗神经痛43例观察[J]. 中国民族医药杂志，2016，22（2）：5-6.

[12] 王恒明，孙浩. 如意珍宝丸联合伐昔洛韦治疗带状疱疹疗效观察[J]. 山西中医，2013，29（5）：28-29.

（北京中医药大学　张　冰、林志健）

复方风湿宁注射液（胶囊）

【药物组成】　两面针、七叶莲、宽筋藤、过岗龙、威灵仙、鸡骨香。

【处方来源】　研制方。《中国药典》（2015 年版）。

【功能与主治】　复方风湿宁注射液的功能是祛风除湿、活血止痛，用于风湿痛，关节疼痛。复方风湿宁胶囊的功能是祛风除湿，活血散瘀，舒筋止痛，用于风湿痹痛。

【药效】　主要药效如下：

1. 抗炎镇痛[1, 2]　痛风性关节炎是由于尿酸盐沉积在关节囊、滑囊、软骨、骨质和其他组织中而引起关节肿胀及炎性反应，主要表现为关节的剧痛，关节周围组织明显肿胀、发热、发红和压痛。复方风湿宁注射液可显著减轻卡拉胶所致踝关节炎症大鼠的足肿胀度及降低渗出液中 PGE$_2$ 的水平，显著抑制佐剂性关节炎模型大鼠足跖肿胀度，显著减轻大鼠棉球肉芽肿的干重，还可以提高小鼠热板致痛、乙酸致痛和甲醛致痛的痛阈值。

2. 改善血液流变学[3]　痛风性关节炎发病过程中，肌肉、肌腱、关节滑膜、关节软骨等组织会出现血瘀与微循环障碍。复方风湿宁注射液可改善大鼠的一般血瘀症状，降低全血黏度、血浆黏度及血细胞比容。

【临床应用】　用于痛风、肩周炎、类风湿关节炎的治疗[4]。

1. 痛风　复方风湿宁注射液穴位注射既能消炎镇痛，又能活血化瘀，改善微循环障碍，临床用于治疗痛风，可消退关节肿胀，缓解疼痛，改善实验室检查指标等。

2. 肩周炎　采用肩关节周围三点法联合复方风湿宁注射液，能够有效减轻患者疼痛，促进局部供血，缓解和消除炎症反应。

3. 类风湿关节炎　口服复方风湿宁胶囊治疗类风湿关节炎，可显著缓解关节压痛指数、肿胀指数及晨僵时间，改善类风湿因子（RF）、C 反应蛋白（CRP）、血沉（ESR）等实验室检查指标。

【不良反应】　尚不明确。

【使用注意】　孕妇慎用。

【用法与用量】　注射液：肌内注射，一次 2～4ml，一日 1～2 次。胶囊：口服，一次5 片，一日 3～4 次。

参 考 文 献

[1] 关业枝，袁征，张首亚，等. 复方风湿宁注射液镇痛作用的实验研究[J]. 黑龙江医药，2011，24（4）：534-537.

[2] 关业枝，袁征，茹丽，等. 复方风湿宁注射液的抗炎作用研究[J]. 现代药物与临床，2011，26（4）：290-293.

[3] 关业枝，许常辉，张首亚，等. 复方风湿宁注射液活血化瘀作用的实验研究[J]. 广州中医药大学学报，2011，28（4）：399-401.

[4] 郑付华. 复方风湿宁注射液治疗痛风性关节炎的疗效观察[J]. 当代医学，2009，15（4）：149.

（北京中医药大学　张　冰、林志健）

二十五味儿茶丸

【药物组成】　儿茶、诃子、毛诃子、余甘子、西藏棱子芹、黄精、天冬、喜马拉雅紫茉莉、蒺藜、乳香、决明子、黄葵子、宽筋藤、荜茇、铁粉（制）、渣驯膏、铁棒锤、麝香、藏菖蒲、木香、水牛角、珍珠母、甘肃棘豆、扁刺蔷薇、秦艽花。

【处方来源】　藏药。国药准字 Z54020031。

【功能与主治】　祛风除痹，消炎止痛，干黄水。用于"白脉"病，痛风，风湿性关节炎，关节肿痛变形，四肢僵硬，黄水病，"冈巴"病等。

【药效】　主要药效如下：

1. 抑制尿酸生成作用[1, 2]　二十五味儿茶丸对氧嗪酸钾联合次黄嘌呤诱导的高尿酸血症大鼠具有显著的降尿酸作用。其药效机制主要是抑制尿酸生成过程中关键酶 XOD 的活性，从而减少尿酸生成。

2. 促进尿酸排泄作用[1, 2]　二十五味儿茶丸可改善皮下注射氧嗪酸钾（200mg/kg）联合灌胃次黄嘌呤诱导的高尿酸血症大鼠肾脏病理损伤，升高 OAT1 及 OAT3 的表达，抑制 URAT1 的表达，从而增加肾脏尿酸排泄。

3. 抑制痛风炎症反应[3]　二十五味儿茶丸对尿酸钠诱导的大鼠急性痛风性关节炎具有防治作用，可显著降低关节肿胀度，减少关节处白细胞及中性粒细胞浸润，改善血沉，明显降低炎性因子 TNF-α、IL-1β、IL-8、COX-2 含量，并可明显降低 COX-2 蛋白表达水平。

【临床应用】　用于高尿酸血症、痛风、风湿性关节炎、类风湿关节炎的治疗。

1. 高尿酸血症　二十五味儿茶丸可抑制尿酸生成及促进肾脏尿酸排泄，常用于高尿酸血症的治疗。

2. 痛风　二十五味儿茶丸可改善炎症反应，抑制炎症因子，改善血沉，治疗痛风性关节炎。

3. 风湿性关节炎　口服二十五味儿茶丸治疗风湿性关节炎，可使患者关节炎症症状改善，各关节红肿热痛症状消失，活动自如，抗"O"血沉正常，X线摄片示软组织肿胀消失[4]。

4. 类风湿关节炎　口服二十五味儿茶丸治疗类风湿关节炎，患者主要临床症状消失或基本恢复，活动和工作基本不会受到影响，或仅在阴天或下雨天会感到关节僵硬疼痛。

【不良反应】　尚不明确。

【使用注意】　①孕妇慎用。②忌油腻、生、冷、酸、腐、辛辣刺激性食物。

【用法与用量】　一次 4~5 丸，一日 2~3 次。

参 考 文 献

[1] 扎桑. 二十五味儿茶丸治疗类风湿性关节炎的疗效探讨[J]. 智慧健康，2017，3（5）：67-68.

[2] 方聪，陈兰英，李雪亮，等. 藏药二十五味儿茶丸降尿酸作用及对尿酸转运蛋白表达水平的影响[J]. 中成药，2018，40（11）：

2374-2379.

[3] 陈兰英，周星，骆瑶，等. 二十五味儿茶丸对痛风性关节炎大鼠炎症反应的影响[J]. 中国实验方剂学杂志，2017，23（9）：128-133.

[4] 黄三青. 藏药二十五味儿茶丸治疗风湿性关节炎 100 例临床观察[J]. 中国民族医药杂志，2001，（2）：11.

（北京中医药大学　张　冰、林志健）

青 鹏 软 膏

【药物组成】 棘豆、亚大黄、铁棒锤、诃子（去核）、毛诃子、余甘子、安息香、宽筋藤、人工麝香。

【处方来源】 藏药。《中国药典》（2015 年版）。

【功能与主治】 藏医：活血化瘀，消炎止痛。用于痛风、风湿、类风湿关节炎、热性"冈巴"、"黄水"病变引起的关节肿痛、扭挫伤肿痛、皮肤瘙痒、湿疹。中医：活血化瘀，消肿止痛。用于风湿性关节炎、类风湿关节炎、骨关节炎、痛风、急慢性扭挫伤、肩周炎引起的关节、肌肉肿胀疼痛及皮肤瘙痒、湿疹。

【药效】 主要药效如下：

1. 消炎镇痛作用[1, 2]　痛风性关节炎是由于尿酸盐沉积在关节囊、滑囊、软骨、骨质和其他组织中而引起的关节肿胀及炎性反应，主要表现为关节的剧痛，关节周围组织明显肿胀、发热、发红和压痛。青鹏软膏可显著改善福尔马林致大鼠疼痛并降低血清 NO 及 β-内啡肽水平，还可以抑制佐剂性关节炎大鼠的关节肿胀度及关节滑膜损伤程度。

2. 抑制血管新生作用[3]　青鹏软膏可减少佐剂性关节炎大鼠的滑膜血管增生，保护关节滑膜。

3. 抗氧化作用[4]　青鹏膏能够显著降低运动大鼠安静和游泳力竭即刻肌肉 TNF-α 和 IL-6 的含量，对减缓肌肉炎症反应有一定作用。

【临床应用】 用于痛风、类风湿关节炎、膝骨关节炎等疾病的治疗。

1. 痛风　青鹏软膏可抗氧化、消炎镇痛、抑制血管增生，治疗痛风性关节炎，临床采用青鹏软膏涂擦加依托考昔口服，治疗后疼痛、压痛、红肿、关节活动度评分与治疗前相比有较显著改善。提示青鹏软膏具有消肿止痛疗效，对痛风性关节炎急性高峰期作用明显，对急性痛风性关节炎的疼痛、肿胀、压痛功能疗效明显。

2. 类风湿关节炎　青鹏软膏患处涂擦，可显著改善手足小关节疼痛、肿胀，关节压痛，晨僵，屈伸不利等症状[5]。

3. 膝骨关节炎　青鹏软膏适量涂于患侧膝关节，轻轻揉搓约 5 分钟使药物渗透皮肤，早晚各 1 次，连续治疗 4 周，患膝数项指标综合评分（从关节休息痛和运动痛、肿胀、压痛、活动度及行走情况等指标对治疗前后患膝进行综合评价，以各指标评分之和衡量症状：0 分为正常、1～2 分为轻、3～5 分为中、6～10 分为重、11 分以上极重）均有明显改善[6]。

【不良反应】 尚不明确。

【使用注意】 孕妇慎用。

【用法与用量】 外用。取本品适量涂于患处，一日 2 次。

参 考 文 献

[1] 许文频, 王欣, 李敏, 等. 比较研究奇正青鹏软膏与辣椒碱软膏的抗炎镇痛作用及机制[J]. 中国临床药理学与治疗学, 2010, 10: 1100-1105.

[2] 李慧敏, 李宝丽. 青鹏软膏治疗大鼠佐剂性关节炎作用初探[J]. 中国实验方剂学杂志, 2011, 6: 228-231.

[3] 李慧敏, 李宝丽. 青鹏软膏外用对 AA 大鼠滑膜血管新生的影响[J]. 中国实验方剂学杂志, 2012, 13: 238-241.

[4] 苏雅真. 奇正青鹏膏对运动大鼠抗氧化能力影响的研究[D]. 北京: 北京体育大学, 2009.

[5] 周晓妍, 汪元元, 孙娜, 等. 青鹏软膏治疗类风湿关节炎湿热痹阻证疗效观察[J]. 临床医药文献电子杂志, 2017, 4 (11): 2137.

[6] 屈留新. 奇正青鹏软膏治疗膝关节骨关节炎 42 例[J]. 中医杂志, 2011, 52 (24): 2137-2138.

（北京中医药大学 张 冰、林志健）

五味甘露药浴汤散

【**药物组成**】 刺柏、烈香杜鹃、大籽蒿、麻黄、水柏枝。

【**处方来源**】 藏药。国药准字 Z20023200。

【**功能与主治**】 发汗，消炎，止痛，平黄水，活血通络。用于痹证即风湿性关节炎、类风湿关节炎、痛风、偏瘫、皮肤病、妇女产后疾病等。

【**药效**】 主要药效如下[1]:

1. **抗炎作用** 五味甘露药浴汤散可对抗二甲苯致大鼠耳郭肿胀实验模型、蛋清致大鼠足爪的炎症肿胀模型；并可抑制滑膜细胞 JAK-STAT 信号通路的激活，使 P-STAT1、P-STAT3、IL-6 表达下降，IL-10 表达上升；在 JAK-STAT 信号通路上 I12rb、Mp1、Stam 等相关信号分子表达上调，PIAS1、PIAS3、SOCS4、EPO、IFNGR2 等相关炎症信号分子表达下调。

2. **镇痛作用** 五味甘露药浴汤散可减少大鼠乙酸扭体反应，具有很好的镇痛作用。

【**临床应用**】 用于痛风、高尿酸血症。

1. **痛风**[2-4] 五味甘露药浴汤散蒸汽熏蒸（五味甘露药浴汤散 40g，置于可加热足浴木桶中，加水 1000ml，蒸汽熏蒸），同时口服非甾体抗炎镇痛药戴芬-双氯酚酸钠，具有明显的镇痛及抗炎作用，可抑制滑膜细胞增殖、促进细胞凋亡、抗炎消肿、保护关节骨与软骨，用于痛风及其他关节炎症治疗，患者的关节肿胀、疼痛、压痛及关节功能可明显改善。

2. **高尿酸血症** 五味甘露药浴汤散临床治疗痛风患者，可显著降低患者血尿酸水平[5, 6]。

【**不良反应**】 尚不明确。

【**使用注意**】 ①凡是瘟疫和骚热症，浮肿，身体虚弱，食欲不振等者不能药浴。②根据患者病情辅以西医必要检查，包括血压、心电图、血常规、尿常规、肝肾功能、电解质、风湿四项（类风湿因子、C 反应蛋白、血沉、抗 "O"）等实验室检查。③妇女月经期及妊娠期禁止药浴治疗。药浴时注意保暖。

【**用法与用量**】 外用，将本品煎汤倒入浴盆，并根据病情，配好加味药，与主药同时注入浴盆。水温 40℃，浸泡全身或患病部位，每日 2 次，每次 15～20 分钟，浴后卧热炕发汗，浴疗 3 个疗程，每个疗程 7 日。

参 考 文 献

[1] 王静，张艺，杨花，等. 藏药五味甘露药浴颗粒对 AA 模型大鼠的药效作用研究[J]. 中国民族民间医药，2018，27（18）：12-16.

[2] 罗桑闹布. 藏药浴综合治疗类风湿性关节炎的临床效果体会[J]. 世界最新医学信息文摘，2018，18（40）：169.

[3] 王天虹. 藏药浴的文化内涵及五味甘露药浴颗粒对 AA 模型大鼠滑膜细胞的炎症信号通路调控机制研究[D]. 成都：成都中医药大学，2016.

[4] 叶忠措. 藏医五味甘露药浴疗法对痛风病和类风湿性关节炎的治疗[J]. 中国藏学，1997，（4）：72-74.

[5] 林扎西卓玛. 藏医五味甘露药水浴之研究[J]. 中国民族医药杂志，2013，19（8）：33-36.

[6] 梁宏达，王吉波，潘琳，等. 五味甘露药浴颗粒治疗急性痛风性关节炎的临床观察[J]. 中华全科医学，2011，9（12）：1863-1865.

（北京中医药大学　张　冰、林志健）

四、其　他

五 苓 散

【药物组成】　泽泻、茯苓、猪苓、白术、桂枝。

【处方来源】　汉·张仲景《伤寒杂病论》。《中国药典》（2015 年版）。

【功能与主治】　温阳化气，利湿行水。用于小便不利，水肿腹胀，呕逆泄泻，渴不思饮。

【药效】　主要药效如下：

1. 促进肾脏尿酸排泄　五苓散能降低氧嗪酸钾诱导的高尿酸血症小鼠血清尿酸水平。其作用机制可能是五苓散显著下调高尿酸血症动物肾脏 mURAT1、mGLUT9 mRNA 及蛋白质表达水平，并上调 mOAT1、mOCT1、mOCT2 和 mOCTN2 mRNA 及蛋白质表达水平，从而促进肾脏尿酸排泄[1-3]。

2. 抑制尿酸生成　高尿酸血症的临床特征为血尿酸水平升高。五苓散具有健脾化气利湿之功，调节水液代谢。实验研究显示五苓散对腺嘌呤和盐酸乙胺丁醇混悬液灌胃诱导的高尿酸血症小鼠有较好的抑制作用，能显著降低高果糖饮食诱导的高尿酸血症小鼠的血清尿酸水平；茵陈五苓散能降低高尿酸血症大鼠血清中黄嘌呤氧化酶水平[3-5]。

【临床应用】　用于高尿酸血症、痛风的治疗。

1. 高尿酸血症　五苓散具有促进尿酸排泄，降低尿酸水平的作用，临床用于无症状高尿酸血症或高尿酸血症伴有痛风患者等。

2. 痛风　高尿酸血症可以引起反复发作性痛风性急性关节炎、痛风石沉积、关节畸形、尿酸肾结石等。五苓散可降低尿酸水平，降低血小板聚集性，改善微循环，抗炎消肿，改善痛风关节症状。

【不良反应】　尚不明确。

【使用注意】　尚不明确。

【用法与用量】　口服。一次 6～9g，一日 2 次。

参 考 文 献

[1] Yang Y, Zhang D M, Liu J H, et al.Wuling San protects kidney dysfunction by inhibiting renal TLR4/MyD88 signaling and NLRP3 inflammasome activation in high fructose-induced hyperuricemic mice[J]. J Ethnopharmacol，2015，169：49-59.

[2] Ding X Q，Pan Y，Wang X，et al. Wuling San ameliorates urate under-excretion and renal dysfunction in hyperuricemic mice[J]. Chinese Journal of Natural Medicines，2013，11（3）：214-221.

[3] 王玉明，张云云. 五苓散加味治疗高尿酸血症临床观察[J]. 北京中医，2003，1：19.

[4] 黄海，高展翔，王红妹，等. 加味茵陈五苓散对高尿酸血症大鼠黄嘌呤氧化酶活性的调节作用[J]. 福建中医学院学报，2010，20（4）：33-35.

[5] 郝满霞，王秀萍，史东恒. 五苓散治疗痛风症的临床观察[J]. 中国社区医师（医学专业），2012，26：199-200.

（北京中医药大学　张　冰、林志健）

第四章

糖尿病中成药名方

第一节 概 述

一、概 念

糖尿病（diabetes mellitus）是以高血糖为特征的慢性全身性内分泌代谢性疾病。主要由于机体胰岛素的分泌缺陷和（或）对胰岛素反应性降低（胰岛素抵抗），而导致糖、脂肪和蛋白质等物质的代谢紊乱。根据 1999 年世界卫生组织（WHO）确定的分型标准，分为 1 型糖尿病、2 型糖尿病、特殊类型糖尿病及妊娠糖尿病[1]。

中医将糖尿病归为"消渴"的范畴，认为消渴病为热盛伤阴致病。由于燥热偏盛，阴津亏耗，燥热伤阴，阴伤则燥热加重，两者恶性循环导致消渴。

二、病因及发病机制[1]

（一）病因

1 型糖尿病的主要病因是胰岛 B 细胞遭到破坏而胰岛素绝对缺乏，患者通常需要使用胰岛素来维持生命。2 型糖尿病是糖尿病中最常见的类型，其特征为胰岛素抵抗和胰岛 B 细胞功能受损，可以其任意一个方面为主，确切病因尚不十分清楚，但不出现 B 细胞的自身免疫性破坏。

（二）发病机制

1 型糖尿病主要是因自身免疫功能异常，导致分泌胰岛素的胰岛 B 细胞遭自身免疫系统攻击破坏所致；通常以谷氨酸脱羧酶抗体、胰岛细胞抗体和胰岛素抗体为特征，这些抗体反映了导致 B 细胞破坏的自身免疫过程。2 型糖尿病患者通常存在胰岛素抵抗和胰岛素相对而非绝对的缺乏；2 型糖尿病的危险因素包括老龄化、肥胖、缺乏体力活动等，这类糖尿病有很强的家族聚集倾向，因此，2 型糖尿病患者的一级亲属易患此病，即遗传易感性。

三、临 床 表 现

糖尿病的主要临床表现为"三多一少"，即多尿、多饮、多食和消瘦。在汉代名医张仲景《金匮要略》之"消渴篇"中，对消渴症的"三多"症状已有记载。血糖高为本病特征，久则有较多并发症。但多数 2 型糖尿病发病隐匿，症状不明显，往往在体检或因并发症就医时而发现。

随着糖尿病病程延长，长期持续的高血糖与代谢紊乱等可导致全身组织器官，特别是眼、肾、心脏和血管及神经系统等多器官的慢性损伤、功能障碍和衰竭，即出现糖尿病并发症。严重者可出现酮症酸中毒或非酮症性高渗状态，如果缺乏有效的治疗，可导致患者昏迷甚至死亡。

四、诊　　断

目前主要依据静脉血糖水平诊断糖尿病，具体诊断标准如下：

（1）空腹血糖（FBG）≥7.0mmol/L。空腹的定义是至少 8 小时未摄入热量。

（2）口服糖耐量试验（OGTT）2 小时血糖 ≥ 11.1mmol/L。试验应按世界卫生组织（WHO）的标准进行，用相当于 75g 无水葡萄糖溶于水作为糖负荷。

（3）有高血糖典型症状或高血糖危象的患者，随机血糖≥11.1mmol/L。

（4）如无明确的高血糖，结果应重复检测确认。

五、治　　疗

糖尿病治疗的基本目标是严格控制血糖，以防患者发生急慢性并发症。大量的前瞻性随机对照试验证明了严格控制血糖的益处，常用的多种类型口服降糖药物及胰岛素制剂大大提高了糖尿病的整体治疗水平。

（一）常用化学药物及现代技术

根据糖尿病的分型，其治疗药物分类如下：治疗 1 型糖尿病，主要为胰岛素制剂，包括基因重组人胰岛素及多种胰岛素衍生物（包括速效、长效胰岛素制剂）。治疗 2 型糖尿病的药物，主要有：①促胰岛素分泌剂，磺酰脲类和非磺酰脲类，GLP-1 类似物和 DPP4 抑制剂；②促进葡萄糖利用药，如双胍类；③延缓肠道碳水化合物吸收药，α-葡萄糖苷酶抑制剂类，如阿卡波糖；④胰岛素增敏剂：噻唑烷二酮类化合物，如罗格列酮（Rosiglitazone）和吡格列酮（Pioglitazone）；⑤其他，如晚期糖基化终末产物（AGEs）受体阻断剂，对防治糖尿病某些慢性并发症有意义，特别是糖尿病肾病；钠-葡萄糖协同转运蛋白 2（SGLT2）抑制剂，通过减少肾小管对葡萄糖的重吸收并促进尿糖排泄，达到降低血糖目的。醛糖还原酶抑制剂依帕司他（Epalrestat），用于改善因糖尿病引起的神经疼痛、感觉异常及糖性白内障等慢性并发症。

另外，糖尿病患者在药物治疗的同时，结合控制饮食、多运动，做到"管住嘴，迈开腿"等综合治疗策略，可使整体性治疗取得良好疗效。

（二）中成药治疗

中成药治疗不仅能改善患者临床症状和生存质量，还可大大提高患者的远期疗效及生存率。但是中医治疗糖尿病，应扬长避短，选择好其适应证。一般就降血糖作用而言，中成药较化学药物作用缓慢，但它更注重机体整体的代谢调节，在改善症状等方面效果明显优于化学药物。因此，中成药更适用于非胰岛素依赖型糖尿病（即 2 型糖尿病），以及伴有慢性血管及神经并发症的患者。但随着现代医学诊断技术的发展，中成药治疗常纳入现代医学检查项目中能反映病情的多项指标，以辨证和辨病相结合手段治疗糖尿病。

在临床诊治中，常见以往口服化学药物对血糖的控制不理想者，但结合中药治疗后，效果显著增强；也常有患者虽然血糖控制较好，但症状明显，加用中药后症状改善或消失。

第二节　中成药名方的辨证分类与药效

中药治疗糖尿病的基本药效是改善胰岛素抵抗，降血糖。不同中药尚有其他不同的药效，如改善糖尿病患者不适症状，降血脂，保护胰岛功能，抗氧化等多种药理效应，发挥对糖尿病的治疗作用。依据药物的功效，中成药名方的常见辨证分类如下：

一、清热生津类[2-4]

糖尿病阴虚热盛证者主要临床表现：咽干口燥，心烦畏热，渴喜冷饮，多食易饥，溲赤便秘。舌红苔黄，脉细滑数，或细弦数。

糖尿病阴虚热盛者主要病理变化：血糖升高，脂代谢紊乱和胰岛素抵抗。微量元素水平升高，氧化应激增加，自主神经系统调节功能降低。

清热生津类药物的药效：改善糖脂代谢，改善胰岛素抵抗，降低氧化应激，提高自主神经系统的调节功能。

常用中成药：消渴安胶囊、消渴康颗粒、玉女煎、玉泉丸（散、颗粒、胶囊）、生脉散（饮、胶囊、颗粒）、生津消渴胶囊、三黄片、干姜黄连黄芩人参汤、通脉降糖胶囊等。

二、清利湿热类[5-6]

糖尿病湿热困脾证者主要临床表现：脘腹痞满，大便黏腻不爽，或臭秽难闻，小便色黄，口干不渴，或有口臭，舌红，舌体胖大，或边有齿痕，苔黄腻，脉滑数。

糖尿病湿热困脾证患者主要的病理变化：血糖升高，血脂代谢紊乱，胰岛素抵抗，低度炎症，氧化应激增加。

清利湿热类药物可以降低湿热困脾证患者的血糖水平，改善脂代谢紊乱和胰岛素抵抗，降低氧化应激和改善低度炎症状态。

常用中成药：金糖宁胶囊、桑枝颗粒、葛根芩连片（丸、口服液）、黄连温胆汤等。

三、益气养阴类

糖尿病气阴两虚证者主要临床表现：消瘦，疲乏无力，易出汗，口干口苦，心悸失眠，舌红少津，苔薄白或少苔，脉虚细数。

气阴两虚证者主要病理变化：血糖升高，腰围指数增加，脂代谢紊乱，氧化应激增加，胰岛素抵抗。

益气养阴类药物药效：改善外周胰岛素抵抗，抑制脂质过氧化，抗自由基损伤，降低血糖等。

常用中成药：金芪降糖片、津力达颗粒（口服液）、渴乐宁胶囊、芪药消渴胶囊、芪蛭降糖胶囊（片）、山药参芪丸（膏）、天芪降糖胶囊、消渴平片（胶囊）、养阴降糖片（颗粒）、降糖甲片（胶囊、颗粒）、参芪降糖胶囊（颗粒、片）、降糖宁胶囊、降糖通脉片、人知降糖胶囊、麦芪降糖丸、益津降糖口服液、振源胶囊（片）、人参糖肽注射液等。

四、滋阴补阳类[7-8]

糖尿病阴阳两虚证患者的主要临床表现：小便频数，夜尿增多，浑浊如脂如膏，甚至饮一溲一，五心烦热，口干咽燥，神疲，耳轮干枯，面色黧黑，腰膝酸软无力，畏寒肢冷，四肢欠温，阳痿，下肢浮肿，甚则全身皆肿，舌质淡，苔白而干，脉沉细无力。

糖尿病阴阳两虚证患者主要的病理变化：脂肪-胰岛内分泌轴功能失常，垂体-甲状腺轴功能失常，糖脂代谢紊乱，内分泌失常，胰岛素分泌减少。

滋阴补阳类药物具有调节脂肪-胰岛内分泌轴和垂体-甲状腺轴，改善内分泌功能，提高胰岛素水平，降血糖等作用。

常用中成药：降糖舒胶囊（片、丸）、六味地黄丸（浓缩丸、颗粒、胶囊、软胶囊）、知柏地黄丸、桂附地黄丸（胶囊）、麦味地黄丸、金匮肾气丸等。

五、其　他

针对糖尿病的其他证型如糖尿病肝胃郁热证、糖尿病痰热互结证等。

常用中成药：糖脉康胶囊（颗粒）、大柴胡汤、增液汤（口服液）、二陈汤（丸）、小陷胸汤、木丹颗粒、双丹明目胶囊、十八味诃子利尿丸、芪明颗粒等。

参 考 文 献

[1] Gordon C.Weir.Joslin.糖尿病学[M]. 北京：人民卫生出版社，2007：338-339.

[2] 谢明智. 中药抗糖尿病的药理作用[J]. 中国中西医结合杂志, 2001, 21（4）: 318-320.

[3] 陈奇, 张伯礼. 中药药效研究方法学[M]. 北京: 人民卫生出版社, 2016: 14-27.

[4] 陈奇. 中成药名方药理与临床应用[M]. 香港: 香港雅艺出版公司, 深圳: 海天出版社联合出版, 1991: 450-527.

[5] 陈奇. 中药名方药理与临床应用[M]. 台北: 南天出版社, 1993: 1-50.

[6] 陈奇. 中成药名方药理与临床[M]. 北京: 人民卫生出版社, 1998: 683-818.

[7] 郑筱萸. 中药新药临床研究指导原则（试行）[M]. 北京: 中国医药科技出版社, 2002.

[8] 贾伟平. 中国 2 型糖尿病防治指南（2017 年版）[J]. 中华医学会糖尿病学分会, 2017.

（中国医学科学院北京协和医学院药物研究所　申竹芳、刘率男, 江西中医药大学　徐国良、李冰涛）

第三节　中成药名方

一、清热生津类

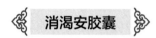

消渴安胶囊

【药物组成】　地黄、知母、黄连、地骨皮、枸杞子、玉竹、人参、丹参。

【处方来源】　研制方。国药准字 Z19991067。

【功能与主治】　清热生津, 益气养阴, 活血化瘀。用于消渴病阴虚燥热兼气虚血瘀证。症见口渴多饮, 多食易饥, 五心烦热, 大便秘结, 倦怠乏力, 自汗等。有一定的降血糖作用。

【药效】　主要药效如下:

1. 降血糖、降血脂[1]　糖尿病是一种以血糖升高为主要特征的代谢性疾病, 糖尿病患者表现为血糖或尿糖水平升高, 同时也表现为血脂代谢紊乱, 糖尿病又称为糖脂病。

消渴安胶囊对糖尿病小鼠具有降血糖作用, 能够改善糖尿病小鼠血脂代谢紊乱, 显著增加小鼠血清中胰岛素的含量。消渴安胶囊对肾上腺素引起的血糖及肝糖含量增加有明显的抑制作用, 并能增强肾上腺素降低肝糖原的作用。研究结果提示消渴安降糖作用机理不仅是通过刺激胰岛 B 细胞分泌胰岛素, 还可通过抑制肝糖原的合成使肝糖原异生作用降低, 减少葡萄糖的生成从而发挥降糖作用。

2. 改善胰岛素抵抗[2]　胰岛素抵抗是由于各种原因引起的胰岛素敏感性下降, 胰岛素水平代偿性升高的现象, 胰岛素抵抗是代谢性疾病的共同病理因素。

消渴安胶囊能显著提高 2 型糖尿病患者的胰岛素敏感性, 改善糖、脂代谢, 降低糖化血红蛋白水平, 治疗 2 型糖尿病患者的胰岛素抵抗。

【临床应用】

1. 2 型糖尿病[3,4]　消渴安胶囊临床治疗 2 型糖尿病, 可以降低糖尿病患者血糖、血脂水平, 改善糖尿病患者口渴多饮, 易饥善食, 五心烦热, 大便秘结, 倦怠乏力, 自汗等临床症状。消渴安胶囊可以显著降低糖尿病患者血糖、尿糖水平, 改善糖尿病患者脂代谢紊乱。在糖尿病患者临床症状、血糖、血脂指标改善方面, 消渴安胶囊疗效优于玉泉丸。

2. 糖尿病性冠心病[5,6]　消渴病病初多阴虚燥热, 日久津伤气耗, 致气阴两虚。气虚则血运无力，阴虚则血脉涩滞，血行不畅，痹阻心脉，则胸痹（糖尿病性冠心病）。消渴安胶囊能明显改善胰岛素抵抗及心肌缺血，降低血黏度，调节血脂，且能清除氧自由基，减轻抗脂质过氧化损伤。通过多环节治疗糖尿病性冠心病，同时对糖尿病并发症的预防亦有一定价值。

3. 糖尿病性下肢血管病变[7, 8]　糖尿病周围神经病变（DPN）是糖尿病常见的慢性并发症之一，其以远端原发性感觉神经病变和自主神经病变最常见，病变可发生于双侧或单侧，或对称或不对称，但以双侧对称多见，临床表现为手套、袜筒式感觉障碍，并伴疼痛、麻木、发凉、无力及肌萎缩等，给患者带来极大的肉体和精神痛苦，严重影响糖尿病患者的生存质量和生存寿命。

消渴安胶囊联合甲钴胺片口服能够改善糖尿病周围神经病变患者的临床症状，提高神经传导速度，且疗效优于单纯甲钴胺片口服治疗。

【不良反应】　尚未见报道。

【使用注意】　孕妇慎用，定期检查血糖。

【用法与用量】　口服，一次 3 粒，一日 3 次。

参 考 文 献

[1] 杨晓峰，李刚，于德志. 消渴安降糖、降脂作用的研究[J]. 中药新药与临床药理，1999，10（5）：288-289.

[2] 王智明，陈淑玉，周水平，等. 消渴安胶囊对 2 型糖尿病胰岛素敏感性指数血脂的影响[J]. 中华中医药学刊，2004，22（1）：167-168.

[3] 南征，南红梅，何泽，等. 消渴安胶囊治疗 2 型糖尿病 920 例临床与实验研究[J]. 长春中医药大学学报，2005，21（1）：13-15.

[4] 付旭彦，刘永红. 消渴安胶囊治疗消渴（2 型糖尿病）的临床疗效观察[J]. 疑难病杂志，2002，1（4）：215-216.

[5] 杜廷海，吕小红，吕靖中. 消渴安胶囊治疗糖尿病性冠心病 150 例临床观察[J]. 中国中医药科技，2001，8（2）：117-118.

[6] 马晓霖. 消渴安胶囊治疗糖尿病性冠心病的临床与实验研究[D]. 郑州：河南中医学院，1997.

[7] 戴琴. 针灸加消渴安胶囊治疗 2 型糖尿病周围神经病变的临床观察[J]. 医学信息，2013，（27）：483.

[8] 叶新，李允，张燕利，等. 消渴安胶囊治疗糖尿病周围神经病变的临床观察[J]. 中医药临床杂志，2015，（4）：500-502.

（江西中医药大学　徐国良、李冰涛）

消渴康颗粒

【药物组成】　石膏、知母、生地、麦冬、天花粉、玉竹、玄参、牛膝、丹参、泽泻、党参、山茱萸、枇杷叶、南五味子。

【处方来源】　研制方。国药准字 Z20020045。

【功能与主治】　清热养阴，生津止渴。用于 2 型糖尿病阴虚热盛型。症见口渴喜饮，消谷易饥，小便频数，急躁易怒，怕热心烦，大便干结等。

【药效】　主要药效如下：

1. 降低血糖、血脂[1-3]　胰岛素分泌不足或者胰岛素抵抗是糖尿病的基本病理因素。胰岛素分泌不足或者胰岛素抵抗导致胰岛素降血糖及改善脂代谢作用下降，引起糖尿病患者血糖升高、脂代谢紊乱。持续的高糖环境带来的"糖毒性"会引起组织病变，导致糖尿病并发症的产生；另外糖脂代谢紊乱诱发糖尿病心血管并发症。

消渴康颗粒具有降血糖改善脂代谢紊乱作用。糖尿病患者服用消渴康颗粒后，低密度脂蛋白胆固醇（LDL-C）、空腹血糖（FBG）、餐后 2 小时血糖（2h PG）水平降低，高密度脂蛋白胆固醇（HDL-C）水平有明显升高。另外，以消渴康颗粒干预糖尿病肾病大鼠，结果模型大鼠空腹血糖、血脂水平明显降低。

2. 改善胰岛素抵抗[4]　胰岛素抵抗（insulin resistance，IR）是指胰岛素作用的靶器官对胰岛素作用的敏感性下降，即正常剂量的胰岛素产生低于正常生物学效应的一种状态。目前认为，胰岛素抵抗不仅是 2 型糖尿病的发病基础，更是贯穿多种代谢疾病的主线，是联结它们的纽带，胰岛素抵抗是多种代谢性疾病的共同病理基础。以消渴康颗粒干预胰岛素抵抗大鼠，可使大鼠胰岛素水平和胰岛素抵抗指数明显降低，表明消渴康颗粒可以明显改善胰岛素抵抗。

3. 降低血清尿素氮和肌酐[3]　尿素氮是蛋白质代谢的终产物，是体内的一种代谢废弃物。由肝脏合成，经肾脏排出体外，尿素氮水平反映肝脏代谢能力或肾脏的排泄功能。尿素氮偏高可见于以下疾病：①肾脏疾病，如慢性肾炎、肾动脉硬化症、严重肾盂肾炎、肾结核和肾肿瘤的晚期，尤其是在肾衰竭尿毒症时：②肾前性疾病，如脱水、水肿、腹水、循环功能不全等。③肾后性疾病，如尿路结石或前列腺肿大引起的尿路梗阻。对糖尿病肾病大鼠予消渴康颗粒治疗，结果示大鼠空腹血糖、血脂、血清尿素氮和肌酐水平明显降低，表明消渴康颗粒能够有效降低糖尿病肾病大鼠血清尿素氮和肌酐水平。

【临床应用】

1. 2 型糖尿病[5-7]　运用消渴康颗粒治糖尿病，可以有效升高高密度脂蛋白胆固醇水平，降低血清总胆固醇、三酰甘油水平，降低低密度脂蛋白胆固醇、空腹血糖、餐后 2 小时血糖水平，从而改善糖脂代谢紊乱；另外消渴康颗粒还可以改善胰岛素抵抗。

2. 糖尿病肾病[3.8]　运用消渴康颗粒治疗糖尿病肾病，可以有效降低血清尿氮素、肌酐水平，有效改善肾脏功能，进而降低尿素氮等代谢废弃物对机体造成的损害。

【不良反应】　尚未见报道。

【使用注意】　定期复查血糖。

【用法与用量】　餐前温开水送服。一次 1 袋，一日 3 次。30 天为 1 个疗程。

参 考 文 献

[1] 王炼石. 二甲双胍联合消渴康颗粒治疗 2 型糖尿病临床疗效分析[J]. 影像研究与医学应用，2018，2（9）：21-23.

[2] 耿建国，李云虎，齐昉. 消渴康对糖调节受损患者血脂、血糖的影响[J]. 首都医科大学学报，2007，（2）：203-205.

[3] 贾德贤，季小梅，王谦，等. 消渴康对糖尿病肾病大鼠的治疗作用[J]. 中国实验方剂学杂志，2009，15（7）：57-59

[4] 常风云. 消渴康对糖尿病胰岛素抵抗大鼠胰岛素敏感指数、血栓素及内皮素的影响[A]//中华中医药学会. 第七次全国中医糖尿病学术大会论文汇编[C]. 中华中医药学会中华中医药学会糖尿病分会，2003：3.

[5] 李占华. 消渴康颗粒联合二甲双胍治疗初发二型糖尿病 120 例[J]. 陕西中医，2012，33（2）：210.

[6] 张如福. 消渴康片治疗糖尿病 128 例临床分析[A]//中华中医药学会糖尿病分会. 糖尿病中医研究进展：全国第六次中医糖尿病学术会议论文集[C]. 中华中医药学会糖尿病分会，2000：2.

[7] 王文革，宋明锁. 消渴康合剂治疗糖尿病 101 例临床分析[J]. 山西职工医学院学报，1998，（3）：38-39.

[8] 章九红，李文泉，耿建国，等. 加味消渴康治疗糖尿病肾病临床疗效观察[J]. 北京中医药，2015，34（1）：6-9.

（江西中医药大学　徐国良、李冰涛）

玉 女 煎

【药物组成】　石膏、熟地、知母、麦冬、牛膝。

【处方来源】　明·张景岳《景岳全书》。

【功能与主治】　清脏腑热，清胃热，滋肾阴，主治胃热阴虚证。清胃热，滋肾阴。头痛，牙痛，牙松齿衄，烦热干渴，舌红苔黄而干。亦治消渴、消谷善饥等。

【药效】　主要药效如下：

1. 降血糖、降血脂[1-3]　血糖升高及脂质代谢紊乱是糖尿病的主要临床特征。脂代谢紊乱为 2 型糖尿病发病机理中的原发事件，脂代谢紊乱导致游离脂肪酸从脂肪库中动员出来，高游离脂肪酸（FFA）刺激使高活性反应分子活性氧簇（ROS）和活性氮簇（RNS）生成增多，这些活性分子可直接氧化和损伤 DNA、蛋白质、脂类，还可作为功能性分子信号，激活细胞内多种应激敏感信号通路，导致胰岛素抵抗和 B 细胞功能受损。

玉女煎加减方治疗高血糖模型大鼠，结果示模型大鼠血糖、总胆固醇、三酰甘油、还原黏度、血浆黏度及血细胞比容均得到显著改善。在降低血糖方面，玉女煎明显优于二甲双胍。

2. 调节胃肠功能紊乱[4]　糖尿病胃肠功能紊乱是由于糖尿病损害神经、微血管导致胃肠功能障碍。临床主要症状包括上腹部闷胀感，顽固性便秘，或腹泻与便秘交替，或无痛性腹泻、腹泻稀水样便，甚至大便不禁。

加味玉女煎可以显著降低糖尿病胃肠功能紊乱大鼠血清促胃液素和血浆胃动素水平，可以改善其胃肠道消化、胃肠功能及促进胃肠动力。

3. 抗甲状腺功能亢进[5-8]　甲状腺功能亢进症，简称"甲亢"，是指由于甲状腺自身病变所引起的基础代谢率（BMR）增高、自主神经系统功能失常等一系列综合征。

玉女煎干预甲状腺功能亢进症小鼠，可使小鼠体重增长明显加快，心脏质量指数明显降低，自发活动次数明显减少，耗氧量明显降低，血清三碘甲状腺原氨酸、甲状腺素含量降低。对于甲亢模型大鼠，加减玉女煎干预可显著减慢甲亢大鼠的心率（RH），抑制心脏肥厚及胸腺肿大，降低血浆三碘甲状腺原氨酸（T3）、血清游离三碘甲状腺原氨酸（FT3）及血清游离甲状腺素（FT4）的浓度，抑制血清白细胞介素-4（IL-4）的浓度，显著降低血清促甲状腺素受体抗体（TRAb）和甲状腺球蛋白抗体（TGbA）的水平。

4. 抗心室重构[9-12]　心室重构（VR）是导致充血性心力衰竭（CHF）的主要不利因素之一。心脏受损或负荷改变引起心室重构（VR），临床表现为心脏大小、形状和功能的变化。心室重构（VR）不仅是心脏适应负荷增加的一种初期代偿性反应，而且心室重构（VR）即使在早期也是一种有害反应，随着心室重构（VR）的发生、发展，心律失常、心力衰竭、猝死的发生率也会随之提高。

加减玉女煎治疗心室重构（VR）大鼠，可显著降低动物心指数（HI），升高血清一氧化氮（NO）浓度，降低心肌血管紧张素（AngⅡ）、内皮素（ET-1）、羟脯氨酸（Hyp）含量，升高心肌谷胱甘肽过氧化物酶（GSH-Px）、超氧化物歧化酶（SOD）活性，减小心肌细胞横断面积，抗心室重构。

5. 抗炎[13]　加味玉女煎对退行性膝关节炎也有显著的治疗效果。玉女煎干预佐剂性关节炎大鼠实验结果显示，玉女煎能有效地恢复模型大鼠体重，改善足肿胀，此外，其他实验结果也显示玉女煎在动物和细胞水平均能显著抑制炎症因子的表达。

6. 保护胰腺细胞[14, 15]　胰岛 B 细胞在反馈性调节葡萄糖稳态和胰岛素的释放中具有关键作用。胰腺 B 细胞坏死造成胰岛素分泌不足，机体对糖代谢、脂肪及蛋白质合成作用下降，导致机体血糖水平升高，脂代谢紊乱。

玉女煎能抑制和对抗四氧嘧啶引起的小鼠血糖升高，其作用机制与保护和修复细胞，使胰岛素分泌正常有关；另外，玉女煎也能明显对抗肾上腺素的升血糖作用，其作用机制与促进糖原合成、促进糖的利用、抑制糖异生有关。

【临床应用】

1. 2 型糖尿病[16-18]　玉女煎用于胃热阴虚型 2 型糖尿病，可以改善患者口渴多饮、善饥多食、多尿等临床症状，降低总胆固醇、三酰甘油、空腹血糖、餐后 2 小时血糖及 24 小时尿糖水平，从而控制血糖，改善脂代谢紊乱，治疗胃热阴虚型 2 型糖尿病。

2. 牙周炎[19, 20]　玉女煎具有不同程度的抗菌作用，可以有效杀灭病原微生物，同时玉女煎能促进牙周组织的新陈代谢，及时排除牙周组织内炎性有害物质，从而减轻牙龈炎、牙龈出血等症状，另外玉女煎能减轻末梢神经受压，从而具有减轻牙龈疼痛的作用。

【不良反应】　尚未见报道。

【使用注意】　大便溏泄，脾胃阳虚者不宜使用。

【用法与用量】　石膏 9～15g，熟地 9～30g，麦冬 6g，知母 5g，牛膝 5g，上药用水一盏半，煎七分，温服或冷服。现代用法：水煎服。

参 考 文 献

[1] 于顺新. 加减玉女煎对四氧嘧啶型糖尿病小鼠作用的初步实验观察[J]. 卫生职业教育，2007，25（17）：104-105.

[2] 张状年，刘华东，徐玉田. 玉女煎治疗小鼠实验性糖尿病的药理研究[J]. 中国中医药信息杂志，2000，7（5）：36-37.

[3] 张鸣，孙必强. 玉女煎加减方对高血糖大鼠的实验研究[J]. 中国实验方剂学杂志，2008，14（7）：54-56.

[4] 曹佳薇，宋利斌，邵国明. 加味玉女煎对糖尿病胃肠功能紊乱大鼠血浆胃动素、血清胃泌素的实验研究[J]. 辽宁中医药大学学报，2011，（11）：242-244.

[5] 董炤，陈婵，陈长勋. 加减玉女煎颗粒剂治疗甲状腺功能亢进症的研究[C]. 中华中医药学会中药实验药理分会 2012 年学术年会论文摘要汇编，2012.

[6] 郭娟，陈长勋，李欣. 加减玉女煎抗甲状腺机能亢进作用的研究[J]. 中国中药杂志，2009，34（18）：2369-2372.

[7] 李欣. 加减玉女煎抗甲亢作用的实验研究[D]. 上海：上海中医药大学，2008.

[8] 刘莹. 加减玉女煎颗粒剂抗甲状腺功能亢进的临床前研究[D]. 上海：上海中医药大学，2011.

[9] 杜军. 加减玉女煎抗心室重构的实验研究[D]. 上海：上海中医药大学，2008.

[10] 杜军，陈长勋，王樱，等. 加减玉女煎抗心室重构的实验研究[J]. 中成药，2008，30（1）：24-27.

[11] 杜军，陈长勋，王樱，等. 加减玉女煎对心室重构大鼠血流动力学和 RAS 的干预作用[J]. 中华实用中西医杂志，2007，21（20）：1841-1843.

[12] 杜军，陈长勋，王樱，等. 加减玉女煎调控心室重构的作用机制探讨[C]. 中华中医药学会中药实验药理分会学术会议，2007.

[13] 雷莉妍，王瑞成，谢培，等. 玉女煎对大鼠佐剂性关节炎的治疗作用及机制研究[J]. 中国现代中药，2017，19（2）：196-199.

[14] 何才姑，钱长晖，黄玉梅，等. 玉女煎对 GK 大鼠胰岛自噬基因 Beclin 表达的影响[J]. 康复学报，2012，22（2）：32-35.

[15] 何才姑，钱长晖，黄玉梅，等. 玉女煎对 GK 大鼠胰腺及肾脏自噬基因 LC3 表达的影响[J]. 康复学报，2014，24（1）：11-14.

[16] 潘俊伟. 玉女煎加减治疗非胰岛素依赖型糖尿病 68 例[J]. 中医药信息，1999，（5）：24.

[17] 陈红梅，扈腾腾，陈凯. 玉女煎加味方治疗胃热炽盛型 2 型糖尿病 60 例临床疗效观察[J]. 中医临床研究，2014，（15）：

50-51.

[18] 陈焱. 加味玉女煎治疗 2 型糖尿病胃热阴虚型 42 例[J]. 河南中医，2006，26（12）：35-36.

[19] 李延风，李中宇. 玉女煎治疗慢性牙周炎的随机平行对照研究[J]. 中华中医药学刊，2016，（1）：242-244.

[20] 马云虎，秦彪. 中药玉女煎治疗急性牙周炎的疗效分析[J]. 口腔医学，2001，21（2）：87-88.

（江西中医药大学　徐国良、李冰涛）

玉泉丸（散、颗粒、胶囊）

【药物组成】　葛根、天花粉、地黄、麦冬、五味子、甘草。

【处方来源】　清·叶桂《叶天士手集秘方》。国药准字 Z51021085。

【功能与主治】　养阴生津，止渴除烦，益气中和。用于治疗因胰岛功能减退而引起的物质代谢、碳水化合物代谢紊乱，血糖升高之糖尿病（亦称消渴症），肺胃肾阴亏损，热病后期。

【药效】　主要药效如下：

1. **降血糖、降血脂**[1-4]　胰岛素是体内唯一具有降血糖作用的激素。除了降血糖作用外，胰岛素还具促进脂代谢和蛋白质合成的作用。胰岛素抵抗或胰岛素分泌不足是糖尿病的主要原因，临床上糖尿病患者不仅存在血糖升高，而且伴随血脂代谢紊乱。玉泉丸可以增加糖的无氧酵解，减少糖异生，从而降低血糖浓度；玉泉丸也可以增加胰岛素敏感性，改善胰岛素抵抗，降低血脂水平。

玉泉散能有效降低患者的空腹血糖、餐后 2 小时血糖（2h PG）；玉泉丸能够降低三酰甘油、总胆固醇水平，升高高密度脂蛋白胆固醇（HDL-C）水平，从而减少脂质的堆积，改善脂代谢紊乱，减少心血管并发症的产生。

2. **改善胰岛素抵抗，提高胰岛素敏感性**[5-7]　胰岛素抵抗是指由于各种原因引起的胰岛素敏感性降低，导致机体代偿性分泌过多胰岛素的一种状态。根据"共同土壤学说"，胰岛素抵抗是导致冠心病、高血压、糖尿病等代谢性疾病的共同病理因素。玉泉丸通过增加胰岛素分泌，提高胰岛素敏感性，降低血脂水平，从而改善胰岛素抵抗。

通过采用正糖钳技术评价胰岛素敏感性，同时检测血清中胰岛素和血糖水平，研究表明玉泉丸可以显著改善谷氨酸钠（MSG）所诱导产生的胰岛素抵抗大鼠的胰岛素敏感性。临床研究表明玉泉丸能明显降低 2 型糖尿病患者血糖、血脂、空腹胰岛素（Fins）水平及胰岛素抵抗指数（HOMA-IR），增加胰岛素敏感性，改善胰岛素抵抗状态。

3. **抗炎作用**[8-10]　肥胖作为一种低度慢性炎症状态，脂肪细胞不仅能够贮存脂质，同时重要的内分泌细胞，能够分泌炎症因子（IL-6、TNF-α 等），使机体处于慢性炎症状态。慢性炎症可诱发系统性胰岛素抵抗，进而诱发 2 型糖尿病及心血管疾病。玉泉丸可以改善糖尿病的胰岛素功能减退，消除炎症因子的影响，降低已升高的炎症因子的水平，从而调整机体的免疫状态。临床试验结果显示，玉泉丸能降低患者已升高的 C 反应蛋白（CRP）、肿瘤坏死因子 α（TNF-α）、白细胞介素-6（IL-6）的水平，消除炎症因子对机体的影响。

4. **抗氧化**　氧化应激是体内氧化与抗氧化作用失衡，倾向于氧化的状态，导致中性粒细胞炎性浸润，蛋白酶分泌增加，产生大量氧化中间产物。玉泉散能对 2, 2-二苯基-1-苦基肼（DPPH）诱导的自由基和羟基自由基进行有效清理，发挥抗氧化作用，抑制自由基对

DNA 的损伤，并延缓其受损时间，起保护作用。

5. 内皮细胞保护作用[11]　内皮细胞是形成血管内壁的一种上皮细胞，是血管管腔内血液及其他血管壁（单层扁平上皮）的接口。内皮细胞是沿着整个循环系统分布，由心脏直至最小的微血管。

在普通治疗方法的基础上，2 型糖尿病肾病患者服用玉泉丸治疗，连续用药两个月，患者尿微量白蛋白（mAlb）、24 小时尿总蛋白（24 h UmTP）、内皮素（ET）水平降低，一氧化氮（NO）水平升高，玉泉丸具有保护内皮细胞功能的作用。

【临床应用】

1. 2 型糖尿病[4-6, 12, 13]　玉泉丸不仅能够明显改善 2 型糖尿病胰岛素抵抗患者临床症状，而且能显著降低患者血糖水平，调节患者血脂紊乱，改善患者血液流变学指标，同时还能明显提高胰岛素敏感性指数（IAI），降低胰岛素抵抗（IR）指数，改善患者胰岛素抵抗，治疗 2 型糖尿病。

2. 糖尿病肾病[10, 14, 15]　玉泉丸具有降糖降脂，提高胰岛素敏感度，降低患者炎症因子的作用。现代研究发现，黄芪、麦冬、葛根、生地、甘草等药及其有效成分都具有减少尿蛋白、保护肾脏功能的作用，故玉泉丸治疗糖尿病肾病具有独特的优势。

3. 2 型糖尿病并发症[16]　一方面玉泉丸可改善胰岛素敏感性，降低脂质的沉积，发挥其防治糖尿病慢性并发症的作用；另一方面也可调节血脂代谢及微血管病变，改善糖尿病患者大血管病变及微血管病变。

【不良反应】　偶见腹泻、腹胀、稀便。

【使用注意】　①属阴阳两虚消渴者慎用。②本品性凉滋腻，脾胃虚弱、脘腹胀满、食少便溏者慎用。③服药期间忌食肥甘、辛辣之品，控制饮食，注意合理的饮食结构；忌烟酒。④服用本品偶见腹泻，停药后可缓解；偶见腹胀、稀便，无须停药，继续服用，症状消失。⑤避免长期精神紧张；适当进行体育活动。⑥对重症病例，应合用其他降糖药物治疗，以防病情加重。⑦在治疗过程中，尤其是与西药降糖药联合用药时，要及时监测血糖，避免低血糖反应发生。⑧注意早期防治各种并发症，如糖尿病脑病、糖尿病心病、糖尿病肾病等，以防止病情的恶化。

【用法与用量】　丸：口服。一次 6g，一日 4 次；七岁以上小儿一次 3g，三至七岁小儿一次 2g。散：布袋包煎，一次 9～15g，一日 1～2 次。颗粒：开水冲服。一次 1 袋，一日 4 次。胶囊：口服。一次 5 粒，一日 4 次。

参 考 文 献

[1] 尹才渊，陈春秀，蒋渝，等. 玉泉丸治疗糖尿病的实验研究——Ⅰ. 对高血糖大鼠的降糖作用和一般药理[J]. 中成药研究，1982，（4）29-31.

[2] 王大庆. 玉泉丸对 2 型糖尿病大鼠糖脂代谢的影响[J]. 中医药临床杂志，2017，（1）：88-90.

[3] 王新铭，赵学增，夏烨，等. 玉泉胶囊对兔血糖的影响[J]. 中成药，1992，（1）：29-30.

[4] 颜艳，胡国强. 玉泉丸对高糖、高脂、高黏滞血症大鼠作用的实验研究[J]. 中国中医药科技，2009，16（5）：338.

[5] 钱秋海，王树海. 玉泉丸合黄连素治疗 2 型糖尿病胰岛素抵抗患者 30 例临床研究[J]. 中医杂志，2003，44（1）：32-35.

[6] 张勤，林垦，吴桐，等. 玉泉丸治疗 2 型糖尿病胰岛素抵抗疗效观察[J]. 实用医院临床杂志，2007，4（5）：80-81.

[7] 彭聪，郑承红. 玉泉丸对 2 型糖尿病患者胰岛素敏感性影响的临床研究[J]. 湖北中医杂志，2008，30（3）：11-12.

[8] 邓银泉，范小芬，吴国琳，等. 玉泉丸对糖代谢异常相关炎性细胞因子的影响[J]. 现代中西医结合杂志，2005，14（24）：

3194-3196.

[9] 邓银泉，范小芬，吴国琳，等. 玉泉丸对 2 型糖尿病促炎细胞因子干预的影响[J]. 中国中西医结合杂志，2006，26（8）：706-709.

[10] 彭聪，高明松，孔彩霞，等. 玉泉丸对 2 型糖尿病肾病患者炎性细胞因子的影响[J]. 南京中医药大学学报，2016，32（2）：122-124.

[11] 彭聪，孔彩霞，高明松，等. 玉泉丸对 2 型糖尿病肾病患者内皮细胞保护作用的临床观察[J]. 中国中西医结合肾病杂志，2015，16（11）：973-975.

[12] 伍尚伟. 加味玉泉丸治疗 2 型糖尿病 50 例[J]. 新中医，2005，37（9）：68.

[13] 张勤，林垦，吴桐，等. 玉泉丸治疗 201 例 2 型糖尿病患者的临床观察[C]. 中华医学会糖尿病分会第十次全国糖尿病学术会议，2006.

[14] 郑勇，黄达勤. 玉泉丸对早期糖尿病肾病肾损害指标的影响[J]. 现代中药研究与实践，2005，19（2）：42-44.

[15] 罗昭强，何隆. 玉泉丸对 2 型糖尿病肾病患者血清炎症因子、β2 微球蛋白和 VEGF、IGF-1 的影响[J]. 中医药导报，2017，（15）：106-108.

[16] 傅大莉，张娅莉，唐大轩，等.玉泉丸防治糖尿病慢性并发症的作用机理研究[J]. 四川生理科学杂志，2013，35（1）：7-9.

（江西中医药大学　徐国良、李冰涛）

生脉散（饮、胶囊、颗粒）

【药物组成】　人参、麦冬、五味子。

【处方来源】　金·张元素《医学启源》。国药准字 Z11020372。

【功能与主治】　益气生津，敛阴止汗。主治温热、暑热、耗气伤阴证。

【药效】　主要药效如下：

1. 降低血糖、调节血脂[1-3]　胰岛素是机体内降低血糖的激素。不仅具有降血糖作用，同时也能促进糖原、脂肪、蛋白质合成，调节机体糖脂平衡。胰岛素缺乏或胰岛素抵抗则血糖升高，血脂代谢紊乱，诱发糖尿病及脂代谢紊乱。

生脉散具有调节脂代谢紊乱、降低血糖的作用。对于糖尿病模型大鼠，生脉散干预后，大鼠血糖（GLU）、糖化血清蛋白（GSP）、游离脂肪酸（FFA）、三酰甘油（TG）、总胆固醇（TC）、低密度脂蛋白（LDL-C）水平显著降低，高密度脂蛋白（HDL-C）水平显著提高说明生脉散具有降血糖，调节血脂的作用。

2. 改善胰岛素抵抗[4-6]　胰岛素抵抗是指各种原因使胰岛素促进葡萄糖摄取和利用的效率下降，机体代偿性地分泌过多胰岛素而产生高胰岛素血症，以维持血糖的稳定。胰岛素抵抗是 2 型糖尿病等代谢性疾病的共同病理基础。

加味生脉散干预 2 型糖尿病患者，分别测定患者空腹血糖（FBG）、空腹血浆胰岛素（FLNS）和胰岛素敏感指数（ISI），结果显示加味生脉散可以降低患者血糖水平，有效改善 2 型糖尿病患者胰岛素抵抗。

3. 抑制心肌纤维化[7]　中、重度冠状动脉粥样硬化性狭窄引起的心肌纤维持续性和（或）反复加重的心肌缺血缺氧导致心肌纤维化，心肌纤维化可以逐渐发展为慢性缺血性心脏病。

生脉散降低 2 型糖尿病心肌病模型大鼠血糖、胆固醇、三酰甘油水平，减轻心肌组织破坏程度，较少胶原纤维含量，降低心肌 tsp-1、A-TGFβ1 和 L-TGF-β1、PCR、TSP-1 mRNA 和 TRB-3 mRNA 表达。生脉散可能通过多条途径抑制糖尿病心肌病大鼠的心肌纤维化，延缓糖尿病心肌病的发展进程。

4. 抑制胰岛细胞凋亡和坏死，保护胰岛细胞[8]　胰岛素是机体内唯一具有降血糖作用的激素，由胰岛 B 细胞分泌，胰岛细胞过度凋亡和坏死会使胰岛素分泌绝对不足，血糖升高，从而引发糖尿病。抑制胰岛 B 细胞的过度凋亡，保持胰岛细胞的数量平衡，有利于糖尿病的治疗。

生脉散可以提高胰岛细胞的存活率、抑制细胞的坏死率，提高胰岛细胞活性，抑制胰岛细胞凋亡和坏死，保护胰岛细胞，从而预防、治疗糖尿病。

5. 抗慢性炎症[8]　胰岛素是体内唯一具有降血糖作用的激素，胰岛素可以作为细胞信号物质，与细胞膜上胰岛素受体相结合，通过胰岛素信号通路，发挥促进糖酵解，促进脂肪和蛋白质合成作用。多种炎症因子（如 TNF-α、IL-6、CRP、PAI-1）表达和分泌的增加可以干扰胰岛素信号通路，引起胰岛素抵抗。此外，炎症因子能够破坏胰岛 B 细胞的 DNA，引起机体胰岛功能障碍，诱发糖尿病。

生脉散干预糖尿病血管并发症模型大鼠，可显著降低模型大鼠血清可溶性血管细胞黏附分子（sVCAM-1）、血浆肿瘤坏死因子（TNF-α）含量，从而降低炎症反应对机体的损害，其机制可能是部分参与抑制非酶糖化反应。

6. 强心[9, 10]　生脉散可降低患者心肌 ATP 酶活性、从而降低心肌肌钙蛋白 I（cTnI）和心肌钙调蛋白（CaM）水平、阻止心肌组织发生"钙超载"现象，改善患者心脏收缩与舒张功能、增强心肌泵血功能。

【临床应用】

1. 2 型糖尿病[3, 7, 8]　运用生脉散治疗 2 型糖尿病，可以降低患者空腹血糖、餐后 2 小时血糖、糖化血红蛋白、血液黏稠度，调节患者血脂水平，改善糖脂代谢紊乱，另外生脉散还能降低空腹胰岛素水平和胰岛素敏感指数，改善胰岛素抵抗。

2. 糖尿病酮症酸中毒[5]　以生脉散合胰岛素治疗糖尿病酮症酸中毒，可以有效缓解口渴、多饮、乏力多尿等症状，并且使血酮体、尿酮体转阴，从而改善患者酮症酸中毒的临床症状。

3. 糖尿病骨质疏松症[6]　生脉散治疗糖尿病骨质疏松症，可以降低空腹血糖、餐后两小时血糖、骨密度及三酰甘油、总胆固醇水平，有效控制患者血糖，调节脂代谢紊乱，明显提高患者骨密度，从而治疗糖尿病骨质疏松症。

4. 糖尿病性冠心病[7]　以生脉散治疗糖尿病性冠心病，可以有效降低血糖、血脂及改善血液流变学指标；另外生脉散可以增强心肌收缩力，改善心功能，扩张外周血管，降低血管阻力，改善心肌缺血，治疗糖尿病性冠心病。

5. 糖尿病肾病[7]　以生脉散治疗糖尿病肾病，可以降低患者血糖、血脂，稳定血糖，改善脂代谢紊乱，降低尿微量白蛋白，防止肾小球进一步硬化，另外生脉散可以改善糖尿病肾病微炎症状态，保护肾功能，从而治疗糖尿病肾病。

6. 周围神经病变[7]　生脉散可以有效降低患者神经症状，改善体征评分、血液流变学参数、神经传导速度，从而治疗糖尿病周围神经病变，综合疗效明确，无不良反应。

7. 心力衰竭　见心血管病册。

【不良反应】　尚未见报道。

【使用注意】　①忌不易消化食物。②感冒发热患者不宜服用。③糖尿病患者及有高血压、心脏病、肝病、肾病等慢性病严重者应在医师指导下服用。④儿童、孕妇、哺乳期妇女应在医师指导下服用。⑤心悸气短严重者应去医院就诊。⑥服药4周症状无缓解，应去医院就诊。⑦对本品过敏者禁用，过敏体质者慎用。⑧本品性状发生改变时禁止使用。⑨儿童必须在成人监护下使用。⑩如正在使用其他药品，使用本品前请咨询医师或药师。

【用法与用量】　口服。片：一次8片，一日3次。饮：一次1支（10ml），一日3次。胶囊：一次3粒，一日3次。颗粒：开水冲服，一次10g，一日3次。

参 考 文 献

[1] 王晓宁，施红. 复方丹参、玉液汤、生脉散对糖尿病大鼠糖化血清蛋白、游离脂肪酸的作用[J]. 康复学报，2006，16（6）：37-39.

[2] 石佳娜. 生脉饮对STZ诱导糖尿病大鼠脂质代谢作用及机制研究[D]. 杭州：浙江大学，2015.

[3] 唐晓晨. 加味生脉散治疗2型糖尿病60例[J]. 河南中医，2007，27（5）：52-53.

[4] 卢敏. 加味生脉散治疗2型糖尿病胰岛素抵抗的临床观察[J]. 北方药学，2015，（2）：25.

[5] 姬小云. 生脉散合胰岛素治疗糖尿病酮症酸中毒52例[J]. 中国中医急症，2011，20（8）：1340-1341.

[6] 张艳丽. 生脉散加减治疗糖尿病骨质疏松症（气阴两虚证）的临床研究[D]. 咸阳：陕西中医学院，2013.

[7] 陈惠，孙朦朦，安然，等. 生脉散治疗糖尿病研究进展[J]. 辽宁中医杂志，2013，（10）：2170-2172.

[8] 王萍，王洋. 生脉散在糖尿病治疗中的应用[J]. 天津中医药大学学报，2011，30（2）：127-128.

[9] 杨增强，蔡兰兰. 生脉注射液对心肌梗死合并心源性休克患者血液流变学及心脏泵功能的影响[J]. 临床急诊杂志，2016，（12）：53-56，61.

[10] 杨增强，敖金波，蔡兰兰，等. 生脉注射液治疗急性心肌梗死后心源性休克的临床研究[J]. 现代药物与临床，2017，（1）：20-24.

（江西中医药大学　徐国良、李冰涛）

生津消渴胶囊

【药物组成】　天花粉、黄芩、地黄、知母、石膏、麦冬、五味子、北沙参。

【处方来源】　研制方。国药准字Z20026417。

【功能与主治】　清热润肺，生津止渴。用于消渴病引起的口渴多饮，口干舌燥等。

【药效】　主要药效如下[1,2]：

1. 降低血糖　糖尿病是以高血糖为主要特征的一种代谢性疾病。持续高血糖导致眼、肾、心血管及神经系统的损害及其功能障碍和衰竭。严重者可引起失水、电解质紊乱和酸碱平衡失调等急性并发症酮症酸中毒和高渗昏迷。

生津消渴胶囊可降低糖尿病患者空腹血糖、餐后2小时血糖、24小时尿糖水平，改善糖尿病患者血糖、尿糖升高的病理现象。

2. 降低血脂　糖尿病又称为糖脂病，主要是因为糖尿病患者不仅表现为血糖升高，还表现为血脂水平升高，而且一般血脂水平升高早于血糖水平升高。糖尿病患者血糖、血脂升高与患者胰岛素水平的相对或绝对不足相关。胰岛素具有降血糖作用，同时促进糖原、脂肪及蛋白质合成。胰岛素水平不足，则血糖升高，脂肪合成下降，分解增加，从而导致血糖、血脂异常。血脂异常表现为血液中总胆固醇、三酰甘油、低密度脂蛋白水平升高或者高密度脂蛋白水平降低。

生津消渴胶囊能够降低糖尿病患者三酰甘油、总胆固醇水平，发挥降血脂药效。

【临床应用】

糖尿病[1, 2]　生津止渴胶囊用于中医消渴病的治疗，糖尿病属于"消渴"的范畴。临床生津止渴胶囊可以有效改善糖尿病患者口干、喜饮、乏力气短、五心烦热、舌红暗、苔薄白、脉沉细等临床症状，降低患者血糖及血脂水平。临床未发现患者肝肾功能、血尿常规的改变，亦无其它明显不良反应。

【不良反应】　尚不明确。

【使用注意】　尚不明确。

【用法与用量】　口服，一次 3～4 粒，一日 3 次。

参 考 文 献

[1] 梁晓春，郭赛珊. 生津消渴胶囊治疗气阴两虚型糖尿病患者的临床观察[J]. 中国临床医生，1999，（9）：41-42.

[2] 程汉桥，黄佳娜，陈艳，等. 生津消渴胶囊治疗糖尿病 50 例临床观察[J]. 山东中医杂志，1997，（4）：12-14.

（江西中医药大学　徐国良、李冰涛）

三 黄 片

【药物组成】　黄芩（黄芩浸膏）、黄连（盐酸小檗碱）、大黄。

【处方来源】　明·李桓《袖珍方》之三黄汤。国药准字 Z20053875。

【功能主治】　清热解毒，泻火通便。用于三焦实热证，症见目赤肿痛、口鼻生疮、咽喉肿痛、牙龈肿痛、心烦口渴、尿黄便秘等属实热证。

【药效】　主要药效如下：

1. 降低血糖、降血脂[1-3]　糖尿病是由胰岛素分泌缺陷或胰岛素作用障碍所致，以高血糖为主要临床特征的代谢性疾病。一般情况下，患者血糖水平升高同时伴随脂代谢紊乱，且脂代谢紊乱早于血糖水平升高，因此糖尿病又称为糖脂病。

三黄汤及联合应用利拉鲁肽能够降低患者空腹血糖（FBG）水平，餐后 2 小时血糖（P2h FBG）水平，糖化血红蛋白（HbAlc）水平，空腹三酰甘油（TG）水平，说明它们具有降血糖、降血脂的效果。

2. 改善胰岛素抵抗[1-3, 9]　胰岛素是体内唯一具有降血糖作用的物质。胰岛素抵抗是指胰岛素水平升高、效率低下的一种病理状态。表现为胰岛素水平升高，但是降血糖效率降低。胰岛素抵抗是多种代谢性疾病的共同病理基础。

三黄汤及联合用药能够降低肥胖型 2 型糖尿病患者胰岛素抵抗指数（HOMA-IR）及患者体重指数（BMI）。三黄片预防性治疗果糖诱发的胰岛素抵抗模型大鼠，能够降低模型大鼠血糖及血清胰岛素水平，同时降低血清中游离脂肪酸和肿瘤坏死因子水平。说明三黄片具有改善胰岛素抵抗作用，其作用机制可能与降低游离脂肪酸水平，抑制肿瘤坏死因子分泌有关。

3. 抗炎[1, 3]　慢性炎症学说是糖尿病发病机制学说之一。该学说认为肥胖诱发机体慢性炎症状态，促进多种炎症因子如白介素-6（IL-6）、肿瘤坏死因子（TNF-α）通过多种途径，导致周围组织、胰岛细胞对胰岛素的抵抗及对细胞本身破坏进而致胰岛素分泌障碍、降血糖效率下降，因而糖尿病是一种慢性低度炎性疾病。

三黄汤及其联合用药治疗后，患者白介素-6、肿瘤坏死因子水平均下降，说明三黄汤具有抗炎作用。

4. 抗氧化[4, 5]　氧化损伤是糖尿病及其并发症的发病原因之一。三黄片能够降低糖尿病患者及糖尿病模型大鼠血清中丙二醛（MDA）及升高超氧化物歧化酶（SOD），说明三黄片具有抗氧化作用

5. 抑制血管内皮损伤[6, 7]　动脉硬化是糖尿病的慢性并发症之一，包括大血管病变和微血管病变，是糖尿病患者致残、致死的最主要原因。血管内皮功能损伤是动脉硬化的早期表现。细胞间黏附分子-1（ICAM-1）及血管细胞间黏附分子-1（VCAM-1）的过度表达参与动脉粥样硬化形成的发生和发展。三黄片治疗 STZ 诱导的糖尿病大鼠模型，在降血糖、降血脂的同时能够升高大鼠 ET-1 水平，降低 NO，抑制 ICAM-1 及 VCAM-1 的表达，减轻血管内皮功能损伤。

6. 促进胃肠运动[8]　三黄片具有促进胃肠运动的作用。基于炭末推进法，对小鼠三黄片促进小肠运动的实验研究结果表明，一定剂量的三黄片药液能够促进小肠运动。

7. 抗菌[8]　实验研究表明三黄片具有抑菌作用，用平板打孔法、斜面连续稀释法测定三黄片、大黄、黄芩的最低抑菌浓度，结果显示三黄片对金黄色葡萄球菌、甲型链球菌、白喉杆菌等具有较好的抑菌作用。

【临床应用】

1. 糖尿病[1, 2]　临床三黄汤用于中医痰湿热结型糖尿病或老年糖尿病患者，三黄汤可以有效改善糖尿病患者胸脘胀满，心烦不舒，头身困重；改善患者次症见四肢倦怠，小便黄赤，大便不爽；改善患者舌红苔白或微黄腻，脉滑数等临床症状，降低患者血糖、血脂水平，改善胰岛素抵抗，改善低度炎症等病理指标，发挥对 2 型糖尿病的治疗作用。

2. 幽门螺杆菌感染性慢性胃炎[10]　慢性幽门螺杆菌感染与慢性胃炎的活动性和炎症的程度密切相关，并能够诱导胃的形态学和功能改变，产生临床症状。三黄片联合奥美拉唑治疗感染性慢性胃炎，能够改善患者上腹疼痛不适、反酸、腹胀症状，总有效率达 75.76%；临床观察三黄片具有清除胃内幽门螺杆菌的作用，幽门螺杆菌清除率达 6.64%。

3. 便秘[11]　中医理论认为便秘多因病后气血亏虚所致，气虚则大肠传送无力，血虚则肠失濡润。或实热食滞积聚，加之精神病药物抗胆碱能副作用的影响，故而较易发生便秘。三黄片治疗精神病患者因服用氯氮平而引起的便秘，观察 90 例患者，36 例患者用药后 6 小时内排便，腹胀、腹痛缓解或消失。52 例患者用药 7～24 小时内排便，腹胀、腹痛等症状缓解。

4. 痤疮[12]　三黄片有清热泻火、消炎利便的功用。主治口舌生疮，目赤肿痛，心胸烦躁，纳差，小便赤涩，大便秘结等三焦积热见证。文献报道三黄片可用于治疗寻常痤疮，对于热型体质患者疗效很好。

【不良反应】　偶有恶心、呕吐、皮疹和药热，停药后消失。

【使用注意】　①忌烟、酒及辛辣，油腻食物。②不宜在服药期间同时服用滋补性中药。③有高血压、心脏病、肝病、糖尿病、肾病等慢性病患者应在医师指导下服用。④服药后大便次数增多且不成形者，应酌情减量。⑤本品含有盐酸小檗碱。儿童、哺乳期妇女、

年老体弱及脾虚便溏者应在医师指导下服用。⑥服药 3 天症状无缓解，应去医院就诊。⑦药品性状发生改变时禁止服用。⑧严格按照用法用量服用，本品不宜长期服用。⑨本品性状发生改变时禁止使用。⑩溶血性贫血患者及葡萄糖-6-磷酸脱氢酶缺乏患者禁用。

【用法与用量】 口服，一次 4 片，一日 2 次，小儿酌减。

参 考 文 献

[1] 叶丽芳，王旭，尚文斌，等. 三黄汤对肥胖 2 型糖尿病胰岛素抵抗和炎症因子的影响[J]. 中国实验方剂学杂志，2013，19（7）：289-292.

[2] 艾力亚斯·阿不拉，赖敬波. 三黄汤联合利拉鲁肽注射液治疗老年 2 型糖尿病合并肥胖临床研究[J]. 中国中医药信息杂志，2019，（3）：29-33.

[3] 张益钧，沈利水，戴盛锋，等. 三黄汤与普济消毒饮干预 2 型糖尿病小鼠胰岛素信号错误转导的机理研究[J]. 中医药学报，2009，37（2）：25-28.

[4] 王芳玲，田凤胜，王元松，等. 三黄片对糖尿病模型大鼠氧化应激水平的影响实验[J]. 河北中医，2015，37（7）：1031-1034.

[5] 田凤胜，王芳玲，李华君，等. 三黄片对糖尿病患者血清超氧化物歧化酶及丙二醛的影响[J]. 中国中医药信息杂志，2012，19（1）：16-18.

[6] 田凤胜，王佟，王霞，等. 三黄片对糖尿病大鼠胸主动脉细胞间黏附分子-1 及血管细胞间黏附分子-1 表达的影响[J]. 中国医药导报，2015，12（35）：16-19.

[7] 田凤胜，李娟，王霞，等. 三黄片对糖尿病大鼠肾脏细胞间黏附分子 1 及血管细胞间黏附分子 1 表达的影响[J]. 医学综述，2015，21（23）：4340-4343.

[8] 王林，郭胜典，李迎春，等. 三黄片对胃肠运动、抗炎抑菌作用的研究[J]. 中成药，1992，（6）：30-32.

[9] 陆灏，叶伟成，丁学屏. 三黄片对胰岛素抵抗大鼠 TNF-α、FFA 的影响[J]. 浙江中西医结合杂志，2003，（12）：28-29.

[10] 施光亚，林瑜，陈朝元. 三黄片治疗幽门螺杆菌感染性慢性胃炎的疗效观察[J]. 福建中医学院学报，2007，（6）：8-9.

[11] 陈秀玲. 三黄片解除便秘的临床观察和护理[J]. 医学文选，2000，（S1）：202.

[12] 聂锡钧，刘德沛. 三黄片治疗寻常痤疮[J]. 中成药研究，1981，（4）：45-46.

（江西中医药大学　徐国良、李冰涛）

干姜黄连黄芩人参汤

【药物组成】 干姜、黄芩、黄连、人参。

【处方来源】 东汉·张仲景《伤寒论》。

【功能与主治】 上热下寒，寒热格拒，食入则吐。

【药效】 主要药效如下：

1. 降血糖[1] 糖代谢功能失调，血糖上升，胰岛 B 细胞分泌负担增加，导致高血糖—过度分泌 B 细胞—B 细胞发生衰竭—高血糖的恶性循环，使胰岛 B 细胞损伤，胰岛素分泌减少，血糖升高，导致糖尿病。临床研究证明，干姜黄连黄芩人参汤能够降低空腹血糖、餐后 2 小时血糖、糖化血红蛋白，维护糖尿病患者血糖水平的稳定。

2. 改善胰岛素抵抗[2] 胰岛素是人体内唯一具有降糖活性的激素，胰岛素抵抗即胰岛素活性降低。目前认为胰岛素抵抗是糖尿病、高血压等多种代谢性疾病的共同病理基础。临床研究发现，干姜黄连黄芩人参汤不仅能明显改善患者症状，而且能改善胰岛素抵抗，提高胰岛素的敏感性，有效降低血糖，但是其改善胰岛素抵抗的机理尚需要进一步探讨。

【临床应用】

2 型糖尿病 糖尿病患者长期存在高血糖，高血糖诱发糖毒性，导致各种组织（特别是眼、肾、心脏、血管、神经）的慢性损害、功能障碍。干姜黄连黄芩人参汤能够有效降低患者的空腹血糖和餐后 2 小时血糖，控制血糖水平，有效治疗糖尿病症状，改善因糖尿病产生的咽干口燥、倦怠乏力、口渴喜饮、气短懒言、多食易饥、手足心热、失眠症状，提高患者的生活质量[3-6]。

【不良反应】　尚未见报道。

【使用注意】　尚未见报道。

【用法与用量】　上药四味，以水 900ml，煮取 300ml，去滓，分二次温服。

参　考　文　献

[1] 彭智平. 基于干姜黄芩黄连人参汤临床有效的煮散工艺研究及其药效学分析[D]. 北京：中国中医科学院，2014.

[2] 金末淑. 仝小林教授应用干姜黄芩黄连人参汤治疗胰岛素抵抗验案举隅[J]. 浙江中医药大学学报，2012，36（8）：887-888.

[3] 陈欣燕，金末淑，姬航宇，等. 仝小林教授运用干姜黄芩黄连人参汤治疗 2 型糖尿病 80 例临床观察[J]. 中华中医药杂志，2013，（2）：463-465.

[4] 周玉刚，田大虎，门超. 干姜黄芩黄连人参汤治疗气阴两虚 2 型糖尿病临床观察[J]. 陕西中医，2017，38（5）：568-569.

[5] 吴建英. 二甲双胍联合干姜黄芩黄连人参汤治疗 2 型糖尿病临床观察[J]. 中医药信息，2014，31（6）：80-82.

[6] 王清玉. 干姜黄芩黄连人参汤治疗 2 型糖尿病 30 例临床观察[J]. 中国医药指南，2016，14（23）：194-195.

（江西中医药大学　徐国良、李冰涛）

通脉降糖胶囊

【药物组成】　太子参、丹参、黄连、黄芪、绞股蓝、山药、苍术、玄参、水蛭、冬葵果、葛根。

【处方来源】　研制方。国药准字 Z20026853。

【功能与主治】　养阴清热。清热活血。用于气阴两虚、脉络瘀阻所致的消渴病（糖尿病），症见神疲乏力，肢麻疼痛，头晕耳鸣，自汗等。

【药效】　主要药效如下：

1. 降血糖，调节血脂[1]　血糖升高、脂代谢紊乱是糖尿病的主要临床特征。通脉降糖胶囊联合二甲双胍片治疗 2 型糖尿病，能够降低 2 型糖尿病患者空腹血糖、餐后 2 小时血糖、糖化血红蛋白水平，降低三酰甘油、总胆固醇、低密度脂蛋白胆固醇水平，升高患者高密度脂蛋白胆固醇水平，说明通脉降糖胶囊具有降血糖、调节血脂的作用。

2. 改善肾功能[2, 3]　糖尿病肾病是糖尿病主要的并发症之一，通脉降糖胶囊联合二甲双胍片治疗糖尿病肾病，能够显著降低尿白蛋白排泄率、尿糖、尿素氮及血肌酐水平。说明通脉降糖胶囊具有改善肾功能作用。

3. 改善糖尿病大鼠周围神经病变[2]　周围神经病变是糖尿病主要并发症之一。糖尿病周围神经病变的主要临床特征包括跟腱反射、膝腱反射减弱或消失；震动觉减弱或消失；位置觉减弱或消失等。通脉降糖胶囊能够提高糖尿病周围神经病变模型大鼠的神经传导速度，提高足迹步态参数足印长及足中间三指宽，减轻模型大鼠胫神经水肿，髓鞘模糊，轴索肿胀等病理特征。

【临床应用】

1. 糖尿病[1]　通脉降糖胶囊联合二甲双胍片治疗 2 型糖尿病，患者空腹血糖（FPG）、餐后 2 小时血糖（2h PBG）、糖化血红蛋白（HbA1c）水平均明显下降，且三酰甘油（TG）、总胆固醇（TC）、低密度脂蛋白胆固醇（LDL-C）水平均明显下降，高密度脂蛋白胆固醇（HDL-C）水平明显上升。

2. 糖尿病周围神经病变[4-8]　采用通脉降糖胶囊治疗糖尿病周围神经病变，可以明显缓解患者四肢发凉、麻木等症状，使患者神经传导功能明显得到改善，还可以降低患者血脂水平，减少因高血脂所致的血管损坏，保护血管，改善血液循环功能，提高患者正中神经和腓神经的运动传导速度（MNCV）和感觉神经传导速度（SNCV）。

3. 糖尿病肾病[2-4]　通脉降糖胶囊联合二甲双胍片治疗 2 型糖尿病肾病患者，不仅可以降低患者空腹血糖、餐后 2 小时血糖及糖化血红蛋白水平，还可以降低患者尿白蛋白排泄率（UAER）、尿糖（GLU）、尿素氮（BUN）及血肌酐（SCr）水平，改善患者肾功能，且不良反应率与单纯使用二甲双胍片治疗无显著差异，说明通脉降糖胶囊可以有效降低血糖水平，改善患者肾功能，且药物安全性高。

【不良反应】　尚未见报道。

【用法与用量】　口服，一次 3 粒，一日 3 次。

参 考 文 献

[1] 依丽米热·努尔麦麦提，赵红梅，热依汗尼沙·亚克亚. 通脉降糖胶囊联合二甲双胍治疗 2 型糖尿病的临床研究[J]. 现代药物与临床，2019，34（8）：2416-2419.

[2] 杨文强，于炎冰，徐晓利，等. 通脉降糖胶囊对糖尿病性大鼠周围神经病变的影响[J]. 中国中西医结合杂志，2016，36（7）：831-834.

[3] 董勇. 通脉降糖胶囊治疗糖尿病肾病 43 例疗效观察[J]. 河北中医，2014，36（6）：888-889.

[4] 孔德梅. 通脉降糖胶囊在糖尿病周围神经病变治疗中的临床应用[J]. 糖尿病新世界，2015，（12）：54-55.

[5] 陈煜宇，陈耀，赵钟文，等. 通脉降糖胶囊治疗糖尿病周围神经病变的效果观察[J]. 中国当代医药，2015，22（8）：148-150.

[6] 徐静，陈朋. 通脉降糖胶囊治疗糖尿病神经病变疗效分析[J]. 中医药临床杂志，2013，25（4）：313-314.

[7] 张爱旗，王会芳，李志茹. 通脉降糖胶囊治疗糖尿病周围神经病变临床观察[J]. 现代中西医结合杂志，2012，21（10）：1077，1080.

[8] 杜艳芳. 甲钴胺联合通脉降糖胶囊治疗糖尿病周围神经病变 50 例临床观察[J]. 中医杂志，2010，51（S2）：186.

（江西中医药大学　徐国良、李冰涛）

二、清利湿热类

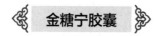

金糖宁胶囊

【药物组成】　蚕沙、甘草。

【处方来源】　研制方。国药准字 Z20080011。

【功能与主治】　化浊祛湿，活血定痛。用于 2 型糖尿病属湿浊中阻兼血瘀证，症见脘腹胀满，头身困重，倦怠乏力，大便不爽，或肢体麻木，肢体疼痛等。

【药效】　主要药效如下[1-4]：

1. 改善糖、脂代谢　糖尿病是以血糖升高为主要特征的代谢性疾病。糖尿病患者，特别是 2 型糖尿病患者血糖升高的同时，伴有脂代谢紊乱。依据糖尿病脂毒性发病理论，脂代谢紊乱早于血糖升高，脂代谢紊乱可能是糖尿病发病的病理因素。金糖宁胶囊的主要有效物质成分为 1-脱氧野尻霉素，可显著抑制 α-葡萄糖苷酶，且具有选择性抑制双糖酶的优点，减少胃肠道紊乱等副作用。金糖宁胶囊中含有的黄酮类成分，可调节脂质代谢紊乱。

2. 抗氧化　氧化应激是机体受到多种因素刺激后，体内活性氧（ROS）簇产生过多，抗氧化能力下降，打破了机体正常氧化/抗氧化动态平衡，造成生物大分子如蛋白质、脂质、核酸等的氧化损伤，干扰正常生命活动而形成的一种严重应激状态。但在缺血、缺氧、高血糖等因素的作用下，体内产生大量自由基，若此时抗氧化保护机制也不足，则导致氧化应激反应，引发机体组织和细胞损伤。

氧化应激是胰岛素抵抗、糖尿病、糖尿病并发症的共同病理基础，高活性的氧化因子直接损伤胰岛 B 细胞，促进 B 细胞凋亡，还可通过影响胰岛素信号转导通路间接抑制 B 细胞功能，使 B 细胞受损，胰岛素分泌水平降低，分泌高峰延迟，血糖波动加剧，诱导糖尿病的发生。体内过多活性氧簇可以直接损伤组织和细胞，同时其还可作为细胞内信使，活化信号转导通路，间接损伤组织和细胞。

金糖宁胶囊给药 2～4 周后，四氧嘧啶致高血糖大鼠的糖脂代谢明显改善，红细胞中谷胱甘肽（GSH）含量显著升高。金糖宁胶囊具有增强机体抗氧化能力的作用。

【临床应用】　主要用于治疗 2 型糖尿病[4]、糖尿病并发症。

1. 2 型糖尿病　用于湿浊中阻兼血瘀证的 2 型糖尿病患者，能够改善患者脘腹胀满、头身困重、倦怠乏力、大便不爽，或肢体麻木、肢体疼痛等临床症状。降低患者空腹血糖水平、餐后 2 小时血糖及糖化血红蛋白水平，对血脂代谢异常有一定的改善作用。

2. 糖尿病并发症　金糖宁胶囊用于治疗 2 型糖尿病，在调控患者血糖的同时，具有调节血脂异常和保护血管的作用，可以降低糖尿病并发症风险。

【不良反应】　个别患者发生心前区疼痛、头晕、头痛、头涨、腹胀、吞酸、腹泻、恶心、呕吐、右肾区痛、腰痛、肛门排气增多、皮疹、瘙痒。

【使用注意】　服药期间定期检测血糖、肝肾功能、心功能。

【用法与用量】　用餐前即刻服用。一次 4 粒，一日 3 次。疗程 4 周。

参 考 文 献

[1] 刘泉, 刘率男, 孙素娟, 等. 金糖宁对 MSG 肥胖小鼠糖代谢及胰岛 β 细胞功能紊乱的影响[J]. 中国临床药理学杂志, 2013, 19（10）: 757-761.
[2] 洪绯. 金糖宁胶囊的抗糖尿病作用药效研究[J]. 中国糖尿病杂志, 2009, 17（3）: 181-183.
[3] 令狐翠华, 柳洁. 金糖宁胶囊治疗初发 2 型糖尿病临床观察[J]. 中国医药指南, 2012, 10（10）: 278-280.
[4] 佚名. 金糖宁胶囊治疗 2 型糖尿病的临床疗效观察[J]. 糖尿病天地（临床）, 2008, 2（12）: 580-582.

（中国医学科学院北京协和医学院药物研究所　申竹芳、刘率男）

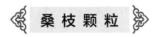

桑 枝 颗 粒

【药物组成】　桑枝。

【处方来源】　研制方。国药准字 Z19990035。

【功能与主治】　桑枝颗粒，养阴生津，活血通络。用于阴虚内热、瘀血阻络所致的消渴病。症见口渴喜饮，五心烦热，肢体麻木或刺痛等，以及 2 型轻、中型糖尿病见上述证候者。

【药效】 主要药效如下[1, 2]:

1. 改善糖代谢 糖尿病是以血糖升高为主要特征的代谢性疾病，长期高血糖环境使胰岛素的需求不断增加，B 细胞处于持续激活状态，导致胰岛 B 细胞内胰岛素储存消耗，加重高血糖，而高糖毒性反过来使 B 细胞功能更加恶化，加剧糖尿病进展，促使并发症的发生。严格控制糖尿病患者的血糖水平，可以有效预防糖尿病并发症的发生。

动物实验显示桑枝颗粒通过抑制 α-葡萄糖苷酶活性，可显著降低糖尿病模型动物的空腹及餐后高血糖。桑枝颗粒能降低蔗糖和淀粉负荷所致正常和高血糖模型小鼠的血糖升高。

2. 纠正脂质代谢异常 脂代谢紊乱主要表现为高密度脂蛋白胆固醇水平降低，低密度脂蛋白胆固醇、三酰甘油、总胆固醇水平升高。血循环中游离脂肪酸（FFAs）升高，可在多个层面影响葡萄糖代谢，使胰岛素的靶组织如肝脏、肌肉表现为胰岛素抵抗。桑枝颗粒在降糖的同时还具有改善脂代谢紊乱的作用。

3. 防治糖尿病微血管并发症 血管病变是糖尿病的特异性病变，糖尿病微血管并发症包括肾脏病变、视网膜病变、神经病变和心肌病变。改善糖尿病微血管病变是有效治疗和预防微血管并发症的保证。桑枝颗粒可降低高血糖大鼠进食蔗糖后的血糖、尿糖和果糖胺水平等，并能减轻动物肾脏的病变程度。桑枝颗粒长期对餐后血糖波动的控制，可有效防止糖尿病前期患者向糖尿病转化，还可延缓糖尿病患者慢性并发症的发展，有利于糖尿病微血管并发症的防治。

【临床应用】 桑枝颗粒主要用于 2 型糖尿病治疗，对合并关节病变、周围神经病变者更为理想[3, 4]。

1. 2 型糖尿病 桑枝颗粒除用于风寒湿痹外，还具有"养津液""疗口干""滋肾水"之功效，具备散寒而不偏温、祛湿而不偏燥之优点，且能生津止渴，缓解症状，疗效确切。其适用于脾虚兼瘀的 2 型糖尿病，临床上桑枝颗粒能有效地降低患者的空腹及餐后血糖、尿糖含量和糖化血红蛋白水平，与阿卡波糖相比，二者疗效无显著差异，但是桑枝颗粒在改善临床症状方面优于阿卡波糖，能够显著改善糖尿病患者口渴喜饮、五心烦热、肢体麻木或刺痛等临床症状。另外，桑枝颗粒对改善高脂血症亦有一定作用。

2. 防治糖尿病并发症 在桑枝颗粒治疗关节病变的临床研究中，认为其具备散寒而不偏温、祛湿而不偏燥之优点，且能生津止渴，缓解糖尿病性关节及周围神经病变，疗效确切。

【不良反应】 偶见轻度消化道反应。

【使用注意】 定期复查血糖。适用于以下人群：①首发糖尿病患者；②糖尿病合并肝肾功能不全者；③服用磺酰脲类、双胍类药物效果不好者，加用桑枝颗粒但不能随意停服原药；④注射胰岛素者加服桑枝，逐渐减胰岛素用量。

【用法与用量】 饭时开水冲服，一次 1 袋（3g），一日 3 次，或遵医嘱。

参 考 文 献

[1] 李明娟，李季，姜晨璐. 桑枝颗粒提取物对 α-葡萄糖苷酶的抑制作用研究[J]. 中国实用医药，2009，4（6）：166-167.

[2] 邢冬杰，宿世震，李广元，等. 桑枝颗粒对糖尿病大鼠的作用研究[J]. 辽宁中医药大学学报，2009，（10）：166-167.

[3] 张志平. 桑枝颗粒联合格列齐特缓释片治疗 2 型糖尿病的疗效观察[J]. 中外医学研究，2015，（11）：148-149.

[4] 郭宝荣，赵泉霖，钱秋海，等. 桑枝颗粒剂治疗 II 型糖尿病 40 例[J]. 山东中医药大学学报，1999，（1）：46-47.

（中国医学科学院北京协和医学院药物研究所 申竹芳、刘 泉）

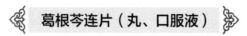

葛根芩连片（丸、口服液）

【药物组成】 葛根、黄芩、黄连、甘草。

【处方来源】 东汉·张仲景《伤寒论》。《中国药典》（2015 年版）。

【功能与主治】 解肌，清热，止泻。用于泄泻腹痛，便黄而黏，肛门灼热。

【药效】 主要药效如下：

1. 降血糖[1,2] 2 型糖尿病是一种复杂的代谢性疾病，血糖增高和尿糖是糖尿病主要临床特征，持续高血糖诱发糖毒性引起糖尿病患者多系统、多脏器损伤，导致糖尿病并发症的发生。

葛根芩连汤可以显著降低糖尿病模型大鼠的空腹血糖水平，其降空腹血糖作用随剂量变化而变化，最佳降糖剂量为 21.45g/kg。此外葛根芩连汤能够降低糖化血红蛋白及糖化血清蛋白水平，具有长期稳定血糖作用。

2. 调节脂代谢[3,4] 脂代谢紊乱是糖尿病代谢紊乱的主要临床特征之一，糖尿病脂代谢紊乱主要表现为血清总胆固醇、三酰甘油、低密度脂蛋白胆固醇水平升高，高密度脂蛋白胆固醇水平降低。脂代谢紊乱诱发的脂毒性可能是糖尿病及其并发症发生、持续发展的病理因素。

葛根芩连汤具有确切的降脂作用，能够清除实验动物肝细胞内的脂质，降低血清中总胆固醇、三酰甘油、低密度脂蛋白胆固醇水平，改善模型动物脂代谢紊乱状态。基于转录组学研究结果显示葛根芩连汤可能通过改善脂代谢间接发挥降血糖作用（图 4-1）。

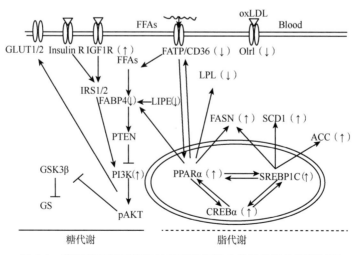

图 4-1 葛根芩连汤可能通过干预脂代谢改善糖代谢作用机制图

除图中已标注过的基因外，pAKT：磷酸化蛋白激酶 B；GSK：糖原合成激酶；GS：糖原合成酶；GLUT：葡萄糖转运蛋白；Insulin R：胰岛素受体；PTEN：人第 10 号染色体缺失的磷酸酶及张力蛋白同源基因；FFAs：游离脂肪酸；oxLDL：氧化低密度脂蛋白

3. 改善胰岛素抵抗[5, 6] 胰岛素抵抗是指机体对葡萄糖的摄取和利用效率下降, 而代偿性分泌更多的胰岛素, 以维持体内血糖平衡的一种状态。胰岛素抵抗是贯穿于 2 型糖尿病全过程的病理因素。当机体出现胰岛素抵抗时, 随之会产生各种糖脂类因子的代谢紊乱, 胰岛素抵抗是反映 2 型糖尿病患者病情的重要指标。

葛根芩连汤可以显著提高机体胰岛素敏感性, 改善机体胰岛素抵抗状态, 机制可能为, 葛根芩连汤能够促进脂肪分化, 使大脂肪细胞数量减少, 增加对胰岛素更敏感的小脂肪细胞数目来改善胰岛素抵抗, 同时葛根芩连汤能够上调葡萄糖转运蛋白 (GLUT4), 增加葡萄糖摄取和上调脂连蛋白, 增强脂肪胰岛素敏感性, 改善胰岛素降糖信号通路。

4. 抗氧化损伤[7-9] 氧化应激是指活性氧簇产生过多或发生代谢障碍并超过内源性抗氧化防御系统对其的消除能力时, 过剩的活性氧簇离子参与氧化生物大分子的过程, 其最终产生细胞脂质过氧化并致使溶酶体、线粒体损伤。氧化应激与 2 型糖尿病的发生、发展密切相关。氧化应激可以直接及间接激活细胞内的一系列应激信号通路, 造成胰岛素抵抗或损伤胰岛 B 细胞, 降低胰岛素分泌量。

葛根芩连汤高剂量能够明显降低髓过氧化物酶 (MPO)、丙二醛 (MDA)、一氧化氮 (NO) 水平, 增加超氧化物歧化酶 (SOD) 的表达, 减轻氧化应激损伤, 提高抗氧化能力。

5. 改善肠道菌群[10-12] 肠道菌群是生物体最重要的内环境, 影响宿主的营养、代谢及免疫, 肠道菌群紊乱导致的内毒素增多、脂肪酸代谢及调节肠衍生肽的分泌失常是肠道菌群诱发肥胖及糖尿病的主要作用机制。

葛根芩连汤可以提高肠道梭菌和双歧杆菌数量, 降低大肠菌菌群数量, 干预 2 型糖尿病患者肠道菌群。

6. 抗炎作用[13-15] 慢性炎症是阐述糖尿病病因机制重要理论, 基于慢性炎症理论, 许多炎症因子如肿瘤坏死因子-α (TNF-α)、白介素-6 (IL-6)、C 反应蛋白 (CRP) 等, 不但直接参与胰岛素抵抗, 而且与糖尿病大血管并发症的危险性联系紧密, 在 2 型糖尿病的发生发展进程中起着重要作用。

葛根芩连汤能够降低模型动物血清中 TNF-α、IL-6 水平, 抑制细胞核因子 κB (NF-κB) 蛋白的表达。通过抑制炎性介质表达发挥抗炎作用, 改善糖尿病患者胰岛素抵抗, 其作用机制可能与 NF-κB 通路有关。

【临床应用】

1. 2 型糖尿病[16] 葛根芩连汤可用于湿热型糖尿病的治疗, 湿热型糖尿病的主要症状包括胸脘腹胀, 或食后饱满, 头身困重。其他症状: 形体肥胖, 心烦胸闷, 四肢倦怠, 小便黄赤, 大便不爽。舌脉表现: 舌红苔黄腻, 脉滑而数。

基于分层随机、双盲、安慰剂对照、多中心临床试验设计方法, 湿热型糖尿病患者用药 14 周后, 患者湿热证证候显著改善, 糖化血红蛋白及血糖水平显著降低。与安慰剂组比较, 葛根芩连汤显著降低 2 型糖尿病患者的糖化血红蛋白、血糖水平, 对血压、体重、腰臀围的改善也有一定疗效。

2. 糖尿病性腹泻[17, 18] 属于神经性腹泻, 非感染性腹泻。原因可能与糖尿病长期控制不佳, 导致胃肠自主神经功能紊乱有关。葛根芩连汤主治协热下利, 对糖尿病性腹泻具有较好的治疗效果。

3. **糖尿病性胃轻瘫**[19]　又称糖尿病性胃麻痹，是糖尿病常见的并发症，临床主要表现为胃排空延缓，饱胀、厌食、恶心、呕吐等。在血糖控制的基础上，以葛根芩连汤为主方，加味用药治疗胃轻瘫，临床改善胃轻瘫症状效果优于多潘立酮。

【不良反应】　尚未见报道。

【使用注意】　①高血压、心脏病、肾脏病、浮肿的患者，孕妇、哺乳期妇女或正在接受其他治疗的患者，应在医师指导下服用。②按照用法与用量服用，小儿及年老体虚者应在医师指导下服用。③本品治疗因滥用抗生素造成的菌群紊乱患者疗效欠佳。④服药 3 天后症状未改善，或出现其他严重症状时，应去医院就诊。⑤对本品过敏者禁用，过敏体质者慎用。⑥本品性状发生改变时禁止服用。⑦儿童必须在成人的监护下使用。⑧如正在使用其他药品，使用本品前请咨询医师或药师。⑨泄泻腹部凉痛者忌服。

【用法与用量】　片：口服。一次 3～4 片，一日 3 次。丸：口服。一次 3g；小儿一次 1g，一日 3 次；或遵医嘱。口服液：口服，一次 1 支，一日 2 次。

参 考 文 献

[1] 潘竞锵，杜洁炜. 葛根芩连汤降血糖作用的实验研究[J]. 中国新药杂志，2000，9（3）：167-170.

[2] 刘玉晖，王跃生，王颖怡，等. 葛根芩连汤整方剂量变化治疗糖尿病大鼠的量效关系研究[J]. 中国实验方剂学杂志，2013，19（12）：258-261.

[3] 余学钊，杨伟峰，刘合刚，等. 葛根芩连汤对高血脂模型大鼠降脂作用研究[D]. 武汉：湖北中医药大学，2013.

[4] 熊淑平，章常华，邓永兵，等. 葛根芩连汤改善 KK-Ay 糖尿病小鼠糖脂代谢作用的实验研究[J]. 时珍国医国药，2016，（9）：2090-2092.

[5] 范尧夫，曹雯，胡咏新，等. 葛根芩连汤对新发 2 型糖尿病胰岛素抵抗的影响研究[J]. 现代中西医结合杂志，2017，26（2）：115-117.

[6] 罗新新，朱水兰，李冰涛，等. 葛根芩连汤激活 PPARγ 上调脂联素和 GLUT4 表达改善脂肪胰岛素抵抗[J]. 中国中药杂志，2017，（23）：4641-4648.

[7] 李爱琴，陆环，徐文静，等. 氧化应激与 2 型糖尿病的研究进展[J]. 现代生物医学进展，2010，10（12）：2371-2372.

[8] 赵益，赖小东，叶争荣，等. 葛根芩连汤对溃疡性结肠炎模型大鼠抗氧化及抗炎的作用机制[J]. 中华中医药杂志，2016，（5）：1741-1745.

[9] 周艳，谭海荣，潘竞锵，等. 葛根芩连汤对 2 型糖尿病大鼠的降血糖抗氧化作用[J]. 中国新医药，2003，（6）：17-18.

[10] 薛平燕，徐玉善，吴斌，等. 肠道菌群与肥胖和 2 型糖尿病的关系[J]. 医学综述，2013，19（11）：2042-2044.

[11] 冯新格，严育忠，曾艺鹏. 葛根芩连汤对 2 型糖尿病湿热证肠道菌群的影响[J]. 世界中西医结合杂志，2016，11（8）：1110-1112.

[12] 赵立平，徐佳. 中药复方葛根芩连汤治疗 2 型糖尿病过程中的肠道菌群结构变化[J]. 中华内科杂志，2015，54（5）：452.

[13] 陆君. 慢性炎症与 2 型糖尿病[J]. 实用心脑肺血管病杂志，2006，14（8）：600-602.

[14] 王烨，朱向东. 葛根芩连汤对 2 型糖尿病 ZDF 大鼠 CRP，TNF-α、IL-6 的影响[J]. 中国实验方剂学杂志，2017，（21）：130-134.

[15] 王烨，周琦，朱向东，等. 葛根芩连汤对自发肥胖型 2 型糖尿病 ZDF 大鼠 FFA 及 NF-κB/IRS2 通路的影响[J]. 上海中医药大学学报，2017，（6）：65-69.

[16] 周霭. 葛根芩连汤治疗 2 型糖尿病湿热困脾证临床研究[D]. 北京：北京中医药大学，2012.

[17] 吕召学，张芳. 加味葛根芩连汤治疗糖尿病性腹泻 89 例[C]中华中医药学会糖尿病分会.1999.

[18] 孙建东，米达辉，全广辉. 金广辉老师应用葛根芩连汤加味治疗糖尿病腹泻验案[J]. 内蒙古中医药，2016，35（16）：172.

[19] 曾艺鹏，王爱华，胡蕴刚. 复方配伍治疗伴湿热兼证糖尿病胃轻瘫的研究[J]. 现代中西医结合杂志，2006，15（15）：2023-2024.

（江西中医药大学　徐国良、李冰涛）

黄连温胆汤

【药物组成】　川连、竹茹、枳实、半夏、陈皮、甘草、生姜、茯苓。

【处方来源】　清·陆廷珍《六因条辨》。

【功能与主治】　清热燥湿，理气化痰，和胃利胆。用于伤暑汗出，身不大热，烦闷欲呕，舌黄腻。

【药效】　主要药效如下：

1. 降血糖，改善脂代谢紊乱[1-3]　血糖升高是 2 型糖尿病的主要临床特征，体内糖、脂可以相互转化，一般脂代谢紊乱早于血糖水平升高，糖尿病又称为糖脂病。在糖脂代谢紊乱过程中，胰岛素发挥重要作用。胰岛素是体内唯一具有降血糖作用的激素，同时胰岛素具有促进蛋白质、脂肪合成的作用。胰岛素抵抗或胰岛素分泌功能受损，则胰岛素降血糖作用及促进脂肪合成作用下降。2 型糖尿病患者一般伴有胰岛素抵抗或胰岛 B 细胞功能受损，因此糖尿病患者出现血糖水平异常的同时，伴随有血脂水平异常。

黄连温胆汤能够降低糖尿病患者的空腹血糖和餐后 2 小时血糖水平。黄连温胆汤对于高脂饲料及链脲佐菌素诱导的糖尿病小鼠具有治疗作用，能够降低模型小鼠的空腹血糖，提高模型小鼠的糖耐量，降低总胆固醇（TC）、三酰甘油（TG）、低密度脂蛋白胆固醇（LDL-C）水平，升高高密度脂蛋白胆固醇（HDL-C）、载脂蛋白 A（Apo A）水平，有效降血糖，改善 2 型糖尿病小鼠的血脂代谢紊乱，治疗 2 型糖尿病。

2. 改善胰岛素抵抗[4,5]　胰岛素抵抗即胰岛素敏感性降低，指正常的胰岛素无法引起胰岛素的正常生理效应。胰岛素敏感指数（ISI）和胰岛素抵抗指数（IRI）是评估胰岛素敏感性和胰岛素抵抗的两项重要指标。

黄连温胆汤明显升高代谢综合征模型生物的胰岛素敏感指数，降低其胰岛素抵抗指数，提高疾病模型动物的胰岛素敏感性，改善其胰岛素抵抗。其作用机制可能与其激活骨骼肌上 IRS1-PI3K-GLUT4 信号转导通路相关。

3. 抗慢性炎症反应[6-8]　胰岛素抵抗是一个慢性亚临床炎症过程，细胞因子肿瘤坏死因子（TNF-α）和白介素-6（IL-6）都能减低机体组织细胞对胰岛素的敏感性，来自脂肪等组织的细胞因子和炎症敏感蛋白如白介素-8（IL-8）、抵抗素、脂连蛋白、C 反应蛋白和纤溶酶原激活物抑制剂（PAI-1）等对胰岛素抵抗的发生也有重要作用。另外，在胰岛素抵抗时脂肪组织、骨骼肌细胞、肝脏和动脉血管组织都不同程度地增加一些细胞因子的表达，这些细胞因子通过内分泌、旁分泌和自分泌机制进一步降低组织细胞对胰岛素的敏感性。

黄连温胆汤降低代谢综合征模型大鼠血清 TNF-α、白介素-6 水平，降低模型大鼠主动脉 NF-κB 的表达，具有抗慢性炎症作用，其作用机制可能是通过黄连温胆汤对于 NF-κB 分子通路的抑制作用实现的。

4. 血管内皮细胞保护[9-12]　血管内皮细胞是介于血流和血管壁组织之间的一层单核细胞，可通过自分泌、内分泌、旁分泌三种途径分泌 NO、PGI₂、ET-1 等血管活性物质并发挥调节血管紧张性、抗血栓形成、抑制平滑肌细胞增殖及血管壁炎症反应等功能。氧化应激、肾素-血管紧张素系统、氧化低密度脂蛋白、同型半胱氨酸等因素能够损伤血管内皮细胞，引起血管内皮功能损伤。血管内皮功能损伤是糖尿病血管并发症发生的始动因素和主要病理生理基础。黄连温胆汤能降低血清血管性假血友病因子（vWF）含量，且具有保护血管内皮细胞的作用。

5. 抑制神经凋亡[13-15]　糖尿病脑病是糖尿病主要并发症，以认知障碍和大脑的神经生理结构改变为主要特点。神经细胞凋亡为该病的病理基础。在神经细胞凋亡过程中，调控凋亡的基因主要是 B 淋巴细胞瘤-2 基因（Bcl-2）家族，该家族包含抗凋亡 Bcl-2、Bcl-XL 和促凋亡 Bax 的成员。Bcl-2 与 Bax 表达水平的平衡是决定细胞存活的重要因素，Bcl-2 表达升高和 Bax 表达下降可抑制神经细胞凋亡。胰岛素样生长因子（IGF-1）在神经元生长、分化、能量代谢、神经保护等方面起着重要作用。

黄连温胆汤干预治疗糖尿病小鼠后出现 Bcl-2 蛋白的表达升高，Bax 蛋白的表达下降，从而导致 Bcl-2/Bax 的值升高，这说明黄连温胆汤可能通过升高 2 型糖尿病小鼠海马区 Bcl-2/Bax 的值，抑制其海马神经细胞凋亡。黄连温胆汤的中、高剂量组干预治疗糖尿病小鼠后，胰岛素样生长因子-1（IGF-1）与胰岛素样生长因子-1R（IGF-1R）的表达显著升高，这说明黄连温胆汤可能通过升高 IGF-1 与 IGF-1R 的表达来抑制海马神经细胞的凋亡。

6. 保肝 [16]　糖尿病以代谢紊乱和高血糖为主要特征，可引起全身多脏器的病变。肝脏是糖代谢的主要器官，长期的高血糖对肝脏的损害十分严重，但因其代偿能力较强，早期的肝损伤并不明显，但到后期肝损伤发展到一定程度后将无法逆转。临床主要表现为肝大、脂肪肝、肝纤维化、肝硬化等。

黄连温胆汤能抑制糖尿病大鼠的肝大和炎症反应，降低血清谷草转氨酶（AST）和丙氨酸转氨酶（ALT）水平及肝质量指数，保护肝细胞。

【临床应用】

1. 2 型糖尿病[17, 18]　黄连温胆汤可用于湿热困脾型及痰湿型糖尿病的治疗，改善患者脘痞胸闷、渴不欲饮、口中黏腻或有甜味、身体困重、舌苔厚腻、小便黄浊、大便不爽等临床症状。与未加降糖药物组相比较，黄连温胆汤对于糖尿病患者血糖、糖化血红蛋白、胰岛素、血脂、体重指数等 2 型糖尿病指标具有显著改善作用。

2. 糖尿病周围神经病变 [19-21]　是常见的糖尿病慢性并发症之一，约 60%的糖尿病患者在发病 10 年内并发糖尿病周围神经病变，出现一种甚至多种与周围神经功能障碍相关的症状及体征，其中以远端对称性感觉多发性神经病变最常见，严重者可致残，对患者生活质量造成较大影响。

糖尿病周围神经病导致患者周围神经水肿、坏死，对神经功能有显著影响，具体表现为神经传导速度减慢。黄连温胆汤能够提高患者神经传导速度。研究以患者正中神经与腓总神经的运动神经传导速度（MNCV）与感觉神经传导速度（SNCV）为主要观察指标，结果显示，两组治疗前的正中神经与腓总神经的 MNCV 与 SNCV 均处于相当水平，治疗后观察组正中神经与腓总神经的 MNCV 及 SNCV 均更高，且观察组高于对照组，提示观察组患者的神经传导速度得到更大提升。

【不良反应】　尚未见报道。

【使用注意】　①黄连味苦涩，不适合大量及长时间服用。②黄连有"苦败胃"之说，建议在饭后服用较好。③脾胃虚寒者及阴虚津伤者忌用。

【用法与用量】　水煎服（成人常用剂量：5 剂）。

参 考 文 献

[1] 张卫华，刘华东，刘舟，等. 黄连温胆汤对 2 型糖尿病小鼠血糖的影响[J]. 辽宁中医药大学学报，2011，（8）：118-119.

[2] 李月碧，李瑞鹏，赵迪，等. 黄连温胆汤改善 2 型糖尿病大鼠糖脂代谢紊乱[J]. 药学与临床研究，2015，23（1）：1-4.

[3] 田奕. 加味黄连温胆汤干预脂代谢紊乱预防糖尿病的研究[D]. 成都：成都中医药大学，2014.

[4] 邓晓威. 加味黄连温胆汤调控 PI3K 通路改善代谢综合征大鼠胰岛素抵抗的研究[D]. 哈尔滨：黑龙江中医药大学，2012.

[5] 刘莉，隋艳波. 黄连温胆汤加减对代谢综合征大鼠胰岛素抵抗及脂肪细胞因子的影响[J]. 辽宁中医杂志，2011，（3）：385-387.

[6] 陈述林，罗敏. 胰岛素抵抗的炎症机制[J]. 国际内分泌代谢杂志，2004，24（6）：376-378.

[7] 邓晓威. 黄连温胆汤加减对喂养型代谢综合征模型大鼠血清 TNF-α 及主动脉 NF-κB 的影响[D]. 哈尔滨：黑龙江中医药大学，2009.

[8] 刘莉，许锋锐，芦晔. 黄连温胆汤加减对代谢综合征大鼠肿瘤坏死因子-α 和白介素-6 的影响[J]. 湖北中医药大学学报，2012，14（3）：11-13.

[9] 刘丰. 加减黄连温胆汤对膳食诱导 MS 大鼠内皮功能及脂肪细胞因子干预的研究[D]. 哈尔滨：黑龙江中医药大学，2009.

[10] 张艳钦. 黄连温胆汤加减对膳食诱导型代谢综合征大鼠胰岛素抵抗与血管内皮功能影响的研究[D]. 哈尔滨：黑龙江中医药大学，2009.

[11] 李鑫. 黄连温胆汤加减对喂养型代谢综合征模型大鼠血清 IL-6 及主动脉 VCAM-1 的影响[D]. 哈尔滨：黑龙江中医药大学，2009.

[12] 关慧波，王琪. 黄连温胆汤对 MS 模型大鼠血管细胞黏附分子-1 和细胞间黏附分子-1 表达的影响[J]. 辽宁中医药大学学报，2015，（2）：22-25.

[13] 陈志明，石富国，张卫华，等. 黄连温胆汤对 2 型糖尿病小鼠海马区 Bcl-2、Bax、IGF-1、IGF-1R 蛋白表达的影响[J]. 药学与临床研究，2011，19（6）：501-504.

[14] 张卫华，刘舟，石富国，等. 黄连温胆汤对 2 型糖尿病小鼠学习记忆及海马神经细胞形态的影响[J]. 时珍国医国药，2012，23（4）：948-949.

[15] 邓晓威. 加味黄连温胆汤调控 PI3K 通路改善代谢综合征大鼠胰岛素抵抗的研究[D]. 哈尔滨：黑龙江中医药大学，2012.

[16] 刘舟，李月碧，张卫华，等. 黄连温胆汤对 2 型糖尿病大鼠肝损伤的保护作用[J]. 现代中西医结合杂志，2016，25（2）：119-121.

[17] 余晓琳，陈军平. 黄连温胆汤治疗湿热困脾型初发 2 型糖尿病 78 例临床观察[J]. 新中医，2010，（4）：25-26.

[18] 刘舟，张卫华，梁兴. 黄连温胆汤治疗糖尿病的研究进展[J]. 陕西中医药大学学报，2010，33（6）：152-153.

[19] 王志鹏. 加味黄连温胆汤治疗糖尿病周围神经病变临床观察[J]. 湖北中医杂志，2015，（5）：37-37.

[20] 周亚丽，曲琳，周亚平，等. 加味黄连温胆汤对糖尿病周围神经病变患者神经功能的保护作用观察[J]. 湖南中医药大学学报，2018，38（1）：96-99.

[21] 李岩，郭洋，李旗. 黄连温胆汤加减方结合甲钴胺片对糖尿病周围神经损害恢复的影响[J]. 河北联合大学学报（医学版），2015，17（6）：181-183.

（江西中医药大学　徐国良、李冰涛）

三、益气养阴类

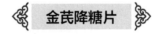

【药物组成】　黄连、黄芪、金银花。

【处方来源】　研制方。《中国药典》（2015 年版）。

【功能与主治】　清热益气。用于消渴病气虚内热证，症见口渴喜饮，易饥多食，气短乏力。轻、中度型非胰岛素依赖型糖尿病见上述证候者。

【药效】　主要药效如下[1-7]：

1. 改善糖代谢作用，纠正脂质代谢异常　糖尿病是一组以高血糖为主要特征的代谢性疾病。血糖水平升高、脂代谢紊乱是糖尿病的主要临床特征。金芪降糖片具有降血糖、改善脂质代谢紊乱作用。金芪降糖片能明显降低高血脂模型动物的血清三酰甘油水平，改善脂肪肝。

2. 改善胰岛素抵抗　胰岛素抵抗是指胰岛素促进葡萄糖摄取和利用的效率下降，机体代偿性地分泌过多胰岛素导致高胰岛素血症，以维持血糖的稳定。胰岛素抵抗是多种代谢性疾病的中心环节，也是 2 型糖尿病的重要发病机制，改善胰岛素抵抗是中药治疗糖尿病的机制之一。

金芪降糖片中黄连的主要成分为小檗碱，其是改善胰岛素抵抗的主要成分。可通过调节脂肪源性细胞因子的分泌，改善机体炎性状态；亦可通过直接和间接的方式部分抑制胰岛 B 细胞分泌胰岛素和直接对抗糖毒性、脂毒性来保护胰岛 B 细胞，减轻高胰岛素血症，改善胰岛素抵抗；改善胰岛素抵抗是金芪降糖片抗糖尿病作用的主要机理之一。也有临床研究显示，金芪降糖片合二甲双胍较单纯二甲双胍更有利于提高胰岛素敏感性。

3. 抗氧化，清除自由基，增强体液免疫和细胞免疫　氧化应激是指机体内自由基产生过多或消除减少，而致自由基损伤机体组织细胞的一种状态。氧化应激造成组织损伤是糖尿病及其并发症发生、发展的主要病理环节。抗氧化作用可减少自由基的产生，或直接消除机体产生的自由基。胰岛 B 细胞凋亡是 1、2 型糖尿病发病过程的共同机理，一般认为由 T 细胞介导的免疫反应对胰岛 B 细胞的进行性破坏是 1 型糖尿病的发病机制。

金芪降糖片显著增加红细胞内超氧化物歧化酶（SOD）水平，降低 2 型糖尿病动物肝匀浆内丙二醛（MDA）水平，使 SOD／MDA 值升高；另外，金芪降糖片可显著增加经绵羊红细胞免疫后的小鼠体内的溶血素生成，并可防止氢化可的松诱导的小鼠胸腺和脾脏的萎缩，对体液免疫和细胞免疫功能均有增强作用（图 4-2）。

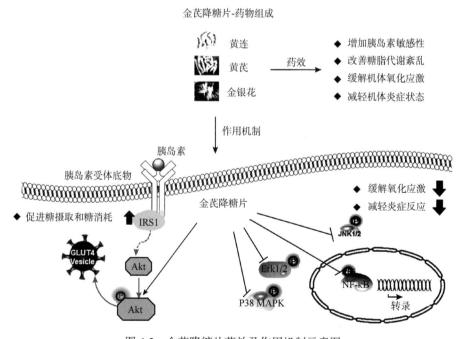

图 4-2　金芪降糖片药效及作用机制示意图

【临床应用】　金芪降糖片主要用于轻、中型 2 型糖尿病，并对糖尿病并发症也有良好的预防和缓解作用[8-12]。

1. **糖尿病前期** 单独给予金芪降糖片干预治疗老年人糖耐量异常，可以通过显著改善糖脂代谢和胰岛素抵抗，防止或延缓糖耐量异常进展为糖尿病。

2. **2 型糖尿病** 金芪降糖片对 2 型糖尿病的治疗效果显著，主要体现在：①降低空腹及餐后血糖，改善胰岛素抵抗；②调节脂质代谢紊乱，降低血清三酰甘油和胆固醇水平；③改善整体消渴证候，如口渴喜饮等；④在已有口服降糖药物治疗不佳的情况下，金芪降糖片在与其他中药或西药制剂合用时，可有效降低其合用药物的使用剂量，表现出良好的协同降糖作用。

3. **防治糖尿病肾脏并发症** 金芪降糖片单独或联合用药进行干预治疗，可防止患者由糖尿病前期向糖尿病转化，还可延缓患者糖尿病肾病的发展。早期轻、中度糖尿病患者采用西药与金芪降糖片联用，或单用金芪降糖片，可显著降低尿白蛋白排泄率。金芪降糖片亦可降低葡萄糖耐量异常患者尿白蛋白排泄率。

4. **治疗其他疾病** 金芪降糖片可以通过纠正多囊卵巢综合征（polycystic ovary syndrome，PCOS）患者的肥胖状态，调节糖代谢，调节雄激素的合成，改善 PCOS 的生殖调节轴，促进卵巢功能的恢复和调整月经，促排卵及为预防远期并发症建立良好基础。

【**不良反应**】 偶见腹胀，继续服药后自行缓解。

【**使用注意**】 ①属阴阳两虚消渴者慎用；②重度 2 型糖尿病患者不宜使用；③服药期间忌食肥甘、辛辣之品，控制饮食，注意合理的饮食结构，忌烟酒；④避免长期精神紧张，适当进行体育活动；⑤对重症病例，应合用其他降糖药物治疗，以防病情加重；⑥在治疗过程中，尤其是与西药降糖药联合用药时，要及时监测血糖，避免低血糖反应发生；⑦注意早期防治各种并发症，如糖尿病脑病、糖尿病心病、糖尿病肾病等，以防病情恶化。

【**用法与用量**】 饭前半小时口服，一次 7～10 片，一日 3 次，2 个月为 1 个疗程，或遵医嘱。

参 考 文 献

[1] 沈培林. 金芪降糖片对 2 型糖尿病的降糖调脂作用[J]. 天津医药，2005，33（12）：803.

[2] 申竹芳，谢明智. 金芪降糖片对实验动物糖代谢的影响[J]. 中药新药与临床药理，1996，（2）：24-26.

[3] 申竹芳，谢明智，刘海帆. 金芪降糖片对实验动物血脂、胰岛素抗性及免疫功能的影响[J]. 中药新药与临床药理，1997，（1）：23-25.

[4] 申竹芳. 金芪降糖片抗糖尿病的药理作用基础[J]. 国际内分泌代谢杂志，2004，24（3）：215-216.

[5] 孙楠，崔景秋，高志红，等. 金芪降糖片对胰岛素抵抗大鼠肝脏 SREBP-1c mRNA 表达的影响[J]. 天津医药，2010，38（8）：696-699.

[6] 姚庆春. 金芪降糖片联合二甲双胍治疗 2 型糖尿病的临床研究[J]. 现代药物与临床，2014，29（7）：786-790.

[7] 郑凝，魏世津. 金芪降糖片对糖尿病大鼠肾脏保护作用的实验研究[J]. 天津中医药，2014，（4）：226-230.

[8] 梁晓春，郭赛珊，王香定，等. 金芪降糖片治疗气阴两虚火旺型糖尿病临床及实验研究[J]. 中国中西医结合杂志，1993，（10）：587-590.

[9] 冯凭. 金芪降糖片的临床应用[J]. 国际内分泌代谢，2004，24（3）：214-215.

[10] 陶忠华，谢明智. 金芪降糖片的研究概述[J]. 中国新药杂志，1996，（1）：21-23.

[11] 汪睿，吴坚. 金芪降糖片与保护血管内皮、糖尿病肾病及胰岛素抵抗相关研究进展[J]. 世界中医药，2014，（2）：261-263.

[12] 钱红英. 金芪降糖片治疗 2 型糖尿病临床观察[J]. 吉林医学，2010，31（15）：2212-2212.

（中国医学科学院北京协和医学院药物研究所 申竹芳、刘 泉）

津力达颗粒（口服液）

【药物组成】　人参、黄精、苍术、苦参、麦冬、地黄、制何首乌、山茱萸、茯苓、佩兰、黄连、知母、淫羊藿、丹参、粉葛、荔枝核、地骨皮。

【处方来源】　研制方。《中国药典》（2015 年版）。

【功能与主治】　益气养阴，健脾运津。用于 2 型糖尿病气阴两虚证，症见口渴多饮，消谷易饥，尿多，形体渐瘦，倦怠乏力，自汗盗汗，五心烦热，便秘等。

【药效】　主要药效如下：

1. 降低血糖，调节脂代谢[1, 2]　糖尿病是以高血糖为主要特征的代谢性疾病，多数糖尿病伴随脂代谢紊乱。脂代谢紊乱诱发脂毒性，脂毒性导致外周组织胰岛素敏感性降低，引起胰岛素抵抗。脂毒性学说是 2 型糖尿病的重要发病理论。

津力达颗粒干预后，糖尿病患者空腹血糖、餐后 2 小时血糖、糖化血红蛋白水平均明显下降。津力达颗粒能够有效降低糖尿病模型大鼠总胆固醇（TC）、三酰甘油（TG）和低密度脂蛋白胆固醇（LDL-C）水平，升高高密度脂蛋白胆固醇（HDL-C）水平，改善糖尿病大鼠血糖、血脂代谢紊乱。

2. 改善胰岛素抵抗[3-5]　胰岛素抵抗是指胰岛素对葡萄糖的摄取和利用的效率下降，致机体代偿性地分泌过多胰岛素产生高胰岛素血症，以维持血糖的稳定。胰岛素抵抗是导致代谢综合征和 2 型糖尿病的共同病理基础。

津力达颗粒干预高脂饲料喂养的 2 型糖尿病大鼠，可以改善大鼠糖、脂代谢，降低胰岛素抵抗指数（HOMA-IR），提高胰岛素敏感指数（ISI），有效改善其胰岛素抵抗。其作用机制可能激活腺苷酸活化蛋白激酶（AMPK），改善线粒体功能，增加脂肪酸氧化，促进葡萄糖的摄取。

3. 保护胰岛 B 细胞[6-8]　胰岛 B 细胞能分泌胰岛素，胰岛素是体内唯一具有降血糖作用的蛋白质。胰岛 B 细胞损伤则胰岛素分泌不足，胰岛素分泌不足则导致血糖水平升高，引发 2 型糖尿病。糖尿病患者存在胰岛 B 细胞功能损伤，氧化应激及炎症因子是导致胰岛 B 细胞损伤的病理因素。

津力达颗粒有效改善 2 型糖尿病大鼠的 IL-1β、丙二醛（MDA）、肿瘤坏死因子-α（TNF-α）等因子水平，保护胰岛 B 细胞。机理可能与津力达颗粒抗氧化、抗炎作用相关。

4. 抗氧化[9-11]　氧化应激是体内活性氧化物产生多于清除，氧化还原反应失衡的病理状态。糖尿病高糖、高脂状态可以使活性氧化物增多，活性氧化物损害胰岛 B 细胞及糖尿病并发症组织细胞，恶化糖尿病，诱发糖尿病并发症。

机体存在两类抗氧化防御系统：一类是包括过氧化氢酶、超氧化物歧化酶、谷胱甘肽过氧化物酶等在内的酶抗氧化系统；另一类是包括维生素、谷胱甘肽、硫辛酸等在内的非酶抗氧化系统。内源性抗氧化防御机制一方面通过直接清除生成的各种自由基，保护组织免遭损害；另一方面通过白蛋白、乳铁蛋白等蛋白质与产生所必需的金属离子结合，抑制活性氧（ROS）簇离子的生成。

津力达颗粒可以通过降低脂质过氧化产物丙二醛含量，升高超氧化物歧化酶、过氧化氢酶、谷胱甘肽过氧化物酶活性，增强抗氧化能力，减轻肝脏组织中的氧化应激水平。

5. 保护肾脏[12]　糖尿病肾病引发的终末期肾衰竭是威胁糖尿病患者生命的主要原因。高糖刺激和生长因子（GH）可激活丝裂原活化蛋白激酶（MAPK）通路，通过磷酸化作用激活下游转录因子，调节转化生长因子-β1（TGF-β1）等表达，影响细胞增殖、纤维粘连蛋白（FN）及Ⅳ型胶原纤维的合成，促进糖尿病肾病的发生和发展。胰岛素样生长因子（IGF-1）也可以通过多种途径参与糖尿病肾病的发生。糖尿病肾病发生后，肾脏损害发展迅速。若肾病早期给予针对性的防治，则有利于控制和延缓肾脏病的进展。

津力达颗粒可降低糖尿病大鼠生长激素（GH）、胰岛素样生长因子（IGF-1）的表达，抑制 MAPK 通路的激活从而减少细胞外基质的生成，本品具有肾脏保护作用。

6. 保护骨骼肌[13]　乙酰化酶 3SIRT3 是线粒体功能关键调节器，控制着整个细胞的乙酰化，通过控制线粒体生物合成来影响氧化代谢，在肌肉、肝脏、心脏和褐色脂肪组织等代谢活动活跃的组织中高表达。SIRT3 能减少细胞内活性氧（ROS）簇自由基的水平，增强超氧化物歧化酶-2（SOD2）水平，降低细胞自由基和提高机体耐受氧化应激的能力。

骨骼肌是糖尿病胰岛素抵抗的三大靶器官之一。津力达颗粒能使糖尿病大鼠骨骼肌组织乙酰化酶 3（SIRT3）表达增加，改善糖代谢与氧化应激水平，保护骨骼肌组织。

7. 抗肝损伤[14]　糖尿病患者是慢性肝脏病变和肝细胞肝癌的高风险人群，慢性肝损伤可转变为肝脏纤维化，并有可能发展为肝硬化甚至肝癌。

血管紧张素Ⅱ可刺激肝星形细胞增殖和胶原纤维的合成，促进肝脏纤维化。津力达颗粒对糖尿病大鼠的肝损伤有保护作用，其机制可能与降低肝组织血管紧张素Ⅱ（AngⅡ）mRNA 表达和肝组织血管紧张素Ⅱ含量有关。

【临床应用】

1. 2 型糖尿病[15, 16]　糖尿病是以高血糖为基本特征的多系统代谢紊乱性疾病。津力达颗粒可以改善气阴两虚型患者口渴多饮、倦怠乏力、多食易饥、尿多、咽干口燥、自汗或盗汗、五心烦热等中医临床症状，明显降低 2 型糖尿病患者的空腹血糖（FPG）、餐后 2 小时血糖（2h PG）、糖化血红蛋白（HbA1c）水平。机理可能是降低血糖，控制患者的病情；降低血脂，改善患者脂代谢紊乱；改善胰岛素抵抗，增加胰岛素敏感性，以控制血糖的稳定；保护胰岛 B 细胞，维持机体健康。

2. 糖尿病前期[17]　临床研究表明，津力达颗粒和盐酸二甲双胍均能够改善糖尿病前期患者的糖代谢，增加胰岛素的敏感性，联合用药具有更好的临床疗效。

【不良反应】　尚未见报道。

【使用注意】　忌食肥甘厚味、油腻食物。孕妇慎用，定期复查血糖。

【用法与用量】　颗粒：开水冲服。一次 1 袋，一日 3 次。8 周为 1 个疗程，或遵医嘱。已经使用西药的患者，可合并使用本品，并根据血糖情况，酌情调整西药用量。口服液：口服。一次 20ml，一日 3 次，8 周为 1 个疗程，或遵医嘱。

参 考 文 献

[1] 薛嵩, 卢晓晓, 王超群, 等. 津力达颗粒对 1 型糖尿病大鼠脂代谢及氧化应激的影响[J]. 北京医学, 2016, 38（4）: 319-321.

[2] 唐艳阁, 王敬, 杨家祥. 津力达颗粒对 2 型糖尿病胰岛功能及糖脂代谢的改善作用[J]. 内蒙古中医药, 2017,（15）: 56-57.

[3] 房其军. 津力达颗粒对高脂喂养 SD 大鼠胰岛素抵抗影响的研究[D]. 南京: 南京中医药大学, 2012.

[4] 房其军, 沈山梅, 毕艳, 等. 津力达颗粒对胰岛素抵抗 SD 大鼠的影响[J]. 江苏医药, 2016, 42（5）: 500-503.

[5] 刘晨曦. 津力达改善棕榈酸诱导的肌细胞胰岛素抵抗的机制[D]. 石家庄: 河北医科大学, 2015.

[6] 高怀林, 张建军, 吴以岭, 等. 津力达颗粒对 2 型糖尿病胰岛 β 细胞功能的影响[J]. 时珍国医国药, 2010, 21（5）: 1119-1120.

[7] 史婧丽, 吴莹, 宋玉萍, 等. 津力达颗粒对糖尿病大鼠胰岛 B 细胞的保护作用[J]. 第二军医大学学报, 2012, 33（4）: 385-389.

[8] 田敏. 津力达颗粒含药血清对软脂酸诱导的 NIT-1 胰岛 β 细胞自噬的影响[D]. 武汉: 华中科技大学, 2014.

[9] 宋郁珍, 赵建红, 王军媛, 等. 津力达颗粒对 2 型糖尿病大鼠氧化应激作用的影响[J]. 河南中医, 2013, 33（6）: 875-876.

[10] 金玺. 津力达颗粒对胰岛素抵抗大鼠肝脏氧化应激及胰岛素信号转导机制的研究[D]. 南京: 南京中医药大学, 2013.

[11] 薛嵩, 卢晓晓, 王超群, 等. 津力达颗粒对 1 型糖尿病大鼠脂代谢及氧化应激的影响[J]. 北京医学, 2016, 38（4）: 319-321.

[12] 卢晓晓, 王超群, 刘子毓, 等. 津力达颗粒对 1 型糖尿病大鼠肾脏的保护作用[J]. 第二军医大学学报, 2016, 37（8）: 1028-1032.

[13] 宋玉萍. 津力达颗粒对糖尿病大鼠骨骼肌的保护作用及其机制研究[D]. 上海: 第二军医大学, 2013.

[14] 叶菲, 刘子毓, 陈海燕, 等. 津力达颗粒改善 1 型糖尿病大鼠肝损伤的机制研究[J]. 药学服务与研究, 2016, 16（2）: 104-108.

[15] 张喜芬, 杨立波, 孙利, 等. 津力达颗粒治疗 2 型糖尿病随机双盲临床研究[J]. 疑难病杂志, 2013, 12（5）: 351-353.

[16] 赵明刚, 马茂芝. 津力达治疗 2 型糖尿病的临床研究[J]. 光明中医, 2014,（7）: 1418-1419.

[17] 李琳, 陈夏. 津力达颗粒治疗糖尿病前期临床疗效[J]. 陕西中医, 2016, 37（12）: 1610-1611.

（江西中医药大学　徐国良、李冰涛）

渴乐宁胶囊

【药物组成】　黄芪、黄精（酒炙）、地黄、太子参、天花粉。

【处方来源】　研制方.《中国药典》（2015 年版）。

【功能与主治】　益气，养阴，生津。适用于气阴两虚型消渴病，症见口渴多饮，五心烦热，乏力多汗，心慌气短等。2 型糖尿病见上述证候者。

【药效】　主要药效如下:

1. 降血糖[1,2]　糖尿病是一种由于胰岛素分泌缺陷或胰岛素功能障碍所致的代谢性疾病。血糖升高是其主要的临床特征之一，持续高血糖可导致全身组织器官（特别是眼、肾、心血管及神经系统）的损伤或功能障碍，衰竭严重者甚至可引起脱水、电解质紊乱和酸碱平衡失调等急性并发症酮症酸中毒和高渗昏迷。

渴乐宁胶囊具有降糖作用，渴乐宁胶囊用药后患者空腹血糖、餐后 2 小时血糖和糖化血红蛋白（HbA1c）水平显著降低。其降低血糖机制可能与提高外周组织对胰岛素的敏感性、增加胰岛素的敏感指数有关。

2. 增重，抗缺氧[3]　糖尿病典型症状"三多一少"（即吃饭多，喝水多，排尿多，体重减轻），主要出现在 1 型糖尿病患者身上。一般来说，2 型糖尿病患者都有过胖的"历史"，发病后体重会有所减轻。由于胰岛素分泌不足或胰岛素抵抗，可使丙酮酸脱氢酶活性下降，使葡萄糖的有氧氧化减少，而葡萄糖无氧氧化（糖酵解）增加；同时，长期存在的高凝状态和微循环障碍使组织缺氧。渴乐宁胶囊能使四氧嘧啶所诱导的糖尿病小白鼠体重增加，饮水量减少。渴乐宁胶囊能延长甲亢"阴虚"型小白鼠常压缺氧存活时间，表明该药具有滋阴补气作用。

3. 促进胰岛素分泌，提高 C 肽水平[4]　糖尿病是因胰岛功能受体缺陷，引起胰岛 B 细胞受损、胰岛素分泌不足而导致的一种慢性内分泌代谢性疾病，血糖的升高是其临床症状之一。研究显示糖尿病患者血清胰岛素、C 肽水平明显降低，且差异有统计学意义，推测可能由于过高的血糖浓度抑制了胰岛 B 细胞分泌功能，C 肽受肝脏新陈代谢及外周血清清除率影响很小，半衰期较胰岛素明显长，故 C 肽较胰岛素更能准确反映 B 细胞的分泌能力，可作为检测胰岛素内源性分泌评价指标。渴乐宁胶囊可使 C 肽含量增加，降低患者血糖。

【临床应用】

2 型糖尿病[5,6]　渴乐宁胶囊联合二甲双胍治疗 2 型糖尿病，能够降低患者血糖水平，提高患者胰岛素分泌。临床上能够降低 2 型糖尿病患者空腹血糖、糖化血红蛋白、餐后 2 小时血糖水平，改善糖尿病患者高血糖状态。

【不良反应】　临床使用剂量不良反应轻微，个别患者有轻度消化症状，一般在用药过程中可自行消失[7]。

【使用注意】　①凡有酮症、酮症酸中毒、感染、创伤、精神刺激者，不能单服本品；②未服用过西药降糖药的轻型患者，在控制饮食的基础上配合服用本品可获病情稳定；③中、重型患者，以往长期、大剂量服用过西药降糖药者，宜于原药治疗基础上配合服用本品，经 2～4 个月待血糖降至一定程度时逐渐减少西药降糖药用量，直到血糖正常方停服西药，持续服用本品 3～5 个月，直至病情稳定；④1 型糖尿病患者宜在原胰岛素用量、饮食控制基础上加用本品，1～3 个月后血糖下降，可逐渐减少胰岛素用量[8]。

【用法与用量】　口服，一次 4 粒，一日 3 次，3 个月为 1 个疗程。

参 考 文 献

[1] 刘蕴玲, 李长生. 渴乐宁治疗气阴两虚型Ⅱ型糖尿病 30 例[J]. 山东中医杂志, 1996,（7）: 302-303.

[2] 利顺欣, 李书文, 庞景三. 渴乐宁胶囊治疗气阴两虚型糖尿病的临床效果观察[J]. 中药药理与临床, 中药药理与临床, 2017, 33,（3）: 198-200.

[3] 杨永鹏, 黄维芝. 渴乐宁胶囊的药效研究[J]. 现代中西医结合杂志, 2007, 16（20）: 2826-2827.

[4] 周鹏. 中成药渴乐宁治疗非胰岛素依赖型糖尿病的临床研究[J]. 实用中西医结合杂志, 1997（19）: 1860-1861.

[5] 李香波, 赵冬婧, 薛长春, 等. 渴乐宁联合二甲双胍治疗 2 型糖尿病的临床观察[J]. 陕西中医, 2016, 37（7）: 874-875.

[6] 刘莉莉. 渴乐宁联合二甲双胍治疗 2 型糖尿病分析[J]. 中华中医药学刊, 2009, 27（3）: 671-672.

[7] 丛永壮, 李爱群. 渴乐宁胶囊[J]. 中国新药杂志, 1995,（1）: 32.

[8] 毕庶波, 赛自模. 渴乐宁胶囊治疗糖尿病的作用和用法[J]. 山东医药, 1995,（7）: 50.

（江西中医药大学　徐国良、李冰涛）

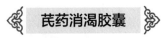

芪药消渴胶囊

【处方组成】　西洋参、黄芪、山药、生地。

【处方来源】　研制方。国药准字 Z20083065。

【功能与主治】　益气养阴，健脾补肾。用于非胰岛素依赖型糖尿病（属气阴不足、脾肾两虚证）的辅助治疗。症见气短乏力、腰膝酸软、口干咽燥、小便数多；或自汗、手足心热、头眩耳鸣、肌肉消瘦、舌红少苔或舌淡体胖等。

【药效】　主要药效如下：

1. 降血糖、改善脂代谢紊乱[1-3]　糖尿病又称为"糖脂病"，血糖水平升高和脂代谢紊乱是其主要临床特征，持续的高血糖和脂代谢紊乱可以诱发糖毒性和脂毒性，损伤糖尿病相关组织器官，诱发 2 型糖尿病并发症。

芪药消渴胶囊可明显降低高脂饮食致模型大鼠血中游离脂肪酸、空腹胰岛素、三酰甘油水平，降低肝脏及骨骼肌三酰甘油水平，延缓附睾脂肪增加速度，提高骨骼肌葡萄糖摄取率。此外，芪药消渴胶囊具有显著降血糖的作用，其降血糖机制不仅与刺激大鼠胰岛 B 细胞分泌胰岛素有关，同时与其抑制胰岛 A 细胞分泌胰高血糖素有关。

2. 抗慢性炎症[4,5]　糖尿病是一种机制复杂的代谢性疾病，慢性炎症反应与 2 型糖尿病及其并发症关系密切，抗炎治疗可以改善 2 型糖尿病患者糖代谢异常、提高胰岛素敏感性。

大鼠脂肪组织对葡萄糖的高摄取使内脏组织表现为脂肪堆积。脂肪组织可分泌多种脂肪细胞因子如瘦素、肿瘤坏死因子-α（TNF-α）、白介素-6（IL-6）、脂连蛋白等，参与胰岛素抵抗代谢综合征的发生。芪药消渴胶囊可降低血清中瘦素、IL-6 和 TNF-α 的水平，改善胰岛素抵抗（IR）。

3. 增加胰岛素敏感性，改善胰岛素抵抗[6,7]　胰岛素抵抗是指各种因素引起的胰岛素敏感性下降和利用效率降低的一种状态。胰岛素抵抗是 2 型糖尿病的主要发病环节，肥胖诱发的脂毒性是诱发胰岛素抵抗的主要病理因素。芪药消渴胶囊可以显著降低血液游离脂肪酸水平，增强机体对胰岛素的敏感性。此外，还可降低模型大鼠血中三酰甘油水平，改善胰岛素抵抗和瘦素抵抗。

4. 保护肾脏[8-10]　糖尿病可由不同途径损害肾脏，累及肾脏所有结构，临床出现高血糖、持续性蛋白尿，从而逐渐形成肾功能损害，肾功能下降，晚期出现严重肾衰竭。

芪药消渴胶囊治疗后血肌酐、尿素氮均明显下降。尿白蛋白排泄率为反映糖尿病患者肾小球损害程度的重要标志，芪药消渴胶囊治疗能减少患者微量白蛋白尿的含量，此外。高糖环境下，肾小球损伤时肾小球系膜细胞增殖有一定的抑制作用。提示芪药消渴胶囊具有能保护肾脏，改善肾功能的作用。

5. 改善血液流变学，提高免疫[11]　糖尿病患者血液流变学各项指标均有不同程度的改变。血液黏度增大，血细胞比容、血沉增大。芪药消渴胶囊具有明显改善高血糖大鼠血液流变学各项指标的作用，降低高血糖动物的血液黏度、血细胞比容、血沉水平。

糖尿病患者易并发感染。单核巨噬细胞系统在机体免疫应答及免疫调节中起主要作用，尤其在免疫防御中的作用更为突出。芪药消渴胶囊能明显激活和增强小鼠单核巨噬细胞系统功能。故推论该药可增强糖尿病患者抗感染能力，全面调整患者机体状态。

【临床应用】

1. 2 型糖尿病[12-14]　芪药消渴胶囊具有调节血糖，降低糖化血红蛋白等作用。可以改善糖尿病患者气短乏力、腰膝酸软、口干咽燥、小便数多；或自汗、手足心热、头眩耳鸣、肌肉消瘦、舌红少苔或舌淡体胖等临床症状。

以消渴灵作为对照药物，芪药消渴胶囊可降低患者糖化血红蛋白（HbA1c）水平，治疗效果优于消渴灵。此外，芪药消渴胶囊能够显著改善倦怠乏力、气短懒言、自汗、盗汗等临床症状，效果优于消渴灵。

2. 糖尿病肾病[15]　是糖尿病的严重微血管并发症，是导致糖尿病患者死亡的主要原因。糖尿病患者一旦发生肾脏损害，则出现持续进展性微量白蛋白尿，最终导致慢性肾衰竭。

芪药消渴胶囊治疗后，患者"多饮、多食、多尿"现象明显缓解，微量白蛋白尿含量减少，药物对肾小球损害、肾脏基底膜受到的破坏、肾脏代偿性的增生有一定的保护作用。

【不良反应】　尚未见报道。

【使用注意】　尚不明确。请仔细阅读说明书并遵医嘱使用。

【用法与用量】　每次 6 粒，每日 3 次，四周为 1 个疗程。

参 考 文 献

[1] 张效科，韩丽萍，马丽. 芪药消渴胶囊对高脂饮食诱导追赶生长大鼠肝脏及骨骼肌糖脂代谢的影响[J]. 中国中西医结合杂志，2010，30（10）：1091-1095.
[2] 肖洪彬，李冀，李笑然. 芪药消渴胶囊降血糖机制的研究[J]. 中医药学报，1994，（1）：54-55.
[3] 李冀，肖洪彬. 芪药消渴胶囊降血糖作用的实验研究[J]. 中医药信息，1993，（6）：31-32.
[4] 段玉红. 芪药消渴胶囊对追赶生长模型大鼠血清游离脂肪酸、瘦素、白介素-6 和肿瘤坏死因子-α 的影响[J]. 陕西中医，2013，（9）：1263-1264.
[5] 杨伟钦. 芪药消渴胶囊对高脂饮食诱发追赶生长大鼠 IR 及 LEP 影响的实验研究[D]. 咸阳：陕西中医学院，2012.
[6] 何斯，何政希，赵子钧. 芪药消渴胶囊治疗 2 型糖尿病的临床疗效分析[J]. 社区医学杂志，2014，12（16）：28-29.
[7] 黄淑凤，张博，李朋朋，等. 芪药消渴胶囊对糖尿病肾病模型大鼠的保护作用[J]. 中药药理与临床，2012，28（5）：219-221.
[8] 王亚军，孟建国，黄淑凤，等. 芪药消渴胶囊对高糖诱导肾小球系膜细胞增殖的抑制作用[J]. 河北中医，2012，34（3）：434-436.
[9] 王艳，侯建平，王亚军，等. 芪药消渴胶囊对糖尿病肾病大鼠的实验研究[J]. 陕西中医学院学报，2011，34（3）：48-49.
[10] 李冀，肖洪彬. 芪药消渴胶囊对血液流变学及免疫功能影响的实验研究[J]. 中医药学报，1994，（3）：41-43.
[11] 张晓慧，任平. 芪药消渴胶囊联合盐酸二甲双胍片治疗 2 型糖尿病患者 150 例多中心随机对照临床观察[J]. 中医杂志，2009，50（6）：519-521.
[12] 吴湘，谢元平. 芪药消渴胶囊治疗 2 型糖尿病 61 例临床观察[J]. 新中医，2009，（7）：15-17.
[13] 倪青，张效科，崔娜. 芪药消渴胶囊干预 2 型糖尿病前期患者 76 例的临床观察[J]. 中国中西医结合杂志，2012，32（12）：1628-1631.
[14] 倪青，姜山，肖月星，等. 芪药消渴胶囊治疗早期糖尿病肾病多中心、随机、双盲、安慰剂对照临床观察[J]. 中华中医药杂志，2013，28（8）：2479-2482.
[15] 陈伟铭，吉福亭，张莉. 芪药消渴胶囊治疗气阴两虚型糖尿病肾病 47 例[J]. 现代中医药，2009，29（6）：19-20.

（江西中医药大学　徐国良、李冰涛）

芪蛭降糖胶囊（片）

【药物组成】　黄芪、地黄、黄精、水蛭。

【处方来源】　研制方。《中国药典》（2015 年版）。

【功能与主治】　益气养阴，活血化瘀。用于 2 型糖尿病证属气阴两虚兼瘀者，症见口渴多饮，多尿易饥，体瘦乏力，自汗，盗汗，面色晦暗，肢体麻木，舌暗有瘀斑等。

【药效】　主要药效如下：

1. 控制血糖[1]　糖尿病是由多种病因引起的以慢性高血糖为特征的代谢紊乱性疾病，高血糖诱发糖毒性，导致心、脑、肾、眼底等血管损害，造成多器官损伤，诱发糖尿病并发症。

芪蛭降糖片可以稳定 2 型糖尿病患者的血糖，联合二甲双胍片、格列齐特片可使糖尿病患者平均血糖标准差（SDBG）、平均血糖波动幅度（MAGE）、日间血糖平均绝对差（MODD）和最大血糖波动幅度（LAGE）水平显著降低，缩小血糖波动幅度，稳定糖尿病患者血糖水平。

2. 抗炎[2, 3]　　炎症学说是重要的 2 型糖尿病病因学说。该学说认为糖尿病是由炎症因子介导的慢性低度炎症性疾病，是一种慢性、亚临床性、非特异性免疫介导的炎症。

芪蛭降糖胶囊可以降低糖尿病肾病大鼠尿蛋白测定（TP）、尿视黄醇结合蛋白质（RBP）、N-乙酰-β-D 氨基葡萄糖苷酶（NAG）水平，改善肾小球基底膜增厚和系膜增生，保护内皮细胞之间窗孔形态，减轻足细胞足突融合，还可以减少肾组织中 MCP-1 的表达和下调肾小动脉 CD31 的表达，阻断炎性反应，从而改善肾组织和血管结构病理损害，保护肾功能。

3. 改善胰岛素抵抗[4, 5]　　胰岛素抵抗是各种因素引起的胰岛素水平升高，胰岛素敏感性下降，导致胰岛素介导的葡萄糖利用率降低。胰岛素抵抗是糖尿病的主要发病机制，伴随着糖尿病发生、发展的全过程。

芪蛭降糖胶囊可以降低糖尿病模型大鼠胰岛素抵抗指数，具有改善糖尿病大鼠胰岛素抵抗的作用，其作用机制可能与改善糖脂代谢、影响胰岛素信号转导通路有关。

4. 抗肾小球硬化和肾间质纤维化[6-8]　　糖尿病肾病是糖尿病常见的微血管并发症，是终末期肾病的首位病因。血管内皮细胞生长因子（VEGF）和细胞外基质（ECM）在糖尿病肾病的发展中发挥着重要作用，减少 VEGF 和 ECM 在肾组织的过度表达是延缓糖尿病肾病发展的重要方法。

芪蛭降糖颗粒可以显著降低糖尿病肾病大鼠血肌酐（SCr）、尿素氮（BUN）、胱抑素 C(cystatin-C)、β2 微球蛋白（β2-MG）、24 小时尿蛋白定量(24h TP)、微量白蛋白尿(mAlb)、尿白蛋白/肌酐（mAlb/SCr）水平，减轻糖尿病肾病大鼠肾组织基底膜增厚、内皮细胞及系膜增生，减轻足细胞足突融合，抑制肾组织中 VEGF 的过度合成和沉积，能够有效减轻 ECM 在肾组织中的积聚，从而改善糖尿病肾病大鼠肾组织和血管结构病理损害。

5. 促进糖尿病患者皮肤溃疡的愈合[9]　　糖尿病患者由于微血管和周围神经病变，常导致皮肤营养障碍，易出现皮肤受损，继发感染，且修复能力差，从而引起难以愈合的溃疡，目前尚缺乏有效的防治方法。

芪蛭降糖胶囊减少皮肤创面面积，减轻溃疡面炎症，提高糖尿病大鼠皮肤创面组织中 VEGF 蛋白表达，抑制 ERK 的磷酸化。芪蛭降糖胶囊可以促进糖尿病皮肤溃疡的愈合，其机制可能与调节 VEGF 和磷酸化细胞外调节蛋白激酶（P-ERK）蛋白的表达有关。

【临床应用】　　主要用于 2 型糖尿病、糖尿病肾病、2 型糖尿病早期下肢动脉硬化闭塞症。

1. 2 型糖尿病[10, 11]　　芪蛭降糖颗粒治疗 2 型糖尿病，可以显著降低患者的空腹血糖、餐后 2 小时血糖及尿糖水平，改善糖尿病患者多饮、多食、多尿及消瘦等临床症状。

2. 糖尿病肾病[12-14]　　以芪蛭降糖胶囊治疗糖尿病肾病,可以显著降低血肌酐、尿素氮、血清胱抑素-C、β2-微球蛋白、24 小时尿蛋白定量、微量白蛋白尿、尿白蛋白/肌酐水平。芪蛭降糖胶囊可以明显抑制肾组织中肾组织 VEGF 的过度合成和沉积,能够有效减轻 ECM

在肾组织中的积聚，从而改善糖尿病肾病大鼠肾组织和血管结构病理损害。

3.2 型糖尿病早期下肢动脉硬化闭塞症[15]　　芪蛭降糖颗粒治疗 2 型糖尿病一期、二期下肢动脉硬化闭塞症，可以显著降低空腹血糖、餐后 2 小时血糖水平，改善糖化血红蛋白水平，从而控制血糖，另外芪蛭降糖颗粒还能显著缓解患者的临床症状：发凉怕冷、酸胀和皮肤紫暗，从而达到治疗的目的。

【不良反应】　尚未见报道。

【使用注意】　有凝血机制障碍、出血倾向者慎用，孕妇禁用。

【用法与用量】　胶囊：口服，一次 5 粒，一日 3 次。疗程 3 个月。片：口服，一次 5 片，一日 3 次。疗程 3 个月。

参 考 文 献

[1] 吴江. 芪蛭降糖片对 2 型糖尿病患者血糖波动的影响[J]. 陕西中医，2014，（5）：574.

[2] 李悦，于春江，郭兆安，等. 芪蛭降糖胶囊对糖尿病肾病大鼠肾实质小动脉内膜/中膜厚度比与炎性因子的影响[J]. 中国中西医结合肾病杂志，2013，14（10）：858-863.

[3] 杨立勇. 低度慢性炎症与 2 型糖尿病[J]. 中国糖尿病杂志，2013，5（9）：527-530.

[4] 张晓天，陈禹，于春江，等. 芪蛭降糖胶囊对糖尿病大鼠胰岛素抵抗的作用及其机制[J]. 吉林大学学报（医学版），2014，40（4）：805-811.

[5] 刘博，于春江，孟祥宝，等. 芪蛭降糖胶囊对 2 型糖尿病大鼠肝组织中 InsR，PI3K，GLUT2，p-JNK 蛋白表达的影响[J]. 中国中药杂志，2016，41（11）：1978-1982.

[6] 武帅，郭兆安，于春江，等. 芪蛭降糖胶囊对糖尿病肾病大鼠肾组织 BMP-7 及 TGF-β_1/smads 信号传导通路的影响[J]. 中国中西医结合肾病杂志，2014，15（4）：297-301.

[7] 郭兆安，孟凡辰，于春江. 芪蛭降糖胶囊对糖尿病肾病大鼠肾脏结构和功能的影响[J]. 中国医药科学，2015，5（1）：31-36.

[8] 孟凡辰，郭兆安，于春江，等. 芪蛭降糖胶囊对糖尿病肾病大鼠肾组织血管内皮细胞生长因子及细胞外基质的影响[J]. 中国中西医结合肾病杂志，2014，15（8）：676-681.

[9] 刘博，于春江，孟祥宝，等. 芪蛭降糖胶囊对 2 型糖尿病大鼠皮肤创面愈合的影响[J]. 中国中药杂志，2016，41（1）：118-123.

[10] 闫峰，范秀丽. 芪蛭降糖胶囊对 2 型糖尿病患者治疗的研究[J]. 糖尿病新世界，2016，（19）：45-46.

[11] 韦有义，张志发. 芪蛭降糖汤治疗 2 型糖尿病 72 例疗效观察[J]. 临沂医学专科学校学报，2002，24（3）：218-219.

[12] 郭兆安，于春江，李悦，等. 芪蛭降糖胶囊治疗糖尿病肾病Ⅲ期的临床研究[J]. 中国中西医结合急救杂志，2016，11（9）：173-174.

[13] 饶祖华，余颖，李小青，等. 芪蛭降糖胶囊治疗早期糖尿病肾病 34 例临床观察[J]. 浙江临床医学，2008，10（7）：909-910.

[14] 郭兆安，于春江，柳刚，等. 芪蛭降糖胶囊治疗糖尿病肾脏疾病 3b 期大量蛋白尿的多中心、随机对照研究[J]. 中国中西医结合杂志，2014，34（9）：1047-1052.

[15] 莫爵飞，闫秀峰，倪青. 芪蛭降糖胶囊治疗 2 型糖尿病早期下肢动脉硬化闭塞症 104 例[J]. 环球中医药，2013，6（2）：105-110.

（江西中医药大学　徐国良、李冰涛）

山药参芪丸（膏）

【药物组成】　广山药、西洋参、黄芪、天花粉、玉竹、地黄、北沙参、知母、山茱萸、麦冬、杧果叶、红花、丹参、荔枝核、番石榴叶、鸡内金。

【处方来源】　研制方。国药准字 Z20026785。

【功能与主治】　益气养阴，生津止渴。用于消渴病，症见口干、多饮，精神不振，乏力属气阴两虚者。

【药效】　主要药效如下：

1. 降血糖、降血脂[1-3]　糖尿病是由于胰岛素相对不足或者胰岛功能障碍所致，血糖升高、脂代谢紊乱是其主要临床特征，持续的高血糖及脂代谢紊乱造成糖毒性和脂毒性，加重糖尿病，诱发糖尿病并发症，危害糖尿病患者的身体健康。

山药参芪丸干预 2 型糖尿病模型大鼠，模型大鼠总胆固醇、三酰甘油、低密度脂蛋白胆固醇含量显著降低，高密度脂蛋白胆固醇含量升高。对于四氧嘧啶和肾上腺素诱导的高血糖大鼠糖尿病，山药参芪丸能够降低模型大鼠的血糖水平，提高模型动物的糖耐量。

2 降血压[4]　高血压是世界范围内最常见的心血管疾病，高血压能够增加患肾衰竭、失明及其他疾病的发病风险。高血压还经常伴随其他危险因素出现，如肥胖、糖尿病及高胆固醇等。

针对 4135 例糖尿病伴随高血压患者进行临床观察结果显示，山药参芪丸治疗后，患者收缩压、舒张压、空腹血糖、餐后 2 小时血糖、胆固醇及三酰甘油均明显下降。血液生化学检查山药参芪丸无毒性作用。山药参芪丸具有降压、稳定血糖的作用

【临床应用】

2 型糖尿病[4, 5]　山药参芪丸治疗 2 型糖尿病，能够降低患者胆固醇、三酰甘油、空腹血糖及餐后 2 小时血糖水平，降低患者血糖血脂，改善糖脂代谢紊乱可以维持机体组织的健康。山药参芪丸治疗 2 型糖尿病患者，可以显著降低糖尿病患者"三多一少"及其他症状，提高患者的生活质量。

【不良反应】　尚未见报道。

【使用注意】　定期复查血糖。

【用法与用量】　丸：口服，一次 30 丸，一日 3 次；膏：外贴山药参芪膏。

参 考 文 献

[1] 高永喜，徐彦博，刘朝华，等. 山药参芪丸对实验性糖尿病大鼠血糖的影响[J]. 中医药导报，2011，17（8）：77-79.

[2] 徐彦博，高永喜，刘朝华，等. 山药参芪丸对 2 型糖尿病大鼠的降糖作用机制研究[J]. 湖北中医药大学学报，2011，13（5）：10-12.

[3] 徐彦博，高永喜，姚萍，等. 山药参芪丸毒性与治疗大鼠 2 型糖尿病效果评价[J]. 医药导报，2011，30（11）：1425-1429.

[4] 高永喜，王丽. 山药参芪丸治疗糖尿病的临床及实验研究[J]. 中国疗养医学，2009，18（12）：1139-1141.

[5] 姚萍，高永喜，曹莉芬，等. 山药参芪丸治疗老年 2 型糖尿病的综合护理干预[J]. 医学临床研究，2011，28（10）：2023-2024.

（江西中医药大学　徐国良、李冰涛）

天芪降糖胶囊

【药物组成】　黄芪、天花粉、女贞子、石斛、人参、地骨皮、黄连（酒蒸）、山茱萸、墨旱莲、五倍子。

【处方来源】　研制方。国药准字 Z20063799。

【功能与主治】　益气养阴，清热生津。用于 2 型糖尿病气阴两虚证，症见倦怠乏力，口渴喜饮，五心烦热，自汗，盗汗，气短懒言，心悸失眠。

【药效】　主要药效如下：

1. 降血糖、调节脂代谢[1]　糖尿病是临床上一种较为常见的慢性疾病，高血糖、脂代谢紊乱是其主要临床特征，高血糖主要表现为空腹血糖升高。脂代谢紊乱主要表现为

三酰甘油、总胆固醇、低密度脂蛋白出现异常增高，高密度脂蛋白胆固醇水平下降。脂代谢紊乱引起的脂毒性，脂毒性学说是 2 型糖尿病发病学说之一，过度的脂代谢紊乱，使脂肪合成减少，分解增加，血液中游离脂肪酸增多，游离脂肪酸刺激糖尿病靶器官，诱发机体胰岛素抵抗，进而发展成为糖尿病。持续的高血糖加剧机体组织器官的氧化应激损伤，使糖尿病由胰岛素相对不足向胰岛素绝对缺乏转变，高血糖引起的糖毒性是糖尿病及其并发症的主要病因。

以自发糖尿病小鼠（KKAy 小鼠）为研究对象，天芪降糖胶囊干预四周后，小鼠空腹血糖、口服葡萄糖耐量实验曲线下面积、胰岛素抵抗指数、总胆固醇和三酰甘油显著降低。小鼠骨骼肌中 GluT-4、MAPK-8、MAPK-14 和 PPAR-α 上调，PPAR-γ、PGC、CEBP、TNF-α、NF-κB、ICAM-1 和 IL-6 下调。天芪降糖胶囊具有降血糖、调血脂的功效，其作用机制可能与 MAPK 通路和 GluT-4 上调有关。

2. 肾脏保护[2]　早期糖尿病肾病主要临床特点是肾小球滤过功能亢进、微量蛋白尿出现，若不及时诊治将导致大量蛋白尿。糖尿病肾病主要是由于细胞及血管活性因子、多元醇旁路激活、蛋白质非酶糖化、细胞黏附分子、遗传因素等引起。该病病理变化主要是肾小管及肾小球肥大，肾小球硬化，肾小球基底膜增厚和系膜外基质堆积。

天芪降糖胶囊给药 12 周，糖尿病肾病模型大鼠微量白蛋白尿含量、血清转化生长因子-β1 含量显著下降，肾组织超氧化物歧化酶、谷胱甘肽过氧化物酶活性显著提高。天芪降糖胶囊高剂量组肾小球形态正常，基底膜无增厚，系膜细胞数量无增多，系膜区基质明显减少，肾小管上皮细胞水肿减轻。天芪降糖胶囊对肾脏组织具有保护作用，能够延缓糖尿病进展进程。机制可能与抗氧化应激相关。

3. 改善微血管病变[3]　糖尿病微血管病变主要特征为微血管基底膜增厚并有透明样物质沉积。主要因素可能包括：①血糖控制不当；②血管内皮细胞损伤；③血流动力学异常；④炎症反应；⑤氧化应激反应。

针对以 96 例老年 2 型糖尿病伴脑微血管病变患者研究结果表明，天芪降糖胶囊联合二甲双胍治疗老年 2 型糖尿病伴脑微血管病变，能够改善患者中医证候总积分，降低患者血糖、超敏 C 反应蛋白、内皮素-1、总胆固醇、三酰甘油、低密度脂蛋白胆固醇、血液流变学指标、丙二醛水平；提高超氧化物歧化酶、高密度脂蛋白胆固醇水平，治疗效果优于二甲双胍。此外，两组患者治疗期间均未见明显不良反应发生。

4. 改善糖耐量受损[4-6]　糖尿病前期是进展性部分代谢综合征，主要是由糖代谢异常导致空腹血糖或者糖耐量过高，但未达到糖尿病诊断标准，分为空腹血糖受损和糖耐量受损，两者均是发展成糖尿病和心血管类疾病的危险性因素。糖耐量异常作为正常糖耐量和糖尿病之间的一种中间状态，患者以餐后血糖升高，常伴有肥胖、脂代谢紊乱和高血压等代谢综合征为主要临床特征。胰岛素抵抗为糖耐量异常阶段的主要发病机制，早期干预能够减少或延缓糖尿病的发生。

以 75g 葡萄糖的口服葡萄糖耐量试验（OGTT）法判定的糖耐量减低（IGT）患者为对象，采用生活方式干预和天芪降糖胶囊给药干预方式相结合，研究天芪降糖胶囊对糖耐量受损患者的治疗效果。结果显示天芪降糖胶囊能够逆转糖耐量受损向糖尿病转化，提高糖耐量正常比例，改善患者胰岛素抵抗指数。其治疗机制可能与天芪降糖胶囊改善嘌呤代谢，参与磷脂、糖脂、核苷、肉碱等代谢水平的修复相关。

【临床应用】

2 型糖尿病[7, 8]　　天芪降糖胶囊具有改善胰岛素抵抗，治疗糖耐量受损，抑制患者从糖尿病前期向糖尿病转化的作用。天芪降糖胶囊理论上可用于预防 2 型糖尿病。基于多中心的随机、双盲、安慰剂对照研究临床试验，结果显示天芪降糖胶囊治疗患者餐后 2 小时血糖值明显下降，且餐后 2 小时血糖下降幅度大于安慰剂对照组；与对照组相比，天芪降糖胶囊使 2 型糖尿病发生风险下降 56%。天芪降糖胶囊可显著降低糖耐量异常患者向 2 型糖尿病发展的风险。

天芪降糖胶囊具有降血糖、改善脂代谢的作用，临床上用于 2 型糖尿病的治疗。关于天芪降糖胶囊治疗 2 型糖尿病的随机、双盲、平行对照、多中心临床试验，对于二甲双胍治疗无效的糖尿病患者，给予天芪降糖胶囊治疗 12 周，患者总胆固醇及低密度脂蛋白胆固醇水平显著下降，糖化血红蛋白水平下降。治疗过程，未见有不良反应发生。

【不良反应】　　偶见胃脘不适。

【使用注意】　　定期复查血糖。

【用法与用量】　　口服。一次 5 粒，一日 3 次，8 周为 1 个疗程，或遵医嘱。

参 考 文 献

[1] 张茜，肖新华，王彤，等. 应用基因芯片探讨天芪降糖胶囊降糖调脂的机制[J]. 中国糖尿病杂志，2009，17（3）：174-177.

[2] 陈堃，徐书杭，陈国芳，等. 天芪降糖胶囊对糖尿病肾病大鼠肾脏的保护作用[J]. 中国糖尿病杂志，2017，9（11）：714-719.

[3] 柴红，路一芳，肖红珍，等. 天芪降糖胶囊联合二甲双胍治疗老年 2 型糖尿病伴脑微血管病变的临床观察[J]. 中国药房，2017，28（15）：2053-2057.

[4] 王艳荣，仝小林，肖新华，等. 天芪降糖胶囊对糖耐量减低患者的疗效和机制[J]. 中国糖尿病杂志，2011，19（7）：525-528.

[5] 钟宏福，梁琼麟，胡坪，等. 天芪降糖胶囊对糖耐量受损患者嘌呤嘧啶代谢的干预作用[J]. 中成药，2011，33（3）：385-390.

[6] 于欢，梁琼麟，黎莉，等. 天芪降糖胶囊对糖耐量减低患者脂肪代谢组学的影响[J]. 中国糖尿病杂志，2011，19（5）：342-346.

[7] 孙晓方，屈克义，黄汉涛，等. 天芪降糖胶囊预防 2 型糖尿病：一项在中国糖耐量减低患者中进行的随机、双盲、安慰剂对照研究[J]. 中国糖尿病杂志，2011，19（6）：433-436.

[8] 连凤梅，李瑶，孙晓方，等. 天芪降糖胶囊联合二甲双胍治疗 2 型糖尿病随机、双盲、平行对照、多中心临床研究[J]. 中国糖尿病杂志，2011，19（8）：600-602.

（江西中医药大学　徐国良、李冰涛）

消渴平片（胶囊）

【药物组成】　　黄芪、天花粉、丹参、葛根、沙苑子、枸杞子、知母、人参、黄连、天冬、五味子、五倍子。

【处方来源】　　研制方。《中国药典》（2015 年版）。

【功能与主治】　　益气养阴，清热泻火，益肾缩尿。用于糖尿病。

【药效】　　主要药效如下：

1. 降低血糖[1, 2]　　胰岛素是体内唯一具有降糖作用的激素，各种原因引起的胰岛素抵抗和胰岛素分泌不足，导致机体血糖水平升高，诱发 2 型糖尿病。糖尿病是以血糖升高为主要特征的代谢性疾病。消渴平片能够促进正常胰岛细胞释放胰岛素；对于链脲佐菌素和四氧嘧啶引发的糖尿病模型小鼠，消渴平具有降低模型小鼠血糖的作用。消渴平对糖尿病模型小鼠具有降血糖作用，但是对正常小鼠降糖作用不明显。消渴平降血糖作用机理可能与促进胰岛细胞增生，从而增加胰岛素的释放相关。

2. 降血脂[3, 4]　胰岛素抵抗和胰岛素分泌减少是 2 型糖尿病的主要病理因素，两者的最终结果是胰岛素效应下降。胰岛素不仅具有降血糖作用，而且具有促进脂肪和蛋白质合成作用。胰岛素抵抗和胰岛素分泌较少导致脂肪合成作用降低，则游离脂肪酸从脂肪库中动员出来，血中三酰甘油及游离脂肪酸浓度增高，造成高三酰甘油血症。

消渴平片干预链脲佐菌素诱导的糖尿病肾病大鼠模型，结果显示消渴平片能够降低总胆固醇、三酰甘油和低密度脂蛋白胆固醇水平，改善脂代谢紊乱，发挥降血脂作用。

3. 保护胰岛 B 细胞功能[5]　胰岛 B 细胞的主要功能是分泌胰岛素，发挥调节和稳定血糖作用。胰岛 B 细胞损伤导致胰岛素分泌减少，胰岛素水平下降，血糖升高。胰岛 B 细胞损伤是 2 型糖尿病的主要病理因素。

消渴平片能够显著改善 2 型糖尿病患者临床症状，降低患者空腹血糖、餐后 2 小时血糖、糖化血红蛋白、空腹 C 肽，提高患者胰岛素敏感性，稳定患者血糖水平。此外消渴平片对糖尿病的影响还包括不同程度改善和恢复胰岛 B 细胞功能，保护 B 细胞功能正常。

4. 提高胰岛素敏感性，改善胰岛素抵抗[6, 7]　胰岛素抵抗是指各种原因使胰岛素促进葡萄糖摄取和利用的效率下降，机体代偿性地分泌过多胰岛素，以维持血糖的稳定。胰岛素抵抗易导致代谢综合征和 2 型糖尿病。

依据消渴平片对初发 2 型糖尿病的治疗作用研究结果，消渴平片治疗后患者临床症状积分和空腹血糖、餐后 2 小时血糖、糖化血红蛋白明显下降，胰岛素抵抗指数明显下降，胰岛素敏感性指数及胰岛素敏感性明显上升；C 反应蛋白明显降低，研究结果表明消渴平片能控制初发 2 型糖尿病患者的血糖，改善初发 2 型糖尿病患者的胰岛素抵抗，提高机体胰岛素敏感性，改善胰岛 B 细胞功能。

5. 抗慢性炎症[8-10]　炎症是机体针对各种刺激物如感染和组织损伤的一种生理性应答。炎症反应包括急性和慢性两类。而慢性的、过度的或失控的炎症反应则导致组织损伤。糖尿病患者白色脂肪组织能够产生大量细胞因子，如白介素-6（IL-6）和肿瘤坏死因子-α（TNF-α）。IL-6 和 TNF-α 影响胶质细胞和神经元的行为，参与糖尿病神经病变和视网膜病变的病理过程。以链脲佐菌素诱导糖尿病肾病大鼠模型研究消渴平片治疗作用，消渴平片高、中剂量组 TNF-α 和 IL-6 含量均较模型组下调，消渴平片可以显著抑制炎性因子 TNF-α 和 IL-6 激活，具有抗慢性炎症作用。

【临床应用】

1. 2 型糖尿病[11-13]　以消渴平片治疗 2 型糖尿病，能够改善患者倦怠乏力、自汗、头晕、五心烦热、心悸等临床症状；消渴平冲剂可以降低 2 型糖尿病患者空腹血糖、尿糖、血脂水平；消渴平片还能够改善胰岛 B 细胞功能及促进初期胰岛素分泌，抑制糖尿病患者血液黏度升高。消渴平片能够较好地改善糖尿病患者临床症状，降低血糖和血脂，明显改善血液流变性，改善胰岛 B 细胞功能低下及促进初期胰岛素分泌，治疗 2 型糖尿病。

2. 糖尿病肾病[14, 15]　以消渴平片治疗糖尿病肾病，可以改善早期糖尿病肾病患者的临床症状，减少尿白蛋白排泄，降低血液黏稠度，减轻肾损害。消渴平片通过改善高凝状态，减少自由基对肾脏结构的损伤，改善肾小球基底膜的滤过性以治疗糖尿病肾病。

【不良反应】　尚未见报道。

【使用注意】　①孕妇慎用。②饮食宜清淡，忌食肥甘厚味和辛辣温燥之品。

【用法与用量】　片：口服，一次 6～8 片，一日 3 次，或遵医嘱。胶囊：口服，一次 2～4 粒，一日 2 次。

参 考 文 献

[1] 夏丽英，苏生燕，王汝美，等. 消渴平片降血糖作用的研究[J]. 中药药理与临床，1985，9（3）：13-14.

[2] 谢梅林，徐声林. 消渴平降血糖作用研究[J]. 中成药，1996，18（10）：28-30.

[3] 李震，王浩，王柏林. 消渴平片对鹌鹑实验性高脂血症降脂作用的研究[J]. 山东中医药大学学报，1985，9（3）：11-12.

[4] 蒋伟萍，辛传伟，杨明华，等. 消渴平合剂对 STZ 诱导的 DN 大鼠血脂及 ETS-1 的影响研究[J]. 中华中医药学刊，2017，35（3）：706-708.

[5] 辛传伟，黄萍，陈雄威，等. 消渴平合剂改善初发 2 型糖尿病患者胰岛 β 细胞功能的临床观察[J]. 中国现代应用药学，2011，28（1）：81-84.

[6] 辛传伟，田云龙，葛星，等. 消渴平合剂对初发 2 型糖尿病患者胰岛素抵抗及 CRP 的影响[J]. 浙江中医杂志，2012，47（8）：561-562.

[7] 辛传伟，叶佐武，田云龙，等. 消渴平合剂改善初发 2 型糖尿病患者胰岛素敏感性的临床研究[J]. 中华中医药学刊，2013，47（1）：152-154.

[8] 辛传伟，杨秀丽，田云龙，等. 消渴平合剂对 STZ 诱导的糖尿病肾病大鼠肾功能及血清 TNF-α 和 IL-6 的影响研究[J]. 中华中医药学刊，2015，33（12）：2955-2957.

[9] 辛传伟，杨秀丽，田云龙，等. 消渴平合剂对 STZ 诱导的糖尿病肾病大鼠 TGF-β_1/Smad7 信号转导通路的影响研究[J]. 中华中医药学刊，2015，33（7）：1673-1675.

[10] 何敏，胡仁明. 慢性炎症与糖尿病慢性并发症[J]. 中国糖尿病杂志，2013，5（9）：569-572.

[11] 程益春，陈金锭，冯建华，等. 消渴平片治疗糖尿病 333 例临床总结[J]. 山东中医药大学学报，1985，（3）：7-11.

[12] 陈金锭，冯建华，郭宝荣. 消渴平片治疗糖尿病长期疗效观察[J]. 山东中医药大学学报，1988，（1）：29-30.

[13] 李卓，刘莎，李凤. 消渴平冲剂治疗糖尿病的临床研究[J]. 中国中西医结合消化杂志，2014，22（6）：327-328.

[14] 张振忠，赵明君，张喜奎，等. 消渴平胶囊治疗 2 型糖尿病的临床研究报告[J]. 现代中医药，2002，（6）：1-3.

[15] 羊波，辛传伟，黄萍，等. 消渴平合剂治疗早期糖尿病肾病的临床观察[J]. 浙江中医杂志，2012，47（10）：709-710.

（江西中医药大学　徐国良、李冰涛）

❀ 养阴降糖片（颗粒）❀

【药物组成】　黄芪、党参、葛根、枸杞子、玄参、玉竹、地黄、知母、牡丹皮、川芎、虎杖、五味子。

【处方来源】　研制方。《中国药典》（2015 年版）。

【功能与主治】　养阴益气，清热活血。用于气阴不足、内热消渴，症见烦热口渴、多食多饮、倦怠乏力；2 型糖尿病见上述证候者。

【药效】　主要药效如下：

1. **降低血糖、改善血液黏度**[1, 2]　高血糖是糖尿病的主要临床特征，糖尿病患者均存在着不同程度的血液流变学障碍。养阴降糖片能明显降低糖尿病大鼠血糖；升高血浆胰岛素水平、改善全血低切黏度和红细胞聚集指数。养阴降糖片对糖尿病肾病和高黏滞血症具有较好的防治作用，机理可能与降低血糖、升高胰岛素、改善胰岛素抵抗有关。

2. **促进胰岛素样生长因子表达**[3]　胰岛素样生长因子（IGF）能够促进细胞的有丝分裂，在肌肉和脂肪中表现出胰岛素样作用。胰岛素样生长因子主要分为两种类型，分别是

IGF-Ⅰ和 IGF-Ⅱ，IGF-Ⅱ能够增强 IGF-Ⅰ与Ⅰ型受体的相互作用，从而增强 IGF-Ⅰ表达，抑制肝葡萄糖输出，促进葡萄糖吸收，减少循环中自由脂肪酸和氨基酸含量，加强脂肪组织葡萄糖代谢；此外 IGF-Ⅱ还能抑制脂类分解，增强糖原、核酸和蛋白质合成，减少外周组织的胰岛素抵抗，对损伤的胰岛 B 细胞进行修复与再生，促进胰岛素分泌，进而使血糖下降。养阴降糖片不但能明显降低血糖，而且能明显提高 IGF-Ⅱ水平，该药降糖作用机理可能与促进 IGF 的分泌相关。

　　3. 抗氧化应激损伤[4]　2 型糖尿病是一种多基因遗传异质性与环境因素相互作用而引发的疾病，其发病机制与氧化应激相关。正常情况下，机体氧化和抗氧化防御体系之间处于动态平衡状态。高血糖、高血脂导致线粒体产生大量活性氧，其可损坏线粒体功能，引起氧化应激反应，致活性氧簇增加，抗氧化能力减弱，使机体发生一系列病理改变，包括胰岛素抵抗及胰岛 B 细胞凋亡。反映机体氧化应激的指标包括氧化指标和抗氧化指标。氧化指标丙二醛间接反映机体细胞受自由基的攻击程度，抗氧化指标 SOD、GSH 间接反映机体清除自由基的能力。养阴降糖片能够降低机体中 MDA 含量，升高 GSH 和 SOD 水平，发挥抗氧化应激损伤作用。

【临床应用】

2 型糖尿病[5]　养阴降糖片治疗气阴两虚型 2 型糖尿病，能够改善糖尿病患者自汗倦怠，四肢麻木，胸闷心悸，渴欲饮水，善食易饥，腰膝酸软等气阴两虚的临床症状。

　　比较养阴降糖片、二甲双胍及格列齐特联合用药治疗 2 型糖尿病效果，结果示两组在空腹血糖及 2 小时口服葡萄糖耐量实验方面无显著差异，但是在症状改善方面养阴降糖片效果显著优于二甲双胍及格列齐特联合用药。养阴降糖片不仅可明显改善临床症状，而且能降低餐后血糖，适用于气阴两虚型 2 型糖尿病的临床治疗。

【不良反应】　尚未见报道。

【使用注意】　服药期间必须配合饮食调节。

【用法与用量】　片：口服。一次 8 片，一日 3 次。颗粒：冲服，每次 1 袋，每日 3 次。

参 考 文 献

[1] 黄平，杨明华，顾维正，等. 养阴降糖片治疗糖尿病大鼠高粘滞血症的实验研究[J]. 中国中医药科技，2001，8（6）：349-351.

[2] 颜艳，倪天庆，胡国强. 养阴降糖胶囊治疗 2 型糖尿病及其并发症的实验研究[J]. 辽宁中医药大学学报，2008，10（12）：161-162.

[3] 黄平. 养阴降糖片对糖尿病大鼠 IGF-Ⅱ的影响[J]. 浙江中医药大学学报，2000，24（5）：49-50.

[4] 王敬民，徐青，陈菊仙，等. 养阴降糖片联合银杏叶片对早期 2 型糖尿病氧化应激与胰岛素抵抗的干预[J]. 中华中医药学刊，2013，（8）：1677-1679.

[5] 郑俊付，范玮，张玉双，等. 养阴降糖片治疗气阴两虚型 2 型糖尿病 36 例疗效观察[J]. 河北中医药学报，2008，23（4）：28-29.

（江西中医药大学　徐国良、李冰涛）

❧ 降糖甲片（胶囊、颗粒）❧

【药物组成】　黄芪、黄精（酒炙）、地黄、太子参、天花粉。

【处方来源】　研制方。《中国药典》（2015 年版）。

【功能与主治】　补中益气，养阴生津。用于气阴两虚型消渴病（非胰岛素依赖型糖尿病）。

【药效】　主要药效如下：

1. 降血糖[1, 2]　糖尿病是一种代谢性疾病，血糖升高及尿糖是其主要的临床特征。降糖甲片能够降低四氧嘧啶诱导的糖尿病模型动物的血糖，说明降糖甲片具有降血糖作用。

2. 恢复体重[3]　"三多一少"（即吃饭多、喝水多、排尿多，体重减轻）是糖尿病的典型症状，在 1 型糖尿病或 2 型糖尿病后期，由于人体内能量物质存贮减少，糖尿病患者容易出现体重减轻现象。降糖甲片在降血糖的同时，能够抑制糖尿病小鼠体重的下降，恢复模型小鼠体重。

【临床应用】

2 型糖尿病[4, 5]　降糖甲片针对气阴两虚证糖尿病患者，具有益气养阴、生津止渴等作用。改善气阴两虚证患者口渴喜饮、疲乏无力、饮水及排尿增多等症状。

与未治疗组比较，降糖甲片干预组糖尿病患者的血糖水平显著下降，血浆胰岛素水平升高，糖耐量得到改善，降糖甲片有可能从整体出发调整机体阴阳，改善气阴虚损，进而提高胰岛 B 细胞分泌胰岛素的功能，发挥降血糖的作用。

【不良反应】　①少数患者服后产生轻度腹胀，但不影响食欲，可使大便通畅。②少数绝经期妇女月经来潮。③少数患者轻度腹痛，下肢发凉。④少数患者皮肤发痒，起红色小丘疹。

【用法与用量】　片：口服。一次 6 片，一日 3 次。胶囊：口服。每日 3 次，每次 1粒，三个月为 1 个疗程或遵医嘱。颗粒：口服。每日 3 次，每次 4g，三个月为 1 个疗程或遵医嘱。

参 考 文 献

[1] 龚彬荣，何忠平，方远书，等. 降糖甲片的药效学实验[J]. 实验动物科学，2002，19（2）：45-46.
[2] 孙德珍，陈晓光，葛君涛. 降糖甲片对动物血糖的影响[J]. 中药药与临床，2006，22（3）：166.
[3] 毛姣娇. 降糖甲片的二次开发[D]. 延边：延边大学，2011.
[4] 赖晓阳. 降糖甲片治疗Ⅱ型糖尿病 48 例疗效观察[J]. 江西中医药，1999，（4）：50.
[5] 张鸿恩，林兰，李宝珠，等. 降糖甲片治疗成人糖尿病的临床报告[J]. 中医杂志，1986，（4）：38-40.

（江西中医药大学　徐国良、李冰涛）

参芪降糖胶囊（颗粒、片）

【药物组成】　人参茎叶皂苷、五味子、黄芪、山药、地黄、覆盆子、麦冬、茯苓、天花粉、泽泻、枸杞子。

【处方来源】　研制方。国药准字 Z10970002。

【功能与主治】　益气养阴，滋脾补肾。主治消渴症，用于 2 型糖尿病。

【药效】　主要药效如下：

1. 降血糖、降血脂[1-3]　糖尿病以高血糖为主要临床特征，多数糖尿病伴随脂代谢紊乱。血糖水平升高及脂代谢紊乱诱发的糖脂毒性是糖尿病及并发症的主要发病因素。改善糖尿病患者糖脂代谢紊乱是糖尿病治疗的首要目标。参芪降糖胶囊能够显著降低糖尿病患者空腹血糖水平、餐后 2 小时血糖水平及血脂水平。

2. 抗氧化应激损伤[3-6]　氧化应激是体内活性氧化物产生多于清除，氧化还原反应失衡的病理状态。糖尿病高糖、高脂状态可以使活性氧化物增多，氧化应激生成的活性氧化物损害糖尿病并发症患者胰岛 B 细胞及组织细胞，恶化糖尿病及糖尿病并发症。参芪降糖颗粒可以提高动物或细胞内抗氧化应激相关酶超氧化物歧化酶、过氧化氢酶等水平，提高抗氧化应激能力；清除丙二醛、活性氧簇离子，减轻氧化应激损伤，具有抗氧化应激的药理作用。

3. 恢复与保护胰岛 B 细胞[7, 8]　胰岛 B 细胞具有分泌胰岛素的作用，胰岛素是体内唯一具有调节血糖作用的物质。胰岛 B 细胞损伤或功能衰退导致胰岛素分泌量减少，机体血糖调节能力下降，导致糖尿病的发生。保护胰岛 B 细胞，恢复胰岛 B 细胞功能是治疗糖尿病的有效方法之一。参芪降糖颗粒能够降低糖尿病模型动物血糖水平，促进胰岛素分泌，恢复与保护胰岛 B 细胞功能。其机制可能与参芪降糖颗粒抗氧化应激作用有关，参芪降糖颗粒降低实验动物的血清丙二醛含量，提高超氧化物歧化酶水平。

4. 改善胰岛素抵抗[9-11]　胰岛素抵抗是指各种原因导致的胰岛素促进葡萄糖摄取和利用的效率下降，机体代偿性地分泌过多胰岛素，以维持血糖的稳定。胰岛素抵抗易导致代谢综合征和 2 型糖尿病。

参芪降糖颗粒能够改善空腹血糖指数、餐后 2 小时血糖指数、糖化血红蛋白指数等指标；降低空腹胰岛素、胰岛素抵抗指数，具有改善胰岛素抵抗的作用。

5. 保护肾功能[12-14]　糖尿病肾病引发的终末期肾衰竭是威胁糖尿病患者生命的主要病因。临床上糖尿病肾病发生后，肾脏损害进展速度加快，因此在糖尿病肾病早期给予针对性的防治，才有可能控制和延缓肾脏病的进展。

参芪降糖颗粒通过降低血糖、血清糖化血红蛋白、血清纤维连接蛋白水平，减少尿蛋白，抑制肾脏组织 ERK 信号通路蛋白 ERK、p-ERK 及 MKP-1 表达，抑制肾小球系膜增生，抑制肾小球纤维化，保护肾功能，防治糖尿病肾病的发生发展。

【临床应用】

1. 2 型糖尿病[15-18]　参芪降糖胶囊主要用于气阴两虚型 2 型糖尿病，可以改善气阴两虚型糖尿病患者临床症状。参芪降糖胶囊治疗 2 型糖尿病，能够降低患者血糖水平，改善脂代谢紊乱。与单纯降血糖的化学药物相比，参芪降糖片具有不良反应少，保护靶器官、提高患者生活质量等优势。

2. 糖尿病肾病[19, 20]　参芪降糖颗粒具有滋脾补肾、益气养阴的功效，通过控制血糖、血脂、血压对早期糖尿病肾病进行干预，能够减少蛋白尿，从而起到保护肾脏，延缓糖尿病肾病进展的作用。

【不良反应】　尚未见报道。

【使用注意】　有实热证者禁用，待实热证退后可服用。

【用法与用量】　胶囊：口服，一次 3 粒，一日 3 次；一个月为 1 个疗程，效果不显著或治疗前症状较重者，每次用量可达 8 粒，一日 3 次。颗粒：口服。一次 1g，一日 3 次，一个月为 1 个疗程，效果不显著或治疗前症状较重者，一次用量可达 3g，一日 3 次。片：口服，一次 3 粒，一日 3 次。1 个月为 1 疗程。

参 考 文 献

[1] 高慧，于露. 参芪降糖颗粒对 2 型糖尿病模型大鼠血糖血脂的改善作用及其量效关系研究[J]. 中国药房，2016，27（13）：1801-1803.

[2] 周丹，韩大庆，宋丽晶，等. 参芪降糖片降血糖作用的研究[J]. 吉林中医药，1993，（5）：41-42.

[3] 单洁，田霖林，车立群，等. 参芪降糖胶囊对 2 型糖尿病合并血脂异常患者糖、脂代谢的影响[J]. 中国实验方剂学杂志，2016，27（13）：1801-1803.

[4] 郭超卿，王灿，苗明三. 浅析氧化应激与糖尿病[J]. 中医学报，2009，24（6）：24-26.

[5] 张奇峰. 参芪降糖颗粒对糖尿病大鼠氧化应激反应的影响[J]. 中医药临床杂志，2016，27（13）：1801-1803.

[6] 康学，许保海. 参芪降糖颗粒对高糖环境下施万细胞氧化应激的调节作用[J]. 环球中医药，2017，10（11）：1294-1297.

[7] 狄灵，杨成志，刘润侠，等. 参芪降糖颗粒对实验性糖尿病大鼠胰岛 β 细胞的保护作用[J]. 实用中医内科杂志，2004，18（6）：505-506.

[8] 周祥兰，孙延珩. 参芪降糖颗粒对糖耐量低减者干预治疗及胰岛 B 细胞功能评价[J]. 中国中医急症，2006，15（4）：369-370.

[9] 王晓军，刘文星，徐丽梅，等. 参芪降糖颗粒对 2 型糖尿病患者胰岛素抵抗的影响[J]. 中华实用中西医杂志，2005（12）：1766-1767.

[10] 杨欣. 参芪降糖颗粒用于 2 型糖尿病胰岛素抵抗的临床效果[J]. 内蒙古中医药，2017，36（6）：8.

[11] 张晓天，陈禹，于春江，等. 芪蛭降糖胶囊对糖尿病大鼠胰岛素抵抗的作用及其机制[J]. 吉林大学学报（医学版），2014，40（4）：805-811.

[12] 姚建，陈名道. 糖尿病肾病及其早期防治[J]. 中华内分泌代谢杂志，2002，18（4）：330-331.

[13] 黄贤珍，杨亦彬. 参芪降糖颗粒对糖尿病肾病大鼠肾组织缺氧诱导因子-1α 表达的影响[J]. 中国中西医结合肾病杂志，2011，12（1）：61-62.

[14] 杨才顺. 参芪降糖颗粒对早期糖尿病肾病大鼠肾组织 ERK 通路的影响及作用机制研究[D]. 合肥：安徽中医药大学，2015.

[15] 方朝晖，赵进东，舒仪琼，等. 参芪降糖颗粒对 2 型糖尿病患者临床有效性的系统评价[J]. 江西中医药大学学报，2014，26（5）：32-34.

[16] 黄少桐，刘霞，刘红宁，等. 参芪降糖颗粒治疗 2 型糖尿病气阴两虚证疗效和安全性的系统评价[J]. 江西中医药大学学报，2015，27（4）：35-40.

[17] 张清贤，孙丽萍. 参芪降糖片对 II 型糖尿病的治疗作用[J]. 中国中西医结合杂志，1994，（8）：504.

[18] 于竹松，沙树伟，张春凤，等. 参芪降糖片治疗 II 型糖尿病 373 例临床观察[J]. 中药新药与临床药理，1993，（4）：21-23.

[19] 邓小凤，许帅，朱章志. 参芪降糖颗粒治疗糖尿病肾病 III 期的系统评价[J]. 内蒙古中医药，2016，35（7）：1-3.

[20] 张涛会. 参芪降糖颗粒治疗早期糖尿病肾病的临床疗效观察[D]. 广州：广州中医药大学，2012.

（江西中医药大学　徐国良、李冰涛）

降糖宁胶囊

【**药物组成**】　人参、山药、生石膏、知母、黄芪、天花粉、茯苓、麦冬、生地黄、地骨皮、玉米须、山茱萸、甘草。

【**处方来源**】　研制方。《中国药典》（2015 年版）。

【**功能与主治**】　益气，养阴，生津。用于糖尿病属气阴两虚者。

【**药效**】　主要药效如下：

1. 降血糖[1-4]　胰岛素抵抗或胰岛素分泌减少，使血糖升高，游离脂肪酸升高，过多的游离脂肪酸在肝脏代谢成二氧化碳和酮体，导致循环系统渗透压升高。可引发渗透性利尿，从而引起多尿的症状；血糖升高、大量水分丢失，血渗透压也会相应升高，高血渗可刺激下丘脑的口渴中枢，从而引起口渴、多饮的症状；由于胰岛素相对或绝对的缺乏，导致体内葡萄糖不能被利用，蛋白质和脂肪消耗增多，从而引起乏力、体重减轻；为了补偿损失的糖分，维持机体活动，需要多进食；这就形成了典型的"三多一少"症状。

降糖宁胶囊干预糖尿病小鼠，可以显著降低糖尿病小鼠的空腹血糖、空腹血清胰岛素，但是降糖宁胶囊对正常小鼠血糖和葡萄糖耐量无影响，说明降糖宁具有降血糖的药理作用。

2. 降血脂[4]　脂毒性学说是 2 型糖尿病的主要发病学说之一。主要是指体内富余的脂肪在脂肪组织及外周组织沉积，促进脂肪组织分泌脂肪因子，导致外周组织损伤及对糖的处理能力下降，进而诱发糖尿病。改善脂代谢紊乱，降低脂毒性有利于糖尿病的治疗。对于糖尿病模型小鼠，降糖宁能够降低模型小鼠的血清胆固醇水平，改善脂毒性，发挥降血脂的作用。

【临床应用】

2 型糖尿病[5-7]　运用降糖宁胶囊治疗 2 型糖尿病患者，可以有效降低患者空腹血糖、餐后 2 小时血糖、尿糖水平，并缓解患者倦怠乏力、自汗盗汗、气短懒言、口渴喜饮、五心烦热、心悸失眠、溲赤便秘、舌红少津、舌体胖大、苔薄或花剥、脉弦细或细数无力等气阴两虚症状，治疗后症状基本消失。

【不良反应】　尚未见报道。

【使用注意】　①科学地安排膳食量及其结构，做到合理营养。②坚持适量运动锻炼，增强机体活力。③遵医嘱合理用药，把血糖控制在理想水平。④请仔细阅读说明书并遵医嘱使用。

【用法与用量】　口服。一次 4～6 粒，一日 3 次。

参 考 文 献

[1] 赵秀艳, 张晓燕, 张立秋. 降糖宁胶囊对糖尿病的治疗作用[J]. 中外健康文摘, 2012,（46）: 212.

[2] 杨长江, 杨文科. 降糖宁胶囊降糖作用[J]. 陕西中医, 2005, 26（8）: 857-858.

[3] 兰跃文, 张丽, 姜红梅. 降糖宁胶囊治疗 2 型糖尿病临床疗效观察[J]. 中国医药指南, 2010, 8（14）: 271-272.

[4] 李 yu. 降糖宁胶囊降糖作用的时效关系及其作用机制初探[D]. 哈尔滨: 黑龙江中医药大学, 2000.

[5] 胡志希, 熊继柏. 降糖宁胶囊治疗 2 型糖尿病 70 例[J]. 中国中医药信息杂志, 2006,（4）: 50-51.

[6] 刘兴安. 降糖宁为主治疗 2 型糖尿病 240 例临床观察[A]//中华中医药学会中医药学术发展大会论文集[C]. 中华中医药学会, 2005: 3.

[7] 刘芳森, 韩冠先, 李庚安. 降糖宁治疗糖尿病的临床及实验观察[J]. 中医研究, 1991,（1）: 16-18.

（江西中医药大学　徐国良、李冰涛）

降糖通脉片

【药物组成】　太子参、黄芪、黄精、天冬、麦冬、玄参、天花粉、苍术、知母、葛根、黄连、丹参、益母草、赤芍、水蛭、川牛膝、鸡血藤、威灵仙、荔枝核、地龙、川芎。

【处方来源】　研制方。国药准字 Z20080489。

【功能与主治】　益气养阴，活血化瘀，通经活络。用于气阴不足，瘀血阻络所致消渴，多饮、多食、多尿、消瘦、乏力，以及 2 型糖尿病见上述证候者。

【药效】　主要药效如下：

1. **降血糖**[1-3]　血糖升高、尿糖是糖尿病的主要临床特征，降血糖可以减轻由于血糖升高导致的糖毒性。降血糖是目前糖尿病治疗的主要临床目标之一。对于糖尿病患者，在胰岛素或二甲双胍用药的基础上联合降糖通脉片 20 周，与单独使用二甲双胍及胰岛素的患者比较，患者空腹血糖、餐后 2 小时空腹血糖均显著下降，表明降糖通脉片具有降血糖作用。

2. **抗凝血**[1]　动脉粥样硬化与微血管病变是 2 型糖尿病慢性并发症的主要病理基础，2 型糖尿病患者通常处于高凝血状态，面临较高微血管并发症风险。对于治疗前凝血状态无显著差异的糖尿病患者，在胰岛素基础上联合降糖通脉片治疗 20 周。以单独使用胰岛素或二甲双胍为对照组，与降糖通脉片联合用药为观察组。治疗后，两组 D-D 二聚体、纤维蛋白原及小板聚集率均明显降低，观察组 D-D 二聚体、纤维蛋白原及小板聚集率（MPAR）显著低于对照组。结果表明降糖通脉片具有抗凝血作用。

3. **抗氧化**[2, 3]　氧化应激体内氧化与抗氧化作用平衡失调，氧化作用加强，抗氧化作用减弱，主要体现在机体氧自由基增多。氧化应激产生的过氧化离子可以导致广泛的组织、细胞损伤。目前研究认为氧化应激是糖尿病的病理因素之一。在二甲双胍用药的基础上，患者服用降糖通脉片。连续用药 10 个疗程后，比较降糖通脉片联合用药及二甲双胍单独用药患者超氧化物歧化酶、丙二醛、谷胱甘肽过氧化物酶及活性氧簇离子水平，结果发现降糖通脉片与二甲双胍联合用药后患者谷胱甘肽过氧化物酶、超氧化物歧化酶水平显著升高，活性氧簇离子、丙二醛水平显著下降，说明降糖通脉片具有抗氧化应激作用。

4. **改善血流动力学**[2, 3]　高血糖能够诱发糖毒性，损伤血管，影响患者血流动力学特征，诱发多种糖尿病并发症。在二甲双胍用药的基础上，患者服用降糖通脉片，连续用药 10 个疗程后，比较降糖通脉片联合用药及二甲双胍单独用药患者收缩期最高血流速度（PSV）、舒张末期最低血流速度（EDV）和阻力指数（RI）指标。结果显示治疗后观察组患者视网膜中央动脉的 PSV、EDV 和 RI 均优于对照组，且差异有显著性。说明降糖通脉片具有改善血流动力学作用。

【临床应用】

糖尿病　降糖通脉片具有降血糖、抗氧化、改善血液流变学等药理作用，临床上降糖通脉片用于气阴不足、瘀血阻络所致消渴，可改善患者多饮、多食、多尿、消瘦、乏力等临床症状。

【不良反应】　尚未见报道。

【使用注意】　定期复查血糖。

【用法与用量】　口服，一次 3～4 粒（片），一日 3 次，饭后服用或遵医嘱。

参 考 文 献

[1] 粟林，王晓玲，尹偲偲，等. 降糖通脉片联合胰岛素注射治疗对 2 型糖尿病患者凝血状态、微血管并发症的影响[J]. 中药药理与临床，2017, 33（6）：159-162.

[2] 李伟，郭伟，周密，等. 降糖通脉片联合二甲双胍对 2 型糖尿病患者球后动脉血流动力学及氧化应激指标的影响[J]. 吉林中医药，2017, 37（9）：916-920.

[3] 梁立峰，张惠莉，武金文. 降糖通脉片联合二甲双胍对 2 型糖尿病患者疗效及球后动脉血流动力学与氧化应激指标的影响观察[J]. 中药药理与临床，2016, 32（5）：105-108.

（江西中医药大学　徐国良、李冰涛）

人知降糖胶囊

【药物组成】　知母、人参、黄柏、天花粉、生地黄、玄参、麦冬、黄芪、地骨皮、北沙参、石斛、玉竹、五味子、女贞子、枸杞子、山药、鸡内金、葛根。

【处方来源】　研制方。国药准字 Z20123070。

【功能与主治】　益气养阴，清热生津。用于 2 型糖尿病属气阴两虚兼燥热伤津证的辅助治疗，缓解以下症状：倦怠乏力，气短懒言，口干口渴，五心烦热，自汗盗汗，多食易饥，便秘溲赤，心悸失眠，腰酸不适等。

【药效】　主要药效如下[1-3]：

1. **降低血糖**　糖尿病是一种代谢性疾病，随着生活方式及饮食结构的改变，糖尿病逐渐成为一种流行性疾病。血糖升高及尿糖是糖尿病的主要临床特征。临床试验结果显示人知降糖胶囊能够降低患者空腹血糖水平、餐后 2 小时血糖水平及糖化血红蛋白水平，说明人知降糖胶囊具有降血糖的效果。

2. **降血脂**　胰岛素分泌缺陷或胰岛素作用障碍是糖尿病的基本病理因素。胰岛素具有降血糖、促进脂肪和蛋白质的合成、阻止糖异生（由脂肪和蛋白质转化为葡萄糖）等功能。由于胰岛素分泌缺陷或胰岛素作用障碍，糖尿病患者不仅表现为血糖升高，而且通常伴随脂代谢紊乱，且脂代谢紊乱早于糖代谢紊乱，因此糖尿病又称为糖脂病。

人知降糖胶囊能够降低 2 型糖尿病患者胆固醇、三酰甘油水平，发挥降血脂的药理作用。

【临床应用】

2 型糖尿病[2, 3]　临床人知降糖胶囊用于气阴两虚兼燥热伤津证的糖尿病患者，可以有效改善糖尿病患者倦怠乏力、气短懒言、五心烦热、自汗、盗汗、多食易饥、口干口渴、大便干结、多尿或溲赤、心悸、失眠、腰酸不适等临床症状。降低糖尿病患者血糖及血脂水平，改善糖化血红蛋白水平等病理指标，发挥对 2 型糖尿病的治疗作用。

【不良反应】　尚不明确。

【使用注意】　①服药期间忌食辛辣之物。②孕妇慎用。

【用法与用量】　温开水送服，一次 5 粒，一日 3 次。疗程 8 周。

参 考 文 献

[1] 倪青. 人知降糖胶囊治疗气阴两虚兼燥热伤津型 2 型糖尿病随机、阳性药对照、多中心临床研究[A]//中国中西医结合学会内分泌专业委员会. 全国中西医结合内分泌代谢病学术会议论文汇编[C]. 中国中西医结合学会内分泌专业委员会中国中西医结合学会, 2006：13.

[2] 石琨. 人知降糖胶囊治疗气阴两虚兼燥热伤津型 2 型糖尿病的临床研究[A]//中国中西医结合学会糖尿病专业委员会. 第七次中国中西医结合糖尿病学术会议论文汇编[C]. 中国中西医结合学会糖尿病专业委员会中国中西医结合学会, 2004：4.

[3] 连凤梅. 人知降糖胶囊治疗 2 型糖尿病疗效观察[A]//中国中西医结合学会糖尿病专业委员会. 第六次中国中西医结合糖尿病学术会议论文汇编[C]. 中国中西医结合学会糖尿病专业委员会中国中西医结合学会, 2002：3.

（江西中医药大学　徐国良、李冰涛）

麦芪降糖丸

【药物组成】　党参、白茅根、地黄、麦冬、天花粉、牡丹皮、五味子、女贞子、黄芪。

【处方来源】　研制方。国药准字 Z20025664。

【功能与主治】　益气养阴，生津除烦。用于糖尿病气阴两虚证。

【药效】　主要药效如下：

1. 降低血糖[1]　糖尿病是以高血糖为主要临床特征的一种代谢性疾病。持续高血糖可导致全身组织器官，特别是眼、肾、心血管及神经系统的损害及其功能障碍和衰竭。严重者可引起失水、电解质紊乱和酸碱平衡失调等急性并发症酮症酸中毒和高渗昏迷。

对于四氧嘧啶联合高脂饲料诱导的 2 型糖尿病大鼠，麦芪降糖丸能够降低模型大鼠血糖浓度，抑制血糖升高。

2. 改善胰岛素抵抗[1]　胰岛素抵抗是指各种原因使胰岛素促进葡萄糖摄取和利用的效率下降，机体代偿性地分泌过多胰岛素，以维持血糖的稳定。胰岛素抵抗易导致代谢综合征和 2 型糖尿病。胰岛素抵抗是 2 型糖尿病、高血压等代谢性疾病的共同病理基础。

麦芪降糖丸能够降低 2 型糖尿病模型大鼠的胰岛素水平，改善模型大鼠胰岛素抵抗状态。

【临床应用】

妊娠期糖尿病[2,3]　临床麦芪降糖丸用于糖尿病气阴两虚证糖尿病患者，文献资料显示，麦芪降糖丸单独用药或联合胰岛素或二甲双胍治疗妊娠期糖尿病患者，可有效改善空腹血糖、餐后 2 小时血糖水平，降低不良母婴结局发生率，且不会增加不良反应发生风险，具有较好的安全性。

【不良反应】　尚不明确。

【使用注意】　定期复查血糖。

【用法与用量】　口服，一次 6g，一日 4 次。

参 考 文 献

[1] 苑帆,陈淑霞,赵维楠,等. 门冬胰岛素联合麦芪降糖丸对妊娠期糖尿病患者 FPG、2hPG 水平变化及母婴结局的影响[J]. 北方药学, 2018, 15（11）: 75-76.

[2] 马梅. 麦芪降糖丸联合二甲双胍对妊娠期糖尿病患者血糖控制及妊娠结局的影响[J]. 现代医用影像学, 2018, 27（6）: 2101-2102.

[3] 吴雨倩, 周明美. 门冬胰岛素联合麦芪降糖丸治疗妊娠期糖尿病临床评价[J]. 中国药业, 2018, 27（19）: 66-68.

（江西中医药大学　徐国良、李冰涛）

益津降糖口服液

【药物组成】　人参、白术、茯苓、仙人掌、甘草。

【处方来源】　研制方。国药准字 Z21022143。

【功能与主治】　健脾益气，生津止渴。用于气阴两虚引起的消渴病，症见乏力自汗，口渴喜饮，多食善饮，舌苔花剥，少津，脉细少力及 2 型糖尿病见上述证候者。

【药效】 主要药效如下[1]：

1. 降血糖 糖尿病是一种代谢性疾病，血糖升高是糖尿病患者的特征性临床表现。益津降糖口服液具有降低血糖作用，起效时间为给药后 1 小时，持续 8 小时有效。

2. 降低血脂 糖尿病又称为糖脂病，血糖升高和脂代谢紊乱是其主要临床特征。脂代谢紊乱表现为血液中总胆固醇、三酰甘油、低密度脂蛋白一种或者几种水平升高，或者高密度脂蛋白水平降低。

对于四氧嘧啶诱发的血脂紊乱小鼠模型，益津降糖口服液能够显著降低实验小鼠的总胆固醇、三酰甘油水平，发挥降血脂作用。

3. 提高免疫力 近年研究表明人体免疫系统与机体糖代谢有重要联系。对于四氧嘧啶诱发的血脂紊乱小鼠模型，益津降糖口服液能够显著增加实验小鼠免疫器官的重量，说明益气降糖口服液具有改善免疫力的作用。

【临床应用】

辅助治疗老年糖尿病[1] 益津降糖口服液联合甘精胰岛素治疗老年性糖尿病患者。以益津降糖口服液及甘精胰岛素为观察组，以甘精胰岛素用药为对照组，结果示观察组餐后 2 小时血糖、空腹血糖、糖化血红蛋白指数显著低于对照组，且观察组总有效率显著高于对照组，药物能够辅助治疗老年糖尿病。

【不良反应】 尚不明确。

【使用注意】 尚不明确。

【用法与用量】 口服。一次 20ml，一日 3 次，饭前服用或遵医嘱。

参 考 文 献

[1] 李向中，桂绿荷，刘艳丽，等. 益津降糖口服液的降糖降血脂作用[J]. 沈阳药科大学学报，2000，（5）：371-374.

❧ 振源胶囊（片）❧

【药物组成】 人参果总皂苷。

【处方来源】 研制方。国药准字 Z22026091。

【功能与主治】 益气通脉，宁心安神，生津止渴。用于胸痹、心悸、不寐之消渴气虚证，症见胸痛胸闷、心悸不安，失眠健忘，口渴多饮，气短乏力；冠心病，心绞痛，心律失常，神经衰弱，2 型糖尿病见上述证候者。

【药效】 主要药效如下：

1. 改善糖耐量[1] 糖耐量受损是糖尿病前期的主要临床表现。胰岛素抵抗是糖耐量受损主要影响因素。胰岛素抵抗主要是由于胰岛素敏感性降低，体内胰岛素功能下降引起。

振源胶囊可降低糖耐量异常患者体重指数，控制糖化血红蛋白水平及降低糖尿病转化率。

2. 降低血脂[2] 糖尿病是一种内分泌代谢性疾病，主要因胰岛素绝对或相对分泌不足及周围组织（骨骼肌、脂肪、肝脏等）发生胰岛素抵抗，引起糖脂代谢等紊乱，从而导致高血糖、高脂血症（脂质代谢紊乱或异常）。血脂异常表现为血液中总胆固醇、三酰甘油、低密度脂蛋白一种或者几种水平升高，或者高密度脂蛋白水平降低。

对于 2 型糖尿病伴高血脂患者，振源胶囊能够降低患者三酰甘油及胆固醇水平，表明本品具有降血脂作用。

【临床应用】

辅助治疗糖尿病[2-6]　临床振源胶囊联合黄连素、六味地黄丸或有降糖作用的化学药物治疗糖尿病患者，可以有效改善糖尿病患者症状，降低餐后 2 小时血糖、空腹血糖及糖化血红蛋白水平，发挥对糖尿病的辅助治疗作用。

【不良反应】　尚不明确。

【使用注意】　忌与五灵脂、藜芦同服。

【用法与用量】　胶囊：口服，一次 1～2 粒，一日 3 次。片：口服，一次 4 片，一日 3 次。

参 考 文 献

[1] 王凌. 振源胶囊对糖耐量异常患者治疗的临床研究[J]. 世界中西医结合杂志，2011，6（9）：777-779.

[2] 刘菊香. 振源胶囊治疗 2 型糖尿病伴高脂血症 89 例[A]//重庆市中医药学会. 重庆市中医药学会 2009 学术年会论文集. 重庆：重庆市中医药学会 2009 学术年会，2009：3.

[3] 夏礼斌，华薇，王勇，等. 振源胶囊联合沙格列汀治疗 2 型糖尿病的临床研究[J]. 现代药物与临床，2018,33（11）：2969-2972.

[4] 田玉兰. 振源胶囊辅助治疗老年 2 型糖尿病疗效观察[A]//中华中医药学会糖尿病分会. 第十四次全国中医糖尿病大会论文集. 中华中医药学会糖尿病分会中华中医药学会，2012：2.

[5] 吴夏棉，刘礼乐，黄启祥. 黄连素加振源胶囊治疗老年 2 型糖尿病疗效观察[J]. 中国中医药信息杂志，2005，（7）：60-61.

[6] 徐惠祥. 振源胶囊合六味地黄丸治疗肝源性糖尿病 30 例[J]. 实用中医药杂志，2000，（10）：34.

（江西中医药大学　徐国良、李冰涛）

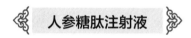
人参糖肽注射液

【药物组成】　生晒参。

【处方来源】　研制方。国药准字 Z20010043。

【功能与主治】　补气、生津、止渴。用于消渴病气阴两虚型，症见气短懒言，倦怠乏力，自汗盗汗，口渴喜饮，五心烦热。

【药效】　主要药效如下：

1. 降低血糖、血脂[1-4]　糖尿病主要表现是血糖升高和脂代谢紊乱。长期高血糖会导致机体出现各种并发症，如眼底病变、肾脏病变、神经病变和大血管病变。脂代谢紊乱可引起动脉粥样硬化，导致动脉壁增厚变硬、血管腔狭窄，造成血液运行不畅。

人参糖肽注射液治疗气阴两虚糖尿病模型大鼠，使模型大鼠血糖、三酰甘油、胆固醇、游离脂肪酸降低，糖化血红蛋白水平明显升高。人参糖肽注射液结合有氧运动干预自发性糖尿病大鼠，使模型大鼠空腹血糖、肿瘤坏死因子-α、游离脂肪酸含量明显降低，人参糖肽注射液具有降低血糖，改善脂代谢紊乱的作用。

2. 胰岛 B 细胞保护作用[5,6]　胰岛素是参与糖代谢的重要物质，也是体内唯一可以降低血糖的激素，胰岛 B 细胞能够分泌胰岛素，如果胰岛 B 细胞被破坏，则胰岛素分泌减少，其降糖作用下降，血糖升高，从而导致糖尿病的产生。

临床运用人参糖肽注射液治疗链脲佐菌素造成的胰岛细胞损坏，结果显示人参糖肽注射液可以使胰岛 B 细胞变性和坏死性明显减轻，可见大量分泌颗粒。人参糖肽注射液对链脲佐菌素引起的大鼠体外胰岛 B 细胞损伤有防护作用。

3. 改善胰岛素抵抗[2]　胰岛素抵抗是指胰岛素作用的靶器官对胰岛素作用的敏感性下降，即正常剂量的胰岛素产生低于正常生物学效应的一种状态。胰岛素与受体结合后，葡萄糖就能顺利地进入细胞，转换成维持身体活动所需要的能量。胰岛素抵抗时，受体对胰岛素不敏感或受体太少，即胰岛素与受体无法结合，使葡萄糖不能进入细胞而大量滞留在血液中。胰岛素抵抗导致血糖升高，胰岛 B 细胞反馈性分泌更多胰岛素，造成胰岛素血症，久之，胰岛 B 细胞因疲惫衰竭而丧失分泌胰岛素的功能，导致胰岛素分泌不足，发生 2 型糖尿病。以人参糖肽注射液治疗气阴两虚糖尿病模型大鼠，可使模型大鼠血糖水平下降且胰岛素含量明显降低，胰岛素敏感性提高，表明人参糖肽注射液具有明显改善胰岛素抵抗作用。

【临床应用】

2 型糖尿病[7, 8]　人参糖肽治疗糖尿病，可以有效降低患者血糖、三酰甘油、胆固醇、游离脂肪酸、糖化血红蛋白的含量，控制患者机体的血糖稳定，改善脂代谢紊乱。人参糖肽注射液也具有保护胰岛 B 细胞的作用，维持胰岛 B 细胞正常功能，抑制胰岛素抵抗，使胰岛素含量降低，避免高胰岛素血症的产生。

【不良反应】　部分病例可出现注射部位疼痛。

【使用注意】　注意定期复查血糖。

【用法与用量】　肌内注射。一次 2ml，一日 2 次，或遵医嘱。

参 考 文 献

[1] 刘雪梅，陈文学，杨铭，等. 人参糖肽结合耐力运动对糖尿病大鼠降血糖作用及其机制研究[J]. 中国体育科技，2014，50（6）：134-140.

[2] 陈文学，杨铭，于德伟，等. 人参糖肽对糖尿病气阴两虚证大鼠降血糖作用及其机制研究[J]. 中国药学杂志，2014，49（21）：1903-1907.

[3] 刘雪梅，陈文学，杨铭，等. 人参糖肽结合耐力运动对高脂血症大鼠血脂和抗氧化功能的影响[J]. 食品科学，2014，35（17）：255-259.

[4] 刘雪梅，杨铭，于德伟，等. 人参糖肽结合有氧运动对自发性糖尿病大鼠糖脂代谢的影响[J]. 食品科学，2014，35（19）：272-276.

[5] 赵丽艳，张秀云，苗春生，等. 人参糖肽对大鼠体外胰岛 β 细胞的保护作用[J]. 中国老年学杂志，2017，37（15）：3667-3669.

[6] 赵丽艳，李相军，张秀云，等. 人参糖肽对大鼠胰岛 β 细胞损伤的改善作用[J]. 中国老年学杂志，2016，36（15）：3638-3639.

[7] 葛焕琦，蔡寒青，王涛，等. 人参糖肽注射液治疗 2 型糖尿病 30 例[J]. 吉林大学学报（医学版），2003，29（2）：206-207.

[8] 张秋梅，张喆，于德民，等. 人参糖肽治疗 2 型糖尿病的临床观察[J]. 中国现代医学杂志，2003，13（6）：59-62.

（江西中医药大学　徐国良、李冰涛）

四、滋阴补阳类

降糖舒胶囊（片、丸）

【药物组成】　人参、枸杞子、黄芪、刺五加、黄精、益智仁、牡蛎、熟地黄、葛根、丹参、荔枝核、知母、生石膏、芡实、山药、玄参、五味子、麦冬、乌药、天花粉、枳壳。

【处方来源】　研制方。国药准字 Z22026057。

【功能与主治】　滋阴补肾，生津止渴。用于糖尿病及糖尿病引起的全身综合征。

【药效】　主要药效如下：

1. 降血糖，调节血脂[1]　糖尿病又称为糖脂病，血糖水平升高及脂代谢紊乱是糖尿病特别是 2 型糖尿病患者的主要临床特征。降糖舒胶囊临床具有显著降血糖及三酰甘油的效果，同时对患者高密度脂蛋白、低密度脂蛋白水平也有一定的影响。

2. 抗炎[2]　糖尿病是一种慢性代谢性疾病，慢性炎症是糖尿病及其并发症的重要致病因素。慢性炎症在糖尿病及其并发症病程中发挥着重要作用。许多炎症因子如 C 反应蛋白、肿瘤坏死因子-α、血浆纤溶酶原激活物抑制因子-1 及白介素-6 等与糖尿病及其并发症有关联。降糖舒片能明显提高 2 型糖尿病患者血清白介素-2 水平，降低白介素-6 水平，降低患者糖化血红蛋白及血脂水平，提高治疗 2 型糖尿病的临床疗效。

【临床应用】

糖尿病　降糖舒胶囊可以用于糖尿病及其引起的全身性症状。改善糖尿病患者血糖水平升高，脂代谢紊乱的临床症状，降低糖尿病患者血液中炎症因子的水平。

【不良反应】　用药后患者全身不适、双膝关节肿痛，恶心、出汗，下腹部阵发性绞痛，伴血样便，确诊为过敏性紫癜[3]。

【使用注意】　忌食辛辣。

【用法与用量】　胶囊：口服，一次 4～6 粒，一日 3 次。片：口服，一次 4～6 片，一日 3 次。丸：口服，一次 48～72 丸，一日 3 次。

参 考 文 献

[1] 江培春，朱彤. 降糖舒胶囊治疗 II 型糖尿病 32 例疗效观察[J]. 国医论坛，2007，22（5）：36-37.

[2] 仇江辉. 降糖舒片联合二甲双胍治疗 2 型糖尿病患者的疗效及对血清 IL-2、IL-6 水平的影响[J]. 医学临床研究，2015,（2）：370-371.

[3] 杜向军. 降糖舒致过敏性紫癜 1 例[J]. 山东医药，1994，34（5）：55.

（江西中医药大学　徐国良、李冰涛）

 六味地黄丸（浓缩丸、颗粒、胶囊、软胶囊）

【药物组成】　熟地黄、山茱萸、牡丹皮、山药、茯苓、泽泻。

【处方来源】　宋·钱乙《小儿药证直诀》。《中国药典》（2015 年版）。

【功能与主治】　滋阴补肾。用于肾阴亏损，头晕耳鸣，腰膝酸软，骨蒸潮热，盗汗遗精，消渴。

【药效】　主要药效如下：

1. 改善免疫功能[1,2]　白介素-2 是一种免疫细胞因子，对 T 淋巴细胞的体内外生长都具有促进和维持作用，它参与人体免疫系统 B 淋巴细胞抗体的产生，自然杀伤细胞增殖分化的诱导及干扰素的产生。

用六味地黄丸干预治疗 D-半乳糖所致亚急性衰老模型大鼠发现，六味地黄丸能明显提高炎症保护因子白介素-2 和表皮细胞生长因子在肾脏的表达，证明六味地黄丸能够降低炎症损伤，改善免疫功能。

另外利用高、低剂量六味地黄丸加减复方浸取液干预治疗免疫抑制模型小鼠，高剂量六味地黄丸加减复方浸取液可以明显增加小鼠的体重、胸腺和脾重量，降低耳郭肿胀度及增强吞噬细胞的吞噬作用。

2. 抗DNA损伤[3]　随着细胞的衰老，端粒DNA的长度也在变化，衰老的细胞会出现端粒DNA损伤，所以有人把端粒DNA的长度比作"生命时钟"。

利用环磷酰胺对小鼠DNA进行损伤，六味地黄丸能明显抑制环磷酰胺所致小鼠活体骨髓细胞微核和姐妹染色单体互换频率的增高，提高小鼠抗DNA损伤能力。

3. 降低血糖、血脂[4, 5]　长时期的高糖高脂饮食，会引发血糖、血脂代谢紊乱，引起机体血糖、血脂升高，使血液黏度增加，加重血管负担，导致各种心血管疾病的产生。另外游离脂肪酸的过度沉积，会使得机体产生胰岛素抵抗。

六味地黄丸灌胃4周，可以明显改善2型糖尿病大鼠血糖和三酰甘油水平。另有动物实验提示，六味地黄丸1g/kg灌胃治疗能明显降低2型糖尿病大鼠血清总胆固醇、三酰甘油、低密度脂蛋白胆固醇及空腹血糖水平，提高血清高密度脂蛋白胆固醇水平，改善大鼠体重状况。

4. 改善胰岛素抵抗，增加胰岛B细胞数量[6, 7]　胰岛素抵抗与2型糖尿病的发生和进展存在着密切关系。胰岛素抵抗的产生会促使机体胰岛素代偿性增加，导致高胰岛素血症甚至胰岛B细胞的衰竭，引发2型糖尿病。因此改善胰岛素抵抗是治疗2型糖尿病的关键。

六味地黄丸1.35g/kg灌胃干预2型糖尿病模型大鼠，可以明显提高大鼠胰岛素敏感性指数，增加胰岛B细胞数量。

另外有研究表明，六味地黄丸用于治疗自发性2型糖尿病大鼠，可以明显增加胰岛B细胞数量，降低NF-κB的表达。

5. 抗自由基，降低氧化应激损伤[8, 9]　高度活泼的自由基，拥有极强的氧化能力，可以氧化机体内的大分子物质，导致大分子物质变性，引起细胞结构和功能的改变，乃至组织和器官的损害。超氧化物歧化酶属于内源性自由基清除系统，它可以帮助机体清除多余的自由基，维持机体自由基平衡。

运用六味地黄丸干预2型糖尿病模型大鼠，可以明显增加大鼠血清超氧化物歧化酶（SOD）含量，降低醛糖还原酶含量及丙二醛含量，降低机体氧化应激损伤。另外有实验证明，用六味地黄丸治疗脑缺血大鼠，可以降低大鼠丙二醛含量，提高一氧化氮和超氧化物歧化酶含量，改善血管状态。

6. 降低炎性因子水平[10, 11]　肿瘤坏死因子-α是由单核巨噬细胞和淋巴细胞合成分泌的炎性细胞因子，通过刺激内毒素，可以诱导白介素-6、白介素-8的生成，加重炎症反应。白介素-1β可以协同其他细胞因子，介导并放大炎症反应。

利用弗氏佐剂和百日咳、白喉、破伤风联合疫苗加同种鼠颌下腺抗原诱导方法建立干燥综合征小鼠模型，给予六味地黄丸干预治疗后，小鼠血清干扰素-γ及白介素-6水平显著降低。运用左下颌第二磨牙钢丝结扎和乙酸泼尼松肌内注射建立牙周炎大鼠模型，六味地黄丸能明显抑制实验性牙周炎模型大鼠牙周组织中肿瘤坏死因子-α、白介素-1β、白介素-6的表达。

7. 改善血液流变性[12]　2型糖尿病患者血糖、血脂及红细胞刚性提高，导致血液黏滞性增加，血液黏滞性增加容易引发糖尿病大血管病变、微血管病变和心血管并发症的产生，因此治疗 2 型糖尿病，改善血液黏滞性十分重要。

取健康家兔，静脉注射 10%高分子左旋糖苷 5ml/kg 持续 2 天，每天两次，建立家兔高黏滞性血液模型，以六味地黄丸进行灌胃治疗，家兔全血黏度和血浆黏度明显降低，血细胞比容明显减少，证明六味地黄丸能够改善血液状态。

8. 降低 24 小时尿蛋白总量、血尿素氮、血肌酐水平，改善肾功能[13, 14]　尿蛋白、血尿素氮和血肌酐是衡量肾脏损害的重要指标，它们的高低直接反映了肾脏受损程度，这些指标的改善，直接反映了肾脏功能的恢复。

六味地黄丸干预糖尿病肾病大鼠，大鼠肾系数、24 小时尿蛋白总量、血尿素氮、血肌酐明显降低，肾脏病理改变明显减轻。另外有研究表明，六味地黄丸可降低糖尿病肾病大鼠 24 小时尿蛋白量、血肌酐、血尿素氮水平，保护肾脏功能，其机制可能与抑制肿瘤坏死因子-α、白介素-6 表达有关。

9. 改善能量代谢异常[15, 16]　解偶联蛋白基因家族表达产生的解偶联蛋白（UPC），限制机体的 ATP 合成，使产生的能量以热量的形式消耗掉。

以六味地黄丸治疗甲状腺激素所致的甲亢大鼠，可以降低甲亢大鼠红细胞 Na^+-K^+-ATP 酶活性，降低脂肪组织 UCP2 mRNA 和骨骼肌 UCP3 mRNA 的表达，从而改善甲亢大鼠能量代谢异常。另外，以甲状腺素 12.5mg/kg 持续灌胃 21 天的方式建立甲亢阴虚模型，六味地黄丸可以明显增加模型大鼠体重，降低肝及小肠黏膜中的 Na^+-K^+-ATP 酶活性。

10. 降低甲状腺激素水平[17, 18]　甲亢是一种由于机体甲状腺激素分泌过多导致的疾病。过多的甲状腺激素会导致机体新陈代谢过快，神经系统的兴奋性过度增高。

六味地黄丸可以明显降低甲亢小鼠血清游离三碘甲状腺原氨酸、血清游离甲状腺素含量及线粒体呼吸链 ATP 酶。另外有实验证明，六味地黄丸干预肾阴虚小鼠，治疗后小鼠血清甲状腺激素、三碘甲状腺原氨酸、甲状腺素含量升高，肾上腺和甲状腺损伤得到修复。

11. 改善水液代谢异常[19, 20]　甲状腺激素分泌过多会导致机体水液代谢过快，水通道蛋白是细胞膜上高效转运水分子的特异性孔道，对于维持细胞内外水液平衡具有重要意义。

六味地黄丸持续干预治疗甲亢性肾阴虚大鼠 21 天，可以明显减少模型大鼠饮水量，显著增加尿量和皮肤含水量，并且肾组织水通道蛋白 1、水通道蛋白 2 含量均显著降低。另有研究显示，六味地黄丸可以降低甲亢型阴虚小鼠肺部水通道蛋白 1、水通道蛋白 5 的含量，提高小鼠皮肤含水量、尿量，改善水液代谢紊乱。

12. 增加骨密度[21, 22]　骨密度是衡量骨质量和骨骼强度的一个重要指标，骨密度降低容易引起骨质疏松和骨折的发生。

采用肌内注射地塞米松磷酸钠的方法建立小鼠骨质疏松肾阴虚型病证结合动物模型，给予六味地黄丸混悬液治疗，治疗后小鼠股骨近端及腰 2 椎骨密度明显升高。取健康雌性大鼠，无菌条件下，切除双侧卵巢，三个月后给予六味地黄丸灌胃治疗，治疗三个月后，结果示大鼠骨密度明显增高。

13. 促进成骨细胞增殖[23, 24]　骨基质的合成、分泌和矿化由成骨细胞负责，它是骨形成的主要功能细胞。机体中成骨与破骨处于平衡状态，其中成骨过程要经历成骨细胞增殖、细胞外基质成熟、细胞外基质矿化和成骨细胞凋亡 4 个阶段，因此促进成骨细胞增殖，可以加快骨形成。

利用腹腔注射马血清联合肌内注射醋酸泼尼松的方法建立激素性股骨头坏死小鼠模型，六味地黄丸可以改善激素对模型小鼠骨保护素、骨保护素配体表达的影响，促进成骨细胞增殖，降低并抑制破骨细胞的活性，改善骨代谢。

另外有研究证明，六味地黄丸主要血液移行成分莫诺苷、獐牙菜苦苷、马钱子苷混合物对成骨细胞的增殖具有促进作用。

14. 改善雌激素的水平[25, 26]　雌激素可以通过刺激下丘脑-垂体-性腺轴，加速卵泡膜细胞增殖分化形成卵泡，提高发育卵泡对促性腺激素的敏感度，从而促进卵巢排卵。以六味地黄丸干预卵巢早衰模型大鼠，六味地黄丸可以降低大鼠卵巢组织中的促卵泡刺激素受体（FSHR）、天冬氨酸蛋白水解酶（Caspase-3）表达水平，提高雌二醇受体（ER）的表达水平，从而降低大鼠促黄体生成素（LH）和促卵泡刺激素（FSH）水平，提高雌二醇（E_2）水平。

另外有研究显示，六味地黄丸可以升高雌性更年期大鼠雌二醇（E_2），血管内皮生长因子（VEGF）水平，从而改善大鼠更年期激素水平，进而延缓卵巢衰老。

15. 保护肝脏[27, 28]　肝脏是机体一个重要的器官，涉及糖、脂质和蛋白质的合成代谢。在脂质方面，肝脏主要参与游离脂肪酸的摄取，脂肪酸的合成与氧化，以及极低密度脂蛋白的分泌，一旦出现异常，肝脏就会出现脂质堆积，引起脂肪肝。

自发性 2 型糖尿病 OLETF 大鼠经过六味地黄丸干预治疗后，大鼠血清三酰甘油、胆固醇和血清游离脂肪酸水平明显降低，肝组织的脂肪浸润得到明显改善。另外有研究提示，非酒精性脂肪肝模型大鼠经六味地黄丸干预后，大鼠肝脏组织病理学情况趋于正常，显微镜下观察到模型大鼠肝组织细胞脂肪变性和损伤减轻，脂肪滴大量减少，证明六味地黄丸能够有效改善大鼠肝功能。

16. 降血压[29, 30]　高血压是一种老年人常见病，主要症状为头痛、头晕等，高血压初期，疾病难以发现，但是随着病程的延长，会出现脑出血、心力衰竭、肾衰竭等并发症，甚至危及生命。

采用"二肾一夹法"建立大鼠肾性高血压模型，给予六味地黄丸进行干预治疗后，大鼠血压出现轻微下降，说明六味地黄丸具有轻微降压作用。另外有实验提示，六味地黄煎剂十二指肠给药，可以明显降低大鼠血压。

17. 提高血清 γ-氨基丁酸水平[31, 32]　焦虑是一种心身疾病，主要表现为无具体原因的焦躁不安，伴有明显的心慌胸闷、呼吸困难等自主神经功能紊乱，以及坐立不宁、来回走动等运动性不安，长久的焦虑甚至会造成心身崩溃。研究显示，当机体 γ-氨基丁酸缺乏时，会产生焦虑。

将装有单只小鼠的铁丝笼置于猫笼内，45 分钟/（次·天），持续 7 天。录制猫叫并收集排泄物，改用猫叫声音刺激和排泄物嗅觉刺激，45 分钟/（次·天），再持续 7 天。利用天敌应激刺激建立焦虑小鼠模型。模型小鼠采用六味地黄丸干预，小鼠 γ-氨基丁酸含量提高，海马肾上腺皮质激素受体蛋白表达下调。

另外有研究表明，六味地黄丸治疗焦虑小鼠，不仅可以降低小鼠 γ-氨基丁酸水平，而且存在剂量依赖性。

18. 改善激素副作用[33]　肾上腺糖皮质激素会导致机体内代谢紊乱，引起满月脸、水牛背等不良反应，另外肾上腺皮质激素还会抑制机体防御功能，诱发或加重集体感染。

氢化可的松灌胃建立的 SD 阴虚大鼠模型，给予六味地黄丸治疗后，可以发现模型大鼠促肾上腺糖皮质激素细胞由间隙大变成细胞形态完整；线粒体由嵴断裂变成线粒体空泡化，分布集中，证明六味地黄丸可以轻微改善激素副作用。

19. 提高精子质量[34-36]　男性精子减少或无精子，会使女性受孕概率变低，造成不育，另外精子质量差即精子无活力、死精子过多或精子畸形率高，也会导致不育。

取昆明种雄性小鼠，采用心理应激和束缚、尾悬挂、站台、夹尾搏斗五种应激方法交替刺激小鼠 3 周建立模型，给予六味地黄丸治疗后小鼠精子大小、睾丸生精上皮的排列和凋亡评分、管腔精子量及精子内 pH 等指标都得到了明显改善。

以六味地黄丸灌胃干预醋酸棉酚建立的生精障碍模型大鼠，结果大鼠精子的质量（活力）明显提高，睾丸凋亡的生精细胞明显减少。

另外有研究表明，以六味地黄丸提取物干预小鼠支持细胞体外生长和增殖，结果能明显促进支持细胞生长，并且抑制其凋亡。

【临床应用】

1. 衰老[37, 38]　六味地黄丸用于 70 岁以上老年人，持续 3 个月，观察其对老年人细胞免疫衰老的影响，结果治疗后 $CD3^+$、$CD4^+$、$CD4^+/CD8^+$ 均明显增高，$CD95^+$ 均明显下降。另外以六味地黄丸口服治疗 60～75 岁肾虚衰老患者，可以明显改善患者近视、握力、心理衰老、瞬时记忆等积分，降低血清过氧化脂质水平，升高血浆激素水平，提高细胞免疫功能和抗氧化能力。

2. 2 型糖尿病及其并发症[39-41]　在给予二甲双胍和阿卡波糖西药治疗的基础上，加用六味地黄丸治疗 2 型糖尿病，可以显著改善患者空腹血糖、餐后 2 小时血糖、血尿酸、血清总胆固醇、三酰甘油水平，且治疗效果优于单纯基础治疗。临床报道显示，在口服二甲双胍缓释片的西医基础治疗上，加用六味地黄丸治疗 2 型糖尿病合并高脂血症患者，可以显著改善患者空腹血糖、餐后 2 小时血糖、糖化血红蛋白及总胆固醇、三酰甘油、高密度脂蛋白胆固醇、低密度脂蛋白胆固醇水平，效果优于西药治疗。另外在注射胰岛素加用口服降糖药的基础上，加用六味地黄丸治疗 2 型糖尿病肾病，可以明显改善患者血液黏度、血细胞比容、总胆固醇、三酰甘油、血尿素氮和血肌酐水平，从而改善患者血液流变学、脂代谢紊乱和肾功能（图 4-3）。

3. 甲亢[42, 43]　对甲亢患者进行口服六味地黄丸治疗，每日 3 次，每次 6g，可以明显改善患者白细胞糖皮质激素受体减少，升高血浆皮质醇对白细胞趋化移动的抑制率，但六味地黄丸联合甲巯咪唑治疗效果更优。另外有临床报道显示，以六味地黄丸治疗甲亢，可以防止在常规治疗过程中出现外周血白细胞减少的情况。

4. 骨质疏松症[44-46]　用六味地黄丸治疗肾阴虚型骨质疏松老年患者，治疗后患者生活质量得到显著改善，患者骨痛减轻，骨密度增加，外周血清骨钙素明显提高，并且治疗效果优于阿仑膦酸钠。

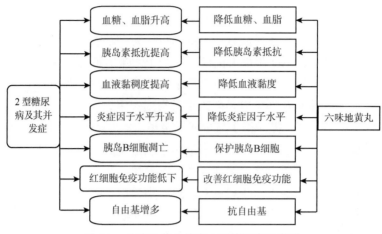

图 4-3　六味地黄丸治疗 2 型糖尿病示意图

5. 肾炎[47-49]　在低盐、低蛋白质饮食治疗的基础上，加用六味地黄丸联合治疗急性肾小球肾炎患者，治疗后患者肉眼血尿、蛋白尿、血压、水肿、1 小时尿红细胞排泄率、24 小时尿蛋白定量、血尿素氮、血肌酐均明显改善，证明六味地黄丸能显著增强肾功能。六味地黄丸还可以降低吗替麦考酚酯联合激素治疗狼疮性肾炎的副作用，增强其治疗效果。以六味地黄汤加减治疗慢性肾炎，可以显著降低患者 SCr、BUN、尿红细胞计数、尿蛋白。

6. 肾病综合征[50, 51]　六味地黄丸联合黄芪注射液治疗肾病综合征患者，治疗后患者血清免疫球蛋白 M（IgM）、免疫球蛋白 A（IgA）、免疫球蛋白 G（IgG）和血清补体 C3 水平均得到明显降低，血白蛋白（Alb）、血清总胆固醇（TC）、三酰甘油和 24 小时尿蛋白水平明显改善，且治疗效果优于泼尼松和呋塞米治疗。另外有临床报道，以六味地黄丸联合糖皮质激素治疗肾病综合征，六味地黄丸可以明显降低激素副作用并提高治疗效果，减少疾病的复发。

7. 系统性红斑狼疮[52, 53]　对系统性红斑狼疮患者，在泼尼松的治疗基础上，加用六味地黄丸进行治疗，结果治疗后，患者口腔溃疡、月经不调和肝功能异常均得到明显改善，补体 C3 水平明显升高，24 小时尿蛋白量明显降低。由于西医治疗系统性红斑狼疮主要以激素为主，长期使用会引起各种不良反应，尤其是老年人，效果很不理想，有临床报道显示，用六味地黄丸联合激素治疗老年系统性红斑狼疮，能够明显改善患者 SLE 疾病活动指数积分。

8. 非酒精性脂肪性肝病[54, 55]　以二甲双胍联合六味地黄丸治疗 2 型糖尿病并发非酒精性脂肪性肝病患者，治疗 12 周后，患者空腹血糖、餐后 2 小时血糖、空腹胰岛素、糖化血红蛋白、三酰甘油、总胆固醇、丙氨酸氨基转移酶、天冬氨酸氨基转移酶、体重指数和胰岛素抵抗指数均明显下降。以六味地黄丸联合辛伐他汀治疗非酒精性脂肪性肝病患者，可以明显降低血清总胆固醇、三酰甘油、丙氨酸氨基转移酶、天冬氨酸氨基转移酶，并且治疗效果优于辛伐他汀联合二甲双胍。

9. 牙周炎[56-58]　在基础牙周治疗的基础上，加用六味地黄丸治疗绝经期牙周炎患者，可以显著升高患者雌二醇水平，降低患者白介素-6 水平。另外有临床报道，在基础治疗的基础上，加用六味地黄丸治疗糖尿病合并牙周炎患者，6 个月后，患者牙周探针深度、附着水平、牙齿松动度等牙周指数都得到了明显改善。六味地黄丸用于牙周维护治疗，也有很好的疗效，龈下刮治和根面平整术联合六味地黄丸可以明显减少牙周袋深度和增加牙周附着。

10. 焦虑[59, 60]　逍遥丸合六味地黄丸治疗广泛性焦虑症，治疗后患者躯体性和精神性汉密尔顿焦虑量表评分明显降低，头痛、嗜睡等临床症状明显改善。逍遥散合六味地黄丸加减配合氯氮平的治疗方案，依旧得到了相似的结果，该药在降低精神、躯体焦虑的同时，也可降低头痛、嗜睡、心悸等不良反应的发生，治疗效果优于单纯氯氮平治疗。

11. 关节炎[61, 62]　用透明质酸联合六味地黄丸治疗老年膝骨关节炎，治疗 4 周后，患者血清 C 反应蛋白水平及血清白介素-6、白介素-18 水平均明显下降，且治疗效果优于单纯使用透明质酸。另有临床报道，以六味地黄丸治疗激素依赖性类风湿关节炎，可以明显改善患者 C 反应蛋白、血沉及晨僵时间、关节疼痛积分、压痛积分、肿胀积分和握力等指标。

12. 干燥综合征[63, 64]　原发性干燥综合征是一种自身免疫性疾病，主要侵犯泪腺和唾液腺。给予六味地黄丸治疗可以明显改善患者血沉、类风湿因子、泪膜破裂时间及唾液流速。另外有报道显示，六味地黄丸及类方加减治疗可以明显改善患者自觉症状和口眼干燥等客观体征。

13. 强直性脊柱炎[65]　在给予柳氮磺吡啶、甲氨蝶呤的基础上加六味地黄丸治疗老年肝肾阴虚型强直性脊柱炎，持续 6 个月，治疗后患者晨僵时间显著缩短，Schober 实验显著增加，胸廓扩张度显著增加，血沉和 C 反应蛋白显著降低，证明六味地黄丸可以降低患者机体炎症水平，改善临床症状。

14. 慢性前列腺炎[66]　以甲磺酸多沙唑嗪联合六味地黄丸的中西结合治疗方法治疗慢性前列腺炎，治疗后患者慢性前列腺炎症状指数评分显著下降，肿瘤坏死因子-α、干扰素-γ及白介素-8 水平显著降低，另外还能明显增加患者最大尿流率和平均尿流率。

15. 男性不育[67, 68]　以六味地黄丸治疗男性不育，治疗后患者精浆中果糖含量、卵泡刺激素、黄体生成素、睾酮升高，而雌二醇明显下降，证明六味地黄丸可以明显改善患者精子质量。另外有研究表明六味地黄丸能明显改善精子的畸形率。

16. 肿瘤　见本系列丛书肿瘤册。

【不良反应】　尚未见报道。

【使用注意】　①忌不易消化食物。②感冒发热患者不宜服用。③有高血压、心脏病、肝病、糖尿病、肾病等慢性病严重者应在医师指导下服用。④儿童、孕妇、哺乳期妇女应在医师指导下服用。⑤服药 4 周症状无缓解，应去医院就诊。⑥对本品过敏者禁用，过敏体质者慎用。⑦本品性状发生改变时禁止使用。⑧儿童必须在成人监护下使用。⑨如正在使用其他药品，使用本品前请咨询医师或药师。

【用法与用量】　口服。丸：水丸一次 5g，水蜜丸一次 6g，小蜜丸一次 9g，大蜜丸一次 1 丸，一日 2 次。浓缩丸：一次 8 丸，一日 3 次。颗粒：开水冲服。一次 1 袋，一日 2 次。胶囊：一次 1 粒或一次 2 粒，一日 2 次。软胶囊：一次 3 粒，一日 2 次。

参 考 文 献

[1] 孙琳林，梁绍栋，任公平，等. 四种经典补肾抗衰方对衰老大鼠免疫炎性损伤影响的比较研究[J]. 中华中医药学刊，2018，36（4）：830-833.

[2] 廖梅，汤德元，吕世明，等. 六味地黄丸加味对免疫低下小鼠免疫功能的影响[J]. 中国兽药杂志，2008，（6）：23-25.

[3] 周坤福，王明艳，赵凤鸣，等. 六味地黄丸延缓衰老作用机理的实验研究[J]. 江苏中医，1999，（1）：44-45.

[4] 陈富，郑德想，罗燕方，等. 2型糖尿病大鼠六味地黄丸治疗后血脂、血糖以及白介素-2（IL-2）和IL-10水平的变化[J]. 临床医学工程，2016，23（5）：586-587.

[5] 张龙，张洪艳，孙永宁. 六味地黄丸对2型糖尿病大鼠血清RBP4及血糖血脂的影响[J]. 中华中医药学刊，2012，30（9）：2127-2129.

[6] 袁琳，陆雄，张永煜，等. 六味地黄丸对2型糖尿病大鼠胰岛形态的影响[J]. 辽宁中医药大学报，2009，11（3）：186-188.

[7] 任雅瑾，马红英，陈晓文，等. 六味地黄丸对糖尿病大鼠胰岛β细胞的保护作用[J]. 中国中西医结合消化杂志，2013，21（9）：475-478.

[8] 胡明财，何建华，刘剑，等. 六味地黄丸对2型糖尿病伴胰岛素抵抗并发周围神经病变大鼠的抗氧化作用[J]. 中成药，2014，36（4）：840-842.

[9] 孙秀萍. 六味地黄丸对脑缺血的保护作用[D]. 济南：山东中医药大学，2001.

[10] 王琼. 六味地黄丸对干燥综合征模型小鼠的实验研究[J]. 安徽医药，2012，16（2）：163-165.

[11] 何福德. 六味地黄丸对人牙周膜细胞生物学活性及大鼠牙周组织IL-1β、TNF-α、IL-6、BGP表达的影响[D]. 兰州：兰州大学，2008.

[12] 袁喜保，黄丽英，涂小云. 六味地黄丸对血液流变学影响的研究[J]. 井冈山学院学报（自然科学版），2006，27（2）：121-122.

[13] 李志杰，张悦，刘煜敏. 六味地黄丸防治大鼠糖尿病肾病的实验研究[J]. 中华中医药学刊，2011，29（8）：1728-1731，1929.

[14] 杜静静，黄平. 六味地黄丸对TNF-α、IL-6表达水平的影响及糖尿病肾病大鼠肾脏的保护机制研究[J]. 现代中医药，2014，34（1）：74-77.

[15] 毛水龙，周卫民，郑怡健，等. 六味地黄丸对甲状腺素所致甲亢大鼠脂肪组织UCP2、骨骼肌UCP3mRNA表达的影响[J]. 浙江中西医结合杂志，2012，22（11）：849-852.

[16] 湛延凤，张尚华. 降脂灵片对阴虚证动物模型影响的研究[J]. 新中医，2012，44（7）：169-170.

[17] 伍庆华，黄云，胡珺，等. 六味地黄丸对甲亢阴虚小鼠肝组织钠钾泵的影响[J]. 江西中医药，2017，48（9）：62-63.

[18] 杨梦琳. 从HPA、HPT轴探讨金匮肾气丸与六味地黄丸补肾作用机制的差异[D]. 长沙：湖南中医药大学，2016.

[19] 钟杰敏，朱延涛，金蓉家，等. 六味地黄丸对甲亢型肾阴虚大鼠肾组织AQP1、AQP2含量的影响[J]. 浙江中医药大学学报，2013，37（5）：493-496.

[20] 徐小倩. 六味地黄丸对阴虚证小鼠肺水通道蛋白AQP1、AQP5的影响[D]. 合肥：安徽中医药大学，2015.

[21] 夏炳江. 地塞米松致骨质疏松肾阴虚型病证结合模型构建与评价的实验研究[D]. 杭州：浙江中医药大学，2014.

[22] 李悦. 基于骨代谢探讨肾阴虚证与肾阳虚证PMOP的差异及两种补肾法的干预机制[D]. 广州：广州中医药大学，2015.

[23] 李卫华. 六味地黄丸预防激素性股骨头坏死的分子机制研究[D]. 郑州：河南大学，2010.

[24] 孙晖，张宁，李丽静，等. 六味地黄丸主要血中移行成分对培养大鼠成骨细胞促增殖作用的研究[J]. 中国中药杂志，2008，（17）：2161-2164.

[25] 罗玉雪，李晓荣，杨锦亮，等. 六味地黄丸对自然衰老SD大鼠卵巢功能的影响[J]. 宁夏医科大学学报，2018，40（5）：512-516.

[26] 张广梅，任世存，王仁媛，等. 益经汤对卵巢早衰大鼠作用的实验研究[J]. 中医药信息，2013，30（3）：46-48.

[27] 李佳，薛耀明，朱波，等. 从改善"脂毒性"看六味地黄丸对自发性糖尿病OLETF大鼠肝脏的保护[J]. 暨南大学学报（自然科学与医学版），2018，39（2）：162-168.

[28] 全晓红，叶冬梅，唐晓光. 六味地黄丸对NAFLD大鼠肝脏组织SOD、MDA、TG和TC的影响及意义[J]. 世界华人消化杂志，2014，22（6）：819-824.

[29] 孙秀萍. 六味地黄丸对脑缺血的保护作用[D]. 济南：山东中医药大学，2001.

[30] 王秋娟，后德辉，慕海鹰，等. 六味地黄煎剂对高血脂、耐缺氧及麻醉动物血压的影响[J]. 中国药科大学学报，1989，（6）：354-356.

[31] 朱梦茹. 六味地黄丸对焦虑小鼠血清GABA与海马GR表达控作用的初步研究[D]. 昆明：云南中医学院，2016.

[32] 陈嵘，李菊，谭丽萍，等. 六味地黄丸抗焦虑作用的实验研究[J]. 中国中医基础医学杂志，2016，22（11）：1476-1478.

[33] 睢岩. 养阴抗毒胶囊对糖皮质激素致阴虚大鼠 ACTH 细胞超微结构损伤及相关激素释放的改善作用[D]. 西安：第四军医大学，2006.

[34] 吴振宇，刘晓梅，张云，等. 慢性复合式应激对雄性小鼠生育能力的影响及中药的干预作用[J]. 中国医药导刊，2009，11（5）：801-803.

[35] 凌庆枝，敖宗华，许泓瑜，等. 六味地黄汤抑制大鼠生精细胞凋亡及其促进精子发生[J]. 无锡轻工大学学报，2004，（1）：75-78.

[36] 王庆忠，王东方，刘慧莲，等. 六味地黄丸提取物对小鼠支持细胞体外增殖的影响[J]. 时珍国医国药，2013，24（6）：1363-1365.

[37] 魏群，周萍. 六味地黄丸对老年人细胞免疫衰老的影响[J]. 实用临床医学，2017，18（12）：20-21.

[38] 赵建生，叶振邦，赵涛，等. 六味地黄丸延缓衰老的临床研究及其药理实验研究[J]. 世界科学技术，2006，（2）：117-122，101.

[39] 温立新，陈聪水. 六味地黄丸治疗 2 型糖尿病 58 例临床研究[J]. 中国社区医师（医学专业），2010，12（3）：82.

[40] 刘涛. 六味地黄丸对 2 型糖尿病合并高脂血症临床研究[J]. 亚太传统医药，2015，11（24）：134-135.

[41] 刘朝菊. 六味地黄丸辅治 2 型糖尿病肾病疗效观察[J]. 实用中医药杂志，2012，28（10）：850-851.

[42] 杨宏杰，郑敏，张丹. 甲亢阴虚证糖皮质激素受体改变和六味地黄丸作用的研究[J]. 深圳中西医结合杂志，2003，（2）：87-89.

[43] 冯峰，邹庆玲，张怀国. 六味地黄丸防治甲状腺功能亢进症治疗中白细胞减少的临床观察[J]. 中国药物与临床，2005，（6）：480.

[44] 吴瑞锋，马胜利，于乐. 六味地黄丸对肾阴虚型骨质疏松老年患者骨钙素及骨密度的影响[J]. 世界中医药，2016，11（10）：2043-2046.

[45] 李涛. 六味地黄丸加味治疗肝肾阴虚证绝经后骨质疏松症临床研究[J]. 医药论坛杂志，2014，35（8）：160-162.

[46] 范超领. 六味地黄丸对绝经后骨质疏松症肾阴虚证 JAK/STAT 信号通路基因的影响[D]. 福州：福建中医药大学，2015.

[47] 李涛，冯爱桥，刘一卓. 六味地黄丸治疗急性肾小球肾炎 35 例[J]. 河南中医，2015，35（4）：912-914.

[48] 张家丽，徐钊熠，马秀宁. 六味地黄汤加减治疗慢性肾炎 110 例临床疗效分析[J]. 中国医药指南，2016，14（35）：195-196.

[49] 黄贵阳，钟小劲. 六味地黄丸对霉酚酸酯联合激素治疗狼疮性肾炎的影响[J]. 广东医学院学报，2007，（6）：637-638.

[50] 张会中. 六味地黄丸联合黄芪注射液治疗肾病综合征 42 例临床观察[J]. 深圳中西医结合杂志，2017，27（1）：59-60.

[51] 胡顺金，刘家生，张莉，等. 六味地黄丸对糖皮质激素治疗肾病综合征增效减毒作用的临床研究[J]. 世界科学技术，2006，（2）：113-116.

[52] 练颖，郑萍，官晓红，等. 六味地黄丸对激素和免疫抑制剂治疗系统性红斑狼疮干预作用的研究[J]. 四川中医，2006，（2）：20-21.

[53] 卢立春，刘晓静. 六味地黄丸联合激素治疗老年系统性红斑狼疮 31 例[J]. 河南中医，2013，33（3）：385-386.

[54] 郑仲华，田峰，郑志刚，等. 二甲双胍联用六味地黄丸对新诊断 2 型糖尿病合并非酒精性脂肪肝疗效观察[J]. 辽宁中医药大学学报，2015，17（7）：123-126.

[55] 刘晓辉. 六味地黄丸联合他汀类药治疗非酒精脂肪肝的临床研究[J]. 现代诊断与治疗，2017，28（1）：49-50.

[56] 汪婷婷，申林，苏阳. 六味地黄丸用于绝经期牙周炎患者牙周治疗临床评价[J]. 中国药业，2017，26（1）：71-73.

[57] 孙林琳. 六味地黄丸治疗糖尿病患者牙周炎的疗效观察[J]. 中国现代医药杂志，2007，9（1）：9-10.

[58] 全苗. 六味地黄丸在牙周炎维护治疗中的作用[J]. 华西口腔医学杂志，2004，（4）：312-316.

[59] 孙鹏. 逍遥丸合六味地黄丸治疗广泛性焦虑症的效果观察[J]. 中国当代医药，2014，21（20）：77-78，81.

[60] 董燕，孙炜. 逍遥散合六味地黄丸加减配合米氮平治疗广泛性焦虑症 34 例疗效观察[J]. 河北中医，2013，35（6）：849-851.

[61] 余新华，郑汉印，徐丽. 透明质酸钠联合六味地黄丸治疗老年膝骨关节炎 50 例[J]. 西部中医药，2017，30（8）：120-122.

[62] 邢志红. 雷公藤制剂合六味地黄丸治疗激素依赖性类风湿性关节炎临床研究[J]. 山西中医学院学报，2017，18（3）：29-30，34.

[63] 张青. 六味地黄丸及其类方治疗原发性干燥综合征 62 例[J]. 河南中医，2015，35（1）：196-197.

[64] 贾晨光，王明福，刘丽杰. 六味地黄丸及其类方辨治原发性干燥综合征临床研究[J]. 河南中医，2014，34（6）：1191-1192.

[65] 徐荣敏，陈国军，洪明飞. 六味地黄丸对老年肝肾阴虚型强直性脊柱炎患者临床疗效的影响[J]. 中国老年学杂志，2016，36（22）：5695-5696.

[66] 吴洪涛. 中西医结合治疗慢性前列腺炎 80 例临床观察[J]. 中国民族民间医药，2018，27（14）：113-115.

[67] 王牛民，南勖义，庞成森，等. 复方生精汤治疗男性不育及对精子质量和激素水平的影响[J]. 陕西中医，2017，38（10）：1326-1328.

[68] 何仰高，陈栋，方庆华，等. 五子衍宗汤加味与六味地黄丸对男性不育症精子质量及畸型率的影响[J]. 广东医学，2017，38（15）：2394-2396.

（江西中医药大学　徐国良、李冰涛）

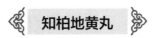

知柏地黄丸

【药物组成】　知母、黄柏、熟地黄、山茱萸（制）、牡丹皮、山药、茯苓、泽泻。

【处方来源】　清·吴谦《医宗金鉴》。《中药药典》（2015 年版）。

【功能与主治】　滋阴降火。治疗肝肾阴虚，虚火上炎证。用于阴虚火旺，潮热盗汗，口干咽痛，耳鸣遗精，小便短赤。

【药效】　主要药效如下：

1. 降血糖[1,2]　糖尿病是一种以血糖升高为主要特征的代谢性疾病。知柏地黄丸能够有效降低正常小鼠及四氧嘧啶诱导糖尿病小鼠的血糖，并能减少小鼠的每日饮水量。临床研究也有相似的结论。

2. 改善糖耐量受损[3,4]　葡萄糖耐量受损是糖尿病的前期阶段，如不及早进行有效干预，绝大多数患者将会发展为 2 型糖尿病。知柏地黄丸能有效干预糖耐量异常患者的血糖，改善胰岛素的敏感性，同时知柏地黄丸还能有效降低患者的腰围、三酰甘油、总胆固醇，延缓糖尿病发生。

3. 抗炎[5]　2 型糖尿病是一种慢性炎症疾病，炎症因子如肿瘤坏死因子-α、白介素-6、C 反应蛋白，不但直接参与胰岛素抵抗，而且升高患者糖尿病大血管并发症风险，在 2 型糖尿病的发生发展进程中起着重要作用。

知柏地黄丸能降低糖耐量异常患者的超敏 C 反应蛋白、白介素-6 及微量白蛋白尿，改善糖代谢，减轻患者体内炎症反应及尿白蛋白的排泄；此外知柏地黄丸能降低患者肿瘤坏死因子-α、C 反应蛋白水平，具有抗炎作用。

【临床应用】

1. 糖尿病[6-8]　知柏地黄丸干预糖尿病及糖尿病前期患者，可以显著降低患者空腹血糖、餐后 2 小时血糖、糖化血红蛋白、三酰甘油、总胆固醇、体重、腰围、体重指数水平，减轻患者咽干口燥、五心燥热等症状，以上结果表明知柏地黄丸可以稳定血糖，改善脂代谢紊乱，减轻糖尿病临床症状，延缓糖尿病的发生。

2. 糖尿病肾病[9-11]　知柏地黄丸治疗糖尿病肾病，能够显著降低糖尿病肾病患者总胆固醇、三酰甘油、高密度脂蛋白胆固醇、低密度脂蛋白胆固醇、空腹血糖、24 小时尿蛋白定量、糖化血红蛋白及微量白蛋白尿。结果表明知柏地黄丸通过改善脂代谢紊乱，控制血糖，改善肾功能，从而治疗糖尿病肾病。

3. 糖尿病前期[3,4,12]　以知柏地黄丸治疗葡萄糖耐量受损，结果知柏地黄丸在降低血糖的同时，还降低患者的腰围、三酰甘油、总胆固醇、超敏 C 反应蛋白、白细胞-6 及微量白蛋白尿水平，改善糖代谢，减轻患者体内炎症反应及尿白蛋白的排泄，改善肾功能，延缓或预防 2 型糖尿病大血管及微血管并发症的发生。

4. 糖尿病牙周炎[13,14]　知柏地黄丸治疗糖尿病牙周炎，可以显著降低菌斑指数、龈沟出血指数、牙周探诊深度、牙齿松动度、附着丧失程度及牙龈指数，从而解除炎症，消除肿胀，从而改善牙周炎。

【不良反应】　尚未见报道。

【使用注意】　①孕妇慎服。②虚寒性病证患者不适用，其表现为怕冷，手足凉，喜热饮。③不宜和感冒类药同时服用。④本品宜空腹或饭前用开水或淡盐水送服。⑤服药一周症状无改善，应去医院就诊。⑥按照用法与用量服用，小儿应在医师指导下服用。⑦对本品过敏者禁用，过敏体质者慎用。⑧本品性状发生改变时禁止使用。⑨儿童必须在成人监护下使用。⑩如正在使用其他药品，使用本品前请咨询医师或药师。

【用法与用量】　口服，水蜜丸一次 6g，小蜜丸一次 9g，大蜜丸一次 1 丸；一日 2 次。

参 考 文 献

[1] 陈光娟，汤臣康，王德华. 知柏地黄丸对小鼠血糖的影响[J]. 中药药理与临床，1993，（4）：2-4.

[2] 武桂兰. 知柏地黄丸对 KK-Ay 小鼠的抗糖尿病作用[J]. 国际中医中药杂志，1998，（6）：28-29.

[3] 龚敏，白春英，赵英英，等. 知柏地黄丸对葡萄糖耐量受损的干预作用[J]. 中国中医药信息杂志，2013，20（8）：72-73.

[4] 龚敏，李峻峰，邹丽妍，等. 知柏地黄丸对糖耐量减低患者炎症因子及尿微白蛋白的影响[J]. 中医临床研究，2016，8（18）：29-30.

[5] 夏承鉴. 知柏地黄丸加减对慢性牙周炎的炎症因子的影响[J]. 中药药理与临床，2015，31（1）：277-278.

[6] 龚敏，刘蔚，邹丽妍，等. 知柏地黄丸对糖尿病前期阴虚燥热证人群干预的临床研究[J]. 中国中西医结合杂志，2017，37（11）：1297-1300.

[7] 徐爱生. 知柏地黄丸辅助治疗阴虚发热型糖尿病 39 例临床观察[J]. 中医药导报，2014，20（9）：55-57.

[8] 顾炳岐. 知柏地黄丸加减治疗糖尿病 9 例[J]. 中医研究，1997，（6）：42-43.

[9] 易先忠. 丹参川芎嗪注射液联合知柏地黄丸治疗早期糖尿病肾病疗效观察[J]. 中国中医药咨讯，2011，3（20）：113.

[10] 程淑红. 知柏地黄丸合猪苓汤治疗糖尿病肾病 30 例[J]. 中医研究，2011，24（2）：36-37.

[11] 孙伟，何伟明. 糖尿病肾病蛋白尿的中医药治疗体会[J]. 江苏中医药，2002，23（5）：18-19.

[12] 解晓静，邢兆宏. 知柏地黄丸合血府逐瘀胶囊对糖尿病前期患者同型半胱氨酸影响的临床研究[J]. 中医药信息，2015，（2）：40-42.

[13] 牛宇，刘辉. 知柏地黄丸加减治疗糖尿病性牙周炎的疗效观察[J]. 中国现代医生，2017，55（20）：26-28. .

[14] 彭植锋，谢春回，叶玉坚. 知柏地黄丸结合牙周基础治疗对慢性牙周炎的疗效评价[J]. 河北中医，2010，32（7）：1012-1013.

（江西中医药大学　徐国良、李冰涛）

桂附地黄丸（胶囊）

【药物组成】　肉桂、附子（制）、熟地黄、酒萸肉、牡丹皮、山药、茯苓、泽泻。

【处方来源】　宋·太平惠民和剂局《太平惠民和剂局方》。《中国药典》（2015 年版）。

【功能与主治】　温补肾阳。用于肾阳不足，腰膝酸冷，肢体浮肿，小便不利或反多，痰饮喘咳，消渴。

【药效】　主要药效如下：

1. **降低血脂**[1, 2]　胰岛素不仅具有降血糖作用，而且促进脂肪、蛋白质合成。2 型糖尿病主要病因是胰岛素相对不足或者胰岛 B 细胞功能障碍。糖尿病患者一般表现为血糖升高，同时伴有脂代谢紊乱。脂代谢紊乱引起脂毒性，损伤患者心脑血管，诱发糖尿病并发症。

以血管紧张素转化酶抑制剂（ACEI）和血管紧张素 Ⅱ 受体拮抗剂（ARB）（ACEI/ARB）治疗为基础，应用桂附地黄丸治疗 2 型糖尿病及糖尿病肾病 Ⅲ 期患者，患者三酰甘油、总胆固醇水平均下降，桂附地黄丸具有调节脂代谢紊乱作用。

2. 抗炎[3, 4]　肿瘤坏死因子-α 是炎症反应过程中出现最早、最重要的炎性介质，能激活中性粒细胞和淋巴细胞，使血管内皮细胞通透性增加，调节其他组织代谢活性并促使其他细胞因子的合成和释放。白介素-10 是一种多细胞源、多功能的细胞因子，调节细胞的生长与分化，参与炎性反应和免疫反应，是目前公认的炎症与免疫抑制因子。

桂附地黄丸治疗肺纤维化，使模型动物肺组织肿瘤坏死因子-α 表达显著下降，白介素-10 表达上升，表明桂附地黄丸具有抗炎作用，可能通过抗炎作用治疗肺组织纤维化。

【临床应用】

1. 糖尿病肾病[5, 6]　以桂附地黄丸治糖尿病肾病能够降低患者三酰甘油、总胆固醇水平，并且抵抗胰岛素的升高，改善脂代谢紊乱，减轻胰岛素抵抗，从而治疗糖尿病肾病。

2. 肺纤维化[7-9]　以桂附地黄丸治疗平阳霉素所致的肺纤维化，可以显著抑制肺组织中肿瘤坏死因子-α 过度表达，增强白介素-10 的表达，从而减轻肺纤维化形成阶段肺部的病理损害。

3. 利培酮所致高催乳素血症[10]　以桂附地黄丸治疗利培酮所致高催乳素血症，能够显著降低患者血清催乳素水平，证明桂附地黄丸可改善利培酮所致高催乳素血症。

4. 慢性前列腺炎[11]　前列欣胶囊联合桂附地黄丸治疗慢性前列腺炎，观察到患者尿路症状显著消失，EPS 镜检白细胞数量显著减少，证明前列欣胶囊联合桂附地黄丸治疗慢性前列腺炎效果很好。

【不良反应】　尚未见报道。

【使用注意】　①忌不易消化食物。②感冒发热患者不宜服用。③治疗期间，宜节制房事。④阴虚内热者不适用。⑤高血压、心脏病、肝病、糖尿病、肾病等慢性病严重者应在医师指导下服用。⑥儿童、孕妇、哺乳期妇女应在医师指导下服用。⑦本品宜饭前服或进食同时服。⑧服药 2 周后症状无改善，或出现食欲不振、头痛、胃脘不适等症状时，应去医院就诊。

【用法与用量】　丸：口服。水蜜丸一次 6g，小蜜丸一次 9g，大蜜丸一次 1 丸，一日 2 次。胶囊：口服，一次 5 粒，一日 2 次。

参 考 文 献

[1] 张乐. 六味/桂附地黄丸对 DN Ⅲ期的临床疗效研究[D]. 广州：南方医科大学，2012.

[2] 熊玉兰，王金华，宗桂珍，等. 桂附地黄丸浸膏对兔 IgG 加速型小鼠肾毒血清肾炎的影响[J]. 中国中药杂志，1994，（5）：302-304，321.

[3] 李瑞琴，宋建平，李伟，等. 桂附地黄丸对肺纤维化模型形成阶段肺组织 TNF-α 表达的影响[J]. 世界中西医结合杂志，2009，4（6）：396-398.

[4] 李伟，李瑞琴，宋建平，等. 桂附地黄丸对肺纤维化模型肺组织 IL-10 表达的影响[J]. 世界科学技术（中医药现代化），2009，11（5）：712-715.

[5] 张乐. 六味/桂附地黄丸对 DN Ⅲ期的临床疗效研究[D]. 广州：南方医科大学，2012.

[6] 周小初，于沛，赵勇. 桂附地黄口服液的药理研究[J]. 中成药，1990，（11）：45.

[7] 李瑞琴，金艳，李伟，等. 桂附地黄丸抗大鼠肺纤维化的作用及对外周血 T 淋巴细胞亚群的影响[J]. 中华中医药学刊，2016，34（12）：2938-2940.

[8] 李伟，李瑞琴，宋建平，等. 桂附地黄丸对肺纤维化模型肺组织 IL-10 表达的影响[J]. 世界科学技术（中医药现代化），2009，11（5）：712-715.

[9] 李瑞琴，宋建平，李伟，等. 桂附地黄丸对肺纤维化模型形成阶段肺组织 TNF-α 表达的影响[J]. 世界中西医结合杂志，2009，

4（6）：396-398.

[10] 潘园园，李宁，陈伟. 芍药甘草颗粒与桂附地黄丸治疗利培酮所致高泌乳素血症的临床对照研究[J]. 现代中西医结合杂志，
　　2016，25（35）：3947-3949.

[11] 任承德. 前列欣联合桂附地黄丸治疗慢性前列腺炎效果研究[J]. 时珍国医国药，2012，23（8）：2065-2066.

（江西中医药大学　徐国良、李冰涛）

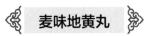

麦味地黄丸

【药物组成】　熟地黄、山茱萸（制）、山药、茯苓、牡丹皮、泽泻、麦冬、五味子。

【处方来源】　清·高秉钧《疡科心得集》。《中国药典》（2015年版）。

【功能与主治】　滋肾养肺。用于肺肾阴亏，潮热盗汗，咽干咳血，眩晕耳鸣，腰膝酸软之消渴。

【药效】　主要药效如下[1]：

1. **控制血糖、提高胰岛素敏感性**　糖耐量受损是糖尿病前期的主要临床表现，血糖升高是糖尿病患者的特征性临床表现。胰岛素抵抗是糖耐量受损及血糖升高的主要影响因素。胰岛素抵抗主要是由于胰岛素敏感性降低，体内胰岛素功能下降引起。

麦味地黄丸具有降低糖化血红蛋白、空腹胰岛素水平，改善胰岛抵抗，提高胰岛素敏感性作用。

2. **降低血脂**　糖尿病又称为糖脂病，血糖升高和脂代谢紊乱是其主要临床特征。脂代谢紊乱表现为血液中总胆固醇、三酰甘油、低密度脂蛋白一种或者几种水平升高或者高密度脂蛋白水平降低。

麦味地黄丸能够降低老年糖尿病患者总胆固醇、三酰甘油、低密度脂蛋白胆固醇水平，发挥降血脂作用。

3. **抗氧化作用**　氧化损伤学说是糖尿病发病机制学说之一。氧化应激导致体内氧化还原失衡，体积自由基增多，损伤胰腺等组织器官，导致糖尿病的发生。

老年糖尿病患者服用麦味地黄丸后，丙二醛水平下降，超氧化物歧化酶水平升高，说明麦味地黄丸具有抗氧化、维护体内氧化还原平衡的作用。

4. **提高免疫力**　近年研究表明人体免疫系统与机体糖代谢有重要联系。老年糖尿病患者服用麦味地黄丸，患者体内免疫球蛋白（IgA）、补体 C3 水平显著下降。说明麦味地黄丸具有改善免疫力的作用。

【临床应用】

辅助治疗老年糖尿病[1]　临床麦味地黄丸用于老年糖尿病患者，可以有效改善糖尿病患者临床症状，降低糖尿病患者血糖水平，改善糖尿病患者脂代谢紊乱状态及代谢紊乱引起的氧化应激状态，提高糖尿病患者免疫力，发挥对 2 型糖尿病的治疗作用。

【不良反应】　尚不明确。

【使用注意】　①忌不易消化食物。②感冒发热患者不宜服用。③高血压、心脏病、肝病、糖尿病、肾病等慢性病严重者应在医师指导下服用。④儿童、孕妇、哺乳期妇女应在医师指导下服用。⑤服药 4 周症状无缓解，应去医院就诊。⑥对本品过敏者禁用，过敏体质者慎用。⑦儿童必须在成人监护下使用。⑧如正在使用其他药品，使用本品前请咨询

医师或药师。

【用法与用量】　口服；一次 6g，一日 2 次。

参 考 文 献

[1] 侯莉，毛冠群，瞿韦. 麦味地黄丸治疗老年糖尿病的临床疗效及分子机制研究[J]. 中药材，2019，42（2）：435-438

（江西中医药大学　徐国良、李冰涛）

金匮肾气丸

【药物组成】　地黄、山药、山茱萸（酒炙）、茯苓、牡丹皮、泽泻、桂枝、附子（制）、牛膝（去头）、车前子（盐炙）。

【处方来源】　东汉·张仲景《金匮要略》。国药准字 Z53020305。

【功能与主治】　温补肾阳，化气行水。用于肾虚水肿，腰膝酸软，小便不利，畏寒肢冷。

【药效】　主要药效如下：

1. **降血糖、改善脂代谢紊乱**[1-4]　糖尿病是一种慢性代谢性疾病，糖脂代谢紊乱是其最显著的临床特征。胰岛素分泌缺陷、胰岛素受体功能受损是机体糖脂代谢紊乱的主要原因。长期的糖脂代谢紊乱，诱发糖毒性和脂毒性，导致眼、肾、心脏、血管、神经的慢性损害、功能障碍，诱发糖尿病并发症。

金匮肾气丸能降低 2 型糖尿病模型大鼠空腹血糖、空腹胰岛素水平，降低三酰甘油、低密度脂蛋白胆固醇水平及胰岛素抵抗指数，升高胰岛素敏感型指数，表明金匮肾气丸具有改善大鼠血脂代谢，降血糖的作用。

2. **抗氧化损伤**[5]　氧化应激是体内活性氧化物产生多于清除，氧化还原反应失衡的病理状态。糖尿病高糖、高脂状态可以使活性氧化物增多，增多的活性氧化物能够损伤胰岛 B 细胞及糖尿病并发症组织细胞，恶化糖尿病及诱发糖尿病并发症。丙二醛（MDA）及超氧化物歧化酶（SOD）是抗氧化作用常用检测指标。MDA 是多价不饱和脂肪酸的最终氧化产物，MDA 生成增多导致组织蛋白结构和功能改变。SOD 是广泛存在于机体内的一种金属酶，是人体内主要的抗氧化物质。糖尿病大鼠自由基防御功能明显降低，神经组织中总 SOD、铜锌超氧化物歧化酶水平降低，MDA 升高。金匮肾气丸能提高模型大鼠 SOD 活性，降低 MDA 水平，具有抗氧化损伤作用。

3. **改善胰岛素抵抗**[6]　血清肿瘤坏死因子-α（TNF-α）由单核巨噬细胞等分泌产生的细胞因子，参与免疫细胞的激活，促进炎症细胞聚集与黏附，使微血管扩张，通透性增加，诱发炎症反应。瘦素（leptin）是由脂肪细胞分泌的蛋白质，其主要功能是调节进食、能量消耗及体重。瘦素对胰岛素有拮抗作用，是产生胰岛素抵抗的重要原因之一。TNF-α、瘦素与胰岛素敏感性呈负相关。金匮肾气丸能通过降低 TNF-α 表达与瘦素分泌，提高胰岛素敏感性，改善胰岛素抵抗。

4. **调节免疫功能**[7,8]　免疫功能紊乱是糖尿病患者病程加速和病情加重的重要原因。患者长期处于高血糖状态下，血细胞的趋化作用、吞噬作用及杀菌能力降低，导致患者免疫力下降，易并发感染或致感染扩散。

金匮肾气丸能降低模型大鼠白介素-6 与 TNF-α 水平，升高 CD4$^+$、CD8$^+$T 细胞计数，以及巨噬细胞吞噬率、胸腺指数和脾指数，有效改善链脲佐菌素诱导糖尿病大鼠的免疫功能低下。

【临床应用】

1. 2 型糖尿病[9-11]　糖尿病是以高血糖为基本特征的多系统代谢紊乱的慢性疾病。阴阳两虚型 2 型糖尿病是糖尿病（消渴病）中医辨证一个类型。金匮肾气丸可有效降低阴阳两虚型 2 型糖尿病患者血糖与血脂水平，改善患者的倦怠乏力、口干咽燥、失眠健忘、五心烦热、腰膝酸软等中医症候。

2. 糖尿病肾病[12-14]　为糖尿病性微血管病变严重并发症，病理诊断名称为"糖尿病性肾小球硬化症"。病程长，病情重，且治疗效果差，预后不佳，致死率高，严重威胁着糖尿病患者的生命安全。金匮肾气丸能有效降低患者 24 小时尿白蛋白排泄率，改善糖尿病肾病。机理可能与金匮肾气丸增强人体免疫功能，改善脂代谢和糖代谢，增强神经体液调节，防止肾上腺皮质萎缩，改善垂体-肾上腺皮质功能有关。

【不良反应】　尚未见报道。

【使用注意】　忌房欲、气恼。忌食生冷物。孕妇忌服。

【用法与用量】　口服，一次 20～25 粒（4～5g），一日 2 次。

参 考 文 献

[1] 陈东波，曾满红. 金匮肾气丸对四氧嘧啶糖尿病模型大鼠的降糖作用研究[J]. 新余学院学报，2012，17（2）：99-101.

[2] 刘仙菊，胡方林. 金匮肾气丸对 2 型糖尿病模型大鼠脂肪代谢及胰岛素抵抗的影响[J]. 中医药导报，2011，17（11）：22-25.

[3] 刘如玉，张捷平，余文珍，等. 金匮肾气丸对糖尿病模型大鼠糖脂代谢及 CRP 的影响[J]. 康复学报，2013，23（4）：32-34.

[4] 刘仙菊，胡方林. 肾气丸对 2 型糖尿病模型大鼠血糖、血清胰岛素及 C 肽的影响[J]. 中医药学报，2012，40（2）：25-27.

[5] 刘晋河，郝炜欣，贾力，等. 金匮肾气丸对糖尿病大鼠红细胞超氧化物歧化酶活性和血清丙二醛浓度的影响[J]. 中国组织工程研究，2004，8（36）：8254-8255.

[6] 金智生，潘宇清. 金匮肾气丸对实验性 2 型糖尿病胰岛素抵抗大鼠血清 TNF-α、Leptin 的影响[J]. 现代中医药，2008，28（3）：66-68.

[7] 杨伟国，居军. 糖尿病患者免疫功能状态研究[J]. 国际检验医学杂志，2011，32（7）：768-769.

[8] 陈社带，杨慧文. 金匮肾气丸对 STZ 糖尿病模型大鼠免疫功能的影响[J]. 锦州医科大学学报，2013，34（2）：20-22.

[9] 杨爱华. 金匮肾气丸治疗阴阳两虚型 2 型糖尿病的疗效观察[D]. 广州：广州中医药大学，2015.

[10] 黄金莲，赖朝华，苏允荣. 结合金匮肾气丸治疗阴阳两虚证糖尿病 62 例[C]第九次全国中医糖尿病学术大会论文汇编，2006.

[11] 刘得华. 金匮肾气丸治疗阴阳两虚型 2 型糖尿病 62 例临床观察[J]. 新中医，2004，36（7）：31-32.

[12] 杨娜，张德宪. 金匮肾气丸结合洛丁新治疗阴阳两虚型糖尿病肾病临床观察[J]. 山东中医药大学学报，2011，35（3）：232-234.

[13] 路亚娥. 金匮肾气丸加味配合西药治疗糖尿病肾病 60 例[J]. 陕西中医学院学报，2009，32（5）：29-31.

[14] 刘忠文. 金匮肾气丸治疗糖尿病肾病的疗效评价[J]. 中国中医基础医学杂志，2014，20（6）：821-822.

（江西中医药大学　徐国良、李冰涛）

五、其　他

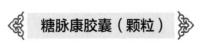

糖脉康胶囊（颗粒）

【药物组成】　黄芩、地黄、赤芍、葛根、桑叶、淫羊藿。

【处方来源】　研制方。《中国药典》（2015 年版）。

【功能与主治】　养阴清热，活血化瘀，益气固肾。主治糖尿病气阴两虚兼血瘀所致的倦怠乏力，气短懒言，自汗，盗汗，五心烦热，口渴喜饮，胸中闷痛，肢体麻木或刺痛，便秘，舌质红少津，舌体胖大，舌薄或花剥，或舌暗有瘀斑，脉弦细或细数，或沉涩等症及 2 型糖尿病并发症见上述证候者。

【药效】　主要药效如下：

1. 降低血糖[1-3]　糖尿病是一种由于胰岛素分泌缺陷或胰岛素作用障碍所致以高血糖为主要临床特征的代谢性疾病。持续高血糖与长期代谢紊乱等可导致全身组织器官（特别是眼、肾、心血管及神经系统）损害、功能障碍、甚至衰竭。严重者可引起失水、电解质紊乱、酸碱平衡失调、酮症酸中毒、高渗昏迷等。糖脉康胶囊可降低四氧嘧啶诱发糖尿病小鼠的血糖值，抑制模型小鼠血糖升高。

2. 改善糖尿病血管神经并发症[4]　糖尿病患者致残多见于下肢血管病变，尤其是糖尿病足坏疽伴感染者，主要由于下肢血管动脉粥样硬化，内皮细胞损伤，微血管的基底膜增厚，血液中红细胞、血小板聚集和黏附功能增强，血液黏度增加，血管管腔狭窄或阻塞，造成末端缺血、缺氧和坏死。临床观察发现糖尿病患者的全血黏度、血浆黏度及纤维蛋白原等血液流变性指标水平明显增高，血液流变性的改变可引起血管壁损伤，促进糖尿病性微血管病变和动脉粥样硬化的发生，而神经系统的微血管病变、供血不足将导致学习记忆功能障碍。糖尿病小鼠学习记忆能力明显低于正常小鼠。糖脉康胶囊能明显改善糖尿病小鼠的学习记忆能力，提示糖脉康胶囊能改善学习记忆功能障碍的作用机制与改善神经系统微循环状态有关。

3. 降低血脂[5]　糖尿病是一种内分泌代谢性疾病，主要因胰岛素绝对或相对分泌不足及周围组织（骨骼肌、脂肪、肝脏等）发生胰岛素抵抗，引起糖脂代谢等紊乱，从而导致高血糖、高脂血症（脂质代谢紊乱或异常）。血脂异常表现为血液中总胆固醇、三酰甘油、低密度脂蛋白胆固醇一种或者几种水平升高或者高密度脂蛋白胆固醇水平降低。糖脉康胶囊能够降低高脂血症模型大鼠的血清三酰甘油和血胆固醇，改善糖尿病模型大鼠脂代谢异常。

4. 抗氧化作用[6-8]　2 型糖尿病与机体内自由基增多及抗氧化功能降低有关，存在明显的氧化应激现象。抗氧化剂能抑制活性氧物质的产生，降低脂质过氧化，改善体内抗氧化防御体系，对氧化应激所引起的疾病具有治疗作用。抗氧化作用的主要指标是丙二醛、超氧化物歧化酶、谷胱甘肽过氧化物酶。

糖脉康胶囊干预糖尿病模型大鼠，可降低模型大鼠肾重/体重值、24 小时尿蛋白定量、肾组织丙二醛及羰基水平，升高超氧化物歧化酶、谷胱甘肽过氧化物酶水平。体外实验结果显示糖脉康胶囊含药血清对 1，1-二苯基-2-三硝基苯肼清除率下降。糖脉康胶囊具有抗氧化作用。

5. 改善肾功能[9]　糖尿病可由不同途径损害肾脏，累及肾脏所有结构，临床出现高血糖、持续性蛋白尿，形成肾功能损害，肾功能下降，晚期出现严重终末期肾衰竭。血清肌酐、尿素氮、尿蛋白等指标反映肾小球滤过功能，是肾功能损伤的早期标志物。糖脉康胶囊给药使实验动物肌酐、尿素氮有不同程度下降，尿蛋白下降明显并具有统计学意义。糖脉康胶囊对 2 型糖尿病气阴两虚夹瘀证大鼠所导致的肾功能损伤有改善作用。

6. 改善血液流变性[10] 糖尿病患者红细胞聚集性及血液黏滞性增高，血流缓慢，红细胞刚性增加，红细胞无法顺利通过毛细血管，影响微循环灌注，进而导致输送营养物质和氧的功能降低，造成局部组织的缺氧、缺血。

糖脉康胶囊具有降低三酰甘油及胆固醇水平，降低血浆黏度、还原黏度、红细胞聚集指数及红细胞刚性指数，改善微循环，防止血栓形成，改善糖尿病患者的血液流变性。

【临床应用】

糖尿病[11-12] 临床糖脉康胶囊用于中医气阴两虚及血瘀证糖尿病患者，可以有效改善糖尿病患者倦怠乏力，气短懒言，自汗或盗汗，口渴喜饮，五心烦热，胸中闷痛等临床症状，降低糖尿病患者血糖水平，调节糖尿病患者脂代谢紊乱状态，改善糖尿病患者血液流变性，发挥对 2 型糖尿病的治疗作用。

【不良反应】 尚未见报道。

【使用注意】 ①忌酒，忌食辛辣刺激性食物。②孕妇禁服。

【用法与用量】 胶囊：口服，一日 3 次，一次 3～5 粒，饭后半小时服用，儿童酌减（遵医嘱）。颗粒：口服。一次 1 袋，一日 3 次。

参 考 文 献

[1] 陈晓蕾. 糖脉康颗粒对糖尿病模型小鼠血糖、糖耐量及正常大鼠糖耐量的影响研究[J]. 中国药房, 2009, 20 (24): 1851-1852.

[2] 梁伟玲. 糖脉康与伏格列波糖对 1 型糖尿病模型的降糖作用比较[J]. 现代医药卫生, 2009, 25 (8): 1123-1124.

[3] 胡嫚丽, 邓红艳, 符杰, 等. 糖脉康颗粒对 2 型糖尿病患者血糖水平的影响[J]. 中国实验方剂学杂志, 2015, 21 (14): 173-176.

[4] 李华, 王军, 高丽君, 等. 糖脉康对四氧嘧啶糖尿病小鼠血管神经病变的影响[J]. 中医杂志, 2002, 43 (12): 932-934.

[5] 宋高臣, 卢杰, 俞建巨. 糖脉康对高脂血症大鼠血脂影响的实验研究[J]. 牡丹江医学院学报, 1999, (4): 9-11.

[6] 赵启鹏, 兰莎, 张艺. 糖脉康颗粒清除 DPPH 自由基的作用[J]. 中国实验方剂学杂志, 2011, 17 (21): 41-45.

[7] 王瑞良, 张洪梅, 苏青. 糖脉康颗粒对糖尿病大鼠肾组织氧化应激及羰基应激的影响[J]. 中国医师杂志, 2011, 2 (s2): 7-10.

[8] 赵启鹏. 基于抗氧化—指纹图谱相关性及 PPARs 蛋白表达的中药糖脉康颗粒止消渴作用机制研究[D]. 成都: 成都中医药大学, 2010.

[9] 于文联, 余宏男. 防治大鼠肾纤维化研究[J]. 中国美容医学杂志, 2011, 20 (s4): 63-64.

[10] 巨丹, 线利波, 曹风华. 糖脉康对 2 型糖尿病患者血脂、血液流变学的影响[J]. 中国血液流变学杂志, 2003, 13 (2): 155.

[11] 曹红霞, 靳金龙. 中汇糖脉康干预 2 型糖尿病前期的临床试验[J]. 中国中医药信息杂志, 2010, 17 (2): 8-9.

[12] 周家棠, 林天海, 周志昭. 糖脉康颗粒治疗 2 型糖尿病 60 例临床观察[J]. 中国实用医药, 2009, 4 (29): 107-108.

（江西中医药大学 徐国良、李冰涛）

大 柴 胡 汤

【药物组成】 柴胡、黄芩、大黄、枳实、半夏、白芍、大枣、生姜。

【处方来源】 东汉·张仲景《伤寒论》。

【功能与主治】 和解少阳，内泻热结。主治少阳阳明合病。往来寒热，胸胁苦满，呕不止，郁郁微烦，心下痞硬，或心下满痛，大便不解，或协热下利，舌苔黄，脉弦数有力。

【药效】 主要药效如下：

1. 降血糖、降血脂[1-3]　2 型糖尿病与肥胖关系密切，90%左右的 2 型糖尿病患者由肥胖引起。多数肥胖型 2 型糖尿病患者表现为血糖水平升高伴随脂代谢紊乱。高血糖和脂代谢紊乱诱发的糖毒性及脂毒性是糖尿病并发症发病的主要病理因素。大柴胡汤加减联合利拉鲁肽治疗肥胖型 2 型糖尿病，患者体重、体重指数、空腹血糖、餐后 2 小时血糖、糖化血红蛋白均显著下降。对肝胃郁热证糖尿病前期患者，大柴胡汤能够降低患者空腹血糖、餐后 2 小时血糖、总胆固醇、三酰甘油、低密度脂蛋白胆固醇水平，以上研究结果表明大柴胡汤具有降血糖、降血脂作用。

2. 降低炎症因子[1, 4, 5]　炎症因子是一组多肽类细胞调节物质的总称，包括白介素、干扰素、生长因子、细胞刺激因子、肿瘤坏死因子等。炎症因子的增多会损伤内皮细胞，使微循环血流瘀滞，组织坏死，造成器官功能损伤。大柴胡汤联合西药治疗急性胰腺炎，治疗后患者 C 反应蛋白、白介素-6、肿瘤坏死因子-α 水平均明显降低，以上研究结果表明大柴胡汤能够降低炎症因子水平，具有抗炎作用。大柴胡汤联合西药能够降低炎症因子水平，减轻机体炎症。

3. 改善胰岛素抵抗[1]　胰岛素抵抗是指各种原因使胰岛素促进葡萄糖摄取和利用的效率下降，机体代偿性地分泌过多胰岛素产生高胰岛素血症，以维持血糖的稳定。胰岛素抵抗易导致代谢综合征和 2 型糖尿病。

大柴胡汤加减联合利拉鲁肽治疗肥胖型 2 型糖尿病，患者治疗后胰岛素抵抗指数降低、B 细胞功能指数升高，大柴胡汤加减联合利拉鲁肽能够提高 B 细胞功能和改善胰岛素抵抗。

4. 降低血清尿酸的水平[6]　尿酸是嘌呤的一种代谢产物，体内尿酸的生成量和排泄量不平衡，导致高尿酸血症。长期高尿酸血症导致器官和组织发生病变，引发痛风性关节炎等疾病。

大柴胡汤联合降尿酸方治疗 2 型糖尿病合并高尿酸血症患者，能够显著降低患者血清肌酐、尿酸和尿素氮水平。以上研究结果表明大柴胡汤联合降尿酸方治疗 2 型糖尿病合并高尿酸血症，可以有效降低患者血清尿酸水平，治疗糖尿病高尿酸并发症。

【临床应用】

1. 2 型糖尿病[1, 2, 7]　大柴胡汤治疗 2 型糖尿病，能够降低患者体重、体重指数、空腹血糖、餐后 2 小时血糖、糖化血红蛋白、总胆固醇、三酰甘油、低密度脂蛋白胆固醇及胰岛素抵抗指数，升高 B 细胞功能指数，以上结果表明大柴胡汤能够有效改善患者肥胖，降低并稳定血糖，改善脂代谢紊乱及胰岛素抵抗，提高 B 细胞功能，治疗 2 型糖尿病。

2. 急性胰腺炎[5]　以大柴胡汤联合西药治疗急性胰腺炎，治疗后患者 C 反应蛋白、白介素-6、肿瘤坏死因子-α 水平均明显降低，丙二醛水平降低，过氧化氢酶及超氧化物歧化酶水平升高，此外大柴胡汤联合西药还可以降低炎症因子的水平，减轻机体炎症。以上结果表明大柴胡汤具有抗炎，抗氧化作用。可以降低急性胰腺炎患者炎症因子表达，治疗急性胰腺炎。

3. 糖尿病合并高尿酸血症[6]　大柴胡汤联合降尿酸方治疗 2 型糖尿病合并高尿酸血症，能够显著降低患者血清肌酐、尿酸和尿素氮水平，有效降低患者血清尿酸的水平，治疗糖尿病合并高尿酸血症。

4. 慢性胆囊炎合并胆结石[8]　运用大柴胡汤加减联合西药治疗慢性胆囊炎合并胆结

石，可以治疗患者呕吐、恶心、发热等临床症状，B超检查结果显示，治疗后患者胆囊壁光洁，胆囊中结石排净，以上结果表明大柴胡汤可以治疗慢性胆囊炎合并胆结石。

5. 急性胆囊炎[9]　以加味大柴胡汤治疗急性胆囊炎，可以有效降低患者腹痛腹胀、纳差、恶心呕吐、发热的中医证候，显著降低C反应蛋白、白细胞计数、中性粒细胞比例，改善患者生活质量，降低炎症因子水平，缓解机体炎症。

6. 高血压脑出血[10]　以大柴胡汤加减对高血压脑出血进行治疗，患者的昏迷指数（GCS评分）、出血量显著降低，证明大柴胡汤加减能够改善患者脑功能，降低死亡率。

7. 尿毒症[11]　以大柴胡汤加减联合西药治疗尿毒症患者，可以显著降低患者症状改善时间和住院时间，显著提升西药治疗效果。

【不良反应】　尚未见报道。

【使用注意】　体质虚弱、消瘦、贫血者慎用。

【用法与用量】　用法：上八味，以水一斗二升，煮取六升，去滓，再煮，温服一升，日三服。用量：柴胡12g，黄芩、芍药、半夏、枳实各9g，生姜15g，大枣4枚，大黄6g。

参 考 文 献

[1] 张卫欢，李秋云，杨春伟，等. 大柴胡汤加减联合利拉鲁肽对肥胖2型糖尿病患者胰岛素抵抗、β-细胞功能和低度炎症反应的影响[J]. 现代中西医结合杂志，2018，27（1）：23-26，30.

[2] 崔红艳，陈艳珍. 大柴胡汤加味治疗2型糖尿病临床观察[J]. 河北中医，2015，37（8）：1195-1197.

[3] 施进宝，黄宝英，刘芳，等. 大柴胡汤治疗糖尿病前期肝胃郁热证的临床观察[J]. 中国中医药现代远程教育，2017，15（13）：72-74.

[4] 吴艳朋. 大柴胡汤联合西药治疗急性胰腺炎疗效及对炎性细胞因子的影响[J]. 现代诊断与治疗，2017，28（23）：4346-4348.

[5] 杨东星，兰涛. 大柴胡汤联合乌司他丁对肝郁气滞型轻症急性胰腺炎患者血清白细胞介素-1β和白细胞介素-6的影响[J]. 现代中西医结合杂志，2018，27（7）：689-691.

[6] 王芳. 联合用药对糖尿病合并高尿酸血症的临床影响[J]. 光明中医，2018，33（2）：161-163.

[7] 严学森. 大柴胡汤治疗糖尿病的临床经验分析[J]. 内蒙古中医药，2016，35（6）：13.

[8] 刘清华，王志娟，严立平. 大柴胡汤加减联合西药治疗慢性胆囊炎合并胆结石疗效观察[J]. 药品评价，2017，14（21）：39-41.

[9] 邓玉红，陈锦锋，佘玲，等. 加味大柴胡汤治疗急性胆囊炎（胆腑郁热证）的临床研究[J]. 中国中医急症，2018，27（3）：462-464.

[10] 冯庆琪，王永谦，王维平，等. 大柴胡汤加减治疗高血压脑出血30例[J]. 河南中医，2017，37（11）：1896-1898.

[11] 杨艳. 大柴胡汤加减治疗尿毒症临床效果评价[J]. 临床医药文献电子杂志，2017，4（98）：19370-19372.

（江西中医药大学　徐国良、李冰涛）

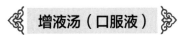

增液汤（口服液）

【药物组成】　玄参、麦冬、细生地。

【处方来源】　清·吴瑭《温病条辨》。国药准字Z20184028。

【功能与主治】　增液润燥。用于阳明温病，津亏便秘证。症见大便秘结，口渴，舌干红，脉细数或沉而无力。

【药效】　主要药效如下：

1. 降低血糖[1]　由于胰岛素分泌相对不足或者胰岛素功能障碍，糖尿病患者机体组织长期处于高糖的环境下，高糖的环境带来的"糖毒性"会引起组织病变，导致糖尿病并发症；另外血糖失控也会引起脂代谢紊乱，从而引起心血管并发症。

增液汤干预正常小鼠和四氧嘧啶诱导的糖尿病模型小鼠，糖尿病小鼠血糖水平显著降低，正常小鼠和糖尿病小鼠的糖耐量升高，胰岛素分泌增加；体外实验显示增液汤水提物在高糖环境下能够明显促进小鼠胰岛 B 细胞分泌胰岛素。增液汤降血糖作用可能与其增加胰岛素分泌相关。

2. 改善胰岛素抵抗[2]　胰岛素抵抗是各种因素引起的胰岛素敏感性指数下降，胰岛素抵抗临床上称为胰岛素抵抗综合征，表现为血液中的胰岛素增多，血糖增高。临床表现为高血脂、高血糖等症状。胰岛素抵抗是冠心病、糖尿病、高血压等代谢性疾病的共同病理基础。

阴虚热盛型 2 型糖尿病患者使用加味增液汤治疗 30 天，患者空腹血糖、空腹胰岛素水平较治疗前显著下降；胰岛素敏感性指数显著提高。

3. 抗炎[3-6]　低度炎症状态是引起系统性胰岛素抵抗、2 型糖尿病及心血管事件的独立危险因素。增液汤可能通过抑制细胞因子白介素-6、IFN-γ mRNA 的基因转录抑制细胞因子蛋白合成及分泌，间接地抑制了辅助性 T 细胞的分化增殖，从而缓解干燥综合征小鼠颌下腺淋巴细胞浸润。另外给予增液汤干预后的小鼠血清中肿瘤坏死因子-α 和白介素-1β 的含量均显著下降，以上结果表明增液汤具有抗炎作用。

4. 促进胃肠运动[7,8]　胃肠功能损伤是常见的糖尿病并发症，高血糖能够诱发神经和微血管病变，使胃肠运动减弱。增液汤能够促进胃肠运动及排便作用。

增液汤可增强正常小鼠和模型小鼠肠道运动，促进排便，可使小鼠肠道水分含量明显增加，以上作用均显示明显的量效关系。

5. 促进唾液分泌[9,10]　干燥综合征是一个主要累及外分泌腺体的慢性炎症性自身免疫病。临床除有唾液腺和泪腺受损功能下降而出现口干、眼干外，尚有其他外分泌腺及腺体外其他器官的受累而出现多系统损害的症状。

增液汤对干燥综合征模型鼠进行干预治疗后，与对照组比较，增液汤中剂量治疗组及干扰素组模型小鼠体重明显增加，进食量明显增多，饮水量明显减少，唾液流率明显增加，颌下腺指数明显升高。

6. 改善血液流变学[11,12]　中医认为气具有温煦、运动的功能，能够温煦、推动血液运行。气阻滞不畅，则气的温煦、运动功能减退，影响血液的流变性，引发高血压、冠心病、心肌梗死等心血管疾病。增液汤干预干燥综合征模型大鼠，结果显示增液汤干预后，模型大鼠全血黏度（高切）、全血黏度（低切）、血浆黏度、血沉、血细胞比容、红细胞聚集指数均明显升高，有显著性差异。另外在家兔实验中，增液汤可明显抑制阴虚热盛证家兔血液黏度，降低血小板聚集性，改善红细胞变形能力。

【临床应用】

1. 早期糖尿病[13]　养阴注射液可以调节红细胞内 Na^+、K^+、Ca^{2+} 浓度的失衡。养阴注射液在糖尿病高糖高渗状态下可以减轻细胞的脂质过氧化反应，提高机体抗自由基损伤的能力，保护细胞膜的形态及其功能，调节细胞内外离子浓度的失衡，维持红细胞的形态与功能。

2. 糖尿病便秘[14-16]　运用增液汤治疗糖尿病便秘，可以缩短患者排便时间，增加排便的数量，治疗糖尿病便秘。

【不良反应】　尚未见报道。

【使用注意】　本方增液有余，攻下不足，是为津液少，而燥结不甚者而设，若阳明里实热结所致便秘，则非所宜；如津液不足，燥结正甚者亦非本方所能胜任。

【用法与用量】　汤：水八杯，煮取三杯，口干则与饮令尽；不便，再作服（现代用法：水煎服）。口服液：口服，一次20ml，一日3次，或遵医嘱。

参 考 文 献

[1] 杨帆，戚进，朱丹妮. 增液汤降糖作用实验研究[J]. 中国实验方剂学杂志，2010，16（8）：98-102.

[2] 何威，杨洁. 加味增液汤对2型糖尿病胰岛素抵抗的影响[J]. 中华中医药学刊，2003，21（2）：234-235.

[3] 黄建平，李谷霞. 增液口服液的药理作用[J].中成药，1996，（7）：29-31.

[4] 杨静雄. 增液汤临床药理作用新探[J]. 中成药，1989，（5）：47.

[5] 孙丽英，张亮，秦鹏飞，等. 增液汤对干燥综合征模型鼠血清TNF-α和IL-1β影响的研究[J]. 中医药信息，2014，31（5）：9-11.

[6] 吴晓丹，孙丽英，周洪伟，等. 增液汤对干燥综合征模型小鼠颌下腺Th1样细胞因子IL-2、IFN-γ及Th2样细胞因子IL-4、IL-6的影响[J]. 中医药信息，2008，25（3）：34-36.

[7] 倪峰，洪华炜，汪碧萍，等. 增液口服液的药效学研究[J]. 福建中医药大学学报，1995，（4）：26-28.

[8] 马伯艳，李冀，肖洪彬.《温病条辨》增液汤治疗津亏液竭便秘的实验研究[J].江苏中医药，2007，（5）：57-58.

[9] 苏简单，王梦，钱红美.增液汤的药理作用研究[J]. 中医药研究，1995，（4）：49-50.

[10] 周洪伟，孙丽英，吴晓丹，等. 增液汤对干燥综合征模型鼠治疗作用的观察[J]. 中医药信息，2008，25（2）：66-68.

[11] 王秋. 增液汤对阴虚热盛证家兔血液流变学的影响[J]. 辽宁中医杂志，2001，28（12）：761-762.

[12] 孙丽英，马育轩，李微微，等. 增液汤对干燥综合征模型鼠血液流变学的影响[J]. 中医药信息，2011，28（1）：61-62.

[13] 李宁，仝小林，左和鸣，等. 养阴注射液对糖尿病大鼠阴虚热盛证的影响[J]. 中国中医基础医学杂志，2004，10（12）：27-29.

[14] 马伯艳. 增液汤治疗便秘（津亏液竭）实验研究[D]. 哈尔滨：黑龙江中医药大学，2002.

[15] 张宝忠. 增液汤治疗便秘50例疗效观察[J]. 中医药信息，1987，（1）：26.

[16] 张国海，丁立峰. 增液汤治疗糖尿病性便秘36例[J]. 河南中医，1998，（3）：173-174.

（江西中医药大学　徐国良、李冰涛）

❧ 二陈汤（丸） ❧

【药物组成】　陈皮、半夏（制）、茯苓、甘草。

【处方来源】　宋·太平惠民和剂局《太平惠民和剂局方》。《中国药典》（2015年版）。

【功能与主治】　燥湿化痰，理气和胃。用于痰湿停滞导致的咳嗽痰多、胸脘胀闷、恶心呕吐。

【药效】　主要药效作用如下：

1. 降血糖、降血脂[1, 2]　胰岛素是体内唯一具有降血糖作用的激素，胰岛素不仅具有降血糖作用，而且能够促进体内脂肪和蛋白质合成，胰岛素水平的绝对或相对不足时，患者体内血糖水平升高，同时伴随脂代谢紊乱，即脂肪合成作用下降，分解作用增强，体内血糖升高，容易损伤内皮细胞，造成微血管病变，诱发糖尿病并发症。而脂质代谢紊乱，会引起游离脂肪酸从脂肪库中动员出来，使血中三酰甘油及游离脂肪酸浓度增高，造成高三酰甘油血症。糖原充足时，过量的游离脂肪酸会内流至肝细胞，从而导致肝脏合成的三酰甘油过量，进而导致肝细胞及低密度脂蛋白胆固醇生成增加，此过程促进肝细胞脂肪积累，造成脂肪肝。

以二陈汤方加减对糖尿病并发脂肪肝大鼠进行干预，可在一定程度上改善糖尿病并发脂肪肝大鼠的血糖、血脂水平，胰岛素抵抗状况及肝功能指标。以二陈汤灌胃治疗高脂饲料喂养 4 周的大鼠，观察大鼠体重及血脂代谢显示治疗组血浆三酰甘油、胆固醇水平较正常对照组有显著性下降，二陈汤在降低肥胖 Wistar 大鼠的体重、三酰甘油和胆固醇等方面均有较好的疗效。

2. 提高胰岛素敏感性[1, 3, 4]　2 型糖尿病的发病机制较为复杂，目前大多学者认为其是由胰岛素抵抗及胰岛 B 细胞功能障碍所导致的，且胰岛素抵抗发生在胰岛素分泌异常之前。

以高脂饲料饲养大鼠 14 周，第 11 周化痰组给予二陈汤治疗。腹腔注射胰岛素后，化痰组各时间点血糖下降幅度均明显高于高脂组，30 分钟时高脂组血糖降低 18%，而化痰组大鼠降低 26%。证明二陈汤可以有效提高胰岛素敏感性，改善大鼠胰岛素抵抗。

3. 抗氧化[5]　自由基是一类具有高度活性的物质。它们可在细胞代谢过程中连续不断产生，可以通过直接或间接地发挥强氧化的作用，损伤生物体的大分子和多种细胞成分。

对 D-半乳糖诱导的亚急性衰老小鼠，二陈汤能够提高实验动物脑、胸腺指数，提高血清超氧化物歧化酶活性，降低丙二醛含量。说明二陈汤具有抗氧化的作用。

【临床应用】

1. 糖尿病[6]　运用二陈汤治疗 2 型糖尿病，可以降低糖尿病患者空腹血糖、三酰甘油、胆固醇水平，升高高密度脂蛋白水平，改善患者糖脂代谢紊乱。另外二陈汤可以降低血清胰岛素水平，改善胰岛素抵抗。

2. 糖尿病胃轻瘫[7]　二陈汤治疗糖尿病胃轻瘫患者可以有效减轻患者临床症状（反复发作的上腹部不适、恶心、呕吐、嘈杂、泛酸、腹胀、早饱、饭后饱胀等）、体征（部分患者上腹部饱满，震水声阳性），X 线钡餐检查较前改善，胃电图平均频率、幅值、餐后与餐前功率比增加 20% 以上。

3. 非酒精性脂肪性肝病[8-11]　以二陈汤治疗非酒精性脂肪性肝病，可以使患者临床症状基本消失，B 超检查示肝脏脂肪性变性减轻，血脂及转氨酶明显降低，说明二陈汤可以治疗非酒精性脂肪性肝病。

【不良反应】　尚未见报道。

【使用注意】　①烟、酒及辛辣、生冷、油腻食物。②不宜在服药期间同时服用滋补性中药。③肺阴虚所致的燥咳不适用。④支气管扩张、肺脓肿、肺心病、肺结核患者出现咳嗽时应去医院就诊。⑤高血压、心脏病、肝病、糖尿病、肾病等慢性病严重者应在医师指导下服用。⑥儿童、孕妇、哺乳期妇女、年老体弱者应在医师指导下服用。⑦服药期间，若患者发热体温超过 38.5℃，或出现喘促气急者，或咳嗽加重、痰量明显增多者应去医院就诊。⑧服药 7 天症状无缓解，应去医院就诊。⑨对本品过敏者禁用，过敏体质者慎用。⑩本品性状发生改变时禁止使用。⑪儿童必须在成人监护下使用。⑫如正在使用其他药品，使用本品前请咨询医师或药师。

【用法与用量】　丸：口服。一次 9～15g，一日 2 次。

参 考 文 献

[1] 李学军，杨叔禹，聂明，等. 二陈汤方加减对 2 型糖尿病并发脂肪肝模型大鼠血糖、血脂、胰岛素抵抗以及肝功能和肝脏脂肪变的影响[J]. 中国临床康复，2006，（11）：77-80.

[2] 吴同玉，林山，郑良普. 二陈汤对高脂饮食 Wistar 大鼠体重及其血脂代谢的影响[J]. 浙江中医药大学学报，2012，36（11）：1218-1220.

[3] 丁珊珊，康洁，张凌媛，等. 二陈汤对高脂饮食大鼠血脂及胰岛素抵抗的影响[J]. 中国医学创新，2014，11（15）：22-24.

[4] 丁珊珊，康洁，张凌媛，等. 二陈汤对高脂饮食大鼠胰岛素抵抗及其相关基因表达的影响[J]. 光明中医，2014，29（9）：1833-1836.

[5] 张雪红. 加减二陈汤治疗 II 型糖尿病 32 例[J]. 浙江中医杂志，1994，29（1）：9-10.

[6] 张雪红. 加味二陈汤治疗糖尿病 32 例[J]. 湖北中医杂志，1994，（2）：20.

[7] 陈秀玲. 逍遥散合二陈汤化裁治疗 2 型糖尿病胃轻瘫 80 例[J]. 中国社区医师（医学专业），2011，13（5）：132.

[8] 黄红勤. 丹参饮合二陈汤治疗糖尿病胃轻瘫 40 例[J]. 新中医，2007，（1）：68.

[9] 祁佳，张宇锋，夏清青. 二陈汤治疗非酒精性脂肪肝的系统评价[J]. 辽宁中医杂志，2015，42（12）：2276-2280.

[10] 冯红英. 二陈汤加味治疗非酒精性脂肪肝 126 例临床疗效观察[J]. 亚太传统医药，2013，9（9）：170-171.

[11] 张鹏. 二陈汤加味治疗非酒精性脂肪肝 137 例临床研究[J]. 江苏中医，2013，45（2）：33-34.

（江西中医药大学　徐国良、李冰涛）

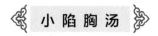

小 陷 胸 汤

【药物组成】　黄连、半夏、瓜蒌。

【处方来源】　东汉·张仲景《伤寒论》。

【功能与主治】　清热化痰，宽胸散结。用于痰热互结证，症见胸脘痞闷，按之则痛，或咳嗽痰黄稠，口苦，舌苔黄腻，脉滑数。

【药效】　主要药效如下：

1. 降低血糖、降血脂[1]　糖尿病又称为糖脂病，主要是指糖尿病患者一般伴随脂代谢紊乱。通常脂代谢紊乱早于糖代谢紊乱，脂代谢紊乱导致脂肪异位沉积，诱发沉积组织器官胰岛素抵抗，促进糖尿病的发生。

针对糖尿病前期痰湿蕴热质患者，小陷胸汤干预后，患者血糖相关指标如空腹血糖、餐后血糖及糖化血红蛋白水平下降，但无统计学意义。脂代谢相关指标如三酰甘油、总胆固醇、高密度脂蛋白胆固醇、低密度脂蛋白胆固醇水平均显著改善，且差异均有统计学意义。结果表明小陷胸汤具有降血糖、降血脂作用。

2. 改善胰岛素抵抗[2]　胰岛素是体内唯一具有降血糖作用的物质。胰岛素抵抗是指胰岛素水平升高、效率低下的一种病理状态。表现为胰岛素水平升高，但是降血糖效率降低。胰岛素抵抗是多种代谢性疾病的共同病理基础。

以小陷胸汤干预糖尿病前期痰湿蕴热质患者，干预后患者空腹血糖、餐后血糖、空腹胰岛素水平及胰岛素抵抗指数均明显改善，与干预前比较有显著性差异，研究结果表明小陷胸汤具有改善胰岛素抵抗作用。

【临床应用】

糖尿病[3,4]　临床小陷胸汤用于中医痰湿蕴热型糖尿病患者，可以有效改善糖尿病患者乏力、口干、夜尿频、眠差、视物模糊、头晕、手足麻、出汗、大便干、便溏、腰酸痛、双目干涩、畏寒、四肢冷等临床症状，降低糖尿病患者血糖、餐后血糖及糖化血红蛋白水平，发挥对 2 型糖尿病的治疗作用。

【不良反应】　尚不明确。

【使用注意】　尚不明确。

【用法与用量】　黄连 6g，半夏（洗）12g，瓜蒌（实大者）20g。上三味，以水六升，先煮瓜蒌，取三升，去滓，内诸药，煮取二升，去滓，分温三服。现代用法：先煮瓜蒌，后纳他药，水煎温服。

参 考 文 献

[1] 张利民，谭毅，黄伟，等. 小陷胸汤对糖尿病前期痰湿蕴热体质糖脂代谢的影响[J].广州中医药大学学报，2013，30（1）：1-4.

[2] 张利民，邹莲霞，巫祖强，等. 小陷胸汤对糖尿病前期痰湿蕴热质患者胰岛素抵抗指数及 β 细胞功能的影响[J]. 成都中医药大学学报，2018，41（4）：52-55.

[3] 马艳红，仝小林. 小陷胸汤治疗 2 型糖尿病 50 例临床研究[J]. 辽宁中医杂志，2015，42（9）：1680-1683.

[4] 张利民，谭毅，黄伟，等. 小陷胸汤联合盐酸二甲双胍片治疗 2 型糖尿病痰湿蕴热型临床观察[J]. 中国中医药信息杂志，2014，21（2）：32-34.

（江西中医药大学　徐国良、李冰涛）

❀ 木 丹 颗 粒 ❀

【药物组成】　黄芪、延胡索（醋制）、三七、赤芍、丹参、川芎、红花、苏木、鸡血藤。

【处方来源】　研制方，国药准字 Z20080033。

【功能与主治】　益气活血，通络止痛。用于治疗糖尿病性周围神经病变属气虚络阻证，临床表现为四肢末梢及躯干部麻木、疼痛及感觉异常；或见肌肤甲错、面色晦暗、倦怠乏力、神疲懒言、自汗等。

【药效】　主要药效如下：

1. 改善胰岛素抵抗和胰岛 B 细胞功能[1]　胰岛素抵抗和胰岛 B 细胞功能缺失是糖尿病的病理基础。胰腺中炎症相关因子蛋白 $ONOO^-$、ON、iNOS 和 NF-κB p65 及 p-NF-κBp65 可以用来评价胰岛 B 细胞功能。木丹颗粒能够抑制胰岛素抵抗小鼠胰腺中硝化应激因子 $ONOO^-$ 的含量，和 iNOS 的活性，减少 NF-κB p65 亚基表达，降低磷酸化 NF-κB p65（p-NF-κB p65）亚基的比例。说明木丹颗粒可改善胰岛素抵抗和胰岛 B 细胞功能紊乱状态。

2. 抑制 B 细胞凋亡[2]　胰岛 B 细胞凋亡导致胰岛功能受损，胰岛功能受损引起胰岛素分泌减少，诱发糖尿病。胰岛 B 细胞凋亡对糖尿病的发病至关重要。TNF-α 可与细胞膜上的受体结合介导信号传递，引起胰岛 B 细胞凋亡。Caspase-3 是一种蛋白酶，是细胞凋亡过程中最主要的终末剪切酶，也是 CTL 细胞杀伤机制的重要组成部分。木丹颗粒能够降低 TNF-α、Caspase-3 水平，表明木丹颗粒能够抑制胰岛 B 细胞凋亡。

3. 减轻慢性炎症[3]　慢性炎症反应作为胰岛素抵抗的原因，超敏 C 反应蛋白被认为是炎症反应的生物学标志，与糖尿病和大血管疾病的形成有关。木丹颗粒能够降低患者血浆中 hs-CRP 水平。表明木丹颗粒能够减轻血管慢性炎症反应。

4. 调节血脂[4]　糖尿病患者特别是 2 型糖尿病患者不仅表现为血糖升高，同时表现为脂代谢紊乱，因此糖尿病又称为糖脂病。实验研究表明木丹颗粒能够降低模型大鼠血液 TG、TC、LDL-C 水平，升高大鼠 HDL-C 水平，表明木丹颗粒有调节血脂的作用。

5. 抗氧化[5, 6]　　氧化应激学说贯穿于糖尿病及其合并症发生机制的始终，血清中同型半胱氨酸（homocysteine），可以通过氧化应激等途径损伤血管，加重神经病变。超氧化物歧化酶作为体内重要的抗氧化酶，反映氧化和抗氧化平衡。木丹颗粒能够降低患者同型半胱氨酸水平，提高 SOD 水平，说明木丹颗粒具有抗氧化作用。

6. 抑制神经细胞凋亡[7]　　神经细胞凋亡是糖尿病周围神经病变的病理基础之一，Caspase-3、Bax 能引起细胞凋亡，Bcl-2 对细胞凋亡有抑制作用。木丹颗粒能降低糖尿病大鼠神经组织中 Caspase-3 的活化，抑制 Bax 的表达，增加神经组织中 Bcl-2 的表达，抑制神经细胞凋亡。

7. 镇痛[8]　　5-羟色胺（5-HT）最早是从血清中发现，又名血清素，广泛存在于哺乳动物组织中，5-HT 作为神经递质，可能参与痛觉、睡眠和体温等生理功能的调节。β-内啡肽（β-EP）为 β-促脂激素 C 端 31 肽，具有止痛作用，参与应激性镇痛、中枢性镇痛及针刺镇痛下行抑制疼痛系统。木丹颗粒能够降低实验小鼠血清中 5-HT 水平，升高 β-EP 水平，说明木丹颗粒具有镇痛作用。

8. 提高神经传导速度，修复受损神经[9]　　木丹颗粒能够降低山梨醇水平，提高模型大鼠 cAMP、cGMP 的含量，从而提高神经传导速度，修复受损神经。

【临床应用】

1. 糖尿病周围神经病变[10]　　主要病理特征为脱髓鞘、轴突萎缩，可由免疫因素、神经营养、血管因素、代谢因素引起鞘磷脂退变和周围神经轴突变性，主要表现为烧灼感、感觉异常、疼痛、麻木等。其发病原因主要是高血糖会损害神经系统的任何一部分，引起糖尿病自主神经病变，以自主神经功能损害，交感-迷走神经平衡失调为主要表现。采用硫辛酸联合木丹颗粒治疗糖尿病周围神经病变，能够改善患者微循环，解除机体疼痛症状，提高神经传导速度，修复受损神经，影响代谢物质水平，从而控制患者病情发展，纠正患者代谢异常现象。

2. 糖尿病足[11, 12]　　是由于长期高血糖导致末梢循环障碍而出现溃疡、感染或坏死，严重者会导致截肢甚至死亡。木丹颗粒联合前列地尔注射液治疗糖尿病足，能够显著降低患者临床症状评分，降低患者高敏 C 反应蛋白、白介素-6、降钙素原、晚期糖基化终末产物水平，提高踝臂指数和足趾皮肤温度。发挥对糖尿病足的治疗作用。

【不良反应】　　①偶见恶心、呕吐、腹泻等胃肠道反应，一般不影响继续治疗，如较严重请停止服用。②偶见皮疹或转氨酶升高，如有发生请停止服用。

【使用注意】　　①本品适用于血糖得到有效控制（空腹血糖≤8mmol/L、餐后 2 小时血糖≤11mmol/L）的糖尿病周围神经病变患者。②本品尚无严重肝肾功能障碍、妊娠妇女、哺乳期妇女、18 岁以下青少年及 70 岁以上老龄患者等特殊人群的研究数据，如需使用请在医师指导下服用。③定期监测血糖、糖化血红蛋白。④过敏体质及对本品过敏者禁用。

【用法与用量】　　饭后半小时服用，用温开水冲服。一次 1 袋，一日 3 次。4 周为 1 个疗程，可连续服用两个疗程。

参 考 文 献

[1] 刘率男，孙素娟，刘泉，等. 木丹颗粒对谷氨酸钠诱导的胰岛素抵抗小鼠胰岛 β 细胞功能影响的实验研究[J]. 中国中西医结合杂志，2014，(7)：853-858.

[2] 李纪彤，申林，张大鹏，等. 木丹颗粒对糖尿病大鼠胰岛细胞凋亡作用及 TNF-α、CaSpase-3 表达的影响[J]. 辽宁中医药大学学报 2012，14(4)：238-240.

[3] 周梅清. 木丹颗粒联合甲钴胺、加巴喷丁治疗痛性糖尿病周围神经病变的疗效分析[J]. 辽宁中医杂志，2016，(11)：2317-2319.

[4] 金小北. 中药合剂糖末宁对糖尿病肾病大鼠血脂异常调节作用的研究[J]. 光明中医，2011，26(9) 1792-1794.

[5] 夏陈婕. α-硫辛酸、木丹颗粒联合治疗糖尿病周围神经病变对 Hcy 的影响及临床效果[J]. 中外医学研究，2016，305(9)：67-69.

[6] 齐月，于世家. 木丹颗粒对痛性糖尿病周围神经病变氧化应激的影响[J]. 时珍国医国药，2015，(7)：31-33.

[7] 李莹莹，于世家. 木丹颗粒对糖尿病大鼠背根神经节中活化的 Caspase-3、Bcl-2、Bax 蛋白表达的影响[J]. 中医药导报，2016，(13)：14-16.

[8] 李长辉，于世家. 木丹颗粒对糖尿病大鼠血清致痛物质 5-HT、β-EP 的影响[J]. 湖南中医药大学学报，2012，(5)：27-29.

[9] Li L，Fan X，Zhang X T，et al. The effects of Chinese medicines on cAMP/PKA signaling pathway in central nervous system dysfunction[J]. Brain Research Bulletin，2017，109-117.

[10] 梁萌萌，赵志刚. 木丹颗粒联合硫辛酸治疗糖尿病周围神经病变的效观察[J]. 世界最新医学信息文摘，2017，(8)：31-32.

[11] 李芳，王丽. 木丹颗粒联合前列地尔注射液治疗糖尿病足的临床研究[J]. 现代药物与临床，2017，32(1)：80-83.

[12] 李秀梅，弭艳旭，弭艳红. 木丹颗粒治疗糖尿病足 80 例护理研究[J]. 河北中医，2015，37(10)：1574-1576.

（江西中医药大学　徐国良、李冰涛）

双丹明目胶囊

【药物组成】　女贞子、墨旱莲、三七、山茱萸、山药、牡丹皮、茯苓、红土茯苓、牛膝、丹参、泽泻。

【处方来源】　研制方，国药准字 Z20080062。

【功能与主治】　益肾养肝，活血明目。用于 2 型糖尿病视网膜病变单纯型，中医辨证属肝肾阴虚、瘀血阻络证，症见视物模糊，双目干涩，头晕耳鸣，咽干口燥，五心烦热，腰膝酸软等。

【药效】　主要药效如下：

1. **降血糖，调节血脂**[1,2]　高血糖、脂代谢紊乱是 2 型糖尿病的主要特征。高血糖、脂代谢紊乱可以引起血管内皮损伤及脂肪异位沉积，引起糖、脂毒性，引起糖尿病并发症。双丹明目胶囊具有降血糖、调节血脂的药理作用，同时可改变实验动物血液流变学特征。

2. **保护视网膜**[3-5]　动物实验表明双丹明目胶囊能够改善模型大鼠视网膜组织水肿，血管壁增厚，内皮增生及细微组织增生，改善视网膜组织形态和超微组织结构，使其结构层次清晰，减轻组织轻度水肿和血管内皮细胞轻度增生。其生物机制可能与抑制视网膜 VEGF/KDR 环路的表达及对 VEGF/KDR 下游信号通路 Ras-Raf-1-MEK-ERK 的影响相关。

3. **改善视网膜血管形态**[6]　以链脲佐菌素复制糖尿病视网膜病变模型大鼠，模型大鼠经双丹明目胶囊干预后，大鼠视网膜组织水肿、毛细血管周细胞水肿、线粒体肿胀、内皮细胞增生减轻，视网膜内 VEGF 表达降低。以上结果表明双丹明目胶囊能有效改善糖尿病大鼠视网膜微血管改变，减轻视网膜各层结构水肿、坏死情况，改善超微结构改变，改善糖尿病视网膜血管形态，机制可能与视网膜中 VEGF 表达相关。

【临床应用】

2 型糖尿病视网膜病变[7] 以导升明作对照，双丹明目胶囊对糖尿病视网膜病变总有效率高于导升明，能明显改善患者的眼科检查指标，治疗后患者微血管瘤数目，出血、渗出、渗漏、毛细血管无灌注区面积，视野缺损区面积均明显减少，视力明显提高，中心视野光敏感度有所提高；对患者视物模糊、双目干涩、头晕耳鸣、咽干口燥、五心烦热、腰膝酸软等临床症状均有较好的改善作用和较高的消失率。

【不良反应】 尚未见报道。

【用法与用量】 口服。一次 4 粒，一日 3 次。

参 考 文 献

[1] 符超君，凌艳君，颜家朝，等. 双丹明目胶囊对糖尿病视网膜病变大鼠血糖血脂及血液流变学的影响[J]. 湖南中医药大学学报，2018，248（5）：7-10.

[2] 秦裕辉，李文娟，张熙，等. 双丹明目胶囊对糖尿病视网膜病变大鼠血糖及视网膜功能的影响[J]. 国际眼科杂志，2014，14（11）：1943-1945.

[3] 秦裕辉，李文娟，张 熙，等. 双丹明目胶囊对糖尿病视网膜病变大鼠视网膜 VEGF 和 VEGFR 蛋白表达的影响[J]. 湖南中医药大学学报，2015，35（6）：1-3.

[4] 彭俊，潘坤，刘峥嵘，等. 双丹明目胶囊对糖尿病模型大鼠视网膜 VEGF-a、VEGF-b 表达的影响[J]. 湖南中医药大学学报，2018，38（6）：635-640.

[5] 符超君，凌艳君，颜家朝，等. 双丹明目胶囊对糖尿病视网膜病变大鼠视网膜 Ras-Raf-1-MEK-ERK 通路的调控作用[J]. 湖南中医药大学学报，2018，（7）：728-731.

[6] 秦裕辉，李文娟，张熙，等. 双丹明目胶囊对 DR 大鼠视网膜血管形态学及 VEGF 表达的影响[J]. 国际眼科杂志，2015，（1）：39-42.

[7] 秦裕辉，李芳，涂良钰，等. 双丹明目胶囊治疗糖尿病视网膜病变的多中心临床研究[J]. 湖南中医药大学学报，2010，30（1）：46-51.

（江西中医药大学 徐国良、李冰涛）

十八味诃子利尿丸

【药物组成】 诃子（去核）、红花、豆蔻、渣驯膏、山矾叶、紫草茸、藏茜草、余甘子、姜黄、小檗皮、蒺藜、金礞石、刺柏膏、小伞虎耳草、巴夏嘎、刀豆、熊胆、人工牛黄。

【处方来源】 藏药。国药准字 Z54020076。

【功能与主治】 益肾固精，利尿。用于肾病，腰肾疼痛，尿频，小便浑浊，糖尿病，遗精。

【药效】 主要药效如下：

1. 降血糖[1-4] 血糖升高、尿糖是 2 型糖尿病的主要特征。临床研究显示十八味诃子利尿丸治疗糖尿病患者，可以显著降低患者血糖，控制血糖水平，提高患者生活质量。对于四氧嘧啶诱发的糖尿病模型大鼠，十八味诃子利尿丸能够提高实验大鼠胰岛素水平，降低模型大鼠的血糖水平，说明十八味诃子利尿丸具有降血糖作用。

2. 抗氧化[4] 氧化损伤是糖尿病慢性炎症和胰岛 B 细胞损伤的重要病理因素。对于四氧尿嘧啶诱发的糖尿病模型大鼠，十八味诃子利尿丸能够显著降低大鼠血液中丙二醛含量，升高超氧化物歧化酶水平，具有抗氧化及抑制糖尿病模型大鼠组织损伤的作用。

3. 抗菌[5,6]　肠道菌群及其代谢物对于哺乳动物血糖及血脂稳定具有重要生理意义，肠道菌群的紊乱是导致糖尿病等代谢疾病的重要病因。用直接接种法、琼脂扩散法和微量稀释法研究十八味诃子利尿丸的抗菌作用，结果表明十八味诃子利尿丸对金黄色葡萄球菌、耐药表皮葡萄球菌、非耐药表皮葡萄球菌、粪肠球菌、枯草芽孢杆菌、蜡状芽孢杆菌、大肠杆菌、铜绿假单胞菌、白色念珠菌的生长繁殖活性具有抑制作用。其对临床分离的白色念珠菌和耐药表皮葡萄球菌有较强的抑制作用。

4. 抗局灶性缺血再灌注脑损伤[7]　基于手术方法的局灶性缺血再灌注脑损伤模型大鼠，十八味诃子利尿丸可显著降低神经功能缺陷评分，减少梗死灶面积，减轻海马 CA1 区神经元损伤，提高神经元存活数目，发挥对缺血再灌注脑损伤的治疗作用，研究中也发现本品能够降低丙二醛含量，提高超氧化物歧化酶水平，说明本品对脑损伤的治疗作用可能与药物的抗氧化作用相关。

【临床应用】

2 型糖尿病[2]　有资料显示 2 型糖尿病患者在饮食控制、运动及口服阿卡波糖的基础上，服用十八味诃子利尿丸，结果显示患者血糖水平可以有效控制，主要临床症状也有明显改善。

【不良反应】　尚未见报道。

【用法与用量】　口服。一次 2～3 丸，一日 2 次，研碎后服用。

参 考 文 献

[1] 拉玛阿拉. 藏药十八味诃子利尿丸治疗糖尿病的临床价值[J]. 智慧健康，2017，（19）：40-41.
[2] 尕么道知. 分析藏药十八味诃子利尿丸治疗糖尿病的临床作用[J]. 人人健康，2019，（8）：138.
[3] 梁沛余，尹磊晶，华欠桑多，等. 藏药十八味诃子利尿丸对高原糖尿病大鼠血糖的影响[J]. 包头医学院学报，2016，32（12）：3-5.
[4] 梁沛余，段路路，吴穹. 藏药十八味诃子利尿丸对糖尿病大鼠的保护作用[J]. 中国老年学杂志，2019，39（1）：146-149.
[5] 傅永红，李红玉，张春江，等. 藏药十八味诃子利尿丸抗菌性研究[J]. 时珍国医国药，2007，18（2）：160-162.
[6] 张锦芳. 十八味诃子利尿丸微生物方法学验证[J]. 青海医药杂志，2014，44（12）：68-69.
[7] 梁沛余，段路路，吴穹. 藏药十八味诃子利尿丸对大鼠局灶性脑缺血/再灌注损伤的保护作用[J]. 中国老年学杂志，2018，38（16）：138-140.

（江西中医药大学　徐国良、李冰涛）

芪 明 颗 粒

【药物组成】　黄芪、葛根、地黄、枸杞子、决明子、茺蔚子、蒲黄、水蛭。

【处方来源】　研制方。国药准字 Z20090036。

【功能与主治】　益气生津，滋养肝肾，通络明目。用于 2 型糖尿病视网膜病变单纯型，中医辨证属气阴亏虚、肝肾不足、目络瘀滞证，症见视物昏花、目睛干涩、神疲乏力、五心烦热、自汗盗汗、口渴喜饮、便秘、腰膝酸软、头晕、耳鸣。

【药效】　主要药效如下：

1. 降血糖，调节血脂[1]　糖尿病患者一般在血糖升高的同时，伴随血脂紊乱。临床研究表明芪明颗粒能够降低糖尿病患者血糖、糖化血红蛋白水平，同时降低 TC，TG，LDL-C

水平，升高 HDL-C 水平。说明芪明颗粒具有长期降血糖，调节脂代谢紊乱的作用。

2. 抗炎[2]　糖尿病患者长期处于高糖、低氧状态，血-视网膜屏障功能遭到严重破坏，血管病理性病变同时炎症细胞活化募集，导致视网膜处于炎症反应状态。临床芪明颗粒联合全视网膜激光光凝术（PRP）治疗糖尿病视网膜病变，治疗后患者血清 TNF-α、IL-6、hs-CRP、Ang-2 水平显著降低，以上结果表明芪明颗粒联合激光光凝术能够减轻机体炎症反应，具有抗炎作用。

3. 抗氧化[3, 4]　氧自由基可以损伤糖尿病患者的胰岛细胞、视网膜细胞，引起糖尿病及糖尿病视网膜病变。研究发现糖尿病大鼠血清及视网膜丙二醛水平升高，而 SOD、GSH-px 活性显著降低，说明模型大鼠机体氧自由基增多，抗氧化能力降低。芪明颗粒给药后大鼠血清和视网膜丙二醛含量降低，SOD、GSH-Px 含量升高，说明芪明颗粒能够减轻过氧化应激，增强视网膜抗氧化能力。

4. 保护肾脏[5,6]　芪明颗粒能够显著提高白蛋白水平，促进 WT1 的表达，降低 AngⅡ、内皮素-1 的表达。Ang Ⅱ是缩血管活性物质，在肾素-血管紧张素系统中至关重要，在血糖偏高的病理状态下会激活肾脏内 RAS 系统，Ang Ⅱ 与肾微小动脉血管平滑肌受体结合使其收缩，影响肾血管局部血流动力性改变，导致肾病的发生。内皮素-1 不仅影响肾血管局部血流动力性改变，还能破坏滤过膜结构从而导致肾脏的损伤，主要是通过促进细胞外基质蓄积、肾小球系膜增生和纤维化实现。芪明颗粒对糖尿病肾病的治疗作用可能是通过改善 WT1、Ang Ⅱ、内皮素-1 蛋白表达而实现对肾脏的保护作用。

5. 改善血液流变学[7]　通过对糖尿病患者眼部血流动力学观察发现，服用芪明颗粒三个月后患者供应眼部循环的眼动脉及供应脉络膜循环的睫状后动脉的收缩峰值流速、舒张末流速及阻力指数明显改善，说明芪明颗粒具有改善患者血液流变学的作用。

【临床应用】

1. 糖尿病视网膜病变[8]　是糖尿病性微血管病变中最重要的表现，是一种具有特异性改变的眼底病变，是糖尿病的严重并发症之一。芪明颗粒联合西药或中药治疗糖尿病视网膜病变患者，可改善患者血糖水平及视网膜毛细血管基底膜厚度，增加闪光视网膜电图 a波和 b 波的振幅时间，缩短 b 波峰潜时，从而改善视网膜震荡电位振幅，治疗糖尿病视网膜病变。

2. 糖尿病肾病[9]　是以肾小球基底膜增厚、细胞外基质增多导致肾小球毛细血管狭窄及微血管瘤形成为主要病理特征的糖尿病微血管病变之一，临床表现为多尿、水肿、恶心、食欲不振等。以芪明颗粒治疗糖尿病肾病患者，可以降低高敏 C 反应蛋白、白介素-6、白介素-1β、肿瘤坏死因子-α 及 24 小时尿白蛋白等指标，改善其肾脏炎症，改善微量白蛋白尿，从而延缓糖尿病肾病的进展。

3. 糖尿病周围神经病变[10]　是糖尿病最常见的并发症之一，是由神经纤维、神经元变性或坏死引起的神经传导功能障碍性病变，主要临床病理特征为运动神经功能、肢体感觉障碍，严重威胁患者的身心健康。临床上，通过将芪明颗粒联合甲钴胺对糖尿病周围神经病变患者进行治疗，治疗后，患者正中神经、胫骨神经、下肢腓肠神经的运动传导速度（MCV）、感觉传导速度（SCV）均明显升高，患者疼痛减轻，神经传导速度得到明显改善。

【不良反应】　①个别患者用药后出现胃脘不适、皮疹、瘙痒等。②孕妇慎用。③服用本药期间仍需服用基础降糖药物，以便有效控制血糖。④服用本药期间应忌食辛辣油腻食物。⑤脾胃虚寒者，出现湿阻胸闷、胃肠胀满、食少便溏者，或痰多者不宜使用。⑥个别患者服药后出现 ALT 的轻度升高，尚不能完全排除与本品有关。⑦服药期间出现胃脘不适、大便稀溏者，可停药观察。⑧与大剂量养阴生津、活血化瘀中药合用，或与大剂量扩张血管药物合用，应咨询有关医师。

【用法与用量】　开水冲服，一次 1 袋，一日 3 次。疗程为 3～6 个月。

参 考 文 献

[1] 杨力，蔚慧，玲香，等. 芪明颗粒对糖尿病患者血脂的影响[J]. 海南医学院学报，2014，20（5）：657-659.

[2] 郝晓丽，程玉瑛. 芪明颗粒联合激光光凝术治疗糖尿病视膜病变的临床观察[J]. 宁夏医科大学学报，2019，41（6）：593-597.

[3] 刘爱琴，廖品正，郑燕林，等. 芪明颗粒对糖尿病大鼠晶体抗氧化反应的影响[J]. 成都中医药大学学报，2004，（1）：9-10，64.

[4] 刘爱琴，廖品正，郑燕林，等. 芪明颗粒在糖尿病大鼠视网膜抗氧化反应中的作用[J]. 中国中医眼科杂志，2003，（3）：7-9.

[5] 王军媛，赵建红，刘颖，等. 芪明颗粒对糖尿病肾病大鼠肾组织 WT1、AngⅡ、ET-1 的影响[J]. 吉林中医药，2017，37（10）：1025-1028.

[6] 赵建红，王军媛，刘颖，等. 芪明颗粒对 2 型糖尿病肾病大鼠模型肾脏保护作用研究[J]. 中医药信息，2017，34（5）：42-45.

[7] 李科军，赵晓彬，赵智华，等. 糖尿病患者服用芪明颗粒后的球后血流变化[J]. 国际眼科杂志，2016，16（9）：1750-1752.

[8] 段俊国，廖品正，吴烈，等. 中药复方芪明颗粒治疗糖尿病视网膜病变双盲双模拟随机对照多中心临床研究[J]. 成都中医药大学学报，2006，（2）：1-5.

[9] 王军媛，赵建红，刘颖，等. 芪明颗粒对早期糖尿病肾病炎症因子及尿微量白蛋白的影响[J]. 天津中医药大学学报，2017，36（2）：113-116.

[10] 孙枚，张小凤，乌兰格日乐，等. 芪明颗粒联合甲钴胺治疗糖尿病周围神经病变的疗效观察[J]. 现代药物与临床，2019，34（6）：1793-1796.

（江西中医药大学　徐国良、李冰涛）

第五章

甲状腺功能减退症中成药名方

第一节 概　　述

一、概　　念

甲状腺功能减退症（hypothyroidism）简称甲减，是指各种原因导致的低甲状腺素血症或甲状腺素抵抗而引起的全身低代谢综合征。临床常见畏寒肢冷、疲乏、出汗减少、动作缓慢、精神萎靡、嗜睡、智力及记忆减退、食欲不振、体重增加、性功能减退、黏液性水肿等症状[1]。本病在各年龄段均可发生，以女性居多。目前，本病在一般人群中的发病率为2%～3%，且呈上升趋势。现代医学多采用甲状腺激素替代性终身治疗，但长期服用甲状腺激素的副作用不容忽视，如可导致骨质疏松、心房颤动、诱发心绞痛等。

甲状腺功能减退症属中医学"虚劳""虚损""水肿""五迟"范畴。近年来以中药与小剂量甲状腺激素配伍应用，在治疗本病及其并发症上取得了较好的效果，在改善症状、减少毒副作用及提高患者生活质量等方面凸显优势。

二、病因及发病机制

（一）病因

甲减是由多种原因引起的，不同原因发生的甲减随地域因素和环境因素（饮食中碘含量、致甲状腺肿物质、遗传及年龄等）的不同而有所差异。原发性（甲状腺性）甲减是由甲状腺本身的病变引起的，约占甲减的96%；此外，由垂体疾病导致的促甲状腺素（thyrotropin，thyroid stimulating hormone，TSH）分泌减少、下丘脑产生的促甲状腺激素释放激素（thyrotropin-releasing hormone，TRH）减少、核受体缺乏、T_3或T_4受体结合障碍、受体后缺陷等都可引起甲减。

（二）发病机制

甲减属中医学"虚劳"范畴，其病机为先天不足，后天失养，肾阳虚衰导致脾肾阳虚、心肾阳虚，甚至阴阳两虚[2]。肾为先天之本，五脏诸阳皆赖肾中元阳以生发，肾阳虚温化无力，久则伤及心脾。肾阳不足致心肾阳虚，则会出现心悸气短、脉沉迟或缓，体温下降，甚至津血运化失常，聚而成湿、成饮、成痰而见肌肤浮肿等症状。肾阳虚衰，不能温补脾土，则脾阳虚衰，肌肉失去濡养而见肢体酸痛、无力；又脾主统血，脾虚血失统藏，妇女可见月经紊乱、崩漏等症。又阴阳互根互用，甲减日久，阳病及阴，出现肌肤粗糙、口干舌燥、津亏便秘等阴血不足之证，甚至出现神疲乏力，畏寒蜷卧，腰膝酸冷，表情呆板，嗜睡健忘，皮肤干燥，大便秘结，眩晕耳鸣等阴阳两虚的证候。故甲减之为病，肾阳虚衰是其病机之根本，病变又常涉及心脾两脏，导致脾肾阳虚、心肾阳虚、阴阳两虚。在其病理演化过程中，尚可兼见痰浊、瘀血、肝郁等病理改变。

三、临 床 表 现

甲减临床表现为甲状腺激素减少引起机体各系统功能减低及代谢减慢，病情较重时表现为典型的甲减临床征象。

（1）一般表现：易疲劳，畏寒，表情淡漠、反应迟钝，动作缓慢，声音嘶哑，浮肿，体重增加，皮肤蜡黄，毛发脱落，指甲脆硬。

（2）消化系统：食欲减退，胃酸减少，肠蠕动减慢，便秘。

（3）神经系统：理解力和记忆力减退，嗅觉迟钝，反应迟钝，精神倦怠，可伴有耳鸣，头昏，头晕，痛觉异常和手足麻木，腱反射松弛期延缓，跟腱反射减退。

（4）循环系统：心悸，气短，心脏扩大，心动过缓，下肢浮肿，可伴心包、胸腔甚至腹腔等多浆膜积液，血压升高。

（5）生殖系统：性欲减退，男性常有阳痿，女性月经不调。

（6）肌肉骨骼系统：肌肉疼痛、僵硬，关节非炎性黏性渗出，腱反射迟钝，骨骼发育迟缓，幼儿患者可患侏儒症。

（7）其他：可伴有贫血，部分患者伴有泌乳。临床上还有部分患者既无明显甲减症状，又缺少典型甲减体征，血中甲状腺素水平也在正常范围，仅 TSH 水平高于正常，称为亚临床型甲减。而危重症患者可伴有阻塞性睡眠呼吸暂停综合征。

四、诊　　断

患者有倦怠乏力，畏寒少汗，纳呆食减，面色无华，毛发脱落，体重增加者，尤其是中年女性，应首先考虑本病。甲状腺摄碘率减低，或 T_3、T_4 及基础代谢率（basic metabolic rate，BMR）降低，可确诊为本病。检查见血 TSH 含量增高，以及经 TSH 兴奋试验后甲状腺摄碘率仍不升高，可确诊为原发性本病；血 TSH 含量明显降低，以及经 TSH 兴奋试验后甲状腺摄碘率明显升高，可确诊为继发性本病；经血 TSH 兴奋试验后，血 TSH 明显增高者为继发于丘脑的下丘脑性甲减；无反应者为继发于垂体的垂体性甲减。

五、治 疗

（一）常用化学药物及现代技术

甲状腺激素类，如左甲状腺素钠（levothyroxine Sodium，L-T$_4$）和甲状腺片，这些药物主要是通过替代生理分泌来维持 TSH 在正常值范围的，通常需要终生服药。

化学药物治疗甲减的药物特点是起效快，作用强，适用于轻症甲减患者。中、晚期重型病例除口服甲状腺片或左甲状腺素钠外，还需对症治疗如给氧、输液、控制感染、控制心力衰竭等。

（二）中成药名方治疗[1-5]

中医药防治甲减症不同于化学药物单一的替代作用，中医药通过整体调节，改善甲状腺本身及全身组织细胞的代谢功能，改善机体免疫状态，提高血清中甲状腺素浓度，从而起到治疗作用。中医药治疗为标本兼治的方法，对轻症甲减治疗有明显疗效。在中、晚期病例的治疗中，中医药也具有明显的辅助治疗作用。

第二节 中成药名方的辨证分类与药效

中药治疗甲减是辨证用药。常用中成药的辨证分类及其主要药效如下[6-8]：

一、温补肾阳类

甲减肾阳虚证者主要症状是神疲乏力，畏寒肢冷，腰膝酸软，发育迟缓，智力低下，男子阳痿，女子闭经，舌淡胖苔白，脉沉弱。主要是甲状腺激素缺乏，可致肾脏缺血、血管内皮功能紊乱、血脂异常等多方面诱导肾脏的损害，并可影响其生长发育、细胞膜的功能状态，从而导致肾脏结构和功能的改变，并随着甲减程度的加重而加重，最终导致肾脏纤维化、肾衰竭。温补肾阳类药物能提高甲减患者血清中甲状腺激素的浓度，尤其是 T$_3$的血清浓度，从而改善机体多个系统的症状，调节全身机体状态。

常用中成药：右归丸、半硫丸、济生肾气丸。

二、温肾补脾类

甲减脾肾阳虚证者主要症状是面色㿠白，疲倦嗜睡，表情淡漠，反应迟钝，畏寒肢冷，面部及四肢水肿，头晕耳鸣，纳呆腹胀，腰膝酸软，发育迟缓，智力低下，男子阳痿，女子闭经或崩漏，性欲冷淡，贫血，舌淡胖，苔白腻，脉沉迟或沉细。

甲减肾阳虚证者主要病理变化是基础代谢率降低，胃肠黏膜萎缩，肠蠕动减少，脑细胞萎缩，骨骼肌、平滑肌、心肌均有间质水肿、肌纹消失、肌纤维肿胀断裂并有空泡。温肾补脾类中药具有提高基础代谢率，改善胃肠黏膜、脑细胞及肌肉组织的功能。

常用中成药：补中益气丸（水丸、口服液、合剂、颗粒）、参苓白术散、四君子丸（合剂、颗粒）等。

三、化痰祛瘀类

甲减痰瘀互结证者主要症状是神疲乏力，面浮肢肿，纳呆食差，腰膝酸软，阳痿经闭、皮肤粗糙，肢体麻木，舌质紫暗，或有瘀斑，脉沉、迟、涩。

甲减痰瘀互结证者主要病理变化是心动过缓，微循环障碍，血液流变学异常。化痰祛瘀药可扩张血管，增加组织供血，改善微循环。

常用中成药：消瘰丸、逍遥丸等。

四、阴阳双补类

甲减阴阳两虚证者主要症状是面色苍白，神疲乏力，畏寒蜷卧，腰膝酸冷，表情呆板，嗜睡健忘，皮肤干燥，小便清长或遗尿，大便秘结，口干舌燥，眩晕耳鸣，视物模糊，舌淡苔少，脉沉细弱等。

甲减阴阳两虚证者主要病理变化是消化、神经、循环、肌肉等系统功能受损，基础代谢率降低。阴阳双补类药物可以改善系统功能，提高基础代谢率。

常用中成药：归脾丸（浓缩丸、合剂、颗粒）、还少胶囊等。

参 考 文 献

[1] 张晓斌，司廷林. 冯建华教授治疗甲状腺功能减退症的经验[J]. 光明中医，2011，26（11）：2206-2208.

[2] 王秋虹，魏军平. 甲状腺功能减退症中医证治研究述评[J]. 世界中西医结合杂志，2012，7（11）：1005-1007.

[3] 徐灿坤，李德强，曲竹秋. 温阳补肾法治疗甲状腺功能减退症机理研究进展[J]. 中国中医药信息杂志，2005，12（8）：107-109.

[4] 韩为民. 温肾补阳方联合小剂量甲状腺素治疗老年甲状腺功能减退症 25 例[J]. 中医临床研究，2013，5（13）：83-84.

[5] 李莉，税文辉，王新英. 温阳与通络并用治疗甲状腺功能减退症 33 例[J]. 陕西中医，2008，29（5）：546-547.

[6] 彭蓉. 益气健脾方治疗甲状腺功能减退的临床观察[J]. 湖北中医杂志，2015，37（11）：7-8.

[7] 周阳. 甲状腺功能减退症的中医诊疗进展[J]. 江苏中医药，2005，26（3）：59-61.

[8] 王娟，张媛媛. 用中西医结合疗法治疗甲亢治疗后引起的甲减的疗效观察[J]. 求医问药（下半月），2013，（9）：304-305.

（山东省中医药研究院　张丽美、李　莹，山东中医药大学附属医院　姚　莉）

第三节　中成药名方

一、温补肾阳类

右 归 丸

【药物组成】　熟地黄、炮附片、肉桂、山药、酒萸肉、菟丝子、鹿角胶、枸杞子、当归、盐杜仲。

【处方来源】　明·张景岳《景岳全书》。《中国药典》（2015年版）。

【功能与主治】　温补肾阳，填精止遗。用于肾阳不足，命门火衰，腰膝酸冷，精神不振，怯寒畏冷，阳痿遗精，大便溏薄，尿频而清。

【药效】　主要药效作用如下：

1. 改善甲状腺分泌功能，调整 cAMP/cGMP 值　甲减是因甲状腺激素合成和分泌减少或组织利用不足导致的全身代谢减低综合征。右归丸对内分泌腺体功能有促进调节作用，可改善残存甲状腺分泌功能，分泌激素量增加而减少外源性甲状腺素使用剂量。

甲状腺通过分泌甲状腺激素来影响/调节几乎所有细胞的生长发育和能量代谢活动。环腺苷酸（cAMP）、环鸟苷酸（cGMP）作为机体的第二信使物质，是由受体、环化酶及偶联于两者间的 G 蛋白组成的多种活性蛋白的传递系统。在甲状腺激素行使功能时需要 cAMP 和 cGMP 信使体系调控细胞的活动。cAMP 和 cGMP 信使体系在体液调节中，由 cAMP 引起的生物效应与 cGMP 的效应相反。当机体甲状腺功能受损时，会致细胞的生长发育和能量代谢活动受损，引起环核苷酸的相应改变。血浆 cAMP 含量及 cAMP/cGMP 值在脾虚和脾肾两虚阶段都呈上升趋势（$P<0.01$），cGMP 含量在脾虚时无显著变化，到脾肾两虚阶段则出现降低（$P<0.05$）。右归丸对脾虚大鼠环核苷酸含量无显著影响，但可使脾肾两虚大鼠 cAMP 含量及 cAMP/cGMP 值显著下降，cGMP 含量显著升高。因此右归丸可能是通过培补肾精，使阳气生化有源而间接补脾，脾肾两虚时对环核苷酸的改善作用比单纯脾虚疗效明显[1]。

2. 促进甲状腺滤泡细胞 Bcl-2 的表达，降低 Bax 的表达　正常和病理甲状腺组织中存在细胞凋亡现象，凋亡相关蛋白 B 淋巴细胞瘤-2（Bcl-2）家族及 Fas 的表达也呈现出相应的变化，而促甲状腺激素、碘和细胞因子等多种因素对甲状腺细胞的凋亡具有调节作用。抗甲状腺药物所导致的甲减，由于反馈抑制减弱，垂体 TSH 分泌增多，甲状腺滤泡细胞代偿性增生，正常的细胞凋亡程序被打乱，表现为 Bcl-2/Bax 表达失衡。Bcl-2 和 Bax 的表达变化可能在自身免疫性甲状腺疾病发病机制中起重要作用，Bcl-2/Bax 表达比例改变在病情发展中起重要作用，可作为相关病理演变的参照指标。温补肾阳中药能够促进病变大鼠甲状腺滤泡细胞 Bcl-2 的表达，降低 Bax 的表达，恢复 Bcl-2/Bax 的平衡状态，维持正常细胞凋亡程序，这亦可能是右归丸治疗本病的作用机制之一[2]（图 5-1）。

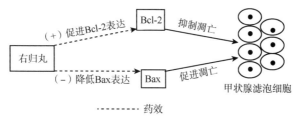

图 5-1　右归丸调节 Bcl-2/Bax 表达，维持平衡甲状腺滤泡细胞正常凋亡

3. 甲减大鼠骨骼肌 GluT4 mRNA 表达水平　甲减使脏器组织对葡萄糖的利用率降低，临床表现为怕冷、少汗、少言懒动、动作缓慢、体温偏低、肌肉软弱无力等。葡萄糖转运

蛋白 4（GluT4）是胰岛素反应性转运体，介导细胞外葡萄糖进入细胞内，促进葡萄糖的摄取与利用。右归丸能上调甲减大鼠骨骼肌 GluT4 mRNA 的表达水平，促进骨骼肌对葡萄糖的转运，改善骨骼肌细胞的能量代谢[3]。

4. 提高脂质过氧化应激反应能力　甲状腺内甲状腺球蛋白的碘化过程是甲状腺激素合成的关键，也是自由基产生与清除的关键。右归丸减轻甲减模型大鼠体内自由基过氧化损伤，通过多种途径影响/改善甲状腺激素的分泌，恢复超氧化物歧化酶的正常消耗，提高甲减模型大鼠的脂质过氧化应激反应能力、减轻体内自由基过氧化损伤[4]。

5. 调整垂体-甲状腺轴　右归丸对垂体分泌的促甲状腺激素的调整比对甲状腺分泌的 T_3、T_4 的调整效果明显[5,6]。

【临床应用】

1. 甲减[7-12]　右归丸可以使血清总 T_3、T_4、FT_3、FT_4 水平上升，超敏促甲状腺激素（sTSH）、甲状腺球蛋白抗体（TGAb）及甲状腺过氧化物酶抗体（TPOAb）水平均下降，可改善残存甲状腺分泌功能，减少外源性甲状腺素的用量。

右归丸与小剂量甲状腺素配伍应用，具有改善亚临床甲减患者的糖脂代谢，降低血糖水平，缓解胰岛素抵抗，降低血清同型半胱氨酸和尿酸水平的作用。

2. 阳虚证　肾阳不足，命门火衰，腰膝酸冷，精神不振，怯寒畏冷，阳痿遗精，大便溏薄，尿频而清。

【不良反应】　尚未见报道。

【使用注意】　①阴虚火旺、心肾不交、湿热下注而扰动精室者慎用。②湿热下注所致阳痿者慎用。③暑湿、湿热、食滞伤胃和肝气乘脾所致泄泻者慎用。④服药期间忌生冷饮食，慎房事。⑤方中含肉桂、附子大温大热药物，不宜过服；孕妇慎用。

【用法与用量】　口服。一次 1 丸，一日 3 次。

参 考 文 献

[1] 陈津岩，王立峰，赵慧，等. 右归丸对脾肾两虚证大鼠甲状腺激素及环核苷酸水平的影响[J]. 广州中医药大学学报，2009，26（4）：377-380.

[2] 贾锡莲，曲竹秋，徐灿坤，等. 右归丸对实验性甲减大鼠甲状腺滤泡细胞凋亡相关因子 Bcl2/Bax 表达的影响[J]. 山东中医杂志，2007，26（10）：706-708.

[3] 贾锡莲，徐灿坤，周阳，等. 右归丸对实验性甲状腺功能减退大鼠骨骼肌 GluT4 mRNA 表达水平的影响[J]. 中医杂志，2006，47（9）：698-701.

[4] 贾锡莲，曲竹秋，姚凯，等. 右归丸减轻甲状腺功能减退模型大鼠体内自由基过氧化损伤的机制探讨[J]. 天津中医药，2008，25（3）：225.

[5] 马娜，罗来成，朱东海. 右归丸对肾阳虚大鼠垂体-甲状腺轴动态影响的实验研究[J]. 中国现代药物应用，2014，8（13）：246-247.

[6] 张磊，廖成彬，黄榕波，等. 右归丸调节肾阳虚垂体-靶腺轴功能的动态变化[J]. 广东药学院学报，2016，32（1）：102-106.

[7] 吴素琴，邹耀武. 硒酵母片联合右归丸、左甲状腺素钠治疗原发性甲状腺功能减退 60 例疗效观察[J]. 河北中医，2012，34（8）：1177-1180.

[8] 李霞，娄金波，陈永华，等. 右归丸加减治疗原发性甲状腺功能减退症（肾阴阳两虚证）临床观察[J]. 亚太传统医药，2016，12（3）：118-119.

[9] 马晓霞，刘晓冬，邵德荣. 右归丸加味联合优甲乐治疗亚临床甲状腺功能减退[J]. 中国实验方剂学杂志，2011，17（5）：240-241.

[10] 冯建华，刘玉健. 右归丸加味治疗老年甲状腺功能减退症[J]. 山东中医药大学学报，2006，30（1）：42-44.

[11] 周观彦，张伟开，舒乐. 右归丸对甲减生化指标的影响[J]. 海南医学院学报，2015，21（1）：44-49.

[12] 易文明，谢培凤，商学征，等. 右归丸对亚临床甲减患者 TSH 影响的临床研究[J]. 中华中医药学刊，2011，29（8）：1859-1861.

（山东省中医药研究院　程丽芳、周　倩，山东大学　韩秀珍）

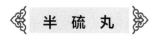

半硫丸

【**药物组成**】　半夏（姜制）、硫黄（制）。

【**处方来源**】　宋·太平惠民和剂局《太平惠民和剂局方》《中国药典》（2015 年版）。

【**功能与主治**】　除积冷，暖元脏，温脾胃，进饮食。主心腹一切痃癖冷气，以及年高风秘、冷秘或泄泻等[1]。

【**药效**】　主要药效如下：

1. 改善脑组织损伤[2-5]　甲状腺激素（TH）是调节机体生长、发育及新陈代谢的一类重要内分泌激素，对哺乳类动物中枢神经系统的正常发育和功能维持至关重要。T_3 核受体（T_3NR）是一种核内蛋白质，T_3 的生物效应就是通过细胞核内的 T_3NR 而发挥作用。甲减大鼠海马组织 T_3NRA mRNA 和 T_3NRB mRNA 的表达水平较正常对照组大鼠明显降低，说明甲减脑组织 TH 的生物效应降低。脑组织 T_3NR mRNA 表达水平下调，T_3NR 的合成减少，进而引起 T_3 受体复合物的减少，T_3 生物效应降低，致使神经细胞受损，这可能是甲减性脑损伤的主要病理机制之一。半硫丸治疗后，可增强 T_3NR mRNA 的表达，使 T_3NR 数目增加，提高脑组织的甲状腺激素结合水平，加强了对中枢神经系统的神经营养，从而促进了甲减性脑功能的恢复。

半硫丸可影响甲减大鼠海马生长抑素（SS）与 SS mRNA 表达。SS 是一种广泛分布于中枢神经系统、周围神经系统及消化系统的多肽类物质，在体内既可作为激素又可作为神经递质发挥作用，具有抑制激素和消化液分泌、抑制神经元的活动、调控机体免疫功能等抑制介质活性的功能，可通过抑制生长激素及多种神经肽和神经递质的释放代谢而参与人体生长发育和认知、痛觉、行为、运动等生理功能。甲减状态下，大鼠脑海马组织中具有抑制作用的 SS 及其前体 mRNA 表达水平明显升高。这很可能是引起甲减性神经、精神症状的原因之一。半硫丸能显著降低甲减鼠脑 SS 及其前体 mRNA 表达水平，提示半硫丸很有可能是通过下调 SS 前体 mRNA 基因表达，减少 SS 的合成，解除其对生长激素及多种神经肽和神经递质释放的过度抑制，增加神经营养，促进神经元功能的恢复，进而改善甲减所导致的脑损伤。

甲减状态下，脑组织脂质过氧化物丙二醛（MDA）和一氧化氮（NO）含量生成增加，抗氧化剂超氧化物歧化酶（SOD）、谷胱甘肽过氧化物酶（GSH-Px）的活性下降，机体过氧化损伤与抗氧化系统之间平衡被破坏，进而造成脑细胞的损伤。半硫丸可通过清除自由基，抑制脂质过氧化，改善甲减性脑损害的预后。

生长锥是神经突起的末端膨大部分，一般认为，通过生长锥的塌陷避免形成不合适的神经突起，并破坏那些已经形成的不合适的神经突起，这对于神经突起及突触的改建和塑形起着重要作用。抑制性 G 蛋白为生长锥膜的主要成分之一，它能将细胞外的某些化学信号转入胞内从而调节生长锥的活动。G 蛋白对生长锥的负调控作用对维持正常的神经发育及功能活动具有重要的意义。甲状腺功能减退症大鼠海马抑制性 G 蛋白含量水平升高，提示 G 蛋白及其介导的信号转导系统在甲状腺功能减退症脑损害的发病过程中有着特殊的作用。甲减通过抑制脑 G 蛋白水平的增加抑制了生长锥及脑功能的再组，同时由于生长锥的过度破坏，使神经突起和突触的改建及塑形发生障碍，这可能是甲减引起脑发育及功能异常的重要原因之一。半硫丸可通过下调甲减大鼠脑组织抑制性 G 蛋白（GiA）的表达水平，解除生长锥的过度抑制，以利于神经突起和突触的改建及塑形。

2. 调节促性腺激素的分泌，改善生殖功能障碍[6-7]　促性腺激素的分泌和调节依赖于甲状腺的状态，甲状腺功能状态与下丘脑–垂体–性腺轴之间有密切关系，甲减状态时可能涉及存在异常的下丘脑–垂体功能。甲减雄性大鼠精子生成素（FSH）、促黄体生成素（LH）、睾酮（T）水平和雌性大鼠 FSH、LH、雌二醇（E_2）、孕酮（P）水平均较正常大鼠明显降低。经半硫丸治疗后，雄性大鼠 FSH、LH、T 水平及雌性大鼠 FSH、LH、E_2、P 水平均明显升高，表明半硫丸能够通过调节性激素水平，提高甲减大鼠的生殖功能，增强性功能。

3. 血清可溶性白细胞介素 2 受体[8]　白细胞介素 2 受体（IL-2R）在 IL-2 介导的免疫反应中具有重要作用。甲减时血清 sIL-2R 水平明显低于正常（$P<0.01$），经半硫丸治疗后明显升高（$P<0.01$）。半硫丸升高血清 sIL-2R 水平的作用机制可能是：半硫丸可以升高血清甲状腺激素，刺激 T 淋巴细胞活化和增殖；半硫丸可能增加胸腺等免疫器官的内分泌活性，胸腺激素可以在体外通过 T 细胞刺激 sIL-2R 表达；可能使 T 淋巴细胞膜转化增加，从而升高血清 sIL-2R 水平。

【临床应用】　尚未见报道。

【不良反应】　半硫丸由半夏、硫黄等量研细末，加生姜汁适量制成丸剂，具有温肾助阳、通阳泄浊之功效。但古医籍记载半夏与硫黄均有一定的毒性，所以临床应用时有一定的风险。

半硫丸对大鼠血常规血红蛋白、白细胞总数、红细胞总数、血小板总数未见明显影响，毒性作用的主要靶器官为肝脏，大剂量半硫丸对肾脏也有轻微损害[9]。

【使用注意】　①本品性寒，对寒凝血瘀胸痹心痛者不宜。②气雾剂用于心绞痛发作时，不宜长期喷用。③心绞痛持续发作要配伍硝酸酯类药。④如出现剧烈心绞痛、心肌梗死，应立即抢救。

【用法与用量】　口服。一次 3～6g，一日 2 次。

参 考 文 献

[1] 太平惠民合剂局. 太平惠民和剂局方[M]，上海人民出版社，2005，6：280.

[2] 方邦江，季学清，李炯，等. 半硫丸对"甲减"模型大鼠海马 T_3 核受体 mRNA 表达的影响[J]. 上海中医药杂志，2005，39（2）：46-48.

[3] 方邦江，高炬，黄建华. 半硫丸对甲减大鼠海马 SS 与 SSmRNA 表达影响的实验研究[J]. 江苏中医药，2005，26（6）：47-49.

[4] 方邦江，高炬，黄建华. 半硫丸对甲减大鼠脑组织抗氧化能力的实验研究[J]. 湖北中医杂志，2005，27（6）：3-4.

[5] 方邦江，周爽，黄建华. 甲状腺功能减退大鼠海马 Gs、Gi 蛋白 A 亚基蛋白表达及半硫丸对其的调节作用[J]. 四川中医，2005，23（7）：15-16.

[6] 方邦江，周爽，黄建华，等. 半硫丸对甲减大鼠生殖机能改善作用的实验研究[J]. 湖北中医杂志，2005，27（1）：10-12.

[7] 陈煜辉，方邦江，周爽. 温肾方药对甲状腺功能减退症大鼠甲状腺素代谢和性激素水平的调节[J]. 中国临床康复，2006，10（19）：152-154.

[8] 李文静，陈如泉. 半硫丸对甲状腺机能减退肾阳虚大鼠血清 sIL-2R 水平影响的实验研究[J]. 辽宁中医学院学报，2002，4（1）：59-61.

[9] 贾春蓉，陈如泉. 半硫丸毒性实验研究[J]. 浙江中医杂志，2007，42（8）：486-487.

（山东省中医药研究院　王　平、李　莹，山东中医药大学附属医院　姚　莉、崔兵兵）

济生肾气丸

【药物组成】　车前子、茯苓、附子、牡丹皮、牛膝、肉桂、山药、山茱萸、熟地黄、泽泻。

【处方来源】　宋·严用和《济生方》。《中国药典》（2015 年版）。

【功能与主治】　温补肾阳，化气利水消肿。用于肾阳不足、水湿内停所致的肾虚水肿、腰膝酸重、小便不利、痰饮咳喘。

【药效】　主要药效如下[1-2]：

1. 调节膀胱内压力　本方治疗排尿困难，不是提高膀胱内压力，而是减轻膀胱颈的阻力，相对升高膀胱内压力的结果。

2. 改善水盐代谢和神经系统功能　改善神经组织的循环障碍。

【临床应用】

1. 原发性甲状腺功能减退症　主要病因是情志内伤，饮食及水土失宜，以及禀赋因素；基本病机为脏腑功能紊乱，气血失调，气滞、痰凝、血瘀壅结于颈项前。甲减之证候以肾阳虚、脾肾阳虚、心肾阳虚、阳虚水泛、阴阳两虚为多。故治则常以温肾助阳、温肾健脾、温补心肾、温阳化气利水、调补阴阳为主[3]。

本病病机以本虚为主，病位在肾，涉及心、脾，多表现为肾、脾、心阳气虚衰。故在治疗上多采用温阳益气补肾健脾的方法。其中脾肾阳虚型治宜温肾健脾、益气温阳[4]，心肾阳虚治宜温补心肾，利水消肿[5]，阳虚水泛治宜温阳化气利水[6]，济生肾气丸温肾补阳、化气利水，治疗上述三种类型疗效可靠。

2. 产后甲状腺炎合并甲状腺功能减退　产后甲状腺炎是发生在产后的一种亚急性自身免疫性疾病，是妊娠时母体为了保护携带父体 MHC 抗原的胎儿免于被免疫排斥，采取的一种免疫抑制状态。产后这种免疫抑制消失，诱发具有潜在甲状腺自身免疫病倾向的妇女发生该病[7]。

一般产后 1 年内发生甲状腺功能异常，尤以甲减为主合并黏液水肿和贫血者较多。该病为产妇在生产过程中耗气伤血，加之先天禀赋不足，气血亏虚，命门火衰，膀胱三焦气化不利，水湿内停导致该病的发生。济生肾气丸温肾补阳，兼顾化气行水，补先天不足，对此证有明显疗效[8]。

【不良反应】　有文献报道，约 5.7% 的患者服药后可出现恶心等消化道不适症状，经减量后症状消失。

【使用注意】　①过敏体质者慎用。②年老体弱者应在医师指导下服用。③饮食宜清淡，低盐饮食，忌烟酒。④防止感染，避免过度劳累。⑤避免感受风寒，劳逸适度。⑥勤作松弛腰部肌肉的体操，不可强力负重，不可负重久行。⑦加强体育锻炼，增强体质。

【用法与用量】　口服。一次 6g，一日 2～3 次。

参 考 文 献

[1] 周颂东. 济生肾气丸的现代药理与临床应用[J]. 中国中医药现代远程教育，2008（9）：1138-1139.

[2] 陈奇. 中成药名方药理与临床[M]. 北京：人民卫生出版社，1998.

[3] 张舒，王旭. 原发性甲状腺功能减退症的中医治疗近况[J]. 中国中医急症，2009，18（4）：615-616.

[4] 徐佩英，陆灝，姚政，等. 丁学屏教授治疗甲状腺疾病经验[J]. 黑龙江中医药，2006（4）：2-4.

[5] 蔡光先，赵玉庸. 中西医结合内科学[M]. 北京：中国中医药出版社，2005：572-576.

[6] 陈洁. 温阳利水法在重症甲状腺机能减低症中的应用[J]. 四川中医，2006，26（2）：58.

[7] 叶任高，陆再英主编. 内科学[M]. 第6版. 北京：人民卫生出版社，2004：743.

[8] 王尊状. 济生肾气丸临床应用举隅[J]. 山西中医，2012，28（11）：40.

（山东省中医药研究院　程丽芳、刘　瑾）

二、温肾补脾类

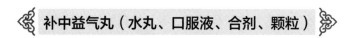

补中益气丸（水丸、口服液、合剂、颗粒）

【药物组成】　炙黄芪、炙甘草、当归、柴胡、党参、炒白术、升麻、陈皮。颗粒剂另配伍生姜、大枣。

【处方来源】　金·李杲《脾胃论》。《中国药典》（2015年版）。

【功能与主治】　补中益气，升阳举陷。用于脾胃虚弱、中气下陷所致的泄泻、脱肛、阴挺，症见体倦乏力、食少腹胀、便溏久泻、肛门下坠或脱肛、子宫脱垂。

【药效】　主要药效如下：

1. 对甲减合并心肌损害的保护作用　甲减是临床常见的内分泌疾病，与心肌损伤密切相关。与甲状腺功能正常者相比，甲减患者的外周血管阻力、心率、射血分数及心脏每搏量均明显降低。心血管健康研究发现血清促甲状腺素（TSH）$\geqslant$10mU/L 的成人发生心力衰竭的风险较甲状腺功能正常的成人明显增加[1]。实验性甲减大鼠模型可检测到心肌细胞凋亡，Fas、FasL、Caspase-3 表达升高，其凋亡程度与血清 T_3 和 T_4 呈负相关，与促甲状腺激素（TSH）呈正相关[2]。补中益气丸可使心肌细胞凋亡指数降低，Fas、FasL 及 Caspase-3 的阳性表达均下降[3]。进一步表明补中益气丸对甲减心肌凋亡相关基因的蛋白质表达有明显的调节作用，即显著降低促凋亡基因 *Fas*、*FasL* 和 *Caspase-3* 的蛋白质表达，降低心肌细胞凋亡率，从而抑制和阻断细胞凋亡的发生，这可能是补中益气丸保护甲减心肌损害的机制之一。

2. 对脾虚大鼠甲状腺激素水平的调节作用　脾虚证动物甲状腺功能减退，血清 T_3、T_4 含量均比正常大鼠显著下降。补中益气丸对脾虚大鼠下丘脑-垂体-甲状腺轴功能具有明显的调节作用，可使下降的 T_3、T_4 水平升高[4]。

【临床应用】

治疗甲减　临床研究发现脾胃气虚证是甲减的主要证型，健脾益气、补中益气是甲减的重要治法之一[5]。补中益气汤配合左甲状腺素片治疗原发性甲减总有效率为 92.6%，明显高于对照组的 77.4%，并可明显降低中医证候积分[6]。

【不良反应】　尚未见报道。

【使用注意】　凡阴虚发热或水亏火旺所致吐血，或真阳虚衰、阳虚欲脱，或格阳戴阳，或命火衰微，或湿热泻痢，或脉证俱实的实热证等，均不宜用。

【用法与用量】　丸：口服。小蜜丸一次 9g，大蜜丸一次 1 丸，一日 2～3 次。水丸：一次 6g，一日 2～3 次。口服液：口服。一次 1 支，一日 2～3 次。合剂：口服。一次 10～15ml，一日 3 次。颗粒：口服。一次 1 袋，一日 2～3 次。

参 考 文 献

[1] Rodondi N, Bauer D C, Cappola A R, et al. Subclinical thyroid dysfunction, cardiac function, and the risk of heart failure[J]. The Cardiovascular Health study. J Am Coll Cardiol，2008，52（14）：1152-1159.

[2] 周泉，李志梁，王素华，等. 大鼠甲状腺功能状态对心肌细胞凋亡的影响[J]. 第四军医大学学报，2007，7（6）：1388-1391.

[3] 高天舒，韩晓晴，尹慧丝. 补中益气汤对甲状腺功能减退大鼠心肌细胞凋亡及 Fas，FasL 和 Caspase-3 蛋白表达的影响[J]. 中国实验方剂学杂志，2012，18（10）：236-240.

[4] 曾昭明，陈芝喜，赵慧，等. 补中益气丸对脾虚大鼠甲状腺激素水平的影响[J]. 广州中医药大学学报，2007，24（4）：320-322.

[5] 李文静，陈如泉. 甲状腺机能减退症的中医临床及实验研究综述[J]. 国医论坛，1998，13（6）：39-40.

[6] 李素娟. 加味补中益气汤治疗原发性甲状腺功能减退症的疗效观察[J]. 中西医结合心血管病杂志，2015，3（27）：48-49.

（山东省中医药研究院　刘　瑾、王爱洁）

参苓白术散

【药物组成】　人参、茯苓、炒白术、山药、炒白扁豆、莲子、炒薏苡仁、砂仁、桔梗、甘草。

【处方来源】　宋·太平惠民和剂局《太平惠民和剂局方》。《中国药典》（2015 年版）。

【功能与主治】　补脾胃，益肺气。用于脾胃虚弱，食少便溏，气短咳嗽，肢倦乏力。

【药效】　主要药效如下：

1. 调节脾虚引起的神经-内分泌-免疫异常　由甲状腺分泌的三碘甲状腺原氨酸（T_3）和甲状腺素（T_4）影响机体代谢与生长发育，其血液循环中的水平受下丘脑-腺垂体-甲状腺轴等的调节。脾虚伴有神经-内分泌-免疫功能的失调，胃肠激素紊乱，甲状腺和免疫功能降低，外周血促胃液素（GAS）、胃动素（MTL）下降和生长抑素（SS）升高，白介素-2（IL-2）、白介素-6（IL-6）、T_3、T_4 及 β-内啡肽（β-EP）均出现下降。参苓白术散健脾，有明显调节甲状腺功能的效用，能显著升高 T_3，对脾虚引起的神经-内分泌-免疫异常具有一定的调节作用[1]。

2. 改善阳虚质　阳虚质是指阳气不足，以虚寒表现为特征的一种体质状态，阳虚质者存在能量代谢、脂代谢、糖代谢的紊乱。与平和质比较，阳虚质血清皮质酮、环腺苷酸（cAMP）/环鸟苷酸（cGMP）值、白介素-1β（IL-1β）和促甲状腺素（TSH）含量较高，而血清皮质醇、促肾上腺皮质激素（ACTH）、cGMP 及游离甲状腺素（FT_4）含量则较低，说明阳虚质与下丘脑-垂体-肾上腺轴、下丘脑-垂体-甲状腺轴功能减退，以及与环核苷酸系统和免疫功能紊乱相关。

阳虚患者肠球菌、大肠杆菌等肠道需氧菌异常增加，双歧杆菌、乳酸杆菌等益生菌显著下降。消化功能紊乱症状与脾胃虚弱证临床表现一致。

参苓白术散能够有效调节抗生素引起的肠道菌群失调，明显使乳酸杆菌、双歧杆菌升高，对治疗肠道菌群失调具有明显疗效[2]。

【临床应用】

1. 代谢紊乱症候群[3,4]　代谢综合征（metabolic syndrome，MS）是以中心型肥胖、高血压、糖调节受损和脂代谢紊乱为主要表现的一组代谢紊乱症候群。MS 类比于"脾失健运"，患者表现出形体肥胖，肢体倦怠，食后腹胀，便溏，神疲懒言，下肢时有轻度水肿。基础代谢率在很大程度上受激素的影响。甲状腺激素、性腺激素分泌减少等，均可导致代谢紊乱，产生肥胖等症状。治以健运脾胃、利水渗湿。参苓白术散通过改善人体的代谢功能来促进人体的能量与物质的吸收及分解，起到双向调节作用；促进人体湿浊排出，改善代谢。

2. 甲状腺术后功能不足　甲状腺腺瘤存在 TSH 受体，手术切除不能根除瘤灶，患者术后由于甲状腺腺体切除，甲状腺功能不足，出现高 TSH 血症，残存的微小瘤灶在 TSH 的作用下又再次成为甲状腺腺瘤。临床常见神疲乏力、头晕目眩等，咽干咳嗽、自汗盗汗发生率较高。参苓白术散益气养阴扶正，对甲状腺术后临床症状有显著效果，可改善循环系统，清除痰瘀等病理产物并避免其产生[5]。

【不良反应】　尚未见报道。

【使用注意】　①泄泻兼有大便不通畅，肛门有下坠感者忌服。②服本药时不宜同时服用藜芦、五灵脂、皂荚或其制剂。③不宜喝茶和吃萝卜以免影响药效。④不宜和感冒类药同时服用。⑤高血压、心脏病、肾脏病、糖尿病患者及孕妇应在医师指导下服用。

【用法与用量】　口服。一次 6～9g，一日 2～3 次。

参 考 文 献

[1] 高秀兰，张广霞，谢鸣. 不同健脾方对脾虚证模型大鼠胃肠、甲状腺及免疫功能的影响[J]. 中药药理与临床，2016，32（3）：16-19.

[2] 肖翠霞，吴科锐，韩凌. 中医药对肠道菌群的影响研究进展[J]. 中成药，2017，39（6）：1239-1243.

[3] 王龙. "通经调脏手法"治疗代谢综合征的疗效评价研究[D]. 长春：长春中医药大学，2015.

[4] 毛晓明. 基于文献分析的成年单纯性肥胖方药规律研究[D]. 郑州：河南中医药大学，2016.

[5] 鲁婧. 益气养阴扶正法治疗甲状腺术后患者临床疗效观察[D]. 广州：广州中医药大学，2015.

（山东省中医药研究院　程丽芳、李克明，山东中医药大学附属医院　崔兵兵）

四君子丸（合剂、颗粒）

【药物组成】　党参、白术（炒）、茯苓、炙甘草。

【处方来源】　宋·太平惠民和剂局《太平惠民和剂局方》。《中国药典》（2015 年版）。

【功能与主治】　益气健脾。用于脾胃气虚，胃纳不佳，食少便溏。

【药效】　主要药效如下：

1. 对肝郁脾虚证所致甲减的调节作用　研究发现肝郁脾虚证动物可出现下丘脑-垂体-甲状腺轴功能减退[1,2]。四君子汤对肝郁脾虚证大鼠引起的甲减具有不同程度的改善作用，可使大鼠血清三碘甲状腺原氨酸（T_3）、甲状腺素（T_4）水平显著升高[3]。

2. 对脾虚证所致甲减的调节作用　脾虚患者基础代谢率低，皮温低，不耐寒，对外界适应能力差，尤其是脾胃虚寒或脾胃阳虚者，甲状腺功能低下较为明显[4]。动物实验研究也证实随着脾虚程度的加重，甲状腺功能有一定程度的降低[5]。四君子汤能明显提高脾虚大鼠血清甲状腺激素 T_3、T_4、FT_3、FT_4含量，降低血清促甲状腺激素释放激素（TRH）、促甲状腺素（TSH）含量，提示四君子汤通过提高甲状腺对 TSH 反应的敏感性，促进甲状腺合成和分泌 T_3、T_4，改善脾虚时甲状腺功能低下状态[6-11]（图5-2）。

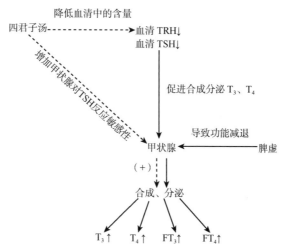

图 5-2　四君子汤调节脾虚证所致甲状腺功能减退的机制

T_3：三碘甲状腺原氨酸；T_4：甲状腺素；FT_3：游离三碘甲状腺原氨酸；

FT_4：甲状腺素；TRH：促甲状腺激素释放激素；TSH：促甲状腺素

3. 对老龄家兔下丘脑神经递质-甲状腺轴的调节作用　衰老是导致甲状腺轴功能紊乱的重要原因，随着机体的衰老，甲状腺素水平降低。四君子汤能增加老龄家兔下丘脑去甲肾上腺素（NE）、多巴胺（DA）、5-羟色胺（5-HT）、β-内啡肽（β-EP）、P 物质（SP）含量，增加腺垂体促甲状腺激素释放激素（TRH）、血清促甲状腺激素（TSH）含量，提示四君子汤能改善下丘脑-垂体功能的老年性变化，同时对老龄性家兔甲状腺轴的增龄性变化具有一定的延缓作用[12]。

4. 影响消化及免疫功能　本品能促进脾虚动物胃黏膜的修复，改善大鼠胃肠的微循环，改善动物机体的免疫功能[13]。

【临床应用】

1. 甲减　本品治疗脾肾阳虚型甲减有明显的临床疗效。对脾肾阳虚型甲减患者，给予左旋甲状腺素片口服，在此基础上加四君子汤合肾气丸，每天 1 剂，分 3 次口服，治疗 4 个月。治疗效果明显高于单纯左旋甲状腺素片口服组。两组治疗前后中医证候积分均明显降低，且治疗组降低幅度更明显；两组治疗前后 TSH、FT_3、FT_4均明显改善，且治疗组较对照组改善程度更明显。结论是四君子汤合肾气丸能明显改善脾肾阳虚型甲减的中医证候，对甲状腺功能也有明显的改善作用，该方法治疗脾肾阳虚型甲减有明显的临床疗效[14]。

2. 消化系统疾病　如中医脾虚的胃纳不佳，食少便溏，消化不良。脾气虚之排便无力的便秘，脾气虚之厌食症等[13]。

【不良反应】　尚未见报道。

【使用注意】　①阴虚或实热证者慎用。②服药期间忌食辛辣、油腻、生冷食物。

【用法与用量】　丸：口服。一次 3～6g，一日 3 次。合剂：口服。一次 15～20ml，一日 3 次。用时摇匀。颗粒：口服。一次 1 袋，一日 3 次。

参 考 文 献

[1] 刘振秀, 王秀荣. 促甲状腺激素释放激素对抗大鼠束缚应激的作用[J]. 中国医学科学院学报, 1992, 14（2）: 118-121.

[2] 夏天, 李刚, 王宗仁, 等. 脾虚大鼠下丘脑—垂体—甲状腺轴功能的变化[J]. 安徽中医学院学报, 2001, 20（4）: 42-45.

[3] 王玉杰, 谢鸣, 杨柳倩, 等. 疏肝、健脾、疏肝健脾方对肝郁脾虚证模型大鼠 T3、T4、TRH、TSH 的影响[J]. 北京中医药大学学报, 2010, 33（6）: 381-384.

[4] 陈茹荣, 孙弼纲, 高尔鑫, 等. 不同程度脾虚患者甲状腺功能改变的临床研究[J]. 安徽中医学院学报, 1998, 17（3）: 10-12.

[5] 陈芝喜, 刘小斌, 周名璐, 等. 健脾补肾方对脾虚证大鼠性激素及甲状腺激素水平的影响[J]. 中国医药学刊, 2006, 3（4）: 11.

[6] 陈芝喜, 徐志伟, 刘小斌, 等. 强肌健力饮对脾虚大鼠性激素水平的影响[J]. 放射免疫学杂志, 2008, 21（1）: 37.

[7] 赵慧, 陈芝喜, 陈津岩, 等. 强肌健力饮对脾虚证大鼠血清甲状腺激素水平的影响[J]. 辽宁中医杂志, 2010, 37（4）: 753-754.

[8] 李志强, 陈津岩, 何赞厚, 等. 四君子汤对脾虚证大鼠血清性激素和甲状腺激素水平的影响[J]. 河南中医, 2008, 28（3）: 36-38.

[9] 李刚, 梁红娟, 张贺龙, 等. 四君子汤可促进脾虚大鼠甲状腺激素对胸腺的作用[J]. 安徽中医学院学报, 2006, 25（2）: 28-31.

[10] 李刚, 姬统理, 夏天. 脾虚证大鼠垂体—甲状腺轴激素变化的研究[J]. 云南中医学院学报, 2001, 24（3）: 19-21, 26.

[11] 夏天, 李刚, 王宗仁, 等. 脾虚大鼠下丘脑垂体甲状腺轴功能的变化[J]. 安徽中医学院学报, 2001, 20（4）: 42-45.

[12] 岑荣光, 李溥, 莫兴菊, 等. 四君子汤对家兔下丘脑神经递质-甲状腺轴的调节作用及机理研究[J]. 放射免疫学杂志, 2005, 18（1）: 43-44.

[13] 本刊编辑部. 四君子丸临床应用解析[J]. 中国社区医师, 2010,（9）: 11.

[14] 郭茜, 陈永华. 四君子汤合肾气丸治疗原发性甲状腺功能减退症疗效观察[J]. 中国基层医药, 2015, 22（17）: 2610-2612.

（山东省中医药研究院　程丽芳、黄　伟，青岛西海岸新区人民医院　王　烁）

三、化痰祛瘀类

消 瘰 丸

【药物组成】　元参（蒸）、牡蛎（煅，醋研）、贝母（去心，蒸）。

【处方来源】　清·程国彭《医学心悟》。《中国药典》（2015 年版）。

【功能与主治】　清化热痰，软坚散结。用于瘰疬、痰核，症见咽干，舌红，脉弦滑者。

【药效】　主要药效如下：

1. 抗血小板聚集、增强纤维蛋白溶解活性　甲减患者由于甲状腺激素缺乏，机体代谢紊乱，血液脂质升高，血浆纤维蛋白原降解缓慢；甲状腺自身抗体的出现，致使血液黏度升高，血液流变学异常[1-3]。血脂和血黏度升高导致甲减患者动脉粥样硬化性心血管疾病发生率增加[4-6]。消瘰丸中的玄参醚、醇、水提取物对大鼠均有显著抑制血小板聚集，降低纤溶酶原激活物抑制剂（PAI-1）作用，提示玄参提取物在抗血小板聚集、增强纤维蛋白溶解活性方面具有较强作用[7]。

2. 抗炎　本品有抗炎作用。

【临床应用】

1. 甲减合并桥本甲状腺炎　甲减合并桥本甲状腺炎患者除了甲状腺功能指标异常外还会有咽干、颈部肿痛等症状，消瘰丸加雷公藤、夏枯草持续治疗甲减合并桥本甲状腺炎

3 个月后，患者甲状腺功能指标基本正常，甲状腺结节较前缩小，并且治疗过程中监测肝肾功能，未发生不良反应[8, 9]。

2. 甲状腺结节、桥本甲状腺炎　本品还用于甲状腺结节、桥本甲状腺炎等[9]。

【不良反应】　尚未见报道。

【使用注意】　①作丸剂，方中牡蛎需煅用，否则不易粉碎；作汤剂，用生牡蛎，效果更好。本方贝母用浙贝母为佳。②瘰疬日久已溃烂者，亦可服用本方。

【用法与用量】　口服。每次 9g，每天 2～3 次。

参 考 文 献

[1] 李津萍，陈力. 甲状腺功能改变的血液流变学观察[J]. 天津医药，1989，（12）：748-749.

[2] 朱秉武，徐君杰，戴宝珠. 甲状腺功能减退患者血液流变学与血脂变化的观察[J]. 中华内分泌代谢杂志，1994，10（2）：119-121.

[3] 赵家军，杨利波. 甲状腺功能减退与血脂异常[J]. 中国实用内科杂志，2014，34（4）：340-343.

[4] 张燕，蔡晓玲. 甲状腺功能减退症患者甲状腺素治疗对血脂、血液流变学的影响[J]. 中国临床药学杂志，2007，（6）：370-373.

[5] 项莹，孙玉倩，傅雪莲，等. 甲状腺功能减退患者替代疗法治疗前后甲状腺功能及血脂和血液流变学变化[J]. 中国地方病学杂志，2005，24（4）：434-436.

[6] 胡绍文，刘桂梅，臧益民，等. 原发性甲状腺功能减退症的左心室收缩功能和血液流变学[J]. 解放军医学杂志，1988，13（3）：186-188.

[7] 倪正，蔡雪珠，黄一平，等. 玄参提取物对大鼠血液流变性、凝固性和纤溶活性的影响[J]. 中国微循环，2004，8（3）：152-153.

[8] 刘文科. 仝小林教授应用消瘰丸治疗糖尿病合并甲状腺疾病验案三则[J]. 四川中医，2013，31（1）：115-118.

[9] 于晓彤，李敏. 应用消瘰丸辨治甲状腺疾病临床体会[J]. 北京中医药，2017，36（6）：20-23.

（山东省中医药研究院　桑素珍、王爱洁，山东中医药大学第二附属医院　部　帅）

❧ 逍 遥 丸 ❧

【药物组成】　甘草（微炙）半两，当归、茯苓、白芍、白术、柴胡。

【处方来源】　宋·太平惠民和剂局《太平惠民和剂局方》。《中国药典》（2015 年版）。

【功能与主治】　疏肝健脾，养血调经。用于肝郁脾虚所致的郁闷不舒、胸胁胀痛、头晕目眩、食欲减退、月经不调。

【药效】　主要药效如下：

1. 中枢神经调节作用　甲状腺素在维持下丘脑-垂体-甲状腺轴的动态平衡中起重要作用，甲状腺素的不稳定可致情感性精神障碍。抑郁障碍是甲减患者的常见并发症，主要表现为抑郁、无力、兴趣减退等。逍遥丸内的柴胡、当归、白芍或柴胡、当归、薄荷是逍遥丸抗抑郁作用的主要有效成分。逍遥丸可增加肝郁大鼠脑内去甲肾上腺素（NE）、多巴胺（DA）神经递质而改善抑郁症状；逍遥丸还可降低脑组织乙酰胆碱酯酶（AchE）活性、提高乙酰胆碱转移酶（ChAT）活性，改善老年痴呆模型小鼠的行为学指标。因此逍遥散对甲减患者的抑郁障碍有一定的治疗作用[1, 2]。

2. 免疫调节作用　甲减很大一部分是由于自身免疫导致的。逍遥丸可显著提高损伤小鼠的细胞免疫和体液免疫功能[3]。

【临床应用】

桥本甲状腺炎亚临床甲减期　桥本甲状腺炎亚临床甲减期患者主要以甲状腺肿大、烦躁易怒、善太息、胸闷胁痛、倦怠乏力、食后腹胀、便溏不爽等为主要表现，而无明显腰膝酸软、畏寒怕冷、记忆力减退等脾肾阳虚症状，故认为亚临床甲减处于桥本甲状腺炎病程的中期，以气滞、血瘀、痰凝等邪实为主；故基本病机仍是气滞、痰凝、血瘀壅结颈前。以逍遥散加黄芪、浙贝、夏枯草、三棱、莪术治疗桥本甲状腺炎亚临床甲减期可明显改善临床症状及 FT_3、FT_4、促甲状腺激素（TSH）等指标，更在降低抗甲状腺球蛋白抗体（TG-Ab）、抗甲状腺过氧化物酶抗体（TPO-Ab）滴度方面显示出独特优势，能更好地改善患者临床不适症状及延缓疾病进展[4]。

【不良反应】　尚未见报道。

【使用注意】　①肝肾阴虚所致胁肋胀痛，咽干口燥，舌红少津者慎用。②忌食辛辣生冷食物，饮食宜清淡。

【用法与用量】　口服，小蜜丸一次 9g，大蜜丸一次 1 丸，一日 2 次；水丸一次 6～9g，一日 1～2 次；浓缩丸一次 8 丸，一日 3 次。

参 考 文 献

[1] 任艳玲，周玉枝，马致洁，等. 逍遥散抗抑郁有效部位指纹图谱归属分析[J]. 山西医科大学学报，2011，42（8）：636-640.
[2] 何敏，武志强，阚昌田，等. 逍遥散拆方药队的抗抑郁作用及部分机制研究[J]. 中药药理与临床，2014，30（6）：5-8.
[3] 吴正平. 疏肝健脾汤治疗甲亢 46 例临床观察[J]. 四川中医，2006，24（11）：65.
[4] 梁蓝芋. 疏肝解郁化痰祛瘀法治疗桥本氏甲状腺炎亚临床甲减期的临床研究[D]. 成都：成都中医药大学，2016.

（山东中医药大学第二附属医院　部　帅，山东省中医药研究院　桑素珍、王爱洁）

四、阴阳双补类

归脾丸（浓缩丸、合剂、颗粒）

【药物组成】　党参、白术（炒）、炙黄芪、炙甘草、茯苓、远志（制）、酸枣仁（炒）、龙眼肉、当归、木香、大枣（去核）。归脾合剂加生姜。

【处方来源】　宋·严用和《济生方》。《中国药典》（2015 年版）。

【功能与主治】　益气健脾，养血安神。用于心脾两虚，气短心悸，失眠多梦，头昏头晕，肢倦乏力，食欲不振，崩漏便血。

【药效】　主要药效如下：

1. **免疫调节作用**[1-5]　甲减很大一部分是由于自身免疫导致的，常常伴有免疫功能的失调。机体的细胞免疫是由 T 淋巴细胞介导的，T 淋巴细胞的主要功能是调节蛋白质抗原引起的所有免疫应答，清除细胞表面抗原或细胞内微生物的效应作用。$CD4^+/CD8^+$分子是 T 细胞表面的 TCR 辅助受体，如果两者比例失调就会影响机体的免疫系统，而导致机体的免疫水平处于抑制状态。因此，外周血 $CD4^+/CD8^+$值是反映人体免疫系统内环境稳定的一个主要指标。浓缩归脾丸明显增加苯中毒模型小鼠外周免疫器官胸腺指数和脾脏指数，增加外周血 T 淋巴细胞亚群 $CD4^+$、$CD8^+$、$CD4^+/CD8^+$值、血清溶血素和粒细胞集落刺激因子（G-CSF）水平，对免疫功能具有明显的促进作用。归脾丸显著增加慢性疲劳模型大鼠脾脏质量，增加脾脏 NK 细胞的阳性表达。归脾颗粒能明显提高环磷酰胺抑制性小鼠的免疫功能，使小鼠的特异性抗体（溶血素）达到正常水平。归脾汤还可增强经卵清蛋白免疫过小鼠的体液免疫应答能力，提高抗体生成水平。

2. 中枢神经调节作用[6-13]　甲状腺素在维持下丘脑-垂体-甲状腺轴的动态平衡中起重要作用，甲状腺素的不稳定可致情感性精神障碍。抑郁障碍是甲减患者的常见并发症，主要表现为抑郁、无力、兴趣减退等。甲状腺素能调节脑中 5-羟色胺（5-HT）能神经递质系统，中枢 5-HT 有促进甲状腺激素（TSH）分泌作用，甲状腺激素对 TSH 的反馈调节作用中，5-HT 可能是中间环节。归脾丸能显著增加苯中毒小鼠模型游泳总里程，提高脑组织 5-HT、多巴胺（DA）、去甲肾上腺素（NE）、5-羟吲哚乙酸（5-HIAA）含量，改善苯中毒所伴发的精神抑郁状态。另外，归脾汤能提高抑郁模型大鼠血清中甲状腺素（T_4）水平，对慢性应激性刺激大鼠具有抗抑郁作用；可改善老年抑郁模型大鼠体重、行为及学习记忆能力；通过降低抑郁模型大鼠血中促肾上腺皮质激素（ACTH）及皮质醇（CORT）含量，或增加海马 CA3 区脑源性神经营养因子（BDNF）及雌二醇（E_2）水平来发挥抗抑郁作用。

3. 增强记忆作用[14-19]　记忆力减退是成年和老年甲减患者常见的并发症。归脾丸不仅可以改善正常小鼠的学习记忆能力，而且能有效对抗不同化学药品所致的小鼠学习记忆能力的降低，具有明显的促智作用。归脾丸可改善苯中毒小鼠的记忆能力，其改善记忆能力与改善造血及海马神经元功能有关。归脾汤对脾虚模型大鼠学习记忆能力下降有明显改善作用，其作用机制与调节脑内学习记忆有关的胆囊收缩素（CCK）、P 物质（SP）、血管活性肠肽（VIP）、神经肽 Y、催产素受体水平和基因表达有关。

4. 增加食欲作用[20]　甲减患者食欲通常减退，但大多数患者体重增加，体重增加是由于组织中水潴留所致。胃排空延缓，肠蠕动减弱导致恶心、呕吐、腹胀、便秘。甲减对肠吸收的影响很复杂，虽然对多种营养物质的吸收速率减慢，但由于肠蠕动减慢，吸收时间更长，总的吸收量可能正常或增加。偶见明显吸收不良。归脾颗粒可调节幼龄厌食大鼠胃动素（MTL）、促胃液素（GAS）和 β-内啡肽（β-EP）的分泌与释放，促进胃排空，对幼龄厌食大鼠具有改善调节的作用。

5. 抗疲劳作用[4]　甲减患者因机体各系统功能减低，基础代谢减慢，因此，患者容易出现疲劳。归脾丸能明显延长小鼠的游泳时间和延长缺氧生存时间，且具有一定的抗疲劳作用。

【临床应用】

1. 甲减[21-23]　甲减患者机体内甲状腺激素严重缺乏，机体代谢功能减弱，临床需要进行长期甲减替代治疗。甲减临床辨证以心脾两虚证多见。在西药左甲状腺素钠基础上，配合归脾丸或归脾胶囊治疗，均能明显改善甲减患者嗜睡、纳差及少汗等临床症状，明显降低患者血清 TSH、总胆固醇（TC）、三酰甘油（TG）水平，显著升高 FT_3、FT_4 水平。

2. 亚临床甲减[24, 25]　亚临床甲减是指血清 TSH 升高，FT_4 正常的甲减症，其主要病因是慢性自身免疫性甲状腺炎。归脾丸配合小剂量甲状腺素治疗亚临床甲减，能够改善患者临床症状，并同时降低 TSH 水平，疗效显著。

【不良反应】　尚未见报道。

【使用注意】　①阴虚火旺者慎用。②服药期间，宜食清淡易消化食物，忌食辛辣、生冷、油腻食物，以免加重病情。

【用法与用量】　丸：用温开水或生姜汤送服。水蜜丸一次 6g，小蜜丸一次 9g，大蜜丸一次 1 丸，一日 3 次。浓缩丸：口服。一次 8～10 丸，一日 3 次。合剂：口服。一次 10～20ml，一日 3 次用时摇匀。颗粒：开水冲服。一次 1 袋，一日 3 次。

参 考 文 献

[1] Baumgaa D C，Carding S R. Inflammatory bowel disease：cause and immunobiology[J]. Lancet，2007，36（9）：1627.

[2] 刘艳杰，刘立，王晶. 浓缩归脾丸对苯中毒小鼠 T 细胞亚群、血清溶血素、粒-巨噬细胞集落刺激因子的影响[J]. 中华中医药杂志，2016，31（12）：5256-5259.

[3] 王著敏，金杰. 红景天对复合应激因素致慢性疲劳大鼠脾脏质量及 NK cell 的影响[J]. 中医研究，2014，27（10）：59-61.

[4] 戴诗文，张伟敏，王绪平. 归脾颗粒剂的药效学研究[J]. 中药新药与临床药理，1999，10（3）：49-50，68.

[5] 杨光，邱泽文，罗红，等. 中药方剂归脾汤对小鼠抗体激发水平的影响[J]. 大连医科大学学报，2014，36（1）：11-12.

[6] 肖建英，刘用璋，高淑贤，等. 实验性甲状腺功能低下大鼠脑组织单胺类神经递质的代谢变化[J]. 中国地方病学杂志，1996，15（2）：89-92.

[7] 刘立，徐瑞，俞晓英. 归脾汤对苯中毒小鼠外周血指标及脑组织中 5-TH、DA 的影响[J]. 中医研究，2010，23（5）：13-16.

[8] 刘立，王祖华，孙少伯，等. 归脾丸对苯中毒小鼠行为学及中枢 5-HT、NE、5-HIAA 的影响[J]. 甘肃中医学院学报，2010，27（3）：12-14.

[9] 陈宝忠，王庆双，李冀，等. 归脾汤对抑郁模型大鼠血清中 T_3、T_4 及 TSH 含量的影响[J]. 南京中医药大学学报，2013，29（5）：445-447.

[10] 王国琦，赵阿勋，朱双阅. 归脾汤对老年抑郁模型大鼠行为学及学习记忆能力的影响[J]. 中国老年学杂志，2013，33（20）：5051-5053.

[11] 陈宝忠，姚丹，于鸿飞，等. 归脾汤对抑郁模型大鼠血中 ACTH 及 CORT 含量的影响[J]. 中医药学报，2010，38（4）：19-21.

[12] 李婷婷，俞晓飞，李祥婷，等. 归脾汤对抑郁模型大鼠行为学及海马 CA3 区 BDNF 水平的影响[J]. 中华中医药杂志，2018，33（7）：2827-2831.

[13] 季颖，单德红. 归脾汤对抑郁模型大鼠血清皮质酮雌激素含量影响的实验研究[J]. 中华中医药学刊，2007，25（11）：2349-2351.

[14] 侯志峰，徐国存. 归脾丸对小鼠学习记忆作用的影响[J]. 北京中医，2006，25（12）：754-755.

[15] 俞晓英，徐厚谦，刘立，等. 归脾丸溶液对苯染毒小鼠学习记忆及海马形态学的影响[J]. 境与职业医学，2011，28（3）：149-151，155.

[16] 钱会南，沈丽波，胡雪琴，等. 脾虚模型大鼠学习记忆障碍及归脾汤的改善作用[J]. 中国行为医学科学，2006，（3）：202-204.

[17] 钱会南，沈丽波，胡雪琴，等. 脾虚大鼠模型脑内胆囊收缩素、P 物质、血管活性肠肽变化及归脾汤的影响[J]. 中国实验方剂学杂志，2006，（5）：29-31.

[18] 钱会南，胡雪琴，沈丽波. 脾虚模型脑内神经肽 Y 水平和基因表达变化及归脾汤的影响[J]. 北京中医药大学学报，2006，（11）：743-745.

[19] 钱会南，王乐，胡雪琴，等. 脾虚大鼠脑内催产素受体基因表达变化及归脾汤的影响[J]. 中国临床康复，2006，（47）：62-63，74.

[20] 吴海英，邓金明，徐智雷，等. 归脾颗粒对厌食大鼠的改善作用及机制研究[J]. 中成药，2017，39（2）：411-414.

[21] 苏青. 美国甲状腺协会/美国临床内分泌医师协会甲亢诊疗指南介绍[J]. 中华内分泌代谢杂志，2013，9（2）：200-204.

[22] 楼益兰，张燕玲，陈华. 归脾胶囊联合左甲状腺素钠对甲状腺功能减退患者的临床疗效及安全性[J]. 中国生化药物杂志，2016，36（12）：133-136.

[23] 王玉梅，宋宏. 左甲状腺素钠联合归脾丸对甲状腺功能减退患者临床疗效及安全性研究[J]. 全科医学临床与教育，2016，14（5）：532-534.

[24] Ayala A R，Danese M D，Ladenson P W. When to treat mild hypothy-roidism[J]. Endocrinol Metab Clin North Am，2000，29（2）：399-415.

[25] 滕士超. 归脾丸配合小剂量甲状腺素治疗轻微甲状腺功能减退临床疗效观察[J]. 河北中医，2008，25（12）：895-896.

（山东省中医药研究院　黄　伟、张新军，山东大学药学院　韩秀珍）

还少胶囊

【药物组成】　熟地黄、山茱萸、山药（炒）、枸杞子、杜仲（盐制）、巴戟天（炒）、肉苁蓉、五味子、小茴香（盐制）、楮实子、牛膝、茯苓、远志（甘草炙）、石菖蒲、大枣（去核）。

【处方来源】　明·洪遵《洪氏验方集》。国药准字 Z50020249。

【功能与主治】　温肾补脾，养血益精。用于脾肾虚损，腰膝酸痛，阳痿遗精，耳鸣目眩，精血亏耗，肌体瘦弱，食欲减退，牙根酸痛。

【药效】　主要药效如下[1]：

1. 降低甲状腺抗体水平　甲状腺抗体可引起甲状腺滤泡破坏，最后机化萎缩导致特发性甲减。在西药基础上，加服还少胶囊，可降低患者血清中高水平的甲状腺自身抗体，改善机体的免疫功能。

2. 改善血脂指标　甲状腺激素是人体内最重要的激素之一，对糖、蛋白质、脂肪等物质代谢均有影响，因此甲减常合并有高脂血症，原发性甲减时更明显，临床上以中药还少胶囊+左甲状腺素治疗甲减 12 周后，结果示甲减症状明显好转，血清总胆固醇及三酰甘油均有明显下降。

【临床应用】

甲减　温补肾脾法能明显改善脾肾阳虚型或阴阳两虚型甲减临床症状，在西药左甲状腺素基础上加服还少胶囊，改善甲减患者的临床症状和对甲状腺功能有增效作用[2]。

【不良反应】　尚未见报道。

【使用注意】　①忌辛辣、生冷、油腻食物。②本品宜饭前服用。③高血压、心脏病、肝病、糖尿病、肾病等慢性病严重者应在医师指导下服用。④本品不宜长期服用，服药 2 周症状无缓解，应去医院就诊。⑤对本品过敏者禁用，过敏体质者慎用。

【用法与用量】　口服。一次 5 粒，一日 2～3 次。

参 考 文 献

[1] 徐珏. 中药还少胶囊治疗甲状腺功能减退 30 例[J]. 世界中医药，2010，5（4）：231.

[2] 王娟，张媛媛. 用中西医结合疗法治疗甲亢治疗后引起的甲减的疗效观察[J]. 求医问药（下半月），2013，11（9）：304-305.

（山东省中医药研究院　周　倩、李　莹）

第六章

甲状腺功能亢进中成药名方

第一节 概　述

一、概　念[1]

甲状腺功能亢进症（hyperthyroidism，简称"甲亢"），是由多种病因导致甲状腺合成释放过多的甲状腺激素，造成机体代谢亢进和交感神经兴奋，引起心悸、出汗、进食和便次增多、体重减轻的病症。多数患者还常常同时有突眼、眼睑水肿、视力减退等症状。最常见的是 Graves 病（简称 GD）。

Graves 病是一种自身免疫性疾病，属中医学"瘿病"范畴。临床表现并不限于甲状腺症状，而是一种多系统的综合征，包括高代谢症候群、弥漫性甲状腺肿、眼征、皮损和甲状腺肢端病。由于多数患者同时有高代谢症候群和甲状腺肿大，故称为毒性弥漫性甲状腺肿。

二、病因及发病机制[2]

（一）病因

一般认为，本病以遗传易感为背景，在感染、精神创伤等因素作用下，诱发体内的免疫功能紊乱。但临床上绝大多数患者并不能找到发病的病因。

（二）发病机制

Graves 病患者具有与一定人类白细胞抗原（HLA）类型相关的遗传因素所引起的抑制性 T 淋巴细胞（Ts）功能特异缺陷，环境因素、感染、药物、创伤或其他应激反应等，也可诱发 Ts 的功能降低、数目减少，加重器官特异性 T 细胞的缺乏，从而降低了针对甲状腺的辅助性 T 淋巴细胞（Th）的抑制。特异的 Th 在有单核细胞及特异抗原存在的情况下，产生干扰素-γ（IFN-γ），刺激特异性 B 淋巴细胞活化而产生甲状腺刺激性抗体（TSAb）。TSAb 与促甲状腺激素（TSH）相似，刺激 TSH 受体，激活环腺苷酸（cAMP）通路，使甲状腺细胞增生，激活甲状腺细胞代谢，合成甲状腺激素增加。IFN-γ 在甲状腺细胞表面引起 HLA-DR 抗原的表达，此种效应可被 TSAb 及 TSH 增强。甲状腺细胞变为表面抗原细胞是由于这种特异 Th 的刺激及不断作用导致的。这是目前较为公认的发病机制。

三、临 床 表 现

Graves 病起病缓慢。在表现典型时，高代谢症候群、甲状腺肿和眼征三个方面的表现均较明显，但如病情较轻可与神经症相混淆。有的患者可以某种（些）特殊症状如突眼、恶病质或肌病等为主要表现。老年和儿童患者的临床表现常不典型。近年，由于诊断水平逐步提高，轻症和不典型患者日见增多。典型病例常有下列表现：患者易激动、神经过敏，多言多动、失眠紧张；怕热多汗，常有低热，发生危象时可出现高热，常有心悸、胃纳明显亢进，但体重下降，疲乏无力；多数患者有甲状腺肿大，突眼，肌肉软弱无力。女性患者常有月经减少，周期延长，甚至闭经。男性多阳痿，偶见乳房发育。少部分患者有典型对称性黏液性水肿，多见于小腿胫前下段，少数患者尚可见到指端软组织肿胀，呈杵状等。

四、诊　　断

经过病史询问、体格检查和实验室检查，甲亢的诊断大多不困难。小儿和老年病人的症状、体征不典型；淡漠型甲亢患者极度疲乏无力，表情淡漠，语言不多，眼光无神，反应迟钝，甲状腺肿大不明显，或较小，触诊时可触及结节。脉率不快，偶有四肢发凉、皮肤干燥，较少有眼征。患者年龄较大，可伴有心房颤动，发生心力衰竭，甚至发生甲状腺危象。其他表现包括不明原因的肌病、腹泻、食欲下降或呕吐。神经症：虽有甲状腺肿大，但不是甲亢，而是神经紧张、焦虑，绝经期妇女常见。单纯性甲状腺肿大，没有甲亢的表现。^{131}I 吸收率呈缺碘曲线，吸 ^{131}I 率增高，但高峰不前移，测定 T_3、T_4、TSH 或作抑制试验可帮助诊断。

五、治　　疗[2, 3]

（一）常用化学药物及现代技术

抗甲状腺药物有多种，以硫脲类为主，其中最常用者有甲硫氧嘧啶（methylthiouracil，MTU）、丙硫氧嘧啶（propylthiouracil，PTU），还有巯基咪唑类，如甲巯咪唑（thiamazole，MM）和卡比马唑（carbimazole，CMZ）。其作用机制主要在于阻抑甲状腺内的过氧化物酶系统，抑制碘化物形成活性碘，从而妨碍甲状腺激素的合成。丙硫氧嘧啶尚有阻滞 T_4 转变为 T_3，以及改善免疫监护的功能，但对已合成的激素并无作用，故用药后需经数日方始见效。

动物实验观察到甲巯咪唑可抑制 B 淋巴细胞合成抗体，降低血液循环中甲状腺刺激性抗体的水平，使抑制性 T 细胞功能恢复正常。

化学性抗甲状腺药物的特点是疗效肯定，一般不引起永久性甲减，方便、经济、使用安全。缺点是疗程长，停药后复发率高，少数患者发生严重肝损害或粒细胞缺乏症等。

（二）中成药名方治疗

中医药防治甲亢不同于化学药的单靶点的单一调节治疗。中医药是作用于多靶点、多环节。中药治疗不仅改善临床症状和生活质量，还大大提高患者的远期疗效。中医药治疗甲亢是治病求本、标本兼治。

第二节   中成药名方的辨证分类与药效

中药治疗甲亢是辨证用药。中成药名方的常见辨证分类及其主要药效论述如下。

一、平肝潜阳类

甲亢肝阳上亢证者，症见心悸，汗出，心烦，消瘦，易怒，瘿瘤肿大，两眼突出，舌质红，苔黄干，脉弦数。或多汗心烦，心悸怔忡，口渴，多食，肌体消瘦，四肢震颤等，或目胀心悸，烦躁易怒，畏热汗多，口燥咽干，舌质红，脉数。

甲亢肝阳上亢证主要病理变化是甲状腺内血管增生充血，滤泡增生。T_3、T_4 和 cAMP 的含量增加。自主神经功能紊乱，交感神经亢进，外周交感-肾上腺髓质功能的尿 CA、NE、TMN 含量均增高，血浆 cAMP、cGMP 升高等。

平肝潜阳类中成药可明显降低甲亢大鼠血液中 T_3、T_4 和 cAMP 的含量，延长甲亢小鼠耐缺氧时间，使甲亢大小鼠的体温、体重、饮食饮水指数趋于正常，并有提高小鼠非特异性免疫功能的作用。

常用中成药：甲亢灵片（胶囊、颗粒）、抑亢丸（散）等。

二、清热化痰类

甲亢痰火凝结证者，症见局部肿块、按之较坚，心悸，汗出，心烦，消瘦，易怒，瘿瘤肿大，两眼突出，舌质红，苔黄干，脉弦数。

甲亢痰火凝结证主要病理变化是甲状腺内血管增生充血，滤泡增生，全血黏度升高等。

清热化痰类中成药对腺泡和导管增生有明显抑制作用，同时能抑制成纤维细胞摄取 [14]C-甘氨酸，减少胶原纤维合成，又能促使组织细胞吞噬胶原纤维及其断片，增强细胞溶酶体释放组织蛋白水解胶原纤维，从而消除纤维细胞的增生、粘连，并能显著抑制癌细胞核酸代谢，减少肿瘤细胞的蛋白质合成，显著抑制异常组织细胞 DNA 的合成。还有降低全血黏稠度改善高凝状态和受损疼痛阈值，抑制炎性细胞浸润和炎性介质释放。

常用中成药：夏枯草口服液（膏）、小金丸（片、胶囊）等。

三、理气化痰类

甲亢气郁痰凝证者，症见颈部肿块，质硬或疼痛，情绪急躁，胸闷不舒。舌质红，舌苔白腻，脉弦滑。或颈前肿大，肿块质软不痛，舌偏红苔薄白，脉弦滑。肿大严重时，可伴有气管或食管因受压移位而出现的咽下困难、憋气、喘鸣甚至上肢静脉充血、肿胀等表现者。

甲亢气郁痰凝证主要病理变化是甲状腺内血管增生充血，滤泡增生。

理气化痰类中成药对棉球肉芽肿增殖有明显抑制作用，对血管通透性也有抑制作用。表明本药可能通过调节甲状腺局部结缔组织代谢，阻止其增殖以达到治疗作用，并增强机体免疫功能。

常用中成药：消瘿丸、消瘿气瘰丸等。

四、活血化痰类

甲亢血瘀痰阻证者，症见颈前肿大，可扪及肿块，按之较韧或较硬，活动度大，局部肿胀，或有压迫感，或伴有局部压痛，或肿痛不适，或胸闷不适，舌质紫暗有瘀点，舌苔白腻，脉弦滑。

甲亢血瘀痰阻证主要病理变化是甲状腺内血管增生充血，滤泡增生，脂质代谢紊乱，血脂高，血液黏度升高，血液流变性异常，血管炎症反应明显，血管阻滞。

活血化痰类中成药可以扩张血管，增加血管血流量，调节结缔组织代谢，抑制组织异常增生，调节免疫功能，改善机体状态，调节组织的修复再生。对甲状腺的作用，可用来纠正由缺碘而引起的甲状腺功能不足，同时也可以暂时抑制甲状腺功能亢进的新陈代谢率而减轻症状。碘化物进入组织及血液后，尚能使病态的组织崩溃溶解，昆布中所含之碘，较单纯的碘、碘化钾吸收慢，体内保留时间长，排出也慢，海藻对甲状腺也有同样作用。

常用中成药：消瘿五海丸、五海瘿瘤丸等。

参 考 文 献

[1] 葛均波，徐永健. 内科学[M]. 北京：人民卫生出版社，2013：685-690.
[2] 陈志强，蔡光先. 中西医结合内科学[M]. 北京：中国中医药出版社，2012：537-545.

（西南民族大学　张吉仲，四川省中医药科学院　李利民、赵军宁）

第三节　中成药名方

一、平肝潜阳类

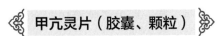

甲亢灵片（胶囊、颗粒）

【药物组成】　丹参、龙骨、墨旱莲、牡蛎、山药、夏枯草。

【处方来源】　研制方。国药准字 Z20023070。

【功能与主治】　平肝潜阳，软坚散结。用于具有心悸、汗多、烦躁易怒、咽干、脉数等症状的甲亢。

【药效】　主要药效如下（图6-1）[1-3]：

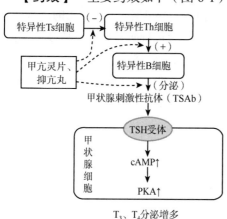

图6-1　甲亢灵片的作用机制图

虚线：甲亢灵片、抑亢丸的可能作用；（－）：抑制作用；（＋）：促进作用

1. 降低甲状腺激素　甲亢是由多种病因引发甲状腺合成释放过多的甲状腺激素而导致的，甲亢灵片联合小剂量甲巯咪唑治疗 Graves 病，治疗组 FT_3 值、FT_4 值显著降低。甲亢灵胶囊联合甲巯咪唑片，甲状腺激素（TT_3、TT_4、FT_3、FT_4）水平明显改善。甲亢灵片能降低甲亢模型大鼠 T_3、T_4 的含量，提示甲亢灵可能对甲状腺素的分解代谢或阻断其吸收具有一定作用。

2. 改善自主神经功能紊乱　甲亢患者可见自主神经功能紊乱，交感神经亢进，外周交感-肾上腺髓质功能的尿 CA、NE、TMN 含量均增高，血浆 cAMP、cGMP 升高等。甲亢灵片可改善自主神经功能紊乱，交感神经亢进状态。

3. 对抗甲状腺素作用　给动物甲状腺素后，动物出现甲亢症状，基础代谢率增加，甲亢灵对其有对抗作用，使体温、体重、饮食、饮水、耐缺氧等均趋于正常，并能增强特异性免疫功能。

【临床应用】　主要用于甲亢及改善甲亢临床症状。

甲亢　甲亢灵片（胶囊、颗粒）主要用于具有心悸、汗多、烦躁易怒、咽干、脉数等症状的甲亢。甲亢灵联合小剂量甲巯咪唑治疗 Graves 病，有明显促进甲巯咪唑降低 FT_3 和 FT_4 水平的作用[1]。甲亢灵联合甲巯咪唑片治疗甲亢，有促进甲巯咪唑改善甲状腺激素水平（TT_3、TT_4、FT_3、FT_4）的作用[2]。

甲亢灵片用于辨证为阴虚阳亢的甲亢，症见失眠多汗，心悸怔忡，怕热多汗，急躁易怒，多食易饥，形体消瘦，倦怠乏力，手足心热，颈前瘿肿，手颤，舌质红，脉弦细数。甲亢灵片明显改善患者阴虚阳亢的证候，心悸怔忡、失眠多汗、倦怠手颤、五心烦热、颈前瘿肿等中医证候积分改善显著优于甲巯咪唑组[4]。

正常甲状腺呈鞍形或马蹄形，两侧叶基本对称，由位于中央的峡部相连，超声检查呈中等回声，光点分布均匀，呈细弱密集光点。彩色多普勒显示其内有少量散在或短条状彩色血流，流量为（27±0.12）ml/min。甲亢患者甲状腺组织异常增生，其大小可至正常的2～3倍，甲状腺内血管扩张、血流速度加快、血流量增加。甲状腺彩超检查时可见甲状腺腺体内布满斑片状彩色血流信号，呈搏动性闪烁，Ralls 称为"火海征"[5]。甲亢灵片不仅能明显改善患者阴虚阳亢的证候，使甲状腺体积的缩小，还能明显降低甲状腺血流速度及血流量，使"火海征"逐渐消失[6]。

【使用注意】　腹胀食少者慎用。

【用法与用量】　片：口服，一次6～7片，一日3次。胶囊：口服，一次4粒，一日3次。颗粒：口服，一次1袋，一日3次。

参 考 文 献

[1] 李凤玲. 甲亢灵联合小剂量他巴唑治疗 Graves 病疗效观察[J]. 右江医学，2006，34（2）：128-129.

[2] 施勇芳，廖浩峰，廖铁军. 甲亢灵胶囊对甲状腺功能亢进患者甲状腺激素水平的影响分析[J]. 中国当代医药，2015，22（5）：154-156.

[3] 蒋孟良，郭建生，彭芝配，等. 甲亢灵片药理作用的研究[J]. 中成药，1996，18（7）：27-29.

[4] 赵萍，张丽萍，廖世煌. 甲亢灵胶囊治疗甲状腺功能亢进症的彩色多普勒观察[J]. 中国中西医结合杂志，2001，10（19）：1815-1816.

[5] Ralls P W，Mayekawa D S，Lee K P，et al. Color-flow Doppler sonography in Graves disease："thyroid inferno"[J]. AJR，1988，150（4）：781-784.

[6] 张丽萍，赵萍，廖世煌. 甲亢灵治疗甲状腺机能亢进症的超声观察[J]. 广州中医药大学学报，2001，18（3）：211-214.

（四川省中医药科学院 李利民、赵军宁，西南民族大学 张吉仲）

抑亢丸（散）

【**药物组成**】 白芍、地黄、黄精、黄药子、羚羊角、女贞子、青皮、桑椹、石决明、天冬、天竺黄、香附、玄参、延胡索。

【**处方来源**】 研制方。国药准字 Z22021593。

【**功能与主治**】 育阴潜阳，豁痰散结，降逆和中。用于瘿病（甲亢）引起的突眼，多汗心烦，心悸怔忡，口渴，多食，肌体消瘦，四肢震颤等。

【**药效**】 主要药效如下[1-3]：

1. 抑制甲状腺功能 Graves 病是甲亢中最常见的一种，占甲亢患者的 80%～90%。本病的病因还不完全清楚，一般认为它和遗传、外界环境变化及身体免疫功能的异常改变都有关系。抑亢丸联合甲巯咪唑治疗 Graves 病在较短时间内即可改善甲状腺功能，降低甲状腺素含量，缩小甲状腺体积。

2. 调节免疫功能 Graves 病与身体免疫功能的异常改变有关，抑亢丸可降低 Graves 病患者抗甲状腺过氧化物酶抗体（TPOAb）和抗甲状腺球蛋白抗体（TGAb）水平。

【**临床应用**】 主要用于毒性弥漫性甲状腺肿（Graves 病）。

毒性弥漫性甲状腺肿 Graves 病是甲亢最常见的病因，属自身免疫性疾病，是在特定遗传素质基础上，通过环境因素激发机体的细胞免疫和体液免疫异常而引发的。甲亢突眼的发生亦是体液免疫和细胞免疫共同作用的结果，目前尚无特别有效的治疗方法。抑亢散联合甲巯咪唑治疗 Graves 病在较短时间内即可改善甲状腺功能，提高突眼及甲状腺肿等的治疗效果[1]。抑亢丸联合 131I 治疗甲亢突眼，既可以减少 131I 的使用剂量、降低甲减率，又可以确保满意疗效[3,4]。

【**使用注意**】 孕妇忌用。

【**用法与用量**】 丸：口服，一次 1 丸，一日 2 次。散：口服，一次 1 袋，一日 2 次。

参 考 文 献

[1] 许振波，孙淑芳. 抑亢丸联合丙基硫氧嘧啶治疗 Graves 病临床观察[J]. 中国地方病防治杂志，2003，18（1）：56-57.

[2] 秦树光，孔繁荣，梁玉江，等. 抑亢散联合甲巯咪唑治疗 Graves 病的疗效[J]. 中国新药杂志，2010，19（1）：39-41，55.

[3] 刘观鑫. 抑亢丸联合 131I 治疗 Graves 甲亢并突眼疗效分析[J]. 现代中西医结合杂志，2015，24（33）：3731-3733.

[4] 刘常林. 抑亢丸治疗甲状腺功能亢进症 200 例临床观察[J]. 吉林中医药，2002，22（2）：28.

（四川省中医药科学院　李利民、赵军宁，西南民族大学　张吉仲）

二、清热化痰类

夏枯草口服液（膏）

【药物组成】　夏枯草。

【处方来源】　研制方。《中国药典》（2015 年版）。

【功能与主治】　清火，散结，消肿。用于火热内蕴所致的头痛、眩晕、瘰疬、瘿瘤、乳痈肿痛；甲状腺肿大、淋巴结核、乳腺增生症见上述证候者。

【药效】　主要药效如下[1, 2]：

1. 调节甲状腺分泌功能　甲状腺功能亢进症简称"甲亢"，是由于甲状腺合成释放过多的甲状腺激素，造成机体代谢亢进和交感神经兴奋，引起心悸、出汗、进食和便次增多及体重减少的病症。甲亢病因包括弥漫性毒性甲状腺肿（也称 Graves 病）、炎性甲亢（亚急性甲状腺炎、无痛性甲状腺炎、产后甲状腺炎和桥本甲状腺炎）、药物致甲亢（左甲状腺素钠和碘致甲亢）、hCG 相关性甲亢（妊娠呕吐性暂时性甲亢）和垂体 TSH 瘤甲亢。临床上 80%以上甲亢是由 Graves 病引起的，Graves 病的病因目前并不清楚，可能和发热、睡眠不足、精神压力大等因素有关。夏枯草口服液能降低 Graves 病患者血清 FT_3 和 FT_4 水平，提高 Graves 病患者血清 TSH 水平[1]。

2. 调节促甲状腺素受体抗体表达水平　Graves 病是甲状腺自身免疫性疾病，因患者的淋巴细胞产生了刺激甲状腺的免疫球蛋白（TSI）而致，临床上测定的 TSI 为促甲状腺素受体抗体（TRAb）。Graves 病是由于甲状腺自身抗体引起甲状腺组织增生、功能亢进而致，其中血清 TRAb 介导的免疫反应发挥主要作用，TRAb 是一类具有异质性的免疫球蛋白。Graves 病患者的 TRAb 阳性率普遍较高，TRAb 既可作为诊断 Graves 病的特异性指标，也可作为是否治愈或复发的重要指标。如能有效降低 TRAb 滴度或使 TRAb 阳性有效阴转，则 Graves 病的治愈率增加、复发率显著降低。夏枯草口服液与抗甲状腺药物联用能有效治疗 Graves 病，既能降低 FT_3、FT_4 水平，从 Graves 病发病机制层面消除 TRAb 对甲状腺滤泡细胞的刺激增生影响，减少复发，又能缩小肿大的甲状腺组织[2]。

【临床应用】　主要用于甲亢、乳腺增生症和高血压[3, 4]。

1. 甲亢　夏枯草治疗亚急性甲状腺炎、甲状腺肿等疗效显著，尤其在改善甲状腺肿大方面有明显优势。夏枯草组退热时间、压痛消退时间、甲状腺肿胀消退时间、甲状腺疼痛、治疗 1 周后血沉下降率及复发率降低程度等均明显优于泼尼松组。夏枯草口服液、泼尼松片、左甲状腺素片三联疗法治疗中老年亚急性甲状腺炎，其总有效率、复发率均有统计学意义[5]。在传统治疗基础上应用夏枯草口服液治疗毒性弥散性甲状腺肿（Graves 病）患者，并与传统治疗方法作对照，发现观察组治愈率明显高于对照组[6]。在经典治疗的基础上联合应用夏枯草口服液治疗甲状腺肿疾病，并与传统治疗组作对照，结果表明联合应用夏枯草口服液治疗组甲状腺肿较对照组缩小更明显[7]。

2. 乳腺增生症　近年来，应用夏枯草口服液治疗乳腺增生症研究很多，且疗效显著，对男性乳腺异常发育症亦有确切疗效。采用夏枯草口服液治疗乳腺增生症，并以乳癖消作对照，结果发现治疗组疗效明显优于对照组[8]。也有报道用夏枯草口服液治疗乳腺增生症患者取得明显疗效[9]。应用他莫昔芬联合夏枯草胶囊治疗男性乳腺发育症，疗效明显优于单纯应用他莫昔芬[10]。

3. 高血压　用夏枯草口服液治疗肝郁化火型高血压患者，有效率超过 90%。提示夏枯草口服液治疗肝郁化火型高血压患者有效[11]。

【使用注意】　本品性寒，脾胃寒弱者不宜长期服用。

【用法与用量】　口服液：口服，1 次 10ml，一日 2 次。膏：口服，一次 9g，每日 2 次。

参 考 文 献

[1] 谢英才，邓碧坚，黄晓君，等. 夏枯草口服液对 Graves 病患者甲状腺大小及促甲状腺受体抗体的影响[J]. 广东医学，2015，36（2）：311-313.

[2] 郭昆全，吴海燕，叶林秀，等. 夏枯草口服液在甲状腺功能亢进症患者中的应用[J]. 中国中药杂志，2007，32（16）：1706-1708.

[3] 窦景云综述，于俊生审校. 夏枯草药理作用及临床应用研究进展[J]. 现代医药卫生，2013，29（7）：1039-1041.

[4] 杨坤，廖有乔，郭昆全，等. 夏枯草口服液辅助小剂量强的松治疗亚急性甲状腺炎[J]. 郧阳医学院学报，2008，27（1）：64-65.

[5] 商建华，蒋林哲. 夏枯草口服液三联疗法治疗中老年亚急性甲状腺炎的疗效[J]. 中国老年学杂志，2011，31（10）：1864-1865.

[6] 吴胜本. 夏枯草口服液在 Graves 病治疗中的应用[J]. 中成药，2012，34（1）：10-12.

[7] 杨坤，郭昆全，吴海燕. 夏枯草口服液在不同甲状腺功能状态甲状腺肿大患者中的应用[J]. 中国中西医结合杂志，2007，27（1）：37-39.

[8] 张美华，赵月飞，刘忠伟. 夏枯草口服液治疗乳腺增生症的临床研究[J]. 内蒙古中医药，2011，30（12）：5，75.

[9] 赵南义，刘卓志，张礼宪，等. 夏枯草治乳腺增生症的临床及超声观察[J]. 现代中西医结合杂志，2007，16（20）：2843-2844.

[10] 李俊. 他莫昔芬联合夏枯草胶囊治疗男性乳腺发育症 54 例分析[J]. 中国临床研究，2011，24（2）：159.

[11] 潘定举，程雪翔，葛文波. 夏枯草口服液治疗肝郁化火证高血压病 197 例[J]. 中国新药杂志，2007，16（12）：971-973.

（四川省中医药科学院　李利民、赵军宁，西南民族大学　张吉仲）

小金丸（片、胶囊）

【药物组成】　人工麝香、木鳖子（去壳去油）、制草乌、枫香脂、乳香（制）、没药（制）、五灵脂（醋炒）、当归（酒炒）、地龙、墨炭。

【处方来源】　研制方。国药准字 Z32020490。

【功能与主治】　散结消肿，化瘀止痛。痰气凝滞所致的瘰疬、瘿瘤、乳岩、乳癖，症见肌肤或肌肤下肿块一处或数处，推之能动，或骨及骨关节肿大、皮色不变、肿硬作痛。

【药效】　主要药效如下[1-3]：

1. 调节促甲状腺激素的分泌　结节性甲状腺肿在我国成人发病率约为 7%，是一种甲状腺不均匀增大和结节样变的病症，是由于垂体在机体甲状腺激素相对不足的情况下加大了 TSH 的分泌，而增多的 TSH 长期刺激甲状腺引起其反复或持续性增生而导致。TSH 是甲状腺结节发生发展的一个十分重要的因素，小金丸能有效调节患者的内分泌功能，抑制腺泡和导管的增生，减少胶原合成的同时消除纤维细胞的增生和粘连；改善微循环，从而使肿块逐渐软化、缩小、消失。

2. 抗炎　本品有抗炎作用。

【临床应用】　主要用于甲亢伴结节性甲状腺肿、乳腺增生症。

1. 甲亢伴结节性甲状腺肿　小金丸主要用于痰气凝滞所致的瘰疬、瘿瘤、乳岩、乳癖，症见肌肤或肌肤下肿块一处或数处，推之能动，或骨及骨关节肿大、皮色不变、肿硬作痛。小金丸联合碘治疗甲亢伴结节性甲状腺肿，改善甲亢症状较快。小金丸能较好地改善甲亢症状，联合 ^{131}I 治疗甲亢伴结节性甲状腺肿，是一种安全、疗效好、经济的治疗方法，可缩短治疗时间，提高治愈率，尤其是在 ^{131}I 治疗后的"空白期"使用小金丸，既可防止停用抗甲亢药后的病情反弹，又可促进病情缓解及控制病情[2, 3]。

2. 乳腺增生症　乳腺在内分泌激素，特别是雌/孕激素的作用下，随着月经周期的变化，会有增生和复旧的改变。由于某些原因引起内分泌激素代谢失衡，雌激素水平增高，可以出现乳腺组织增生过度和复旧不全，经过一段时间以后，增生的乳腺组织不能完全消退，就形成乳腺增生症。

小金丸不论是单用还是联合他莫昔芬治疗乳腺增生症，均取得比较好的疗效，特别是联合他莫昔芬疗效明显优于单用他莫昔芬[4, 5]。

【不良反应】　偶有皮肤红肿、瘙痒等过敏反应，停药后上述症状自行消失。

【使用注意】　①孕妇禁用。②过敏体质者慎用。

【用法与用量】　丸：打碎后口服。一次 1.2～3g，一日 2 次。小儿酌减。片：口服。一次 2～3 片，一日 2 次；小儿酌减。胶囊：口服。一次 3～7 粒（每粒装 0.35g），一次 4～10 粒（每粒装 0.30g），一日 2 次；小儿酌减。

参 考 文 献

[1] 张丹，马瑞，林从尧. 小金丸治疗多发小结节性甲状腺肿临床观察[J]. 现代中西医结合杂志，2016，25（3）：309-311.

[2] 潘伟. 小金丸联合 131 碘治疗甲亢伴结节性甲状腺肿 102 例[J]. 河南中医，2008，28（12）：69-70.

[3] 郑雅娟，仲妙春，孟可馨，等. 小金丸配合优甲乐治疗结节性甲状腺肿的临床观察[J]. 中国中西医结合外科杂志 2013，19（3）：297-298.

[4] 许娟，王雨，郑萍，等. 乳腺Ⅰ号和Ⅱ号配合小金丸治疗乳腺增生病 348 例[J]. 中国药业，2010，19（16）：78.

[5] 杨玉国，刘加升. 小金丸与他莫昔芬合用治疗乳腺囊性增生病 250 例分析[J]. 实用中医药杂志，2005，21（5）：261.

（四川省中医药科学院　李利民、赵军宁，西南民族大学　张吉仲）

第七章

骨质疏松症中成药名方

第一节 概　　述

一、概　　念

骨质疏松症（osteoporosis，OP）是最常见的骨骼疾病，是一种以骨量低下，骨组织微结构损坏，导致骨脆性增加，易发生骨折为特征的全身性骨病[1]。2001年美国国立卫生研究院将其定义为以骨强度下降和骨折风险增加为特征的骨骼疾病，提示骨量降低是骨质疏松性骨折的主要危险因素，但还存在其他危险因素[2]。骨质疏松症可发生于任何年龄，但多见于绝经后女性和老年男性。骨质疏松症分为原发性和继发性两大类。原发性骨质疏松症包括绝经后骨质疏松症（Ⅰ型）、老年骨质疏松症（Ⅱ型）和特发性骨质疏松症（包括青少年型）。绝经后骨质疏松症一般发生在女性绝经后 5～10 年内；老年骨质疏松症一般指 70 岁以后发生的骨质疏松；特发性骨质疏松症主要发生于青少年，病因尚未明 [3,4]。

骨质疏松症属中医学"骨痹""骨痿""骨枯"范畴，主要是由于年老肾虚精亏，气血不足，或复因寒湿之邪侵袭，使气血凝滞，络脉不通，筋骨失养导致全身骨骼的慢性退行性疾病。

二、病因及发病机制

（一）病因

骨质疏松症是由低体重、性激素低下、吸烟、过度饮酒、饮过多咖啡、体力活动缺乏、饮食营养失衡、蛋白质过多或不足、高钠饮食、钙和（或）维生素 D 缺乏（光照少或摄入少）、有影响骨代谢的疾病和应用影响骨代谢的药物等多种因素引起的骨代谢异常，导致骨吸收大于骨形成。

（二）发病机制

骨质疏松症的发生与遗传及环境因素均有密切关系，主要取决于年轻时的骨量峰值及此后骨的丢失速度。在遗传和环境因素的双重影响下，上述诱因引发过度骨重建或骨重建过程中骨吸收和骨形成失衡，当骨吸收超过骨形成时，造成骨量减少、骨质量下降，导致骨强度降低，而致骨质疏松的发生。

三、临 床 表 现

骨质疏松症最典型的临床表现是疼痛、脊柱变形和发生脆性骨折。

1. 疼痛　患者可有腰背疼痛或周身骨骼疼痛，负荷增加时疼痛加重或活动受限，严重时翻身、起坐及行走均有困难。

2. 脊柱变形　骨质疏松症严重者可有身高缩短和驼背。

3. 骨折　轻度外伤或日常活动后发生的骨折为脆性骨折。发生脆性骨折的常见部位为胸椎、腰椎、髋部、桡、尺骨远端和肱骨近端，其他部位亦可发生骨折。发生过一次脆性骨折后，再次发生骨折的风险明显增加。

4. 对心理状态及生活质量的影响　骨质疏松症及其相关骨折对患者心理状态的危害常被忽略，主要的心理异常包括恐惧、焦虑、抑郁、自信心丧失等。

四、诊 　 断

骨质疏松症的诊断基于全面的病史采集、体格检查、骨密度测定、影像学检查及必要的生化测定。临床上诊断原发性骨质疏松症应包括两个方面：确定是否为骨质疏松症和排除继发性骨质疏松症。骨质疏松症诊断标准（符合以下三条中之一者）：①髋部或椎体脆性骨折；②DXA 测定的中轴骨骨密度或桡骨远端 1/3 骨密度的 T 值≤-2.5；③骨密度测量符合骨量减少（-2.5＜T 值＜-1.0）+肱骨近端、骨盆或前臂远端发生的脆性骨折。

五、治 　 疗

（一）常用化学药物及现代技术[5]

1. 骨健康基本补充剂　钙剂：充足的钙摄入对获得理想骨峰值、减缓骨丢失、改善骨矿化和维护骨骼健康有益；维生素 D：充足的维生素 D 可增加肠钙吸收、促进骨骼矿化、保持肌力、改善平衡能力和降低跌倒风险。

2. 抗骨质疏松药物　骨吸收抑制剂（包括双膦酸盐、降钙素、雌激素、选择性雌激素受体调节剂）、骨形成促进剂（甲状旁腺激素类似物）、其他机制类药物（活性维生素 D 及其类似物、维生素 K_2 类、锶盐）。双膦酸盐主要包括阿仑膦酸钠、唑来膦酸、利塞膦酸钠、伊班膦酸钠、依替膦酸二钠和氯屈膦酸二钠等。降钙素类制剂有两种：鳗鱼降钙素类似物和鲑鱼降钙素。通常首先使用具有较广谱的药物（如阿仑膦酸钠、唑来膦酸、利塞膦酸钠和迪诺塞麦等）。

（二）中成药名方治疗

中医药防治骨质疏松症不同于化学药的单靶点的单一调节治疗。中医药主要通过补肾益精、健脾益气、活血化瘀法等基本治法作用于多靶点、多环节。不仅能促进骨形成，增加骨密度，改善骨骼的力学结构，改善临床症状，防止或减少并发症的发生，而且可以改善中医证候和中医体质。

第二节　中成药名方的辨证分类与药效[5-7]

骨质疏松症的病理基础是骨的有机成分和钙盐均减少，中药治疗骨质疏松症的基本药效是防止骨的有机成分和钙盐的减少。但是不同的中药尚有其他不同的药效，从而可多靶点多途径治疗骨质疏松症。中药治疗骨质疏松症是辨证用药，发挥治疗骨质疏松症的不同药效特点。常见中成药名方的辨证分类及其主要药效如下：

一、散寒祛湿类

阳虚湿阻型骨质疏松症患者的主要症状是腰部冷痛重着，转侧不利，虽静卧亦不减或反加重，遇寒冷及阴雨天疼痛加剧，舌淡、苔白腻，脉沉而迟缓。

阳虚湿阻型骨质疏松症者主要病理变化是局部微动脉内血流量降低，局部骨组织得不到充足的营养，从而减慢骨重建的规模和速率，使骨丢失增加、骨量减少，骨小梁变细、变薄，骨的力学结构改变。

散寒祛湿类中成药可改善血液流变学和血流动力学，改善局部循环，增加血液供应，有利于营养物质的摄取和利用，抑制破骨细胞活性，促进成骨细胞增殖分裂。

中成药：金乌骨通胶囊等。

二、活血化瘀类

气滞血瘀型骨质疏松症者的主要症状是骨节疼痛，痛有定处，痛处拒按，筋肉挛缩，骨折，多有久病或外伤史，舌质紫暗，有瘀点或瘀斑，脉涩。

气滞血瘀型骨质疏松症者主要病理变化是局部微动脉内血流量降低，局部骨组织得不到充足的营养，从而减慢骨重建的规模和速率，使骨丢失增加、骨量减少，骨小梁变细、变薄，骨的力学结构改变。

行气活血类中成药可改善血液流变学和血流动力学，改善局部循环，增加血液供应，有利于营养物质的摄取和利用，抑制破骨细胞活性，促进成骨细胞增殖分裂，并调节体内钙、磷代谢，影响相关内分泌、激素及代谢指标。

中成药：仙灵骨葆胶囊、骨松宝胶囊（颗粒、片）、骨愈灵胶囊（片）、骨康胶囊等。

三、健脾益气类

脾气虚弱型骨质疏松症者的主要症状是腰背酸痛，肢体倦怠无力，消瘦，少气懒言，纳少，大便溏薄，舌淡苔白，脉缓弱无力。

脾气虚弱型骨质疏松症者主要病理变化是体内营养物质摄取利用不足，局部骨组织得不到充足的营养，减慢骨重建的规模和速率，使骨丢失增加、骨量减少，骨小梁变细、变薄，骨的力学结构改变。

健脾益气类中成药可加强消化系统的功能，改善肠道吸收，有利于营养物质的摄取和利用，抑制破骨细胞活性，促进成骨细胞增殖分裂。

中成药：龙牡壮骨颗粒（咀嚼片）等。

四、滋补肝肾类

肝肾阴虚型骨质疏松症者的主要症状是腰膝酸痛，膝软无力，驼背弯腰，患部痿软微热，形体消瘦，眩晕耳鸣，或五心烦热，失眠多梦，男子遗精，女子经少经闭，舌红少津，少苔，脉沉细数。

肝肾阴虚型骨质疏松症者主要病理变化是内分泌系统退变，性激素水平下降导致骨吸收增加，致使单位体积骨量减少、骨密度下降。

滋补肝肾类中成药可调节体内内分泌、激素及代谢指标，抑制破骨细胞活性，促进成骨细胞增殖分裂，增加骨密度，改变骨的力学结构。

中成药：左归丸、六味地黄丸（胶囊、软胶囊、口服液）、虎潜丸、壮骨止痛胶囊、复方鹿茸健骨胶囊、阿胶强骨口服液、补肾健骨胶囊、丹杞颗粒、芪骨胶囊（密骨胶囊）等。

五、补肾健阳类

肾阳虚衰型骨质疏松症者的主要症状是腰背冷痛，酸软无力，甚则驼背弯腰，活动受限，畏寒喜暖，遇冷加重，尤以下肢为甚，小便频多，或大便久泻不止，或浮肿，腰以下为甚，按之凹陷不起，舌淡苔白，脉沉细或弦。

肾阳虚衰型骨质疏松症者主要病理变化是内分泌系统退变，下丘脑-垂体-性腺轴功能减退，导致骨吸收增加，致使单位体积骨量减少、骨密度下降。

补肾健阳类中成药可调节体内钙、磷代谢，影响相关内分泌、激素及代谢指标，抑制破骨细胞活性，促进成骨细胞增殖分裂，增加骨密度。

中成药：金匮肾气丸、右归丸、强骨胶囊、淫羊藿总黄酮胶囊、复方补骨脂颗粒等。

六、补肾填精类

肾精不足型骨质疏松症者的主要症状是患部酸楚隐痛，筋骨痿软无力，动作迟缓，早衰，发脱齿摇，耳鸣健忘，男子精少，女子经闭，舌淡红，脉细弱。

肾精不足型骨质疏松症者主要病理变化是骨代谢处于负平衡状态，骨吸收大于骨形成，骨基质和骨矿含量减少，致使单位体积骨量减少、骨密度下降。

补肾填精类中成药可调节骨代谢，抑制破骨细胞活性，促进成骨细胞增殖分裂，增加骨密度。

中成药：护骨胶囊等。

七、气血双补类

气血两虚型骨质疏松症者的主要症状是腰脊酸痛，肢体麻木软弱，患部肿胀，神疲乏力，面白无华，食少便溏，舌淡苔白，脉细弱无力。

气血两虚型骨质疏松症者主要病理变化是骨代谢处于负平衡，骨吸收大于骨形成，骨基质和骨矿含量减少，致使单位体积骨量减少、骨密度下降。

气血双补类中成药可增强营养物质的摄取利用，调节骨代谢，抑制破骨细胞活性，促进成骨细胞增殖分裂，增加骨密度。

中成药：骨疏康胶囊（颗粒）等。

八、其　　他

蚝贝钙片、珍牡肾骨胶囊、肾骨胶囊等，具有健骨壮骨作用。

参 考 文 献

[1] Consensus development conference. Consensus development conference：diagnosis，prophylaxis，and treatment of osteoporosis[J]. Am J Med，1993，94：646-650.

[2] NA. NIH consensus development panel on osteoporosis prevention，diagnosis，and therapy，March 7-29，2000：highlights of the conference[J]. South Med J，2001，94：569-573.

[3] Glaser D L，Kaplan F S. Osteoporosis：definition and clinical presentation[J]. Spine（Phila Pa 1976），1997，22：12S-16S.

[4] Riggs B L，Wahner H W，Dunn W L，et al. Differential changes in bone mineral density of the appendicular and axial skeleton with aging：relationship to spinal osteoporosis[J]. J Clin Invest，1981，67：328-335.

[5] 中华医学会骨质疏松和骨矿盐疾病分会. 原发性骨质疏松症诊疗指南（2017）[J]. 中华骨质疏松和骨矿盐疾病杂志，2017，10（5）：413-443.

[6] 葛继荣，郑洪新，万小明，等. 中医药防治原发性骨质疏松症专家共识（2015）[J]. 中国骨质疏松杂志，2015，21（9）：1023-1028.

[7] 谢雁鸣，宇文亚，董福慧，等. 原发性骨质疏松症中医临床实践指南[J]. 中华中医药杂志，2012，27（7）：1886-1890.

（山东中医药大学附属医院　高　毅、师　伟，山东中医药大学　曾令青）

第三节　中成药名方

一、散寒祛湿类

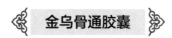
金乌骨通胶囊

【药物组成】　金毛狗脊、淫羊藿、威灵仙、乌梢蛇、土牛膝、木瓜、葛根、姜黄、补骨脂、土党参。

【处方来源】 苗药。国药准字 Z20043621。

【功能与主治】 滋补肝肾，祛风除湿，活血通络。用于肝肾不足，风寒湿痹，骨质疏松症，骨质增生引起的腰腿酸痛、肢体麻木等症。

【药效】 主要药效如下[1, 2]：

1. 提高骨质疏松症的骨质量 运用切除大鼠卵巢方法建立去卵巢骨质疏松模型，应用 X 线骨密度仪测定骨密度，取腰椎骨测钙、磷、有机质含量和测定生物力学性能。金乌骨通胶囊能明显提高骨质疏松模型大鼠腰椎骨的骨密度和钙、磷、有机质含量，增强椎骨的抗压生物力学性能，提高松质骨的骨质量。

2. 抑制骨吸收增加骨密度 骨质疏松症发生是由于骨重建不平衡，骨吸收稍大于骨生成，从而导致持续的骨量丢失。金乌骨通胶囊能提高去卵巢大鼠血清碱性磷酸酶、骨钙素水平，促进骨形成，使骨形成大于骨吸收；增加血清降钙素含量，通过与破骨细胞上 CT 受体作用，抑制骨吸收；提高转化生长因子水平，增加成骨细胞分化，抑制破骨细胞水平，使骨吸收减弱，增加骨密度。

【临床应用】 主要用于骨质疏松症、骨关节炎、强直性脊柱炎。

1. 骨质疏松症[3, 4] 金乌骨通胶囊用于肝肾不足引起的骨质疏松症，能够增加骨密度，促进股骨的生长，症见腰部冷痛重着，转侧不利，虽静卧亦不减或反加重，遇寒冷及阴雨天疼痛加剧，舌淡、苔白腻，脉沉而迟缓。在缓解骨质疏松症患者腰痛方面，与密盖息无明显差异，在提高患者生活能力方面，优于密盖息。

2. 骨关节炎[5, 6] 金乌骨通胶囊主要用于风寒湿痹、瘀血阻络导致的骨关节炎，症见腰部冷痛重着，转侧不利，骨节疼痛，痛有定处，痛处拒按，筋肉挛缩，舌质紫暗，脉沉涩。本品能明确改善膝骨关节炎静息痛、活动疼痛和晨僵。

3. 强直性脊柱炎 应用金乌骨通胶囊治疗寒湿痹阻型强直性脊柱炎 30 例 3 个月后发现，其疗效与柳氮磺吡啶片相当，无明显不良反应[7]。

【不良反应】 尚不明确。

【使用注意】 ①忌寒凉及油腻食物。②本品宜饭后服用。③不宜在服药期间同时服用其他泻火及滋补性中药。④热痹者不适用，主要表现为关节肿痛如灼、痛处发热，疼痛窜痛无定处，口干唇燥。⑤高血压、心脏病、肝病、糖尿病、肾病等慢性病严重者应在医师指导下服用。⑥服药 7 天症状无缓解，应去医院就诊。⑦严格按照用法用量服用，年老体弱者应在医师指导下服用。⑧对本品过敏者禁用，过敏体质者慎用。

【用法与用量】 口服，一次 3 粒，一日 3 次。

参 考 文 献

[1] 郑文奎，刘春颖，薛立景，等. 金乌骨通胶囊对去卵巢大鼠骨质疏松症治疗作用的研究[J]. 军医进修学院学报，2009，30（5）：718-720.

[2] 刘春颖，郑文奎，朱晓静，等. 金乌骨通胶囊对去卵巢骨质疏松模型大鼠松质骨骨质量的影响[J]. 中国中医骨伤科杂志，2007，15（4）：29-30.

[3] 刘洪涛，刘晓阳，刘胜淳，等. 金乌骨通胶囊治疗原发性骨质疏松症的临床观察[J]. 中国骨质疏松杂志，2009，15（8）：593-594.

[4] 宁显明，马骏，朱洪民. 金乌骨通胶囊治疗老年性骨质疏松性腰痛 46 例[J]. 医学信息，2011，（2）：657-658.

[5] 周秉正，白伦浩. 金乌骨通胶囊治疗膝骨关节炎近期疗效观察[J]. 中国中医骨伤科杂志，2015，23（5）：52-53.

[6] 陶海莉，梅俊华. 金乌骨通胶囊治疗膝关节骨关节炎 80 例临床观察[J]. 中国中医骨伤科杂志，2008，16（5）：41-42.

[7] 尹国富，岳敏，聂建平，等. 金乌骨通胶囊治疗寒湿痹阻型强直性脊柱炎临床研究[J]. 中国中医骨伤科杂志，2008，16（1）：28-29.

（山东省高唐县中医院　赵鲁娜，山东省立医院　徐　丽，山东中医药大学　张　涛）

二、活血化瘀类

仙灵骨葆胶囊

【药物组成】　淫羊藿、续断、丹参、知母、补骨脂、地黄。

【处方来源】　研制方。国药准字号 Z20025337。

【功能与主治】　滋补肝肾，活血通络，强筋壮骨。用于肝肾不足、瘀血阻络所致骨质疏松症，症见腰脊疼痛，足膝酸软，乏力。

【药效】　主要药效如下：

1. 促进成骨细胞增殖　仙灵骨葆胶囊中的淫羊藿、续断、补骨脂等能有效促进成骨细胞的增殖，增多成骨细胞蛋白质含量，抑制骨吸收，有利于骨小梁结构的恢复，进一步增加骨密度，改善骨质疏松症状[1]。

2. 改善骨转换状态[2-4]　临床研究证明仙灵骨葆胶囊能升高骨质疏松症患者血清骨钙素（OC）水平、降低Ⅰ型胶原关联 C-末端肽（CTX-Ⅰ）含量，改善患者的骨转换状态，促进骨形成，抑制骨吸收。OC 为骨组织中最丰富的非胶原蛋白，能维持骨的正常矿化速率，控制软骨矿化速率，改善骨转换调节，其含量增加提示骨形成速率上升和成骨细胞活性增加，对促进骨形成具有重要的作用。CTX-Ⅰ是反映骨吸收状态的特异性指标，其水平越高，骨吸收速率越快，患者骨量丢失越严重。

3. 提高骨质疏松性骨折骨痂质量，促进骨折愈合[5, 6]　从组织和细胞水平分析，骨质疏松性骨折与普通骨折的主要区别在于骨质量降低、组织学基础差、破骨细胞活性增加，成骨细胞功能相对下降，导致骨折愈合延迟，骨痂质量差。动物实验证明骨质疏松性骨折大鼠在仙灵骨葆胶囊的干预下，明显增加骨痂局部新生血管，可有效改善骨质疏松性骨折的组织学环境，促进软骨性骨痂向骨性骨痂的转化，提高骨痂质量，加速骨折愈合进程。

4. 保护性腺，提高性激素水平　仙灵骨葆胶囊可恢复因性激素水平下降尤其绝经后女性雌激素水平下降而丢失的骨量。

5. 促进组织出血吸收　对关节原发性及继发性损害、化学性足肿胀、损伤性足肿胀及炎症有明显抑制作用；能明显降低腹腔毛细血管通透性。

【临床应用】　主要用于骨质疏松症、骨关节炎、股骨头坏死、更年期综合征、少精子症。

1. 骨质疏松症[7]　仙灵骨葆胶囊主要治疗气滞血瘀型骨质疏松症，症见骨节疼痛，痛有定处，痛处拒按，筋肉挛缩，骨折，多有久病或外伤史，舌质紫暗，有瘀点或瘀斑，脉涩。骨质疏松性骨折患者在常规治疗基础上加服仙灵骨葆胶囊有利于提高临床治疗效率，缩短骨折愈合时间，且无明显胃肠道不良反应的发生[8]。

2. 骨关节炎　通过系统评价方法表明仙灵骨葆胶囊联合常规疗法治疗膝骨关节炎（KOA）其效果优于常规疗法，并能改善疼痛和膝关节活动度[9]。

3. 股骨头坏死　仙灵骨葆胶囊通过减少内源性凝血物质的含量，降低内源性凝血倾向，改善血液循环，起到预防股骨头坏死的作用[10]。

4. 更年期综合征　仙灵骨葆胶囊能治疗更年期综合征，能有效改善患者潮热出汗、心烦易怒、阴道干涩等症状，且不增加子宫内膜增生的风险[11]。

5. 少精子症　仙灵骨葆胶囊能提高男性正常精子形态百分率，改善男性精液质量[12]。

【不良反应】　偶出现恶心、欲呕、胃脘不适、大便秘结、口干、咽痛等，大多数患者都能坚持服药、自行缓解，有的服用润肠通便药后好转。林卫对 1995～2010 年中国期刊全文数据库文献进行检索发现，共检索到有关文献 12 篇，涉及患者病例 75 例，其不良反应主要表现为对消化系统的损害，有恶心、欲呕、胃脘不适、大便秘结及肝功能异常等[13]。

【使用注意】　①忌食生冷、油腻食物。②感冒时不宜服用。③高血压、心脏病、糖尿病、肝病、肾病等慢性病严重者应在医师指导下服用。④服药 2 周症状无缓解，应去医院就诊。⑤对本品过敏者禁用，过敏体质者慎用。⑥本品性状发生改变时禁止使用。⑦请将本品放在儿童不能接触的地方。⑧如正在使用其他药品，使用本品前请咨询医师或药师。

【用法与用量】　口服，一次 3 粒，一日 2 次；4～6 周为 1 个疗程。

参 考 文 献

[1] 张萌萌，张艳会，毛未贤，等. 1084 例女性 TRACP、CTX-1、BALP、BGP、钙磷代谢指标与 BMD 相关性[J]. 中国骨质疏松杂志，2013，19（9）：902-906.

[2] 冯孟明，史成龙，谷鹏，等. 仙灵骨葆联合钙剂治疗高龄患者老年性骨质疏松症的临床研究[J]. 天津药学，2014，26（2）：44-47.

[3] 覃裕，邱冰，朱思刚，等. 仙灵骨葆胶囊治疗骨质疏松症的疗效及其对骨代谢及骨转换指标的影响分析[J]. 中国骨质疏松杂志，2015，21（9）：1056-1064.

[4] Papierska L, Rabijewski M, Kasperlik-Zauska A. Effect of DHEA supplementation on serum IGF-1, osteocalcin, and bone mineral density in postmenopausal, glucocortiocid-treatedwomen[J]. Adv Med Sci，2012，18（9）：1-7.

[5] 荣建民，吕志伟，皮俊杰，等. 仙灵骨葆对大鼠骨质疏松性骨折愈合的影响[J]. 中国组织工程研究，2012,16(42)：7809-7813.

[6] 田发明，张柳，骆阳，等. 仙灵骨葆对骨质疏松性骨折骨痂血管形成的影响[J]. 中国组织工程研究与临床康复，2011，15（28）：5161-5164.

[7] 袁临益，徐招跃，叶子. 仙灵骨葆胶囊对原发性骨质疏松症患者的细胞因子及生存质量的影响[J]. 浙江中医药大学学报，2011，35（5）：683-685.

[8] 黄冬，官堂明，马晓鹏. 仙灵骨葆胶囊对骨质疏松性骨折预后的 Meta 分析[J]. 今日药学，2015，25（10）：694-696.

[9] 闫乾，陈锋，孙海林，等. 仙灵骨葆胶囊治疗膝骨关节炎的有效性和安全性系统评价[J]. 中国药房，2014,25（35）:3333-3337.

[10] 杨杰，王义生. 仙灵骨葆胶囊预防激素性股骨头坏死 43 例[J]. 郑州大学学报（医学版），2011，46（2）：289-291.

[11] 楼红英，黄东，方素华，等. 仙灵骨葆胶囊治疗围绝经期综合征患者的临床研究[J]. 中国中药杂志，2009,34(22):2950-2952.

[12] 蒋敏，韩字研，岳焕勋，等. 仙灵骨葆胶囊改善精液质量的临床研究[J]. 中华男科杂志，2008，12（14）：1146-1148.

[13] 林卫，彭丹冰. 仙灵骨葆胶囊不良反应文献分析[J]. 中国药物警戒，2011，8（9）：555-556.

（山东中医药大学附属医院　王玉超，山东中医药大学　孙梦瑶、王　舒）

骨松宝胶囊（颗粒、片）

【药物组成】　淫羊藿、续断、知母、地黄、三棱、莪术、川芎、赤芍、煅牡蛎。

【处方来源】　研制方。国药准字 Z52020005。

【功能与主治】　补肾活血，强筋壮骨。用于骨痿（骨质疏松症）引起的骨折、骨痛、骨关节炎，以及预防更年期骨质疏松症。

【药效】　主要药效如下[1-3]：

1. 升高降钙素　降钙素能抑制破骨细胞，抑制骨吸收，增加肠道对钙的吸收，促进血钙向骨中转移，这对防治骨质疏松具有积极的意义。骨松宝胶囊能提高去势大鼠血清降钙素水平，增加机体对 Ca^{2+} 的吸收，提高血钙水平及骨钙含量，表明其能抑制骨转换，促进骨再建，提高骨密度。

2. 降低血清碱性磷酸酶和尿钙水平　骨松宝胶囊能降低血清 ALP 和尿钙水平，抑制破骨细胞，增加机体对钙的摄取和利用能力，表明其能抑制骨转换，促进骨再建，提高骨密度。

【临床应用】　主要用于骨质疏松症、骨质疏松性骨折。

1. 骨质疏松症[4, 5]　骨松宝胶囊用于治疗气滞血瘀导致的骨质疏松症，症见骨节疼痛，痛有定处，痛处拒按，筋肉挛缩，舌质紫暗，有瘀点或瘀斑，脉涩。骨松宝胶囊能够提高骨密度，可以与阿仑膦酸钠、碳酸钙维生素 D_3 片联合使用，疗效更佳。

2. 骨质疏松性骨折　骨松宝胶囊用于治疗骨质疏松性骨折及引起的腰背疼痛。骨松宝胶囊治疗骨质疏松性脊柱压缩性骨折，能明显缓解患者腰背疼痛症状，提高腰椎、股骨颈、桡骨远端骨密度，有效缩短病程，减少并发症，防止骨质疏松症的进一步加重，减缓继发性后凸畸形的发生和加重[6]。

【不良反应】　腹痛等胃肠道不良反应。

【使用注意】　尚不明确。

【用法与用量】　胶囊：口服，一次 3 粒，治疗骨折及骨关节炎，一日 3 次；预防骨质疏松症，一日 2 次。颗粒：口服，一次 1 袋，治疗骨折及骨关节炎，一日 3 次；预防骨质疏松症，一日 2 次，30 天为 1 个疗程。片：口服：一次 4 片，治疗骨折及骨关节炎，一日 3 次，预防骨质疏松，一日 2 次，30 天为 1 个疗程。

参 考 文 献

[1] 张贵林，任光友，刘思源，等. 骨松宝对雌性去势大鼠骨质疏松症的影响[J]. 中药新药与临床药理，2003，14（5）：317-318.

[2] 张贵林，刘思源，任光友，等. 骨松宝胶囊对维甲酸骨质疏松大鼠骨形态学和生化指标的影响[J]. 中药新药与临床药理，2004，15（4）：250-252.

[3] 张贵林，王长松，唐俊杰，等. 含骨松宝的老龄大鼠血清对兔成骨细胞增殖作用的实验研究[J]. 中国中西医结合杂志，2003，23（8）：606-608.

[4] 彭丹冰，穆建国. 骨松宝颗粒治疗骨质疏松随机对照试验的 Meta 分析[J]. 中国药房，2010，21（36）：3429-3432.

[5] 李颖能，饶沃明，黄锦华，等. 木豆叶、福善美、钙尔奇 D 和骨松宝治疗绝经后骨密度降低的疗效观察[J]. 现代医院，2009，9（10）：6-7.

[6] 贺宪，尚平，江永发，等. 骨松宝胶囊治疗骨质疏松性脊柱压缩性骨折[J]. 辽宁中医药大学学报，2010，12（1）：144-146.

（山东中医药大学附属医院　高　毅、师　伟，山东中医药大学　肖　菲）

骨愈灵胶囊（片）

【药物组成】　三七、血竭、红花、当归、川芎、赤芍、制乳香、制没药、大黄、续断、骨碎补、五加皮。

【处方来源】　研制方。国药准字 Z20025015。

【功能与主治】　活血化瘀，消肿止痛，强筋壮骨。用于骨质疏松症及骨折。

【药效】　主要药效如下：

1. 抗骨质疏松[1, 2]　骨愈灵胶囊能提高大鼠血清钙、磷含量，降低碱性磷酸酶（ALP）含量，改善微循环，纠正大鼠去卵巢后的高转换状态下的骨流失，增加骨密度，增加骨小梁数目。

2. 促进骨折愈合[3, 4]　骨愈灵胶囊能促进骨痂的生长与改建，促使髓腔再通，明显增加外骨痂的量，使其更为致密，还能改善血管通透性，有利于离子交换，促进骨小梁改建和再吸收，把更多的钙动员出来，参与骨折愈合，从而加速骨折愈合，改善愈合质量。

3. 抗炎　白介素-1（IL-1）、白介素-8（IL-8）和肿瘤坏死因子-α（TNF-α）等细胞因子在骨关节炎的发生发展过程中起着推动作用。骨愈灵胶囊能有效抑制 IL-1、IL-8 和 TNF-α 的分泌，阻断炎症反应[5]。

【临床应用】　主要用于骨质疏松症、骨折。

1. 骨质疏松症　骨愈灵胶囊主要治疗由于气滞血瘀导致的骨质疏松症，其能扩张微细血管，有效改善微循环，有利于矿物质的补充和微量元素对机体的调节，并能提高骨内的矿物质及钙含量[6]。

2. 骨折　骨愈灵胶囊能增加矿物质在骨中的沉积，促使骨膜成骨细胞活跃和骨痂生长[6]。

【不良反应】　尚不明确。

【使用注意】　①忌食生冷、油腻食物。②感冒时不宜服用。③高血压、心脏病、糖尿病、肝病、肾病等慢性病严重者应在医师指导下服用。④本品不宜长期服用，年老体弱者应在医师指导下服用。⑤严格按照用法用量服用，服药 2 周症状无缓解，应去医院就诊。⑥对本品过敏者禁用，过敏体质者慎用。⑦本品性状发生改变时禁止使用。⑧请将本品放在儿童不能接触的地方。⑨如正在使用其他药品，使用本品前请咨询医师或药师。

【用法与用量】　胶囊：口服，一次 5 粒，一日 3 次；饭后服用。片剂：口服，一次 5 片，一日 3 次；饭后服用或遵医嘱。

参 考 文 献

[1] 程玥, 张恩户, 刘继平. 骨愈灵胶囊对去卵巢致大鼠骨质疏松模型的影响[J]. 陕西中医学院学报, 2008, 31（2）: 41-42.

[2] 张筱芳, 沈敏, 畅婕. 骨愈灵胶囊对小鼠阳虚症和微循环的影响[J]. 解放军药学学报, 2007, 23（5）: 360-362.

[3] 刘继平, 程玥, 张恩户. 骨愈灵胶囊对实验性大鼠桡骨骨折不脱钙骨切片的骨形态计量学影响[J]. 陕西中医, 2009, 30（4）: 506-508.

[4] 刘继平, 程玥, 张恩户. 骨愈灵胶囊对大鼠桡骨骨折愈合 X 线片的影响[J]. 广西中医药, 2010, 33（1）: 51-52.

[5] 刘元禄, 杨涛, 安丰, 等. 骨愈灵胶囊对骨关节炎家兔模型血清中炎性因子表达的影响[J]. 中医正骨, 2007, 19（2）: 1-3.

[6] 何家扬. 骨愈灵胶囊治疗 Colles 骨折 34 例临床观察[J]. 新中医, 2013, 45（9）: 61-62.

（山东中医药大学附属医院 王玉超，山东中医药大学 孙梦瑶、王　晶）

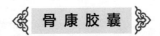

骨 康 胶 囊

【药物组成】　补骨脂、续断、三七、芭蕉根、酢浆草。

【处方来源】　研制方。国药准字 Z20025657。

【功能与主治】　滋补肝肾，强筋壮骨，通络止痛。用于治疗骨折、骨关节炎、骨质疏松症属肝肾不足、经络瘀阻者。

【药效】　主要药效如下：

1. 提高骨密度，增加骨内矿含量，抑制破骨细胞活性　骨密度（BMD）不仅是诊断骨质疏松症的主要依据，也是评价骨质疏松症治疗效果的主要标准。双能 X 线骨密度仪检测 BMD 能够直观地反映骨的状态，是临床上主要的评价骨质疏松症指标之一。Ⅰ型胶原羧基端肽 β 特殊序列（β-CTX）是由Ⅰ型胶原所产生的特异性降解产物，其水平能反映破骨细胞的活性，被认为是国际公认的骨吸收标志物，可用于骨质疏松症的抗吸收治疗的疗效检测。

骨康胶囊能增加原发性骨质疏松症Ⅰ型患者的骨密度，提高其骨矿含量，降低骨吸收标志物 β-CTX 的水平，抑制破骨细胞活性，改善临床症状[1]。

2. 提高成骨细胞活性，促进骨折愈合　Ⅰ型前胶原羧基端前肽（PⅠCP）是骨组织中特有的胶原，血清 PⅠCP 含量是成骨细胞活性的灵敏和特异性指标。骨钙素（BGP）是成骨细胞特异合成与分泌的一种非胶原蛋白，反映成骨细胞活性。

骨康胶囊辅助治疗老年桡骨远端骨折，可升高血清 PⅠCP 和 BGP 水平，提高患者成骨细胞活性，促进骨折愈合和腕关节功能恢复[2]。

3. 降低炎症因子水平，控制骨关节炎疾病进展　白介素-1β（IL-1β）、肿瘤坏死因子-α（TNF-α）、超敏 C 反应蛋白（hs-CRP）水平与骨关节炎的严重程度呈正相关。

骨康胶囊联合透明质酸钠局部治疗骨关节炎能显著降低 IL-1β、TNF-α、hs-CRP 水平，有助于控制骨关节炎疾病进展，有效缓解骨关节炎患者的疼痛情况，使不良反应减少[3]。

【临床应用】　主要用于骨质疏松症、骨折、骨关节炎。

1. 骨质疏松症　骨康胶囊对原发性骨质疏松症Ⅰ型患者具有较好的疗效，与碳酸钙、维生素 D$_3$ 片联合用药能够改善原发性骨质疏松症Ⅰ型患者的临床症状，抑制骨吸收，提高患者骨矿含量[1]。

2. 骨折　骨康胶囊用于骨质疏松性骨折。骨康胶囊联合关节镜手术治疗胫骨平台骨折能促进骨折局部瘀血水肿消散，促进血液循环的恢复，减轻疼痛，使患者术后住院时间缩短，康复治疗开始时间与骨折愈合时间明显提前，膝关节评价结果优于对照组，表明联合应用骨康胶囊可进一步促进骨折愈合，降低并发症发生率[4]。

3. 骨关节炎　骨康胶囊可以降低骨关节炎患者体内炎症因子，减轻患者症状。骨康胶囊联合透明质酸钠局部注射可降低骨关节炎患者体内的炎症因子水平，使治疗后观察组患者骨关节功能评分和视觉模拟评分（VAS）均优于对照组，能有效控制疾病进展且未明显增加患者治疗不良反应[3]。

【不良反应】　头疼、恶心、呕吐、肠胃不适、皮疹、肝功能异常等。据报道通过对 93 例骨康胶囊致不良反应病例分析，发现其 ADR 累及全身各个系统，其中肝胆系统损坏尤为突出，而且多为严重不良反应，应引起临床医师高度重视[5]。

【使用注意】　①有药物过敏史或过敏体质者慎用。②消化道溃疡者慎用。③与其他药物联合应用本品的安全性尚不明确，应避免与有肝毒性的药物联合使用。④儿童、孕妇及哺乳期妇女应用本品的安全性尚不明确。⑤用药期间应定期监测肝肾功能，若出现异常立即停药，并及时去医院就诊。⑥若有多种慢性病的老年患者合并用药时慎用。

【用法与用量】 口服，一次 3～4 粒，一日 3 次。

参 考 文 献

[1] 余贤斌，孙辽军，胡炜. 骨康胶囊治疗绝经后骨质疏松的临床应用及对骨转换标志物水平的影响[J]. 中华中医药学刊，2015，33（12）：2970-2972.

[2] 王威，廖苏平，危蕾. 骨康胶囊辅助治疗老年桡骨远端骨折的临床疗效分析[J]. 中药材，2015，38（1）：193-196.

[3] 张小克，唐步顺，王琦，等. 骨康胶囊联合透明质酸钠局部注射治疗骨关节炎的疗效及安全性[J]. 中国生化药物杂志，2016，5（36）：145-147.

[4] 潘恒，李公，闫峰. 骨康胶囊联合关节镜手术治疗胫骨平台骨折 41 例[J]. 陕西中医，2013，34（7）：839-840.

[5] 单小雯，梁锦锋，单伟光，等. 骨康胶囊致不良反应 93 例分析[J]. 中国药房，2015，26（2）：236-238.

（山东省高唐县中医院　赵鲁娜，山东省立医院　徐　丽，山东省德州市中医院　陈小雪）

三、健脾益气类

龙牡壮骨颗粒（咀嚼片）

【药物组成】 党参、黄芪、麦冬、醋龟甲、炒白术、山药、醋南五味子、龙骨、煅牡蛎、茯苓、大枣、甘草、炒鸡内金。

【处方来源】 研制方。《中国药典》（2010 年版）。

【功能与主治】 强筋壮骨，和胃健脾。用于治疗和预防小儿佝偻病，软骨病；对小儿多汗、夜惊、食欲不振、消化不良、发育迟缓也有治疗作用。

【药效】 主要药效如下：

1. 增加钙的利用率[1-3]　龙牡壮骨颗粒可显著增加糖皮质激素所致骨质疏松大鼠的体重、胸腺指数、血钙、血磷、股骨干重、骨钙及干骨骺端的骨密度、皮质外径、骨干骨密度、皮质密度、髓质密度等，并显著降低尿钙含量，促进小肠维生素 D 的吸收，增加对钙的吸收和跨膜转运能力，增加钙的利用率，增加骨钙含量，进而促进新骨的形成与骨生长。

2. 调节骨代谢[3,4]　ALP 一般存在于成骨细胞的细胞膜上，是骨形成的生化标志，抗酒石酸酸性磷酸酶（TRAP）是由破骨细胞释放，是反映骨吸收的特征酶，两者分别负责新骨的形成和旧骨的吸收代谢。龙牡壮骨颗粒可显著抑制 ALP 和 TRAP 的释放，维持血中两者的相对平衡，有效抑制佝偻病和骨质疏松大鼠体内异常的骨转换和代谢。

3. 刺激成骨细胞增殖、分化[5]　刺激成骨细胞增殖和分化是防治骨质疏松症的主要方法之一。龙牡壮骨颗粒对体外培养的成骨细胞增殖、分化及矿化具有一定的促进作用。

【临床应用】 主要治疗和预防小儿佝偻病。

1. 小儿佝偻病　龙骨壮骨颗粒主要治疗由于脾胃虚弱、先天不足所导致的小儿佝偻病，症见睡眠不安、好哭、易出汗、枕秃、骨骼改变等。龙牡壮骨颗粒治疗维生素 D 缺乏性佝偻病疗效确切，且在枕秃、夜惊、面色、汗证、肌肉、毛发、精神症状方面改善明显[6]。

2. 骨质疏松症　龙牡壮骨颗粒能提高骨质疏松症患者生活质量，减轻疼痛症状，减少骨折发生率[7,8]。

【不良反应】 尚不明确。

【使用注意】 ①忌辛辣、生冷、油腻食物；②服药期间应多晒太阳，多食含钙及易消化的食品；③婴儿应在医师指导下服用；④感冒发热患者不宜服用；⑤本品含维生素 D₂、乳酸钙、葡萄糖酸钙。请按推荐剂量服用，不可超量服用；⑥服药 4 周症状无缓解，应去医院就诊；⑦对本品过敏者禁用，过敏体质者慎用；⑧本品性状发生改变时禁止使用；⑨儿童必须在成人监护下使用；⑩请将本品放在儿童不能接触的地方；⑪如正在使用其他药品，使用本品前请咨询医师或药师。

【用法与用量】 颗粒：开水冲服，2 岁以下一次 5g，2～7 岁一次 7g，7 岁以上一次 10g，一日 3 次。咀嚼片：2 岁以下一次 1 片，2～7 岁一次 1.4 片，研碎后冲服；7 岁以上一次 2 片，咀嚼后咽下；一日 3 次。

参 考 文 献

[1] 胡振波，赵刚，刘惟莞，等. 龙牡壮骨颗粒对糖皮质激素所致大鼠骨质疏松症作用研究[J]. 世界中医药，2017，12（12）：3068-3070.

[2] 熊富良，黄志军，肖飞，等. 龙牡壮骨颗粒及其组分对佝偻病大鼠的作用于研究[J]. 中国医学研究与临床，2003，1（2）：57-59.

[3] 刘秀兰，向明，李亚洲，等. 龙牡壮骨颗粒治疗大鼠佝偻病药效学及其机制[J]. 中国医院药学杂志，2014，34（22）：1893-1897.

[4] 郭小娟，王玲，赵刚，等. 龙牡壮骨颗粒强筋壮骨作用综述[J]. 世界中医药，2017，12（7）：1715-1717.

[5] 周红，向明，李亚洲，等. 龙牡壮骨颗粒对小鼠成骨细胞 MC3T3-E1 增殖、分化及矿化的影响[J]. 中药药理与临床，2014，30（2）：118-121.

[6] 张雪荣，陈格格，陈庆梅，等. 龙牡壮骨颗粒治疗维生素 D 缺乏性佝偻病的临床研究[J]. 世界中医药，2016，11（8）：1454-1456.

[7] 戴亦晖，陈瑶. 龙牡壮骨颗粒质量原发性骨质疏松症的临床观察[J]. 中国疗养医学，2012，21（2）：152-153.

[8] 傅兰清，胡亚俊，王玲. 龙牡壮骨颗粒在治疗绝经期骨质疏松性椎体压缩性骨折的临床观察[J]. 世界中医药，2017，12（5）：1049-1052.

（山东中医药大学附属医院 王玉超，山东中医药大学 孙梦瑶）

四、滋补肝肾类

左 归 丸

【药物组成】 枸杞子、龟板胶、鹿角胶、牛膝、山药、山茱萸、熟地黄、菟丝子。

【处方来源】 明·张介宾《景岳全书》。《中国药典》（2015 年版）。

【功能与主治】 滋肾补阴。用于真阴不足，腰酸膝软，盗汗，神疲口燥。

【药效】 主要药效如下[1-14]：

1. 逆转骨组织形态 大鼠切除卵巢后致骨质疏松模型中，作为骨量主要标志的胫骨骨小梁体积百分比（TBV%）显著降低，而代表骨吸收参数的骨小梁吸收表面百分比（TRS%）及代谢骨形成参数的骨小梁形成表面百分比（TFS%）、活性生成表面百分比（AFS%）、骨小梁矿化率（MAR）、骨小梁生成率（BFR）、类骨质平均宽度（OSW）、骨皮质矿化率（mAR）均显著增高，与人类妇女绝经后骨质疏松症发生的病理改变非常相似，给大鼠灌服左归丸后能使上述指标发生逆转。

2. 促进钙盐沉积 骨是体内最大的钙库，有直接调节血钙的作用。钙不足时，为了维持血钙平衡，释出骨钙。磷可促进骨基质的合成和骨矿物质的沉积，启动骨矿化。左归丸可显著提高血清磷离子浓度及钙磷乘积，促进钙盐沉积，增加骨细胞增殖的程度，提高成骨细胞活动性及增加骨重建活跃性，增加骨密度。

3. 调节炎症因子水平 炎症因子大多可诱导破骨细胞形成、分化及促进其功能，使骨吸收能力增强。在众多炎症因子中，与骨质疏松症相关的主要包括肿瘤坏死因子-α（TNF-α）、白介素-1（IL-1）、白介素-6（IL-6）、转化生长因子-β（TGF-β）等。TNF-α 由 T 淋巴细胞分泌，参与炎症性骨溶解、绝经后骨质疏松等病理过程，通过破骨细胞影响骨量，对骨量平衡调节起重要作用。

IL-1 由巨噬细胞产生，与 TNF-α 有协同作用，能诱导破骨细胞形成，还可抑制破骨细胞凋亡。IL-6 可介导 RANKL-RANK-OPG 轴来诱导破骨细胞分化，增强骨吸收。

左归丸能通过调节骨组织中 TNF-α、IL-1 与 IL-6 表达来发挥抗去势大鼠骨质疏松作用。

4. 调节蛋白质表达，增加骨量 Ⅰ型胶原蛋白（Col-Ⅰ）是骨中主要的有机物成分，其含量占骨有机基质的 90%，为骨的支架，其质和量的病理变化可导致各种骨骼疾病的发生；正常情况下骨胶原的生成和降解基本处于平衡状态，当发生骨质疏松症时，生成的胶原蛋白被过度降解。尿中脱氧吡啶啉（D-Pyd）是骨和软骨胶原的特异指标，反映骨基质的吸收程度。骨钙素（BGP）由成骨细胞产生和分泌，是骨吸收和骨形成偶联时的有效标志，是骨重建的标志物。血清中 BGP 的含量可反映骨组织中 BGP 含量，血液中与骨组织中 BGP 的含量呈正相关，血清中 BGP 的含量是反映骨代谢状态的一个特异和灵敏的生化指标。

左归丸可通过调节骨髓内与细胞增殖、分化、代谢、凋亡及氧化反应等相关蛋白如Ⅰ型胶原蛋白，调节骨吸收和骨形成，控制和逆转骨量的丢失，增加骨量，发挥抗骨质疏松作用。

5. 调控 BMSCs 基因表达 左归丸可通过影响细胞增殖、自噬凋亡、信号通路和细胞分化等多途径，广泛调控 BMSCs 基因表达，促进骨髓间质干细胞向成骨细胞分化，同时抑制其向脂肪细胞分化，减少骨量丢失。

6. 调节铁过载 铁过载可提高破骨细胞活性，促进骨吸收，加速骨丢失，与骨质疏松症发生密切相关。铁调素是维持机体铁稳态、纠正铁过载的关键物质。OPG/RANKL 是非常重要的骨代谢调控通路，是机体众多因子调节骨代谢的最终环节。左归丸可提高肝脏分泌铁调素水平，进而对 OPG/RANKL 信号通路进行调节，最终降低破骨细胞活性，减少骨量丢失，保护骨组织。

【临床应用】 主要治疗骨质疏松症。

1. 骨质疏松症 左归丸能缓解肝肾不足所致骨质疏松症，症见腰膝酸痛，膝软无力，驼背弯腰，形体消瘦，眩晕耳鸣，或五心烦热，失眠多梦，男子遗精，女子经少经闭，舌红少津，少苔，脉沉细数。左归丸联合鲑鱼降钙素可明显减轻临床症状，增加骨密度，调控骨代谢[15, 16]。

2. 腰痛 左归丸用于肝肾不足所致腰痛。症见腰膝酸软，神疲，乏力，耳鸣，盗汗，舌红少苔，脉细数。

3. 遗精　左归丸用于肝肾不足所致遗精。症见遗精早泄，神疲，乏力，腰酸腿软，脉细数。

【不良反应】　尚不明确。

【使用注意】　①忌油腻食物。②感冒患者不宜服用。③服药两周或服药期间症状无改善，或症状加重，或出现新的严重症状，应立即停药并去医院就诊。④对本品过敏者禁用，过敏体质者慎用。⑤本品性状发生改变时禁止使用。⑥本品含牛膝，孕妇慎用。⑦如正在使用其他药品，使用本品前请咨询医师或药师。

【用法与用量】　口服，一次 9g，一日 2 次。

参 考 文 献

[1] 鞠大宏，张春英，王安民，等. 左归丸对去卵巢所致大鼠骨质疏松症的治疗作用[J]. 中国中医基础医学杂志，2001，7（3）：17-19.

[2] 曲宁宁，任艳玲，孙月娇. 左归丸防治去卵巢骨质疏松模型大鼠骨流失的实验研究[J]. 时珍国医国药，2016，27（2）：257-260.

[3] 钱兴皋，刘宇恒，王琴，等. 炎症因子对骨质疏松症发病影响的研究进展[J]. 中国康复理论与实践，2013，19（7）：645-646.

[4] 陈剑磨，张胜军，夏炳江. 左归丸对去势大鼠骨密度及骨组织 TNF-α、IL-1 和 IL-6 表达的影响[J]. 中华中医药学刊，2016，34（1）：157-159.

[5] 郭健欣，李然，刘立萍，等. 左归丸对去势大鼠骨组织胶原蛋白表达的影响. 吉林中医药，2018，38（8）：937-939.

[6] 鞠大宏，于福禄，张丽坤，等. 滋阴补肾法对卵巢切除所致骨质疏松大鼠成骨细胞 COX-2 蛋白和 mRNA 表达的影响[J]. 中国中医基础医学杂志，2006，12（12）：918-920.

[7] 刘立萍，任艳玲，李然，等. 左归丸含药血清通过 JNK 信号通路诱导 MC3T3 成骨细胞分化的研究[J]. 中成药，2012，34（8）：1433-1436.

[8] 周强，孙鑫，邓洋洋，等. 左归丸对绝经后骨质疏松症大鼠骨组织中 GPR48、CREB 表达影响的实验研究[J]. 辽宁中医杂志，2015，42（9）：1782-1783.

[9] 黄进，徐志伟，詹菲，等. 左归丸对衰老大鼠骨髓间充质干细胞成骨和成脂分化的影响[J]. 中药新药与临床药理，2015，26（1）：5-8.

[10] 赵旭，郝传铮，杨仁旭，等. 左归丸对去卵巢大鼠骨髓间干细胞基因表达谱时间序列的影响[J]. 中医杂志，2015，56（16）：1414-1418.

[11] 张颖，李涢，张杰，等. 基于蛋白组学方法研究左归丸治疗去卵巢所致骨质疏松症大鼠的作用机制[J]. 河北中医，2016，38（7）：1024-1028.

[12] 章建华，邢婧，范连霞，等. 骨质疏松肾阳虚和肾阴虚证型下左归丸含药血清干预成骨细胞 ERK1/2，Wnt/β-catenin 信号通路的研究[J]. 中国中药杂志，2017，42（20）：3983-3988.

[13] 柴毅，樊巧玲. 左归丸治疗骨质疏松症相关机制[J]. 中国实验方剂学杂志，2018，24（17）：201-206.

[14] 刘梅洁，吴佳莹，李艳，等. 左归丸对骨质疏松症模型大鼠铁过载的影响[J]. 中医杂志，2018，59（9）：777-779.

[15] 李鸿泓，潘贵春，曹玉华. 左归丸对原发性骨质疏松症 2 年的应时治疗评价[J]. 辽宁中医药大学学报，2015，17（7）：160-162.

[16] 马腾，刘殿鹏，高笛. 左归丸联合鲑鱼降钙素治疗老年骨质疏松症的临床研究[J]. 现代药物与临床，2018，33（6）：1476-1480.

（山东中医药大学附属医院　王玉超，山东中医药大学　孙梦瑶）

❀ 六味地黄丸（胶囊、软胶囊、口服液）❀

【药物组成】　熟地黄、酒萸肉、牡丹皮、山药、茯苓、泽泻。

【处方来源】　宋·钱乙《景岳全书》。《中国药典》（2015 年版）。

【功能与主治】　滋阴补肾。用于头晕耳鸣，腰膝酸软，骨蒸潮热，盗汗遗精。

【药效】　主要药效如下：

1. 平衡免疫应答促进骨形成[1-3]　绝经后妇女卵巢功能减退，雌激素水平下降，促进 T

细胞的激活和增殖，引起体内免疫应答因子的变化，抑制成骨细胞的产生，促进破骨细胞的生成并抑制其凋亡，骨吸收超过骨形成，导致骨偶联失衡，引发骨重建失衡，最终引起骨质疏松症的发生。六味地黄丸能促进绝经期肾阴虚骨质疏松症患者的雌激素表达及与其受体结合，并平衡免疫应答进而促进骨组织形成。

2. 改善骨生物力学特征[4,5]　六味地黄汤能增加去卵巢所致骨质疏松大鼠骨中钙磷沉积，拮抗骨质丢失，抑制骨吸收，促进成骨细胞增殖，促进骨形成，提高骨骼负载能力及抗外力冲击能力，改善骨生物力学特征。

【临床应用】

1. 骨质疏松症　六味地黄丸能有效改善骨质疏松症的临床症状，缓解疼痛，利于全身阴阳调节，从整体上调节人体内分泌情况及免疫能力，增加骨密度，提高生活质量，且联合补充钙剂有较好的近期疗效和远期疗效[6,7]。

2. 糖尿病　在糖尿病常规用药的基础上加用六味地黄丸，疗效明显，能有效降低患者血糖，减轻患者的症状，有效减少并发症的产生[8-10]。

3. 抗肿瘤　六味地黄丸在防治癌前病变、对化疗减毒增效、减轻放疗不良反应、提高近期疗效、减轻内分泌疗法的不良反应、对肿瘤术后的干预作用方面发挥着积极作用[11-15]。

4. 肾病　六味地黄丸对肾脏病的临床辅助治疗具有一定的疗效，实验研究则证实了单独使用六味地黄丸对多种肾病模型动物也具有很好的防治效果[16]。

【不良反应】　尚不明确。

【使用注意】　①忌不易消化食物。②感冒发热患者不宜服用。③有高血压、心脏病、肝病、糖尿病、肾病等慢性病严重者应在医师指导下服用。④儿童、孕妇、哺乳期妇女应在医师指导下服用。⑤服药4周症状无缓解，应去医院就诊。⑥对本品过敏者禁用，过敏体质者慎用。⑦本品性状发生改变时禁止使用。⑧儿童必须在成人监护下使用。⑨请将本品放在儿童不能接触的地方。⑩如正在使用其他药品，使用本品前请咨询医师或药师。

【用法与用量】　丸：口服。大蜜丸一次1丸，一日2次。浓缩丸一次8丸，一日3次。胶囊：一次1粒，一日2次。软胶囊：一次3粒，一日2次。口服液：一次1支，一日2次。

参 考 文 献

[1] 王凌, 李大金. 绝经后骨质疏松症发病的骨免疫学机制[J]. 中华内分泌代谢杂志, 2009, 25（1）: 124-126.

[2] 李冠慧, 李灿东, 李西海, 等. 雌激素调控绝经后骨质疏松症骨吸收-骨形成耦连失衡的机制[J]. 中医正骨, 2016, 28（2）: 36-40.

[3] 卢严方, 林贯川, 刘倩倩, 等. 六味地黄丸对绝经期肾阴虚骨质疏松症的基因表达调控数据分析[J]. 中国骨质疏松杂志, 2017, 23（3）: 350-355.

[4] 韩旭华, 王世民, 张乃钲. 六位地黄汤对骨质疏松大鼠骨生物力学特征和钙磷含量的影响[J]. 中药药理与临床, 2002, 18（3）: 16-18.

[5] 孙晖, 张宁, 李丽静, 等. 六味地黄丸主要血中移行成分对培养大鼠成骨细胞促增殖作用的研究[J]. 中国中药杂志, 2008, 33（17）: 2161-2163.

[6] 余璟玮, 欧志聪. 六味地黄丸对骨质疏松骨代谢及生活质量影响[J]. 光明中医, 2016, 31（15）: 2157-2159.

[7] 周萍, 魏群. 六味地黄丸治疗老年男性骨质疏松疗效观察[J]. 陕西中医, 2014, 35（10）: 1327-1328.

[8] 刘红艳, 董霞. 六味地黄丸联合二甲双胍片治疗2型糖尿病的临床效果观察 [J]. 临床合理用药杂志, 2018, 11（26）: 60-61.

[9] 王俊超. 六味地黄丸加减治疗糖尿病的效果观察 [J]. 内蒙古中医药，2018，37（6）：15-16.

[10] 莫惠斌. 六味地黄丸治疗气阴两虚型 2 型糖尿病临床观察 [J]. 光明中医，2018，33（7）：985-987.

[11] 李佩文. 六味地黄丸防止食管上皮重度增生癌变效果的观察（附 211 例报告）[J]. 中日友好医院学报，1990，4（3）：170-172.

[12] 李清华，张静喆. 六味地黄丸联合 FOLFOX6 方案治疗晚期胃癌[J]. 新乡医学院学报，2013，30（5）：387-389.

[13] 杜业勤，李玉新，张谨熔，等. 六味地黄汤化裁配合放射治疗食管癌的临床研究[J]. 中华肿瘤防治杂志，2006，13（18）：1428-1429.

[14] 许娟，曾文，朱彩霞，等. 六味地黄丸预防乳腺癌芳香化酶抑制剂治疗相关骨丢失的研究[J]. 中国妇幼保健，2014，33（9）：5434-5436.

[15] 张红，潘小平，王艳云. 六味地黄丸联合生物制剂对肾癌术后的干预作用[J]. 中国中医药信息杂志，2009，16（4）：74-75.

[16] 李志杰，张悦. 六味地黄丸（汤）治疗肾脏病的研究进展[J]. 中成药，2017，39（5）：1024-1028.

（山东省高唐县中医院　赵鲁娜，山东省立医院　徐　丽）

虎 潜 丸

【药物组成】　炒黄柏、炙龟板、炒知母、熟地黄、陈皮、白芍、锁阳、虎骨、炒干姜。

【处方来源】　元·朱震亨《丹溪心法》。《中国药典》（2015 年版）。

【功能与主治】　滋阴降火，强壮筋骨。肝肾不足，阴虚内热之痿证。腰膝酸软，筋骨痿弱，腿足消瘦，步履乏力，或眩晕，耳鸣，遗精，遗尿，舌红少苔，脉细弱。

【药效】　主要药效如下：

1. 提高骨密度[1-3]　虎潜丸能使去卵巢大鼠腰椎骨组织骨密度水平提高，上调腰椎骨、肾组织中的转化生长因子的表达，促进成骨细胞增殖、分化和代谢，并促使成骨细胞合成、分泌多种蛋白质和调节因子，引起局部类骨质矿化，维持骨代谢平衡。

2. 促进成骨细胞分化和增殖[4, 5]　虎潜丸能促进骨髓基质干细胞（BMSC）的成骨分化和增殖。成骨细胞的产生是体内多种调控因素作用的结果，骨形成发生蛋白（BMP）是主要调控因素之一。BMP-2 在骨重建过程中起着极为重要的作用，当骨细胞内 BMP-2 表达增高时，细胞自分泌的 BMP-2 增多，在骨重建中生成类骨质，修补破骨细胞骨吸收形成的陷窝，促进类骨质矿化，对骨细胞的生长发育、损伤修复、骨量的维持及代谢平衡等起到关键作用。

虎潜丸可以调节并促进骨组织中 BMP-2 的分泌，提高 BMP-2 的数量及活性，促进成骨细胞分化。

【临床应用】

1. 骨质疏松症　虎潜丸能有效治疗肝肾不足引起的骨质疏松症，改善骨质疏松症引起的腰膝酸软、筋骨痿弱、腿足消瘦、步履乏力等症状。虎潜丸能明显缓解原发性骨质疏松症引起的背部疼痛[6]。

2. 骨质疏松性胸腰椎压缩性骨折　虎潜丸有抗炎、镇痛、抗疲劳的作用，可调节机体相关内分泌功能，抑制骨吸收，增加骨密度，促进损伤局部的血液循环，提高新陈代谢，促进炎性物质吸收，解决术后患者腰背部疼痛不适，提高疗效及生活质量，若联合针灸能更好地缓解临床症状[7, 8]。

【不良反应】　尚不明确。

【使用注意】　尚不明确。

【用法与用量】 口服，一天 2 次，一次 15～25 粒。

参 考 文 献

[1] 谢义松，张紫铭，吴官保，等. 虎潜丸对去卵巢大鼠骨质疏松模型骨密度及转化生长因子 β1 表达的影响[J]. 中医正骨，2013，25（12）：11-14.

[2] 尤冬春，谢义松，肖四旺，等. 虎潜丸对去卵巢大鼠骨密度及骨组织形态学的影响[J]. 湖南中医药大学学报，2014，34（3）：17-19.

[3] 张紫铭，肖四旺，吴官保，等. 虎潜丸对去卵巢大鼠骨密度和 TGF-β2 表达的影响[J]. 湖南中医杂志，2014，30（1）：112-114.

[4] 陈德强，刘鹏飞，王鑫. 虎潜丸对骨髓基质干细胞增殖及分化的影响[J]. 山东中医杂志，2012，31（1）：50-54.

[5] 谢义松，尤冬春，朱建华，等. 虎潜丸对去势大鼠骨密度及 BMP-2 水平影响的研究[J]. 中国骨质疏松杂志，2014，20（12）：1407-1410.

[6] 附小卫，鲁超. 中西医结合治疗原发性骨质疏松症疗效的评价[J]. 陕西中医学院学报，2012，35（3）：50-51.

[7] 孙国荣，尤冬春，石鑫，等. 经皮椎体后凸成形术联合虎潜丸治疗骨质疏松性胸腰椎压缩骨折 45 例[J]. 中医药导报，2015，21（2）：67-69.

[8] 马成，向昱阳，刘明怀，等. 针刺联合虎潜丸辅治老年骨质疏松性腰椎压缩性骨折临床观察[J]. 实用中医药杂志，2018，34（7）：818.

（河北高唐县中医院　赵鲁娜，山东省立医院　徐　丽）

壮骨止痛胶囊

【药物组成】 补骨脂、淫羊藿、枸杞子、女贞子、烫骨碎补、狗脊、川牛膝。

【处方来源】 研制方。国药准字 Z20050118。

【功能与主治】 补益肝肾，壮骨止痛。用于原发性骨质疏松症属肝肾不足证，症见腰背疼痛、腰膝酸软、四肢骨痛、肢体麻木、步履艰难，舌质偏红或淡，脉细弱等。

【药效】 主要药效如下[1-5]：

1. 增加骨矿含量和骨密度　壮骨止痛胶囊能明显增加去卵巢雌鼠股骨、胫骨、腰椎骨矿含量和骨密度。

2. 调节骨代谢，抑制骨吸收　雌激素缺乏使骨吸收加速，是绝经后骨质疏松症的主要发病原因。壮骨止痛胶囊能提高去卵巢雌鼠血清雌二醇（E_2）水平，抑制骨吸收。甲状旁腺激素（PTH）由甲状旁腺主细胞分泌，主要作用于骨组织，加强破骨细胞的活动，促进骨吸收。降钙素（CT）由甲状腺滤泡旁细胞所分泌，直接抑制骨质吸收，主要抑制破骨细胞的活性和数量，同时也调节成骨细胞的活性，促进骨生成过程。壮骨止痛胶囊能明显增高去卵巢模型鼠血清 CT 浓度，降低 PTH 含量，从而促进骨形成，抑制骨吸收。

血清碱性磷酸酶（ALP）与骨的钙化作用密切相关，是骨形成过程中所需的催化剂。血清中 ALP 约有 50% 来源于骨。血清 ALP 活性可以反映成骨细胞活跃情况。临床研究发现绝经后骨质疏松症妇女血清 ALP 活性比正常妇女高 40%。一般认为，这种血 ALP 的升高是由于伴随骨吸收亢进而出现的代偿性骨形成增强引起的。

壮骨止痛胶囊能使去卵巢雌鼠血 ALP 明显下降，说明壮骨止痛胶囊可能有效逆转了绝经后骨质疏松症的高转换状态。

3. 逆转骨质疏松症的病理形态学改变，改善骨的生物力学性能　骨组织是一种有生命力的按生物力学原理组成其内部结构的特殊结缔组织。骨的强度和稳定性除由骨量决定外，还与骨内部结构（骨小梁的强度与稳定性）有关。绝经后雌激素水平低下，骨吸收明显加快，骨矿物质含量丢失的同时，也会出现骨小梁的退行性改变即骨小梁变细、穿孔甚至消失，骨小梁数目减少，间隔加大，骨体积下降，还会出现骨小梁内的裂损即骨小梁的显微骨折。骨小梁强度下降，骨骼生物力学结构和性能遭到破坏，具体表现在骨骼特定的承载部位如股骨颈、腰椎骨形态功能关系失常，不足以承受正常的功能性荷载，导致轻微外力作用即可发生骨折。

壮骨止痛胶囊可以使骨质疏松症模型大鼠的骨小梁密度分布比较均匀，梁髓比基本恢复正常，提高骨的显微结构，提高机械性能，增强骨的承载能力，改善骨韧性，提高骨骼系统抵抗外力冲击的能力，减少骨折发生，有效治疗骨质疏松症。

4. 促进成骨细胞增殖　壮骨止痛胶囊含药血清加入成骨细胞培养体系后，可兴奋成骨细胞的增殖，刺激成骨细胞钙化和 ALP 活性，且具有促进成骨细胞增殖和分化的作用，从而促进骨形成（图 7-1）。

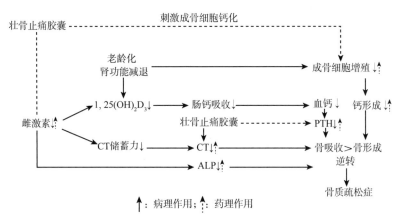

图 7-1　壮骨止痛胶囊抑制骨吸收、增强骨形成作用机制图

【临床应用】　主要治疗骨质疏松症、腰背疼痛。

1. 骨质疏松症　壮骨止痛胶囊主要治疗肝肾不足导致的原发性骨质疏松症，症见腰背疼痛、腰膝酸软、四肢骨痛、肢体麻木、步履艰难，舌质偏红或淡，脉细弱等。壮骨止痛胶囊联合依降钙素治疗原发性骨质疏松症慢性腰背痛效果较好[6]。

2. 腰背疼痛　治疗肝肾不足引起的腰背疼痛。

【不良反应】　个别患者出现消化不良、腹胀。

【使用注意】　尚不明确。

【用法与用量】　口服，一次 4 粒，一日 3 次，三个月为 1 个疗程，服用 1~2 个疗程。

参 考 文 献

[1] 莫新民，曾英，彭琼辉，等. 壮骨止痛胶囊治疗去卵巢雌鼠骨质疏松症疗效的实验研究[J]. 中国中医基础医学杂志，2007，13（3）：195-198.

[2] 曾英，莫新民，雷晓明，等. 壮骨止痛胶囊对去卵巢雌鼠骨质疏松症骨强度和生物力学的影响[J]. 中国中医基础医学杂志，2007，13（4）：292-295.

[3] 曾英，莫新民，雷晓明，等. 壮骨止痛胶囊对去卵巢雌鼠骨质疏松症骨密度及相关生化指标的影响[J]. 湖南中医药大学学

报，2008，28（2）：10-12.

[4] 莫新民，曾英，金红，等. 壮骨止痛胶囊对去卵巢雌性骨质疏松症大鼠相关激素与细胞因子影响的实验研究[J]. 中国中医基础医学杂志，2008，14（8）：634-636.

[5] 雷晓明，田松. 壮骨止痛胶囊含药血清对大鼠成骨样细胞增殖分化影响的实验研究[J]. 天津中医药，2004，21（3）：237-239.

[6] 张韬. 依降钙素联合壮骨止痛胶囊治疗原发性骨质疏松慢性腰背疼痛的疗效分析[J]. 中国医学工程，2017，25（10）：61-63.

（山东中医药大学附属医院　王玉超，山东中医药大学　孙梦瑶）

复方鹿茸健骨胶囊

【药物组成】　鹿茸、制何首乌、龟甲、杜仲、紫河车、当归、三七、水蛭、砂仁。

【处方来源】　研制方。国药准字 Z20060239。

【功能与主治】　补肾壮骨，活血止痛。用于治疗骨质疏松症，属肝肾不足证者，症见腰背疼痛、腰膝酸软、足跟疼痛、头目眩晕、耳聋耳鸣等。

【药效】　主要药效如下[1]：

1. 影响骨形态　骨质疏松症以骨量减少和骨组织显微结构受损，继而引起骨脆性和骨折危险性增加为特征的系统性骨骼疾病。骨形态观察是评价骨转换与骨结构的有效手段，可对骨质疏松症进行定性评价。复方鹿茸健骨胶囊能明显增加去卵巢或维 A 酸所致骨质疏松大鼠骨质量、骨长、骨密度、骨强度。

2. 升高血钙、骨钙　复方鹿茸健骨胶囊对去卵巢大鼠血钙及骨钙水平有明显增加作用。

3. 影响成骨细胞、破骨细胞活性　肱骨组织病理学结果显示，给予复方鹿茸健骨胶囊治疗后，可使大鼠骨小梁增粗，骨皮质厚度增加，软骨细胞增生活跃，骺板变宽，成骨细胞明显活跃，破骨细胞减少，说明本品具有明显的抗骨质疏松作用。

【临床应用】　主要用于骨质疏松症、腰背疼痛。

1. 骨质疏松症　复方鹿茸健骨胶囊用于治疗骨质疏松症，可以较好地提高骨质疏松症患者腰椎骨密度，抑制骨吸收，降低骨转换，提高骨质量，提高抗骨折能力[2,3]。

2. 腰背疼痛　治疗肝肾不足、瘀血阻滞的腰背疼痛。

【不良反应】　尚不明确。

【使用注意】　①对本药过敏者禁用。②月经期、孕产期、哺乳期妇女禁用。

【用法与用量】　口服，每次 5 粒，一日 3 次，餐后服用，6 个月为 1 个疗程。

参 考 文 献

[1] 李凤才，谢海泉，邸琳，等. 复方鹿茸健骨胶囊抗骨质疏松作用[J]. 中草药，2010，41（5）：789-791.

[2] 李绍军，王旭凯，罗宗键，等. 复方鹿茸健骨胶囊治疗原发性骨质疏松症疗效评价[J]. 长春中医药大学学报，2012，28（6）：1085.

[3] 张雷，林艳. 复方鹿茸健骨胶囊治疗老年性骨质疏松症疗效观察[J]. 吉林医药学院学报，2015，36（5）：352-353.

（山东中医药大学附属医院　高　毅、师　伟）

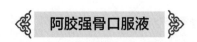

阿胶强骨口服液

【药物组成】　熟地黄、阿胶、牡蛎、枸杞子、黄芪、党参。

【处方来源】　研制方。国药准字 Z20000039。

【功能与主治】　补益肝肾，填精壮骨。用于原发性骨质疏松症肝肾不足证，症见腰脊疼痛或腰膝酸软，麻木抽搐，不能持重，目眩耳鸣，虚烦不寐等，以及小儿佝偻病肝肾不足证，症见毛发憔悴，多汗。

【药效】　主要药效如下[1-3]：

1. 提高骨密度，增加骨质量　维生素 D 内分泌系统在骨代谢调节中起着重要的作用，$1，25（OH）_2D_3$ 是重要的骨代谢调节激素，$1，25（OH）_2D_3$ 水平不足是老年人骨量丢失、骨基质矿化不良等骨代谢改变的重要启动因素。

阿胶强骨口服液在去卵巢骨质疏松大鼠雌激素缺失早期即可在蛋白质水平上调节 $25（OH）D_3$ 和 $1，25（OH）_2D_3$ 的表达，激活骨代谢，提高骨密度，增强骨质量，起到预防骨质疏松症的作用。

2. 促进成骨细胞增殖　阿胶强骨口服液含药血清对大鼠成骨细胞有刺激增殖作用，可提高碱性磷酸酶（ALP）表达，促进矿化结节形成，防治骨质疏松。

3. 促进骨折愈合　血管内皮生长因子（VEGF）能特异性地作用于内皮细胞，促其增殖和生长血管，通过促血管生长提供骨折修复所需的营养与矿物质，从而参与骨的发育和修复的过程。

成纤维细胞生长因子-2（FGF-2）作为各种间充质细胞，包括成纤维细胞、成软骨细胞、成骨细胞的促有丝分裂原，在骨量的沉积和维持中也起着重要作用。

阿胶强骨口服液在大鼠胫骨骨折骨愈合早期、中期可通过在分子水平上上调 VEGF 和 FGF-2 的表达，促进前成骨细胞和成软骨细胞的有丝分裂、血管内生及骨的合成代谢从而起到促骨折愈合的作用。

【临床应用】　主要用于骨质疏松症、小儿佝偻病。

1. 骨质疏松症　阿胶强骨口服液能促进成骨细胞增殖，提高骨密度，增加骨质量，临床用于原发性骨质疏松症，症见腰脊疼痛或腰膝酸软，麻木抽搐，不能持重等。阿胶强骨口服液在雌激素缺失早期即可在蛋白质水平上调节 $25（OH）D_3$ 和 $1，25（OH）_2D_3$ 的表达，激活骨代谢，提高骨密度，增强骨质量，起到预防骨质疏松的作用[4]。

2. 小儿佝偻病　阿胶强骨口服液可用于小儿佝偻病肝肾不足证者，症见毛发憔悴，多汗。

【不良反应】　少数患者服药后感觉口干。

【使用注意】　①忌烟、酒及辛辣、生冷、油腻食物。②高血压、心脏病、糖尿病、肝病、肾病等慢性病严重者应在医师指导下服用。③服用本品时，避免和枸橼酸及草酸盐类药物同时服用。④按照用法用量服用，小儿、孕妇、年老体虚者应在医师指导下服用。⑤长期服用应向医师咨询。⑥对本品过敏者禁用，过敏体质者慎用。⑦本品性状发生改变时禁止使用。⑧儿童必须在成人监护下使用。⑨请将本品放在儿童不能接触的地方。⑩如正在使用其他药品，使用本品前请咨询医师或药师。

【用法与用量】　口服。成人：每次 10ml，一日 3 次；儿童：3～6 个月，每次 5ml，一日 2 次；7 个月～1 岁，每次 5ml，一日 3 次；2～3 岁，每次 10ml，一日 3 次。

参 考 文 献

[1] 帅波, 沈霖, 杨艳萍, 等. 阿胶强骨口服液对去卵巢骨质疏松大鼠骨密度、生物力学、25-（OH）D3 和 1, 25-（OH）2D3 的影响[J]. 中国骨伤, 2008, 21（11）: 850-853.

[2] 武嘉林. 阿胶强骨口服液含药血清对大鼠成骨细胞的影响[J]. 新疆中医药, 2007, 25（4）: 70-72.

[3] 李恒, 沈霖, 李丽琴, 等. 阿胶强骨口服液对骨折愈合过程 VEGF 和 FGF-2 表达的影响[J]. 中国中医骨伤科杂志, 2006, 14（4）: 38-41.

[4] 帅波, 沈霖, 杨艳萍, 等. 阿胶强骨口服液对去卵巢骨质疏松大鼠骨密度、生物力学、25-（OH）D3 和 1, 25-（OH）2D3 的影响[J]. 中国骨伤, 2008, （11）: 850-853.

（山东中医药大学附属医院　高　毅、师　伟）

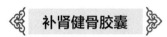

补肾健骨胶囊

【药物组成】　熟地黄、制山茱萸、山药、狗脊、淫羊藿、当归、泽泻、牡丹皮、茯苓、煅牡蛎。

【处方来源】　研制方。国药准字 Z20020056。

【功能与主治】　滋补肝肾，强筋健骨。用于原发性骨质疏松症的肝肾不足证候，症见腰脊疼痛、胫膝软酸、肢节痿弱、步履艰难、目眩。

【药效】　主要药效如下[1, 2]：

1. 提高骨密度　骨密度减少是骨质疏松症的骨变化特征，最初表现为松质骨骨量大为减少。补肾健骨胶囊与阿法骨化醇联合使用能预防大鼠骨质疏松，且在一定程度上优于单一用药。

2. 提高骨强度　骨质疏松症会导致骨皮质变薄，骨组织总量的减少将使骨的强度和刚度减弱，导致骨骼抵抗外力作用的能力下降。补肾健骨胶囊治疗可提高骨质疏松症模型大鼠骨的机械性能，使骨的承载能力增强，明显改善骨质疏松症大鼠骨的韧性，提高骨骼抵抗外力冲击的能力，避免骨折的发生。

【临床应用】　主要用于骨质疏松症、膝骨关节炎。

1. 骨质疏松症　补肾健骨胶囊能使骨代谢活动增强、骨基质增多等，用于预防和治疗原发性骨质疏松症，且对肝肾不足之骨质疏松症在改善症状、中医证候、股骨粗隆部位骨密度方面有较好的疗效[3, 4]。

2. 膝骨关节炎　补肾强骨胶囊治疗膝骨关节炎疗效明显，对膝骨关节炎导致的膝关节疼痛、膝胫酸软、局部肿胀有明显改善作用[5]。

【不良反应】　尚不明确。

【使用注意】　①孕妇禁用。②忌食生冷、油腻食物。③感冒时不宜服用。④高血压、心脏病、糖尿病、肝病、肾病等慢性病严重者应在医师指导下服用。⑤服药 2 周症状无缓解，应去医院就诊。⑥对本品过敏者禁用，过敏体质者慎用。⑦本品性状发生改变时禁止使用。⑧儿童必须在成人监护下使用。⑨请将本品放在儿童不能接触的地方。⑩如正在使用其他药品，使用本品前请咨询医师或药师。

【用法与用量】　口服，每次 4 粒，一日 3 次，3 个月为 1 个疗程。

参 考 文 献

[1] 丁桂芝，周勇，李榕，等. 补肾方剂对去势大鼠骨代谢影响的实验研究[J]. 中国骨质疏松杂志，1996，2（1）：25-28.

[2] 尹文哲，王伟，敖英芳. 阿法 D3 与补肾健骨胶囊联合使用对大鼠实验性骨质疏松的影响[J]. 中国运动医学杂志，1999，18（1）：82-85.

[3] 丁桂芝，张忠兰，周勇，等. 补肾健骨胶囊治疗绝经后骨质疏松症疗效分析[J]. 中国中西医结合杂志，1995，15(7)：392-394.

[4] 许沛虎，黄志军，熊富良，等. 补肾健骨胶囊治疗肝肾不足型骨质疏松症的临床研究[J]. 中药新药与临床药理，2001，12（4）：245-257.

[5] 张文霞，孙元海，刘淑芹. 补肾强骨胶囊治疗膝关节骨关节炎的临床观察[J]. 中国民间疗法，2016，24（2）：44-45.

（山东中医药大学附属医院 王玉超，山东中医药大学 孙梦瑶）

丹 杞 颗 粒

【**药物组成**】 熟地黄、制山茱萸、泽泻、山药、淫羊藿、牡丹皮、茯苓、枸杞子、菟丝子、肉苁蓉、煅牡蛎。

【**处方来源**】 研制方。国药准字 Z20050537。

【**功能与主治**】 补肾壮骨。用于骨质疏松症属肝肾阴虚证，症见腰脊疼痛或全身骨痛，腰膝酸软，或下肢痿软，眩晕耳鸣，舌质或偏红或淡等。

【**药效**】 主要药效如下：

1. **抑制破骨细胞活性** 骨质疏松症是某些因素引起骨吸收亢进引发的。抗酒石酸酸性磷酸酶（TRAP）标志着破骨细胞（OC）的活性，被认为是反映破骨细胞功能、判断骨吸收的敏感特异性指标。破骨细胞有极强的溶骨能力，破骨细胞功能过度活跃时，在皮质骨片上形成较多的凹陷，甚至形成隧道，导致骨小梁断裂，出现骨质疏松症。丹杞颗粒含药血清能降低大鼠破骨细胞分泌 TRAP 的活性，减少所形成骨吸收陷窝的数目，抑制破骨细胞活性，起到抗骨质疏松的作用[1]。

2. **影响骨代谢** 动物实验表明，丹杞颗粒可降低维 A 酸致骨质疏松模型大鼠的血碱性磷酸酶活性和尿羟脯氨酸含量；使地塞米松致骨质疏松模型大鼠的骨密度和骨灰重升高，使血中雌二醇浓度升高，血和肾组织中前列腺素 E_2（PGE_2）浓度降低，血中 1，25-（OH）$_2D_3$ 浓度升高。

【**临床应用**】 主要用于骨质疏松症、骨关节炎。

1. **骨质疏松症** 丹杞颗粒可以治疗肝肾阴虚所导致的骨质疏松症，症见腰脊疼痛或全身骨痛，腰膝酸软，或下肢痿软等。丹杞颗粒联合唑来膦酸治疗骨质疏松症疗效显著，安全性高，具有一定的临床推广应用价值[2]。

2. **骨关节炎** 丹杞颗粒结合硫酸氨基葡萄糖可以显著改善膝骨关节炎的临床症状[3]。

【**不良反应**】 尚不明确。

【**使用注意**】 尚不明确。

【**用法与用量**】 温开水冲服，一次 12g，一日 2 次。3 个月为 1 个疗程，连续服用 2 个疗程。

参 考 文 献

[1] 武密山，赵素芝，李恩，等. 抗骨松丹杞颗粒含药血清对成骨-破骨细胞共培养体系中破骨细胞功能的影响[J]. 中国病理生

理杂志，2010，26（8）：1635-1636.

[2] 刘成功，李万森，杨小东，等. 丹杞颗粒联合唑来膦酸治疗老年骨质疏松症的临床研究[J]. 现代药物与临床，2019，34（2）：485-488.

[3] 陈志军，张大华. 丹杞颗粒联合硫酸氨基葡萄糖治疗骨关节炎的疗效研究[J]. 中国骨质疏松杂志，2018，24（7）：900-903.

（山东省高唐县中医院　赵鲁娜，山东省立医院　徐　丽）

芪骨胶囊（密骨胶囊）

【药物组成】　淫羊藿、制何首乌、黄芪、石斛、肉苁蓉、骨碎补、菊花。

【处方来源】　研制方。国药准字号 Z20090656。

【功能与主治】　滋养肝肾，强筋健骨。用于女性绝经后骨质疏松症肝肾不足证，症见腰膝酸软无力、腰背疼痛、步履艰难、不能持重。

【药效】　主要药效如下[1-3]：

1. 促进成骨细胞　芪骨胶囊可提高去卵巢骨质疏松大鼠骨密度，促进成骨细胞增殖、分化和矿化，预防性用药可增强股骨的生物力学性能，从而防止骨质疏松性骨折的发生。

2. 抑制破骨细胞　芪骨胶囊可以抑制破骨细胞的骨吸收作用，降低血清骨钙素的含量，降低骨细胞凋亡活性，其含药血清能够明显抑制骨吸收陷窝面积的增大和深度的加深，延缓雌激素缺乏导致的骨量丢失。

【临床应用】　主要用于原发性骨质疏松症、腰椎管狭窄。

1. 原发性骨质疏松症　芪骨胶囊治疗肝肾不足引起的骨质疏松症，症见腰膝酸痛，膝软无力，驼背弯腰，患部痿软微热，形体消瘦，眩晕耳鸣，或五心烦热，失眠多梦，男子遗精，女子经少经闭，舌红少津，少苔，脉沉细数。芪骨胶囊能有效维持骨密度，能明显缓解原发性骨质疏松症肝肾不足证患者的临床症状[4, 5]。

2. 腰椎管狭窄　芪骨胶囊配合舒筋手法治疗退行性腰椎管狭窄症疗效显著[6]。

【不良反应】　服药过程中，个别患者可能会出现腹痛、腹胀、腹泻、便秘、胃部不适等胃肠反应，个别患者出现多汗、口干、皮肤瘙痒、口腔溃疡等，偶见可逆性丙氨酸氨基转移酶（ALT）和血尿素氮（BUN）轻度升高。

【使用注意】　①过敏体质者慎用。②本品服药时间较长，服药期间定期检测肝肾功能。③阴虚火旺者慎用。

【用法与用量】　口服。一次 3 粒，一日 3 次，疗程 6 个月。

参 考 文 献

[1] 王和鸣，葛继荣，朱汉民，等. 芪骨胶囊治疗原发性骨质疏松症临床试验总结[J]. 中国中医骨伤科杂志，2010，18（8）：12-15.

[2] 刘克斌，沈霖. 密骨胶囊对去卵巢大鼠骨 TCF-β1 及 Fas 基因表达的影响[J]. 长江大学学报（自然科学版），2009，6（1）：12-14.

[3] 詹红生，石印玉，赵咏芳，等. 密骨胶囊含药血清对骨吸收陷窝面积和深度的影响[J]. 中国骨伤，2004，17（3）：129-131.

[4] 周敏，李国文，王翔，等. 密骨胶囊延缓原发性骨质疏松症病人骨量丢失的随机对照研究[J]. 中国新药与临床杂志，2009，28（7）：509-512.

[5] 周敏，赵咏芳，郑昱新，等. 密骨胶囊对原发性骨质疏松症患者中医证候疗效的随机对照研究[J]. 中华中医药杂志，2009，24（9）：1210-1212.

[6] 刘志松. 舒筋手法配合芪骨胶囊治疗退行性腰椎管狭窄症 110 例临床分析[J]. 内蒙古中医药，2012，31（21）：55-56.

（山东中医药大学附属医院　高　毅、师　伟）

五、补肾健阳类

金匮肾气丸

【药物组成】　地黄、山药、山茱萸（酒炙）、茯苓、牡丹皮、泽泻、桂枝、附子（炙）、牛膝（去头）、车前子（盐炙）。

【处方来源】　东汉·张仲景《金匮要略》。《中国药典》（2015 年版）。

【功能与主治】　温补肾阳，化气行水。用于肾虚水肿，腰膝酸软，小便不利，畏寒肢冷。

【药效】　主要药效如下：

1. 改善骨代谢[1, 2]　金匮肾气丸可降低去势大鼠升高的血清碱性磷酸酶（ALP）、骨钙素（OC），使血清中白介素-6（IL-6）的表达减少，IL-6 介导的破骨细胞分化增殖功能减弱，抑制高骨转换，抑制骨吸收，且能减少骨矿物质丢失，纠正骨代谢负平衡。

2. 促进成骨分化，改善骨微结构[3, 4]　随着年龄的增长，骨髓内微环境改变，骨髓间充质干细胞（BMSCs）分化成骨细胞数量减少和成骨能力的减弱，造成骨质疏松症。金匮肾气丸能促进 BMSCs 增殖，增加 BMSCs 成骨分化活性和分化能力，改善骨髓内微环境，并能增加骨小梁的百分面积，增加骨小梁数目，减轻骨吸收程度，改善骨胶原的排列及骨小梁立体网状结构，显著改善骨微结构，提高骨生物学性能，增加骨强度，且本品与葡萄糖酸钙联合作用明显优于单纯金匮肾气丸组及葡萄糖酸钙组。

【临床应用】

1. 骨质疏松症　金匮肾气丸联合葡萄糖酸钙治疗原发性骨质疏松症疗效显著，且对其疼痛症状具有明显的缓解作用[5, 6]。

2. 膝骨关节炎　金匮肾气丸和六味地黄丸联合壮骨关节丸治疗膝骨关节炎可明显提高临床疗效，改善患者膝关节疼痛及功能情况[7]。

3. 抑郁症　金匮肾气丸可有效改善肾虚肝郁型抑郁症患者症状，同时对比单独使用草酸艾司西酞普兰的患者，其大幅度提升了血清神经生长因子（NGF）浓度[8]。

【不良反应】　尚不明确。

【使用注意】　阴虚内热者慎服。

【用法与用量】　口服，水蜜丸一次 4～5g（20～25 粒），大蜜丸一次 1 丸，一日 2 次。

参 考 文 献

[1] 马勇，王建伟，周玲玲，等. 金匮肾气丸联合葡萄糖酸钙对去势大鼠骨代谢的影响[J]. 中国老年学杂志，2012，32（19）：4227-4228.

[2] 王建伟，马勇，周玲玲，等. 金匮肾气丸联合葡萄糖酸钙对去势大鼠骨质疏松的影响[J]. 中国骨质疏松杂志，2011，17（1）：60-63.

[3] 王建伟，郭杨，周信，等. 金匮肾气丸联合葡萄糖酸钙对去势大鼠骨微结构的影响[J]. 中国老年学杂志，2012，32（2）：313-315.

[4] 张玉卓，任辉，余翔，等. 金匮肾气丸调控 FNDC5、BMP2 对 BMSCs 成骨分化的作用[J]. 中国骨质疏松杂志，2017，23（10）：1346-1351.

[5] 王建伟，马勇，张亚峰，等. 金匮肾气丸联用葡萄糖酸钙治疗原发性骨质疏松症的临床研究[J]. 中国骨质疏松杂志，2011，17（10）：911-914.

[6] 王建伟，马勇，尹恒. 金匮肾气丸联用葡萄糖酸钙对原发性骨质疏松症疼痛临床疗效观察[J]. 辽宁中医药大学学报，2012，14（2）：5-6.

[7] 刘斌. 六味地黄丸和金匮肾气丸联合壮骨关节丸治疗膝骨关节炎效果观察[J]. 基层医学论坛，2019，23（11）：1572-1574.

[8] 李苗，王群松，袁国桢. 金匮肾气丸治疗肾虚肝郁型抑郁症的治疗效果及其对人血清神经生长因子的影响[J]. 首都医科大学学报，2019，（2）：1-5.

（山东中医药大学附属医院　高　毅、师　伟）

右归丸

【药物组成】　熟地黄、附子（炮附片）、肉桂、山药、山茱萸（酒炙）、菟丝子、鹿角胶、枸杞子、当归、杜仲（盐炒）。

【处方来源】　明・张介宾《景岳全书》。《中国药典》（2015 年版）。

【功能与主治】　温补肾阳，填精止遗。用于肾阳不足，命门火衰，腰酸肢冷，精神不振，怯寒畏冷，阳痿遗精，大便溏薄，尿频而清。

【药效】　主要药效如下[1-9]：

1. 改善钙、磷代谢　去势大鼠肾脏尿钙排出增加，促进血钙和骨钙的急剧减少，降低骨形成和骨钙化的能力，导致骨骼中沉积的矿物质逐步减少，骨密度和骨量降低。右归丸能明显升高去卵巢模型大鼠血清中钙、磷含量，显著改善钙、磷代谢，促进组织钙化。

2. 修复和改善骨缺损　右归丸可有效改善骨小梁的连接和排列形态，增加骨小梁数目，缩小骨髓腔，有效缓解骨质疏松性骨缺损小鼠的骨质疏松和骨性缺损。

3. 调节骨髓间充质干细胞成骨与成脂分化平衡　发生骨质疏松时，由于成骨细胞和脂肪细胞拥有一个共同的前体细胞骨髓间充质干细胞（BMSC），骨形成的减少总是与骨髓中脂肪组织的增生相伴发生，BMSC 成骨分化与成脂分化存在着相互制约的平衡关系。研究发现骨质疏松症患者与正常人相比，其骨髓中脂肪组织与间叶组织的比例升高，成骨细胞活性降低，数量减少，随着年龄的增长，骨量不断丢失同时骨髓腔内的脂肪细胞的体积和数目均呈直线性增加。

右归丸通过调控多种蛋白质，激活相关通路，诱导 BMSC 成骨分化，同时抑制成脂分化，逆转干细胞分化的命运，调节 BMSC 成骨与成脂分化的平衡。

4. 调节垂体-肾上腺轴的病理变化和功能状态　血清皮质醇（COR）是人体肾上腺皮质束状带分泌的一种糖皮质激素，其分泌受脑下腺垂体促肾上腺皮质激素（ACTH）的调控。ACTH 的释放能刺激肾上腺皮质增生，促进肾上腺皮质的功能活动。类固醇皮质激素可通过降低骨形成和促进骨吸收两个方面调节骨代谢。去势后随着机体雌激素水平的下降，垂体 ACTH 细胞功能明显活跃，刺激肾上腺皮质细胞的增生，类固醇皮质激素分泌增加，抑制骨形成，增加骨吸收，出现骨质疏松症。

右归丸可有效调节原发性骨质疏松模型大鼠垂体-肾上腺轴的病理变化和功能状态，使 ACTH 细胞功能、血清 COR 水平趋于正常，抑制雌激素水平降低后的异常骨吸收。

【临床应用】

1. 骨质疏松症　右归丸治疗肾阳不足、命门火衰所导致的骨质疏松症，症见腰膝冷痛、精神不振、大便溏薄、小便频数。右归丸能在一定程度上缓解骨质疏松症患者腰背部疼痛，缓解疲劳，提高生活质量，改善骨密度[10, 11]。

2. 高血压　右归丸联合西药治疗老年高血压（肾阳亏虚），可提高降压效果，改善伴随症状[12]。

3. 甲减　右归丸联合左甲状腺素钠片治疗甲减疗效显著，能够有效改善甲状腺功能及机体代谢，提高甲状腺激素水平[13]。

【不良反应】　尚不明确。

【使用注意】　本品为壮阳药，阴虚火旺者慎用。

【用法与用量】　口服，一天3次，一次1丸。

参 考 文 献

[1] 张林，范颖，陈文娜，等. 补肾、健脾和补肾健脾方对尾部悬吊大鼠钙、磷代谢的影响[J]. 中国实验方剂学杂志，2013，19（2）：193-196.

[2] 李健鹏，颜春鲁，安方玉，等. 右归丸对去势骨质疏松大鼠钙磷代谢和骨代谢的影响[J]. 中医研究，2017，30（10）：64-67.

[3] 胡中青，汤样华，曾林如，等. 右归丸治疗骨质疏松性骨缺损的机制研究[J]. 中国中医骨伤科杂志，2018，26（7）：11-15.

[4] 李湘辉，陆志坚，张金超，等. 阿仑膦酸钠对小鼠骨髓基质细胞成骨和成脂分化的影响[J]. 中国药理学报，2006，22（6）：671-674.

[5] 李玲慧，詹红生，丁道芳，等. 左归丸、右归丸含药血清对大鼠脂肪干细胞成骨分化的影响[J]. 中医杂志，2013，54（22）：1941-1943.

[6] 杨锋，李小群，杨利学. 右归丸含药血清对骨髓间充质干细胞成骨及成脂分化的影响[J]. 中华中医药杂志，2015，30（1）：263-266.

[7] 周芳馨，陈东阳，李佳，等. 右归丸含药血清对大鼠骨髓间充质干细胞中GPR48、ATF4、BSP表达影响实验研究[J]. 辽宁中医药大学学报，2017，19（8）：28-30.

[8] 葛心慈，徐岩，任艳玲. 左归丸、右归丸及其拆方对去卵巢大鼠骨髓间充质干细胞成脂诱导的影响[J]. 中国实验方剂学杂志，2016，22（21）：99-103.

[9] 罗汉文，关宏刚. 右归丸对骨质疏松模型大鼠垂体-肾上腺轴影响的实验研究[J]. 贵阳中医学院学报，2006，28（2）：60-62.

[10] 宋良玉，沙广钊，范磊，等. 右归丸联合液体钙片对绝经后妇女骨质疏松症患者血清25-OHD$_3$水平、BGP及IGF-1含量影响研究[J]. 辽宁中医药大学学报，2015，17（12）：157-159.

[11] 曹俊青，郑剑南，张麟. 右归丸联合阿仑膦酸钠口服治疗绝经后骨质疏松症肾阳虚证的临床研究[J]. 中医正骨，2018，30（5）：20-23.

[12] 王美莺. 右归丸联合西药治疗老年高血压（肾阳亏虚）随机平行对照研究[J]. 实用中医内科杂志，2018，32（10）：32-34.

[13] 时树强，杜战国. 右归丸加减联合左甲状腺素钠治疗甲状腺功能减退症的临床效果研究[J]. 中国合理用药探索，2018，15（11）：23-26.

（山东中医药大学附属医院　高　毅、师　伟）

强 骨 胶 囊

【药物组成】　骨碎补总黄酮。

【处方来源】　研制方。国药准字 Z20030007。

【功能与主治】　补肾，强骨，止痛。用于肾阳虚所致的骨痿，症见骨脆易折、腰背或四肢关节疼痛、畏寒肢冷或抽筋、下肢无力、夜尿频多；原发性骨质疏松症、骨量减少见上述证候者。

【药效】　主要药效如下[1, 2]:

1. 调节骨代谢过程中的细胞因子，抑制骨吸收　肿瘤坏死因子-α（TNF-α）是最强的骨吸收促进剂，可抑制骨的形成。TNF-α通过作用于成骨细胞间接激活成熟的破骨细胞，抑制破骨细胞的凋亡；同时还可通过直接刺激前破骨细胞的增殖，增强基质细胞中前破骨源性细胞的活性来促进破骨细胞的形成。

白介素-6（IL-6）主要作用于破骨细胞的早期阶段，刺激早期破骨细胞前体分裂增殖。白介素-4（IL-4）是骨吸收抑制剂，可抑制破骨细胞及其前体的形成。

骨碎补总黄酮能明显提高去卵巢大鼠的骨密度，并对血清 IL-6、TNF-α 水平有抑制作用，对 IL-4 分泌有促进作用。

2. 促进成骨细胞的增殖、分化,提高成骨细胞活性　成骨细胞是骨质形成的物质基础，只有其不断地分裂增殖，才可以产生丰富的胶原基质，从而通过矿化作用形成更多骨质。通过刺激成骨细胞增殖而促进骨组织形成是治疗骨质疏松症的主要方法之一。

骨碎补总黄酮不仅能促进成骨细胞增殖、分化，还能抑制成骨细胞凋亡，进而发挥其抗骨质疏松活性作用。

3. 调节激素水平，改善机体紊乱状态　绝经后骨质疏松症是原发性骨质疏松症的一种类型，绝经所致的雌激素缺乏与骨质疏松的关系密切。雌激素不仅能直接作用于成骨细胞受体，提高成骨细胞活性，还能抑制破骨细胞的骨吸收，对骨重建的动态平衡起重要调节作用。

骨碎补总黄酮能升高实验动物雌二醇（E_2）、睾酮（T）、促卵泡激素（FSH）水平，提示可能有性激素、促性腺素样作用。

4. 影响骨组织形态计量学参数,改善骨三维结构　形态计量学是一种骨组织定量研究方法，它将骨组织切片中二维图像展示的骨组织形态学转化为数量资料，可以从组织和细胞水平方面了解骨结构的变化，在疾病的发生机制研究、药物疗效的评价中都有着广泛的应用价值，其为评价骨转换与骨结构的有效研究方法。

骨碎补总黄酮可通过对骨组织形态计量学参数产生影响，进而发挥其对骨质疏松症的防治作用。

5. 改善生物力学指标，增强骨矿化，促进骨形成　骨生物力学是研究骨组织在外界作用下的力学特征和骨在受力后的生物学效应，是评定骨质量和抗骨丢失疗效的最佳方法。

强骨胶囊能增加骨组织的承载力，提高骨骼抵抗外力冲击的能力、改善生物力学指标，增强骨对钙的吸收，促进骨矿盐的形成。

【临床应用】　主要用于骨质疏松症、骨质疏松性骨折等疾病（图 7-2）。

1. 骨质疏松症[3-5]　强骨胶囊能有效改善骨质疏松症患者的肾阳虚证候，如腰膝酸软、畏寒肢冷、乏力、目眩、夜尿频多等，改善骨痛，提高骨密度，有效降低骨折发生率，显著改善骨代谢和骨转化指标。

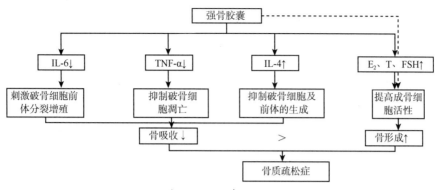

图 7-2　强骨胶囊调节骨代谢的作用机制图

2. 骨质疏松性骨折　强骨胶囊治疗骨质疏松性骨折，早期能有效缓解疼痛，促进骨痂提早形成，增加骨痂生成数量，增加骨密度，改善骨结构，有效促进骨折愈合，减少卧床时间[6]。

3. 膝骨关节炎、颈椎病、腰椎骨性关节病　强骨胶囊能够有效缓解膝骨关节炎、颈椎病及腰椎骨性关节病患者局部疼痛、关节活动受限等临床症状和体征，提高患者的生活质量[7, 8]。

【不良反应】　偶见口干、便秘，一般不影响继续治疗。

【使用注意】　目前尚无孕妇服用本品的经验。

【用法与用量】　饭后用温开水送服。一次 1 粒，一日 3 次，三个月为 1 个疗程。

参 考 文 献

[1] 申浩, 谢雁鸣. 强骨胶囊治疗原发性骨质疏松症基础研究进展[J]. 中国中医基础医学杂志, 2012, 18 (12): 1402-1404.

[2] 谢俊大. 强骨胶囊（骨碎补总黄酮）药理研究概况[J]. 中国药房, 2009, 20 (33): 2636-2637.

[3] 张雯, 谢雁鸣. 强骨胶囊上市后临床应用文献分析[J]. 中国中医基础医学杂志, 2013, 19 (3): 313-315.

[4] 陈友浩, 李章华, 崔西龙, 等. 强骨胶囊治疗原发性骨质疏松症的系统评价[J]. 中国骨质疏松杂志, 2010, 16 (9): 652-654.

[5] 高辉, 徐苓. 强骨胶囊治疗原发性骨质疏松症、骨量减少的疗效及安全性评价[J]. 中国骨质疏松杂志, 2011, 17 (8): 727-730.

[6] 谢俊大. 强骨胶囊临床应用概况[J]. 北京中医药, 2014, 33 (10): 797-799.

[7] 阮竞锋, 王一. 强骨胶囊联合腹针治疗膝骨关节炎疗效观察[J]. 风湿病与关节炎, 2013, 2 (4): 49-51.

[8] 张雯, 谢雁鸣. 强骨胶囊上市后临床应用文献分析[J]. 中国中医基础医学杂志, 2013, 19 (3): 313-315.

（山东中医药大学附属医院　高　毅、师　伟）

淫羊藿总黄酮胶囊

【药物组成】　淫羊藿总黄酮提取物。

【处方来源】　研制方。国药准字号 Z20140012。

【功能与主治】　温补肾阳，强筋健骨。用于原发性骨质疏松症肾阳虚证，症见腰脊疼痛、腰膝酸软、形寒肢冷、下肢无力、夜尿颇多、舌淡、苔薄白。

【药效】　主要药效如下[1-3]：

1. 调高体内钙含量，促进骨细胞增殖和活化　淫羊藿总黄酮胶囊能升高去势致骨质疏松大鼠血清钙及骨钙含量，增加骨小梁数目、骨干部皮质骨厚度，增加骨密度及骨小梁面积百分比；能使骨质疏松大鼠骨干部皮质增厚，骨密度升高，提高胫骨最大弯曲力及弯曲弹性模量，改善骨组织纤维结构，调节骨生成与骨破坏的紊乱状态，其含药血清可抑制骨保护素配体基因的表达，促进骨细胞增殖和活化。

2. 抑制骨吸收　淫羊藿总黄酮胶囊通过保护性腺、抑制骨吸收和促进骨形成等途径，使机体骨代谢处于骨形成大于骨吸收的正平衡状态，抑制骨量丢失，防治骨质疏松症。

【临床应用】　主要用于原发性骨质疏松症、糖尿病。

1. 原发性骨质疏松症　淫羊藿总黄酮胶囊治疗肾阳虚衰导致的骨质疏松症。临床观察对原发性骨质疏松症患者予淫羊藿总黄酮胶囊治疗 24 周后，能改善骨质疏松患者中医证候及主要症状，提高骨密度[4]。

2. 糖尿病　对糖尿病小鼠血管内皮损伤起到保护作用。

【不良反应】　①少数患者出现口干、轻度皮疹、口疮、咽痛、燥热、耳鸣、心悸、小便黄或小便赤痛等，必要时停药，并及时去医院就诊。②少数患者出现便秘、腹泻、腹痛、胃部不适等胃肠道反应。

【使用注意】　①感冒、阴虚阳亢者禁用。②对本品处方成分过敏者禁用，过敏体质者慎用。③现有临床试验安全性研究资料仅支持 24 周的疗程。④目前尚无孕妇和哺乳期妇女及儿童用药的经验。⑤本品长期服用，服用期间建议定期到医院复诊，定期进行血液生化指标的检测及心电图的检查。既往有窦性心动过缓病史者慎用。⑥少数患者出现轻度盗汗、头晕，尚无法确定与药物的关系。⑦少数患者用药期间发生了上呼吸道感染，尚无法确定与药物的关系。⑧临床试验所纳入女性患者平均绝经时间为 11 年。

【用法与用量】　口服，一次 2 粒，一日 3 次，饭后温开水送服，疗程 24 周。

参 考 文 献

[1] 回连强，曹春雨，刘婷，等. 黔岭淫羊藿总黄酮对抗维甲酸致大鼠骨质疏松作用的研究[J]. 中国实验方剂学杂志，2014，20（3）：170-174.

[2] 宋敏，罗晓，李宁，等. 淫羊藿总黄酮含药血清对成骨细胞 OPG/OPGL 基因表达的影响[J]. 时珍国医国药，2012，23（4）：883-886.

[3] 蒋淑君，许兰芝. 淫羊藿总黄酮的药理作用研究进展[J]. 中医药学报，2004，32（4）：60.

[4] 卢敏，王林华，罗毅文，等. 淫羊藿总黄酮胶囊治疗原发性骨质疏松症 360 例的多中心临床观察[J]. 中国骨质疏松杂志，2013，19（3）：279-282.

（山东省高唐县中医院　赵鲁娜，山东省立医院　徐　丽）

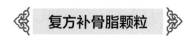

复方补骨脂颗粒

【药物组成】　补骨脂、锁阳、续断、狗脊、赤芍、黄精。

【处方来源】　研制方。国药准字 Z50020413。

【功能与主治】　温补肝肾，强壮筋骨，活血止痛。用于肾阳虚亏，腰膝酸痛，腰肌劳损及腰椎退行性病变等。

【药效】　主要药效如下[1]：

1. 保护性腺　复方补骨脂颗粒可明显改善维 A 酸致骨质疏松大鼠的一般情况，减缓体重减轻和性腺器官的萎缩。

2. 增加骨钙含量　复方补骨脂颗粒可明显降低维 A 酸致骨质疏松大鼠的血清碱性磷酸酶活性，增加骨质疏松大鼠骨灰重及骨钙含量。

【临床应用】

1. 骨质疏松症　用于肾阳亏虚所导致的骨质疏松症。复方补骨脂颗粒可以增加骨质疏松大鼠骨灰重及骨钙含量[1]。

2. 腰肌劳损及腰椎退行性病变　改善腰肌劳损及腰椎退行性变所致的腰部冷痛。

【不良反应】　尚不明确。

【使用注意】　阴虚内热者（如津少口干、大便干燥等）慎用。

【用法与用量】　口服，一次 1 袋，一日 2 次，1～2 周为 1 个疗程。

参 考 文 献

[1] 张茹，秦莉伟，陈军丽，等. 复方补骨脂颗粒对维甲酸致骨质疏松大鼠的影响研究[J]. 河北医药，2011，33（11）：1615-1616.

（山东中医药大学附属医院　王玉超，山东中医药大学　孙梦瑶）

六、补肾填精类

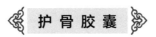

【药物组成】　制何首乌、淫羊藿、熟地黄、龟甲、巴戟天、杜仲、续断、骨碎补、当归、山药。

【处方来源】　研制方。国药准字 Z20040124 。

【功能与主治】　补肾益精。用于肾精亏虚，腰脊疼痛，酸软无力，下肢痿弱，步履艰难，足跟疼痛，性欲减退，头晕耳鸣；原发性骨质疏松症见上述证候者。

【药效】　主要药效如下：

1. 促进成骨细胞增殖分化　成骨细胞是骨代谢的重要功能细胞，不仅决定骨形成，同时也调节破骨细胞的骨吸收。成骨细胞的增殖与分化受到抑制会使骨质量和骨量下降，骨小梁稀疏、断裂，导致骨质疏松。护骨胶囊对成骨细胞有促增殖、促分化的作用，进而改善骨结构，促进骨形成，抑制骨吸收[1, 2]。

采用正交模拟法分析护骨胶囊十味药不同模拟组合的药效，结果显示护骨胶囊各组分在复方中的药效贡献值顺序为淫羊藿＞山药＞巴戟天 ＝ 熟地黄＞杜仲＞骨碎补＞制何首乌＞龟甲＞当归＞续断。最佳药效组合为淫羊藿、巴戟天、骨碎补、杜仲、制何首乌、熟地黄、山药，提示护骨胶囊十味药中淫羊藿对成骨细胞分化起主要的作用[3]。

2. 调节血清中 PTH 和雌二醇水平[4, 5]　甲状旁腺激素（PTH）是调节体内钙、磷系统平衡的主要激素之一，其作用于骨组织，使间质细胞向破骨细胞转化，促进破骨细胞吸收，使骨钙释放入血，导致骨质疏松症。

雌二醇是影响雌性动物生殖系统生长发育，维持雌性性功能的重要类固醇激素，当雌激素缺乏时会使骨骼中的钙结合力降低，刺激 PTH 的分泌，引起明显的骨量丢失、骨结构退变及骨质转换等骨质疏松症状。

护骨胶囊能降低去卵巢大鼠血清的 PTH 水平，升高雌二醇水平，起到预防和治疗骨质疏松的作用。

【临床应用】　主要用于原发性骨质疏松症、骨质疏松性骨折。

1. 原发性骨质疏松症　护骨胶囊主要用于肾精亏虚所致的骨质疏松症。能通过激活成骨细胞的功能、促进新骨的形成、增加骨密度、明显改善骨痛等主要症状来治疗骨质疏松症[6]。

2. 骨质疏松性骨折　护骨胶囊联合化瘀接骨散治疗上肢闭合性骨折能够明显提高骨折愈合有效率，早期治疗中运用化瘀接骨散外敷可有效消除患处肿胀和疼痛，有助于骨折的恢复[7]。

【不良反应】　尚不明确。

【使用注意】　①少数患者可出现恶心、腹泻、便秘、皮疹、瘙痒。②临床研究中，个别患者出现肝肾功能轻度异常，原因待定。

【用法与用量】　口服，每次 4 粒，一日 3 次。饭后 30 分钟服用，三个月为 1 个疗程。

参 考 文 献

[1] 李宝红，吴劲东，赵文昌，等. 护骨胶囊对成骨细胞增殖、分化影响[J]. 辽宁中医药大学学报，2013，15（10）：24-26.

[2] 林则苗，钟佳贤，贾欢欢，等. 中药复方护骨胶囊对去卵巢大鼠骨骼结构和骨重建状态的影响[J]. 中华骨质疏松和骨矿盐疾病杂志，2016，9（3）：296-303.

[3] 王晓东，贾欢欢，曾昭利，曾雯，等. 护骨胶囊配伍和成骨细胞分化的正交设计[J]. 中成药，2013，35（6）：1147-1152.

[4] 谭锐泉. 原发性骨质疏松症病因研究略述[J]. 中医药学刊，2006，24（7）：1283-1284.

[5] 林泽苗，钟佳贤，贾欢欢，等. 护骨胶囊对去卵巢大鼠钙相关激素和性腺激素影响的研究[J]. 中国骨质疏松杂志，2017，23（1）：87-92.

[6] 洪曼杰，卢丽，王晓东，等. 中药复方护骨胶囊治疗原发性骨质疏松症的临床研究[J]. 中国骨质疏松杂志，2008，14（12）：891-895.

[7] 钟占嫦，刘冬生，钟占崧，等. 护骨胶囊联合化瘀接骨散治疗闭合性骨折的临床疗效观察[J]. 今日药学，2018，28（11）：756-758.

（山东省高唐县中医院　赵鲁娜，山东省立医院　徐　丽）

七、气血双补类

骨疏康胶囊（颗粒）

【药物组成】　淫羊藿、熟地黄、骨碎补、黄芪、丹参、木耳、黄瓜子。

【处方来源】　研制方。《中国药典》（2015 年版）。

【功能与主治】　补肾益气，活血壮骨。主治肾虚、气血不足所致的中老年骨质疏松症，伴有腰脊酸痛、足膝酸软、神疲乏力等症状者。

【药效】　主要药效如下：

1. 促进骨形成和抑制骨吸收[1-4]　骨疏康胶囊能调节机体平衡，提高体内钙、磷水平，增加雌二醇、睾酮含量；增加成骨细胞活性，促进成骨细胞增殖，抑制破骨细胞活性，促进骨形成和抑制骨吸收；与钙剂合用有利于增加骨生物力学强度和骨密度。

2. 对骨质疏松骨小梁的影响 骨质疏松模型骨小梁和正常骨小梁比较，骨小梁变细、数量减少、连续性较差、游离断端增加、骨小梁间距增宽。骨疏康胶囊能明显增加去卵巢大鼠骨组织的骨小梁厚度、骨小梁面积及骨小梁面积百分比，减少骨小梁间距[5]。

3. 促进骨折愈合 对家兔实验性骨折具有促进愈合作用，能显著增加家兔骨折愈合、桡骨的拉折力和骨痂钙含量。

4. 镇痛、抗炎作用 对二甲苯所致的小鼠耳肿胀有明显抑制作用。

【临床应用】 主要用于骨质疏松症、骨质疏松性骨折。

1. 骨质疏松症[6,7] 骨疏康颗粒治疗气血不足所致的骨质疏松症，症见腰脊酸痛，足膝酸软，神疲乏力等。骨疏康颗粒（胶囊）治疗骨质疏松症能明显缓解腰背疼痛、腰膝酸软、下肢疼痛等症状，提高体内雌激素水平，增加血钙浓度，提高骨密度。

2. 骨质疏松性骨折 研究发现在治疗骨质疏松性桡骨远端骨折时，口服使用骨疏康颗粒和钙剂，有助于加快骨质疏松性骨折的愈合及骨折后功能的恢复，预防骨折病的发生[8]。

【不良反应】 偶有轻度胃肠反应，一般不影响继续服药。

【使用注意】 ①忌辛辣、生冷、油腻食物。②按照用法用量服用，年老体虚者、高血压患者应在医师指导下服用。③发热患者暂停使用。④对本品过敏者禁用，过敏体质者慎用。⑤本品性状发生改变时禁止使用。⑥请将本品放在儿童不能接触的地方。⑦如正在使用其他药品，使用本品前请咨询医师或药师。

【用法与用量】 胶囊：口服，一次 4 粒，一日 2 次，疗程 6 个月。颗粒：口服，一次 10g，一日 2 次。饭后开水冲服。

参 考 文 献

[1] 吴振源，刘金玉，李子川，等. 骨疏康颗粒防治骨质疏松症研究概况[J]. 内蒙古民族大学学报（自然科学版），2004，19（2）：228-230.
[2] 崔少千，李书琴，刚丕寰，等. 补肾方药骨疏康防治原发性骨质疏松机理研究[J]. 中国医科大学学报，2001，30（5）：351-354.
[3] 余兴华. 骨疏康颗粒含药血清对成骨细胞增殖及细胞周期的影响[J]. 北京中医药，2010，29（12）：953-955.
[4] 王锡娟，梁日欣，赵璐，等. 中药复方骨疏康防治骨质疏松症研究进展[J]. 中国中西医结合杂志，2007，27（3）：282-284.
[5] 李学朋，朱立国. 骨疏康胶囊对去卵巢大鼠骨小梁的影响[J]. 中医正骨，2015，27（12）：892-895.
[6] 王和鸣，葛继荣，石关桐，等. 骨疏康胶囊治疗骨质疏松症临床试验总结[J]. 中国中医骨伤科杂志，2006，14（6）：11-15.
[7] 蒋淑媛，尚亚平，吴林生，等. 骨疏康颗粒治疗骨质疏松症的临床观察（附300例分析）[J]. 中国骨质疏松杂志，1995，1（2）：167-169.
[8] 贺良，尹大庆，张权，等. 骨质疏松性桡骨远端骨折的治疗[J]. 中国骨质疏松杂志，2002，8（3）：226-227.

（山东中医药大学附属医院 王玉超，山东省高唐县中医院 赵鲁娜）

八、其 他

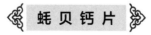

蚝 贝 钙 片

【药物组成】 牡蛎。

【处方来源】 研制方。《中国药典》（2015 年版）。

【功能与主治】　补肾壮骨。用于儿童缺钙及老年骨质疏松症的辅助治疗。

【药效】　主要药效如下：

1. 补钙[1, 2]　蚝贝钙片中含有丰富的吸收率较高的碳酸钙、无机元素和氨基酸，能显著提高血钙、增加骨钙、磷总含量和骨重量，具有显著的补钙、促进骨生长作用。

2. 缓解肌肉痉挛　缓解缺钙引起的肌肉痉挛。

【临床应用】　用于老年骨质疏松症及儿童缺钙的辅助治疗。

1. 骨质疏松症　蚝贝钙片对给维 A 酸引起的大白鼠骨质疏松症能显著提高其血钙水平，增加骨重量（干重和灰重），骨钙、磷总含量，高、中剂量级的骨密度，骨皮质厚度和骨皮质占全骨的百分数。本品具有显著的补钙、促进骨生长作用。

2. 儿童缺钙　蚝贝钙片治疗儿童成长过程中引起的缺钙。

【不良反应】　尚不明确。

【使用注意】　①忌食生冷、油腻食物。②儿童、年老体弱者应在医师指导下服用。③感冒时不宜服用。④高血压、心脏病、糖尿病、肝病、肾病等慢性病严重者应在医师指导下服用。⑤服药 2 周症状无缓解，应去医院就诊。⑥对本品过敏者禁用，过敏体质者慎用。⑦药品性状发生改变时禁止服用。⑧儿童必须在成人监护下使用。⑨请将此药品放在儿童不能接触的地方。⑩如正在服用其他药品，使用本品之前请咨询医师或药师。

【用法与用量】　嚼服，一次 1 片，一日 3 次。

参 考 文 献

[1] 范陈庆，谢振家. 蚝贝钙片对大白鼠维甲酸型骨质疏松症的防治作用[J]. 海峡药学，1998，10（2）：11-13.
[2] 王书云，王洁，黄健，等. 蚝贝钙片中微量元素的含量测定研究[J]. 中国现代中药，2014，16（2）：141-143.

（山东中医药大学附属医院　高　毅、师　伟）

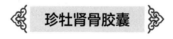

珍牡肾骨胶囊

【药物组成】　珍珠母、牡蛎。

【处方来源】　研制方。国药准字 Z20025222。

【功能与主治】　强壮筋骨。用于腰背、肢体关节疼痛见于钙缺乏症者。

【药效】　主要药效如下：

1. 补钙，促进骨质形成　珍牡肾骨胶囊由珍珠母和牡蛎组成，含有碳酸钙、柠檬酸钙、泛酸钙和多种微量元素、氨基酸[1]，是天然钙剂，增加血钙和骨钙浓度，促进骨质形成。

2. 维持肌肉正常收缩　珍牡肾骨胶囊可以维持肌肉的正常收缩，有效缓解肌肉痉挛[2]。

【临床应用】　主要用于治疗骨质疏松症、肌肉痉挛[2]。

1. 骨质疏松症　珍牡肾骨胶囊可以治疗骨质疏松症引起的腰背肢体关节疼痛。

2. 肌肉痉挛　珍牡肾骨胶囊可以治疗由于缺钙导致的肌肉痉挛。

【不良反应】　尚不明确。

【使用注意】　饭后服，服药后多饮水。

【用法与用量】　口服，一次 1 粒，一日 3 次。

参 考 文 献

[1] 杨丽，刘友平，韦正，等. 贝壳类药材牡蛎石决明珍珠母的研究进展[J]. 时珍国医国药，2013，24（12）：2990-2992.
[2] 中国老年学学会骨质疏松委员会、中国骨质疏松杂志社. 珍牡肾骨胶囊[A]//第五届国际骨质疏松研讨会暨第三届国际骨矿研究会议会议文集. 北京：中国老年学学会骨质疏松委员会，2005：1.

（山东中医药大学附属医院　高　毅、师　伟）

肾 骨 胶 囊

【**药物组成**】　牡蛎。

【**处方来源**】　研制方。国药准字 Z13020280 。

【**功能与主治**】　促进骨质形成，维持神经传导、肌肉收缩、毛细血管正常渗透压，保持血液酸碱平衡。用于儿童、成人或老年人缺钙引起的骨质疏松、骨质增生、骨痛、肌肉痉挛，小儿佝偻症。

【**药效**】　主要药效如下：

1. 补钙，抗骨质疏松[1, 2]　肾骨胶囊为牡蛎提取物，是一种天然的钙剂，属于骨质疏松症防治药物的骨矿化药物，能明显增加维 A 酸骨质疏松大鼠骨钙含量和骨小梁宽度，增加血清钙、磷含量及股骨重量、直径和骨密度。

2. 维持肌肉正常收缩　肾骨胶囊可以维持肌肉的正常收缩，有效缓解肌肉痉挛。

【**临床应用**】　主要用于骨质疏松症、肌肉痉挛。

1. 骨质疏松症　主要用于儿童、成人或老年人缺钙引起的骨质疏松、骨质增生、骨痛、肌肉痉挛。也可短期用于针对纠正血透患者钙磷代谢紊乱，效果优于碳酸钙[3]。

2. 肌肉痉挛　肾骨胶囊可以治疗由于缺钙导致的肌肉痉挛。

【**不良反应**】　尚不明确。

【**使用注意**】　饭后立即服，服药后要多饮水。

【**用法与用量**】　口服，一次 1～2 粒，一日 3 次；孕妇和儿童遵医嘱。

参 考 文 献

[1] 胡丽萍，马杰，张慧颖，等. 肾骨胶囊对维甲酸所致大鼠骨质疏松的影响[J]. 中国中医药信息杂志，2002，9（1）：28-29.
[2] 田其学，杨莹. 肾骨胶囊治疗大鼠骨质疏松症的药效学研究[J]. 湖南中医杂志，2006，22（1）：80-81.
[3] 徐启河，刘平，李惊子，等. 肾骨胶囊对血液透析患者钙磷代谢的影响[J]. 军医进修学院学报，1997，18（3）：210-212.

（山东中医药大学附属医院　高　毅、师　伟）

内分泌代谢、风湿免疫、泌尿男生殖卷

风湿免疫册

第八章

类风湿关节炎中成药名方

第一节 概　述

一、概　念

类风湿关节炎（rheumatoid arthritis，RA）是一种病因未明的慢性、以炎性滑膜炎为主的系统性疾病。

类风湿关节炎属于中医学"痹证""历节风""骨骱痹"范畴，是手、足小关节的多关节、对称性、侵袭性关节炎症，经常伴有关节外器官受累及血清类风湿因子阳性，可以导致关节畸形及功能丧失。

二、病因及发病机制

（一）病因

本病病因不明。与发病有关的因素有：①感染病灶与本病发病有关。以链球菌胞壁碎片水悬液注入鼠腹腔，可产生慢性关节炎，关节呈增殖性、炎性、糜烂性滑膜炎。本病患者粪便可培养出大量产气荚膜杆菌。患者的关节滑膜中曾找到病毒颗粒。以上发现支持本病发病与感染有关。②遗传本病患者 HLA-DRwu 抗原检出率明显升高，提示发病与遗传有关。③免疫功能紊乱。目前大量实验资料支持类风湿关节炎是免疫系统调节功能紊乱所致的炎症反应性疾病。

（二）发病机制[1-4]

免疫功能失调主要表现为细胞免疫功能下降、体液免疫亢进、多种免疫细胞被激活、细胞因子网络失调等病理改变；关节滑膜炎性细胞堆积和滑膜增厚；关节软骨的破坏，最终导致骨破坏和关节破坏，引起关节疼痛、僵硬、变形，甚至畸形。

三、临 床 表 现

类风湿关节炎主要表现为晨僵、多关节受累、关节畸形等。关节受累的表现：①多关节受累，呈对称性多关节炎（常≥5个关节）。易受累的关节有手、足、腕、踝及颞颌关节等。②关节畸形，手的畸形有梭形肿胀、尺侧偏斜、天鹅颈样畸形、纽扣花样畸形等。关节外表现可有发热、类风湿结节、类风湿血管炎及淋巴结肿大，还可见一些系统脏器损害表现。

四、诊 断

根据晨僵、关节肿痛畸形等临床症状、血清学表现[类风湿因子（rheumatoid factor，RF）阳性、抗环瓜氨酸肽（抗 CCP）抗体阳性等]，急性期受累关节数量和症状及相应反应物改变（CRP 或 ESR 增高）等可诊断。对于有滑膜炎症的目标人群可参考 ACR/EULAR《2010 类风湿关节炎分类标准》[5]进行诊断。

五、治 疗

（一）常用化学药物及现代技术

1. 非甾体抗炎药　如双氯芬酸、萘丁美酮、美洛昔康、塞来昔布等，有抗炎、止痛、解热作用，是类风湿关节炎治疗中最为常用的药物。

2. 抗风湿药（DMARDs）　如甲氨蝶呤、柳氮磺吡啶、羟氯喹、来氟米特、环孢素、金诺芬等，又被称为二线药物或慢作用抗风湿药物。

3. 糖皮质激素　如泼尼松，可快速缓解病情，有效缓解关节的炎症。

4. 生物制剂　英利西单抗、依那西普等，对甲氨蝶呤等治疗无效的类风湿关节炎患者有效。

5. 植物药　如雷公藤、白芍总苷、青藤碱等。植物药对治疗类风湿关节炎具有一定的疗效，但作用机制需进一步研究。

对于一些关节变形炎症、功能丧失的患者，可以选择手术置换关节等方法。

（二）中成药名方治疗

中医药防治类风湿关节炎不同于化学药的单靶点的单一调节治疗。中医药可作用于多靶点、多环节。中药治疗不仅改善临床症状和生存质量，还大大提高患者的远期疗效。中医药治疗类风湿关节炎是标本兼治，急当治其标，缓则治其本。总的治疗原则是清热解毒、利湿除痹，常与化学药协同使用。

第二节　中成药的辨证分类与药效

中药治疗类风湿关节炎是辨证用药。常用中成药的辨证分类及其主要药效如下：

一、疏风散寒、祛湿宣痹类

类风湿关节炎寒湿痹阻证证候：肢体关节冷痛、肿胀或重着，局部皮色不红，触之不热，晨僵，关节屈伸不利，遇寒痛剧，得热痛减，局部畏寒怕风；或恶风发热，肌肤麻木不仁；或口淡不渴，恶风寒，阴雨天加重，肢体沉重；舌质淡或淡红，苔薄白或白腻，脉弦紧或沉紧或浮缓。

类风湿关节炎寒湿痹阻证的主要病理变化为滑膜增生、关节炎症，并因此引起疼痛等症状。

疏风散寒，祛湿宣痹类中成药具有抑制滑膜增生及关节炎症、抗炎镇痛等作用。

常用中成药：寒湿痹颗粒（片）、风湿骨痛胶囊、独活寄生丸、金骨莲胶囊、祛风止痛胶囊、风痛宁片、正清风痛宁片（胶囊、缓释片、注射液）、风湿灵片、风湿痛药酒、冯了性风湿跌打药酒、狗皮膏、风寒双离拐片、胡蜂酒、虎力散、祛风止痛片、麝香风湿胶囊、疏风定痛丸、舒筋丸、天和追风膏、国公酒、风湿定片（胶囊）、马钱子散、舒筋活络酒、麝香追风膏、豨莶丸、藤络宁胶囊、那如三味丸、昆仙胶囊、白芍总苷胶囊、风湿马钱片、三乌胶丸、塞隆风湿胶囊等。

二、清热通络、疏风胜湿类

类风湿关节炎湿热痹阻证证候：四肢关节或肌肉局部红肿，重着，疼痛如燎，局部肤温升高，下肢关节尤甚，晨僵，活动受限，或关节积液，屈伸不利，或伴发热，口苦口黏，口渴不欲饮；或恶风发热，有汗不解，心烦口渴，便干溲黄，舌红，苔黄腻或燥，脉滑数或弦滑。

类风湿关节炎湿热痹阻证的主要病理变化为细胞凋亡与增殖、免疫功能异常、炎症反应等。

清热通络，疏风胜湿类中成药具有干预细胞凋亡与增殖、调节免疫、抗炎降脂、镇痛等作用。

常用中成药：湿热痹颗粒（片、冲剂）、克痹骨泰片（胶囊）、昆明山海棠片、如意珍宝丸（片）、风湿圣药胶囊、豨桐胶囊（丸）等。

三、活血化瘀、祛痰通络类

类风湿关节炎痰瘀痹阻证证候：关节漫肿日久，肌肉关节刺痛，痛处不移，关节肿大，肢体顽麻或重着，甚至强直畸形，屈伸不利，周围可见硬结，肌肤甲错或干燥无光泽，或关节肌肤紫暗，肿胀，按之稍硬，或关节僵硬变形，有硬结、瘀斑、面色黧黑、眼睑浮肿，或胸闷痰多，舌质紫暗，或有瘀斑，苔白腻或黄腻，脉细涩或细滑。

类风湿关节炎痰瘀痹阻证的主要病理变化为免疫功能亢进、炎症反应、骨质破坏等。

活血化瘀，祛痰通络类中成药具有免疫抑制、抗炎镇痛、增强肾上腺皮质功能、保护肾功能、抑制骨质破坏等作用。

常用中成药：雷公藤片、独一味胶囊、祖师麻片、小活络丸、通络开痹片、风湿定胶囊、尪痹颗粒（片）等。

四、祛风散寒、除湿补肾类

类风湿关节炎肾虚寒凝证证候：关节冷痛而肿，肢冷不温，关节屈伸不利，晨僵，关节畸形，腰背酸痛，俯仰不利，面色㿠白，畏寒怕冷，神倦懒动，天气寒冷，加重，舌淡胖，苔白滑，脉沉细。

类风湿关节炎肾虚寒凝证的主要病理变化为炎症反应、吞噬细胞功能和血液流变学异常。

祛风散寒，除湿补肾类中成药主要有抗炎镇痛、增强吞噬细胞功能、改善血液流变学的作用。

常用中成药：益肾蠲痹丸、蚁参蠲痹胶囊、复方雪莲胶囊、杜仲壮骨丸、木瓜丸、宝光风湿液、骨龙胶囊、金钱白花蛇药酒等。

五、补益气血、祛邪通络类

类风湿关节炎气血亏虚证证候：关节疼痛，肿胀僵硬，麻木不仁，行动不利，面色淡白，心悸，自汗，神疲乏力，舌淡苔薄白，脉细弱。

类风湿关节炎气血亏虚证的主要病理变化为炎症反应、免疫功能异常、软骨破坏等。

补益气血，祛邪通络类中成药主要有镇痛、抗氧化、保护软骨、抗炎、调节免疫等作用。

常用中成药：痹祺胶囊、通痹片（胶囊）等。

参 考 文 献

[1] Häuselmann H J. Mechanisms of cartilage destruction and novel nonsurgical therapeutic strategies to retard cartilage injury in rheumatoid arthritis[J]. Current Opinion in Rheumatology，1997，9（3）：241-250.

[2] Burmester G R，Stuhlmuller B，Keyszer G，et al. Mononuclear phagocytes and rheumatoid synovitis. Mastermind or workhorse in arthritis? [J]Arthritis Rheum，1997，40：5-18.

[3] Koch A E. Angiogenesis as a target in rheumatoid arthritis[J]. Ann. Rheum. Dis. 2003，62（Suppl 2）：ii60–ii67.

[4] Szekanecz Z，Strieter R M，Kunkel S L，et al. Chemokines in rheumatoid arthritis. Springer Semin[J]. Immunopathol，1998，20：115-132.

[5] Daniel Aletaha，Tuhina Neogi，Alan J Silman，et al. 2010 年类风湿关节炎分类标准—美国风湿病学会和欧洲抗风湿病联盟的联合倡议[A]//贵州省医学会风湿病学分会第四届学术年会专题论文汇编. 贵阳：贵州省医学会风湿病学分会，2010：112-121.

（香港浸会大学中医药学院　吕爱平，中国中医科学院中医临床基础医学研究所　刘孟宇）

第三节　中成药名方

一、疏风散寒、祛湿宣痹类

寒湿痹颗粒（片）

【药物组成】　白芍、白术、当归、附子、甘草、桂枝、黄芪、麻黄、木瓜、威灵仙、细辛、制川乌。

【处方来源】　研制方。国药准字 Z20044061。

【功能与主治】　祛寒除湿，温通经络。用于肢体关节疼痛、疲困或肿胀、局部畏寒、风湿性关节炎。

【药效】　主要药效如下：

1. 调节免疫功能[1-3]　类风湿关节炎是一种病因不明的自身免疫性疾病，其主要的病理变化包括关节炎性细胞浸润、滑膜增生、关节软骨及骨组织破坏等。免疫功能异常引起的 T 细胞亚群失衡及功能紊乱，细胞因子网络失衡也是其主要病理表现。寒湿痹片能显著抑制炎症细胞的浸润，降低血清中 TNF-α 及踝关节滑膜组织中 IL-1β、IL-6、IL-10 和内皮细胞因子的水平，抑制滑膜增生。通过降低基质金属蛋白酶（matrix metalloproteinase, MMP）-1、MMP-3 mRNA 表达减轻软骨损伤程度，同时能够显著抑制 Mtb 诱导的实验性类风湿关节炎大鼠外周血 CD3、CD4、CD8 水平，进而发挥对类风湿关节炎的治疗作用（图 8-1）。

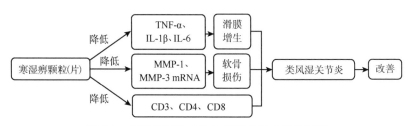

图 8-1　寒湿痹颗粒（片）调节免疫功能机制图

2. 抗炎镇痛[4]　寒湿痹颗粒（片）通过祛寒除湿、温经通络而起到止痛、抗炎的治疗作用。Mtb 诱导 SD 大鼠佐剂性关节炎的实验研究表明，寒湿痹片对化学因素所致疼痛有较好的抑制作用，同时能减轻二甲苯所致的耳郭肿胀，但小剂量组抗炎效果不显著。腹腔毛细血管通透性实验结果证明，寒湿痹片对大鼠毛细管通透性也有显著的抑制作用，提示寒湿痹片对急性炎症具有显著的抑制作用。

【临床应用】

1. 类风湿关节炎[5]　寒湿痹片用于治疗肢体关节冷痛、肿胀或重着，局部皮色不红，触之不热，晨僵，关节屈伸不利，遇寒痛剧，得热痛减，局部畏寒怕风；或恶风发热，肌肤麻木不仁；或口淡不渴，恶风寒，阴雨天加重，肢体沉重；舌质淡或淡红，苔薄白或白腻，脉弦紧或沉紧或浮缓之类风湿关节炎。

寒湿痹片治疗类风湿关节炎起效快，可以明显改善患者实验室各项指标。

2. **强直性脊柱炎和膝骨关节炎**[6,7] 寒湿痹颗粒在缓解关节疼痛、降低类风湿因子方面疗效显著，治疗组患者的总有效率明显高于对照组。寒湿痹颗粒治疗类风湿关节炎、强直性脊柱炎和膝骨关节炎等寒湿痹阻证疗效明显，可以有效改善健康状况，加快患者的恢复。

【不良反应】 尚不明确。

【使用注意】 ①孕妇慎服；②身热高热者禁用；③含麻黄碱，运动员禁用。

【用法与用量】 颗粒：口服。一次 1~2 袋，一日 2~3 次，开水冲服；小儿酌减，或遵医嘱。片：口服。每次 4 片，每日 3 次。

参 考 文 献

[1] 陈育尧，佟丽，吴启富，等. 寒湿痹片对类风湿性关节炎模型大鼠踝关节组织病理改变的影响[J]. 浙江中西医结合杂志，2010，20（1）：12-14，67.

[2] 佟丽，吴启富，辛增辉，等. 寒湿痹片对 Mtb 诱导的佐剂性关节炎大鼠外周血细胞、T 淋巴细胞亚群及细胞因子水平的影响[J]. 中药药理与临床，2009，25（3）：54-56.

[3] 陈佩虹，甘丽，辛增辉，等. 寒湿痹片抑制大鼠滑膜增生及相关机制研究[J]. 中国实验方剂学杂志，2009，15（11）：73-75.

[4] 季春，辛增辉，吴启富，等. 寒湿痹片抗炎镇痛作用及对关节滑膜病理改变的影响[J]. 南方医科大学学报，2009，29（12）：2497-2500，2503.

[5] 满莹，王文芝. 寒湿痹片治疗类风湿性关节炎 89 例疗效观[J]. 中外健康文摘，2010，7（7）：266-267.

[6] 王承德，姜泉，冯兴华，等. 寒湿痹颗粒治疗风湿病寒湿痹阻证临床研究[J]. 中国中医急症，2008，17（2）：175-177.

[7] 庞红梅. 寒湿痹颗粒治疗类风湿关节炎、强直性脊柱炎和膝骨关节炎中医辨证属寒湿痹阻证的临床疗效[J]. 中医临床研究，2014，6（26）：87-88.

（香港浸会大学中医药学院 吕爱平，中国中医科学院中医临床基础医学研究所 刘孟宇，

北京协和医学院 樊丹平）

风湿骨痛胶囊

【药物组成】 制川乌、制草乌、红花、甘草、木瓜、乌梅、麻黄。

【处方来源】 研制方。《中国药典》（2015 年版）。

【功能与主治】 温经散寒，通络止痛。用于寒湿闭阻经络所致的痹证，症见腰脊疼痛、四肢关节冷痛；风湿性关节炎见上述证候者。

【药效】 主要药效如下：

1. **抗炎作用**[1] 本药对急性、慢性炎症均有明显的抑制作用。抑制卡拉胶性足跖肿胀，并呈剂量依赖性；抑制佐剂性关节炎早期炎症反应和再度肿胀；明显减轻对侧足肿胀、耳部红斑等损害，表明本品对佐剂性关节炎有良好的预防和治疗作用，其作用强度呈剂量依赖性；抑制大鼠棉球肉芽肿增生。

2. **镇痛作用**[2] 风湿骨痛胶囊高、中、低三种剂量可明显延长小鼠扭体反应发生时间，减少 15 分钟扭体反应的发生次数；并使痛阈提高。热板法实验表明，小鼠的热板痛阈在用药后明显提高，小鼠镇痛潜伏期显著延长，且痛阈提高的百分率随着给药剂量的增加而增加，说明本品具有良好的镇痛作用。

【临床应用】

1. **类风湿关节炎**[3,4] 风湿骨痛胶囊用于治疗肢体关节冷痛、肿胀或重着，局部皮色不红，触之不热，晨僵，关节屈伸不利，遇寒痛剧，得热痛减，局部畏寒怕风；或恶风发

热、肌肤麻木不仁；或口淡不渴，恶风寒，阴雨天加重，肢体沉重；舌质淡或淡红，苔薄白或白腻，脉弦紧或沉紧或浮缓之类风湿关节炎，是治疗寒湿阻络兼血瘀型类风湿关节炎的有效药物。

风湿骨痛胶囊治疗寒湿阻络兼血瘀型类风湿关节炎，能够有效改善患者关节功能，使患者血沉降低，且用药期间未发现不良反应和毒副作用，说明风湿骨痛胶囊治疗寒湿阻络兼血瘀型类风湿关节炎具有安全、有效的特点。

2. 骨关节炎[5,6] 对于早期膝骨关节炎患者，采取风湿骨痛胶囊结合康复训练方案进行治疗，能够改善患者的疼痛、肌力和 Womac 评分，且效果显著。应用风湿骨痛胶囊联合盐酸氨基葡萄糖治疗膝骨关节炎也取得了较好的疗效。

【不良反应】 服药后少数患者可见胃脘不舒，停药后可自行消失。

【使用注意】 ①服药期间注意血压变化；②高血压、严重消化道疾病慎用；③本品含毒性，严谨过量使用，对川乌、草乌过敏者忌用；④孕妇忌服。

【用法与用量】 口服，每次 2～4 粒，每日 2 次。

参 考 文 献

[1] 项其正，彭代银，刘青云. 风湿骨痛胶囊的药效和毒性研究[J]. 中成药，1996，18（3）：32-34.
[2] 田瑜，黎云燕. 风湿骨痛胶囊对炎性反应的影响[J]. 中国现代中药，2016，18（4）：431-434，443.
[3] 陈湘君，茅建春，顾军花. 风湿骨痛胶囊治疗类风湿关节炎[J]. 浙江中医学院学报，2003，27（2）：23-25.
[4] 何东仪，周嘉陵，朱琦. 精方风湿骨痛胶囊治疗类风湿关节炎临床观察[J]. 上海中医药杂志，2001，35（10）：35-36.
[5] 贾晔. 风湿骨痛胶囊结合康复锻炼治疗早期骨关节炎的临床疗效[J]. 生物技术世界，2015，15（6）：127-128.
[6] 王丽华，王利民. 风湿骨痛胶囊联合盐酸氨基葡萄糖治疗膝骨关节炎临床体会[J]. 中国中医急症，2009，18（1）：132-133.

（香港浸会大学中医药学院 吕爱平，中国中医科学院中医临床基础医学研究所 刘孟宇，

北京协和医学院 樊丹平）

独活寄生丸

【药物组成】 独活、桑寄生、熟地黄、牛膝、细辛、秦艽、茯苓、肉桂、防风、川芎、党参、甘草、当归（酒制）、白芍、杜仲（盐水制）。

【处方来源】 唐·孙思邈《备急千金要方》。《中国药典》（2015 年版）。

【功能与主治】 养血舒筋，祛风除湿，补益肝肾。用于风寒湿闭阻、肝肾两亏、气血不足所致的痹证，症见腰膝冷痛，屈伸不利。

【药效】 主要药效如下：

1. 抗炎作用[1] 独活寄生丸通过降低血清炎症因子白介素（IL）-1、IL-6、IL-8 等水平，抑制实验大鼠双足的关节肿胀发挥抗炎作用。

2. 镇痛作用[2] 独活寄生丸提高慢性关节炎模型大鼠疼痛阈值，改善痛觉过敏等，发挥镇痛作用。

【临床应用】

1. 类风湿关节炎[3,4] 独活寄生丸用于治疗肢体关节冷痛、肿胀或重着，局部皮色不红，触之不热，晨僵，关节屈伸不利，遇寒痛剧，得热痛减，局部畏寒怕风；或恶风发热，肌肤麻木不仁；或口淡不渴，恶风寒，阴雨天加重，肢体沉重；舌质淡或淡红，苔薄白或

白腻，脉弦紧或沉紧或浮缓之类风湿关节炎。

布洛芬联合独活寄生丸治疗类风湿关节炎的有效率明显高于对照组，且无明显不良反应。独活寄生丸与雷公藤多苷片两药联用可明显改善患者关节疼痛、压痛、肿胀、活动障碍指数、晨僵等临床症状及血沉、C反应蛋白等实验室指标，且治疗组疗效明显优于对照组。

独活寄生丸与化学药合用治疗类风湿关节炎，具有增强疗效、减少化学药用量、降低化学药毒副作用等特点。

2. 骨关节炎[5, 6]　膝关节镜结合独活寄生丸治疗膝骨关节炎的疗效观察证明：患者在对照组的基础上加用独活寄生丸进行治疗，其疗效、膝关节功能恢复情况明显优于对照组，说明膝关节镜结合独活寄生丸治疗膝骨关节炎具有良好的疗效，能够有效改善患者膝关节功能。内服盐酸氨基葡萄糖胶囊及独活寄生丸治疗膝骨关节炎的临床疗效好于单独应用盐酸氨基葡萄糖胶囊，说明在治疗骨关节炎过程中联用独活寄生丸，能明显减轻患者的临床症状。

3. 腰椎间盘突出症[7, 8]　独活寄生丸联合布洛芬缓释胶囊治疗寒湿型腰椎间盘突出症的总有效率明显高于对照组，同时还能够明显改善患者的 JOA 评分、中医证候积分及患者血清中 MDA 和 SOD 的含量变化，且不良反应发生率较低。

独活寄生丸联合低温等离子射频消融术治疗能有效缓解椎间盘源性腰痛患者的痛感，提高患者的脊柱功能，疗效确切。

【不良反应】　尚不明确。

【使用注意】　严重心、肝、肾功能损害者慎用。

【用法与用量】　口服。每次 6g，一日 2 次。

参 考 文 献

[1] 郑业虎. 独活寄生丸联合塞来昔布对老年膝骨关节炎患者炎性因子、内皮功能及膝关节功能的影响[J]. 中国老年学杂志，2017，37（10）：2513-2515.

[2] 柽坤. 独活寄生丸对慢性关节炎模型大鼠的镇痛作用[J]. 国外医学（中医中药分册），2004，26（3）：174-175.

[3] 孙建华. 中西医结合治疗类风湿关节炎临床研究[J]. 中医学报，2011，26（9）：1127-1128.

[4] 吴利群，蔡辉，于德勇，等. 独活寄生汤加减治疗类风湿关节炎的有效性探讨[J]. 辽宁中医杂志，2010，37（10）：1873-1874.

[5] 李翠翠. 膝关节镜结合独活寄生丸治疗膝关节骨关节炎的疗效观察[D]. 武汉：湖北中医药大学，2013.

[6] 姬登高，张国强，张伟. 盐酸氨基葡萄糖联合独活寄生丸治疗膝骨性关节炎临床疗效观察[J]. 中外医学研究，2014，12（31）：10-12.

[7] 邓祖国，朱敬静. 独活寄生丸联合布洛芬缓释胶囊治疗寒湿型腰椎间盘突出症临床效果观察[J]. 现代中西医结合杂志，2016，25（7）：770-773.

[8] 徐德利. 独活寄生丸联合低温等离子射频消融术治疗椎间盘源性腰痛 46 例[J]. 河南中医，2015，35（5）：1029-1031.

（香港浸会大学中医药学院　吕爱平，中国中医科学院中医临床基础医学研究所　刘孟宇，

北京协和医学院　樊丹平）

金骨莲胶囊

【药物组成】　透骨香、汉桃叶、大血藤、八角枫、金铁锁。

【处方来源】　苗药。国药准字 Z20123051。

【功能与主治】　祛风除湿，消肿止痛。用于风湿痹阻所致的关节肿痛，屈伸不利。

【药效】　　主要药效如下：

1. 软骨保护作用[1]　研究表明 IL-1β 能够激活、加快软骨基质降解导致关节软骨的破坏。使用金骨莲胶囊对骨关节炎进程进行干预后会导致 IL-1β 的下调，从而达到对软骨的保护作用（图 8-2）。

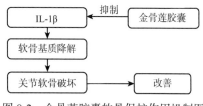

图 8-2　金骨莲胶囊软骨保护作用机制图

2. 抗炎作用[2]　炎性因子如 IL-1β、TNF-α 和 IL-6 可对患者的滑膜细胞、软骨细胞造成一定的损伤，金骨莲胶囊可以抑制上述炎性因子的分泌，有效抑制炎症反应，从而减轻炎性因子对滑膜细胞和软骨细胞的损伤。

【临床应用】

1. 类风湿关节炎[3, 4]　金骨莲胶囊（原痹痛宁胶囊）是有关医药科技人员在广泛收集贵州毕节等地苗族用药经验的基础上筛选出来的。本品是民族药中的苗族药成药，属于肌肉及骨骼系统药物、风湿疾病用药。本品可用于治疗肢体关节冷痛、肿胀或重着，局部皮色不红，触之不热，晨僵，关节屈伸不利，遇寒痛剧，得热痛减，局部畏寒怕风；或恶风发热，肌肤麻木不仁；或口淡不渴，恶风寒，阴雨天加重，肢体沉重；舌质淡或淡红，苔薄白或白腻，脉弦紧或沉紧或浮缓之类风湿关节炎。

金骨莲胶囊治疗类风湿关节炎的临床疗效观察显示：金骨莲胶囊治疗效果优于对照组，同时能明显改善患者的中医临床症状和体征，且安全性高，不良反应少。

2. 骨关节炎[5, 6]　金骨莲胶囊联合小量双氯芬酸钠治疗骨关节炎疗效较好，且减少了化学药的用量，降低了其不良反应。清理术联合应用金骨莲胶囊能够改善患者的术后恢复时间、疼痛程度及行走功能，表明关节镜清理术联合应用金骨莲胶囊治疗膝骨关节炎，有利于患者术后早期康复，是一种较为满意的治疗方法。

【不良反应】　　个别患者服药后会有食管梗阻不适之感，或胃肠不适感。

【使用注意】　　①本品宜饭后服用。忌寒凉、辛辣及油腻食物。不宜在服药期间同时服用其他泻火及滋补性中药；②热痹者不适用；③高血压、心脏病、肝病、糖尿病、肾病等慢性病严重者、年老体弱者应在医师指导下服用；④对本品过敏者禁用，过敏体质者慎用；⑤如正在服用其他药品，使用本品前请咨询医师或药师；⑥儿童、孕妇禁用。

【用法与用量】　　口服。每次 2 粒，每日 3 次。

参 考 文 献

[1] 曾乐, 刘毅, 熊华章, 等. 金骨莲胶囊对兔膝关节骨关节炎保护作用的实验研究[J]. 中国中医骨伤科杂志, 2016, 24（7）: 7-11.

[2] 李广贤, 乔卫平. 金骨莲胶囊治疗骨性关节炎疗效及对患者 IL-1、IL-6、TNF-α 影响的研究[J]. 陕西中医, 2018, 39（12）: 1792-1794.

[3] 王克良. 苗药金骨莲胶囊的研究[A]. 全国苗医药学术研讨会特辑. 北京: 中国民族医药学会, 2003: 3.

[4] 刘娣, 鞠海艳, 栗洪波, 等. 金骨莲胶囊治疗类风湿关节炎（风湿痹阻证）的临床研究[J]. 中国中医骨伤科杂志, 2016, 24（5）: 39-43.

[5] 阮海军, 赵冬梅, 刘锋卫. 金骨莲胶囊治疗骨关节炎 40 例[J]. 中医临床研究, 2016, 8（21）: 68-69.

[6] 索木森, 娄宏亮, 李治国, 等. 关节镜清理术联合应用金骨莲胶囊治疗膝关节骨性关节炎的疗效观察[J]. 临床合理用药杂志, 2016, 9（16）: 86-87.

（香港浸会大学中医药学院　吕爱平，中国中医科学院中医临床基础医学研究所　刘孟宇，

北京协和医学院　樊丹平）

祛风止痛胶囊

【药物组成】　老鹳草、槲寄生、续断、威灵仙、独活、制草乌、红花。

【处方来源】　研制方。《中国药典》（2015年版）。

【功能与主治】　祛风寒，补肝肾，壮筋骨。用于风寒湿邪闭阻、肝肾亏虚所致的痹证，症见关节肿胀、腰膝疼痛、四肢麻木。

【药效】　主要药效如下：

1. 抗炎作用[1]　祛风止痛胶囊对大鼠关节炎具有抑制作用，能明显降低大鼠关节红肿、足爪肿胀体积；滑膜细胞增生减少，滑膜组织充血水肿减轻，软骨破坏明显减轻。同时使关节炎大鼠血清中 IL-10 水平升高，提示该药在炎性关节病中具有增强保护性因子的显著作用（图8-3）。

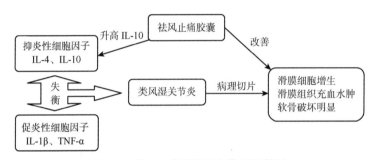

图8-3　祛风止痛胶囊抗炎作用机制图

2. 骨保护　祛风止痛胶囊可使关节腔内炎性细胞浸润减少，减轻滑膜细胞的增生和关节软骨的破坏程度，从而达到骨保护作用。

【临床应用】

1. 类风湿关节炎[2-6]　祛风止痛胶囊可用于治疗肢体关节冷痛、肿胀或重着，局部皮色不红，触之不热，晨僵，关节屈伸不利，遇寒痛剧，得热痛减，局部畏寒怕风；或恶风发热，肌肤麻木不仁；或口淡不渴，恶风寒，阴雨天加重，肢体沉重；舌质淡或淡红，苔薄白或白腻，脉弦紧或沉紧或浮缓之类风湿关节炎。

祛风止痛胶囊治疗类风湿关节炎具有明显的临床效果，可以明显改善风湿和类风湿疾病导致的关节疼痛、晨僵、关节肿胀、压痛等症状和体征。祛风止痛胶囊联合洛索洛芬钠片和甲氨蝶呤片辅助治疗类风湿关节炎可明显改善患者的关节肿胀指数、握力、关节压痛指数、晨僵时间和血沉，其总有效率高于对照组。说明祛风止痛胶囊对缓解类风湿关节炎临床症状有良好效果，是值得推荐的辅助用药。

2. 骨关节炎[7-9]　祛风止痛胶囊在改善退行性膝骨关节炎患者疼痛、畸形矫正、活动度及下肢功能方面均有很好的治疗效果。祛风止痛胶囊口服联合自制接骨膏外敷可使患者的 Womac 关节炎指数评分及 KOA 严重程度治疗指数得到改善。布洛芬联合祛风止痛胶囊可以改善患者的疼痛、关节活动度受限等临床症状，且有效率比药物单用高。

3. 肌筋膜炎[10,11]　祛风止痛胶囊及双氯芬酸钠两者联用可使患者的疼痛评分明显改善，说明祛风止痛胶囊对腰背肌筋膜炎具有较好的治疗效果，不但能早期抑制肌筋膜组织的无菌性炎症，减轻腰背部疼痛，而且能够标本兼顾，改善患者体质，祛风通络，渗湿除痹。

4. 腰椎间盘突出症[11] 祛风止痛胶囊治疗腰椎间盘突出症的临床观察表明，其可以使患者的腰腿痛减轻，使患者腰部活动功能改善，且具有服用方便、安全可靠，无不良反应等特点。

5. 股骨头缺血性坏死[12] 祛风止痛胶囊可优先改善股骨头缺血性坏死患者的疼痛症状，且具有安全性好，相对其他制剂费用低的特点。

【不良反应】 尚不明确。

【使用注意】 孕妇忌服。

【用法与用量】 口服。每次 6 粒，一日 2 次。

参考文献

[1] 张薇，李涛，李萍，等. 祛风止痛胶囊对关节炎模型大鼠抗炎作用及机制的实验研究[J]. 中国骨伤，2009，22（11）：848-851.
[2] 黎建锋，唐纯志. 祛风止痛胶囊治疗 98 例类风湿性关节炎患者的临床观察与分析[J]. 中国医药指南，2014，19：321-323.
[3] 何峭生，张永平. 祛风止痛胶囊治疗 98 例风湿性关节炎患者的临床观察[J]. 求医问药（下半月），2012，10（5）：579.
[4] 李景扬. 祛风止痛胶囊治疗类风湿性关节炎临床疗效分析[J]. 内蒙古中医药，2017，36（8）：36.
[5] 李晓强，贾春颖，辛宁. 祛风止痛胶囊辅助治疗类风湿关节炎的临床分析[J]. 中国实用医药，2010，5（7）：137-138.
[6] 郑福增，于颖平，王霞，等. 祛风止痛片治疗风寒湿痹病的临床研究[J]. 中医正骨，2004，16（9）：12-14.
[7] 胡景阳，翁润民，张楠，等. 祛风止痛胶囊治疗退行性膝关节炎[J]. 基层医学论坛，2014，18（1）：91.
[8] 许建华，许斌，邓艳清. 自制接骨膏外敷联合祛风止痛胶囊治疗膝骨关节炎临床疗效观察[J]. 中国骨质疏松杂志，2014，20（10）：1202-1206.
[9] 金亮亮，任鲜玲. 布洛芬联合祛风止痛胶囊治疗膝关节骨性关节炎的临床研究[J]. 中国民族民间医药，2011，20（24）：23，27.
[10] 邢庆昌，李彦，赵丹丹. 祛风止痛胶囊治疗腰背部肌筋膜炎的临床研究[J]. 中国临床医生杂志，2014，42（12）：81-82.
[11] 张明坤. 祛风止痛胶囊治疗腰椎间盘突出症 150 例[J]. 世界中医药，2012，7（1）：74.
[12] 宋跃朋. 祛风止痛胶囊治疗股骨头缺血性坏死的临床疗效[J]. 中国药物经济学，2015，10（2）：85-86.

（香港浸会大学中医药学院 吕爱平，中国中医科学院中医临床基础医学研究所 刘孟宇，
北京协和医学院 樊丹平）

风痛宁片

【药物组成】 制川乌、制草乌、羌活、独活、附子（制）、乳香（制）、没药（制）、当归、川牛膝、木瓜、麻黄、桂枝、蜈蚣、川芎、马钱子粉。

【处方来源】 研制方。国药准字 Z32020063。

【功能与主治】 祛风燥湿，散寒活血，舒筋止痛。用于风湿性关节炎和类风湿关节炎。

【药效】 主要药效如下：

1. 镇痛作用[1] 风痛宁片对二甲苯所致小鼠耳郭肿胀有明显的抑制作用，并能抑制乙酸致小鼠毛细血管通透性的增高，对乙酸扭体法和热板法镇痛实验的研究显示风痛宁片具有明显的镇痛效应，说明风痛宁片具有明显的抗炎镇痛作用。

2. 抗炎作用[2] 类风湿关节炎是以关节组织慢性炎症性病变为主要表现的自身免疫

病，炎症在疾病的发生发展进程中起着重要的作用。风痛宁丸对大鼠棉球致肉芽组织增生有显著的抑制作用，能显著降低大鼠卡拉胶性足跖炎症组织内 PGE_2 含量与胸腔渗出液中白细胞计数，说明风痛宁丸具有较好的抗炎作用。

【临床应用】

类风湿关节炎[3,4]　风痛宁片可用于治疗肢体关节冷痛、肿胀或重着，局部皮色不红，触之不热，晨僵，关节屈伸不利，遇寒痛剧，得热痛减，局部畏寒怕风；或恶风发热，肌肤麻木不仁；或口淡不渴，恶风寒，阴雨天加重，肢体沉重；舌质淡或淡红，苔薄白或白腻，脉弦紧或沉紧或浮缓之类风湿关节炎。

风痛宁片治疗类风湿关节炎可以明显改善患者临床症状、体征及实验室指标，如 ESR、RF、CRP、IgG、IgA、IgM、C3，无明显不良反应，说明风痛宁片可综合改善类风湿关节炎的关节及全身病变，安全可靠，并有较好的远期疗效。另有观察表明经风痛宁片治疗后患者关节功能好转，双手握力、晨僵指数、功能指数、肿胀指数及疼痛指数改善。

【不良反应】　注意以下不良反应[5]。①本品含乌头碱、马钱子等毒性药材，应严格在医生指导下按规定量服用。不得任意增加服用量，不宜长期连续服用。②服药后如果出现唇舌发麻、头痛头晕、腹痛腹泻、心烦欲呕、呼吸困难等情况，应立即停药并到医院就治。有文献报道酒能增加乌头类药物的毒性而致中毒。③动物实验表明风痛宁丸较大剂量和较长疗程服用毒性甚低，服用较安全。

【使用注意】　①孕妇及哺乳期妇女禁服。②严重心脏病，高血压，肝、肾疾病者忌服。

【用法与用量】　口服。每次 3 片，每日 3 次，温开水送服。

参 考 文 献

[1] 李世根，卢绵. 风痛宁片的药效学研究[J]. 实用医技杂志，2007，14（34）：4693-4694.

[2] 姜静岩，张喜旺，杨敏亮. 风痛宁丸抗炎作用的药理学实验研究[J]. 解放军药学学报，2009，25（3）：200-202.

[3] 姜静岩，张喜旺. 风痛宁丸治疗类风湿性关节炎的临床疗效研究[J]. 中国实验方剂学杂志，2009，15（9）：97-99.

[4] 程建新. 风痛宁丸治疗类风湿关节炎的临床疗效观察[J]. 临床合理用药杂志，2015，8（14）：20，21，42.

[5] 王书杰，王丽萍，刘晋华，等. 风痛宁丸对大鼠的长期毒性试验[J]. 中国药师，2010，13（1）：63-64.

（香港浸会大学中医药学院　吕爱平，中国中医科学院中医临床基础医学研究所　刘孟宇，

北京协和医学院　樊丹平）

正清风痛宁片（胶囊、缓释片、注射液）

【药物组成】　盐酸青藤碱。

【处方来源】　研制方。《中国药典》（2015 年版）。

【功能与主治】　祛风除湿，活血通络，消肿止痛。用于风寒湿痹病，症见肌肉酸痛，关节肿胀、疼痛、屈伸不利、僵硬、肢体麻木；类风湿关节炎、风湿性关节炎见上述证候者。

【药效】　主要药效如下：

1. 抗炎作用[1,2]　正清风痛宁片与甲氨蝶呤联用可以显著提高 OPG/RANKL 水平，下调 IL-17 水平，能协同抗炎和抑制骨破坏；正清风痛宁片尚可上调小鼠软骨细胞转化生长因子-β、卵泡抑素样蛋白-1 及基质金属蛋白酶组织抑制因子-3 在软骨细胞的表达，下调炎性致病因子 IL-1β，进一步达到骨保护的作用。

2. 促进关节软骨修复[3] 正清风痛宁片可以通过抑制聚蛋白多糖酶-4 和聚蛋白多糖酶-5 从而抑制聚蛋白多糖降解，促进关节软骨修复，从而达到治疗关节炎的效果。

【临床应用】

1. 类风湿关节炎[4, 5] 正清风痛宁可用于治疗肢体关节冷痛、肿胀或重着，局部皮色不红，触之不热，晨僵，关节屈伸不利，遇寒痛剧，得热痛减，局部畏寒怕风；或恶风发热，肌肤麻木不仁；或口淡不渴，恶风寒，阴雨天加重，肢体沉重；舌质淡或淡红，苔薄白或白腻，脉弦紧或沉紧或浮缓之类风湿关节炎。

正清风痛宁可以改善类风湿关节炎患者的关节肿胀、晨僵及关节活动障碍等临床症状。正清风痛宁联合化学药物治疗类风湿关节炎的一些临床研究显示，药物的联用不仅可以提高化学药物的临床疗效，还可以显著降低化学药物的不良反应发生率。

2. 膝骨关节炎[6-9] 正清风痛宁片（缓释片）能够较快有效缓解膝骨关节炎患者的临床症状、体征和关节功能；同时能抑制患者血清 IL-1β、TNF-α 的表达，对膝骨关节炎有一定的镇痛抗炎作用，是治疗膝骨关节炎的有效方法。普通针刺配合正清风痛宁注射液中医定向透药治疗膝骨关节炎有较好的近期及远期疗效，且不良反应少，副作用小，值得临床推广及应用。正清风痛宁联合玻璃酸钠关节腔注射治疗膝骨关节炎的疗效分析表明，在短期观察时间内，正清风痛宁联合常规化学药物可以降低患者的 IL-6 和 CRP 水平，治疗膝骨关节炎疗效更好，值得临床进一步研究和应用。

3. 腱鞘囊肿[10] 针灸联合正清风痛宁注射液治疗手腕背腱鞘囊肿的临床疗效观察显示，针灸联合局部注射正清风痛宁注射液治疗手腕背腱鞘囊肿，具有协同作用，病程缩短，复发率低，此疗法具有积极的推广和应用价值。

4. 强直性脊柱炎[11] 正清风痛宁可明显缩短患者的晨僵时间、指地距，其与西药联合相对于西药对照组能明显缩短晨僵时间，明显增大 Schober 试验数值，且具有不良反应少、安全性好的特点。

【不良反应】 皮肤潮红、灼热、瘙痒、皮疹；偶见胃肠不适、恶心、食欲减退、头昏、头痛、多汗；少数患者发生白细胞减少和血小板减少。

【使用注意】 ①定期复查血象（建议每月检查一次），并注意观察血糖和胆固醇；②如出现皮疹，或少数患者发生白细胞减少等副作用时，停药后即可消失；③孕妇或哺乳期妇女忌用；④有哮喘病史及对本品过敏者禁用；⑤糖尿病、高脂血症、再生障碍性贫血者慎用。

【用法与用量】 口服。片：一次 1～4 片，一日 3 次，饭前服或遵医嘱。胶囊、缓释片、注射剂需遵医嘱。

参 考 文 献

[1] 丁从珠，姚瑶，方芸，等. 正清风痛宁片联合甲氨蝶呤对胶原诱导的关节炎大鼠血清 OPG/RANKL/IL-17 的影响[J]. 中国中西医结合杂志，2013, 33（2）：256-260.

[2] 吴晶金，彭江云. 祛风散寒除湿中药正清风痛宁缓释片对小鼠软骨细胞 TGF-β、IL-1β、Fstl-1、TIMP-3 表达水平的影响[J]. 风湿病与关节炎，2014, 3（1）：19-24.

[3] 陈志军，张大华. 正清风痛宁对骨关节炎动物模型 ADAMTs-4、ADAMTs-5 表达的影响[J]. 中国比较医学杂志，2018, 28（5）：88-94.

[4] 张彦明. 正清风痛宁治疗类风湿性关节炎 136 例临床观察[A]//中国中西医结合学会风湿类疾病专业委员会. 第六届中国中西医结合风湿病学术会议论文汇编. 北京：中国中西医结合学会风湿类疾病专业委员会，2006：154.

[5] 陆燕，苏建明. 正清风痛宁联合甲氨蝶呤治疗类风湿关节炎疗效观察[J]. 辽宁中医杂志，2011，38（10）：2019-2021.

[6] 朱芳晓，周润华，石宇红，等. 正清风痛宁治疗膝骨关节炎的临床研究及对细胞因子的影响[J]. 当代医学，2013，19（12）：1-3.

[7] 徐豫湘. 正清风痛宁缓释片治疗膝关节骨关节炎的临床观察[D]. 长沙：湖南中医药大学，2013.

[8] 李云飞. 普通针刺配合正清风痛宁注射液中医定向透药治疗膝骨关节炎的疗效观察[D]. 武汉：湖北中医药大学，2014.

[9] 王春成，李明哲，郜中明. 正清风痛宁联合玻璃酸钠关节腔注射治疗膝关节炎的近期疗效分析[J]. 中药药理与临床，2017，33（3）：195-198.

[10] 唐蕾. 针灸联合正清风痛宁注射液治疗手腕背腱鞘囊肿的临床观察[J]. 中国疗养医学，2017，26（4）：386-387.

[11] 王媛，刘春香，张俊华，等. 正清风痛宁缓释片治疗强直性脊柱炎随机对照临床研究 Meta 分析[J]. 中国中药杂志，2018，43（16）：3382-3390.

（香港浸会大学中医药学院　吕爱平，中国中医科学院中医临床基础医学研究所　刘孟宇，

北京协和医学院　樊丹平）

风湿痛药酒

【药物组成】　石楠藤、麻黄、桂枝、小茴香、苍术、羌活、白芷、蚕沙、猪牙皂、泽泻、乳香、没药、川芎、当归、牡丹皮、苦杏仁、香附、木香、陈皮、枳壳、菟丝子、补骨脂、黄精、石耳、白术、山药、医用酒。

【处方来源】　研制方。国药准字 Z36020065。

【功能与主治】　祛风除湿，活络止痛。用于风湿骨痛，手足麻木。

【药效】　主要药效如下：

1. 抗炎作用　本品具有抗炎作用，对类风湿关节出现的炎症反应有明显的抑制作用。

2. 免疫调节作用　本品具有免疫调节作用，这种改善作用可能与炎症通路炎性因子下调和蛋白质水平的表达有关。

【临床应用】

类风湿关节炎　本品用于由风寒湿痹阻脉络所致的类风湿关节炎。症见腰腿、骨节疼痛，遇寒痛增，或四肢屈伸不利，手足麻木，舌淡苔白，脉沉细或弦症状者。

【不良反应】　尚不明确。

【使用注意】　①阴虚火旺、阳亢风动者、孕妇均忌服；②本酒含麻黄，高血压、心脏病患者慎用或遵医嘱；③脾胃虚弱者慎用；④对酒精过敏者、肝硬化者忌服；⑤服药期间忌食生冷食品。

【用法与用量】　口服。每次 10～15g，一日 2 次。临床对未破损的皮肤、关节等患部，在热水浴（敷）后用药棉蘸取药酒适量涂擦、揉捏按摩，直至症状缓解，5～7 天为 1 个疗程。

（香港浸会大学中医药学院　吕爱平，中国中医科学院中医临床基础医学研究所　吕　诚、刘　斌）

冯了性风湿跌打药酒

【药物组成】　丁公藤、桂枝、麻黄、羌活、当归、川芎、白芷、补骨脂、乳香、猪牙皂、苍术、厚朴、香附、木香、白术、山药、菟丝子、小茴香、苦杏仁、泽泻、五灵脂、

牡丹皮、没药、蚕沙、黄精、陈皮、枳壳、白酒。

【处方来源】 研制方。《中国药典》（2015年版）。

【功能与主治】 祛风除湿，活血止痛。用于风寒湿痹，手足麻木，腰腿酸痛；跌仆损伤，瘀滞肿痛。

【药效】 主要药效如下：

1. 镇痛作用[1] 本品具有镇痛作用。冯了性风湿跌打药酒给药实验小鼠，能显著减少乙酸引起小鼠扭体反应次数，显著延迟小鼠在55℃热板舔后足的潜伏时间，表明本药有显著的镇痛作用。

2. 消炎作用[1, 2] 本品具有消炎作用。小白鼠灌胃给药冯了性风湿跌打药酒，测定本品对二甲苯所致小鼠耳郭肿胀的影响，结果表明本品能明显控制小鼠耳郭肿胀；测定本品对鸡蛋清所致大鼠足趾肿胀的影响，结果表明本品有明显的消肿作用。对因蛋清致炎的急性关节肿痛0.5～1小时显效，5小时效果显著。

3. 改善微循环作用[2] 观察冯了性风湿跌打药酒对SD大鼠肠系膜循环的影响实验显示，本品使微循环恢复时间缩短，具有显著改善微循环作用。

【临床应用】

风湿性关节炎[1] 临床药理研究证明患者服药酒后，能够缩短血液流入时间，增加血液流入量，改善血流波形，改善关节疼痛、功能障碍等症状。同时口服药酒临床病例分析表明，本品对放射或游走性关节炎及疼痛、功能障碍有显著疗效。

【不良反应】 个别出现一过性可自行缓解的荨麻疹；口服药酒可产生一时性血压及心率增加，一般于服用10分钟后出现，持续60～120分钟，复原血压增加幅度为5～8/2～4mmHg、心率为3～8次/分，均在正常范围[1]。

【使用注意】 孕妇禁内服，忌搽腹部。酒精过敏者忌用。

【用法与用量】 口服：每次10～15ml，一日2～3次。外用：搽患处；若有肿痛黑瘀，用生姜捣碎热敷，加入药酒适量，搽患处。

参 考 文 献

[1] 曾洁英，钟镜金，冯德康，等. 冯了性风湿跌打药酒的化学、药理研究及临床疗效观察（摘要）[J]. 新中医，1985，（4）：48-49，45.
[2] 卢美，张坤芳，王永健，等. 冯了性风湿跌打药酒工艺改革及其药理实验研究[J]. 中药材，1993，（12）：31-35.

（香港浸会大学中医药学院 吕爱平，中国中医科学院中医临床基础医学研究所 吕 诚、刘 斌）

狗 皮 膏

【药物组成】 生川乌、生草乌、羌活、独活、青风藤、香加皮、防风、铁丝威灵仙、苍术、蛇床子、麻黄、高良姜、小茴香、官桂、当归、赤芍、木瓜、苏木、大黄、油松节、续断、川芎、白芷、乳香、没药、冰片、樟脑、丁香、肉桂。

【处方来源】 研制方。《中国药典》（2015年版）。

【功能与主治】 祛风散寒，活血止痛。用于风寒湿邪、气血瘀滞所致的痹证，症见四肢麻木、腰腿疼痛、筋脉拘挛，或跌打损伤、闪腰岔气、局部肿痛；或寒湿瘀滞所致的脘腹冷痛、行经腹痛、寒湿带下、积聚痞块。

【药效】 主要药效如下:

1. 镇痛作用[1] 药物可直接作用于病患处或穴位,通过皮肤渗透进入皮下组织,在局部产生药物浓度的相对优势。狗皮膏能明显抑制二甲苯致小鼠耳郭肿胀及琼脂致小鼠肉芽肿,体现了本品对急慢性炎症具有良好的抑制作用。

2. 抗炎作用[2] 本品可明显延长冰醋酸溶液所致小鼠扭体反应的潜伏期,并减少小鼠扭体反应次数,提示狗皮膏对热刺激疼痛和冰醋酸溶液所致化学疼痛具有良好的抑制作用。

【临床应用】

1. 类风湿关节炎[2] 类风湿关节炎病变主要累及关节滑膜,常以手足小关节起病,表现为关节疼痛、肿胀和功能障碍。狗皮膏可显著抑制佐剂性关节炎模型大鼠的原发性和继发性足跖肿胀,增加模型大鼠的胸腺系数,具有较好的调节免疫作用。外敷患处,治疗类风湿关节炎见关节肿胀疼痛症状者具有较好疗效。

2. 急性软组织损伤[3] 中医学认为急性软组织损伤多因跌、打、扭、挫等外来暴力作用致局部经络损伤而产生局部疼痛、肿胀等临床病理表现,属于"伤筋"范畴。狗皮膏组方中所含川乌能降低炎症介质前列腺素 E_2 的含量而发挥抗炎镇痛的药理作用,冰片、樟脑等芳香性药物的脂溶性成分可提高类固醇皮质激素的透皮能力,具有促透皮作用,这些对急性软组织损伤均起到良好的治疗作用,从而有效地促进患者伤后康复。

3. 肩周炎[4] 肩关节是上肢活动度最大的关节,在配合手做各种复杂活动时,不但磨损劳累,还要承受来自各方力的冲击,容易受到损伤,形成出血和水肿。中医学认为,由于年老体衰,气血虚损,又因劳倦、睡眠露肩等,风寒湿邪乘虚而入,致肩部经脉拘急,气血不畅,从而导致肩部经脉、筋膜粘连,形成本病。狗皮膏具有祛风散寒、活血止痛之效,善治风寒湿邪、气血瘀滞所致之痹病,疗效颇佳,且操作简单,费用低廉,值得推广。

【不良反应】 久贴可能引起血铅升高[5]。

【使用注意】 皮肤破溃禁用,孕妇忌贴腰部和腹部。

【用法与用量】 外用。用生姜擦净患处皮肤,将膏药加温软化,贴于患处或穴位。

参 考 文 献

[1] 赵贵琴. 传统外用制剂狗皮膏的药效学及临床观察研究[D]. 成都:成都中医药大学, 2012.

[2] 陈霞, 刘丹, 岳枫, 等. 狗皮膏改工艺后对大鼠佐剂性关节炎的影响[J]. 中医药导报, 2016, 22(12):58-61.

[3] 曾勇, 李纯刚, 陈怀斌, 等. 精制狗皮膏与狗皮膏治疗急性软组织损伤的临床观察比较研究[J]. 中药与临床, 2013, 4(3): 38-39.

[4] 李贞婷, 刘永. 痛点封闭联合狗皮膏治疗肩周炎[J]. 内蒙古中医药, 2013, 31(22): 88.

[5] 黄迪, 陈洁, 汪建君. 狗皮膏安全性评价研究[J]. 药物评价研究, 2013, 36(2):104-106.

(香港浸会大学中医药学院 吕爱平, 中国中医科学院中医临床基础医学研究所 吕 诚、刘 斌)

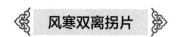

风寒双离拐片

【药物组成】 地枫皮、千年健、制川乌、制草乌、红花、乳香(制)、没药(制)、制马钱子、防风、木耳。

【处方来源】 研制方。《中国药典》（2015 年版）。

【功能与主治】 祛风散寒，活血通络。用于风寒闭阻，瘀血阻络所致的痹证，症见关节疼痛、腰腿疼痛、冷痛或刺痛、局部畏寒恶风、四肢麻木、屈伸不利。

【药效】 主要药效如下[1]：

1. 抗炎作用 类风湿关节炎是由于自体免疫引发的以炎性滑膜炎为主的系统性疾病。风寒双离拐片能够减轻实验大鼠足踝关节肿胀度，起到抗炎作用。

2. 镇痛作用 类风湿关节炎表现为关节变形、肿胀及疼痛。风寒双离拐片能够对抗乙酸引起的动物扭体疼痛反应，起到镇痛作用。

3. 免疫调节作用 本品通过影响免疫器官功能和体液免疫发挥免疫调节作用。

4. 活血化瘀作用 本品可抑制血小板激活因子诱发的血小板聚集与释放，可竞争性地抑制血小板激活因子与血小板受体结合，改善微循环，发挥活血化瘀作用。

【临床应用】

类风湿关节炎 本品治疗因感受风寒之邪，寒瘀痹阻经络所致的类风湿关节炎。本品能够温经散寒，改善关节疼痛或麻木，畏寒肢冷，腰膝酸软，头晕，耳鸣等症状。

【不良反应】 尚不明确。

【使用注意】 ①风湿热痹者不宜用。②川乌、草乌有毒，遵医嘱不可过量服用。③马钱子有大毒，过量服用可引起肢体颤抖、惊厥、呼吸困难，甚至昏迷，不可过量服，久服，如出现中毒症状，须停药并急救。④高血压、心脏病、肝肾功能不全、癫痫、破伤风、甲亢患者忌用。

【用法与用量】 口服：每次 8 片，一日 2 次，黄酒送服或遵医嘱。

参 考 文 献

[1] 张淑珍，籍承厚，曹相玲. 风寒双离拐药效学研究[J]. 黑龙江医药，2000，13（3）：165-166.

（香港浸会大学中医药学院 吕爱平，中国中医科学院中医临床基础医学研究所 吕 诚、刘 斌）

胡 蜂 酒

【药物组成】 胡蜂、白酒。

【处方来源】 景颇族验方。《中国药典》（2015 年版）。

【功能与主治】 祛风除湿。用于风湿闭阻所致的痹证，症见关节疼痛、肢体沉重；急性风湿病、风湿性关节炎见上述证候者。

【药效】 主要药效如下：

1. 镇痛作用[1] 类风湿关节炎由于关节滑膜炎症细胞堆积和滑膜增厚；关节软骨和骨质破坏，最终导致骨破坏和关节破坏，引起关节疼痛、僵硬、变形，甚至畸形。胡蜂的毒素主要由胺、多肽、酶及其他蛋白质组成，对胡蜂的活性成分及药理作用的研究表明，以胡蜂为原料药制备的药剂具有镇痛、抗凝等作用。

2 免疫调节作用[2] 类风湿关节炎患者免疫功能失调主要表现为细胞免疫功能下降、体液免疫亢进、多种免疫细胞被激活、细胞因子网络失调等病理改变，胡蜂毒素中的多种蛋白质成分等有免疫调节作用。

【临床应用】

类风湿关节炎[3] 胡蜂性味辛热走窜，具有温经散寒、通络燥湿、祛风止痛、强筋健骨的功效，常配合其他温阳中药使用。胡蜂酒对寒型膝痹的临床治疗观察表明其疗效较好，可明显缓解关节酸痛。

【不良反应】 服后偶有皮肤瘙痒，次日可自行消失。

【使用注意】 ①酒精过敏者禁用。②过敏体质者慎用。③忌生冷食物。

【用法与用量】 口服。一次 15～25ml，一日 2 次。

参 考 文 献

[1] 冯锐, 王音, 朱凤, 等.Ento-Ⅰ涂膜剂的镇痛及其抗凝抗血栓形成作用[J]. 国际药学研究杂志, 2016, 43（3）: 509-513.
[2] 何亚楠, 赵海荣, 杨志斌, 等. 胡蜂毒素成分和资源价值的研究概况[J]. 中国民族民间医药, 2017, 20（26）: 68-72.
[3] 陈静远, 陈素秋. 黑尾胡蜂酒治疗寒型膝痹 28 例[J]. 中国民间疗法, 1999, 7（9）: 42.

（香港浸会大学中医药学院 吕爱平，中国中医科学院中医临床基础医学研究所 吕 诚、刘 斌）

❦ 虎 力 散 ❦

【药物组成】 制草乌、白云参、三七、断节参。

【处方来源】 研制方。国药准字 Z53020808。

【功能与主治】 祛风除湿，舒筋活络，行瘀，消肿定痛。用于风湿麻木，筋骨疼痛，跌打损伤，创伤流血。

【药效】 主要药效如下：

1. 镇痛作用 类风湿关节炎表现为关节变形、肿胀及疼痛。虎力散能够对抗乙酸引起的动物扭体疼痛反应，起到镇痛作用。

2. 止血活血[1] 虎力散能够显著缩短大鼠凝血酶原时间，降低大鼠血小板聚集率，具有较好的止血和活血化瘀作用。

【临床应用】

1. 类风湿关节炎[2] 虎力散胶囊药粉外敷用于治疗晨僵、关节疼痛肿胀为主的类风湿关节炎。本品可以缓解疼痛肿胀，明显改善晨僵时间、肿胀指数、疼痛分值等局部关节症状，同时明显改善实验室检查 ESR、CRP 等指标，本品治疗类风湿关节炎有较好的疗效。

2. 原发性骨关节炎[3] 虎力散片成分为制草乌、三七、断节参、白云参，功效为祛风除湿、舒筋活络、活血化瘀、消炎止痛，可用于风湿麻木、筋骨损伤。在原发性骨关节炎的短期治疗中，虎力散与非甾体抗炎药物的疗效相当，可部分代替非甾体抗炎药物的应用。

3. 风湿寒性关节痛[4] 是寒冷、潮湿地区的常见病、多发病。临床以四肢关节、肌肉疼痛，遇冷、天气变化时加重为特征。虎力散以其"药力如虎"而命名，用于精血不足、筋骨失养等症。诸药共奏祛风除湿、散寒通经止痛之效。

4. 术后切口肿胀[5] 中医学认为，股骨粗隆间骨折，因多发于中老年患者，故以肝肾不足，正气亏虚，筋弛骨痿为本；术后切口肿胀，属于瘀血、水肿的范畴，水瘀互结为标。虎力散外用治疗股骨粗隆间骨折术后切口肿胀，药物直接作用于创面，经皮肤吸收，局部药物浓度高，疗效确切。

5. 术后切口愈合[6]　中医学认为，损伤后瘀血阻滞，气血不通，引起血瘀化热，热毒内聚致局部感染炎症，气血虚弱，感受风寒湿邪，形成络道痹阻，使经络挛急，作肿作痛，关节伸屈不利。虎力散外敷可使实验组大鼠炎症反应减轻，对切口愈合有良好的促进作用。

【不良反应】　胃肠道反应，口周麻木感，头胀。

【使用注意】　①本品含乌头碱，应严格遵医嘱用。②不宜与贝母类、半夏、白及、白薇、天花粉、瓜蒌类同服。③服药后如出现唇舌发麻、头痛头昏、腹痛腹泻、心烦欲呕、呼吸困难等情况，应立即停药并到医院就诊。

【用法与用量】　口服，每次 1 片，一日 1～2 次，温开水或温酒送服。

参 考 文 献

[1] 章卉，魏妍. 虎力散片止血活血药理活性实验研究[J]. 首都食品与医药，2017，24（18）：101-102.

[2] 安娜，安童，周凯旋，等. 虎力散外敷治疗类风湿性关节炎的效果观察[J]. 西南国防医药，2015，25（10）：1063-1066.

[3] 王力强. 虎力散片与醋氯芬酸肠溶片对于原发性骨关节炎治疗的疗效对比研究[J]. 中药药理与临床，2015，31（2）：183.

[4] 任彬，杨敏. 虎力散胶囊治疗风湿寒性关节痛 80 例临床观察[J]. 内蒙古中医药，2009，28（8）：10.

[5] 王丰. 虎力散外用治疗股骨粗隆间骨折术后手术切口肿胀疗效观察[J]. 中国中医急症，2012，21（11）：1849-1850.

[6] 牛壮，牛辉，段大航. 虎力散胶囊外敷对大鼠手术切口愈合的影响[J]. 中国民康医学，2008，30（20）：2393.

（香港浸会大学中医药学院　吕爱平，中国中医科学院中医临床基础医学研究所　吕　诚、刘　斌）

❀ 祛风止痛片 ❀

【药物组成】　老鹳草、槲寄生、续断、威灵仙、独活、制草乌、红花。

【处方来源】　研制方。《中国药典》（2015 年版）。

【功能与主治】　祛风寒，补肝肾，壮筋骨。用于风寒湿邪闭阻、肝肾亏虚所致的痹病，症见关节肿胀、腰膝疼痛、四肢麻木。

【药效】　主要药效如下：

1. 免疫调节作用　类风湿关节炎因免疫功能失调主要表现为细胞免疫功能下降、体液免疫亢进、多种免疫细胞被激活、细胞因子网络失调等病理改变。祛风止痛片具有免疫调节作用，对非特异性免疫功能有明显抑制作用。

2. 镇痛作用　类风湿关节炎由于关节滑膜炎症，细胞堆积和滑膜增厚；关节软骨和骨质破坏，最终导致骨破坏和关节破坏，引起关节疼痛、肿胀、僵硬。祛风止痛片能够抑制滑膜炎症，减轻骨质破坏，发挥镇痛作用。

【临床应用】

1. 类风湿关节炎[1]　因感受风寒湿邪，兼肝肾亏虚所致。症见关节疼痛，重者，或麻木，局部畏寒，遇阴寒天气疼痛加重，腰膝酸软，头晕，耳鸣，舌苔白，脉弦。本品能缓解类风湿关节炎患者晨僵、关节疼痛、肿胀等症状，同时对 ESR、CRP 等实验室检测指标有较明显的改善作用。

2. 糖尿病周围神经病变[2]　祛风止痛片具有祛风止痛、舒筋活血、强壮筋骨之功效，用于四肢麻木、腰膝疼痛、风寒湿痹等症。对于糖尿病并发周围神经病变出现的患肢感觉异常或肢痛、麻木、肌力减退、深浅感觉减退、腱反射异常等症状具有明显的改善作用。

【不良反应】　尚不明确。

【注意事项】　①孕妇禁用。②风湿热痹、关节红肿者不宜使用。③不可过量服用。

【用法与用量】　口服。一次6片，一日2次。

参 考 文 献

[1] 郑福增，于颖平，王霞，等. 祛风止痛片治疗风寒湿痹病的临床研究[J]. 中医正骨，2004，16（9）：12-14.

[2] 夏宏再. 祛风止痛片治疗糖尿病性周围神经病变12例体会[J]. 湖南中医药导报，2004，10（6）：36-37.

（香港浸会大学中医药学院　吕爱平，中国中医科学院中医临床基础医学研究所　吕　诚、刘　斌）

麝香风湿胶囊

【药物组成】　人工麝香、制川乌、全蝎、乌梢蛇（去头浸酒）、地龙（酒洗）、蜂黄（酒洗）、黑豆（炒）。

【处方来源】　研制方。《中国药典》（2015年版）。

【功能与主治】　祛风散寒，除湿活络。用于风寒湿闭阻所致的痹证，症见关节疼痛、局部畏恶风寒、屈伸不利、手足拘挛。

【药效】　主要药效如下：

1. 抗炎作用[1]　类风湿关节炎因关节滑膜炎症细胞堆积和滑膜增厚等病理改变，表现为炎症反应。麝香风湿胶囊对DNFB所致迟发型超敏反应所致小鼠耳肿胀试验作用明显，表明本品具有明显的抗炎作用。

2. 止痛作用　类风湿关节炎因滑膜炎症和关节软骨及骨质破坏，最终导致骨破坏和关节破坏，引起关节疼痛、僵硬、变形，甚至畸形。麝香风湿胶囊能够抑制滑膜炎症，减轻骨质破坏，发挥止痛作用。

【临床应用】

类风湿关节炎　麝香风湿胶囊治疗因风寒湿闭阻经络所致类风湿关节炎，症见关节疼痛、麻木、局部畏恶风寒、屈伸不利、手足拘挛证候者。本品能够减轻患者疼痛、麻木、晨僵等症状。

【不良反应】　尚不明确。

【禁忌】　孕妇禁用。

【注意事项】　①风湿热痹，红肿热痛者慎用。②过敏体质者慎用。③不可过量服用。④服用期间忌食生冷食物。

【用法与用量】　口服。一次4～5粒，一日3次。

参 考 文 献

[1] 吴瑕，刘亚欧，王强，等. 祛风除湿类中药质量的药理学评价初步研究[J]. 中药药理与临床，2011，27（6）：86-88.

（香港浸会大学中医药学院　吕爱平，中国中医科学院中医临床基础医学研究所　吕　诚、刘　斌）

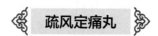

疏风定痛丸

【药物组成】　马钱子粉、麻黄、乳香（醋制）、没药（醋制）、桂枝、羌活、独活、防风、千年健、木瓜、地枫皮、牛膝、杜仲（盐水制）、自然铜（煅）、甘草。

【处方来源】　研制方。《中国药典》（2015 年版）。

【功能与主治】　祛风散寒，活血止痛。用于风寒湿闭阻、瘀血阻络所致的痹证，症见关节疼痛、冷痛、刺痛或疼痛，屈伸不利、局部恶寒、腰腿疼痛、四肢麻木及跌打损伤所致的局部肿痛。

【药效】　主要药效如下：

1. 止痛作用　类风湿关节炎因关节软骨和骨质破坏，最终导致骨破坏和关节破坏，引起关节疼痛、僵硬等症状。疏风定痛丸能够改善微循环状态，抑制滑膜炎症和骨质破坏，发挥止痛作用。

2. 抗炎作用　本品有抗炎作用。

3. 促进血液循环　本品有促进局部血液循环作用。

【临床应用】

1. 类风湿关节炎　用于类风湿关节炎因风寒湿闭阻，瘀血阻络所致。症见关节疼痛，冷痛，刺痛或疼痛夜甚，或屈伸不利，局部恶寒，腰腿疼痛，四肢麻木证候者。本品对于类风湿关节炎疼痛症状具有较好的缓解作用。

2. 跌打损伤　因跌打损伤、瘀血阻络所致，症见伤处肿胀疼痛，皮肤青紫瘀斑；软组织挫伤见上述证候者。

【不良反应】　①有报道疏风定痛丸、痹痛宁胶囊并用致使马钱子中毒 1 例[1]。②倍服疏风定痛丸引起肢体颤动呼吸困难 1 例[2]。③儿童误服疏风定痛丸引起儿童痉挛 1 例报告[3]。

【注意事项】　①孕妇、儿童禁用。风湿热痹者及脾胃虚弱者慎用。②本品含马钱子，不可过量、久服。③合并高血压、心脏病、肝肾功能不全、癫痫、破伤风、甲亢者慎用。

【用法与用量】　口服。水蜜丸一次 4g（20 丸），大蜜丸一次 1 丸，一日 2 次。

参 考 文 献

[1] 李国芬，李国祥. 疏风定痛丸、痹痛宁胶囊并用致使马钱子中毒 1 例[J]. 中国医院药学杂志，2005，（11）：1103.

[2] 李慧文. 倍服疏风定痛丸引起肢体颤动呼吸困难 1 例[J]. 医学理论与实践，1995，（5）：222.

[3] 王秀兰. 疏风定痛丸引起儿童痉挛 1 例报告[J]. 北京医学，1983，（3）：134.

（香港浸会大学中医药学院　吕爱平，中国中医科学院中医临床基础医学研究所　吕　诚、刘　斌）

舒 筋 丸

【药物组成】　马钱子粉、麻黄、羌活、独活、桂枝、防风、乳香（醋制）、没药（醋制）、千年健、地枫皮、牛膝、续断、杜仲（盐制）、木瓜、甘草。

【处方来源】　研制方。《中国药典》（2015 年版）。

【功能与主治】　祛风除湿，舒筋活血。用于风寒湿痹，四肢麻木，筋骨疼痛，行步艰难。

【药效】　主要药效如下：

1. 镇痛作用[1]　舒筋丸有较强的镇痛作用，可以通过松解局部挛缩、粘连的软组织消除其对神经血管的压迫或牵拉达到缓解疼痛的目的。

2. 抗炎作用 本品能促进组织出血吸收,对关节原发性及继发性损害、化学性足肿胀、损伤性足肿胀及炎症有明显抑制作用。同时,本品能明显降低毛细血管通透性。

【临床应用】

1. 类风湿关节炎 舒筋丸治疗因感受风寒湿所致,症见四肢麻木,筋骨疼痛剧烈,肢体活动艰难,恶风畏寒,遇寒加重,舌暗淡苔白,脉弦紧或迟的类风湿关节炎。本品能够缓解类风湿关节炎患者关节疼痛、麻木等症状。

2. 慢性软组织损伤[2] 慢性软组织损伤的病因病机主要有劳伤筋脉,气滞血瘀,经络不通则痛;运化失司,水湿内停,外感寒湿之邪,致气血运行不畅经络闭阻;素体虚弱,气血不足,血不荣筋,筋脉失养。疼痛是慢性软组织损伤的最主要常见症状。舒筋丸有祛风除湿舒筋活血之功效。方中杜仲甘微辛温,有补肝肾、壮腰膝、强筋骨的功效,可以改善物质代谢,延长运动时间,增强组织运动能力[3]。马钱子粉味辛苦,性寒,有通络止痛、散结消肿的功效[4]。再配以独活、千年健、牛膝,以补益肾阳、通利血脉而止痛。舒筋丸具有养血通脉之效,能和厥阴以散寒邪,调营卫而通阳气。使用该方药针对慢性软组织损伤性疼痛者进行治疗,临床上取得了较好的治疗效果。

【不良反应】 尚不明确。

【注意事项】 ①孕妇禁用。②实热证者、脾胃虚弱者慎用。儿童、老弱者慎服。③本品含马钱子,不可过量、久服。④合并高血压、心脏病、肝肾功能不全、癫痫、破伤风、甲亢患者慎用。

【用法与用量】 口服。一次1丸,一日1次。

参 考 文 献

[1] 邸铁锁, 赵书槐, 郭高才. 舒筋散的研究[J]. 中成药, 1990, (7): 45.
[2] 林晟凯. 舒筋丸治疗慢性软组织损伤性疼痛的疗效观察[J]. 中国现代药物应用, 2013, 7 (21): 3-4.
[3] 王新军, 王一民, 吴珍, 等. 杜仲提取物抗运动疲劳作用的实验研究[J]. 西北大学学报(自然科学版), 2013, 43 (1): 64-69.
[4] 李永吉, 张欣媛, 管庆霞, 等. 浅议马钱子研究进展[J]. 中医药学报, 2011, 39 (4): 104-106.

(香港浸会大学中医药学院 吕爱平,中国中医科学院中医临床基础医学研究所 吕 诚、刘 斌)

天和追风膏

【药物组成】 生草乌、生川乌、麻黄、细辛、羌活、白芷、独活、高良姜、肉桂、威灵仙、蜈蚣、蛇蜕、海风藤、乌药、红花、桃仁、苏木、赤芍、乳香、没药、广西血竭、当归、牛膝、续断、香加皮、冰片、红大戟、麝香酮、肉桂油、薄荷脑、辣椒流浸膏、丁香罗勒油、樟脑、水杨酸甲酯、月桂氮酮。

【处方来源】 研制方。《中国药典》(2015年版)。

【功能与主治】 温经散寒,祛风除湿,活血止痛。用于风寒湿闭阻、瘀血阻络所致的痹证,症见关节疼痛,局部畏风寒,腰背痛,屈伸不利,四肢麻木。

【药效】 主要药效如下:

1. 镇痛和改善局部微循环作用[1] 类风湿关节炎因关节软骨和骨质破坏,最终导致骨破坏和关节破坏,引起关节疼痛、僵硬等症状。天和追风膏能够改善局部微循环状态,抑制滑膜炎症和骨质破坏,发挥止痛作用。

2. 抗炎作用　本品可降低炎症因子的表达水平，具有抗炎作用。

【临床应用】

类风湿关节炎　因风寒湿闭阻、瘀血阻络所致类风湿关节炎，症见关节疼痛，局部畏恶风寒，腰背痛，屈伸不利，四肢麻木，舌苔白润，脉弦证候者。外用天和追风膏对缓解类风湿患者关节疼痛、麻木等症状有较好的疗效。

【不良反应】　文献报道，外用本品有个别患者致过敏，出现皮肤刺痛、瘙痒、发红[2]。

【注意事项】　①孕妇禁用。②风湿热痹者禁用。③皮肤破损处禁用。

【用法与用量】　外用。贴患处。

参 考 文 献

[1] 赵梅. 天和追风膏的妙用[J]. 护理研究，2003，17（11）：668.

[2] 李百权. 天和追风膏致皮肤过敏1例[J]. 西北药学杂志，1999，14（1）：24.

（香港浸会大学中医药学院　吕爱平，中国中医科学院中医临床基础医学研究所　吕　诚、刘　斌）

国 公 酒

【药物组成】　羌活、独活、防风、五加皮、苍术（麸炒）、川芎、白芷、广藿香、制天南星、木瓜、炒白术、槟榔、姜厚朴、枳壳（麸炒）、陈皮、醋青皮、乌药、佛手、红花、牡丹皮、紫草、红曲、当归、白芍、盐补骨脂、枸杞子、牛膝、麦冬、玉竹、栀子。

【处方来源】　研制方。《中国药典》（2015年版）。

【功能与主治】　散风祛湿，舒筋活络。用于风寒湿邪闭阻所致的痹证，症见关节疼痛、沉重、屈伸不利、手足麻木、腰腿疼痛；也用于经络不和所致的半身不遂、口眼㖞斜、下肢痿软、行走无力。

【药效】　主要药效如下：

1. 抗炎作用　类风湿关节炎因关节滑膜炎性细胞堆积和滑膜增厚引发炎症反应。国公酒能够通过减少炎性物质的释放而起到抗炎作用。

2. 改善组织循环　类风湿关节炎由于滑膜炎症反应，软骨及骨质破坏，局部循环障碍，国公酒能够改善血液循环，加快组织液回流，减轻水肿。

【临床应用】

1. 类风湿关节炎　国公酒治疗因风寒湿闭阻经络所致的类风湿关节炎。症见关节疼痛、沉重，屈伸不利，手足麻木，腰腿疼痛证候者，国公酒能够缓解关节冷痛、麻木等症状。

2. 中风　国公酒治疗因风湿闭阻，瘀血阻络，经脉不和所致的中风后遗症。症见半身不遂，口眼㖞斜，下肢痿软，行走无力证候者。国公酒能够活血通络，改善中风患者肢体活动不利、下肢痿软等症状。

【不良反应】　尚不明确。

【注意事项】　①孕妇禁用。②酒精过敏者禁用。③阴虚有热或湿热阻络者慎用。④服用期间忌食生冷食物。

【用法与用量】　口服。一次10ml，一日2次。

（香港浸会大学中医药学院　吕爱平，中国中医科学院中医临床基础医学研究所　吕　诚、刘　斌）

风湿定片（胶囊）

【药物组成】 八角枫、徐长卿、白芷、甘草。

【处方来源】 研制方。《中国药典》（2015 年版）。

【功能与主治】 散风除湿，通络止痛。用于风湿阻络所致的痹证，症见关节疼痛；风湿性关节炎，类风湿关节炎，肋间神经痛，坐骨神经痛见上述证候者。

【药效】 主要药效如下：

1. 抗炎作用[1-3] 本品能抑制二甲苯所致小鼠耳肿胀，抑制蛋清、5-羟色胺致大鼠足肿胀及琼脂所致肉芽组织增生；对Ⅱ型胶原诱导大鼠的关节炎有抑制作用；本品可能通过下调类风湿关节炎大鼠的关节滑膜组织中 p-JAK3、p-STAT3 的表达调控 JAK/STAT 信号通路发挥抗炎作用。

2. 镇痛作用[4] 风湿定片能抑制乙酸所致小鼠扭体反应，提高小鼠热刺激致痛痛阈，发挥镇痛作用。

3. 解热作用[5] 风湿定片对伤寒-副伤寒三联菌苗所致家兔发热有解热作用。

4. 增强免疫功能[6] 风湿定片可增强小鼠绵羊红细胞免疫所致凝集素抗体的生成。

【临床应用】

1. 类风湿关节炎 风湿定片（胶囊）治疗由风湿阻络所致的类风湿关节炎。症见关节疼痛，关节肿胀，肢体重着，屈伸不利，筋脉拘急，腰腿沉重，行走不便，舌质淡红，舌苔薄白或腻，脉浮缓或濡缓证候者。风湿定片（胶囊）祛湿通络，缓解类风湿关节炎患者关节肿胀疼痛等症状。

2. 胁痛 风湿定片（胶囊）治疗由寒湿之邪侵袭，肝经气血瘀滞所致的胁痛，症见胁痛，痛处不移，转侧不利，舌淡苔腻，脉弦证候者。风湿定片（胶囊）祛湿通络，对胁痛患者具有较好疗效。

【不良反应】 尚不明确。

【使用注意】 ①湿热瘀阻所致痹痛、麻木、胁痛者慎用。②孕妇慎用。③合并心脏病患者慎用。

【用法与用量】 片：口服。一次 4 片，一日 2 次，6 天为 1 个疗程。胶囊：口服。一次 2 粒，一日 2 次。6 天为 1 个疗程。

参 考 文 献

[1] 姚志凌，李明辉. 风湿定胶囊抗炎作用研究[J]. 中国药师，2002，5（12）：714-715.

[2] 姚志凌，李明辉，冯欣煜，等. 风湿定胶囊的药效学研究[J]. 时珍国医国药，2005，16（8）：754-755.

[3] 陈勇，陈涛，高永翔. 风湿定胶囊对类风湿关节炎大鼠滑膜组织 JAK/STAT 信号通路的影响[J]. 中国中医急症，2018，27（9）：1522-1526.

[4] 姚志凌，孙轶梅，李明辉，等. 风湿定胶囊镇痛实验[J]. 光明中医，2004，19（6）：66.

[5] 姚志凌，孙轶梅，李明辉. 风湿定胶囊解热作用研究[J]. 时珍国医国药，2004，15（6）：326.

[6] 李明辉，姚志凌，李中亚，等. 风湿定胶囊对小鼠体液免疫功能的影响[J]. 中国药师，2003，6（12）：835.

（香港浸会大学中医药学院　吕爱平，中国中医科学院中医临床基础医学研究所　刘孟宇，

北京协和医学院　樊丹平）

马钱子散

【药物组成】　制马钱子、地龙（焙黄）。

【处方来源】　研制方。《中国药典》（2015 年版）。

【功能与主治】　祛风湿，通经络。用于风湿闭阻所致的痹证，症见关节疼痛、臂痛腰痛、肢体肌肉萎缩。

【药效】　主要药效如下[1]：

1. 抗炎作用　类风湿关节炎由于关节滑膜炎性细胞堆积和滑膜增厚表现为炎症反应。本品能够抑制卡拉胶所致大鼠足肿胀及大鼠棉球性肉芽组织增生，发挥抗炎作用。

2. 镇痛作用　本品对大鼠棉球肉芽肿有明显的抑制作用，具有镇痛作用。

【临床应用】

1. 类风湿关节炎　马钱子散治疗因风湿闭阻所致的类风湿关节炎，症见关节疼痛，臂痛，腰痛，周身疼痛，肢体肌肉萎缩者。马钱子散具有较强的止痛作用，对类风湿关节炎出现的各种疼痛疗效显著。

2. 多发性神经炎[2]　马钱子散治疗因风湿阻络引起的多发性神经炎，症见不同程度的感觉、运动、自主神经功能障碍者，可缓解患者的神经炎症状。

3. 坐骨神经痛[3]　马钱子散治疗因风湿阻络引起的坐骨神经痛，症见坐骨神经分布区疼痛，主要在大腿后部、小腿后外侧和足部者，可减轻患者的疼痛症状。

【不良反应】　尚不明确。

【使用注意】　①本品含毒剧药，不可多服。②服药后约 1 小时可能出现汗出周身、发痒、战栗等反应，反应严重者可请医生处理。③十三岁以下儿童、孕妇及身体虚弱者，心脏病、严重气管炎、单纯性高血压患者禁服。④忌食生冷食物。

【用法与用量】　每晚用黄酒或温开水送服。一次 0.2g，如无反应，可增至 0.4g。最大服用量不超过 0.6g；老幼及体弱者酌减。

参 考 文 献

[1] 徐丽君，魏世超，陆付耳，等. 马钱子若干组分治疗实验性关节炎的比较研究[J].华中科技大学学报（医学版），2001，30（6）：564-565.

[2] 刘国强. 马钱子散治疗多发性神经炎 25 例[J]. 中国社区医师，2004，38（2）：165.

[3] 王梅，张颖，刘伦，等. 马钱子散治疗坐骨神经痛 29 例临床观察[J]. 光明中医，2006，21（9）：32-33.

（香港浸会大学中医药学院　吕爱平，中国中医科学院中医临床基础医学研究所　刘孟宇，

北京协和医学院　樊丹平）

舒筋活络酒

【药物组成】　羌活、独活、防风、木瓜、蚕沙、桑寄生、续断、川牛膝、当归、川芎、红花、白术、红曲、玉竹、甘草。

【处方来源】　研制方。《中国药典》（2015 年版）。

【功能与主治】　祛风除湿，活血通络，养阴生津。用于风湿阻络、血脉瘀阻兼有阴

虚所致的痹证，症见关节疼痛、屈伸不利、四肢麻木。

【药效】 主要药效如下：

1. 抗炎作用 类风湿关节炎因关节滑膜炎症细胞堆积和滑膜增厚表现出炎症反应。舒筋活络酒对关节炎有显著的抑制作用，此作用可能与降低滑膜组织中炎性因子含量有关，从而发挥抗炎作用。

2. 改善局部微循环作用 本品有改善局部微循环的作用。

【临床应用】

1. 类风湿关节炎 舒筋活络酒治疗因风湿阻络、血脉瘀阻所致的类风湿关节炎，症见关节肿痛、腰腿疼痛、屈伸不利、四肢麻木等证候者。舒筋活络酒能够减轻类风湿关节炎炎症反应，消肿止痛。

2. 急性软组织损伤[1] 舒筋活络酒治疗因湿阻血瘀所致的急性软组织损伤，见局部损伤部位疼痛、肿胀、活动受限等症状者。舒筋活络酒治疗急性软组织损伤有效率高，不良反应发生率低，具有较好的有效性和安全性。

【不良反应】 尚不明确。

【使用注意】 ①服药期间，不宜进食生冷、油腻食物。②感冒发热患者不宜服用。③酒精过敏者慎用。

【用法与用量】 口服。一次 20～30ml，一日 2 次。

参 考 文 献

[1] 陈元戈，许铭祥. 舒筋活络酒治疗急性软组织损伤的疗效观察[J]. 广西中医药，1998，（4）：34，36.

（香港浸会大学中医药学院 吕爱平，中国中医科学院中医临床基础医学研究所 刘孟宇，

北京协和医学院 樊丹平）

麝香追风膏

【药物组成】 麝香、独活、香加皮、海风藤、海桐皮、生草乌、生川乌、威灵仙、苏木、血竭、乳香、没药、红花、牛膝、当归、熟地黄、延胡索、木香、乌药、麻黄、薄荷脑、冰片、樟脑、桉油、肉桂油、丁香罗勒油、水杨酸甲酯。

【处方来源】 研制方。国药准字 Z43020355。

【功能与主治】 祛风散寒，活血止痛。用于风湿痛、关节痛、筋骨痛、神经痛、腰背酸痛、四肢麻木、扭伤、挫伤。

【药效】 主要药效如下：

1. 镇痛作用[1,2] 类风湿关节炎因关节滑膜炎症、关节软骨和骨破坏等引起关节疼痛。本品可减少催产素所致大鼠扭体次数，减少乙酸所致的小鼠扭体次数，并延长扭体反应潜伏期，对热板法所致癫痫小鼠发挥镇痛作用。

2. 抗炎作用[1] 类风湿关节炎因关节滑膜炎症细胞堆积和滑膜增厚引起关节肿胀疼痛。本品能减轻巴豆油或二甲苯引起的小鼠耳肿胀度，发挥抗炎作用。

3. 改善微循环 类风湿关节炎因关节滑膜炎症、关节软骨和骨破坏等引起局部循环障碍，本品能增加小鼠耳郭细动脉、细静脉管径，毛细血管开放数和血流速度，改善局

部微循环。

【临床应用】

1. 类风湿关节炎 麝香追风膏治疗由风寒湿痹阻所致类风湿关节炎，症见肢体关节疼痛，屈伸不利，筋脉拘急，畏寒喜暖，四肢麻木，腰背酸痛，舌暗淡，苔白腻，脉沉弦或沉缓证候者。麝香追风膏能够活血止痛，祛风除湿，缓解肢体关节疼痛、肿胀、麻木等症状。

2. 扭挫伤 麝香追风膏治疗因气血瘀滞所致的急性扭伤、软组织损伤，症见伤处肿胀、活动受限，或腰胁疼痛，不能转侧证候者。麝香追风膏明显改善扭伤所致的肿胀、疼痛等症状。

【不良反应】 有报道服用本品后发生大疱 1 例[3]。

【使用注意】 皮肤过敏者慎用。

【用法与用量】 橡皮膏剂，每日 1 次。

参 考 文 献

[1] 范晓东. 天麻追风膏与功能主治有关的主要药效学动物实验[J]. 临床和实验医学杂志，2007，6（2）：81-82.

[2] 周红艳，贾士奇，胡军，等. 麝香追风膏镇痛及抗炎实验研究[J]. 河南职工医学院学报，2000，2（2）：31-32.

[3] 段洪富. 贴敷麝香追风膏致大疱 1 例[J]. 工企医刊，2002，15（4）：52.

（香港浸会大学中医药学院 吕爱平，中国中医科学院中医临床基础医学研究所 刘孟宇，

北京协和医学院 樊丹平）

豨 莶 丸

【药物组成】 豨莶草。

【处方来源】 明·朱橚《普济方》。《中国药典》（2015 年版）。

【功能与主治】 清热祛湿，散风止痛。用于风湿热阻络所致的痹证，症见肢体麻木、腰膝酸软、筋骨无力、关节疼痛。亦用于半身不遂，风疹湿疮。

【药效】 主要药效如下[1]：

1. 抗炎作用 类风湿关节炎因关节滑膜炎性细胞堆积和滑膜增厚，表现为炎症反应。豨莶丸能够降低实验动物关节液中炎性因子白介素-1β 和肿瘤坏死因子-α 的含量，发挥抗炎作用。

2. 软骨保护作用 类风湿关节炎因关节软骨的破坏，最终导致骨破坏和关节破坏，引起关节疼痛、僵硬。豨莶丸可改善关节固定造成的膝关节面软骨的退行性改变，对处于病变条件下的软骨具有保护作用。

【临床应用】

1. 类风湿关节炎 豨莶丸治疗因湿热内阻所致的类风湿关节炎，症见关节红肿热痛，肢体麻木等证候者。豨莶丸具有清热利湿、散风止痛作用，能够有效缓解类风湿关节炎关节肿痛症状。

2. 骨关节炎[2] 豨莶丸治疗湿热内阻所致的膝骨关节炎，症见关节肿痛、舌红苔腻等证候者。豨莶丸减轻膝骨关节炎肿胀疼痛症状，疗效显著，而且有较好的安全性。

【不良反应】 尚不明确。

【使用注意】 寒湿痹病者慎用。

【用法与用量】 口服。一次 1 丸，一日 2～3 次。

参 考 文 献

[1] 郭礼跃，胡慧华，米健国. 古方豨莶丸对膝骨关节炎模型家兔关节液中 IL-1β、TNF-α 含量及关节软骨细胞形态学的影响[J]. 中国骨伤，2006，19（6）：377-378.

[2] 郭礼跃，孟映福，黄维琛. 古方豨莶丸治疗膝骨关节炎临床疗效观察[J]. 内蒙古中医药，2013，32（35）：26-27.

（香港浸会大学中医药学院　吕爱平，中国中医科学院中医临床基础医学研究所　刘孟宇，

北京协和医学院　樊丹平）

藤络宁胶囊

【药物组成】 丁公藤、羌活、独活、防己、延胡索（醋制）、丹参。

【处方来源】 研制方。国药准字 Z20030001。

【功能与主治】 疏风散寒，除湿通络。用于类风湿关节炎属寒湿阻络证，症见肢体关节冷痛沉重、肿胀，晨僵，遇寒痛增，得热痛减等。

【药效】 主要药效如下：

1. 抗炎作用[1] 类风湿关节炎因关节滑膜炎症细胞堆积和滑膜增厚，引起炎症反应。藤络宁胶囊通过抑制炎症反应发挥抗炎作用。

2. 镇痛作用[2] 类风湿关节炎因关节软骨的破坏，最终导致骨破坏和关节破坏，引起关节疼痛、僵硬。藤络宁胶囊可能通过提高疼痛阈值、解痉等机制发挥镇痛作用。

【临床应用】

类风湿关节炎[3] 藤络宁胶囊治疗风寒湿阻络所致的类风湿关节炎，见肢体关节冷痛沉重、肿胀，晨僵，遇寒痛增，得热痛减等症状者。藤络宁胶囊能够减轻患者肢体关节冷痛、肿胀，缓解晨僵等症状。

【不良反应】 个别患者服药后可出现胃部不适或恶心。

【使用注意】 尚不明确。

【用法与用量】 口服。一次 5 粒，一日 3 次。疗程 6 周。

参 考 文 献

[1] 曹红，秦红霖，钟晓峰，等. 高效液相色谱法测定藤络宁胶囊中东莨菪内酯的含量[J]. 中国药学杂志，2001，36（6）：411-414.

[2] 杨晓腾，门英，陈艳容. 藤络宁胶囊中东莨菪内酯的含量测定[C]//中国药学会. 2004 年中国药学会学术年会论文集.长春：中国药学会学术年会，2004.

[3] 何以华，韦桂宁. 类风湿性关节炎 39 例临床疗效观察[J]. 中外健康文摘，2013，（30）：153-154.

（香港浸会大学中医药学院　吕爱平，中国中医科学院中医临床基础医学研究所　刘孟宇，

北京协和医学院　樊丹平）

那如三味丸

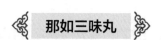

【药物组成】 诃子、荜茇、制草乌。

【处方来源】　蒙药。国药准字 Z15021596。

【功能与主治】　消"粘"，除"协日乌素"，祛风，止痛，散寒。用于风湿，关节疼痛，腰腿冷痛，牙痛，白喉等症。

【药效】　主要药效如下：

1. 抗炎镇痛作用[1]　类风湿关节炎因关节滑膜炎性细胞堆积和滑膜增厚导致关节炎症，那如三味丸能明显减轻佐剂性关节炎大鼠足跖容积和足跖肿胀，抑制二甲苯致小鼠耳郭肿胀，抑制棉球埋藏引起的慢性肉芽肿，延长小鼠疼痛反应时间，减少小鼠扭体次数。那如三味丸具有显著的镇痛作用。

2. 免疫调节作用[1]　类风湿关节炎由于免疫功能失调，表现为细胞免疫功能下降、体液免疫亢进、多种免疫细胞被激活、细胞因子网络失调等病理改变。那如三味丸能降低佐剂性关节炎大鼠关节组织 IL-1、TNF-α、PGE_2、NO 的含量，其作用机制可能与调节机体异常的免疫功能和维持细胞因子网络平衡有关。

【临床应用】

类风湿关节炎[2]　那如三味丸治疗风寒阻络所致的类风湿关节炎，见关节疼痛，屈伸不利，腰膝冷痛，舌淡苔白等症状者。那如三味丸能控制类风湿关节炎病情进展，阻止关节结构破坏进程，无明显不良反应。

【不良反应】　尚不明确。

【使用注意】　①年老体弱、幼儿慎用。②本品含乌头碱，应严格在医生指导下按规定量服用。不得任意增加服用量和服用时间。服药后如果出现唇舌发麻、头痛头昏、腹痛腹泻、心烦欲呕、呼吸困难等情况，应立即停药并到医院就治。③有文献报道酒能增加乌头类药物的毒性而易导致中毒。

【用法与用量】　口服，一次 3～5 粒，一日 1 次，临睡前，开水冲服，或遵医嘱。

参 考 文 献

[1] 赵辉. 蒙药复方那如三味丸研究进展[J]. 北方药学，2012，9（8）：75.

[2] 胡瑞谦，智新丽，郑莉. 那如三味丸治疗类风湿关节炎随访[J]. 中国伤残医学，2014，22（3）：148-149.

（香港浸会大学中医药学院　吕爱平，中国中医科学院中医临床基础医学研究所　刘孟宇，

北京协和医学院　樊丹平）

昆 仙 胶 囊

【药物组成】　昆明山海棠、淫羊藿、枸杞子、菟丝子。

【处方来源】　研制方。国药准字 Z20060267。

【功能与主治】　补肾通络，祛风除湿。主治类风湿关节炎属风湿痹阻兼肾虚证。症见关节肿胀疼痛，屈伸不利，晨僵，关节压痛，关节喜暖畏寒，腰膝酸软，舌质淡，苔白，脉沉细。

【药效】　主要药效如下：

1. 抗炎作用[1]　类风湿关节炎因关节滑膜炎症细胞堆积和滑膜增厚，表现为炎性反应。昆仙胶囊减轻胶原诱导性关节炎（CIA）大鼠的足肿胀度和炎症积分，明显减轻关节

滑膜组织充血水肿，昆仙胶囊对 CIA 大鼠急性炎症有一定的抑制作用。

2. **免疫调节作用**[1] 类风湿关节炎患者免疫功能失调主要表现为细胞免疫功能下降、体液免疫亢进、多种免疫细胞被激活、细胞因子网络失调等病理改变。昆仙胶囊能下调 CIA 大鼠外周血 IL-8 与 γIP-10 表达，降低 CIA 大鼠滑膜组织 IL-8 mRNA 与 γIP-10 mRNA 表达，阻断免疫复合物的形成，从而减轻滑膜炎症和血管翳的生成，减少纤维组织增生和关节破坏，调节类风湿关节炎免疫功能。

【临床应用】

1. **类风湿关节炎**[1] 昆仙胶囊治疗以肝肾气血不足为内因、风寒湿邪侵袭为外因所致的类风湿关节炎。在观察期内昆仙胶囊通过祛风湿补肝肾的药物配伍治疗轻中度类风湿关节炎患者疗效显著，不良反应发生率低，能显著改善类风湿关节炎患者压痛关节数、肿胀关节数、疼痛 VAS 评分、疲乏评分、疾病总体状况研究者 VAS 评分和受试者 VAS 评分、晨僵时间、双手握力、HAQ 等指标，并能改善实验室指标 ESR、CRP、RF 和抗 CCP 抗体，缓解疾病活动性；昆仙胶囊与 MTX 联合用药具有协同作用，联合用药优于昆仙胶囊或 MTX 单独用药；12 周观察期内，昆仙胶囊与 MTX 对类风湿关节炎患者大部分疗效指标改善相当，但昆仙胶囊对疼痛及疲乏的缓解优于 MTX，且起效时间较快。安全性方面，昆仙胶囊治疗 12 周不良反应少，甲氨蝶呤与其联合用药可导致肝肾功能异常，但均无严重不良反应。联合用药没有出现不良作用叠加情况。

2. **强直性脊柱炎**[2] 昆仙胶囊具有补肾通络、祛风除湿的功效，既有较强的抗炎作用，又有对细胞免疫、体液免疫抑制作用，还有抗氧化、抗过敏、解热镇痛等作用，治疗因肾虚湿阻所致的强直性脊柱炎，能显著减轻强直性脊柱炎患者关节疼痛及关节肿胀、缩短晨僵时间。夜间疼痛 VAS 评分减低，降低 ESR、CRP 水平。昆仙胶囊治疗强直性脊柱炎疗效确切，优于柳氮磺吡啶，且起效时间短，安全性高，与柳氮磺吡啶联合治疗强直性脊柱炎有协同作用。

3. **顽固性过敏性紫癜**[3] 过敏性紫癜是一种常见的微血管炎症病变，临床多发于儿童及青少年。临床主要以皮肤瘀点、瘀斑为主要表现，多见于双下肢及臀部，且呈对称分布。少数呈顽固性皮肤紫癜表现，病情反复。昆仙胶囊以其抗炎、抑制免疫在反复发作的皮肤紫癜中起到显著疗效，在单用中药的基础上使疗效进一步提升，随访期间未见明显不良反应。

【不良反应】 ①少数患者服药后出现恶心、胃部不适、纳差、胀痛、胃痛、便秘、皮疹、色素沉着、口干等。②服用本品偶见个别患者出现肝功能轻度异常、白细胞减少。③本品可能引起少数女性患者出现月经紊乱（月经延迟、闭经），男子精子减少。

【使用注意】 ①服药期间禁饮烈酒。②心功能不全慎用。③为观察本品可能出现的不良反应，服药过程中，定期随诊、检查、复查血尿常规，心电图和肝肾功能。

【用法与用量】 口服。一次 2 粒，一日 3 次，饭后服用。一般 12 周为 1 个疗程。

参 考 文 献

[1] 王笑丹. 昆仙胶囊治疗类风湿关节炎临床疗效评价及对 CIA 大鼠 IL-8、γIP-10 影响[D]. 广州：广州中医药大学，2011.

[2] 林昌松，刘明岭，徐强，等. 昆仙胶囊治疗强直性脊柱炎疗效观察[J]. 新医学，2011，42（3）：175-178.

[3] 温禄修，宋纯东. 中药联合昆仙胶囊治疗顽固性过敏性紫癜（皮肤型）30 例临床疗效观察[J]. 世界最新医学信息文摘，2015，15（67）：89，91.

（香港浸会大学中医药学院 吕爱平，中国中医科学院中医临床基础医学研究所 刘孟宇，

北京协和医学院 樊丹平）

白芍总苷胶囊

【药物组成】 白芍总苷。

【处方来源】 研制方。国药准字 H20055058。

【功能与主治】 类风湿关节炎。

【药效】 主要药效如下：

1. 抗炎作用 类风湿关节炎因关节滑膜炎性细胞堆积和滑膜增厚导致炎症反应。白芍总苷胶囊对多种炎症性病理模型如佐剂性关节炎大鼠、卡拉胶诱导的足爪肿胀大鼠和环磷酰胺诱导的细胞及体液免疫增高或降低模型等具有明显的抗炎作用。

2. 免疫调节作用 类风湿关节炎免疫功能失调主要表现为细胞免疫功能下降、体液免疫亢进、多种免疫细胞被激活、细胞因子网络失调等病理改变。白芍总苷胶囊能改善类风湿关节炎患者的病情，提高细胞免疫功能，抑制体液免疫亢进，调节患者的免疫功能。

【临床应用】

1. 类风湿关节炎[1, 2] 白芍总苷胶囊是一种安全有效治疗类风湿关节炎的慢作用药物。白芍总苷胶囊或白芍总苷胶囊联合甲氨蝶呤对类风湿关节炎均有明显的疗效。单用白芍总苷胶囊或联合甲氨蝶呤的疗效与甲氨蝶呤相当。白芍总苷胶囊出现显著疗效的时间比甲氨蝶呤晚。腹泻或稀便是白芍总苷胶囊的主要不良反应，但均较轻并可自行消退。

2. 强直性脊柱炎[3, 4] 白芍总苷胶囊联合柳氮磺吡啶片可显著提高强直性脊柱炎的总有效率，缩短晨僵时间，扩大扩胸度，降低关节疼痛指数和 CRP 水平，同时能防止肝功能异常的发生。

【不良反应】 偶有软便，无须处理，可自行消失。

【使用注意】 尚不明确。

【用法与用量】 口服，一次 0.6g（2 粒），一日 2～3 次，或遵医嘱。

参 考 文 献

[1] 闵伟琪. 白芍总甙胶囊（帕夫林）治疗类风湿关节炎疗效和安全性的多中心、随机、开放、平行对照临床研究[A]//首届全国中青年风湿病学学术大会论文汇编. 北京：中华医学会风湿病学分会，2004：85-86.

[2] 刘白鹭. 来氟米特和白芍总苷联合甲氨蝶呤治疗类风湿关节炎的治疗效果观察[J]. 世界最新医学信息文摘，2019，19（44）：134，136.

[3] 刘志燕，柳芳，李朋梅，等. 白芍总苷胶囊联合柳氮磺吡啶片对比柳氮磺吡啶片治疗强直性脊柱炎的疗效和安全性的 Meta 分析[J]. 中国药房，2018，29（17）：2416-2420.

[4] 郑红霞，章伟明，王圳，等. 雷公藤多苷、白芍总苷联合柳氮磺胺吡啶诱导缓解并维持性治疗强直性脊柱炎的临床观察[J]. 中国中西医结合杂志，2018，38（6）：651-654.

（香港浸会大学中医药学院 吕爱平，中国中医科学院中医临床基础医学研究所 刘孟宇，

北京协和医学院 樊丹平）

风湿马钱片

【药物组成】　马钱子、僵蚕、乳香、没药、全蝎、牛膝、苍术、麻黄、甘草。

【处方来源】　研制方。《中国药典》（2015 年版）。

【功能与主治】　祛风除湿，活血祛瘀，通络止痛。用于风湿闭阻、瘀血阻络所致的痹证，症见关节疼痛、刺痛或疼痛较甚；风湿性关节炎、类风湿关节炎、坐骨神经痛见上述证候者。

【药效】　主要药效如下：

1. 抗炎作用　类风湿关节炎由于免疫功能失调，表现为细胞免疫功能下降、体液免疫亢进、多种免疫细胞被激活、细胞因子网络失调等病理改变，风湿马钱片可以通过降低 CRP、ESR、IL-17、TNF-α、COX-2 等炎性介质的水平从而发挥抗炎作用。

2. 镇痛作用　本品有镇痛作用，可减轻关节肿胀，缓解关节肿痛症状。

【临床应用】

1. 类风湿关节炎[1]　风湿马钱片可用于治疗类风湿关节炎寒湿痹阻证：症见肢体关节冷痛、肿胀或重着，局部皮色不红，触之不热，晨僵，关节屈伸不利，遇寒痛剧，得热痛减，局部畏寒怕风；或恶风发热，肌肤麻木不仁；或口淡不渴，恶风寒，阴雨天加重，肢体沉重；舌质淡或淡红，苔薄白或白腻，脉弦紧或沉紧或浮缓。其可缓解患者关节冷痛、肿胀、晨僵等症状，改善患者关节活动情况。

2. 膝骨关节炎[2, 3]　风湿马钱片可以改善膝骨关节炎患者膝关节疼痛程度及 ADL 评分。

【不良反应】　有研究报道，风湿马钱片可致粒细胞缺乏、发热及手指麻木[4, 5]。

【使用注意】　孕妇忌服；年老体弱者慎服或遵医嘱。

【用法与用量】　口服。常用量：一次 3～4 片，极量：一次 5 片；一日 1 次。睡前温开水送服。连服 7 日为 1 个疗程，2 个疗程间需停药 2～3 日。

参 考 文 献

[1] 杨子东，杨丽珍，唐迎雪. 风湿马钱片治疗类风湿关节炎疗效观察[J]. 山东中医杂志，2014，33（7）：549-550.

[2] 刘锴. 风湿马钱片联合甲氨蝶呤治疗类风湿关节炎的临床研究[J]. 现代药物与临床，2017，32（8）：1552-1555.

[3] 张立群，孙响波，于妮娜. 风湿马钱片治疗膝关节骨关节炎 40 例临床疗效观察[J]. 实用医药杂志，2015，32（10）：919-920.

[4] 盛玉青，张永宁，金惠. 风湿马钱片致严重粒细胞缺乏伴发热 1 例[J]. 中国医院药学杂志，2010，30（9）：808.

[5] 陶祥. 风湿马钱片引起手指麻木 1 例[J]. 江苏药学与临床，2006，14（5）：341.

（香港浸会大学中医药学院　吕爱平，中国中医科学院中医临床基础医学研究所　刘孟宇，

北京协和医学院　樊丹平）

三 乌 胶 丸

【药物组成】　生草乌、生川乌、何首乌、附子（附片）、生白附子、乳香、冰糖、鲜猪蹄。

【处方来源】　研制方。国药准字 Z53020142。

【功能与主治】　祛寒除湿，祛风通络，活血止痛，强筋健骨。用于风寒湿邪、风痰、

瘀血引起的风湿麻木、骨节肿痛、腰腿疼痛、四肢瘫痪、陈伤劳损、中风偏瘫、口眼㖞斜、失语，以及风湿性关节炎，类风湿关节炎，风湿性肌炎，骨质增生，坐骨神经痛，肩周炎，创伤性关节炎等。

【药效】　主要药效如下：

1. 抗炎作用　类风湿关节炎由于关节滑膜炎性细胞堆积和滑膜增厚表现为炎症反应，三乌胶丸可以通过降低炎症因子水平，减少滑膜细胞堆积和滑膜增厚，从而起到抗炎作用。

2. 镇痛作用　药效实验证实本品有镇痛作用，可减轻关节肿胀，缓解关节肿痛症状。

【临床应用】

类风湿关节炎　三乌胶丸可用于治疗类风湿关节炎寒湿痹阻证：症见肢体关节冷痛、肿胀或重着，局部皮色不红，触之不热，晨僵，关节屈伸不利，遇寒痛剧，得热痛减，局部畏寒怕风；或恶风发热，肌肤麻木不仁；或口淡不渴，恶风寒，阴雨天加重，肢体沉重；舌质淡或淡红，苔薄白或白腻，脉弦紧或沉紧或浮缓。其可缓解患者关节冷痛、肿胀、晨僵等症状，改善患者关节活动情况。

【不良反应】　尚不明确。

【使用注意】　感冒发热患者及孕妇、儿童禁服。

【用法与用量】　口服，一次 5g，一日 2 次，饭后服。老人、少年酌减；重症、顽症酌加。

（香港浸会大学中医药学院　吕爱平，中国中医科学院中医临床基础医学研究所　刘孟宇，

北京协和医学院　樊丹平）

塞隆风湿胶囊

【药物组成】　塞隆骨、诃子、红花、沉香、白檀香、紫檀香、白豆蔻、冰片、印度獐牙菜、木香、马兜铃、肉桂、岩精膏等 32 味。

【处方来源】　研制方。国药准字 Z20010041。

【功能与主治】　祛风散寒除湿，通络止痛，补益肝肾。用于风寒湿所致的痹证，症见肢体关节疼痛、肿胀、屈伸不利、肌肤麻木、腰膝酸软，以及类风湿关节炎、骨关节炎见上述证候者；用于原发性骨质疏松症肝肾不足证，症见腰背疼痛，腰膝酸软，头晕目眩、步履艰难、不能持重、耳鸣。

【药效】　主要药效如下：

1. 抗炎作用[1]　塞隆风湿胶囊对大鼠实验性关节炎及小鼠迟发性超敏反应均有非常显著的抑制作用，亦能抑制多种实验性肿胀，使毛细血管通透性增高，并有明显镇痛作用。

2. 免疫调节作用[1]　对 DNCB 诱发的 DTH 反应有明显的抑制作用；对醋酸可的松造成的免疫功能抑制鼠的抗体生成有显著的促进作用。提示塞隆风湿胶囊具有明显的抗炎、镇痛、促进免疫功能的作用。

【临床应用】

类风湿关节炎　塞隆风湿胶囊可用于治疗类风湿关节炎寒湿痹阻证，症见肢体关节冷痛、肿胀或重着，局部皮色不红，触之不热，晨僵，关节屈伸不利，遇寒痛剧，得热痛减，

局部畏寒怕风。本药可改善患者关节疼痛、屈伸不利、晨僵等症状。

【不良反应】　偶见汗出。

【使用注意】　①忌食生冷、油腻食物。②肾脏病患者、孕妇、新生儿禁用。孕妇慎用，儿童、年老体弱者应在医师指导下服用。③高血压、心脏病、糖尿病、肝病、肾病等慢性病严重者应在医师指导下服用。④服药 7 天症状无缓解，应去医院就诊。⑤对本品过敏者禁用，过敏体质者慎用。

【用法与用量】　用于类风湿关节炎、骨关节炎见上述证候者，口服。一次 2 粒，一日 2 次，疗程一个月。用于原发性骨质疏松症肝肾不足证，口服。一次 2 粒，一日 2 次，疗程 24 周。

参 考 文 献

[1] 张光茹，陈秋红. 金诃塞隆风湿胶囊抗炎免疫作用的实验研究[J]. 上海中医药杂志，2002，36（9）：42-44.

（香港浸会大学中医药学院　吕爱平，中国中医科学院中医临床基础医学研究所　刘孟宇，

北京协和医学院　樊丹平）

二、清热通络、疏风胜湿类

湿热痹颗粒（片、冲剂）

【药物组成】　苍术、忍冬藤、地龙、连翘、黄柏、薏苡仁、防风、川牛膝、粉萆薢、桑枝、防己、威灵仙。

【处方来源】　研制方。国药准字 Z20044062。

【功能与主治】　祛风除湿，清热消肿，通络定痛。用于湿热痹证，其症状为肌肉或关节红肿热痛，有沉重感，步履艰难、发热、口渴不欲饮，小便黄淡。

【药效】　主要药效如下：

1. **调节 T 细胞及细胞因子**[1]　湿热痹片能够抑制促炎细胞因子 IL-1β、IL-6、TNF-α 及 VEGF 活性，同时提高抑炎因子 IL-10 的活性，这些研究结果提示，湿热痹片通过调节细胞因子网络平衡，达到抑制炎症、缓解类风湿关节炎病情进展的作用（图 8-4）。

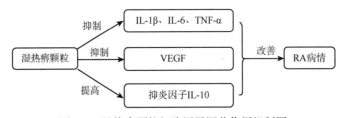

图 8-4　湿热痹颗粒细胞因子调节作用机制图

2. **镇痛抗炎作用**[1]　关节的炎症与疼痛是类风湿关节炎、强直性脊柱炎、痛风等疾病中最常见的临床症状，因此，镇痛与抗炎成为最主要的对症治疗手段。湿热痹颗粒具有较强的镇痛作用，能显著减少乙酸所致的小鼠扭体次数。同时，能够显著地抑制乙酸诱导的

小鼠腹腔毛细血管通透性增加和二甲苯所致的小鼠耳郭肿胀，对抗以毛细血管扩张、通透性增加、渗出性水肿为主的急性炎症反应，且对慢性炎症也有明显的抑制作用。

【临床应用】

1. 类风湿关节炎[2]　湿热痹颗粒用于治疗四肢关节或肌肉局部红肿，重着，疼痛如燎，局部肤温升高，下肢关节尤甚，晨僵，活动受限，或关节积液，屈伸不利，或伴发热，口苦口黏，口渴不欲饮；或恶风发热，有汗不解，心烦口渴，便干溲黄，舌红，苔黄腻或燥，脉滑数或弦滑之类风湿关节炎。能显著减轻和缓解患者的临床症状，改善和恢复患者关节功能，降低 ESR、CRP 等生化指标。

2. 痛风[3]　急性痛风性关节炎是一种由嘌呤代谢障碍和尿酸排泄减少所致血尿酸增高，尿酸钠结晶沉着于关节和结缔组织的异质性疾病，临床主要表现为高尿酸血症和反复发作性关节疼痛。湿热痹片配合乐松片（洛索洛芬）能够明显改善患者的临床症状，且具有起效快，疗效显著，副作用小等优点。

3. 骨关节炎[4, 5]　膝骨关节炎为一慢性进展性疾病，病程长，缠绵难愈。膝骨关节炎急性发作期患者表现为膝关节肿胀，疼痛，活动受限，走路跛行或不能行走，重者疼痛难以入眠等。湿热痹片联合非甾体抗炎药物对湿热痹阻型骨关节炎有较明显的疗效，能够显著改善患者的临床症状、血沉及临床症状积分等，还可减少非甾体抗炎药物的副作用。

【不良反应】　尚不明确。

【使用注意】　①忌辛辣、油腻之物。②本药糖衣片剂型，合并糖尿病者不宜用。

【用法与用量】　颗粒：开水冲服。一次 1 袋，一日 3 次。片：口服，一次 6 片，一日 3 次。冲剂：口服。一次 5g，一日 3 次。

参 考 文 献

[1] 辛增辉，肖丹，甘丽，等. 湿热痹片对佐剂性关节炎大鼠 T 细胞及细胞因子网络的调节作用[J]. 中国实验方剂学杂志，2009，15（10）：52-55.

[2] 何东仪，沈杰，张之澧，等. 湿热痹冲剂治疗类风湿关节炎 46 例[J]. 上海中医药杂志，2002，36（12）：14-15.

[3] 孙国民. 中西医结合治疗急性痛风性关节炎 21 例疗效观察[J]. 辽宁中医杂志，2010，37（9）：1774-1775.

[4] 刘德芳，郭明阳，张俊，等. 湿热痹片对湿热痹阻型膝关节骨关节炎的疗效观察[J].临床医药实践，2009，18（2）：2202-2205.

[5] 郭明阳，刘德芳，张俊，等. 湿热痹片治疗湿热痹阻型骨关节炎的临床观察[J]. 西南军医，2011，13（1）：32-34.

（香港浸会大学中医药学院　吕爱平，中国中医科学院中医临床基础医学研究所　刘孟宇，

西南交通大学　沈佳雯）

克痹骨泰片（胶囊）

【药物组成】　石见穿、白花蛇舌草、延胡索、没药（制）、血竭、土鳖虫、巴戟天。

【处方来源】　研制方。国药准字 Z20043504。

【功能与主治】　清热化湿，祛风通络，活血止痛。用于风湿热痹，瘀血痹痛；类风湿关节炎。

【药效】　主要药效如下[1, 2]：

1. 抗炎作用　关节的炎症与疼痛是类风湿关节炎最常见的临床症状之一，克痹骨泰胶囊具有较强的清热解毒利湿、活血利气、消肿止痛作用，与药物中所含的四氢帕马丁、血

竭素高氯酸盐、血竭素等成分有关。

2. 止痛作用 药效试验证实本品具有明显的止痛作用，可缓解关节肿痛症状。

【临床应用】

类风湿关节炎[3,4] 克痹骨泰胶囊用于治疗四肢关节或肌肉局部红肿，重着，疼痛如燎，局部肤温升高，下肢关节尤甚，晨僵，活动受限，或关节积液，屈伸不利，或伴发热，口苦口黏，口渴不欲饮；或恶风发热，有汗不解，心烦口渴，便干溲黄，舌红，苔黄腻或燥，脉滑数或弦滑之类风湿关节炎。

克痹骨泰胶囊联合来氟米特治疗类风湿关节炎的临床疗效观察显示：两药联用可显著改善患者的关节疼痛数、关节肿胀数、晨僵时间、双手握力、ESR、CRP、RF 等。克痹骨泰胶囊对类风湿关节炎患者的全血低切黏度、高切黏度、血沉、血沉方程 K 值和血细胞比容均有显著改善作用，尤其对全血黏度和血沉的降低效果明显。

【不良反应】 个别患者用药后可见胃肠反应和皮疹。

【使用注意】 ①服药期间忌服激素类药物，禁用化学药止痛类药物。②禁酒，少食酸、辣、凉、海鲜等食物。③虚寒者忌用；孕妇慎用。④妇女行经期宜慎用。

【用法与用量】 片：口服，一次 5 片，一日 2 次。胶囊：口服。一次 4 粒，一日 2 次，8 周为 1 个疗程；或遵医嘱。

参 考 文 献

[1] 揭金阶，马俊玲. 临床中成药物学[M]. 湖北：湖北科学技术出版社，2004：322.

[2] 韩晓红，陈重. 克痹骨泰胶囊的治病机制分析和临床研究[J]. 中草药，2005，36（3）：475-476.

[3] 张松涛. 克痹骨泰胶囊联合来氟米特治疗类风湿性关节炎 54 例[J]. 河南中医，2015，35（6）：1332-1333.

[4] 康琼英，韩世民，孙宪兵. 克痹骨泰胶囊对类风湿性关节炎血液流变学影响[J]. 河北医药，2008，30（7）：1061-1062.

（香港浸会大学中医药学院 吕爱平，中国中医科学院中医临床基础医学研究所 刘孟宇，

西南交通大学 沈佳雯）

昆明山海棠片

【药物组成】 昆明山海棠。

【处方来源】 研制方。《中国药典》（2015 年版）。

【功能与主治】 祛风除湿，舒筋活络，清热解毒。用于类风湿关节炎，红斑狼疮。

【药效】 主要药效如下：

1. 免疫调节作用[1] IL-6、IL-17 及 IFN-γ 等细胞因子是 RA 致病的关键因子，与 RA 病情活动密切相关。这些细胞因子能够引发血管翳和滑膜的增生，同时激活破骨细胞，最终导致关节骨质的破坏，因此抑制 IL-6、IL-17 及 IFN-γ 等细胞因子能起到有效抑制 RA 的效果。昆明山海棠片能够降低胶原诱导性关节炎（CIA）大鼠模型血清中细胞因子 IL-6、IL-17 及 IFN-γ 含量，有效抑制胶原诱导大鼠关节炎的免疫反应，对 CIA 大鼠模型有积极的治疗作用（图 8-5）。

2. 抑制脾淋巴细胞的增殖活化及分泌[2] 淋巴细胞的一个重要特征是受抗原或有丝分裂原刺激后的淋巴母细胞化和增殖，这是体内免疫应答反应的基础，淋巴细胞转化实验

就是评价这种功能的重要指标。因此，能抑制细胞活化和增殖的药物在有效控制对机体有害的免疫应答方面具有积极作用。昆明山海棠片对刀豆蛋白刺激的脾淋巴细胞增殖有显著的抑制作用，同时能抑制细胞活化后所诱发静止细胞分泌的淋巴因子，如 IL-4、IFN-γ 及淋巴因子所表达的一系列新的表面分子，包括高亲和力的 CD25 和 CD69。

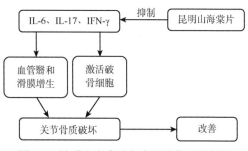

图 8-5　昆明山海棠片免疫调节作用机制图

3. 保护肾功作用[3, 4]　肾小球硬化是所有慢性肾小球疾病的共同终点，其发展过程中的共同特点是肾小球系膜区被堆积的细胞外基质（ECM）沉积所替代，最终导致肾小球纤维化。国内外学者对引起系膜 ECM 堆积的因素进行了大量的研究，发现许多细胞因子在其中起重要作用。在诸多与肾纤维化的发展有关的细胞因子中，转化生长因子（TGF）-β1 起中心调节作用。已证实在抗-Thy-1 肾炎模型中，TGF-β 是主要的致纤维化细胞因子。临床上如能抑制肾组织中 TGF-β 的表达，则可延缓肾小球硬化的发生及发展。Smads 家族是近年发现的 TGF-β 信号转导通路中一组重要的传递分子，根据功能不同分为通路限制性 Smads、共同介导者 Smads 及抑制性 Smads 3 类。Smad3 为通路限制性分子之一，当其与 Smad2 一起被 TGF-β1 的 Ⅰ 型受体磷酸化后，可与 Smad4 形成异源性多聚体，并转入核内与 DNA 结合，激活 DNA 转录，调节靶蛋白的表达。昆明山海棠片能够使肾炎模型大鼠尿蛋白减少，并使肾脏病理得到改善，系膜细胞及基质增生减轻，并能显著降低肾皮质 TGF-β1 和 Smad3 mRNA 表达，且中药及化学药联合治疗组降低最明显。说明昆明山海棠片可能是通过抑制 TGF-β1 的表达，改善肾小球系膜增殖，起到减少蛋白尿、延缓肾损伤的作用（图 8-6）。

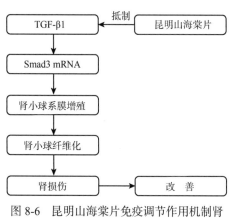

图 8-6　昆明山海棠片免疫调节作用机制肾功能保护作用机制

4. 抗炎作用[5-7]　炎症是机体最重要的保护性反应，但在某些情况下，炎症反应对机体也有不同程度的危害，严重的炎症反应甚至可危及患者的生命。脂多糖（LPS）是革兰氏阴性菌细胞壁外膜的主要成分，可刺激单核-巨噬细胞分泌多种促炎因子如 TNF-α、IL-6 及大量的炎症介质来诱导和加强局部炎症反应。正常水平的 TNF-α 可以调节免疫应答、抗感染等，但大量产生和释放则会破坏机体的免疫平衡，与其他炎症因子一起对机体产生多种病理损伤。NO 既是炎症反应与免疫调节的效应因子，也是关键的调节因子，在炎症级联反应中起着关键的调节作用。昆明山海棠可抑制 LPS 刺激的 RAW264.7 细胞分泌 TNF-α 及 NO，也可抑制 LPS 诱导的外周血单核细胞 IL-8、TNF-α 释放及 IL-8 mRNA 的表达，说明昆明山海棠片可通过抑制炎性因子 TNF-α 及炎症介质 NO 的生成来发挥其抗炎作用。还有实验表明，昆明山海棠片能改善 AA 大鼠关节肿胀度，抑制 AA 大鼠血清中细胞因子的水平，对 AA 大鼠有明显的治疗作用（图 8-7）。

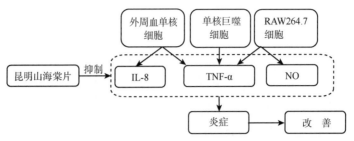

图 8-7　昆明山海棠片抗炎作用机制图

5. 抑制异常增殖和诱导细胞凋亡作用[8]　类风湿关节炎是一类以进行性滑膜炎症和关节破坏为特征的全身性疾病，其具体发病机制尚不清楚。临床上对于类风湿关节炎所引起的骨关节损害治疗的最终目的是尽可能延缓疾病对关节造成的损伤。在类风湿关节炎疾病活动期，过度增生的滑膜组织及血管翳组织直接侵蚀关节软骨并破坏关节周围的骨组织，因此抑制炎性滑膜组织增生及诱导滑膜组织中各种细胞凋亡是类风湿关节炎治疗的一种有效途径。昆明山海棠片对于具有异常增殖能力的类风湿关节炎成纤维样滑膜细胞有明显的抑制效应和诱导其细胞凋亡作用，在药液体积分数为 1%时对正常滑膜细胞毒性较小且对类风湿关节炎滑膜细胞有较强的效应。因此，使用合理剂量的昆明山海棠片治疗类风湿关节炎滑膜组织异常增生，有利于获得最大限度治疗效果和减少细胞毒性。

【临床应用】

1. 类风湿关节炎[9-11]　昆明山海棠用于治疗四肢关节或肌肉局部红肿，重着，疼痛如燎，局部肤温升高，下肢关节尤甚，晨僵，活动受限，或关节积液，屈伸不利，或伴发热，口苦口黏，口渴不欲饮；或恶风发热，有汗不解，心烦口渴，便干溲黄，舌红，苔黄腻或燥，脉滑数或弦滑之类风湿关节炎。

昆明山海棠片可明显改善患者的关节功能，减少肿痛关节数，降低炎症活动，同时降低 ESR、CRP 等实验室指标。昆明山海棠联合较小剂量甲氨蝶呤可明显改善老年起病类风湿关节炎患者的日常生活能力、关节肿胀指数、关节肿胀数、关节压痛数和双手平均握力等指标，且不良反应发生率较对照组低。

2. 肾病综合征[12]　是由多种原因引起的一种临床症候群，具有高度水肿、高脂血症、大量蛋白尿和低蛋白血症的特点；而其继发脂质代谢紊乱已越来越受到重视，因为高脂血症可加重肾病综合征的病情，且影响其预后，因此治疗该病继发的脂质代谢紊乱十分重要。昆明山海棠片则能明显改善肾病综合征继发的脂质代谢紊乱，可改善患者肾功能，消除蛋白尿，升高血浆白蛋白含量。

3. 激素依赖性皮炎[13]　激素依赖性皮炎的发病机理尚未完全明了,研究认为可能与糖皮质激素导致的皮肤屏障功能受损、局部皮肤免疫功能失衡及皮肤微生物的异常滋生有关。目前西医以逐步撤减激素用量、恢复皮肤屏障功能、消除局部炎症为治疗原则，但从治疗效果及患者依从性来看，效果不太理想。昆明山海棠片具有祛风除湿、舒筋活络、清热解毒等功效。药理实验证明昆明山海棠具有抗炎、抗过敏和免疫抑制等效应，有类似糖皮质激素的作用，但无糖皮质激素样不良反应。但激素依赖性皮炎疗程较长，昆明山海棠片长期服用也有骨髓抑制、影响生育等风险，而昆明山海棠片递减疗法治疗激素依赖性皮炎安全而有效，同时可明显降低该病的复发率。

4. 甲亢相关性眼病[14-16] Graves 眼病是甲状腺功能异常引发的双眼改变，临床症状包括眼球突出、眼睑肿胀、上睑退缩、眼睑迟落、眼外肌病变、眼外肌运动障碍、复视或斜视等。本病发病机制尚未完全清楚，多数学者均认为遗传因素、上皮细胞、T 淋巴细胞和 B 淋巴细胞及其细胞因子、黏附分子、成纤维细胞、脂肪细胞、吸烟及 Graves 相关性自身抗原等在发病中起重要作用。其病理特点是免疫性炎症反应性增生、炎性细胞浸润，从而造成结缔组织中成纤维细胞的增生，细胞因子刺激成纤维细胞增生和释放糖胺聚糖（GAG）引起眼眶炎症改变，亲水性的 GAG 会引起眼肌和眼球后组织的水肿，相应表现出眼病的各种特点。GAG 的分泌和眼眶成纤维细胞的增殖是眼球外突和眼眶组织肿胀的直接原因。昆明山海棠片具有抑制、调整机体免疫功能和抗炎作用，能明显抑制网状内皮系统的吞噬功能，另外还具有皮质激素样作用，可抑制纤维细胞增生和糖胺聚糖合成。昆明山海棠片联合泼尼松治疗 Graves 眼病疗效更明显，突眼改善疗效更佳。

5. 系统性红斑狼疮[17, 18] 昆明山海棠片可改善系统性红斑狼疮患者乏力、关节疼痛、发热、皮损等症状，并可使患者的白细胞数上升至正常范围，ESR 下降，IgG、IgA 及 γ 球蛋白下降，且对减少激素用量，减少激素副作用也有一定帮助。同时可使患者的自然杀伤细胞活性和自然杀伤细胞毒因子水平下降。

【不良反应】 ①动物实验表明，昆明山海棠片具有生殖毒性，作用的靶器官主要是睾丸。②昆明山海棠胶囊具有低、中度的遗传毒性和一般生殖毒性，而无胚胎毒性[17, 18]。

【使用注意】 ①肾功能不全者慎用。②本品可引起骨髓抑制，导致周围白细胞减少、血小板减少或贫血，使用时应注意检测周围血象，不宜过服久服。③本品可引起女子月经紊乱或闭经、男子精子减少，影响生育。有生育要求者不宜服用。④使用本品如出现消化道不良反应，如恶心、胃痛、腹泻、皮疹或皮肤色素沉着，应立即停药。⑤孕妇、哺乳期妇女禁用。⑥胃、十二指肠溃疡活动期禁用。

【用法与用量】 口服，一次 3～5 片，一日 3 次。

参 考 文 献

[1] 张帆，邹惠美，崔道林，等. 昆明山海棠对 CIA 大鼠 IL-6、IL-17 及 IFN-γ 含量的影响[J]. 中外医学研究，2014，12（13）：138-139.

[2] 徐艳，郑永唐，何黎，等. 昆明山海棠片对小鼠淋巴细胞体外增殖活化影响的研究[J]. 中药材，2008，31（4）：557-561.

[3] 曾红兵，常伟，邵菊芳，等. 昆明山海棠对实验性肾炎的干预作用及机制[J]. 中国现代医学杂志，2008，18（8）：1036-1039，1044.

[4] Massague J，Wotton D. Transcriptionl control by the TGF-β /Smad signaling system [J]. EMBO J，2000，19：1745-1754.

[5] 姜晓，敖林，崔志鸿，等. 昆明山海棠总生物碱对 LPS 诱导的小鼠 RAW264.7 细胞分泌 TNF-αNO 的影响[J]. 中医药导报，2011，13（3）：82-84.

[6] 万屏，肖农，朱明华，等. 昆明山海棠对人单核细胞 TNFα、IL-8 及基因表达的影响[J]. 临床皮肤科杂志，2002，9（1）：3-5.

[7] 吴湘慧，李娟，庞捷. 类风湿关节炎大鼠模型的构建及昆明山海棠对大鼠佐剂性关节炎的干预研究[J]. 中药材，2009，32（5）：758-761.

[8] 曾润铭，杜世新，吴杰，等. 昆明山海棠与类风湿关节炎滑膜细胞体外增殖和凋亡[J]. 中国组织工程研究与临床康复，2009，13（5）：9892-9897.

[9] 范仰钢，李国华. 昆明山海棠联合甲氨蝶呤治疗老年起病类风湿关节炎[J]. 现代医药卫生，2006，22（4）：478-480.

[10] 李季. 不同剂量昆明山海棠配伍川断全蝎治疗活动期类风湿关节炎的观察[D]. 广州：广州中医药大学，2013.

[11] 黄裕华. 昆明山海棠汤治疗类风湿关节炎临床疗效的回顾性研究[D]. 广州：广州中医药大学，2013.

[12] 孙建军. 昆明山海棠片治疗肾病综合征继发脂质代谢紊乱的临床观察[J]. 中国民族民间医药，2010，19（4）：122-123.

[13] 董青生，张绍兰，苗维纳. 昆明山海棠递减疗法治疗激素依赖性皮炎34例临床观察[J]. 中国皮肤性病学杂志，2014，28（2）：213-214，216.

[14] 滕强丰. 昆明山海棠片联合抗甲状腺药物及泼尼松治疗甲亢相关性眼病疗效分析[J]. 广西医科大学学报，2013，30（4）：602-603.

[15] 王亚琼，李红. Graves眼病发病机制研究进展[J]. 国际眼科杂志，2012，12（1）：65-68.

[16] 戈荧，沈洁，范艳飞，等. 甲状腺相关眼病病情严重程度95例影响因素研究[J]. 中国实用内科杂志，2011，31（9）：707-709.

[17] 秦万章，朱光斗，王使生，等. 昆明山海棠治疗25例系统性红斑狼疮的临床观察[J]. 中草药，1982，13（2）：12.

[18] 赵小忠，刘辅仁. 昆明山海棠对系统性红斑狼疮患者细胞免疫的调节[J]. 解放军医学杂志，1992，17（4）：284.

（香港浸会大学中医药学院　吕爱平，中国中医科学院中医临床基础医学研究所　刘孟宇，

西南交通大学　沈佳雯）

如意珍宝丸（片）

【药物组成】　珍珠母、沉香、石灰华、金礞石、红花、螃蟹、丁香、毛诃子（去核）、肉豆蔻、豆蔻、余甘子、草果、香旱芹、檀香、黑种草子、降香、诃子、高良姜、甘草膏、肉桂、乳香、木香、决明子、水牛角、黄葵子、短穗兔耳草、藏木香、人工麝香、牛黄。

【处方来源】　研制方。国药准字Z63020064。

【功能与主治】　清热解毒，醒脑开窍，舒筋通络。用于瘟热、陈旧热症、四肢麻木、瘫痪、口眼㖞斜、痹证、痛风、肢体强直、关节不利。对白脉病有良效。

【药效】　主要药效如下：

1. 促进软骨细胞分化[1]　用灌胃（如意珍宝片）一周后的大鼠血清干预软骨细胞，发现该药能促进软骨细胞的增殖，提高软骨细胞PCNA蛋白及Sox-9基因表达，说明其具有一定的促进软骨细胞增殖，抑制细胞分化的作用，但其对MMP-13基因和β-catenin蛋白表达无明显影响。

2. 镇痛及抗痛风作用[2]　采用乙酸扭体试验、热板试验、抗痛风实验及对小鼠/大鼠关节指数及功能障碍评分显示：如意珍宝丸能显著减少小鼠扭体次数，增加小鼠痛阈值，减轻大鼠足踝关节病理改变，降低炎症指数并改善功能障碍。

3. 改善缺血缺氧作用[3,4]　如意珍宝片能够显著改善大脑中动脉闭塞再灌注脑缺血大鼠的运动及平衡功能障碍，减少脑梗死体积，减轻脑缺血大鼠TNF-α的含量。而且3种藏药经典方（二十五味珊瑚丸、如意珍宝丸、十五味沉香丸）混合给药比单独给药更能提高小鼠血红蛋白含量，增强机体抗缺血缺氧能力，且单独给药当中以如意珍宝丸效果更好。

【临床应用】

1. 类风湿关节炎[5-7]　如意珍宝丸可用于治疗四肢关节或肌肉局部红肿，重着，疼痛如燎，局部肤温升高，下肢关节尤甚，晨僵，活动受限，或关节积液，屈伸不利，或伴发热，口苦口黏，口渴不欲饮，舌红，苔黄腻或燥，脉滑数或弦滑之类风湿关节炎，可以明显改善类风湿关节炎患者的临床症状，且副作用小。如意珍宝丸与白芍总苷胶囊联用治疗类风湿关节炎临床效果也较明显。

2. 痛风性关节炎[8,9]　如意珍宝丸可以改善痛风性关节炎患者的关节肿痛指数及血尿酸、血尿素氮、血肌酐水平，且不良反应小。

3. 糖尿病神经病变[10,11]　糖尿病患者在治疗期间除口服降糖药及注射胰岛素外,口服如意珍宝丸可以更好地改善患者的末梢神经病变。

4. 带状疱疹[12]　如意珍宝丸联合伐昔洛韦比单用伐昔洛韦能更有效促进水疱干燥脱痂和疼痛的消失或减轻,并能减少带状疱疹后遗神经痛的发生。

【不良反应】　尚不明确。

【使用注意】　运动员慎用。禁忌冷、酸、酒。

【用法与用量】　口服。丸:一次 4～5 丸,一日 2 次。片:一次 1 片,一日 2 次。

参 考 文 献

[1] 韦宋谱,丁道芳,王学宗,等. 如意珍宝片含药血清对大鼠软骨细胞增殖及分化的影响[J]. 中国药物与临床,2013,13(10):1249-1251.

[2] 王玉村,孙雪,李丽,等. 如意珍宝丸镇痛及抗痛风作用[J]. 中国医院药学杂志,2013,33(15):1250-1253.

[3] 顾林娟,张建军. 如意珍宝片对脑缺血大鼠后遗症的改善作用[J]. 中华中医药学刊,2013,31(6):1288-1290.

[4] 张鑫,樊利娜,谭睿,等. 三种藏药经典方心血管用药规律初步比较研究[J]. 时珍国医国药,2014,25(3):747-748.

[5] 白音那. 蒙医辨证治疗风湿性关节炎 118 例疗效观察[J]. 中国民族医药杂志,2007,13(12):13-14.

[6] 鲁缘青,张义智. 如意珍宝丸治疗类风湿性关节炎 70 例临床观察[J]. 中国当代医药,2010,17(18):88-89.

[7] 翟淑敏. 藏药如意珍宝丸治疗类风湿性关节炎的临床观察[J]. 中国民族医药杂志,2015,21(8):23.

[8] 宋恩峰,梅莎莎. 如意珍宝丸治疗急性痛风性关节炎疗效观察[J]. 现代中西医结合杂志,2013,22(1):41-42.

[9] 蔡卫东. 如意珍宝丸治疗痛风性关节炎疗效分析[J]. 现代医院,2015,15(1):58-59.

[10] 丁旸. 如意珍宝丸治疗糖尿病末梢神经炎 54 例疗效观察[J]. 山东医药,2011,51(29):108-109.

[11] 陈涛,梁丽贞,严永兴,等. 如意珍宝丸联合甲钴胺治疗糖尿病周围神经病变的疗效观察[J]. 中国中医药科技,2012,19(3):257-258.

[12] 王恒明,孙浩. 如意珍宝丸联合伐昔洛韦治疗带状疱疹疗效观察[J]. 山西中医,2013,29(5):28-29.

（香港浸会大学中医药学院　吕爱平,中国中医科学院中医临床基础医学研究所　刘孟宇,

西南交通大学　沈佳雯）

❀ 风湿圣药胶囊 ❀

【药物组成】　土茯苓、黄柏、威灵仙、羌活、独活、防风、防己、青风藤、穿山龙、蚕沙、绵萆薢、桃仁、红花、当归、桂枝、人参、五味子、玉竹。

【处方来源】　研制方。国药准字 Z20044581。

【功能与主治】　祛风除湿,舒筋通络止痛。用于风湿性关节炎及类风湿关节炎(关节未变形者)。

【药效】　主要药效如下:

1. 免疫抑制作用[1-5]　自身免疫及细胞因子网络的紊乱是 RA 重要的发病机制和表现形式,尤其是细胞因子 IL-1、IL-6 和 IL-10 在其中发挥重要作用。RF 和 CRP 与 RA 的临床表现和关节损伤程度密切相关,在一定程度上反映 RA 的疾病活动度,青风藤的提取物青藤碱可下调 CIA 大鼠血清促炎细胞因子 IL-1 和 IL-6 的表达,上调抑炎因子 IL-10 的表达,同时降低大鼠血清 RF 和 CRP 水平,对 RA 的细胞因子网络进行调节,阻断或干扰其后续炎性反应从而达到治疗 RA 的作用。

2. 镇痛作用　本品有镇痛作用,可缓解关节肿痛症状。

3. 改善局部血液循环作用　本品有改善局部血液循环作用,可通过改善局部血液循环

进一步缓解关节肿胀症状。

【临床应用】

类风湿关节炎　风湿圣药胶囊可用于治疗四肢关节或肌肉局部红肿，重着，疼痛如燎，局部肤温升高，下肢关节尤甚，晨僵，活动受限，屈伸不利，或伴发热，口苦口黏，口渴不欲饮，舌红，苔黄腻或燥，脉滑数或弦滑之类风湿关节炎，其可以改善患者关节肿胀疼痛的症状，改善患者 ESR、CRP 等理化指标。

【不良反应】　本品可致皮肤瘙痒。

【使用注意】　①寒湿痹病者慎用。②服药期间饮食宜清淡，忌食辛辣和忌饮酒。

【用法与用量】　口服。一次 4～6 粒，一日 3 次。

参 考 文 献

[1] 李云乔，金卓. 风湿圣药胶囊鉴别方法的研究[J]. 海峡药学，2013，25（7）：124-126.

[2] 赵静，刘伟伟，李雪萍，等. 青藤碱对佐剂诱导性关节炎模型大鼠炎症相关因子表达的影响[J]. 重庆医学，2018，47（7）：879-882.

[3] 刘燕，金卓. HPLC 法测定风湿圣药胶囊中盐酸小檗碱的含量[J]. 求医问药（下半月），2012，10（11）：297.

[4] 柯薇. HPLC 法测定风湿圣药胶囊中青藤碱的含量[J]. 中医药导报，2010，16（1）：68-69.

[5] 王宁，吴袭. 风湿圣药胶囊的质量标准研究[J]. 中南药学，2009，7（5）：346-348.

（香港浸会大学中医药学院　吕爱平，中国中医科学院中医临床基础医学研究所　刘孟宇，

西南交通大学　沈佳雯）

豨桐胶囊（丸）

【药物组成】　豨莶草、臭梧桐叶。

【处方来源】　清·毛世洪《济世养生集》。《中国药典》（2015 年版）。

【功能与主治】　清热祛湿，散风止痛。用于风湿热痹，症见关节红肿热痛；风湿性关节炎见上述证候者。

【药效】　主要药效如下：

1. 抗炎作用[1]　豨桐丸可以减轻 CIA 模型大鼠足肿胀症状，减少步态评分和组织学评分，降低关节组织中的破骨细胞数量及 TNF-α、IL-1β、IL-6、PG Ⅱ和 NLRP3 炎性因子的表达，抑制炎症反应（图 8-8）。

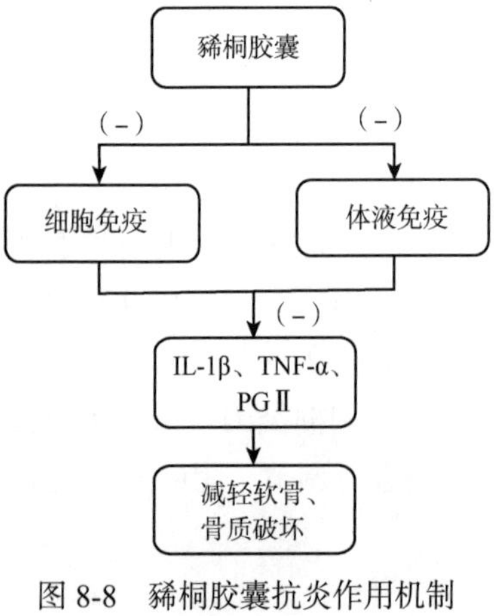

2. 镇痛作用　用臭梧桐水煎液小鼠腹腔注射，对电击鼠尾法引起的疼痛有镇痛作用，其作用最强时间在给药后 20～40 分钟，以后逐渐降低，可持续 2 小时。臭梧桐中所含臭梧桐乙素对小鼠热板法试验所致疼痛亦有较强的镇痛作用。

图 8-8　豨桐胶囊抗炎作用机制

【临床应用】

1. 类风湿关节炎[2]　豨桐丸治疗由湿热郁阻所致的类风湿关节炎，症见关节红肿热痛，伴发热，汗出不解，口渴，心烦，小便黄，舌红，苔黄腻，脉滑数。豨桐丸能

够明显改善类风湿关节炎红肿热痛症状。本品联合甲氨蝶呤治疗类风湿关节炎，可改善类风湿因子和 CRP 指数，提高临床疗效。

2. 膝骨关节炎[3, 4]　豨桐丸治疗湿热郁阻所致的膝骨关节炎能有效缓解患者红肿热痛症状，改善患者膝关节运动功能，并能显著降低患者膝关节液中 TNF-α 和 NO 的含量。

【不良反应】　尚不明确。

【使用注意】　①寒湿痹病慎用。②服药期间饮食宜清淡。忌食猪肝、羊肉、羊血、番薯和辛辣食物，并忌酒。

【用法与用量】　胶囊：口服。一次 2～3 粒，一日 3 次。丸：口服。一次 10 粒，一日 3 次。

参 考 文 献

[1] 贾萍，陈刚. 豨桐丸对大鼠痛风性关节炎的影响及机制[J]. 中国实验方剂学杂志，2018，24（1）：96-101.

[2] 梁瑞芝，丁菱. 豨桐丸联合甲氨蝶呤治疗类风湿性关节炎的有效性与安全性探讨[J]. 内蒙古中医药，2017，36（9）：79-80.

[3] 谢运华，李升. 豨桐丸治疗膝骨关节炎 40 例临床观察[J]. 湖南中医杂志，2015，31（6）：74-76.

[4] 李万，唐本夫. 豨桐丸治疗膝骨关节炎 120 例临床观察[J]. 湖南中医杂志，2013，29（2）：65-66.

（香港浸会大学中医药学院　吕爱平，中国中医科学院中医临床基础医学研究所　刘孟宇，

西南交通大学　沈佳雯）

三、活血化瘀、祛痰通络类

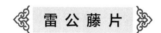

雷 公 藤 片

【药物组成】　雷公藤提取物。

【处方来源】　研制方。国药准字 Z42021534。

【功能与主治】　具有抗炎及免疫抑制作用。用于治疗类风湿关节炎。

【药效】　主要药效如下：

1. 抗炎作用[1]　雷公藤片能够缓解类风湿关节炎患者病情，降低患者软骨和骨的破坏，这与其免疫抑制作用有关，且主要通过调节相关炎症因子的表达发挥作用。

2. 免疫调节作用[1]　雷公藤片能够降低 CIA 大鼠血清炎症因子如 TNF-α、IL-1β、IL-6 的表达，升高 IL-10 和 TGF-β 的表达，具有免疫调节作用（图 8-9）。

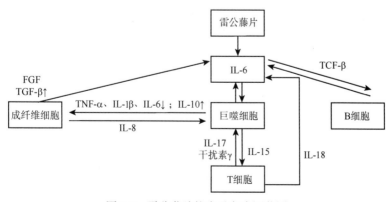

图 8-9　雷公藤片抗炎及免疫调节图

【临床应用】

1. 类风湿关节炎[2-5]　雷公藤片用于治疗关节漫肿日久，肌肉关节刺痛，痛处不移，关节肿大，肢体顽麻或重着，甚至强直畸形，屈伸不利，周围可见硬结，肌肤甲错或干燥无光泽，或关节肌肤紫暗，肿胀，按之稍硬，或关节僵硬变形，有硬结、瘀斑、面色黧黑，眼睑浮肿，或胸闷痰多，舌质紫暗，或有瘀斑，苔白腻或黄腻，脉细涩或细滑之类风湿关节炎。

雷公藤片可明显改善患者的晨僵时间、关节压痛指数、关节肿胀指数和平均握力，且雷公藤片治疗组的不良反应发生率明显较对照组低，说明雷公藤片治疗类风湿关节炎，能显著改善患者的临床症状和体征，且不良反应相对较少。雷公藤片联合白芍总苷或与电针经穴联合均能有效改善活动期类风湿关节炎患者的临床症状，如晨僵时间、握力等。

2. 多发性硬化症[6]　雷公藤片治疗后患者血清中循环免疫复合物（CIC）、抗髓鞘碱性蛋白（MBP）抗体和中枢神经系统 IgG syn 水平较治疗前均显著下降，治疗后血清补体 C3 水平比治疗前显著升高。

3. 强直性脊柱炎[7]　益赛普联合雷公藤片能够明显改善患者的疾病活动指数、脊柱活动度、机体功能指数、脊柱痛[视觉模拟评分法（VAS）]及 ESR、CRP 等指标，可有效改善强直性脊柱炎患者的生活质量。

4. 系统性红斑狼疮[8-10]　雷公藤片能够减少实验性局部过敏（Arthus）反应家兔循环免疫复合物及血清中 IL-2 水平。由于 IL-2 可促使 Th 细胞增生和促使 B 细胞增生及产生抗体，这提示雷公藤双层片可能通过抑制 Th 细胞和 B 细胞功能而抑制Ⅲ型变态反应，起到纠正 SLE 异常免疫应答和延缓 SLE 病理变化的作用。

5. 巩膜炎[11, 12]　雷公藤片能明显改善患者眼红眼痛、羞明流泪、眼压升高、玻璃体混浊、压痛等临床症状及体征改善率。

6. 慢性淋巴细胞性甲状腺炎[13]　雷公藤片佐治慢性淋巴细胞性甲状腺炎疗效显著，且可避免糖皮质激素的副作用。

7. 斑秃[14]　雷公藤片能促进斑秃患者毳毛生长，用于临床治疗斑秃具有较好的疗效。

8. 湿疹[15]　窄谱中波紫外线与雷公藤片联合可改善患者瘙痒、皮损等症状，且具有缩短疗程、安全性好的特点。

9. 过敏性紫癜肾[16, 17]　雷公藤片可使过敏性紫癜肾患者浮肿消失，尿蛋白及血尿持续转阴，且副作用少。

【不良反应】　①可致轻度胃肠道反应。②本品对性腺有抑制作用，如女性月经减少或闭经，男性精子减少。服药时间越久，对性腺的影响越明显。停药后部分患者可恢复。③可能引起面部色素沉着。④偶见服药引起肝、肾损害，心脏室性期前收缩等异常，白细胞及血小板减少[18-29]。⑤个案报道[20-29]，雷公藤片中毒死亡 1 例、致药物性肝炎 1 例、过敏性皮疹 1 例、水肿 1 例、急性再生障碍性贫血并渗出性胸膜炎死亡 1 例、过量死亡 1 例、假膜性肠炎 1 例、继发再生障碍性贫血 1 例、全血细胞减少 1 例、亚急性肝衰竭 1 例。

【使用注意】　①用药期间应注意定期随诊及检，复查血尿常规及肝肾功能。②处于生长发育期的青少年及生育年龄有孕育要求者不宜使用，或全面权衡利弊后遵医嘱使用，本药可能影响妊娠或有致畸作用。③本品有一定的毒副作用，孕妇禁用。心、肝、肾功能不全或白细胞，血小板低下者慎用或忌用。④哺乳期妇女服用本药应断奶，以免经乳汁对婴儿出现不良影响。⑤必须在专业医生指导下应用。

【用法与用量】　口服：1～1.5mg/kg，最大日用量不超过 90mg，一日 3 次。2～3 个月 1 个疗程，或遵医嘱。早餐及晚餐后即刻服用。

参 考 文 献

[1] 梁虹，张学增，张育，等. 雷公藤片对胶原诱导关节炎大鼠的治疗作用及其作用机制[J]. 中华临床免疫和变态反应杂志，2010，4（4）：272-279.

[2] 肖廷超，朱必越. 雷公藤片的临床应用及不良反应文献分析[J]. 重庆医学，2013，42（9）：1007-1009.

[3] 杨竹. 雷公藤片治疗类风湿性关节炎 74 例[J]. 中国药业，2011，20（14）：76-77.

[4] 于永敏. 雷公藤片联合帕夫林治疗类风湿性关节炎活动期的观察[J]. 河南职工医学院学报，2013，25（1）：16-18.

[5] 陈昊，王艳，顾一煌，等. 电针结合口服雷公藤片治疗类风湿关节炎临床研究[J]. 安徽中医学院学报，2012，31（3）：40-43.

[6] 孙嘉斌，葛茂振，吴长有，等. 雷公藤片治疗多发性硬化的初步探讨[J]. 中西医结合杂志，1988，8（2）：87-89，69.

[7] 游济洲，周艳华. 雷公藤片联合益赛普治疗 40 例强直性脊柱炎的临床疗效观察[J]. 现代诊断与治疗，2013，24（20）：4648-4649.

[8] 杨德森，陈汇，曾繁典，等. 雷公藤双层片对系统性红斑狼疮治疗作用及机制的实验研究[J]. 时珍国医国药，2003，14（7）：387-389.

[9] 唐宁，周红霞，周东蕊. 中国雷公藤制剂治疗系统性红斑狼疮疗效的 Meta 分析[J]. 南京晓庄学院学报，2012，28（3）：68-71.

[10] 邵传森，朱圣禾. 临床疾病与免疫 [M]. 北京：人民卫生出版社，2002：178-179.

[11] 周云清. 雷公藤片治疗巩膜炎的临床疗效分析[J]. 中国医药指南，2011，9（12）：137-138.

[12] 李静. 雷公藤片治疗巩膜炎的临床探讨[J]. 中国实用眼科杂志，1990，8（6）：65-66.

[13] 牟丽平. 雷公藤片佐治慢性淋巴细胞性甲状腺炎 25 例[J]. 蚌埠医学院学报，2000，25（4）：254-255.

[14] 阮劲峰. 雷公藤片治疗斑秃 44 例临床疗效观察[J]. 齐齐哈尔医学院学报，2004，25（6）：627-628.

[15] 戴向农，王立新，徐丽华，等. 窄谱中波紫外线联合雷公藤片治疗 156 例手部湿疹疗效观察[J]. 岭南皮肤性病科杂志，2009，16（4）：224-227.

[16] 王叔咸. 肾脏病学[M]. 北京：人民卫生出版社，1987：235.

[17] 李成彦. 雷公藤片治疗过敏性紫癜肾疗效观察[J]. 时珍国医国药，2006，17（6）：1038-1039.

[18] 肖廷超，朱必越. 雷公藤片的临床应用及不良反应文献分析[J]. 重庆医学，2013，42（9）：1007-1009.

[19] 韩玲，张建青. 雷公藤片致面部色素沉着[J]. 中国医院药学杂志，1996，（1）：43-44.

[20] 王秀琳，陈如安. 雷公藤片中毒死亡一例报告[J]. 青海医药杂志，1994，21（1）：7.

[21] 李正明. 口服雷公藤片致药物性肝炎 1 例[J]. 人民军医，1994，38（11）：76.

[22] 陶晓芬. 服雷公藤片致过敏性皮疹 1 例[J]. 新疆中医药，2004，20（1）：14.

[23] 谷春华，刘芳名. 口服雷公藤片出现水肿一例[J]. 中国中药杂志，1992，17（12）：753.

[24] 林平. 口服雷公藤片后出现急性再生障碍性贫血并渗出性胸膜炎死亡 1 例[J]. 中国中药杂志，1992，17（10）：630.

[25] 关继华. 服雷公藤片过量死亡 1 例[J]. 新疆中医药，1992，8（4）：21.

[26] 金达茂. 口服雷公藤片致伪膜性肠炎 1 例[J]. 新药与临床，1993，12（2）：94.

[27] 陈潮，张淑慎. 雷公藤片继发再生障碍性贫血 1 例[J]. 实用中医药杂志，1993，8（1）：34.

[28] 毛照海，滕玉堂. 雷公藤片致全血细胞减少 1 例报告[J]. 中医药信息，1993，10（1）：36

[29] 司玛利. 雷公藤片引起亚急性肝坏死一例报告[J]. 华南国防医学杂志，1989，8（2）：85.

（香港浸会大学中医药学院　吕爱平，中国中医科学院中医临床基础医学研究所　刘孟宇，

北京协和医学院　樊丹平）

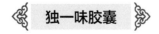

独一味胶囊

【药物组成】　独一味。

【处方来源】　研制方。《中国药典》（2015 年版）。

【功能与主治】 活血止痛，化瘀止血。用于多种外科手术后的刀口疼痛、出血，外伤骨折，筋骨扭伤，风湿痹痛及崩漏、痛经、牙龈肿痛、出血。

【药效】 主要药效如下：

1. 抗炎镇痛作用[1, 2] 炎症机理是局部受刺激后引起机体组织的损伤，并激活化学介质，随之产生血管通透性亢进、白细胞游走和组织增生等变化。疼痛是炎症的常见症状。独一味胶囊对急性非特异性炎性渗出、肿胀有明显的抑制作用，如对二甲苯致小鼠耳郭肿胀有明显的抑制作用，并抑制乙酸所致小鼠毛细血管通透性的增高，发挥抗炎和镇痛作用。

2. 促进机械性皮肤损伤的愈合作用[3] 独一味胶囊可明显缩短伤口的愈合时间，提高创口愈合率、增加创面组织表皮细胞生长因子（EGF）、血管内皮生长因子（VEGF）的表达和新生毛细血管的数目。组织形态学评价表明：独一味胶囊可明显改善创口修复情况，在创口修复早期，能加速成纤维细胞的增生，促进新生毛细血管的生成，减少炎症反应。说明独一味胶囊能促进机械性皮肤损伤的愈合，其作用机制可能与促进新生毛细血管生成，促进组织中内源性 EGF、VEGF 等相关因子的表达有关。

【临床应用】

1. 类风湿关节炎[4, 5] 独一味胶囊用于治疗关节漫肿日久，肌肉关节刺痛，痛处不移，关节肿大，肢体顽麻或重着，甚至强直畸形，屈伸不利，周围可见硬结，肌肤甲错或干燥无光泽，或关节肌肤紫暗，肿胀，按之稍硬，或关节僵硬变形，有硬结、瘀斑，面色黧黑，眼睑浮肿，或胸闷痰多，舌质紫暗，或有瘀斑，苔白腻或黄腻，脉细涩或细滑之类风湿关节炎。

独一味胶囊可降低患者的关节炎参数（血沉、C反应蛋白、类风湿因子）水平，能使患者骨关节疼痛等症状迅速减轻，也能够缓解风湿性关节炎的红、肿、热、痛症状，缩短晨僵时间，且未见明显的不良反应。说明独一味胶囊对类风湿关节炎具有较好临床疗效和安全性。

2. 原发性痛经及药物性流产[6, 7] 独一味胶囊对痛经治疗具有一定的临床疗效和安全性，能有效缩短药物流产后阴道流血时间，减少阴道流血量，减轻下腹痛。

3. 鼻出血[8] 独一味胶囊既有明显的止血作用，又能减轻鼻腔填塞后导致的疼痛，在服药期间未发现有明显的毒副作用，并且口服给药，使用方便。

4. 前列腺炎[9] 热淋清颗粒合独一味胶囊治疗Ⅲ型前列腺炎，患者的NIH-CPSI总分、疼痛或不适评分、生活质量评分、排尿症状评分经独一味胶囊治疗后明显改善，表明热淋清颗粒联合独一味胶囊治疗Ⅲ型前列腺炎疗效较好。

【不良反应】 ①偶见轻微不良反应，如轻微恶心、轻度腹泻、胃部不适，未见严重不良反应事件。②有报道独一味片剂可导致过敏反应[10, 11]。

【使用注意】 ①孕妇禁用。②本品味苦、性微寒，脾胃虚弱者不宜服用。③用药出现不良反应需停药观察。

【用法与用量】 口服，一次3粒，一日3次，7天1个疗程；或必要时服。本品宜饭后服用。

参 考 文 献

[1] 王凌，徐琳，李雨璘，等. 独一味胶囊疗效和安全性的循证评价[J]. 中国循证医学杂志，2008，8（12）：1060-1078.

[2] 刘元欢，邓燕文，彭建梅. 独一味软胶囊抗炎镇痛作用研究[J]. 中国热带医学，2008，8（5）：803-805.

[3] 黄英，郭凯，杨婷，等. 独一味胶囊对大鼠机械性皮肤损伤的促愈合作用[J]. 华化学药学杂志，2008，23（3）：288-291.

[4] 叶飞. 独一味胶囊治疗类风湿关节炎 69 例的临床研究[J]. 世界中医，2007，2（6）：339-340.

[5] 王钢. 独一味片治疗风湿性关节炎 72 例[J]. 中国中医药信息杂志，2001，8（9）：72.

[6] 朱崇云，林海莪，毛惠. 独一味胶囊治疗 69 例原发性痛经临床研究[J]. 中华中医药杂志，2008，23（1）：69-71.

[7] 张文慧，冯燕豫，庄穗莲. 独一味胶囊在药物流产中的应用研究[J]. 数理医药学杂志，2008，17（5）：598-599.

[8] 李陇，王小兰，张风琴. 独一味胶囊治疗鼻出血 67 例临床观察[J]. 实用医技杂志，2008，（33）：4782-4783.

[9] 董新强，屈森林. 热淋清颗粒合独一味胶囊在治疗Ⅲ型前列腺炎的临床观察[J]. 当代医学，2010，16（10）：150-151.

[10] 王凌，徐琳，李雨璘，等. 独一味胶囊疗效和安全性的循证评价[J]. 中国循证医学杂志，2008，8（12）：1060-1078.

[11] 张峰. 独一味片剂致过敏反应 1 例[J]. 江苏医药，2000，26（8）：6.

（香港浸会大学中医药学院　吕爱平，中国中医科学院中医临床基础医学研究所　刘孟宇，

北京协和医学院　樊丹平）

祖 师 麻 片

【药物组成】　祖师麻。

【处方来源】　研制方。《中国药典》（2015 年版）。

【功能与主治】　祛风除湿，活血止痛。用于风湿痹证，关节炎，类风湿关节炎。也可用于坐骨神经痛、肩周炎寒湿阻络证，症见关节痛，遇寒痛增，得热痛减，以及腰腿肩部疼痛重着者等。

【药效】　主要药效如下：

1. 抗炎作用[1, 2]　局部受刺激后可引起机体组织的损伤，并激活化学介质，随之产生血管通透性亢进、白细胞游走和组织增生等变化，从而引起炎症。祖师麻片抑制大鼠蛋清性及右旋糖酐性足肿胀，发挥抗炎作用。

2. 镇痛作用[3]　疼痛是炎症的常见症状。祖师麻甲素灌胃或腹腔注射对热板法、电刺激法、乙酸扭体法和热水刺激法等多种疼痛模型小鼠均有明显的镇痛作用。

【临床应用】

1. 类风湿关节炎[4-8]　祖师麻片用于治疗关节漫肿日久，肌肉关节刺痛，痛处不移，关节肿大，肢体顽麻或重着，甚至强直畸形，屈伸不利，周围可见硬结，肌肤甲错或干燥无光泽，或关节肌肤紫暗，肿胀，按之稍硬，或关节僵硬变形，有硬结、瘀斑，面色黧黑，眼睑浮肿，或胸闷痰多，舌质紫暗，或有瘀斑，苔白腻或黄腻，脉细涩或细滑之类风湿关节炎。

祖师麻片具有较强的镇痛、抗炎、消肿和改善患处生理功能的作用，能明显改善患者晨僵、关节疼痛肿胀，且具有不良反应和副作用少、安全性高的特点。

2. 未分化脊柱关节病[9]　未分化脊柱关节病患者经祖师麻片治疗后，其休息痛指数、关节压痛指数、关节肿胀指数、关节压痛数、关节肿胀数、关节功能评分均较治疗前明显改善。说明祖师麻片能有效缓解未分化脊柱关节病患者的休息痛、关节压痛、肿胀，改善关节功能，且安全性较好。

3. **肾小球肾炎**[10]　祖师麻片可以减轻肾小球肾炎患者的临床症状,改善患者的尿蛋白及尿常规情况。

4. **急性下腰痛**[11]　祖师麻性温、味微苦,有祛风除湿、活血化瘀、温中散寒止痛的作用。祖师麻片联合布洛芬缓释胶囊治疗急性下腰痛后患者的疼痛评分显著改善,说明祖师麻片联合布洛芬缓释胶囊治疗急性下腰痛急性发作效果较好。

5. **肩周炎**[12]　祖师麻片联合封闭疗法治疗肩周炎疗效显著,可有效缓解患者的临床症状,促进患者肩关节功能的恢复。

6. **骨关节炎**[13,14]　祖师麻片联合仙灵骨葆胶囊治疗膝骨关节炎总有效率明显优于对照组,表明祖师麻片联合仙灵骨葆胶囊治疗膝骨关节炎疗效良好。采用玻璃酸钠和祖师麻片治疗膝骨关节炎也有较好的疗效。

【**不良反应**】　①服药偶尔出现上腹不适、纳差情况。②有一篇报道服用本药第三天患者全身出现散在性淡红色丘疹,停服后好转[15]。

【**使用注意**】　①本品偏于辛温,风湿热痹者禁用。②本品为活血化瘀之品,有碍胎气,孕妇慎用,或在医生指导下使用。

【**用法与用量**】　口服。一次3片,一日3次。

参 考 文 献

[1] 刘国卿,蒋葵,王秋娟,等. 祖师麻甲素的药理研究[J]. 中草药通讯,1977,8(3):21.

[2] 吉林省中医中药研究所中药研究室药理组. 瑞香素药理作用的研究[J]. 新医药学杂志,1997,(3):46-49.

[3] 西安医学院附二院药厂. 祖师麻瑞香素的离析和注射剂[J]. 陕西新医药,1976,(4):53.

[4] 沈惠风,鲍春德,卢锦花. 祖师麻片治疗类风湿性关节炎的临床研究[J]. 中国中医药信息杂志,1999,6(8):38-39.

[5] 林志翔,郑良成,戴益琛,等. 祖师麻片联合化学药治疗类风湿性关节炎的临床观察[J]. 海南医学,2008,5:25-27.

[6] 程振伦,李雪辉,杨阳. 祖师麻片治疗类风湿关节炎的疗效分析[J]. 中医临床研究,2011,3(23):64-65.

[7] 罗宁,张斯汉,赵奎,等. 塞来昔布联合祖师麻片治疗类风湿关节炎的临床疗效研究[J]. 中国药业,2013,22(15):20-21.

[8] 赵金善,张小萍,李祥. 菲普拉宗和祖师麻片联合治疗类风湿性关节炎162例疗效分析[J]. 山西临床医药,2000,9(1):34-35.

[9] 郑宝林,余俊文,张小娟,等. 祖师麻片治疗未分化脊柱关节病50例临床观察[J]. 新中医,2010,42(8):48-49,183.

[10] 杨剑辉,张纪芸,王艳侠. 祖师麻片治疗肾小球肾炎效果观察[J]. 中国医院药学杂志,2002,22(1):20-21.

[11] 郭兴富,武丽娟,余晋云,等. 祖师麻片联合布洛芬缓释胶囊治疗急性下腰痛疗效观察[J]. 实用中医药杂志,2013,29(5):359-360.

[12] 邢章民,李占标. 用祖师麻片联合封闭疗法治疗肩周炎的疗效观察[J]. 当代医药论丛,2014,12(12):200-201.

[13] 卓雄珍,陈世康. 祖师麻片联合仙灵骨葆胶囊治疗膝关节骨关节炎临床观察[J]. 实用中医药杂志,2014,30(11):994-995.

[14] 娄朝晅. 玻璃酸钠和祖师麻片治疗膝骨关节炎85例观察[J]. 中医正骨,2005,17(9):68.

[15] 张月娥,郑闵琴. 祖师麻片引起过敏1例[J]. 成都军区医院学报,2000,2(2):37.

　　　(香港浸会大学中医药学院　吕爱平,中国中医科学院中医临床基础医学研究所　刘孟宇,

北京协和医学院　樊丹平)

小 活 络 丸

【**药物组成**】　胆南星、制川乌、制草乌、地龙、乳香、没药。

【**处方来源**】　宋·太平惠民和剂局《太平惠民和剂局方》。《中国药典》(2015年版)。

【**功能与主治**】　祛风散寒,化痰除湿,活血止痛。用于风寒湿邪闭阻、痰瘀阻络所

致的痹证，症见肢体关节疼痛，或冷痛，或刺痛，或疼痛夜甚、关节屈伸不利、麻木拘挛。

【药效】　主要药效如下：

1. 抗炎镇痛[1, 2]　小活络丸对肉芽组织增生有明显的抑制作用，能降低小鼠琼脂肉芽组织的重量，减轻大鼠棉球肉芽组织的增生；还能明显降低乙酸所致小鼠腹腔炎症毛细血管渗出量，对致炎因子引起的急性渗出性炎症有显著的抑制作用；可降低二甲苯、巴豆油和卡拉胶所致小鼠渗出性炎症渗出液中的前列腺素 E_2 含量。由此可见，小活络丸对动物的急性炎症、慢性炎症及免疫性炎症均有一定的抗炎作用。小活络丸还能明显减少乙酸引起的小鼠扭体次数，表明本品具有明显的镇痛作用。

2. 改善血液循环作用[2]　小活络丸可以降低寒凝血瘀证模型大鼠的全血黏度、血细胞比容和红细胞聚集指数，从而起到改变血液流变学、改善血液循环、疏通筋脉的作用。

【临床应用】

1. 类风湿关节炎[3]　小活络丸可用于治疗关节漫肿日久，肌肉关节刺痛，痛处不移，关节肿大，肢体顽麻或重着，甚至强直畸形，屈伸不利，周围可见硬结，肌肤甲错或干燥无光泽，或关节肌肤紫暗，肿胀，按之稍硬，或关节僵硬变形，有硬结、瘀斑、面色黧黑、眼睑浮肿，或胸闷痰多，舌质紫暗，或有瘀斑，苔白腻或黄腻，脉细涩或细滑之类风湿关节炎。

小活络丸加减能明显缓解类风湿关节炎患者的关节痛、肿胀、发热、屈伸不利等症状，并且对改善 ESR、RF、CRP 等实验室指标有明显效果。

2. 腰臀肌筋膜炎[4]　小活络丸配合得宝松封闭治疗腰臀肌筋膜炎，可达到缓解局部疼痛、压痛的满意疗效。

【不良反应】　用小活络丸治疗大骨节病时，每天 2 次，每次 3g，1 例患者出现心悸、心慌的中毒症状，停药后恢复正常。一女性患者，50 岁，因感肩胛周围受风寒疼痛而服用小活络丸（3 克/丸）2 丸口嚼温水送服，出现中毒症状[5, 6]。

【使用注意】　孕妇禁用。

【用法与用量】　每丸重 3g，黄酒或温开水送服，一次 1 丸，一日 2 次。

参 考 文 献

[1] 潘竞锵，肖柳英，张丹，等. 小活络丸的抑制免疫抗氧化抗炎及镇痛作用[J]. 广东药学，2003，13（3）：28-32.
[2] 刘京渤，张永敬，陈几香. 小活络丸主要药效学研究[J]. 中国药业，2007，16（18）：26-27.
[3] 曾立清. 小活络丸加减治疗类风湿性关节炎临床观察[J]. 中医临床研究，2015，7（34）：20-22.
[4] 牛喜信，何万庆. 小活络丸配合得宝松封闭治疗腰臀肌筋膜炎的临床观察[J]. 甘肃中医，2011，24（4）：30-32.
[5] 曹小刚，吕晓亚，徐刚要，等. 3 种药物治疗大骨节病的临床疗效观察[J]. 中国地方病学杂志，2004，（6）：83-84.
[6] 王慧敏，王颖. 小活络丸致乌头碱中毒 1 例[J]. 药物流行病学杂志，2002，11（5）：268.

（香港浸会大学中医药学院　吕爱平，中国中医科学院中医临床基础医学研究所　刘孟宇，
北京协和医学院　樊丹平）

通络开痹片

【药物组成】　马钱子粉、川牛膝、当归、红花、木瓜、荆芥、防风、全蝎。

【处方来源】　研制方。国药准字 Z19990061。

【功能与主治】　祛风通络，活血散结。用于寒热错杂瘀血阻络所致的关节疼痛、肿胀；类风湿关节炎见上述证候者。

【药效】　主要药效如下[1]：

1. 抗炎作用　类风湿关节炎是以关节组织慢性炎症性病变为主要表现的自身免疫疾病，炎症在疾病的发生发展进程中起着重要的作用，关节肿痛是类风湿关节炎的主要临床症状之一。通络开痹片对佐剂所致的原发性非特异性炎症均有明显的抑制作用，对蛋清性和甲醛性足肿胀均有显著的抑制作用。

2. 镇痛作用　本品对小鼠热板刺激引起的疼痛也有不同程度的抑制作用。

【临床应用】

类风湿关节炎[2, 3]　通络开痹片可用于治疗关节漫肿日久，肌肉关节刺痛，痛处不移，关节肿大，肢体顽麻或重着，甚至强直畸形，屈伸不利，周围可见硬结，肌肤甲错或干燥无光泽，或关节肌肤紫暗，肿胀，按之稍硬，或关节僵硬变形，有硬结、瘀斑、面色黧黑、眼睑浮肿，或胸闷痰多，舌质紫暗，或有瘀斑，苔白腻或黄腻，脉细涩或细滑之类风湿关节炎。可有效改善类风湿关节炎患者临床关节症状，降低对关节组织有损害的蛋白质表达水平，安全可靠地提升临床疗效。通络开痹片联合甲氨蝶呤用药可以更好地缓解关节疼痛、关节僵硬、关节压痛等，ACR70 的达标率也优于单药组。

【不良反应】　有文献报道本药可致头晕失眠[4]和听力下降[5, 6]。

【使用注意】　①本品含毒性药，需在医生指导下使用；不可超量服用；连续使用不得超过 60 天；若需继续服用，需在医师指导下使用。②服本品后若出现头晕、恶心、舌唇麻，肌肉抽动，全身发紧时，立即停药；并多饮水或绿豆汤，如不缓解，立即就医。③运动员慎用。

【用法与用量】　晚饭后服，一次 3 片，一日 1 次；60 天为 1 个疗程。

参 考 文 献

[1] 石玉山. 通络开痹片主要药效学试验及动物急性毒性试验结果[A]//全国第七届中西医结合风湿病学术会议论文汇编. 北京：中国中西医结合学会风湿病专业委员会，2008：176-177.

[2] 陈永辉，丁利伟，王迪. 通络开痹片辅助治疗类风湿关节炎疗效及对患者 ACPA、CRT、MyD88 蛋白表达水平的影响[J]. 陕西中医，2018，39（7）：931-934.

[3] 尚如国，接红宇，钟世耀，等. 通络开痹片联合甲氨蝶呤治疗类风湿关节炎临床观察[J]. 风湿病与关节炎，2017，6（11）：28-31，41.

[4] 赵宏. 通络开痹片致头晕失眠一例[J]. 中国药物与临床，2009，9（7）：664.

[5] 孔飞飞，郭良君. 通络开痹片致不良反应 1 例[J]. 药物流行病学杂志，2013，22（2）：104.

[6] 胡燕玲，丛亚男，高丽超. 通络开痹片致听力下降一例[J]. 中国药物与临床，2011，11（2）：239.

（香港浸会大学中医药学院　吕爱平，中国中医科学院中医临床基础医学研究所　刘孟宇，

北京协和医学院　樊丹平）

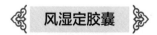
风湿定胶囊

【药物组成】　八角枫、白芷、徐长卿、甘草。

【处方来源】　研制方。国药准字 Z20054847。

【功能与主治】　活血通络，除痹止痛。用于风湿性关节炎，类风湿关节炎，肋间神经痛，坐骨神经痛。

【药效】　主要药效如下：

1. 抗炎作用[1-3]　多种信号转导通路在类风湿关节炎发展过程中起重要作用，其中备受研究者关注当属 Janus 激酶/信号转导子与转录激活子（JAK/STAT）信号通路。研究证实 JAK/STAT 信号通路通过多途径调控炎症反应，在类风湿关节炎发病及发展过程中发挥重要作用。风湿定胶囊可下调 CIA 大鼠关节滑膜组织中 p-JAK3、p-STAT3 的蛋白质表达水平，从而改善 CIA 大鼠滑膜组织增生、炎症及足肿胀症状。

2. 镇痛作用[4]　炎症导致的关节肿痛是类风湿关节炎的临床症状之一，风湿定胶囊对化学方法和物理刺激方法所致的小鼠足趾和内脏疼痛有一定的抑制作用。

【临床应用】

类风湿关节炎　风湿定胶囊可用于治疗关节漫肿日久，肌肉关节刺痛，痛处不移，关节肿大，肢体顽麻或重着，甚至强直畸形，屈伸不利，周围可见硬结，肌肤甲错或干燥无光泽，苔白腻或黄腻，脉细涩之类风湿关节炎，可改善患者关节肿痛、屈伸不利的症状。

【不良反应】　尚不明确。

【使用注意】　儿童、孕妇、心脏病患者、过度衰弱有并发症者禁服。

【用法与用量】　口服，一次 2 粒，一日 2 次，6 天为 1 个疗程。

参 考 文 献

[1] 陈勇，陈涛，高永翔. 风湿定胶囊对类风湿关节炎大鼠滑膜组织 JAK/STAT 信号通路的影响[J]. 中国中医急症，2018，27（9）：1522-1526.

[2] 姚志凌，李明辉，冯欣煜，等. 风湿定胶囊的药效学研究[J]. 时珍国医国药，2005，16（8）：754-755.

[3] 姚志凌，李明辉. 风湿定胶囊抗炎作用研究[J]. 中国药师，2002，5（12）：714-715.

[4] 姚志凌，孙轶梅，李明辉，等. 风湿定胶囊镇痛实验[J]. 光明中医，2004，19（6）：66.

（香港浸会大学中医药学院　吕爱平，中国中医科学院中医临床基础医学研究所　刘孟宇，

北京协和医学院　樊丹平）

尪痹颗粒（片）

【药物组成】　川黄柏、苍术、威灵仙、鸡血藤、蜂房、乌梢蛇、金钱白花蛇、蕲蛇、红花、土鳖虫、乳香、没药、全蝎、蜈蚣、地龙等。

【处方来源】　研制方。《中国药典》（2015 年版）。

【功能与主治】　补肝肾，强筋骨，祛风湿，通经络。用于肝肾不足、风湿阻络所致的尪痹，症见肌肉、关节疼痛，局部肿大，僵硬畸形，屈伸不利，腰膝酸软，畏寒乏力；类风湿关节炎见上述证候者。

【药效】　主要药效如下：

1. 抗炎、镇痛作用[1, 2]　类风湿关节炎是一种累及周围关节为主的多系统性炎症性自身免疫性疾病，病因尚不清楚。细胞因子能调节免疫反应，具有抗炎、促炎和免疫抑制多种功能。细胞因子网络失调与类风湿关节炎发病及病程进展密切相关，其中 TNF-α 和 IL-1

位于主导位置。TNF-α 和 IL-1 主要来源于类风湿关节炎关节部位浸润、活化的单核巨噬细胞和滑膜细胞，通过包括协助炎症因子迁徙、增强内皮细胞表达黏附因子、促进滑膜细胞增殖和血管翳形成、产生胶原酶及其他中性蛋白酶、刺激软骨吸收及骨破坏等途径介导关节滑膜发生持久性的炎症反应。IL-6 则与 TNF-α 有协同促炎作用。有研究表明，在类风湿关节炎患者的关节液中 TNF-α、IL-1、IL-6 等细胞因子都有过多的分泌。炎性细胞因子 TNF-α、IL-1 及 IL-6 之间可以相互诱生并形成网络，共同放大类风湿关节炎的炎症过程。在类风湿关节炎中，IL-10 是一种保护性细胞因子，其作用机制可能与抑制滑膜巨噬细胞和 T 细胞合成炎性因子有关。类风湿关节炎模型组大鼠滑膜 IL-10 水平较正常组升高，这种升高可以视为代偿性增加。尪痹片能显著降低实验性类风湿关节炎模型大鼠血清中 TNF-α 及滑膜中 IL-1β、IL-6 的水平，升高滑膜中 IL-10 水平，抑制细胞因子的促炎效应，增强细胞因子的抗炎效应，从而控制类风湿关节炎病情的进展（图 8-10）。还可显著减少乙酸所致小鼠扭体次数，抑制乙酸所致伊文思兰从小鼠毛细血管向腹腔的渗出及二甲苯所致小鼠耳肿胀程度，同时，显著抑制 Mtb 诱导的类风湿关节炎大鼠足爪肿胀度。

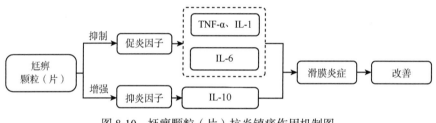

图 8-10 尪痹颗粒（片）抗炎镇痛作用机制图

2. 肾功能保护作用[3-5] 类风湿关节炎是一种以关节滑膜炎为特征的慢性、全身性、自身免疫性结缔组织病，我国人群发病率为 0.24%～0.4%，为自身免疫性结缔组织病之首。既往人们认为类风湿关节炎本身很少引起肾脏病变，而且类风湿关节炎肾脏损害起病隐匿，早期可无临床表现，甚至只能在肾活检时发现肾的病理改变，无明显急性肾功能受损的表现。但近 20 年来由于肾活检技术的广泛开展及免疫学研究的不断深入，发现类风湿关节炎肾脏损害并不少见。肾活检有不同程度的肾组织形态异常，提示类风湿关节炎患者肾脏损害高达 100%。早年对类风湿关节炎肾脏损害病理改变的认识主要来自尸检资料，认为类风湿关节炎肾脏损害类型主要是肾淀粉样变、肾乳头坏死、慢性间质性肾炎、肾血管炎及毛细血管内皮增生性肾炎。随着肾活检技术的应用，对类风湿关节炎肾脏损害病理类型有了新的认识，常见的病理类型以系膜增生性肾炎最为多见，占类风湿关节炎肾脏损害的 28.2%～77.8%，也有报道为 25%～50%、30.1%～75.0%（包括 IgA 肾病），并且对类风湿关节炎患者进行血清免疫学分析发现：大部分病例肾脏病变与类风湿关节炎自身免疫学异常有关，可见类风湿关节炎肾损脏害多数是一个免疫损伤过程。蛋白酪氨酸激酶（protein tyrosine kinase，PTK）是一组催化酪氨酸残基磷酸化的酶，它们通过从三磷酸腺苷上转移一个磷原子到酪氨酸残基上，而使底物蛋白活化。其在调节细胞的分化、生长和激活中起到重要作用，有研究证实其信号转导通路在炎症、肿瘤等疾病中起到重要的作用。尪痹颗粒能降低类风湿关节炎肾损伤模型大鼠 24 小时尿量、尿蛋白量和肌酐水平，同时能明显抑制肾组织 PTK 活性。说明尪痹颗粒对 RA 肾功能损伤大鼠肾功能有良好的保护作用。

3. 抑制滑膜增生，保护软骨[6,7]　类风湿关节炎的滑膜病变具有类肿瘤样生长的特点，表现为滑膜组织的肥厚增生，血管翳形成，对关节周围的组织产生侵蚀和破坏。VEGF 对滑膜炎症的发展及滑膜血管翳的形成具有十分重要的作用。作为一个分子量约为 46kDa 的高度糖基化的碱性蛋白，VEGF 是内皮细胞的特异性有丝分裂原。作为一种强有力的促血管生成因子，VEGF 直接通过滑膜细胞、血管内皮细胞及浸润的单核巨噬细胞等起作用，其主要靶细胞是血管内皮细胞，通过增加血管内皮细胞的有丝分裂，促进新生血管形成；通过增强血管的通透性，促进炎性渗出，趋化激活单核巨噬细胞、淋巴细胞，进而促进炎症反应的形成和发展。尪痹颗粒能降低大鼠实验性类风湿关节炎关节滑膜 VEGF 的表达水平，显著抑制炎症细胞的浸润和滑膜增生，减轻软骨损伤程度，说明尪痹颗粒对实验性类风湿关节炎的滑膜及关节软骨具有较好的保护作用。

【临床应用】

1. 类风湿关节炎[8-12]　尪痹片用于治疗关节冷痛而肿，肢冷不温，关节屈伸不利，晨僵，关节畸形，腰背酸痛，俯仰不利，面色白，畏寒怕冷，神倦懒动，天气寒冷，加重，舌淡胖，苔白滑，脉沉细之类风湿关节炎。

经尪痹片联合药物治疗后患者的关节肿胀指数、关节晨僵时间、疼痛评估（VRS）评分明显改善，患者的 RF、CCP、CRP、IgA、IgG、IgM、补体 C3、补体 C4 指标均下降。说明尪痹片单独用药及联合用药均可调节免疫状态，增强抗炎，镇痛，改善病情，起效快，且不良反应少。

2. 骨关节炎[13-15]　尪痹片及尪痹片配合双氯芬酸钠均能改善患者的关节晨僵时间、关节压痛、关节肿胀、关节疼痛、关节功能活动及 ESR、CRP，且具有药物安全性好，无明显毒副作用的特点。

3. 强直性脊柱炎[16,17]　尪痹片联合柳氮磺胺吡啶片治疗强直性脊柱炎的总有效率显著优于柳氮磺胺吡啶片，两者联用可使患者的 ESR、CRP 水平降低，改善强直性脊柱炎患者的症状体征和中医证候表现，能起到补益肝肾、活血化瘀和迅速降低炎症指标的作用，且不良反应少。

4. 骨质疏松[18]　尪痹片可用于治疗原发性骨质疏松症，经尪痹片治疗后患者的骨密度与骨钙素检测值升高，血清I型胶原交联末端肽检测值下降，临床症状有所改善，说明尪痹片治疗原发性骨质疏松症具有良好的临床疗效。

【不良反应】　尚不明确。

【使用注意】　①本品补肝肾，祛风湿，若痹证属湿热实证者慎用。②方中有活血药，有碍胎气，并含有毒药材附子，孕妇忌用。③服药期间，忌食生冷。④过敏体质者慎用。

【用法与用量】　颗粒：开水冲服，一次 6g，一日 3 次。片：口服。一次 7~8 片，一日 3 次。

参 考 文 献

[1] 甘丽，吴启富，肖丹，等. 尪痹片抗炎镇痛作用及对佐剂性关节炎大鼠细胞因子网络的调节[J]. 中药药理与临床，2009，25（2）：85-87.

[2] 海平. 尪痹冲剂抗炎作用研究[J]. 西北药学杂志, 1998,（2）: 64-65.

[3] 李艳霞, 银秋菊, 王常林, 等. 尪痹颗粒对 RA-MsPGN 大鼠肾功能的影响[J]. 云南中医中药杂志, 2008, 29（7）: 53-54.

[4] 银秋菊, 彭玉华, 李艳霞, 等. 尪痹颗粒对 RA-MsPGN 大鼠模型肾组织 PTK 活性的影响[J]. 现代中西医结合杂志, 2008, 17（15）: 2275-2276.

[5] 王杰松, 张俊平, 张癸荣, 等. 蛋白酪氨酸激酶抑制剂对炎性因子诱导滑膜细胞产生一氧化氮的影响[J]. 中华风湿病学杂志, 2005, 9（2）: 89-91.

[6] 甘丽, 吴启富, 康信忠, 等. 观察尪痹片对大鼠实验性类风湿关节炎的防治作用及对关节滑膜血管内皮生长因子（VEGF）水平的影响[J]. 中药材, 2009, 32（11）: 1734-1736.

[7] 佟丽, 陈育尧, 辛增辉, 等. 尪痹片对大鼠佐剂性关节炎踝关节组织病理损伤的抑制作用[J]. 中药新药与临床药理, 2010, 21（6）: 602-605.

[8] 吴军伟, 申涛. 尪痹片治疗类风湿关节炎临床研究[J]. 辽宁中医杂志, 2011, 38（12）: 2392-2393.

[9] 杨敏, 吉海旺, 曹小菊, 等. 尪痹片治疗类风湿关节炎（肝肾阴虚、瘀血痹阻证）临床研究[J]. 现代中医药, 2009, 29（3）: 21-23.

[10] 吴军伟, 申涛. 尪痹片治疗类风湿关节炎临床研究[J]. 辽宁中医杂志, 2011, 38（12）: 2392-2393.

[11] 李绍华. 尪痹片联合甲氨蝶呤治疗类风湿关节炎疗效观察[J]. 辽宁中医杂志, 2013, 40（2）: 297-298.

[12] 陈锐. 尪痹颗粒临床应用解析[J]. 中国社区医师, 2012, 28（36）: 15.

[13] 康信忠, 吴启富, 接红宇, 等. 尪痹片治疗膝骨关节炎的临床研究[J]. 中国中西医结合志, 2011, 31（9）: 1205-1208.

[14] 冯福海, 黄云台, 李松伟. 尪痹片治疗骨关节炎临床试验研究评价[J]. 辽宁中医杂志, 2009, 36（3）: 330-332.

[15] 刘冬梅, 杨丽丽, 薛红霞. 尪痹片治疗膝骨关节炎的疗效[J]. 实用药物与临床, 2012, 15（6）: 380-381.

[16] 林昌松, 沈鹰, 刘丽娟, 等. 尪痹片治疗肝肾两虚兼瘀血痹阻型强直性脊柱炎的临床疗效观察[A]//中国中西医结合学会风湿病专业委员会. 2009 中国中西医结合系统性红斑狼疮研究学术会议资料汇编. 杭州: 中国中西医结合学会风湿病专业委员会, 2009: 305-309.

[17] 许敏. 尪痹冲剂治疗强直性脊椎炎 30 例[J]. 冶金医药情报, 1992, 9（4）: 47.

[18] 陈世康, 庞甄. 尪痹片治疗原发性骨质疏松的临床观察[J]. 光明中医, 2015, 30（12）: 2597-2598.

（香港浸会大学中医药学院　吕爱平, 中国中医科学院中医临床基础医学研究所　刘孟宇,

北京协和医学院　樊丹平）

四、祛风散寒、除湿补肾类

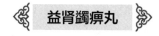

益肾蠲痹丸

【药物组成】　地黄、熟地黄、当归、淫羊藿、全蝎、蜈蚣、蜂房、骨碎补、地龙、乌梢蛇、延胡索、鸡血藤、土鳖虫、鹿衔草、肉苁蓉、老鹤草、徐长卿、苍耳子、寻骨风、虎杖、甘草。

【处方来源】　研制方。国药准字 Z20053018。

【功能与主治】　温补肾阳, 益肾壮督, 搜风剔邪, 蠲痹通络。用于症见发热, 关节疼痛、肿大、红肿热痛、屈伸不利、肌肉疼痛、瘦削或僵硬, 畸形的顽痹（类风湿关节炎）。

【药效】　主要药效如下：

1. 抗炎作用[1-3]　类风湿关节炎是以关节滑膜为靶器官的自身免疫性疾病, 主要表现为免疫调节失常、关节组织慢性炎症病变。CIA 模型是一种免疫性炎症模型, 主要表现为关节局部炎症细胞的大量浸润、增生性滑膜炎、关节软骨及骨组织的破坏。与 AA 模型相比, CIA 模型的免疫功能变化不仅表现在细胞免疫, 而且表现在体液免疫, 由于这些特征更接近于人类类风湿关节炎, 因此 CIA 模型是筛选和研究治疗类风湿关节炎药物的理想模型。益肾蠲痹丸可抑制 CIA 大鼠的足趾肿胀, 降低血清中 TNF-α、IL-1β、IL-6、PGE$_2$ 含

量，抑制血清中 iNOS 活性，下调 Bcl-2 在滑膜组织中的表达，同时能显著降低 NF-κB p65 亚基和 COX-2 的水平。说明益肾蠲痹丸的抗类风湿关节炎的作用与其调节主要炎症因子，下调炎症部位 Bcl-2 蛋白表达，抑制 NF-κB p65 亚基和 COX-2 的表达有关（图 8-11）。

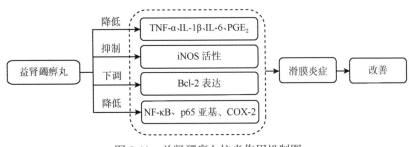

图 8-11　益肾蠲痹丸抗炎作用机制图

2. 减轻骨破坏，保护关节作用[4]　类风湿关节炎属中医学"痹证"的范畴，本病的病因病机是正气亏虚，营卫不和，邪气趁虚而入，流注筋骨，搏结关节，而发为痹痛。中医专家朱良春根据多年的临床经验，认为本病病变在骨，骨为肾所主，故应益肾壮督治其本，蠲痹通络治其标，从而研制出益肾蠲痹丸。益肾蠲痹丸具有蠲痹通络、搜剔病邪的作用，诸药相合，达到温补肾阳、益肾壮督、搜风剔邪、蠲痹通络之功效。其可以显著减轻肾虚证 CIA 大鼠膝关节骨破坏，对去势肾虚大鼠的关节保护作用更显著；可显著升高去势肾虚大鼠血浆中血浆皮质酮含量及肾上腺 cAMP/cGMP 值；能显著降低脾虚证 CIA 大鼠 T 细胞增殖能力。说明益肾蠲痹丸对肾虚证、脾虚证及未施加证候处理因素的 CIA 大鼠均具有治疗作用，对肾虚证 CIA 大鼠的治疗作用要好于脾虚证及未施加证候处理因素的 CIA 大鼠。

3. 免疫调节作用[5]　研究表明，在类风湿关节炎患者的关节液和滑膜组织中陆续检测出多种细胞因子，根据性质的不同可以分为两大组，一组为促进炎症反应的细胞因子，主要包括 IL-1、IFN-γ、IL-6、TNF-α 等；另一组为抑制炎症反应的细胞因子，如 IL-10、IL-4、TGF 等。这两组细胞因子之间相互抑制、互相对抗。IL-6 是一种具有活化 T 细胞、B 细胞、巨噬细胞和破骨细胞等多种功能的细胞因子，是类风湿关节炎病理通路中起重要作用的细胞因子。类风湿关节炎滑膜中 IL-6 呈高表达，在某些类风湿关节炎患者的血清中也可测得，并且 IL-6 的血清水平与 C 反应蛋白、α1-酸性糖蛋白、α1-抗胰蛋白酶、纤维蛋白原、亲血球蛋白及疾病活动度和关节损伤程度等均有关。在 CIA 模型中，不论是在血清中还是在其骨髓中，内生 IL-6 水平也是升高的，这反映了疾病严重程度的增加。IFN-γ 主要由活化的 T 细胞和 NK 细胞产生，主要作用有活化巨噬细胞，增强 MHC Ⅰ、Ⅱ类抗原的表达，增强 NK 细胞活性，抑制成纤维细胞产生胶原，刺激并增强炎症反应，在类风湿关节炎的发病机制中起着不容忽视的作用。IL-10 是一种具有很强免疫抑制及免疫调控作用的细胞因子。几种不同的类风湿关节炎动物模型实验证实，IL-10 具有治疗作用，能抑制 CIA 模型大鼠的疾病进展，减轻关节肿胀和软骨破坏。益肾蠲痹丸可以显著减轻肾虚证 CIA 大鼠踝关节肿胀程度，亦可减轻 CIA 组及脾虚证 CIA 大鼠踝关节肿胀程度，但其疗效明显低于肾虚证 CIA 大鼠；可下调 CIA 大鼠血浆中 IL-6 与 IFN-γ 含量，上调 IL-10 的含量，其中对肾虚证 CIA 大鼠的调节作用要优于脾虚证及对照组 CIA 大鼠，而去势所致肾虚证 CIA 大鼠疗效略优于羟基脲所致肾虚证 CIA 大鼠。说明益肾蠲痹丸对肾虚证、脾虚证及未施加证候处理因素的 CIA 大鼠均具有治疗作用，其中对肾虚证 CIA 大鼠的治疗作用要好于脾虚证及未施加证候处理因素的 CIA 大鼠；而在 2 种肾虚证 CIA 大鼠中，以去势法 CIA 模型的治疗效果更佳，表明去势法制作的肾虚证 CIA 模型更符合中医的肾虚证候动物模型，同时也从实验角度反映了中医辨证治疗的合理性。

【临床应用】

1. 类风湿关节炎[6-15]　益肾蠲痹丸用于治疗关节冷痛而肿，肢冷不温，关节屈伸不利，晨僵，关节畸形，腰背酸痛，俯仰不利，面色白，畏寒怕冷，神倦懒动，天气寒冷，加重，舌淡胖，苔白滑，脉沉细之类风湿关节炎。

益肾蠲痹丸具有抗炎、消肿、镇痛、调节细胞免疫之功能，并能减轻滑膜组织炎症，减少纤维沉着及软骨细胞增生，其中所含的多种氨基酸、微量元素，对调节机体免疫力十分有利。益肾蠲痹丸治疗类风湿关节炎的临床疗效观察显示，益肾蠲痹丸治疗组临床缓解率和总有效率明显高于对照组。益肾蠲痹丸治疗孕前类风湿关节炎的临床疗效观察显示，在化学药治疗基础上加服益肾蠲痹丸治疗有效率明显高于对照组有效率，说明益肾蠲痹丸治疗孕前类风湿关节炎是临床有效、安全的方案。

益肾蠲痹丸联合美洛昔康片治疗活动期类风湿关节炎后，联合用药组的总有效率优于单纯化学药治疗的对照组；患者的主要临床症状在用药后显著改善，关节疼痛数、关节压痛积分、关节肿胀积分、晨僵时间、20m 步行时间、血沉（ESR）及 CRP 等指标均低于对照组。说明益肾蠲痹丸联合美洛昔康片治疗活动期类风湿关节炎疗效确切，能显著改善患者的临床症状。

益肾蠲痹丸联合甲氨蝶呤治疗类风湿关节炎后，联合治疗组有效率优于对照组，治疗组在晨僵、关节肿胀数、关节压痛数、双手平均握力、ESR、RF 等指标方面的改善明显优于对照组，且不良反应发生率较对照组少。益肾蠲痹丸联合甲氨蝶呤还能减轻患者的骨侵蚀程度，降低患者血清 PAF 含量和抗 CCP 抗体、AKA 抗体的含量。

来氟米特联合益肾蠲痹丸治疗类风湿关节炎，两者联用的有效率优于对照组有效率，患者的 ESR、CRP、晨僵时间、VAS、HAQ 等检测指标在治疗后改善明显，且两者联用副作用少。

雷公藤多苷片联合益肾蠲痹丸治疗类风湿关节炎肾虚血瘀证候，两药联用能明显改善患者症状，对临床症状、实验室检查、中医证候的改善明显优于对照组。说明雷公藤多苷片联合益肾蠲痹丸能明显改善患者病情，治疗效果优于甲氨蝶呤与柳氮磺吡啶片。

2. 强直性脊柱炎[16-20]　益肾蠲痹丸联合柳氮磺吡啶等化学药可显著缓解强直性脊柱炎患者的临床症状，改善患者的 Bath 指数和 ESR、CRP 等实验室指标，改善患者的骨密度，且具有不良反应轻微的特点。整脊疗法结合益肾蠲痹丸治疗强直性脊柱炎也有一定的临床疗效，值得进一步推广。

3. 骨关节炎[21-26]　益肾蠲痹丸能改善骨关节炎患者的休息痛、活动痛、关节压痛及关节肿胀指数，控制病情的急性发展，且不良反应少，安全性较高。

益肾蠲痹丸联合膝关节腔内注射透明质酸钠治疗膝骨关节炎后，患者的疼痛症状和膝关节功能均有明显改善，且联合用药治疗改善程度显著优于单药应用。说明口服益肾蠲痹丸联合透明质酸钠关节腔内注射治疗膝骨关节炎能显著缓解关节疼痛，改善关节功能，且两种药物联合应用治疗膝骨关节炎具有良好协同作用。益肾蠲痹丸内服联合康复训练、小针刀松解术、推拿手法、针灸理疗治疗膝骨关节炎也有较好的疗效。

4. 痛风[27]　益肾蠲痹丸内服配合双柏散外敷治疗急性痛风性关节炎后，益肾蠲痹丸内服配合双柏散外敷治疗组总有效率优于对照组，治疗组患者的关节疼痛、关节急性红肿、关节压痛及关节活动受限的症状积分有所降低，血尿酸和血沉水平也得到降低。

5. 骨质疏松症[28]　口服益肾蠲痹丸和钙片可使绝经后骨质疏松症患者的降钙素水平明显升高，骨钙素水平明显降低，对绝经后骨质疏松症有明显的疗效。

【不良反应】　①中成药益肾蠲痹丸的主要中药成分中含有寻骨风，其对肾脏有一定的毒副作用。②有报道益肾蠲痹丸引起肝功能损伤一例。③个别服用患者出现呕吐、反酸、腹胀等症状，停药后症状消失。④有报道服用益肾蠲痹丸致麻疹型药疹[29-32]。

【使用注意】　①妇女月经期经行量多停用，孕妇禁服。②过敏体质和湿热偏盛者慎用该品。

【用法与用量】　口服。一次 8g，疼痛剧烈可加至 12g，一日 3 次，饭后温开水送服。

参 考 文 献

[1] 彭程，李运曼，Perera P K，等. 益肾蠲痹丸对大鼠胶原性关节炎继发病变治疗作用的实验研究[J]. 中国中医药科技，2010，17（5）：387-388，390.

[2] Perera P-K，彭程，吕雪，等. 益肾蠲痹丸对类风湿性关节炎的药效学研究（英文）[J]. 中国天然药物，2010，8（1）：57-61.

[3] 卢毓雄，于晔，王珏，等. 益肾蠲痹丸与布洛芬合用治疗佐剂性关节炎模型大鼠的实验研究[J]. 中国中医基础医学杂志，2006，12（7）：513-514.

[4] 肖诚，赵宏艳，王燕，等. 益肾蠲痹丸对肾虚证与脾虚证胶原诱导性关节炎大鼠的疗效比较[J]. 中日友好医院学报，2014，28（2）：102-107.

[5] 赵宏艳，王燕，于峥，等. 益肾蠲痹丸对肾虚证与脾虚证 CIA 大鼠免疫因子的调节作用研究[J]. 中国中医基础医学杂志，2013，19（3）：261-263.

[6] 董明心. 益肾蠲痹丸治疗类风湿关节炎[J]. 中国民间医学，1999，7（6）：25.

[7] 杨忠山. 分期论治配合益肾蠲痹丸对类风湿性关节炎的临床疗效观察[J]. 中医临床研究，2015，7（25）：15-17.

[8] 魏琴，冯艳广，刘小军，等. 益肾蠲痹丸治疗孕前类风湿关节炎 12 例[J]. 中医研究，2012，25（12）：39-40.

[9] 李雪芬，钟诗婷，邓矢明. 益肾蠲痹丸联合美洛昔康治疗活动期类风湿性关节炎的疗效观察[J]. 中医药导报，2015，21（17）：81-83.

[10] 屈广敏. 痛风定、益肾蠲痹丸联合化学药治疗类风湿性关节炎随机平行对照研究[J]. 实用中医内科杂志，2014，28（9）：88-90.

[11] 张波，张继平，周少雄，等. 益肾蠲痹丸对类风湿性关节炎患者抗 CCP 抗体及 AKA 抗体的影响[J]. 广东医学，2009，30（1）：137-140.

[12] 劳溢权，张继平，张波，等. 益肾蠲痹丸对类风湿性关节炎活动期患者血清 PAF 含量的影响[J]. 新中医，2008，（10）：32-33.

[13] 周铁. 甲氨蝶呤联合益肾蠲痹丸治疗老年类风湿关节炎的临床观察[J]. 临床合理用药杂志，2009，2（8）：13-15.

[14] 方海燕，姚兴琼. 来氟米特联合益肾蠲痹丸治疗类风湿关节炎的临床观察[J]. 甘肃医药，2014，33（2）：117-119.

[15] 孙倩. 雷公藤多甙片联合益肾蠲痹丸治疗类风湿关节炎的疗效评价[D]. 济南：山东中医药大学，2012.

[16] 温成平，汪梅姣，孙静，等. 益肾蠲痹丸治疗强直性脊柱炎的 Meta 分析[J]. 中华中医药学刊，2012，30（5）：947-949.

[17] 李涯松，张莹莹，邹玉琼，等. 益肾蠲痹丸治疗强直性脊柱炎的临床研究[J]. 中华中医药学刊，2009，27（5）：1005-1007.

[18] 孟庆良，周子朋，郑福增. 益肾蠲痹丸联合化学治疗强直性脊柱炎 100 例[J]. 中国中医药现代远程教育，2009，7（11）：123-124.

[19] 陈培荣，林进，丁振华，等. 益肾蠲痹丸治疗强直性脊柱炎临床疗效观察[J]. 中华中医药学刊, 2012, 30（11）: 2506-2508.

[20] 孟庆良，陈伟，郑福增，等. 整脊疗法配合益肾蠲痹丸治疗强直性脊柱炎 46 例临床观察[J]. 中医临床研究, 2011, 3（18）: 35-36.

[21] 王露，黄云台，孟庆良. 益肾蠲痹丸治疗骨关节炎的临床疗效及安全性研究[J]. 中国中医药现代远程教育, 2010, 8（13）: 192-193.

[22] 王安硕，周瀛梁，陈志坚，等. 益肾蠲痹丸联合透明质酸钠治疗膝关节骨关节炎疗效观察[J]. 现代中西医结合杂志, 2015, 24（1）: 42-44.

[23] 刘磊，李晶. 益肾蠲痹丸内服联合康复训练治疗膝骨关节炎 79 例[J]. 中国中医骨伤科杂志, 2015, 23（1）: 47-48.

[24] 陈自强，李军，陈毅峰，等. 小针刀松解联合益肾蠲痹丸治疗骨关节炎随机平行对照研究[J]. 实用中医内科杂志, 2015, 29（8）: 159-161.

[25] 陈伟，谷慧敏，孟庆良，等. 益肾蠲痹丸结合推拿手法治疗膝骨关节炎的疗效观察[J]. 中国民族民间医药, 2011, 20（19）: 84.

[26] 陈自强. 益肾蠲痹丸结合针灸理疗治疗骨关节炎的临床研究[J]. 中医临床研究, 2013, 5（23）: 30-31.

[27] 池卫明. 益肾蠲痹丸内服配合双柏散外敷治疗急性痛风性关节炎的临床观察[J]. 中药药理与临床, 2015, 31（2）: 94-96.

[28] 负明东. 益肾蠲痹丸对骨质疏松症患者血清骨标志物及骨密度的影响[A]//全国第十一届中西医结合风湿病学术会议论文汇编. 西安: 中国中西医结合学会风湿病专业委员会, 2013: 356-358.

[29] 孙朋波，刘慧慧，刘光峰. 中成药益肾蠲痹丸的肾毒性及其防范措施探讨[J]. 转化医学电子杂志, 2015, 2（9）: 134-135.

[30] 高素强，刘萍，张碧华. 益肾蠲痹丸引起肝功能损伤一例报告[J]. 中国全科医学, 2009, 12（18）: 1697.

[31] 吴忠义. 口服益肾蠲痹丸致不良反应 3 例[J]. 中国药业, 2003, 9（11）: 44.

[32] 伍国梁，唐叶秋. 益肾蠲痹丸致麻疹型药疹[J]. 药物不良反应杂志, 2002, 4（5）: 340.

（香港浸会大学中医药学院　吕爱平，中国中医科学院中医临床基础医学研究所　刘孟宇，

北京协和医学院　樊丹平）

蚁参蠲痹胶囊

【药物组成】　蚂蚁、人参、丹参、鸡血藤、制川乌、桂枝、透骨草、伸筋草、川桐皮、苍术、关黄柏、薏苡仁、泽泻、蜈蚣、乌梢蛇。

【处方来源】　研制方。国药准字 Z20073241。

【功能与主治】　补肾健脾，祛风除湿，活血通络。用于类风湿关节炎中医辨证为脾肾两虚，寒湿瘀阻证，症见关节肿胀疼痛，关节压痛，屈伸不利，晨僵，关节作冷，疼痛夜甚，手足不温，神疲乏力，阴雨天加重，舌质淡，苔白，脉沉细。

【药效】　主要药效如下:

1. 抗炎作用[1]　类风湿关节炎是以关节滑膜为靶器官的自身免疫性疾病，主要表现为免疫调节失常、关节组织慢性炎症病变。蚁参蠲痹胶囊采用灌胃给药途径给大鼠、小鼠灌服，采用蛋清致足跖胀、乙酸致腹腔炎症、羧甲基纤维素（CMC）致炎模型观察本药的抗炎作用，结果显示本药对大鼠蛋清性足跖肿有明显的减轻作用，对炎症早期小鼠腹腔毛细血管通透性和大鼠皮下白细胞游走，均有明显的抑制作用。

2. 镇痛作用[1]　关节肿胀是类风湿关节炎的临床症状之一，本药对乙酸所致的小鼠扭体有明显的抑制效应，说明本药有一定的镇痛作用。

3. 免疫调节作用[1]　研究表明，在类风湿关节炎患者的关节液和滑膜组织中陆续检测出多种细胞因子。采用佐剂性关节炎模型及 1%DNFB 溶液致敏模型观察本药的免疫调节作用，结果显示本药可抑制 LPS 诱导的 AA 大鼠 PMφ 释放 IL-1，采用间接免疫荧光测定证明本药有使 Ts 细胞数量增加的趋势，降低 $L_3T_4^+/Lyt-2^+$ 细胞值，说明本药具有免疫调节作用。

【临床应用】

1. 类风湿关节炎[2-7] 蚁参蠲痹胶囊用于治疗关节冷痛而肿，肢冷不温，关节屈伸不利，晨僵，关节畸形，腰背酸痛，俯仰不利，面色白，畏寒怕冷，神倦懒动，天气寒冷，加重，舌淡胖，苔白滑，脉沉细之类风湿关节炎。

蚁参蠲痹胶囊可治疗活动期类风湿关节炎，经蚁参蠲痹胶囊治疗后患者的关节压痛数、关节肿胀数、晨僵时间，疼痛视觉模拟（VAS）评分，健康评价问卷（HAQ）评分，28 个关节疾病活动度（DAS28）评分，血中 CRP、ESR、RF、IL-6 含量及膝关节液中 PG 含量均明显下降，患者的双手平均握力明显上升，且不良反应小。说明蚁参蠲痹胶囊可提高活动期类风湿关节炎的疗效，改善患者症状，且具有良好的安全性。

蚁参蠲痹胶囊配合中药熏蒸治疗类风湿关节炎，两者配合的治疗总有效率较高，且能明显改善患者的 CRP、RF 等实验室指标。蚁参蠲痹胶囊联合化学药物可显著遏制类风湿关节炎非特异性炎症水平，减轻疼痛，提高疗效，降低化学药物用量，且不会降低整体用药的安全性。蚁参蠲痹胶囊配合激光治疗类风湿关节炎也有较好的疗效。

2. 骨关节炎[8] 蚁参蠲痹胶囊治疗膝骨关节炎后，患者的疼痛评分（VAS）、中医症状积分、临床疗效明显改善。说明蚁参蠲痹胶囊在改善肾脾两虚、寒湿瘀阻型膝骨关节炎患者膝关节疼痛、病情程度指数、中医症状等方面具有显著的临床疗效。

【不良反应】 ①个别患者服药后出现胃痛、呕吐、口干等胃肠道反应。②个别患者出现过敏反应，表现为四肢散在轻度荨麻疹。

【使用注意】 ①心血管疾病患者和肾脏病患者慎用。②目前尚无妊娠期和哺乳期妇女使用本品的研究资料。③过敏体质慎用。

【用法与用量】 口服。一次 4 粒，一日 3 次。

参 考 文 献

[1] 郭海明. 蚁参蠲痹胶囊抗风湿作用机理研究[A]//全国第七届中西医结合风湿病学术会议论文汇编. 北京：中国中西医结合学会风湿病专业委员会，2008：174.

[2] 胡强. 蚁参蠲痹胶囊治疗类风湿关节炎老年患者临床研究[J]. 亚太传统医药，2016，12（9）：131-132.

[3] 陈锋，闵重函，周瑛，等. 蚁参蠲痹胶囊联合化学药治疗肾气虚寒型类风湿关节炎 35 例临床观察[J]. 中医杂志，2016，57（12）：1045-1048.

[4] 李海然，张欣，丁静，等. 蚁参蠲痹胶囊配合中药熏蒸治疗类风湿性关节炎疗效观察[J]. 中草药，2013，44（3）：335-337.

[5] 刘建忠，王春民，刘书堂，等. 蚁参蠲痹胶囊治疗类风湿关节炎的临床研究[J]. 中国中医骨伤科杂志，2008，20：24-26.

[6] 高焱. 蚁参蠲痹胶囊联合化学药治疗老年类风湿关节炎临床观察[J]. 中草药，2015，46（11）：1653-1655.

[7] 李海然，丁静，李连泰，等. 蚁参蠲痹胶囊配合激光治疗类风湿性关节炎 52 例临床观察[J]. 中国中药杂志，2011，36（21）：3036-3037.

[8] 冯兴华，许凤全，姜泉，等. 蚁参蠲痹胶囊治疗膝骨关节炎 30 例临床研究[J]. 中国中医骨伤科杂志，2009，17（6）：34-35.

（香港浸会大学中医药学院 吕爱平，中国中医科学院中医临床基础医学研究所 刘孟宇，

北京协和医学院 樊丹平）

复方雪莲胶囊

【药物组成】 天山雪莲、延胡索（醋制）、羌活、川乌（制）、独活、草乌（制）、木瓜、香加皮。

【处方来源】　研制方。国药准字 Z65020059。

【功能与主治】　温经散寒，祛风逐湿，化瘀消肿，舒筋活络。用于风寒湿邪，痹阻经络所致类风湿关节炎，风湿性关节炎，强直性脊柱炎和各类退行性骨关节病。

【药效】　主要药效如下[1]：

1. 抗炎作用　RA 是以慢性多关节炎症为主要表现的全身性自身免疫性疾病，其病理特征为关节滑膜细胞的异常增殖、炎性细胞浸润、血管翳形成，甚至软骨及骨质降解和破坏、关节的进行性破坏，其中炎症在类风湿关节炎的发生发展中起着重要的作用。复方雪莲胶囊对佐剂性关节炎的原发、继发炎症均有显著的抑制作用，可减轻滑膜细胞增生、炎性细胞浸润、血管扩张、充血等病理改变，降低 CIA 大鼠血清增高的 TNF-α 及 PGE$_2$ 的水平。同时还能显著抑制二甲苯所致小鼠耳肿胀，降低冰醋酸致小鼠腹腔毛细血管通透性增高，明显抑制卡拉胶诱导的大鼠胸腔白细胞游走。提示该药有一定的抗炎作用，有利于缓解风湿类疾病的症状，为其临床有效性提供了实验依据（图 8-12）。

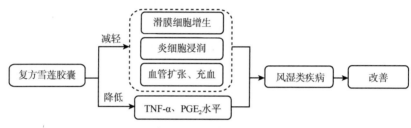

图 8-12　复方雪莲胶囊药效作用机制图

2. 镇痛作用　本品能有效减少冰醋酸致小鼠扭体反应次数，具有镇痛作用。

【临床应用】

1. 类风湿关节炎[2, 3]　复方雪莲胶囊用于治疗关节冷痛而肿，肢冷不温，关节屈伸不利，晨僵，关节畸形，腰背酸痛，俯仰不利，面色白，畏寒怕冷，神倦懒动，天气寒冷，加重，舌淡胖，苔白滑，脉沉细之类风湿关节炎，是临床治疗类风湿关节炎的有效药物。

复方雪莲胶囊较化学药物治疗类风湿关节炎能进一步提高临床疗效，缓解患者的临床症状、体征，能改善中医证候，从而提高患者生活质量，治疗组临床疗效总有效率明显优于对照组，且具有无明显毒副作用和不良反应，安全性高的特点。

2. 紧张性头痛[4]　复方雪莲胶囊联合帕罗西汀可治疗紧张型头痛，两药联合治疗后患者的头痛症状较治疗前有显著改善，治疗总有效率优于药物单用组，且不良反应比对照组少而轻。

【不良反应】　有致肝损害的个案报道[5, 6]。

【使用注意】　①本品性味辛温，风湿热痹者忌服。②本品含川乌、草乌、香加皮，应在医生指导下使用，不可过量服用。缺血性心脏病患者慎用。孕妇忌服。③忌食生冷。

【用法与用量】　口服。一次 2 粒，一日 2 次。

参 考 文 献

[1]　马红. 复方雪莲胶囊的药效学研究[D]. 石河子：石河子大学，2013.

[2] 韩春辉, 孙利. 复方雪莲胶囊治疗类风湿关节炎 58 例临床观察[J]. 时珍国医国药, 2005, 16（3）: 229.

[3] 马艳. 复方雪莲胶囊治疗类风湿关节炎寒湿痹阻证的临床观察[D]. 乌鲁木齐. 新疆医科大学, 2016.

[4] 胡冬梅, 聂琛, 张颜波, 等. 复方雪莲胶囊治疗紧张性头痛的研究[A]//山东省第三次中西医结合神经内科学术研讨会论文汇编. 济南: 山东省中西医结合学会神经内科专业委员会, 2011: 315-318.

[5] 冯琳, 蒋宇利, 李军, 等. 复方雪莲胶囊致急性重症肝损害[J]. 药物不良反应杂志, 2005, 7（3）: 211-212.

[6] 陈金伟. 复方雪莲胶囊致急性肝损害一例[N]. 医药经济报, 2006-11-24（A05）.

（香港浸会大学中医药学院 吕爱平, 中国中医科学院中医临床基础医学研究所 刘孟宇,

北京协和医学院 樊丹平）

杜仲壮骨丸

【**药物组成**】 杜仲、白术、乌梢蛇、人参、桑枝、金铁锁、三七、木瓜、狗骨胶、细辛、续断、石楠藤、川芎、附片、淫羊藿、当归、黄芪、大血藤、秦艽、防风、威灵仙、独活、豹骨、寻骨风。

【**处方来源**】 研制方。国药准字 Z52020210。

【**功能与主治**】 益气健脾, 养肝壮腰, 活血通络, 强筋健骨, 祛风除湿。用于治疗风湿痹痛, 筋骨无力, 屈伸不利, 步履艰难, 腰膝疼痛, 畏寒喜温等症。

【**药效**】 主要药效如下:

1. 抗炎作用[1] 类风湿关节炎是以慢性多关节炎症为主要表现的全身性自身免疫性疾病, 其病理特征为关节滑膜细胞的异常增殖、炎性细胞浸润、血管翳形成, 甚至软骨及骨质降解和破坏、关节的进行性破坏, 其中炎症在类风湿关节炎的发生发展中起着重要的作用。杜仲壮骨丸明显降低佐剂性关节炎模型大鼠左右足跖肿胀度、肿胀率, 降低模型大鼠血清中 IL-1β 的含量, 升高血浆皮质醇 PTC 含量, 同时可以减轻大鼠佐剂性继发性病变。表明杜仲壮骨丸可明显抑制大鼠佐剂性关节炎原发性、继发性病变。

2. 抗骨质疏松作用[2] 杜仲壮骨丸可以降低维 A 酸诱导的骨质疏松模型小鼠的血清钙、血清磷含量; 降低肝指数、脾指数; 升高胸腺指数; 增加股骨湿、干重及直径; 升高骨小梁面积百分比, 增加骨小梁宽度及数目, 进一步改善骨质疏松的症状。

【**临床应用**】

1. 类风湿关节炎[3] 杜仲胶囊可用于治疗关节冷痛而肿, 肢冷不温, 关节屈伸不利, 晨僵, 关节畸形, 腰背酸痛, 俯仰不利, 面色白, 畏寒怕冷, 神倦懒动, 天气寒冷, 加重, 舌淡胖, 苔白滑, 脉沉细之类风湿关节炎。杜仲壮骨丸治疗类风湿关节炎的临床观察显示, 患者使用杜仲壮骨丸后, 肌肉关节疼痛、肿胀、压痛、屈伸不利, 晨僵, 腰膝酸痛, 畏寒喜暖症状均有明显改善, 血沉、抗"O"、C 反应蛋白等检查指标有不同程度改善。说明其治疗类风湿关节炎有良好的疗效。

2. 强直性脊柱炎[4] 是以脊柱为主要病变部位的慢性病, 主要侵犯中轴关节、骶髂关节、脊柱骨突、脊柱旁软组织及外周关节, 并可伴发关节外表现。严重者可发生脊柱畸形和关节强直, 致残率较高。杜仲壮骨丸联合化学药物治疗活动期强直性脊柱炎患者后, 患者的晨僵、外周关节疼痛等临床症状及血沉、CRP 等指标改善均优于单纯化学药物治疗, 不良反应发生率低于化学药物治疗, 且远期病情控制更为理想。中药与化学药物联

用治疗活动期强直性脊柱炎，对于提高临床疗效，控制病情进展，降低致残率，改善实验室炎症指标有良好的优势。

【不良反应】　尚不明确。

【使用注意】　①本品为寻骨风药材，该药材含马兜铃酸，马兜铃酸可引起肾脏损害等不良反应。②本品为处方药，必须凭医师处方购买，在医师指导下使用，并定期检查肾功能，如发现肾功能异常应立即停药。③儿童及老年人慎用，孕妇、婴幼儿及肾功能不全者慎用。④服药期间停食酸冷食物。

【用法与用量】　用酒或温开水送服，成人一次 8～12 粒，12～13 岁服 6～8 粒，8～10 岁服 4～6 粒，一日 3 次。

参 考 文 献

[1] 李开斌，隋艳华，张英丰，等. 杜仲壮骨丸对大鼠佐剂性关节炎的影响[J]. 贵阳中医学院学报，2006，28（1）：58-61.

[2] 刘明，宣振华，张永萍，等. 杜仲壮骨丸对维甲酸致小鼠骨质疏松的改善作用[J]. 中国药房，2017，28（1）：35-38.

[3] 凌湘力. 杜仲壮骨丸治疗风湿痹病临床研究[A]//中华中医药学会. 中医药学术发展大会论文集. 杭州：中华中医药学会，2005：315-316.

[4] 陆继娣，金秀娟，李兴锐. 杜仲壮骨丸联合化学药治疗强直性脊柱炎 24 例临床疗效观察[J]. 首都医药，2014，21（14）：74-75.

（香港浸会大学中医药学院　吕爱平，中国中医科学院中医临床基础医学研究所　刘孟宇，

北京协和医学院　樊丹平）

❀ 木 瓜 丸 ❀

【药物组成】　木瓜、当归、川芎、白芷、威灵仙、狗脊、牛膝、鸡血藤、海风藤、人参、制川乌、制草乌。

【处方来源】　研制方。《中国药典》（2015 年版）。

【功能与主治】　祛风散寒，除湿通络。用于风寒湿闭阻所致的痹证，症见关节疼痛、肿胀、屈伸不利、局部畏恶风寒、肢体麻木、腰膝酸软。

【药效】　主要药效如下：

1. 抗炎作用[1]　实验研究发现不同阶段给药对佐剂性关节炎模型鼠有不同的影响。木瓜丸预防性给药，能抑制模型鼠局部炎症和再肿胀，抑制对侧后肢因迟发性超敏反应引起的足肿胀。对继发病变预防性给药，可抑制对侧足肿胀，使注射侧足肿胀明显消退，减轻再肿胀的程度，对继发病变的治疗性给药则可降低注射对侧足爪的肿胀度、前肢和尾部的病变度。说明木瓜丸对大鼠佐剂性关节炎的原发病变和继发病变有显著的预防和治疗作用。

2. 镇痛作用　本品能抑制模型鼠注射局部再肿胀，有明显镇痛作用。

【临床应用】

1. 类风湿关节炎　木瓜丸用于治疗证属风寒湿邪侵袭机体，阻滞经络，气血不畅，症见四肢关节疼痛，而以腕、肘、膝、踝等处为多，关节屈伸不便，或伴形寒肢冷，局部皮肤颜色不红，遇阴寒或天气变化加重，得温疼痛可减轻，舌苔薄白，脉弦紧之类风湿关节炎，可改善患者关节肿痛、僵硬、屈伸不利等症状。

2. 风湿性关节炎　木瓜丸可用于治疗肢体关节紧痛不移，局限一处，遇寒则痛甚，得

热则痛缓，甚至关节屈伸不利，皮色不红，关节不肿，触之不热，舌质红润，苔白而薄腻，脉多沉弦而紧之风湿性关节炎。本品可祛风散寒，除湿通络，具有抗炎镇痛的作用，可以改善患者关节肿痛、活动受限等临床症状。

3. 肩周炎[2]　木瓜丸配合功能锻炼，可明显改善患者的肩关节活动度及疼痛症状。

【不良反应】　有临床报道发现服木瓜丸可引起心律失常，致患者出现心悸、气闷、头晕、恶心、出冷汗等自觉症状。还有报道称服用木瓜丸可致紫癜性胃炎[3, 4]。

【使用注意】　①本品应在医师指导下使用，不可过量服用。②心律失常者慎用。孕妇禁用。风湿热痹者忌服。

【用法与用量】　口服，每 10 丸重 1.8g，每次 30 丸，每日 2 次。

参 考 文 献

[1] 邝飞虹，张国斌，邓成志，等. 木瓜丸对大鼠佐剂性关节炎的防治作用[J]. 中国临床药理学与治疗学，2006，11（5）：590-592.

[2] 胡明山. 木瓜丸为主治疗肩周炎 55 例[J]. 湖南中医杂志，2007，23（3）：46.

[3] 赵亚东. 木瓜丸致心律失常 5 例报告[J]. 江苏医药，1995，21（10）：657.

[4] 刘超群. 木瓜丸致紫癜性胃炎 1 例[J]. 内镜，1995，2（4）：254.

（香港浸会大学中医药学院　吕爱平，中国中医科学院中医临床基础医学研究所　刘孟宇，

北京协和医学院　樊丹平）

宝光风湿液

【药物组成】　羌活、独活、桑寄生、川芎、红花、鹿角胶、鳖甲胶等。

【处方来源】　研制方。国药准字 Z51021692。

【功能与主治】　补养肝肾，养血通络，祛风除湿。用于肝肾血亏、风寒湿痹引起的关节疼痛，四肢麻木，以及风湿、类风湿疾病见上述证候者。

【药效】　主要药效如下：

1. 抗炎作用[1]　炎症机制在类风湿关节炎中发挥着重要作用，其通过多种炎症细胞因子与信号通路相互调控，影响类风湿关节炎的发生发展。实验研究表明宝光风湿液具有一定的抗炎作用，可以改善木瓜蛋白酶致大鼠膝骨关节炎和前交叉韧带切除法致兔膝骨关节炎模型中膝关节软骨的退行性损害、滑膜的炎症反应，其作用机制可能是通过降低膝关节液中 TNF-α、IL-1β、MMP-1、MMP-3 的含量，从而发挥其对膝骨关节炎的防治作用。

2. 镇痛作用　本品可减轻关节肿胀，有一定的镇痛作用。

【临床应用】

类风湿关节炎[2-8]　宝光风湿液可用于治疗类风湿关节炎证属风寒湿邪侵袭机体，阻滞经络，气血不畅，症见四肢关节疼痛，而以腕、肘、膝、踝等处为多，关节屈伸不便，或伴形寒肢冷，局部皮肤颜色不红，遇阴寒或天气变化加重，得温疼痛可减轻，舌苔薄白，脉弦紧。相关临床观察显示宝光风湿液在临床可用于多种风湿病的治疗，改善患者的临床症状，且疗效满意，能够避免甾体或非甾体抗炎镇痛药的诸多副作用，安全性好。

【不良反应】　尚不明确。

【使用注意】　严重心、肝、肾功能损害者慎用。对乙醇过敏者禁用。孕妇忌服。
【用法与用量】　口服，一次 10～15ml，一日 2～3 次。

参 考 文 献

[1] 王洲. 宝光风湿液对膝骨关节炎作用的实验研究[D]. 泸州：四川医科大学，2015.
[2] 郭珍，陈正芳，李玉森. 风湿液对痹证的临床疗效观察[J]. 海峡药学，1997，9（1）：73.
[3] 郑彩香. 风湿液临床疗效观察[J]. 黑龙江中医药，1999，35（1）：34.
[4] 丁文元，董玉昌，扈文海，等. 湿液治疗类风湿性关节炎 89 例疗效观察[J]. 河北医药，1997，19（1）：24.
[5] 方友伙，廖增年. 风湿液治疗痹证 68 例疗效观察[J]. 福建中药杂志，1997，28（3）：14-15.
[6] 曹正柳，万黎华. 风湿液治疗痹证的疗效分析[J]. 江西中医药，1995，43（S3）：23-24.
[7] 谢朝，张燕，王荣国. 宝光牌风湿液治疗痹病的临床研究[J]. 中药药理与临床，1994，10（4）：44-46.
[8] 杨水娥. 风湿液治疗痹证 58 例疗效观察[J]. 中国民间疗法，1998，10（5）：54.

（香港浸会大学中医药学院　吕爱平，中国中医科学院中医临床基础医学研究所　刘孟宇，

北京协和医学院　樊丹平）

❧ 骨 龙 胶 囊 ❧

【药物组成】　狗腿骨、穿山龙。
【处方来源】　研制方。国药准字 Z37021385。
【功能与主治】　散寒镇痛，活血祛风，强筋壮骨。用于慢性风湿及类风湿关节炎。
【药效】　主要药效如下：

1. 抗炎[1,2]　骨龙胶囊可以减轻大鼠棉球肉芽重量，抑制大鼠足肿胀和小鼠的耳肿胀，有较好的抗炎作用。

2. 免疫作用[1,2]　骨龙胶囊可以有效缓解 RA 的肿胀程度，明显降低白介素（IL）-1β、TNF-α 的含量，从而阻断炎症反应，改善关节功能，延缓 RA 的进程，减轻 RA 的破坏作用。

【临床应用】

1. 类风湿关节炎[3-5]　骨龙胶囊能有效改善患者的临床症状，对 RA 患者具有良好的治疗作用。骨龙胶囊联合甲氨蝶呤、柳氮磺吡啶治疗类风湿关节炎，可以明显缓解患者的关节疼痛症状，改善患者的关节功能活动和相关实验室指标。

2. 风湿性关节炎[6,7]　骨龙胶囊可明显缓解受累肌肉及关节疼痛症状，改善患者的关节功能活动。

3. 膝骨关节炎[8,9]　骨龙胶囊联合盐酸氨基葡萄糖片治疗膝骨关节炎，能够缓解关节疼痛，提高患者的生活质量。骨龙胶囊联合针刺治疗膝骨关节炎，可明显改善患者的临床症状，且效果肯定。

4. 骨质疏松症[4]　骨龙胶囊、甲氨蝶呤、柳氮磺吡啶联合使用能够有效促进骨形成及抑制骨吸收，增加骨密度。

【不良反应】　尚不明确。
【使用注意】　①本品药性甘温，湿热痹者慎用。②本品有活血的作用，孕妇慎用。③服药期间，忌食生冷油腻食物。

【用法与用量】　口服。一次 4～6 粒，一日 3 次，1 个月为 1 个疗程。

参 考 文 献

[1] 俞长芳，沈平娘. 实用基本中药制剂手册[M]. 北京：金盾出版社，1997：763.
[2] 贾玉民，田方，司银梅，等. 骨龙胶囊治疗类风湿性关节炎大鼠的作用机制研究[J]. 湖北中医药大学学报，2014，16（6）：20-23.
[3] 李尚玉. 骨龙胶囊治疗类风湿关节炎及风湿性关节炎的临床观察总结[J]. 山东医药工业，1992，11（4）：42.
[4] 刘海. 骨龙胶囊联合甲氨蝶呤和柳氮磺吡啶治疗类风湿性关节炎并发骨质疏松患者的临床研究[J]. 河北医药，2015，41（19）：2949-2951.
[5] 刘海. 骨龙胶囊联合甲氨蝶呤、柳氮磺吡啶治疗类风湿性关节炎的疗效及安全性研究[J]. 河北医药，2015，37（18）：2742-2744.
[6] 武俊兴. 骨龙胶囊治疗风湿寒性关节痛的临床疗效评价[J]. 医药前沿，2017，7（3）：296-297.
[7] 孙国民. 骨龙胶囊治疗风湿寒性关节痛的临床疗效评价[J]. 实用临床医药杂志，2013，17（17）：147-148.
[8] 王志忠，胡叶暖，刘献旺. 骨龙胶囊联合盐酸氨基葡萄糖片治疗膝关节骨关节炎的临床效果分析[J]. 中国医药，2015，10（12）：1808-1810.
[9] 任彬，杨敏. 骨龙胶囊联合针刺治疗膝骨关节炎 90 例临床观察[J]. 内蒙古中医药，2012，31（2）：37-38.

（香港浸会大学中医药学院　吕爱平，中国中医科学院中医临床基础医学研究所　刘孟宇，

北京协和医学院　樊丹平）

金钱白花蛇药酒

【药物组成】　白花蛇、乌梢蛇、马钱子（制）、五加皮、老鹳草、豨莶草、千年健、地枫皮、陈皮、红花、川牛膝、肉桂、杜仲、甘草、医用酒。

【处方来源】　研制药。国药准字 Z41022092。

【功能与主治】　祛风除湿，散寒止疼，活血通络，舒筋强骨。用于由风、寒、湿邪引起的痹证、痿证，症见筋骨疼痛，腰膝酸软，手足麻木，屈伸不利。

【药效】　主要药效如下：

1. 抗炎作用[1, 2]　作为一种全身性自身免疫性疾病，关节炎症是其重要表现。本药对二甲苯所致大鼠耳肿胀，蛋清性大鼠足肿胀，以及大鼠佐剂性关节炎足肿胀均有抑制作用。

2. 镇痛作用[3]　关节肿痛是类风湿关节炎的主要临床症状之一，本药可以提高热板法所致小鼠痛，抑制酒石酸锑钾所致小鼠扭体反应，说明本药具有镇痛作用。

【临床应用】

类风湿关节炎　金钱白花蛇药酒可用于治疗类风湿关节炎证属风寒湿邪侵袭机体，阻滞经络，气血不畅，症见四肢关节疼痛，而以腕、肘、膝、踝等处为多，关节屈伸不便，或伴形寒肢冷，局部皮肤颜色不红，遇阴寒或天气变化加重，得温疼痛可减轻，舌苔薄白，脉弦紧。本品可以改善患者的关节压痛和肿胀症状，且能改善患者的各项临床指标，对 ESR、CRP、RF、免疫球蛋白均有不同程度的降低作用。

【不良反应】　尚无不良反应报道。

【使用注意】　①阴虚火旺及热痹者不宜用或者慎用。②孕妇、高血压、心脏病、肝肾功能不全、癫痫、破伤风、甲亢患者均忌用。③马钱子含士的宁等有毒成分，二蛇亦有

小毒，过量或久服可致不良反应，出现肢体颤抖、惊厥、呼吸困难，甚至昏迷；一旦出现中毒症状，须立即停药，对症急救。④用药期间忌生冷油腻饮食。

【用法与用量】 口服，每次 4～6ml，一日 3 次。

参 考 文 献

[1] 张桂兰，耿新生，杨亚蕾. 金钱白花蛇药酒对佐剂性足跖肿胀大鼠的干预效应[J]. 中国组织工程研究与临床康复，2007，11（32）：6397-6401.
[2] 王正波，苗明三. 金钱白花蛇药酒的抗炎作用研究[J]. 中药药理与临床，2004，20（6）：40-42.
[3] 张桂兰，苗明三，杨亚蕾. 金钱白花蛇药酒对小鼠镇痛作用的实验研究[J]. 世界中西医结合杂志，2006，1（6）：330-331.

（香港浸会大学中医药学院　吕爱平，中国中医科学院中医临床基础医学研究所　刘孟宇，

北京协和医学院　樊丹平）

五、补益气血、祛邪通络类

痹祺胶囊

【药物组成】 马钱子（调制粉）、地龙、党参、茯苓、白术、甘草、川芎、丹参、三七、牛膝。

【处方来源】 研制方。《中国药典》（2015 年版）。

【功能与主治】 益气养血，祛风除湿，活血止痛。用于气血不足，风湿瘀阻，肌肉关节酸痛，关节肿大、僵硬变形或肌肉萎缩，气短乏力；风湿性关节炎、类风湿关节炎，腰肌劳损，软组织损伤属上述证候者。

【药效】 主要药效如下：

1. 镇痛作用[1,2] Bennett GJ 等建立了慢性坐骨神经压迫损伤（chronic constriction injury，CCI）模型，与临床神经病理性疼痛特征有相似之处，已在疼痛研究中广泛应用。神经病理性疼痛的发病机制尚不清楚，目前尚缺乏有效治疗手段。布洛芬，属于非选择性 COX 抑制剂，通常用于治疗关节炎，可以缓解患者疼痛程度，实验研究发现布洛芬对于 CCI 模型大鼠的镇痛效果不明显，可能与疼痛的发生机制不同有关。痹祺胶囊较布洛芬能更明显地提高神经病理性疼痛大鼠的热痛阈，具有明显的镇痛作用。

2. 抗氧化作用[3,4] 在创伤、缺血、磨损等多种因素影响下，骨关节炎组织能量代谢障碍，活性氧自由基（OFR）异常增多，参与一系列连锁反应引起细胞生物膜上的脂质过氧化，对关节软骨及滑膜组织产生过氧化破坏作用，加重软骨异常代谢，胶原蛋白网络断裂，软骨中胶原持续降解，逐渐导致软骨破坏及关节退变，从而引起骨关节炎的渐进性破坏。关节病变程度越重，超氧化物歧化酶（SOD）活力越低，丙二醛（MDA）越异常增加，由此可推断机体氧自由基水平的高低，间接反映 OA 病理改变的轻重。一氧化氮（NO）是自由基气体中的一种，同时也是一种重要的炎症介质，炎症刺激下的软骨细胞和滑膜细胞过量释放 NO，诱导软骨细胞凋亡，引起软骨细胞数量减少、功能障碍和软骨完整性的损害，NO 又进一步促进炎性细胞因子释放，如此形成恶性循环，造成软骨破坏，加剧 OA 发生和发展。诱导性骨关节炎实验和体外实验也证实了 NO、软骨细胞凋亡与

OA 的密切关系。因此抑制 NOS 的活性、NO 的释放可下调软骨细胞凋亡，延缓实验性 OA 的进展。痹祺胶囊可明显增加 SOD 的活性，降低 MDA 和 NO 含量。这提示痹祺胶囊可能通过消除自由基，抑制超氧自由基引起的膜脂质过氧化反应和自由基反应，降低 MDA、NO 水平等多种机理拮抗自由基对组织的损害，从而抑制氧自由基引起的细胞和组织的炎症损伤，抑制蛋白质交联、断裂或变性，延缓膝骨关节炎软骨退变的进一步发展（图 8-13）。

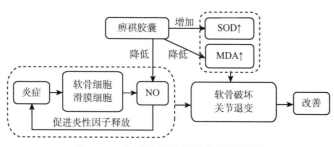

图 8-13　痹祺胶囊抗氧化作用机制图

3. 改善骨代谢[5]　目前大多数研究认为，羟脯氨酸（Hyp）是胶原中的特征性氨基酸，是反映体内胶原和蛋白多糖代谢状况的重要指标。骨基质中有机成分的 95% 由胶原纤维构成。在骨骼生长或遭到破坏骨质再生修复过程中，骨胶原代谢速度加快，很大一部分胶原会降解为游离 Hyp 或含 Hyp 的多肽释放到血液中，使血液中 Hyp 浓度上升。同时，胶原纤维在胶原酶和其他蛋白酶的作用下发生分解，羟脯氨酸则作为分解产物从尿中排出。通过监测血清 Hyp 及尿 Hyp 的浓度变化可间接地反映骨基质胶原蛋白的代谢情况，以进一步了解骨代谢的活跃程度。痹祺胶囊可以降低膝骨关节炎模型兔血清 Hyp 和尿中 Hyp 的含量。说明痹祺胶囊可通过促进骨修复或抑制软骨破坏而减低骨关节炎模型家兔体内 Hyp 含量，对骨关节炎软骨代谢有明确的改善作用。

4. 软骨保护作用[6,7]　现代医学认为骨关节炎的病理过程为软骨细胞生物功能减退或变异，软骨基质蛋白多糖生物合成和分解异常，从而导致关节软骨局部软化、磨损及结构破坏，关节软骨的改变是骨关节炎的根本病理表现。中医则认为本病的发生发展关键在于肝肾亏虚、正气虚弱，这是本病发生的病理基础。痹祺胶囊对关节软骨的坏死具有一定的保护作用，这为痹祺胶囊治疗骨关节炎提供了重要的实验依据。其作用机制可能是由于痹祺胶囊具有益气养血、祛风除湿、活血止痛功能，加快了关节局部的血液循环，通过滑液的渗透代谢，增强了受损组织的营养供给和有害代谢产物的及时清除，从而避免软骨细胞遭受进一步的损伤，使其得以修复（图 8-14）。

5. 抗炎作用[8,9]　以脂多糖（LPS）刺激小鼠单核/巨噬细胞株 RAW264.7，可以诱导细胞产生多种炎症相关介质和细胞因子，如分泌 NO、TNF-α、IL-6、COX-2 等。以 LPS 诱导 RAW264.7 细胞作为体外炎症模型，被广泛用于抗炎药物的筛选评价。其中 NO 作为众多炎症介质中的重要因子之一，在调节多种生理功能方面起着重要作用，如血管扩张、神经传递和炎症应答等。RAW264.7 细胞株经 LPS 刺激向细胞培养液中释放产生的 NO 和 TNF-α，其浓度可以用来评价炎症反应的强弱程度。痹祺胶囊的 3 种溶剂提取物

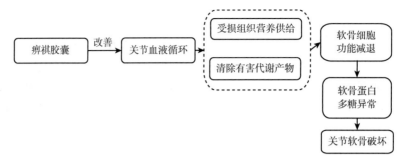

图 8-14 痹祺胶囊软骨保护作用机制图

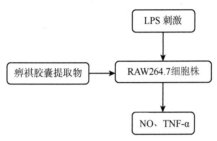

图 8-15 痹祺胶囊抗炎作用机制图

均有很强的抑制 LPS 刺激 RAW264.7 细胞分泌 NO 和 TNF-α 的作用，但是尤其以水提取物抑制作用最强，且剂量依赖性明显，显示出水提取工艺对痹祺胶囊中抗炎有效成分的提取效率最高（图 8-15）。

6. 免疫调节作用[10-12]　HCgp-39 来源于关节软骨细胞、滑膜细胞、单核巨噬细胞和中性粒细胞，有研究表明它可能与组织重建有关，并能反映关节软骨降解破坏和滑膜炎症的程度。HCgp-39 在 RA 发病过程中发挥着重要作用，被认为是重要的自身抗原。研究证实 RA 患者的关节软骨细胞、滑膜细胞和外周血单个细胞（PBMC）均高度表达 HCgp-39 mRNA，而正常人几乎没有表达，且与 RA 的疾病活动性呈正相关。痹祺胶囊对 RA 患者 PBMC 中 HCgp-39 mRNA 的表达水平有影响，提示单核细胞 HCgp-39 mRNA 与 RA 活动性的相关性，以及痹祺胶囊的免疫调节作用（图 8-16）。

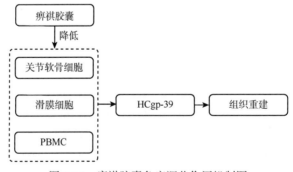

图 8-16 痹祺胶囊免疫调节作用机制图

【临床应用】　痹祺胶囊在改善类风湿关节炎、骨关节炎、强直性脊柱炎方面的有效率优于其他疗法。

1. 类风湿关节炎[13-19]　痹祺胶囊用于治疗关节疼痛，肿胀僵硬，麻木不仁，行动不利，面色淡白，心悸，自汗，神疲乏力，舌淡苔薄白，脉细弱之类风湿关节炎。

痹祺胶囊治疗类风湿关节炎后，痹祺胶囊治疗组的临床效果优于对照组，可明显改善患者的症状和体征，治疗组用药后 ESR、RF、CRP、IgA、IgG 的降低作用更显著。安全性分析结果表明治疗组不良反应更少。说明痹祺胶囊治疗类风湿关节炎有较好的临床疗效和安全性。痹祺胶囊联合托珠单抗、甲氨蝶呤、云克等药物治疗类风湿关节炎的临床观察显示，药物联合治疗后患者晨僵时间、关节肿胀数、关节压痛数、握力及 RF、ESR、CD3$^+$、CD4$^+$、CD4$^+$/CD8$^+$，血清 IgG、IgA、IgM 等实验指标均显著改善。说明痹祺胶囊联合托珠单抗治疗类风湿关节炎对于改善患者的临床症状、实验室指标、提高疗效均有显著的作用。

2. 膝骨关节炎[20-23]　痹祺胶囊治疗膝骨关节炎疗效显著，其不仅可以明显改善患者膝骨关节炎症，还能明显改善患者病情，降低 OA 患者血清、关节液 MMP-3 的活性，提高金属蛋白酶组织抑制因子（TIMP）-1 的活性，抑制关节软骨基质降解，保护关节软骨，在提升患者生活质量和运动质量的基础上促进患者身体康复。

膝关节镜清理联合痹祺胶囊口服可治疗膝骨关节炎，两者联用后可使患者的膝骨关节炎评分明显改善，说明选择性膝关节镜清理联合口服痹祺胶囊治疗膝骨关节炎能有效缓解患者关节疼痛，有良好的临床疗效。

3. 颈椎病[24-26]　颈椎病患者在常规理疗基础上加服痹祺胶囊，治疗总有效率较高，且未见严重不良反应。说明痹祺胶囊治疗交感型、椎动脉型、神经根型颈椎病均有效、安全。

4. 强直性脊柱炎[27, 28]　痹祺胶囊联合柳氮磺胺吡啶可治疗强直性脊柱炎，两药联用可使患者的 AS 疗效评价标准指标及 ESR、CRP 均改善，且效果明显优于药物单用。说明痹祺胶囊联合柳氮磺胺吡啶能迅速减轻强直性脊柱炎患者的症状、体征，且患者具有良好的安全性和耐受性。

痹祺胶囊联合雷公藤多苷片也可治疗强直性脊柱炎，两药联合治疗后患者的总体评分、机体功能指数、疾病活动指数、ESR、CRP 及脊柱痛评分均明显改善，且胃肠不适的发生率低于单独用药组。说明雷公藤多苷片联合痹祺胶囊治疗强直性脊柱炎疗效优于单用雷公藤多苷片治疗，且能降低雷公藤多苷片引起的胃肠道不良反应的发生率。

5. 腰椎间盘突出症[29-32]　痹祺胶囊可治疗腰椎间盘突出症，可不同程度地改善患者的临床症状和体征。说明痹祺胶囊治疗腰椎间盘突出症疗效突出稳定。另外，手法配合痹祺胶囊治疗腰椎间盘突出症具有见效快、治愈率高的特点。

6. 风湿性多肌痛[33]　痹祺胶囊与泼尼松两药联用治疗风湿性多肌痛的总有效率和改善风湿性多肌痛症状积分明显好于单药应用，联合用药能够更好地调节风湿性多肌痛患者的免疫状态。说明痹祺胶囊联合泼尼松有助于提高风湿性多肌痛的临床疗效。

【不良反应】　①痹祺胶囊因其君药马钱子毒性较大，临床常有不良反应报道。②胃肠道不适[34]。

【使用注意】　①高血压患者、孕妇忌服。②运动员慎用。

【用法与用量】　口服，一次 4 粒，一日 2～3 次。

参 考 文 献

[1] Bennett G J, Xie Y K. A peripheral mononeuropathy in rat that produces disorders of pain sensation like those seen in man[J]. Pain, 1988, 33（1）: 87-107.

[2] 刘玉璇, 赵宇, 刘静, 等. 痹祺胶囊对慢性神经病理性疼痛模型大鼠的镇痛作用[J]. 中华中医药杂志, 2013, 28(6):1737-1739.

[3] 刘维, 吴沅皞, 刘晓亚, 等. 痹祺胶囊对骨关节炎的抗氧化作用[J]. 中药药理与临床, 2010, 26（4）: 67-69.

[4] 许放, 师咏梅, 柳占彪, 等. 痹祺胶囊对实验性骨关节炎大鼠 NO、HYP 的影响[J]. 天津中医药, 2011, 28（3）: 237-239.

[5] 吴沅皞，刘维，刘晓亚，等. 痹祺胶囊对兔骨关节炎软骨代谢的作用研究[J]. 中华中医药学刊，2010，28（8）：1608-1610.

[6] 柳占彪，师咏梅，许放，等. 痹祺胶囊对大鼠膝骨关节炎软骨组织影响的病理形态观察[J]. 天津中医药，2010，27（4）：318-321.

[7] 刘维，吴沅皞，刘晓亚，等. 痹祺胶囊含药血清对体外培养软骨细胞的保护作用[J]. 中华中医药杂志，2010，25（8）：1283-1286.

[8] 冯其帅，王贵芳，王强松，等. 痹祺胶囊水提取物及其单体成分抗炎活性比较[J]. 中国实验方剂学杂志，2016，22（3）：89-93.

[9] 张馨方，王强松，崔元璐. 痹祺胶囊提取物对RAW264.7细胞模型的抗炎作用[J]. 中成药，2014，36（1）：26-30.

[10] 刘维，刘晓亚. 痹祺胶囊对类风湿关节炎外周血单核细胞人类软骨糖蛋白39的影响[J]. 中华中医药杂志，2009，24（3）：391-392.

[11] Hakala B E，White C，Recklies A D. Human cartilage gp-39, a major secretory product of articular chondrocytes and synovial cells, is a mammalian member of a chitinase protein family[J]. Journal of Biological Chemistry, 1993, 268（34）: 25803-25810.

[12] Vos K, Steenbakkers P, Miltenburg A M M, et al. Raised human cartilage glycoprotein-39 plasma levels in patients with rheumatoid arthritis and other inflammatory conditions[J]. Annals of the Rheumatic Diseases, 2000, 59（7）: 544-548.

[13] 贾建云，黄传兵，杨秀丽，等. 痹祺胶囊治疗类风湿关节炎、骨关节炎、强直性脊柱炎临床研究的Meta分析[J]. 中医药临床杂志，2015，27（8）：1153-1156.

[14] 刘维，陈伏宇，王熠，等. 痹祺胶囊与正清风痛宁片治疗类风湿关节炎40例临床观察[J]. 中华中医药杂志，2007，22（4）：244-247.

[15] 杨艳，范琳琳，顾丽丽，等. 痹祺胶囊治疗类风湿关节炎随机对照试验的Meta分析[J]. 天津中医药大学学报，2014，33（6）：333-338.

[16] 饶莉，石哲群，杨静. 痹祺胶囊联合托珠单抗治疗类风湿性关节炎的临床疗效观察[J]. 中药材，2015，38（4）：866-868.

[17] 接红宇，吴启富，丁朝霞，等. 痹祺胶囊联合甲氨喋呤治疗类风湿关节炎的临床研究[J]. 中国中西医结合杂志，2012，32（2）：195-198.

[18] 万红建，刘军，徐军英，等. 痹祺胶囊联合小剂量甲氨蝶呤治疗类风湿关节炎的疗效观察[J]. 中国生化药物杂志，2012，33（5）：669-671.

[19] 邓莉，杨祖成，张玉高，等. 云克联合痹祺胶囊治疗类风湿关节炎的临床观察[J]. 延安大学学报（医学科学版），2016，14（2）：25-27.

[20] 刘维，薛斌. 痹祺胶囊治疗膝骨关节炎临床观察[J]. 辽宁中医杂志，2011，38（7）：1254-1255.

[21] 李芳，姚建华，于织波，等. 痹祺胶囊治疗膝骨关节炎的临床疗效研究[A]. 中国中药杂志2015/专集：基层医疗机构从业人员科技论文写作培训会议论文集. 中国中药杂志社，2016：1169.

[22] 李芳，姚建华，张凤肖，等. 痹祺胶囊对膝骨关节炎患者MMP-3、TIMP-1表达的影响[J]. 中华中医药杂志，2014，29（8）：2701-2703.

[23] 宋敬锋，毕成，刘昊. 膝关节清理联合痹祺胶囊治疗膝关节骨关节炎疗效观察[J]. 中华中医药杂志，2016，31（4）：1358-1360.

[24] 胡建威，张亦康，王斌. 痹祺胶囊治疗交感型颈椎病的疗效观察[J]. 中国药房，2012，23（28）：2638-2640.

[25] 袁博. 痹祺胶囊治疗椎动脉型颈椎病疗效观察[J]. 中华中医药杂志，2010，25（7）：1148-1149.

[26] 赵冀伟. 痹祺胶囊治疗神经根型颈椎病的临床观察[J]. 中华中医药杂志，2010，25（11）：1911-1913.

[27] 王晓静，张英飞，樊国亮. 痹祺胶囊联合柳氮磺胺吡啶治疗强直性脊柱炎的临床观察[J]. 中华中医药杂志，2012，27（9）：2492-2493.

[28] 傅强，郭小明，辛景义. 雷公藤多苷片联合痹祺胶囊治疗强直性脊柱炎20例临床观察[J]. 湖南中医杂志，2014，30（8）：88-89，106.

[29] 白人骁. 痹祺胶囊治疗腰椎间盘突出症多中心观察[J]. 天津中医，2004，21（3）：194-195.

[30] 孔令勤，李昕晔，周天聪，等. 痹祺胶囊治疗腰椎间盘突出症30例临床观察[J]. 中华中医药杂志，2014，29（10）：3351-3352.

[31] 黄振俊，陈建新，李彦，等. 手法配合痹祺胶囊治疗腰椎间盘突出症临床研究[J]. 科学技术与工程，2009，9（11）：3051-3053.

[32] 郭伟，卫杰，范宇，等. 手法结合痹祺胶囊口服治疗腰椎间盘突出症症状学评分研究[J]. 中华中医药杂志，2010，25（1）：157-158.

[33] 王波，张葆，王洪武. 痹祺胶囊联合泼尼松治疗风湿性多肌痛18例临床观察[J]. 中华中医药杂志，2009，24（5）：596-598.

[34] 过振华，马红梅，张伯礼. 痹祺胶囊药理毒理回顾及安全性研究展望[J]. 中国药物警戒，2008，5（1）：45-48.

（香港浸会大学中医药学院　吕爱平，中国中医科学院中医临床基础医学研究所　刘孟宇，

西南交通大学　沈佳雯）

通痹片（胶囊）

【药物组成】 制马钱子、金钱白花蛇、蜈蚣、全蝎、地龙、僵蚕、乌梢蛇、天麻、人参、黄芪、当归、羌活、独活、防风、麻黄、桂枝、附子（黑顺片）、制川乌、薏苡仁、苍术（炒）、麸炒白术、桃仁、红花、没药（炒）、炮山甲、醋延胡索、牡丹皮、北刘寄奴、王不留行、鸡血藤、香附（酒制）、木香、枳壳、路路通、川牛膝、伸筋草、砂仁、木瓜、续断、大黄、朱砂。

【处方来源】 研制方。《中国药典》（2015 年版）。

【功能与主治】 祛风胜湿，活血通络，散寒止痛，调补气血。用于寒湿闭阻、瘀血阻络、气血两虚所致的痹证，症见关节冷痛、屈伸不利；风湿性关节炎、类风湿关节炎见上述证候者。

【药效】 主要药效如下：

1. 抗炎镇痛作用[1] 类风湿关节炎是淋巴细胞、中性粒细胞和细胞因子共同介导的以多关节炎为特征的慢性自身免疫性疾病，早期以关节滑膜的炎性病变为主，后期可发生软骨和骨组织破坏。在类风湿关节炎的发病机制中细胞因子起着关键作用，尤其是 IL-1 和 TNF-α。通痹胶囊对卵白蛋白诱发的兔类风湿性关节炎具有抑制作用，主要表现为减轻关节肿胀、抑制关节滑膜上皮增生和炎性细胞浸润、抑制关节纤维组织增生、减轻关节软骨损害，作用机制可能与减少血清 IL-1 和 TNF-α 含量有关。

2. 免疫抑制作用[2] AA 大鼠经过通痹片治疗后，血清及关节液内炎性细胞因子的水平明显降低，脾淋巴细胞分泌炎性细胞因子的能力显著受到抑制。表明通痹片具有广泛的免疫抑制作用，可降低炎性细胞因子炎症介质的水平，从而阻止骨质破坏的发生和发展，具有良好的免疫抑制作用。

【临床应用】

1. 类风湿关节炎[3-6] 通痹胶囊可用于治疗膝部胀痛或刺痛，痛处固定不移，夜间痛甚，局部压痛明显，皮色暗黑，面色晦暗，舌淡紫或有瘀斑瘀点，苔薄白，脉沉细或细涩之类风湿关节炎。在联合慢作用药物治疗基础上加用通痹胶囊，可以改善类风湿关节炎患者 28 个关节疾病活动度评分（DAS28）、ACR20 和 ACR50，降低患者血清中 IL-1、IL-6、TNF-α 水平，明显改善类风湿关节炎患者的微循环情况，改善患者麻木、怕凉等症状，这说明通痹胶囊对于改善患者的相关症状，降低炎性指标具有积极的作用。

2. 风湿性关节炎 通痹胶囊可用于四肢乏力，关节酸沉，绵绵而痛，麻木尤甚，汗出畏寒，时见心悸，纳呆，颜面微青而白，形体虚弱，舌质淡红欠润滑，苔黄或薄白，脉多沉虚而缓之风湿性关节炎。本品具有调补气血、祛风胜湿、活血通络，消肿止痛功效，可抗炎镇痛，缓解腰膝酸痛、筋骨无力等症。

3. 骨关节炎[7-9] 通痹胶囊可以有效降低膝骨关节炎的炎症反应，降低患者血清中 CRP、IL-1、IL-6、TNF-α 水平，且可有效降低患者关节滑液中基质金属蛋白酶（MMP）-3、MMP-9 水平，改善患者膝关节疼痛、压痛、肿胀、晨僵等症状，提高患者膝关节功能，对于膝骨关节炎患者具有非常显著的临床疗效。

【不良反应】　尚不明确。

【使用注意】　①孕妇、儿童禁用。②肝肾功能损害与高血压患者慎用。③含马钱子、附子、川乌等有毒中药，不可过量久服。④忌食生冷油腻食物。

【用法与用量】　片：饭后服，一次2片，一日2～3次。胶囊：口服。一次1粒，一日2～3次，饭后服用或遵医嘱。

参 考 文 献

[1] 曹庆勇,王培源,王巧云,等. 通痹胶囊对类风湿性关节炎模型兔关节病变的影响[J]. 中国中药杂志,2018,43（5）:1034-1041.

[2] 唐瑛,刘非凡,王小昆,等. 通痹片对大鼠佐剂性关节炎防治作用及其机理研究[J]. 中国比较医学杂志, 2003,（5）: 18-20.

[3] 赵守英,王静. 通痹胶囊对类风湿关节炎患者体内微循环的影响[J]. 临床检验杂志（电子版）, 2018, 7（3）: 484.

[4] 徐萍, 章鹏, 于笑霞. 通痹胶囊治疗寒湿痹阻型类风湿性关节炎35例[J]. 西部中医药, 2017, 30（8）: 92-94.

[5] 王晓磊, 武晔, 于笑霞, 等. 通痹胶囊治疗类风湿关节炎（寒湿痹阻型）临床疗效及安全性观察[J]. 天津中医药, 2017, 34（7）: 443-445.

[6] 王晓磊, 武晔, 姜淑华, 等. 通痹胶囊对膝骨关节炎患者关节功能及关节滑液基质金属蛋白酶-3、-9水平的具体影响分析[J]. 中国社区医师, 2017, 33（32）: 95, 97.

[7] 王晓磊, 于笑霞, 姜淑华, 等. 通痹胶囊对类风湿关节炎活动期患者血清 IL-1、IL-6、TNF-α 表达的影响[J]. 现代中西医结合杂志, 2015, 24（10）: 1098-1100.

[8] 王晓磊, 武晔, 姜淑华, 等. 通痹胶囊治疗寒湿痹阻型膝关节骨关节炎临床研究[J]. 陕西中医, 2018, 39（4）: 491-493.

[9] 王继鹏, 姜凤仙, 于希蕊, 等. 通痹胶囊治疗膝骨关节炎的随机、双盲、阳性药平行对照多中心临床研究[J]. 中西医结合心血管病电子杂志, 2018, 6（20）: 70-71.

（香港浸会大学中医药学院　吕爱平，中国中医科学院中医临床基础医学研究所　刘孟宇，

西南交通大学　沈佳雯）

第九章

系统性红斑狼疮中成药名方

第一节 概　述

一、概　念

系统性红斑狼疮（systemic lupus erythematosus，SLE）是自身免疫介导的，以免疫性炎症为突出表现的弥漫性结缔组织病[1]。血清中出现以抗核抗体为代表的多种自身抗体和多系统受累是 SLE 的两个主要临床特征。本病好发于生育年龄的女性，多见于 15～45 岁年龄段，发病率女：男为（7∶1）～（9∶1），我国的患病率约为 70/10 万。

二、病因及发病机制

（一）病因

SLE 的病因尚不完全明确，可能为内外因素激发存在遗传易感性的个体，导致机体免疫系统紊乱而发病。外源性激发因素：①细菌、病毒通过分子模拟、超抗原机制、自身反应性白细胞多克隆激活破坏机体自身免疫耐受。②紫外线或光敏感食物可导致炎症、组织损伤，引起自身组织成分变构。③药物引起自身组织成分变构而使其成为自身抗原。内源性激发因素：①雌激素促进抗 DNA 抗体形成，加重狼疮临床症状。②应激状态可激发神经内分泌反应，影响免疫细胞功能。

（二）发病机制

SLE 的发病机制尚不完全明确，各种因素相互作用引起机体免疫系统紊乱，最重要的特征是产生多种自身抗体，与抗原形成免疫复合物，沉积于组织器官血管壁上，激活补体系统，产生血管炎，这是导致 SLE 多组织、器官损伤的共同免疫病理基础。另外，除自身抗体外，SLE 还有免疫细胞、细胞因子等异常。免疫细胞异常包括 B 细胞、T 细胞、单核细胞异常，表现为 B 细胞高度活跃，T 细胞减少，主要为调节性 T 细胞（CD8+）和 T 抑制-诱导细胞（CD4$^+$、CD5$^+$）减少，NK 细胞的细胞毒作用下降；细胞因子异常包括 IL-1、IL-2、IL-2R、IFN-α、IFN-γ、IL-4、IL-6、IL-10 升高，这些细胞因子的异常，直接影响 B 细胞和 T 细胞。

三、临床表现

一般情况：全身症状包括全身乏力不适、发热、体重下降、厌食、萎靡不振和嗜睡。

皮肤黏膜表现：鼻梁和双颧颊部呈蝶形分布的高出皮面、痒、痛性红斑是 SLE 特征性改变。皮肤损害包括光敏感、脱发、手足掌面和甲周红斑、盘状红斑、结节性红斑、脂膜炎、网状青斑、雷诺现象等。骨、关节与肌肉表现：多发性关节疼痛或关节炎是 SLE 最常见表现，典型关节病变为对称性双手小关节、腕关节和膝关节的炎症。肾脏表现：又称狼疮性肾炎，表现为蛋白尿、血尿、管型尿，乃至肾衰竭。神经系统损害：又称神经精神狼疮。轻者仅有偏头痛、性格改变、记忆力减退或轻度认知障碍；重者可表现为脑血管意外、昏迷、癫痫持续状态等。血液系统表现：贫血、白细胞减少、血小板减少常见；患者还常出现心包炎、肺间质性病变等。

免疫学异常主要体现在抗核抗体谱（ANAs）方面。包括抗双链 DNA（ds-DNA）抗体、抗 Sm 抗体、抗核糖体 P 蛋白抗体等。

四、诊　　断

目前普遍采用美国风湿病学会（ACR）1997 年推荐的 SLE 分类标准。该分类标准的 11 项中，符合 4 项或 4 项以上者，在除外感染、肿瘤和其他结缔组织病后，可诊断 SLE，其中免疫学异常和高滴度抗核抗体更具有诊断意义。此标准敏感性和特异性分别为 95% 和 85%。

五、治　　疗

（一）常用化学药物及现代技术

系统性红斑狼疮患者病情复杂，根据病情轻重程度，选择用药。

轻型 SLE 的药物治疗：非甾体抗炎药（NSAIDs）控制关节炎；抗疟药控制皮疹和减轻光敏感；短期局部应用激素治疗皮疹；小剂量激素（泼尼松≤10mg/d）可减轻症状；权衡利弊，必要时可用硫唑嘌呤、甲氨蝶呤或环磷酰胺等免疫抑制剂。

重型 SLE 的治疗：治疗主要分两个阶段，即诱导缓解和巩固治疗。糖皮质激素：具有强大的抗炎作用和免疫抑制作用，是治疗 SLE 的基础药。免疫抑制剂联合治疗可选用环磷酰胺、硫唑嘌呤、甲氨蝶呤等。对有重要脏器受累，乃至出现狼疮危象的患者，可以使用较大剂量糖皮质激素冲击治疗。环磷酰胺：作用于 S 期的细胞周期特异性烷化剂，其对体液免疫的抑制作用较强，能抑制 B 细胞增殖和抗体生成，且抑制作用较持久，是治疗重症 SLE 的有效药物之一，尤其是在狼疮性肾炎和血管炎的患者中，环磷酰胺与激素联合治疗能有效地诱导疾病缓解，阻止和逆转病变的发展，改善远期预后。硫唑嘌呤：为嘌呤类似物，可通过抑制 DNA 合成发挥细胞毒作用，对浆膜炎、血液系统、皮疹等作用较好。甲氨蝶呤：为二氢叶酸还原酶拮抗剂，通过抑制核酸的合成发挥细胞毒作用。疗效不及环磷酰胺冲击疗法，但长期用药耐受性较佳。主要用于关节炎、肌炎、浆膜炎和皮肤损害为主的 SLE。环孢素：可特异性抑制 T 淋巴细胞产生 IL-2，发挥选择性的细胞免疫抑制作用，是一种非细胞毒免疫抑制剂。对狼疮性肾炎（特别是 V 型狼疮性肾炎）有效。吗替麦考酚酯：为次黄嘌呤单核苷酸脱氢酶抑制剂，可抑制嘌呤从头合成途径，从而抑制淋巴细胞活化。治疗狼疮性肾炎有效，能够有效地控制Ⅳ型狼疮性肾炎活动。生物制剂：抗 CD20 单克隆抗体可通过清除记忆 B 细胞和重建初始过渡期 B 细胞治疗 SLE 和狼疮性肾炎，安全性较好；阿巴西普是 CTLA4 和 IgG 重链成分之间的融合蛋白，可提高肾脏完全应答率，其对狼疮性肾炎的临床疗效仍需大量研究进一步证实。植物药：雷公藤多苷片治疗狼疮性肾炎有效。

（二）中成药名方治疗

中医药防治 SLE，具有作用多靶点、多环节的特点。中药治疗不仅可改善临床症状和生存质量，还能够大大提高患者的远期疗效及生存率。但 SLE 涉及多系统病变，病情复杂且多严重，中成药只是配合治疗，具有良好的增效减毒作用。

第二节 中成药名方的辨证分类与药效

SLE 病因病机复杂，各学者在辨证及论治上都有自己独到的见解[2-5]。中医证型分类及常见中成药如下：

一、清热解毒类

SLE 热毒炽盛证证候：面部蝶形红斑或手足红斑鲜艳或紫红，伴有高热、烦躁、口干口渴，或神昏谵语、抽搐，或肌肉酸痛、关节疼痛，大便干结，小便短赤，舌红绛，苔黄，脉洪数。

SLE 热毒炽盛证病理变化主要表现为多种自身抗体和抗原形成免疫复合物，沉积于组织器官血管壁上，激活补体系统，产生血管炎，导致皮肤、神经系统等的组织、器官损伤。

清热解毒类中成药具有增强机体非特异性免疫功能，调节炎症因子，抑制炎症反应的作用。实验研究发现[5]，清热解毒活血中药的含药血清可明显抑制狼疮性肾炎患者血清干预下的肾小球系膜细胞增殖、诱导肾小球系膜细胞的凋亡、抑制抑凋亡蛋白 Bcl-2 的合成、下调 Bcl-2 mRNA 的表达，这可能是清热解毒活血中药治疗狼疮性肾炎的分子机制。

常用中成药：血必净注射液、狼疮丸等。

二、滋补肾阴类

SLE 肝肾阴虚证证候：主要有长期低热、五心烦热、头晕目眩、咽干舌燥、腰酸盗汗、关节痛、脱发、乏力、失眠、耳鸣、皮疹色红或暗红、尿少便干，女性可有月经不调、舌红少苔、脉弦细数。

SLE 肝肾阴虚证主要的病理变化是机体免疫功能异常。

滋补肾阴类中成药具有增强细胞的免疫功能、调节机体免疫平衡等作用。

常用中成药：六味地黄丸、百令胶囊等。

三、健脾益肾类

SLE 脾肾阳虚证证候：以畏寒肢冷、气促乏力为主要症状；大便溏、小便清长、脉沉细、颜面或全身水肿、舌淡有齿印、脱发耳鸣、腰膝酸软、苔薄、纳呆、面色白为次要症状。

SLE 脾肾阳虚证的主要病理变化是炎症反应、肾衰竭、B 细胞功能亢进、T 细胞功能低下、细胞免疫因子分泌异常等。

健脾益肾类中成药具有调节免疫功能、抑制炎症反应等作用。

常用中成药：黄芪注射液等。

参 考 文 献

[1] 中华医学会风湿病学分会. 系统性红斑狼疮诊治指南（草案）[J]. 中华风湿病学杂志，2003，7（8）：508-513.

[2] 夏婕. 系统性红斑狼疮住院患者中西医治疗的临床分析[D]. 广州：广州中医药大学，2012.

[3] 姚重华，苏励，覃光辉. 中药治疗狼疮性肾炎的实验研究近况[J]. 辽宁中医药大学学报，2009，11（2）：34-35.

[4] 黄雪霞，肖敬，李振宗，等. 狼疮肾炎的中医药治疗进展[J]. 时珍国医国药，2008，154（6）：1512-1513.

[5] 李燕. 清热解毒活血法治疗狼疮性肾炎疗效及作用机理探讨[D]. 广州：广州中医药大学，2007.

（山东中医药大学附属医院　刘　英、樊　冰，中国中医科学院中医临床基础医学研究所　陈则旭）

第三节　中成药名方

一、清热解毒类

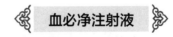

血必净注射液

【药物组成】　红花、赤芍、川芎、丹参、当归。

【处方来源】　研制方。国药准字 Z20040033。

【功能与主治】　化瘀解毒。用于温热类疾病，症见发热、喘促、心悸、烦躁等瘀毒互结证；适用于因感染诱发的全身炎症反应综合征；也可配合治疗多器官功能失常综合征的脏器功能受损期。

【药效】　主要药效如下：

1. 免疫调节作用[1]　严重脓毒症患者凝血系统障碍及炎症反应失控十分常见，且与疾病的严重程度及预后密切相关。研究发现，脓毒症早期炎症介质刺激凝血系统活化，同时，凝血系统活化可促进炎症的进一步发展，形成正反馈循环，从而加剧脓毒症的恶化。血必净注射液可显著降低脓毒症大鼠组织 TNF-α 蛋白水平，防止凝血功能异常，从而有效防止脓毒症的发生发展。

2. 保护血管内皮细胞[2]　血管内皮细胞在多器官功能障碍综合征（MODS）发生发展的病生理过程中起着重要作用。它可以调节免疫应答以及凝血系统的活性。血管内皮细胞可以产生和分泌心房钠尿肽、前列环素、血管性血友病因子（vWF）、血栓调节蛋白等几十种体液因子和生物活性物质，调节心血管、呼吸、泌尿、水盐代谢和血液凝固等多种功能。研究证明血必净注射液可以调节内毒素损伤内皮细胞培养液中的 vWF 及 ET 浓度，对内毒素损伤的内皮细胞有保护作用。

【临床应用】

1. 系统性红斑狼疮[3]　血必净注射液用于治疗面部蝶形红斑或手足红斑鲜艳或紫红，伴有高热、烦躁、口干口渴，或神昏谵语、抽搐，或肌肉酸痛、关节疼痛，大便干结，小便短赤，舌红绛，苔黄，脉洪数之系统性红斑狼疮。血必净注射液可以较好地控制病情，能够将脾脏的 Th2 细胞转化为 Th1 细胞，改变 Th1/Th2 的值和机体的免疫应答类型，对系统性红斑狼疮的免疫功能产生影响。

2. 重症肺炎[4]　临床和基础研究证实重症肺炎是重症监护室病房中常见病，其病情进展快，如治疗不及时可诱发多脏器功能障碍综合征、急性呼吸窘迫综合征（ARDS），甚至死亡。血必净注射液治疗重症肺炎感染患者可以改善其免疫功能。其可以抑制炎性介质释放，抑制血小板聚集、扩张血管、改善微循环与组织灌注，维持凝血、纤溶系统的平衡；能减少机体被病毒侵害而保护受损器官。

3. 脓毒症[5]　是严重感染、严重创（烧）伤、休克、外科手术后常见的并发症，可导致脓毒性休克、多器官功能障碍综合征，血必净注射液具有活血化瘀、疏通经络、溃散毒邪的作用，能够拮抗内毒素，具有拮抗 TNF-α 的作用，治疗脓毒症的疗效明显。

【不良反应】　个别患者出现皮肤痒感。

【使用注意】　①在治疗由感染诱发的全身炎性反应综合征及多器官功能障碍综合征时，在控制原发病的基础上联合使用本品。②本品与其他注射剂同时使用时，要用 50ml 生理盐水间隔，不宜混合使用。③本品在静脉滴注过程中禁止与其他注射剂配伍使用。④在使用本品前，如发现本品性状发生改变如出现浑浊、毛点、絮状物、沉淀物等现象时禁止使用。

【用法与用量】　静脉注射。全身炎性反应综合征：50ml 加生理盐水 100ml 静脉滴注，在 30～40 分钟内滴毕，一日 2 次。病情重者，一日 3 次。多器官功能障碍综合征：100ml 加生理盐水 100ml 静脉滴注，在 30～40 分钟内滴毕，一日 2 次，病情重者，一日 3～4 次。

参 考 文 献

[1] 李银平，乔佑杰，武子霞，等. 血必净注射液对脓毒症大鼠组织肿瘤坏死因子-α 及凝血功能的影响[J]. 中国中西医结合急救杂志，2007，14（2）：104-107.

[2] 高红梅，常文秀，曹书华. "血必净"注射液对内毒素刺激的内皮细胞的影响[J]. 中国急救医学，2005，25（6）：437-438.

[3] 王彦博，赵艳琴，丁砚兰，等. 血必净注射液对系统性红斑狼疮小鼠脾脏 T 淋巴细胞的免疫调节作用[J]. 感染、炎症、修复，2015，16（1）：28-32.

[4] 谭并志. 血必净注射液治疗重症肺炎 30 例疗效观察[J]. 内科，2014，9（6）：669-670，676.

[5] 刘清泉，梁腾霄，刘红旭，等. 血必净注射液治疗脓毒症的多中心临床研究[J]. 北京中医，2007，26（1）：15-18.

（山东中医药大学附属医院　刘　英、樊　冰，中国中医科学院中医临床基础医学研究所　陈则旭）

狼疮丸

【药物组成】　金银花、连翘、蒲公英、黄连、地黄、大黄（酒炒）、甘草、蜈蚣（去头尾足）、赤芍、当归、丹参、桃仁（炒）、红花、蝉蜕、浙贝母。

【处方来源】　研制方。《中国药典》（2015 年版）。

【功能与主治】　清热解毒，凉血活血。用于热毒壅滞、气滞血瘀所致的系统性红斑狼疮。

【药效】　主要药效如下：

1. 抗炎[1,2]　系统性红斑狼疮是由于免疫系统功能障碍所致的一种变态反应性疾病，且炎症反应在疾病的发病过程中起着重要作用，研究发现狼疮丸对卡拉胶、制霉菌素以及甲醛所致的大鼠足爪水肿有明显的抗炎作用，且对Ⅰ、Ⅲ、Ⅳ型超敏反应以及大鼠佐剂性关节炎有一定程度的抑制作用。

2. 改善局部血液循环　狼疮丸能改善局部血液循环，由于局部血液循环改善，局部水肿也改善。

【临床应用】

系统性红斑狼疮[2]　狼疮丸可用于治疗面部蝶形红斑或手足红斑鲜艳或紫红，伴有高热、烦躁、口干口渴，或神昏谵语、抽搐，或肌肉酸痛、关节疼痛，大便干结，小便短赤，舌红绛，苔黄，脉洪数之系统性红斑狼疮。狼疮丸可改善患者的临床症状和体征，如发热、关节肿痛等，改善患者的实验室指标。

【不良反应】　尚不明确。

【使用注意】　①孕妇忌用。②寒湿证者不宜用。③系统性红斑狼疮伴内脏损害者，必须配合西药治疗。

【用法与用量】　口服。水蜜丸一次 5.4g，小蜜丸一次 10g，大蜜丸一次 2 丸，一日 2次；系统性红斑狼疮急性期一次服用量加倍，一日 3 次。

参 考 文 献

[1] 王桂芝，周重楚，刘威，等. 狼疮丸的药理作用[J]. 中药药理与临床，1991，7（3）：28-31.

[2] 王仲英. 狼疮丸治疗 SLE 的临床与实验研究[J]. 中西医结合杂志，1989，9（8）：465-468，452.

（山东中医药大学附属医院　刘　英、樊　冰，中国中医科学院中医临床基础医学研究所　陈则旭）

二、滋补肾阴类

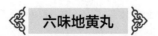

六味地黄丸

【药物组成】　熟地黄、酒萸肉、牡丹皮、山药、茯苓、泽泻。

【处方来源】　北宋·钱乙《小儿药证直诀》。《中国药典》(2015年版)。

【功能与主治】　滋阴补肾。用于肾阴亏损，头晕耳鸣，腰膝酸软，骨蒸潮热，盗汗遗精，消渴。

【药效】　主要药效如下：

1. 免疫调节作用[1,2]　现代医学认为系统性红斑狼疮的发病与多种因素之间存在密切联系。遗传因素、环境因素、雌激素水平因素相互作用，能够引起T细胞减少、调节性T细胞功能降低、辅助性T细胞与调节性T细胞平衡紊乱及功能异常，从而引起B细胞增生过度，自身抗体大量产生。另外，大量研究表明，在系统性红斑狼疮疾病发生和发展中，Th1和Th2细胞因子的失衡具有重要作用。

六味地黄丸能提高模型动物的IL-2活性，增强红细胞的免疫功能，同时不断改善Th1和Th2代表性细胞因子，从而进一步调节Th1/Th2平衡（图9-1）。方中熟地黄有兴奋或调节下丘脑-垂体-肾上腺皮质轴的功能，也可拮抗外源性激素对垂体-肾上腺皮质的抑制作用，延缓肝脏对皮质激素的分解，使血中皮质激素升高。这说明六味地黄方不是单纯的免疫促进剂或免疫抑制剂，而是通过调节机体免疫平衡发挥作用。

2. 调节机体代谢　六味地黄丸有调节机体代谢的作用。

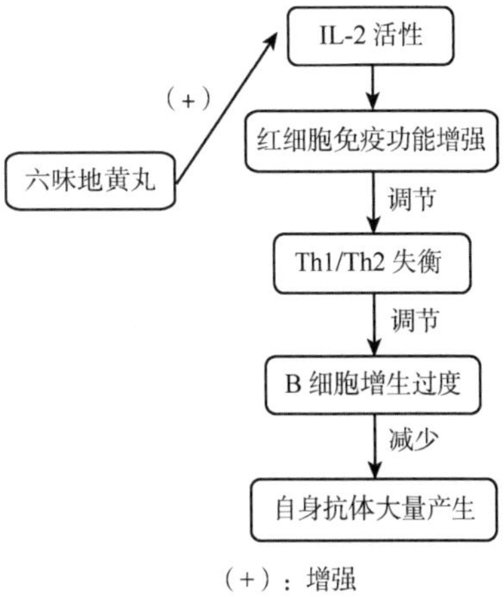

【临床应用】

（+）：增强

图9-1　六味地黄丸免疫调节作用机制图

1. 系统性红斑狼疮[3-5]　六味地黄丸用于治疗长期低热、五心烦热、头晕目眩、咽干舌燥、腰酸盗汗、关节痛、脱发、乏力、失眠、耳鸣、皮疹色红或暗红、尿少便干，女性可有月经不调，舌红少苔、脉弦细数之系统性红斑狼疮。

六味地黄丸联合激素及免疫抑制剂治疗系统性红斑狼疮的总有效率与糖皮质激素、免疫抑制剂组相当；且六味地黄丸联合激素及免疫抑制剂治疗系统性红斑狼疮总的不良反应发生率少于对照组。六味地黄丸联合激素治疗老年系统性红斑狼疮，临床疗效明显优于单纯激素治疗组，而且治疗后SLEDA I积分明显降低。六味地黄丸能显著提高激素和免疫抑制剂对系统性红斑狼疮的疗效、减少其复发，并能对抗激素的不良反应等。

2. 干燥综合征[6,7]　六味地黄丸用于目干涩、少泪或无泪，眼内异物感，目赤，眼珠频动，头晕耳鸣，腰背酸痛，关节隐痛之干燥综合征。六味地黄丸及其类方治疗原发性干燥综合征，可缓解干燥综合征患者唾液腺和泪腺分泌减少产生的口眼干燥等症状，且对原发性干燥症疗效显著，副作用小。

【不良反应】　尚不明确。

【使用注意】　①感冒发热患者不宜服用；有高血压、心脏病、肝病、糖尿病、肾病等慢性病严重者应在医师指导下服用。②儿童、孕妇、哺乳期妇女应在医师指导下服用。③对本品过敏者禁用，过敏体质者慎用。④如正在使用其他药品，使用本品前请咨询医师或药师。

【用法与用量】　口服。大蜜丸一次 1 丸，一日 2 次。

参 考 文 献

[1] 张细凤. 调节免疫中成药与系统性红斑狼疮感染[D]. 济南：山东大学，2014.

[2] 张细凤，刘炬，叶锋，等. 益肾补肺中成药干预系统性红斑狼疮 Th1/Th2 平衡的临床研究[J]. 当代医学，2016，22（18）：163-164.

[3] 杜明瑞，郭志忠，张静，等. 六味地黄丸对糖皮质激素联合免疫抑制剂治疗系统性红斑狼疮减毒增效作用的 Meta 分析[J]. 风湿病与关节炎，2015，4（6）：24-27，32.

[4] 卢立春，刘晓静. 六味地黄丸联合激素治疗老年系统性红斑狼疮 31 例[J]. 河南中医，2013，33（3）：385-386.

[5] 练颖，郑萍，官晓红，等. 六味地黄丸对激素和免疫抑制剂治疗系统性红斑狼疮干预作用的研究[J]. 四川中医，2006，24（2）：20-21.

[6] 张青. 六味地黄丸及其类方治疗原发性干燥综合征 62 例[J]. 河南中医，2015，35（1）：196-197.

[7] 贾晨光，王明福，刘丽杰. 六味地黄丸及其类方辨治原发性干燥综合征临床研究[J]. 河南中医，2014，34（6）：1191-1192.

（山东中医药大学附属医院　刘　英、樊　冰，中国中医科学院中医临床基础医学研究所　陈则旭）

百令胶囊

【药物组成】　发酵冬虫夏草菌粉。

【处方来源】　研制方。《中国药典》（2015 年版）。

【功能与主治】　补肺肾，益精气。用于肺肾两虚引起的咳嗽、气喘、咯血、腰背酸痛、面目虚浮、夜尿清长；慢性支气管炎、慢性肾功能不全的辅助治疗。

【药效】　主要药效如下：

1. 免疫调节作用[1]　系统性红斑狼疮的发病与多种因素之间存在密切联系。遗传因素、环境因素、雌激素水平因素相互作用，能够引起 T 淋巴细胞减少、调节性 T 细胞功能降低、辅助性 T 细胞与调节性 T 细胞平衡紊乱及功能异常，从而引起 B 细胞增生过度，自身抗体大量产生。另外，大量研究表明，在系统性红斑狼疮疾病发生和发展中 Th1 和 Th2 细胞因子的失衡具有重要作用。百令胶囊可以调节 Th1/Th2 平衡，从而达到治疗作用。

2. 改善肾功能及止咳祛痰作用　百令胶囊有改善肾功能及止咳祛痰作用。

【临床应用】

1. 系统性红斑狼疮[1]　百令胶囊可用于治疗长期低热、五心烦热、头晕目眩、咽干舌燥、腰酸盗汗、关节痛、脱发、乏力、失眠、耳鸣、皮疹色红或暗红、尿少便干，女性可有月经不调，舌红少苔、脉弦细数之系统性红斑狼疮。百令胶囊可以调节系统性红斑狼疮患者的 IL-2、IL-4、IL-10、IFN-γ 水平，调节 Th1/Th2 平衡，最终达到满意的治疗效果。

2. 肾病及支气管炎　见有关病症。

【不良反应】　个别患者咽部不适。

【使用注意】　忌辛辣、生冷、油腻食物。

【用法与用量】　本品每粒含总氨基酸，规格①不得少于 60mg，规格②不得少于 150mg。口服。一次 5～15 粒（规格①）或 2～6 粒（规格②），一日 3 次；慢性肾功能不全，一次 10 粒（规格①）或一次 4 粒（规格②），一日 3 次；8 周为 1 个疗程。

参 考 文 献

[1] 张细凤，刘炬，叶锋，等. 益肾补肺中成药干预系统性红斑狼疮 Th1/Th2 平衡的临床研究[J]. 当代医学，2016，22（18）：163-164.

（山东中医药大学附属医院　刘　英、樊　冰，中国中医科学院中医临床基础医学研究所　陈则旭）

三、健脾益肾类

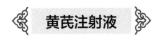

黄芪注射液

【药物组成】　黄芪。

【处方来源】　研制方。国药准字 Z32021030。

【功能与主治】　益气养元，扶正祛邪，养心通脉，健脾利湿。用于心气虚损、血脉瘀阻之病毒性心肌炎、心功能不全及脾虚湿困之肝炎。

【药效】　主要药效如下：

1. 免疫调节作用[1]　系统性红斑狼疮是一种以 B 细胞功能亢进，T 细胞功能低下为特征的多系统受累的自身免疫病。现有研究显示细胞免疫因子分泌异常在系统性红斑狼疮的发病中起着重要的作用。激素加用黄芪注射液可以显著地改善免疫学指标如 IgA、IgM 和补体 C3、C4 等。

2. 降压作用[2]　黄芪能扩张周围阻力血管和冠状动脉，降低肺动脉高压，起到降低血压的作用。

3. 改善心功能[2]　黄芪中的皂苷等有效成分具有显著的正性肌力作用，能增加心肌收缩振幅及输出量，提高心肌耗氧量和抗氧化能力，从而起到保护受损心肌、改善心功能的作用。

【临床应用】

1. 系统性红斑狼疮[3,4]　黄芪注射液用于治疗以畏寒肢冷、气促乏力为主要症状，大便溏、小便清长、脉沉细、颜面或全身水肿、舌淡有齿印、脱发耳鸣、腰膝酸软、苔薄、纳呆、面色白为次要症状之系统性红斑狼疮。

黄芪注射液可以显著地改善系统性红斑狼疮患者的免疫学指标如 IgA、IgM 和补体 C3、C4 及外周血白细胞计数；泼尼松和甲氨蝶呤联合黄芪注射液，可以改善系统性红斑狼疮患者的甲襞微循环各项积分，改善其甲襞微循环情况，说明黄芪注射液对系统性红斑狼疮所致的微循环障碍有一定的治疗作用。黄芪注射液还可在一定程度上增加激素或免疫抑制剂对细胞凋亡的抑制作用，调节 T 细胞亚群比例和功能趋于正常。

2. 支气管哮喘[5]　黄芪注射液穴位注射联合中药穴位敷贴可调节患者的免疫功能，改善支气管哮喘炎症反应，提高临床疗效。

3. 急性心肌梗死[6]　黄芪注射液治疗急性心肌梗死可有效缓解患者的胸闷痛等症状，尤其对于疲乏、自汗等症状作用显著，且能有效改善患者的心功能与内皮功能，提高细胞的氧化应激能力。

【不良反应】　①过敏反应：常见药物热、药疹、注射部位红肿等；罕见急性过敏反应、过敏性休克等严重不良反应。②呼吸系统：常见喉头水肿、呼吸困难、哮喘、胸闷。③循环系统：偶见低血压迟发型静脉炎；罕见快速心房纤颤。④消化系统：偶见肝功能损害、呕吐、腹泻。⑤其他：偶见剧烈头痛、肾功能损害；罕见溶血性贫血；有报道静脉滴注本品致热原反应。

【使用注意】　①有过敏反应或严重不良反应病史者禁用，过敏体质者禁用。②本品为温养之品，心肝热盛、脾胃湿热者禁用。③家族对本品有过敏史者禁用。

【用法与用量】　肌内注射，一次 2～4ml，一日 1～2 次。静脉滴注，一次 10～20ml，一日 1 次，或遵医嘱。

参 考 文 献

[1] 王慧娟，王晋平，陈茹. 黄芪注射液对系统性红斑狼疮外周血白细胞和免疫功能的影响[J]. 四川中医，2007，25（11）：20-21.

[2] 郑义. 针对中药黄芪的心血管药理作用和临床应用研究分析[J]. 世界最新医学信息文摘，2016，16（34）：134-135.

[3] 于丽源. 黄芪注射液改善系统性红斑狼疮患者甲襞微循环的临床研究[D]. 南宁：广西中医药大学，2018.

[4] 蔡小燕，许艳丽，林小军，等. 黄芪注射液对系统性红斑狼疮患者细胞凋亡和免疫功能的影响[J]. 中国中西医结合杂志，2006，26（5）：443-445.

[5] 石春辉，张崇元. 黄芪注射液穴位注射结合中药穴位敷贴治疗支气管哮喘临床研究[J]. 实用中医药杂志，2019，35（9）：1046-1048.

[6] 周嘉昱，刘英超，郭德超. 黄芪注射液对急性心肌梗死患者心功能与血管内皮功能的改善作用研究[J]. 药物生物技术，2019，26（3）：236-239.

（山东中医药大学附属医院　刘　英、樊　冰，中国中医科学院中医临床基础医学研究所　陈则旭）

第十章

强直性脊柱炎中成药名方

第一节 概 述

一、概 念

强直性脊柱炎（ankylosing spondylitis，AS）是以骶髂关节和脊柱附着点炎症为主要症状的疾病。

本病属于中医"痹证"范畴中的"肾痹""骨痹"。是以四肢大关节以及椎间盘纤维环及其附近结缔组织纤维化和骨化、关节强直为病变特点的慢性炎性疾病。强直性脊柱炎是一种血清阴性脊柱关节病。与 HLA-B27 呈强关联[1]。

二、病因及发病机制

（一）病因

强直性脊柱炎的病因未明。从流行病学调查发现，基因和环境因素在本病的发病中发挥作用。已证实强直性脊柱炎的发病和 HLA-B27 密切相关，并有明显家族发病倾向。正常人群的 HLA-B27 阳性率因种族和地区不同差别很大，如欧洲的白种人为 4%～13%，我国为 2%～7%，可是强直性脊柱炎患者的 HLA-B27 的阳性率在我国患者中达 91%。HLA-B27 阳性者或有强直性脊柱炎家族史者患强直性脊柱炎的危险性增加，但是，大约 80% 的 HLA-B27 阳性者并不发生强直性脊柱炎，还有其他因素参与发病，如肠道细菌及肠道炎症。

（二）发病机制

强直性脊柱炎的病理性标志和早期表现之一为骶髂关节炎。与强直性脊柱炎相关的病因及发病机制涉及免疫因素、内分泌因素、遗传因素、细菌感染、*HLA-B27* 基因、细胞因子、瘦素、Ⅱ型胶原和蛋白聚糖等多种因素[2-4]。

三、临 床 表 现

1. 初期症状　好发于青年男性，一般起病比较隐匿，早期可无任何临床症状，有些患者在早期可表现出轻度的全身症状，如乏力、消瘦、长期或间断低热、厌食、轻度贫血等。

2. 关节病变表现　绝大多数首先侵犯骶髂关节，以后上行发展至颈椎。可伴有病变处关节炎性疼痛，伴有关节周围肌肉痉挛，有僵硬感，晨起明显。也可表现为夜间痛，经活动或服止痛剂缓解。随着病情发展，关节疼痛减轻，而各脊柱段及关节活动受限和畸形，晚期整个脊柱和下肢变成僵硬的弓形，向前屈曲。

3. 关节外表现[2]　强直性脊柱炎的关节外病变，大多出现在脊柱炎后，偶见骨骼肌肉症状之前数月或数年发生关节外症状。强直性脊柱炎可侵犯全身多个系统，并伴发多种疾病。心脏病变以主动脉瓣病变较为常见；眼部病变常有结膜炎、虹膜炎等，虹膜炎易复发，眼部病变常为自限性；其他可见耳部、肺部、神经系统、肾及前列腺等病变。

四、诊　　断

1. 临床表现　①腰和（或）脊柱、腹股沟、臀部或下肢酸痛不适，或不对称性外周寡关节炎，尤其是下肢寡关节炎，症状持续≥6周。②夜间痛或晨僵明显。③活动后缓解。④足跟痛或其他肌腱附着点病。⑤虹膜睫状体炎。⑥强直性脊柱炎家族史或 HLA-B27 阳性。⑦NSAIDs 能迅速缓解症状。

2. 影像学或病理学表现　①双侧 X 线骶髂关节炎≥Ⅲ级。②双侧 CT 骶髂关节炎≥Ⅱ级。③CT 骶髂关节炎不足Ⅱ级者，可行 MRI 检查。如表现软骨破坏、关节旁水肿和（或）广泛脂肪沉积，尤其动态增强检查关节或关节旁增强强度＞20%，且增强斜率＞10%/分钟者。④骶髂关节病理学检查显示炎症者。

符合临床表现第①项及其他各项中之 3 项，以及影像学、病理学表现之任何一项者，可诊断强直性脊柱炎。

五、治　　疗

（一）常用化学药物及现代技术

①NSAIDs：这一类药物可迅速改善患者腰背部疼痛和发僵，减轻关节肿胀和疼痛及增加活动范围，无论早期或晚期强直性脊柱炎患者的症状治疗都是首选的。抗炎药种类繁多，但对强直性脊柱炎的疗效大致相当。②糖皮质激素：对其他治疗不能控制的下背痛，在 CT 指导下行糖皮质激素骶髂关节注射，部分患者可改善症状，伴发的长期单关节（如膝）积液，可行长效皮质激素关节腔注射。强直性脊柱炎出现虹膜睫状体炎是使用激素的指征，可采用局部注射或全身用药。③其他药物：沙利度胺可改善临床症状、血沉及 CRP。④生物制剂：抗 TNF-α 制剂用于治疗活动性或对抗炎药治疗无效的强直性脊柱炎取得较好疗效，常用的有依那西普、英夫利昔、阿达木。本类药物的不良反应主要是诱发或加重感

染及严重过敏反应等。⑤外科治疗：髋关节受累引起的关节间隙狭窄、强直和畸形是本病致残的主要原因。为了改善患者的关节功能和生活质量，人工全髋关节置换术是最佳选择。置换术后绝大多数患者的关节痛得到控制，部分患者的关节功能恢复正常或接近正常。

（二）中成药名方治疗

中医药防治强直性脊柱炎不同于化学药物单靶点的单一调节治疗，中医药作用于多靶点、多环节。中药治疗不仅改善临床症状和生存质量，还大大提高患者的远期疗效。中医药治疗强直性脊柱炎是标本兼治，急当治其标，主要是缓急止痛，缓则治其本，主要以补肾强督为主。

第二节　中成药名方的辨证分类与药效

中药治疗强直性脊柱炎是辨证用药，中成药名方的常见辨证分类及其主要药效[5]如下：

一、祛风除湿类

强直性脊柱炎风湿痹阻证的主要症状为腰脊强硬疼痛，遇寒受风加重，肢体困痛或游走痛，局部寒热不明显，舌质淡，苔白，脉弦。

强直性脊柱炎风湿痹阻证的主要病理变化是脊柱附着点炎症、免疫功能异常等。

祛风除湿类药具有抗炎和免疫调节等作用。

常用中成药：金乌骨通胶囊、玄七通痹胶囊、雷公藤多苷片、武力拔寒散等。

二、补益肝肾类

强直性脊柱炎肝肾亏虚证的主要症状为腰脊强痛或背驼，腰膝酸软，头晕耳鸣，目涩，视力减弱，畏寒肢倦，舌淡嫩，苔白，脉沉细。

强直性脊柱炎肝肾亏虚证的主要病理变化是脊柱附着点炎症、细胞免疫功能异常、骨量丢失引起骨密度下降等。

补益肝肾类药具有抗炎镇痛、调节细胞免疫、改善骨量丢失等作用。

常用中成药：金匮肾气丸、仙灵骨葆胶囊、复方玄驹胶囊等。

三、清热利湿类

强直性脊柱炎湿热痹阻证的主要症状为脊背腰骶疼痛、腰脊活动受限、晨僵，发热，四肢关节红肿热痛，目赤肿痛，口渴或口干不欲饮，肢体困重，大便干，溲黄，舌红，苔黄或黄厚、腻，脉滑数。

强直性脊柱炎湿热痹阻证的主要病理变化是脊柱附着点炎症、免疫功能异常等。

清热利湿类药具有抗炎和免疫调节等作用。

常用中成药：四妙丸等。

四、活血化瘀类

强直性脊柱炎瘀血痹阻证的主要症状为脊背腰骶疼痛、腰脊活动受限、晨僵，疼痛夜重，或刺痛，肌肤干燥少泽，舌暗或有瘀斑，脉沉细或涩。

强直性脊柱炎瘀血痹阻证的主要病理变化是脊柱椎间盘退行性变、血液流变学异常等。

活血化瘀类药具有改善颈椎间盘退变、改善血液循环等作用。

常用中成药：颈复康颗粒、腰痹通胶囊等。

参 考 文 献

[1] 中华医学会风湿病学分会. 强直性脊柱炎诊断及治疗指南[J]. 中国风湿病学杂志，2010，14（8）：557-560.

[2] Nossent J C，Sagen-Johnsen S，Bakland G. Disease Activity and Patient-Reported Health Measures in Relation to Cytokine Levels in Ankylosing Spondylitis[J]. Rheumatol Ther. 2019，6（3）：369-378.

[3] Midtbø H，Semb A G，Matre K，et al. Left Ventricular Systolic Myocardial Function in Ankylosing Spondylitis[J]. Arthritis Care Res（Hoboken）. 2019，71（9）：1276-1283.

[4] Jung J Y，Han S H，Hong Y S，et al. Inflammation on spinal magnetic resonance imaging is associated with poor bone quality in patients with ankylosing spondylitis[J]. Mod Rheumatol. 2019，29（5）：829-835.

[5] 王实，余俊文. 中成药治疗强直性脊柱炎研究现状[J]. 世界中西医结合杂志，2016，11（1）：146-148.

（山东中医药大学附属医院　周翠英、孙素平，广州中医药大学　舒海洋）

第三节　中成药名方

一、祛风除湿类

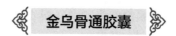

金乌骨通胶囊

【药物组成】　金毛狗脊、乌梢蛇、葛根、淫羊藿、木瓜、威灵仙、补骨脂。

【处方来源】　苗药。国药准字 Z20043621。

【功能与主治】　滋补肝肾，祛风除湿，活血通络。用于肝肾不足，风寒湿痹，骨质疏松，骨质增生，引起的腰腿酸痛、肢体麻木等症。

【药效】　主要药效如下：

1. 抑制炎症反应[1,2]　炎症机制在骨关节炎中发挥着重要作用，其通过多种炎症细胞因子与信号通路相互调控，影响骨关节炎的发生发展。其中 TNF-α 和 IL-6 均是参与骨关节炎发病过程重要的细胞因子，二者与骨关节炎中滑膜炎性病变、关节软骨基质降解及软骨细胞功能异常密切相关。金乌骨通胶囊治疗可明显降低骨关节炎患者的炎症因子 TNF-α 和 IL-6 的水平，表明金乌骨通胶囊对骨关节炎的治疗作用可以通过影响 TNF-α 和 IL-6 的水平来实现（图 10-1）。

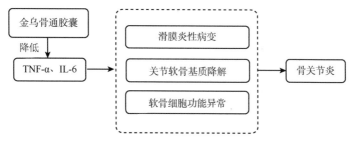

图 10-1 金乌骨通胶囊抑制炎症反应作用机制图

2. **抗骨质疏松**[3,4] 骨关节炎与骨质疏松在流行病学、发病机制及遗传基因等多方面均具有相关性。越来越多的抗骨质疏松药物诸如双磷酸盐类、降钙素类等正逐步应用于骨关节炎的治疗。对于骨关节炎患者予以一定的抗骨质疏松治疗，能明显改善关节症状，延缓疾病的进展。成骨细胞能分泌骨保护素和细胞核因子 κB 受体活化因子配体（receptor activator nuclear factor kappa B ligand，RANKL），具有调节破骨细胞分化、发育的作用。其与破骨细胞上的 RANKL 形成了一个骨调节轴，这个调节轴是影响破骨细胞分化、发育、调节其功能的最终途径，在多种骨质疏松症中起重要作用。金乌骨通胶囊可增加成骨细胞骨保护素的表达，并抑制 RANKL 的表达，从而实现治疗骨质疏松的目的。同时金乌骨通胶囊能明显提高骨密度和钙、磷、有机质含量，增强骨的抗压生物力学性能。

3. **保护关节软骨**[5,6] 软骨细胞是关节软骨中唯一的细胞成分，是骨关节炎发病过程中的重要因素。软骨病损是骨关节炎最常见的病理现象，是骨关节炎症状的根源和治疗困难的症结所在。关节软骨破坏的根本原因是机械性外伤或炎症等因素刺激导致软骨损伤，软骨成分暴露引起自身免疫反应，造成继发性损伤。金乌骨通胶囊可保护关节软骨、延缓软骨退变、抑制软骨细胞凋亡，延缓膝骨关节炎发生发展，促进软骨基质的修复和重建，延缓骨关节炎的病理过程和疾病进展，改善关节功能，缓解疼痛（10-2）。

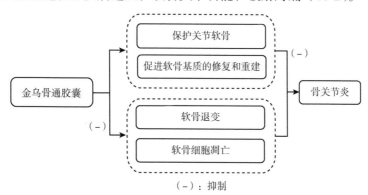

图 10-2 金乌骨通胶囊保护关节软骨作用机制图

【临床应用】

1. **强直性脊柱炎**[7,8] 金乌骨通胶囊用于治疗腰脊强硬疼痛，遇寒受风加重，肢体困痛或游走痛，局部寒热不明显，舌质淡，苔白，脉弦之强直性脊柱炎。

金乌骨通胶囊治疗寒湿痹阻型强直性脊柱炎有效率高，治疗后患者的晨僵时间、Schober 试验、指地距、疼痛、血沉、CRP 等临床及实验室指标均明显改善，且不良反应明显少于对照组。金乌骨通胶囊合用醋氯芬酸片治疗寒湿痹阻型强直性脊柱炎，治疗后患者腰背痛、晨僵、颈肩痛、骶髂关节痛、髋关节痛、胸廓扩张度、脊柱活动度、"4"字试验均明显改善。金乌骨通胶囊治疗寒湿痹阻型强直性脊柱炎具有疗效肯定、无明显不良反应、适合该型患者临床使用等特点。

2. 骨关节炎[9]　金乌骨通胶囊治疗手骨关节炎有很好的疗效，尤其是远期疗效，且治疗期间未发现明显毒副作用。

3. 骨质疏松[10, 11]　金乌骨通胶囊对原发性骨质疏松症总有效率高，能够明显改善患者骨质疏松的临床症状，且能有效地减轻患者腰背、关节疼痛，且治疗后腰椎骨密度测定略有增加。金乌骨通胶囊治疗原发性骨质疏松症具有疗效明显、毒副作用低等优点，是治疗该疾病的有效药物之一。

【不良反应】　尚不明确。

【使用注意】　①忌寒凉及油腻食物。②本品宜饭后服用。③不宜在服药期间同时服用其他泻火及滋补性中药。④热痹患者不宜服用。⑤有高血压、心脏病、肝病、糖尿病、肾病等慢性病严重者或年老体弱者应在医师指导下服用。⑥对本品过敏者禁用，过敏体质者慎用。

【用法与用量】　口服。一次 3 粒，一日 3 次。

参 考 文 献

[1] 查振刚, 黄良任, 姚平, 等. 膝骨性关节炎患者血清 TNF-α 与 IL-6 水平及其临床意义[J]. 广东医学, 2005, 26（2）: 191-193.

[2] 刘春颖, 郑文奎, 祖金池, 等. 金乌骨通胶囊对成骨细胞分泌白细胞介素 1, 6 的影响[J]. 中国组织工程研究与临床康复, 2011, 15（46）: 8595-8597.

[3] 刘春颖, 郑文奎, 祖金池, 等. 金乌骨通胶囊含药血清对成骨细胞骨保护素/核因子 κB 受体活化因子配体分泌的影响[J]. 中国组织工程研究与临床康复, 2011, 15（2）: 249-252.

[4] 刘春颖, 郑文奎, 朱晓静, 等. 金乌骨通胶囊对去卵巢骨质疏松模型大鼠松质骨骨质量的影响[J]. 中国中医骨伤科杂志, 2007, 15（4）: 29-30.

[5] 茅凌宇, 严相俊, 张冉. 透明质酸钠联合金乌骨通胶囊治疗膝骨性关节炎疗效分析[J]. 当代医学, 2013, （18）: 132-133.

[6] 张春光, 石振东. 盐酸氨基葡萄糖联合金乌骨通胶囊治疗膝骨性关节炎患者的疗效及对血清炎性因子的影响[J]. 中国民康医学, 2016, 28（6）: 95-96.

[7] 尹国富, 岳敏, 聂建平, 等. 金乌骨通胶囊治疗寒湿痹阻型强直性脊柱炎临床研究[J]. 中国中医骨伤科杂志, 2008, 16（1）: 28-29.

[8] 程振伦, 康青乐, 王伟. 金乌骨通胶囊治疗强直性脊柱炎的临床观察[J]. 中医临床研究, 2011, 1（19）: 21-23.

[9] 孙建新. 金乌骨通胶囊治疗手部骨性关节炎 95 例[J]. 中国中医药现代远程教育, 2011, 9（20）: 137-138.

[10] 刘洪涛, 刘晓阳, 刘胜淳, 等. 金乌骨通胶囊治疗原发性骨质疏松症的临床观察[J]. 中国骨质疏松杂志, 2009, 15（8）: 593-594, 579.

[11] 杨茂伟, 李亚伦, 初立伟. 金乌骨通胶囊治疗骨质疏松 67 例临床观察[J]. 中国骨质疏松杂志, 2009, 15（11）: 833-834, 800.

（山东中医药大学附属医院　周翠英、孙素平，广州中医药大学　舒海洋）

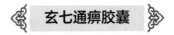

玄七通痹胶囊

【药物组成】　拟黑多刺蚁、黄芪、重楼、老鹳草、千年健、三七。

【处方来源】　研制方。国药准字 Z19990041。

【功能与主治】 滋补肝肾,活血化瘀,消肿止痛。用于风寒湿痹引起的关节疼痛、肿胀、手足不温、四肢麻木、肩臂腰腿疼痛。

【药效】 主要药效如下:

1. 抗炎 玄七通痹胶囊可降低炎症因子的表达水平,具有抗炎作用。

2. 镇痛 玄七通痹胶囊可缓解关节肿痛症状,具有镇痛作用。

【临床应用】

1. 强直性脊柱炎[1] 玄七通痹胶囊用于治疗腰脊强硬疼痛,遇寒受风加重,肢体困痛或游走痛,局部寒热不明显;舌质淡,苔白,脉弦之强直性脊柱炎。玄七通痹胶囊治疗寒湿痹阻型强直性脊柱炎,治疗后血沉、CRP、脊柱 X 线片、骶髂关节 X 线片等与治疗前相比均明显改善。

2. 类风湿关节炎[2] 玄七通痹胶囊治疗类风湿关节炎,治疗组总有效率明显优于对照组,且疗效显著。

【不良反应】 个别患者用药后出现胃部不适,偶见皮疹。

【使用注意】 ①忌寒凉及油腻食物。②本品宜饭后服用。③不宜在服药期间同时服用其他泻火及滋补性中药。④热痹者不适用。⑤有高血压、心脏病、肝病、糖尿病、肾病等慢性病严重者和年老体弱者应在医师指导下服用。⑥对本品过敏者禁用,过敏体质者慎用。⑦孕妇禁用。

【用法与用量】 口服。一次 4 粒,一日 3 次。

参 考 文 献

[1] 毕东敏,赵福涛. 玄七通痹胶囊改善强直性脊柱炎腰背部疼痛[J]. 中国临床康复,2003,7(21):2931.
[2] 冷爱晶. 玄七通痹胶囊治疗类风湿性关节炎 56 例[J]. 中国中医药信息杂志,2003,10(2):45.

(山东中医药大学附属医院 周翠英、孙素平,广州中医药大学 舒海洋)

雷公藤多苷片

【药物组成】 雷公藤多苷。

【处方来源】 研制方。国药准字 Z33020778。

【功能与主治】 祛风解毒,除湿消肿,舒筋活络。有抗炎及抑制细胞免疫和体液免疫等作用。用于风湿热瘀,毒邪阻滞所致的类风湿关节炎、肾病综合征、白塞氏三联征、麻风反应、自身免疫性肝炎等。

【药效】 主要药效如下:

1. 抗炎[1] 雷公藤多苷片可以抑制强直性脊柱炎成纤维细胞病理性骨化相关炎症因子和 BMP-2 以及 miR-21 的表达,具有抗炎作用。

2. 免疫调节作用 雷公藤多苷片具有免疫调节能力,可通过调节免疫平衡起到治疗作用。

【临床应用】

1. 强直性脊柱炎[2, 3] 雷公藤多苷片用于治疗腰脊强硬疼痛,遇寒受风加重,肢体困痛或游走痛,局部寒热不明显,舌质淡,苔白,脉弦之强直性脊柱炎。

雷公藤多苷片治疗寒湿痹阻型强直性脊柱炎，与柳氮磺吡啶肠溶片组患者相比，总体评估（BAS-G）、疾病活动指数（BASDAI）、脊柱活动度（BASMI）、机体功能指数（BASFI）、脊柱痛视觉模拟评分（VAS）、血沉、CRP 水平均明显优于柳氮磺吡啶肠溶片组。雷公藤多苷片治疗强直性脊柱炎在短期内疗效优于柳氮磺吡啶肠溶片，且在短期内应用安全性较好。

雷公藤多苷联合注射用重组人 II 型肿瘤坏死因子受体-抗体融合蛋白治疗强直性脊柱炎，患者临床疗效指标与实验室指标改善情况均显著优于对照组，且两组患者不良反应发生率无显著差异。表明雷公藤多苷与注射用重组人 II 型肿瘤坏死因子受体-抗体融合蛋白联合运用能够显著提高强直性脊柱炎的临床疗效，且不增加药物不良反应。这可能与雷公藤多苷抗炎、免疫抑制、脂质代谢调节作用以及增强肾上腺皮质功能等相关药理作用有关。

2. 类风湿关节炎[4-7] 是一种自身免疫性结缔组织病，起病缓慢，病情逐步进展为对称性多关节炎，游走性疼痛，严重影响患者的生活质量。雷公藤多苷被证实具有免疫抑制和抗炎作用，能有效抑制炎性介质的释放，减轻关节炎的反应程度，抑制患者的关节肉芽组织增生，有效发挥祛风除湿、消肿止痛等作用，能明显减缓滑膜血管翳的形成与增殖，缩短类风湿关节炎患者的关节晨僵时间，明显改善关节功能，缓解关节肿痛，降低患者的致残率，对类风湿关节炎具有较好的治疗作用。雷公藤多苷片联合甲氨蝶呤或者来氟米特也能发挥较好的治疗作用。

3. 系统性红斑狼疮[8-10] 雷公藤多苷单用及雷公藤多苷联合激素可以改善患者临床症状和体征，改善患者的 SLE-DAI 评分，降低患者的三酰甘油、总胆固醇、低密度脂蛋白胆固醇、IL-8、IL-10、IgG、抗 ds-DNA 水平，改善患者的补体 C3 水平，说明雷公藤多苷联合醋酸泼尼松、硫酸羟基氯喹治疗系统性红斑狼疮可降低炎性、血脂水平，调节免疫，效果确切。

4. 慢性肾小球肾炎[11] 雷公藤多苷片可用于治疗水肿、血尿、蛋白尿、高血压和肾功能减退之慢性肾小球肾炎。连续服用雷公藤多苷片 3 个月，给药组患者总有效率明显高于对照组总有效率，雷公藤多苷片治疗后 24 小时尿蛋白定量、血浆白蛋白、血肌酐、尿素氮等相关指数均有明显改善，说明雷公藤多苷片具有较好的临床疗效。

【不良反应】 ①消化系统：口干、恶心、呕吐、乏力、食欲不振、腹胀、腹泻、黄疸、转氨酶升高；严重者可出现急性中毒性肝损伤、胃出血。②血液系统：白细胞、血小板下降；严重者可出现粒细胞缺乏和全血细胞减少。③泌尿系统：少尿或多尿、水肿、肾功能异常等肾脏损害；严重者可出现急性肾衰竭。④心血管系统：心悸、胸闷、心律失常、血压升高或下降、心电图异常。⑤生殖、内分泌系统：女子月经紊乱、月经量少或闭经；男子精子数量减少、活力下降。⑥神经系统：头昏、头晕、嗜睡、失眠、神经炎、复视。⑦其他：皮疹、瘙痒、脱发、面部色素沉着。

【使用注意】 雷公藤是有毒中药，不良反应多，使用应慎重。①儿童、育龄期有孕育要求者、孕妇和哺乳期妇女禁用。②心、肝、肾功能不全者禁用，严重贫血、白细胞和血小板降低者禁用。③胃、十二指肠溃疡活动期患者禁用。④严重心律失常者禁用。⑤服药期间可引起月经紊乱，精子活力降低及数目减少，白细胞和血小板减少，停药后可恢复。⑥有严重心血管病者和老年患者慎用。

【用法与用量】 口服：一日 1～1.5mg/kg，分 3 次饭后服。一般首次应给足量，控制症状后减量。或遵医嘱服用。

参 考 文 献

[1] 钟灵毓. 雷公藤多苷片治疗强直性脊柱炎对血清 DKK1 蛋白水平及外周血单个核细胞 DKK1mRNA 表达的影响[D]. 南京：南京中医药大学，2014.
[2] 纪伟，宋亚楠，李红刚，等. 雷公藤多武片治疗强直性脊柱炎 45 例疗效观察[J]. 山东医药，2011，51（47）：76-77.
[3] 周全. 雷公藤多苷联合益赛普治疗强直性脊柱炎的临床疗效及安全性观察[J]. 医学理论与实践，2016，29（6）：763-764.
[4] 吴晶晶，杨赤杰. 雷公藤多苷片治疗类风湿关节炎的疗效及不良反应观察[J]. 临床合理用药杂志，2017，10（17）：57-58.
[5] 龙洁，王涛，曲晨，等. 雷公藤多苷片联合甲氨蝶呤治疗类风湿性关节炎的效果[J]. 中国医药导报，2019，16（7）：71-75.
[6] 王慧娟. 雷公藤多苷片联合甲氨蝶呤治疗类风湿性关节炎的临床价值分析[J]. 四川解剖学杂志，2018，26（4）：92-93.
[7] 沙湖，梁翼，余文景，等. 雷公藤多苷片联合来氟米特治疗类风湿关节炎疗效及对白细胞介素-6、肿瘤坏死因子-α 水平影响[J]. 临床军医杂志，2019，47（4）：390-391.
[8] 陈怡. 雷公藤多武联合醋酸泼尼松+硫酸羟基氯喹治疗系统性红斑狼疮[J]. 昆明医科大学学报，2018，39（3）：98-102.
[9] 王萍. 雷公藤多苷联合激素治疗中度活动型系统性红斑狼疮的临床效果分析[J]. 中国实用医药，2018，13（13）：99-100.
[10] 李茜，骆子牛. 雷公藤多苷联合醋酸泼尼松治疗中度活动型系统性红斑狼疮的效果分析[J]. 中国当代医药，2015，22（13）：135-137.
[11] 朱亚瑾. 雷公藤多苷片治疗慢性肾小球肾炎的疗效观察[J]. 海峡药学，2010，22（7）：157-158.

（山东中医药大学附属医院　周翠英、孙素平，广州中医药大学　舒海洋）

武力拔寒散

【药物组成】　白花菜子、花椒。

【处方来源】　研制方。国药准字 Z11020187。

【功能与主治】　祛风散寒，活血通络。用于感受风寒，筋骨麻木，肩背酸痛，腰痛寒腿，饮食失调，胃寒作痛，肾寒精冷，子宫寒冷，行经腹痛，寒湿带下。

【药效】　主要药效如下：

1. 抗炎　武力拔寒散可降低炎症因子的表达，提高抗炎因子的表达水平，具有抗炎作用。

2. 改善局部血液循环　武力拔寒散可改善局部血液循环，消除关节局部肿胀。

【临床应用】

1. 强直性脊柱炎[1]　武力拔寒散用于治疗腰脊强硬疼痛，遇寒受风加重，肢体困痛或游走痛，局部寒热不明显，舌质淡，苔白，脉弦之强直性脊柱炎。武力拔寒散治疗强直性脊柱炎，具有活血化瘀、通络止痛、祛寒除湿之功效，外敷于皮肤，借体温生热，渗透机体深层组织直达病灶，疗效满意。武力拔寒散治疗寒湿痹阻型强直性脊柱炎有效率高，治疗后各项临床和实验室指标（晨僵、胸廓扩张度、关节压痛指数、腰伸屈活动度、腰侧弯活动度、血沉、CRP、组织相容抗原）与治疗前相比较均有明显改善。

2. 股骨头缺血性坏死[2]　武力拔寒散外敷治疗股骨头缺血性坏死有效率高，疗效显著，具有内病外治、标本兼治、疗效满意的特点。

【不良反应】　文献报道接触性皮炎 1 例。

【使用注意】　①忌食生冷。②肚脐及脚心部位不可贴用，每次贴 2～3 小时后揭去，如贴之痛甚者，可提前揭下。③用药期间忌鱼、酒、醋。④皮肤过敏及过敏体质者、孕妇、糖尿病患者禁用。⑤高血压、心脏病者慎用。⑥15 岁以下儿童忌用。

【用法与用量】 外用。取药粉适量（8～9g），用鸡蛋清略加温开水调成糊状，分摊于蜡纸上，贴于穴位或患处。

参 考 文 献

[1] 宣引根，张国庆，王勇飞，等. 中药外敷法治疗强直性脊柱炎 68 例临床观察[J]. 中医外治杂志，2003，12（2）：6-7.
[2] 李传琨. 中药外敷治疗股骨头缺血性坏死 39 例临床观察[J]. 中华实用中西医杂志，2001，14（7）：1543.

（山东中医药大学附属医院　周翠英、孙素平，广州中医药大学　舒海洋）

二、补益肝肾类

金匮肾气丸

【药物组成】 地黄、山药、山茱萸（酒炙）、茯苓、牡丹皮、泽泻、桂枝、附子（制）、牛膝（去头）、车前子（盐炙）。

【处方来源】 汉·张仲景《金匮要略》。《中国药典》（1963 年版）。

【功能与主治】 温补肾阳，化气行水。用于肾虚水肿，腰膝酸软，小便不利，畏寒肢冷。

【药效】 主要药效如下：

1. 改善骨代谢[1,2] 强直性脊柱炎是一种慢性、进行性炎性疾病，主要累及中轴关节，新骨的形成是其主要特征，可以导致韧带骨赘的形成、脊柱和骶髂关节的强直。骨代谢过程是成骨细胞形成新骨和破骨细胞吸收旧骨的过程，骨量多少取决于同一骨重建单位中骨形成与骨吸收的平衡。血清碱性磷酸酶（ALP）、骨钙素（OC）、IL-6 含量降低能够抑制高骨转换过程，抑制骨吸收，纠正骨代谢的负平衡。金匮肾气丸联合葡萄糖酸钙可显著改善骨代谢，抑制高骨转换过程，使骨形成与骨吸收趋于偶联，并使破骨细胞的分化增殖功能减弱，减少骨矿物质的丢失和骨吸收。

2. 促进软骨细胞增殖 金匮肾气丸能够刺激软骨细胞增殖，促进糖胺聚糖分泌，从而达到治疗作用。

【临床应用】

1. 强直性脊柱炎[3] 金匮肾气丸用于治疗腰脊强痛或背驼，腰膝酸软，头晕耳鸣，目涩、视力减弱，畏寒肢倦，舌淡嫩，苔白，脉沉细之强直性脊柱炎。金匮肾气丸配合热敷散外用治疗强直性脊柱炎总有效率高，金匮肾气丸联合外治法能够提高临床疗效。

2. 痛风性关节炎[4,5] 金匮肾气丸（加减）可治疗痛风性关节炎，可改善患者的主要症状及体征，如关节肿大、畸形、周围皮肤颜色变化等，且可使患者的血尿酸水平下降，说明金匮肾气丸治疗痛风性关节炎具有良好的疗效。

3. 骨关节炎[6] 金匮肾气丸用于治疗腰膝冷痛、腰脊疼痛、神疲乏力、腰部沉重和腰酸之骨关节炎。金匮肾气丸合用盐酸氨基葡萄糖胶囊治疗骨关节炎治疗总有效率高；金匮肾气丸结合盐酸氨基葡萄糖胶囊干预骨关节，能使患者关节压痛程度减轻，膝痛减轻或消失、晨僵程度减轻、时间缩短，关节肿胀减轻，从而延缓膝关节病变进一步发展。

4. 骨质疏松症[7]　金匮肾气丸合用葡萄糖酸钙治疗骨质疏松症的研究发现，合用组患者疼痛评分较治疗前均明显降低，骨密度升高，而且优于其他单纯化学药物组。金匮肾气丸联用葡萄糖酸钙治疗原发性骨质疏松症具有疗效高的特点。

5. 2型糖尿病[8,9]　金匮肾气丸可用于治疗2型糖尿病，可明显提高血糖控制水平，降低患者空腹血糖、餐后2小时血糖、尿糖和胰岛素水平，并能改善HbA1c、血脂及血液流变性等指标。

6. 痛风性肾病[10]　金匮肾气丸治疗痛风性肾病，可改善患者的临床症状和体征，降低患者的ESR、UA、Scr、BUN等实验室指标，且不良反应率低，说明其治疗痛风性肾病安全有效。

【不良反应】　尚不明确。

【使用注意】　①用于肾阳亏虚患者，实热证患者慎用。②忌食生冷食物。

【用法与用量】　口服。水蜜丸一次4~5g（20~25粒），大蜜丸一次1丸，一日2次。

参 考 文 献

[1] 马勇，王建伟，周玲玲，等. 金匮肾气丸联合葡萄糖酸钙对去势大鼠骨代谢的影响[J]. 中国老年学杂志，2012，32（19）：4227-4228.

[2] 王建伟，马勇，周玲玲，等. 金匮肾气丸联合葡萄糖酸钙对去势大鼠骨质疏松的影响[J]. 中国骨质疏松杂志，2011，17（1）：60-63.

[3] 刘军，冯振. 金匮肾气汤配合热敷治疗强直性脊柱炎30例[J]. 中国中医药现代远程教育，2010，8（21）：140.

[4] 常兴和，门九章，李霞，等. 金匮肾气丸治疗痛风的疗效观察[J]. 世界中西医结合杂志，2014，9（2）：175-176.

[5] 钟铁锋，张翼翔.《金匮》肾气丸治疗急性痛风33例体会[J]. 按摩与导引，1998，14（1）：47.

[6] 和东英. 中西医结合未病干预治疗肾阳亏虚型膝骨性关节炎80例观察分析[J]. 中医临床研究，2015，5（12）：78-79.

[7] 王建伟，马勇，张亚峰，等. 金匮肾气丸联用葡萄糖酸钙治疗原发性骨质疏松症的临床研究[J]. 中国骨质疏松杂志，2011，17（10）：912-914，911.

[8] 吴红专. 金匮肾气丸治疗2型糖尿病的临床观察[J]. 中药药理与临床，2013，29（3）：191-193.

[9] 杨晓明. 金匮肾气丸治疗2型糖尿病120例[J]. 中国实验方剂学杂志，2011，17（17）：261-263.

[10] 黄刚，叶一萍. 金匮肾气丸治疗痛风性肾病疗效评价[J]. 中华中医药学刊，2016，34（11）：2808-2810.

（山东中医药大学附属医院　周翠英、孙素平，广州中医药大学　舒海洋）

仙灵骨葆胶囊

【药物组成】　淫羊藿、续断、丹参、知母、补骨脂、地黄。

【处方来源】　研制方。国药准字Z20025337。

【功能与主治】　滋补肝肾，活血通络，强筋壮骨。用于骨质疏松和骨质疏松症、骨折、骨关节炎、骨无菌性坏死等。

【药效】　主要药效如下：

1. 促进软骨细胞增殖[1]　强直性脊柱炎是一种病因复杂、发病隐匿的血清阴性脊柱关节病，该病主要侵犯骶髂关节和中轴骨骼，早期滑膜细胞增生，大量单核细胞、多核细胞聚集，血管翳形成，软骨与软骨下骨板破坏，晚期脊柱周围韧带、滑膜骨化强直是强直性脊柱炎的重要病理表现。软骨细胞是软骨组织中唯一的细胞成分，是软骨破坏过程中的靶细胞。软骨细胞外基质主要包括Ⅱ型胶原和蛋白多糖，其中Ⅱ型胶原是关节软骨细胞外基质中最丰富的纤维蛋白。蛋白多糖约占关节软骨的 5%~10%，其中 80%~90% 为蛋白聚糖，主要作用是抵抗压应力。仙灵骨葆胶囊能够刺激软骨细胞增殖，分泌糖胺多糖，且其作用强度与浓度相关。

2. 改善骨代谢[2]　强直性脊柱炎是一种慢性、进行性炎性疾病，主要累及中轴关节，新骨的形成是其主要特征，可以导致韧带骨赘的形成、脊柱和骶髂关节的强直。骨代谢过程是成骨细胞形成新骨和破骨细胞吸收旧骨的过程，骨量多少取决于同一骨重建单位中骨形成与骨吸收的平衡。测定骨代谢的生化标志物可判断骨的转换情况，ALP、OC 值是反映骨形成的指标，TRACP 水平反映骨吸收状态。仙灵骨葆胶囊阻止去卵巢大鼠 ALP、OC 值的升高，说明它有降低骨转换的作用；阻止 TRACP 值升高，说明它有抑制骨吸收的作用，从而改善骨代谢。

【临床应用】

1. 强直性脊柱炎[3]　仙灵骨葆胶囊用于治疗腰脊强痛或背驼，腰膝酸软，头晕耳鸣，目涩，视力减弱，畏寒肢倦，舌淡嫩，苔白，脉沉细之强直性脊柱炎。

仙灵骨葆胶囊合用化学药物治疗风湿痹阻型强直性脊柱炎，患者 Bath 疾病活动指数、Bath 功能指数、Bath 测量指数和血沉、CRP 水平、腰椎骨量丢失均有明显改善，其改善程度优于对照组。仙灵骨葆胶囊在强直性脊柱炎治疗中疗效确切，其获效机制与其具有显著抗炎镇痛以及减少脊柱骨丢失等作用有关。

2. 骨质疏松[4, 5]　仙灵骨葆胶囊合用糖皮质激素治疗骨质疏松，患者的中医证候积分、腰椎和股骨近端骨密度、血骨钙素等指数均显著改善，而且与对照组骨化三醇与碳酸钙 D₃ 咀嚼片组相比，改善程度明显。仙灵骨葆胶囊在防治糖皮质激素所致骨质疏松症方面有更为显著的疗效。仙灵骨葆胶囊治疗骨质疏松，具有增加骨密度，促进骨形成，抑制骨吸收的功效，用于治疗骨质疏松疗效确切。该药无论是单独给药，还是与钙制剂联合给药，均具有很好的疗效。且治疗骨质疏松疗效显著，不良反应少。

3. 骨关节炎[6]　仙灵骨葆胶囊联合常规疗法与单纯常规疗法相比治疗骨关节炎治愈率高、具有很好的疗效，且不良反应发生率低。

4. 骨缺血性坏死[7]　仙灵骨葆胶囊治疗骨缺血性坏死总有效率高，单纯采用仙灵骨葆胶囊治疗股骨头缺血坏死可稳定病情，对临床症状的改善有较好的疗效。

【不良反应】　主要表现为消化系统的损害，有恶心欲呕、胃脘不适、大便秘结及肝功能异常等。

【使用注意】　①不宜空腹服药。②定期复查肝肾功能。

【用法与用量】　口服。一次 4 粒，一日 3 次。

参 考 文 献

[1] 张君涛, 王平, 杨光, 等. 仙灵骨葆胶囊含药血清对兔软骨细胞增殖及分泌功能的影响[J]. 中华中医药杂志, 2016, 31（4）: 1479-1482.

[2] 崔省珍, 呼亚玲. 仙灵骨葆胶囊对去卵巢大鼠骨代谢生化指标的影响[J]. 临床医药实践杂志, 2007, 16（4）: 260-262.

[3] 温伟强, 黄胜光, 谭宁, 等. 仙灵骨葆胶囊治疗强直性脊柱炎的疗效观察[J]. 中国中医骨伤科杂志, 2012, 20（1）: 33-35.

[4] 黄splitter多临. 仙灵骨葆胶囊治疗骨质疏松症研究述评[J]. 中医学报, 2013, 28（2）: 285-287.

[5] 吴剑静, 温利平, 吴云刚, 等. 仙灵骨葆胶囊治疗糖皮质激素性骨质疏松症的临床疗效观察[J]. 中国骨伤, 2009, 22（3）:

193-195.

[6] 闫乾，陈锋，孙海林，等. 仙灵骨葆胶囊治疗膝骨性关节炎的有效性和安全性系统评价[J]. 中国药房，2014，25（35）：3333-3338.

[7] 江中潮，邓友章，汪国友，等. 仙灵骨葆胶囊治疗股骨头缺血性坏死 30 例的临床观察[J]. 中国中医骨伤科杂志，2006，18（S2）：56-57.

（山东中医药大学附属医院　周翠英、孙素平，广州中医药大学　舒海洋）

❧ 复方玄驹胶囊 ❧

【药物组成】　黑蚂蚁、淫羊藿、枸杞子、蛇床子。

【处方来源】　研制方。国药准字 Z20060462。

【功能与主治】　温肾，壮阳，益精，祛风湿。用于肾阳虚，症见神疲乏力，精神不振，腰膝酸软，少腹阴器发凉，精冷滑泄，肢冷尿频，性欲低下，功能性勃起功能障碍等。亦可用于改善类风湿关节炎肾阳不足、风寒痹阻引起的关节疼痛、肿胀症状。

【药效】　主要药效如下[1, 2]：

1. 抗炎作用　复方玄驹胶囊具有抗炎作用，可显著抑制小鼠腹腔毛细血管通透性的增高以及羧甲基纤维素刺激诱发的腹腔渗出液量及其白细胞数增加，抑制巴豆油致小鼠耳水肿以及棉球肉芽组织的形成。复方玄驹胶囊还能降低自身免疫性前列腺炎大鼠前列腺组织炎性改变，并可以有效改善炎性因子 IL-8、IL-10 和 TNF-α 的表达，对大鼠自身免疫性前列腺炎有一定疗效。

2. 免疫调节作用　复方玄驹胶囊具免疫调节作用，对小鼠的网状内皮系统吞噬功能及小鼠迟发性过敏反应有明显的抑制作用。

【临床应用】

1. 强直性脊柱炎[3-7]　复方玄驹胶囊可用于治疗腰脊强痛或背驼，腰膝酸软，头晕耳鸣，目涩、视力减弱，畏寒肢倦，舌淡嫩，苔白，脉沉细之强直性脊柱炎。复方玄驹胶囊联合沙利度胺、柳氮磺吡啶或甲氨蝶呤，均可有效改善强直性脊柱炎患者的血沉和 CRP 水平，缩短患者的晨僵时间，降低患者的 Bath 疾病活动指数、Bath 功能指数，减轻患者疼痛症状。

2. 类风湿关节炎[8, 9]　复方玄驹胶囊联合甲氨蝶呤与双氯芬酸钠双释放肠溶胶囊治疗类风湿关节炎，可以改善患者的晨僵时间、关节压痛数、关节肿胀数、疾病活动指数、血沉及 CRP 水平，具有较好的疗效。

3. 骨关节炎[10, 11]　复方玄驹胶囊联合臭氧疗法治疗膝骨关节炎，可以降低患者血清中 TNF-α 和 IL-1β 水平，升高骨钙素及骨保护素水平，并能改善患者的关节疼痛和僵硬程度及关节障碍指数，提高关节运动能力，改善患者的生活质量。

【不良反应】　少数患者出现皮肤过敏、恶心、胃胀、胃脘灼热感。

【使用注意】　①阴虚火旺患者慎服，有药物过敏史、过敏体质者在医师指导下服用。②有恶心、呕吐、头晕等不适症状者，饭后、减量服用，或遵医嘱。

【用法与用量】　口服。一次 3 粒，一日 3 次。疗程 4 周。

参 考 文 献

[1] 贾伟，薛京，王永新，等. 复方玄驹胶囊免疫调节和抗炎作用的研究[J]. 中草药，2003，34，（2）：62-65.

[2] 李天赋，吴秋月，李卫巍，等. 复方玄驹胶囊治疗自身免疫性前列腺炎大鼠的实验研究[J]. 中华男科学杂志，2014，20（5）：442-447.

[3] 刘一帆，牛学刚. 复方玄驹胶囊联合沙立度胺治疗强直性脊柱炎的临床研究[J]. 中国继续医学教育，2017，9（3）：179-181.

[4] 陈岩，徐黎明，李滨，等. 复方玄驹胶囊治疗强直性脊柱炎的临床研究[J]. 中国继续医学教育，2016，8（23）：181-182.

[5] 徐黎明，杨清锐. 复方玄驹胶囊辅助治疗强直性脊柱炎临床观察[J]. 山东医药，2014，54（11）：80-81.

[6] 李春先，刘一帆. 复方玄驹胶囊联合柳氮磺吡啶和甲氨蝶呤治疗强直性脊柱炎 60 例[J]. 风湿病与关节炎，2013，2（9）：27-30.

[7] 徐黎明，杨清锐. 复方玄驹胶囊辅助治疗强直性脊柱炎临床观察[J]. 山东医药，2014，54（11）：80-81.

[8] 陈艳，高利霞，钟彩玲. 复方玄驹胶囊治疗类风湿关节炎疗效观察[J]. 北方药学，2017，14（2）：92，93.

[9] 王丽萍，王春燕，王晓元，等. 复方玄驹胶囊联合甲氨蝶呤治疗难治性类风湿关节炎的临床研究[J]. 中成药，2018，40（2）：299-304.

[10] 殷佳宝，翟玉兴. 复方玄驹胶囊联合臭氧疗法治疗骨性关节炎的疗效[J]. 世界中医药，2017，12（12）：3016-3019.

[11] 柳围堤，白阳涛，张芳. 复方玄驹胶囊治疗膝骨关节炎的临床研究[J]. 中医药学报，2012，40（3）：77-80.

（山东中医药大学附属医院　周翠英、孙素平，广州中医药大学　舒海洋）

三、清热利湿类

四 妙 丸

【药物组成】　苍术、牛膝、黄柏（盐炒）、薏苡仁。

【处方来源】　清·张秉成《成方便读》。《中国药典》（2015 年版）。

【功能与主治】　清热利湿。用于湿热下注所致的痹病，症见足膝红肿、筋骨疼痛。

【药效】　主要药效如下：

1. 干预细胞凋亡[1, 2]　四妙丸可能通过抑制滑膜炎症、减少 IL-1β 释放、上调 *Bcl-2* 基因、下调 *Bax* 基因等抑制膝骨关节炎软骨细胞的凋亡，改善软骨病变（图 10-3）。

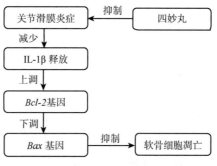

图 10-3　四妙丸干预细胞凋亡机制图

2. 免疫调节作用[3, 4]　四妙丸可显著改善佐剂性关节炎（AA）大鼠的足肿胀及炎症反应，降低大鼠血清及滑膜组织中 IL-1β、IL-6 和 TNF-α 的含量，还能够使大鼠血清中 SOD 活性显著提高，脾肿大有所缓解，胸腺损害均显著减轻（图 10-4）。

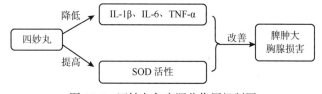

图 10-4　四妙丸免疫调节作用机制图

3. 降脂作用[5-7]　最近有文献报道,肥胖可能是类风湿关节炎发展的风险因子,肥胖人群发病率的提高可能直接导致类风湿关节炎发病率的升高。此外,肥胖会导致类风湿关节炎病情预后更差,一方面是心脑血管疾病的并发症风险增高,另一方面是可能对抗风湿药的治疗反应下降。四妙丸能明显降低高脂饲料胶原诱导关节炎(CIA)大鼠血清中总胆固醇、低密度脂蛋白胆固醇水平,升高高密度脂蛋白胆固醇水平,说明四妙丸可能兼具有抑制免疫和降低血脂的作用来阻止 CIA 的进展。

【临床应用】

1. 类风湿关节炎[8]　四妙丸用于治疗四肢关节或肌肉局部红肿,重着,疼痛如燎,局部肤温升高,下肢关节尤甚,晨僵,活动受限,或关节积液,屈伸不利,或伴发热,口苦口黏,口渴不欲饮,或恶风发热,有汗不解,心烦口渴,便干溲黄,舌红,苔黄腻或燥,脉滑数或弦滑之类风湿关节炎。

四妙丸联合甲氨蝶呤片、双氯芬酸钠片治疗类风湿关节炎的临床疗效观察显示,药物联用的总有效率明显优于单药使用效果,患者的临床症状、体征以及实验室指标如血沉、CRP、RF、血液流变学各项指标均较治疗前有明显改善,且毒副反应发生率低。

2. 痛风[9-13]　四妙丸加味治疗急性痛风性关节炎的临床疗效观察表明,四妙丸加味能够明显改善患者疼痛、肿胀、局部肤色异常等临床症状,降低血尿酸、血沉及 CRP 水平。四妙丸配合依托考昔片治疗急性痛风性关节炎的临床疗效观察显示,联合用药能改善急性痛风性关节炎临床症状,并可降低血沉、血尿酸水平,而且不良反应较小。说明四妙丸配合依托考昔片可改善高尿酸血症,减轻关节疼痛肿胀,副作用小,用于治疗急性痛风性关节炎易为患者接受。

3. 乳腺癌术后上肢淋巴水肿[14]　上肢淋巴水肿作为乳腺癌术后常见的并发症之一,严重影响了乳腺癌术后患者的生活质量,目前临床对其发生机制及治疗仍在进一步的探究中。据临床长期随访观察,上肢淋巴水肿具有易反复发作的特点,临床难以治愈。目前广大临床医疗工作者已逐渐重视该疾病的预防,加强了患者围手术期护理、术后活动指导以及严格掌握放疗指征等,这使得水肿的发生较前进一步减少。四妙丸加减的干预可有效地预防乳腺癌术后上肢淋巴水肿的发生。

4. 成人斯蒂尔病[15]　斯蒂尔病本是指系统性起病的幼年型关节炎,但相似的疾病也可发生于成年人,称为成人斯蒂尔病。其临床特征有长期不规则发热,伴有肝、脾、淋巴结肿大,贫血,白细胞增多,多发性大、中、小关节炎,肌肉病变等。四妙丸加味联合维持量激素可以明显改善成人斯蒂尔病患者发热、关节疼痛、咽痛、皮疹、乏力及汗出等症状,可改善患者白细胞、血沉、CRP、肝功能等实验室指标,说明四妙丸加味治疗成人斯蒂尔病效果可靠,值得在临床上进一步推广使用。

5. 骨关节炎[16, 17]　膝骨关节炎为一慢性进展性疾病，病程长，缠绵难愈。膝骨关节炎急性发作期患者表现为膝关节肿胀，疼痛，活动受限，走路跛行或不能行走，重者疼痛难以入眠，查体多见股四头肌萎缩，膝关节积水，浮髌试验阳性，膝部皮温略高于四周，膝眼及内侧关节间隙压痛明显等。四妙丸加减中药熏洗配合股四头肌功能锻炼具有良好的消肿、止痛之功效，同时能增加膝关节动态稳定机制的力量。四妙丸治疗膝骨关节炎并积液的临床疗效观察则显示，四妙丸可消除患者积液、缓解疼痛、改善患者关节功能，且不良反应少。

6. 强直性脊柱炎[18, 19]　是一种可侵犯中轴关节的慢性进展性风湿性疾病，主要侵犯中轴关节，可导致疼痛、晨僵，并可渐进发展到关节强直。四妙丸加减联合化学药物治疗湿热型强直性脊柱炎则有良好的临床疗效，能够明显改善患者晨僵、脊柱痛等临床症状，患者的胸廓扩张度、Schober 试验数值、CRP、血沉等指标较治疗前也有所改善。

7. 湿疹[20, 21]　是发生在皮肤的一种 T 淋巴细胞介导的迟发型变态反应，诸多炎症因子集中参与其中，其病因复杂，且易反复，给治疗造成极大困难，对患者身心健康及生活质量影响较大。四妙丸联合化学药物如咪唑斯汀、依巴斯汀治疗湿疹的临床疗效显著，见效快、副作用小、疗效稳定，能够有效改善患者的临床症状与体征。

8. 盆腔炎[22]　慢性盆腔炎是妇科常见病，有缠绵不愈、易于复发的特点，以小腹痛、腰骶痛、带下为主症。四妙丸加味能够改善慢性盆腔炎患者小腹痛、白带多等症状，说明四妙丸加味是治疗慢性盆腔炎的有效方剂。

【不良反应】　尚不明确。

【使用注意】　孕妇慎用。

【用法与用量】　口服。一次 6g，一日 2 次。

参 考 文 献

[1] 刘一帆. 四妙丸加减治疗类风湿关节炎湿热阻络型的临床研究[D]. 济南：山东中医药大学，2008.

[2] 刘建. 四妙丸干预膝骨性关节炎软骨细胞凋亡与增殖的实验研究[D]. 济南：山东中医药大学，2006.

[3] 张秀丽，雷昌，孟盼，等. 四妙丸超微制剂与传统制剂对佐剂性关节炎的改善作用及免疫调节比较研究[J]. 亚太传统医药，2016，12（5）：15-18.

[4] 王晓玉，张晓兰，张丽，等. 四妙丸对大鼠佐剂性关节炎作用机制的研究[J]. 中国中药杂志，2010，35（21）：2889-2892.

[5] Crowson C S，Matteson E L，Rd D J，et al. Contribution of obesity to the rise in incidence of rheumatoid arthritis[J]. Arthritis Care & Research，2013，65（1）：71.

[6] Ajeganova S，Andersson M L，Hafström I，et al. Association of obesity with worse disease severity in rheumatoid arthritis as well as with comorbidities：a long-term followup from disease onset[J]. Arthritis Care & Research，2013，65（1）：78-87.

[7] 陈哲，杨思思，王玉，等. 四妙丸对高脂饮食胶原诱导关节炎大鼠血脂及关节的影响[J]. 中国医药导报，2014，11（2）：24-27.

[8] 杨波，梁清华，吴丹，等. 四妙丸联合化学药治疗活动期类风湿关节炎 20 例临床观察[J]. 中医杂志，2011，61（18）：1566-1569.

[9] 张圣华，黄萍. 四妙丸方治疗痛风性关节炎临床观察[J]. 中国中医急症，2012，21（8）：1359.

[10] 张秋霞，陈镇秋. 四妙丸加味治疗急性痛风性关节炎的临床研究[J]. 实用中西医结合临床，2012，12（4）：36-37.

[11] 吴剑静，王靖，周丽芬，等. 四妙丸配合依托考昔片治疗急性痛风性关节炎疗效观察[J]. 中医正骨，2010，22（4）：24-26.

[12] 姚小健，覃学流. 四妙丸加味方治疗急性痛风性关节炎疗效观察[J]. 广西中医药，2013，36（4）：22-24.

[13] 高辉，李泽光，杜洪波. 四妙丸加味治疗急性痛风性关节炎临床观察[J]. 齐齐哈尔医学院学报，2014，25（18）：2664-2665.

[14] 余小勇. 四妙丸加减防治乳腺癌术后上肢淋巴水肿的临床研究[D]. 南京：南京中医药大学，2013.

[15] 沈宇明，沈宇伦，赵永祥，等. 四妙丸加味治疗成人斯蒂尔病 15 例临床观察[J]. 云南中医中药杂志，2015，36（12）：33-34.

[16] 肖玉莲，马合肖，潘乐意. 四妙丸加中药熏洗治疗膝骨性关节炎急性发作临床观察[J]. 中医学报，2011，26（6）：735-736.

[17] 蒋淑莲，陈保安，吴民祥，等. 四妙丸治疗膝骨关节炎并积液临床疗效观察[J]. 内蒙古中医药，2014，33（35）：24-25.

[18] 梁紫红. 四妙丸加减联合化学药治疗湿热型强直性脊柱炎的临床观察[J]. 广西中医药，2014，37（6）：29-30.

[19] 雷静，刘志豪，贾琼. 四妙丸加味联合英夫利昔单抗治疗强直性脊柱炎 30 例临床观察[J]. 中医药导报，2015，20（15）：74-76.

[20] 柴维汉，王英杰，王海瑞. 四妙丸联合咪唑斯汀治疗湿疹 57 例临床观察[J]. 上海中医药杂志，2010，44（2）：53-54.

[21] 杨越楠，商进，杨丽颖. 四妙丸联合依巴斯汀治疗慢性湿疹的临床观察[J]. 疾病监测与控制，2016，10（1）：22-24.

[22] 李静华，魏晓芬. 四妙丸加味治疗慢性盆腔炎48例[J]. 山东中医杂志，2004，23（6）：331-332.

（山东中医药大学附属医院　周翠英、孙素平，广州中医药大学　舒海洋）

四、活血化瘀类

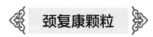

颈复康颗粒

【药物组成】　羌活、川芎、葛根、秦艽、威灵仙、苍术、丹参、白芍、地龙（酒炙）、红花、乳香（制）、黄芪、党参、地黄、石决明、煅花蕊石、关黄柏、炒王不留行、桃仁、没药（制）、土鳖虫（酒炙）。

【处方来源】　研制方。《中国药典》（2015 年版）。

【功能与主治】　活血通络，散风止痛。用于风湿瘀阻所致的颈椎病，症见头晕、颈项僵硬、肩背酸痛、手臂麻木。

【药效】　主要药效如下：

1. 改善颈椎间盘退变形态学[1]　强直性脊柱炎是一种基因位点突变所致的骨关节疾病，其疼痛首要原因为以中轴关节为中心的韧关节囊的骨附着点和肌腱附着部位发生炎症反应；其次是由于脊柱渐进性僵硬，并常发生椎间盘纤维环及其附近韧带钙化和骨性强直，导致脊柱功能障碍，使关节运动范围减小，躯干的伸展、屈曲和旋转均不能自如而使患者维持一种姿势太久，肌肉疲乏，引起疼痛。颈复康颗粒通过调节细胞因子 VEGF、IGF-1、TGF-β 的表达，改善颈椎间盘退变形态学的表现，从而减少椎间盘细胞外基质降解，延缓椎间盘退变。

2. 改善血液循环[2]　强直性脊柱炎患者有明显的血液流变学异常和微循环障碍，血液流变学异常可能会导致强直性脊柱炎患者微循环障碍，且随着病程的进展而有加重趋势，强直性脊柱炎患者全血黏度、血浆黏度、血细胞比容和血沉均会显著增高。颈复康颗粒可延缓血栓形成时间，降低血小板聚集率及全血黏度和血浆黏度，增加脑血流量，但对脑血管阻力无明显影响。颈复康颗粒中挥发油成分具有显著的活血化瘀作用。

【临床应用】

1. 强直性脊柱炎[3]　颈复康颗粒用于治疗脊背腰骶疼痛、腰脊活动受限、晨僵，疼痛夜重，或刺痛，肌肤干燥少泽，舌暗或有瘀斑，脉沉细或涩之强直性脊柱炎。

颈复康颗粒治疗瘀血痹阻型强直性脊柱炎的相关疗效观察研究发现，治疗组患者治疗总有效率高。治疗后患者疼痛评分（VAS）、压痛评分（VRS）及枕墙距 3 项指标均显著好转。说明颈复康颗粒可有效缓解患者的颈部疼痛。

2. 神经根型颈椎病[4]　颈复康颗粒治疗神经根型颈椎病有效率高，各型病症显著减轻，四肢、颈肩背部疼痛明显减轻，颈部及四肢功能显著改善，且副反应少，安全性高。

【不良反应】　尚不明确。

【使用注意】　①孕妇忌服。②消化道溃疡、肾性高血压患者慎服或遵医嘱。③有感冒、发热、鼻咽痛等患者，应暂停服用。

【用法与用量】　口服。一次 1～2 袋，一日 2 次。饭后服用。

参 考 文 献

[1] 崔学军，郝银丽，李晨光，等. 颈复康颗粒对颈椎动静力失衡大鼠颈椎间盘形态学改变的影响[J]. 中医杂志，2009，50（12）：1121-1124.

[2] 杨宇杰，于海龙，吕英超，等. 颈复康颗粒中挥发油成分对血栓形成、血液黏度及脑血流量的影响[J]. 中国实验方剂学杂志，2013，19（23）：220-223.

[3] 马小钧，高明利. 颈复康颗粒治疗强直性脊柱炎颈部疼痛 60 例[J]. 实用中医内科杂志，2011，25（2）：67-68.

[4] 马正明. 颈复康颗粒治疗神经根型颈椎病 197 例临床疗效观察[J]. 中国医药指南，2012，10（21）：237-238.

（山东中医药大学附属医院　周翠英、孙素平，广州中医药大学　舒海洋）

腰痹通胶囊

【药物组成】　三七、川芎、延胡索、白芍、牛膝、狗脊、熟大黄、独活。

【处方来源】　研制方。《中国药典》（2015 年版）。

【功能与主治】　活血化瘀，祛风除湿，行气止痛。用于血瘀气滞、脉络闭阻所致腰痛，症见腰腿疼痛、痛有定处、痛处拒按，轻者俯仰不便，重者剧痛不能转侧；腰椎间盘突出症见上述证候者。

【药效】　主要药效如下：

1. 改善局部血液循环　腰痹通胶囊可改善局部血液循环，消除局部水肿。

2. 抗炎　腰痹通胶囊可降低炎症因子表达，消除局部炎症，具有抗炎作用。

【临床应用】

1. 强直性脊柱炎[1,2]　腰痹通胶囊用于治疗腰脊强硬疼痛，遇寒受风加重，肢体困痛或游走痛，局部寒热不明显，舌质淡，苔白，脉弦之强直性脊柱炎。腰痹通胶囊治疗强直性脊柱炎，治疗组与对照组风痛宁缓释片的疗效相当，两组治疗前后实验指标的参数比较差异亦无显著性，且未见副作用。腰痹通胶囊治疗强直性脊柱炎与风痛宁缓释片的疗效相似，毒副作用小。腰痹通胶囊联合柳氮磺吡啶治疗强直性脊柱炎，疗效显著，有利于促进患者症状的缓解，减轻炎症反应，且不会增加药物不良反应。

2. 腰椎间盘突出症[3-5]　腰痹通胶囊用于治疗风寒湿三气杂至侵袭人体，留驻关节、经脉，从而导致脉络不畅，气血凝滞，脉络闭阻之腰椎间盘突出症。腰痹通胶囊联合化学药物治疗腰椎间盘突出症，治疗组患者 VAS 评分明显低于对照组，总有效率明显高于对照组，治疗组与对照组间差异具有显著性意义，且治疗组患者血清 MDA 明显低于对照组，SOD 明显高于对照组，且未发生明显不良反应。腰痹通胶囊联合化学药物治疗腰椎间盘突出症疗效显著，可明显减轻患者疼痛，具有重要临床研究价值，值得临床进一步推广应用。

3. 腰椎终板骨软骨炎[6]　腰痹通胶囊用于治疗腰背部疼痛、下肢放射性疼痛、下肢麻木无力、活动受限行走困难之腰椎终板骨软骨炎。

　　腰痹通胶囊治疗腰椎终板骨软骨炎，治疗组患者总有效率明显高于对照组患者，治疗后两组患者的 VAS 评分及腰痛 ODI 评分均较治疗前明显改善，且观察组改善情况显著优于对照组，两组患者不良反应均较轻。腰痹通胶囊治疗腰椎终板骨软骨炎疗效显著，可有效改善患者的临床症状及 VAS 评分、腰痛 ODI 评分，且无明显不良反应，值得临床推广。

　　【不良反应】　尚不明确。

　　【使用注意】　①孕妇忌服。②消化性溃疡患者慎服或遵医嘱。③宜饭后服用。

　　【用法与用量】　口服。一次 3 粒，一日 3 次。

参 考 文 献

[1] 谭燕珍，杨业清. 腰痹通胶囊治疗活动期强直性脊椎炎[J]. 广东医学，2006，27（7）：1098-1099.

[2] 张鑫，杜增利. 腰痹通胶囊联合柳氮磺吡啶治疗强直性脊柱炎 65 例临床研究[J]. 社区医学杂志，2018，16（12）：41-43.

[3] 陈坚样，陆文杰，陈仲夷，等. 腰痹通联合化学药治疗腰椎间盘突出症疗效观察[J]. 中华中医药学刊，2015，34（7）：1771-1773.

[4] 吴永威，徐西林，张杰. 腰痹通胶囊治疗腰椎间盘突出症 32 例临床观察[J]. 中医药学报，2008，36（4）：53-54.

[5] 周一敏，蒙剑. 腰痹通胶囊治疗腰椎间盘突出症 57 例[J]. 中国实验方剂学杂志，2012，18（13）：287-288.

[6] 张雷，胡朋章，郑亮，等. 腰痹通胶囊治疗腰椎终板骨软骨炎所致疼痛临床研究[J]. 中国药业，2016，25（10）：24-26.

（山东中医药大学附属医院　周翠英、孙素平，广州中医药大学　舒海洋）

第十一章

干燥综合征中成药名方

第一节 概　　述

一、概　　念

干燥综合征（Sjogren syndrome，SS）是一种慢性炎症性自身免疫病，由于其免疫性炎症反应主要表现在外分泌腺体的上皮细胞，故又名自身免疫性外分泌腺体上皮细胞炎或免疫性外分泌病。

干燥综合征属于中医学"燥症"范畴，证候表现以内燥为主，也有外燥表现。临床除有唾液腺和泪腺受损导致其功能下降而出现口干、眼干外，尚有其他外分泌腺及腺体外其他器官受累而出现多系统损害的症状。其血清中则有多种自身抗体和高免疫球蛋白血症。本病分为原发性和继发性两类，前者指不具另一诊断明确的结缔组织病（CTD）的干燥综合征；后者是指发生于另一诊断明确的CTD的干燥综合征。

二、病因及发病机制

（一）病因

本病病因及发病机制尚不明确。患者有一定的遗传易感性，受到某些环境因素刺激，如病毒感染时，出现T细胞和B细胞的变化，继而产生大量抗体及细胞因子，造成病变区免疫炎症反应，持续的炎症反应导致病损发生[1]。

（二）发病机制

本病有两类主要的病理改变：①受累腺体间淋巴细胞的进行性浸润，腺体上皮细胞先增生，随后萎缩，被增生的纤维组织取代。②外分泌腺以外的病变，以血管炎为主。长期的血管炎可导致闭塞性动脉内膜炎。

三、临床表现

干燥干综合征主要表现为口干，频频饮水，严重者进食困难。片状脱落、发黑的猖獗龋齿具有诊断特异性。眼部表现：眼干涩、异物摩擦感，伴分泌物增多。皮肤黏膜表现：皮肤瘙痒，鼻腔、阴道干燥。关节肌肉表现：70%～80%的患者有关节痛。呼吸系统表现：50%患者有肺泡炎症。其他还有消化系统腺体分泌减少易并发慢性萎缩性胃炎、肾损害、中枢神经系统和周围神经系统的病变、淋巴组织增生等[2]。

四、诊　　断

典型的口干、眼干的表现有助于本病的诊断，干燥综合征的确诊有赖于免疫学和病理活检的检查。2016 年，ACR/EULAR 共同发布了干燥综合征的分类标准[3]，见表 11-1。

表 11-1　ACR/EULAR 发布的干燥综合征分类标准

项目	得分
唇腺、唾液腺灶性淋巴细胞性涎腺炎，灶性指数≥1 个/4mm²	3
抗 Ro/SSA 抗体阳性	3
至少一只眼睛 OSS≥5（或 VB 得分≥4）	1
至少一只眼睛 Schirmer 试验≤5mm/5min	1
非刺激性全唾液流率（UWS）≤0.1ml/min	1

注：常规服抗胆碱能药物的患者评估唾液腺能力不全和眼干的客观体征前需停药时间足够长。

上述项目得分≥4 诊断为原发性干燥综合征。

五、治　　疗

（一）常用化学药物及现代技术

本病目前还缺乏根治疗法，以对症治疗和替代治疗为主。

1. 局部治疗　①干燥性角膜结膜炎：人工泪液替代治疗，可改善眼干症状和减轻对角膜的损伤。②口腔干燥征：溴己新（必嗽平）对黏液有溶解作用，可用于减轻口、眼干燥。

2. 系统治疗　当出现系统损伤，如肝、肾、呼吸系统受累，腮腺反复肿大，较高的高球蛋白血症时，要系统治疗。①抗炎药：氯喹或羟氯喹。②糖皮质激素：用于有血小板下降、黄疸、持续蛋白尿、肺间质纤维化等的系统损伤。③免疫抑制剂：对于病情进展迅速者可合用免疫抑制剂如环磷酰胺、硫唑嘌呤等。④肾小管酸中毒的治疗：加服枸橼酸合剂。⑤如为继发性干燥综合征，则全身性的治疗以原发病的治疗为主。

（二）中成药名方治疗

中药不仅能减轻或消除干燥综合征患者的临床症状，还能在一定程度上缓解病情、控制并发症，提高患者生活质量。中医药治疗干燥综合征通过标本兼治，养阴生津达到治疗目的。常用杞菊地黄丸、生脉饮口服液等，能够起到保护腺体、促进分泌、抑制炎症损伤等作用。

第二节　中成药名方的辨证分类与药效

干燥综合征的中成药名方常见辨证分类及主要药效如下：

一、清热滋阴类

干燥综合征热盛阴亏证证候：身热不甚，干咳不已，口燥而渴，口唇干裂，肤干少汗或无汗，大便燥结，关节时有酸痛肿胀，舌质红、干或有裂纹，少苔，脉浮细涩或数。

干燥综合征热盛阴亏证主要的病理变化是免疫炎性损伤、腺体数量和分泌减少等。

清热滋阴类中成药可改善唾液分泌量，抗炎，改善血沉，对干燥综合征肾损害有一定的保护作用。

常用中成药：生脉胶囊（饮、注射液）。

二、补益肝肾类

干燥综合征肝肾阴虚证证候：目干涩、少泪或无泪，眼内异物感，目赤，眼珠频动，头晕耳鸣，腰背酸痛，关节隐痛，舌质红，少苔，脉沉细涩或数。

干燥综合征肝肾阴虚证的主要病理变化是细胞免疫和血管内皮功能异常等。

补益肝肾类中成药可以增加唾液流量及颌下腺指数，并降低炎症因子水平，改善自身免疫。

常用中成药：杞菊地黄丸。

三、益气养阴类

干燥综合征气阴两虚证证候：神疲乏力，口干，眼干，心悸，气短，食少纳果，大便溏泄，舌淡红，少苔，脉细弱。

干燥综合征气阴两虚证的主要病理变化是免疫功能异常、腺体淋巴细胞浸润等。

益气养阴类中成药具有调节免疫、抗炎、抗过敏等作用。

常用中成药：参芪十一味颗粒。

参 考 文 献

[1] Jin-Sil P, Sun-Hee H, SeungCheon Y, et, al. Immune modulation by rebamipide in a mouse model of Sjogren's syndrome via T and B cell regulation[J]. Immunol Lett. 2019, 214（10）: 1-7.

[2] 中华医学会风湿病学分会. 干燥综合征诊断及治疗指南 2011[J]. 中华风湿病学杂志，2010，14（11）: 766-768.

[3] Shiboski C H, Shiboski S C, Seror R, et, al. 2016 American College of Rheumatology/European League Against Rheumatism

Classification Criteria for Primary Sjögren's Syndrome：A Consensus and Data-Driven Methodology Involving Three International Patient Cohorts[J]. Arthritis Rheumatol. 2017，69（1）：35-45.

（中国中医科学院中医临床基础医学研究所　何小鹃，西南交通大学　罗　会）

第三节　中成药名方

一、清热滋阴类

生脉胶囊（饮、注射液）

【药物组成】　人参、麦冬、五味子。

【处方来源】　金·张元素《医学启源》。《中国药典》（2015 年版）。

【功能与主治】　益气复脉，养阴生津。用于气阴两亏，心悸气短，脉微自汗。

【药效】　主要药效如下：

1. 抗炎[1]　生脉注射液中的关键成分锦葵酸、腺苷、蝙蝠葛碱、维生素 B_{12}、十四醇和腺苷三磷酸肌醇，通过糖酵解/糖异生、柠檬酸循环、磷酸戊糖途径、戊糖和葡糖醛酸盐相互转化、果糖与甘露糖代谢、半乳糖代谢、维生素 C 与醛酸代谢、脂肪酸生物合成、脂肪酸伸长、脂肪酸降解等通路，作用于亚当金属肽酶结构域 8、AKT 丝氨酸/苏氨酸激酶 1、ATP 结合盒亚家族成员 1、花生四烯酸 15 脂肪氧化酶、腺苷 A1 受体、缓激肽受体 B2、一氧化氮合酶 3、乙酰胆碱酯酶和丁酰胆碱酯酶等关键靶标，多成分协同发挥抗炎作用。

2. 保护心肌[2]　生脉注射液中的主要药效物质人参皂苷对大鼠心肌梗死后的心力衰竭具有明显保护作用。

3. 调节免疫[3]　生脉散可通过升高 T 淋巴细胞亚群（CD4+、CD8+ 和 CD4+/CD8+）水平，降低免疫球蛋白（IgG、IgA 和 IgM）、CRP 和类风湿因子水平，改善免疫功能，促进腺体分泌功能恢复。

【临床应用】

1. 干燥综合征[4]　生脉注射液治疗原发性干燥综合征，可明显提高泪液分泌量和唾液流率，对原发性干燥综合征有一定疗效。

2. 肿瘤[5-8]　生脉注射液与阿霉素、卡铂等抗肿瘤药物配伍，可以避免患者白细胞、血小板减少情况的发生，缓解放疗化疗对患者的影响，并对化疗中出现的急性毒性反应有良好的抑制作用。

3. 心血管疾病[9-14]　对慢性充血性心力衰竭、心律失常、冠状动脉粥样硬化性心脏病、心绞痛、休克以及肺源性心脏病等心血管疾病均有疗效，可改善心功能，增强心肌收缩力，增加心输出量，减少血液淤滞，改善心力衰竭症状。同时还能扩张冠状动脉，增加冠状动脉血流量，降低外周阻力，降低心肌耗氧量，改善心肌能量代谢，提高机体抗缺氧能力。

4. 脑血管疾病[15]　生脉注射液中的人参皂苷能促进体内前列腺素的分泌，避免血栓的形成；麦冬具有消除自由基的作用，五味子可以减缓脂质过氧化，患者在给予生脉注射液治疗后，微循环得到改善，血压、血脂均得到调节。

【不良反应】　临床报道有患者用生脉注射液后产生局部皮疹、药物热等，另外还有失眠、潮红、多汗、寒战、心悸、静脉炎，甚至过敏性休克的病例报告。有临床报告出现过敏性皮疹、腰背剧痛、低血压、心动过速各 1 例，腹胀 4 例[16, 17]。

【使用注意】　生脉注射液：①本品不宜与含藜芦或五灵脂的药物同时使用。②对本品有过敏或有严重不良反应病史者禁用。③儿童、年老体弱者、心肺严重疾患者、肝肾功能异常者和初次使用中药注射剂的患者要加强临床监护。④本品需滴注前新鲜配制，稀释后及输注前均应对光检查，若出现浑浊或沉淀不得使用。⑤临床应用时，滴速不宜过快，儿童及年老体弱者以 20～40 滴/分为宜，成年人以 40～60 滴/分为宜。静脉滴注初始 30 分钟内应加强监护，发现异常应立即停药，处理遵医嘱。

【用法与用量】　胶囊：口服，一次 3 粒，一日 3 次。饮：口服，一次 10ml，一日 3 次。注射液：肌内注射，一次 2～4ml，一日 1～2 次；静脉滴注，一次 20～60ml，用 5% 葡萄糖注射液 250～500ml 稀释后使用，一日 1 次，或遵医嘱。

参 考 文 献

[1] 王同瑾，张晏航，路娟，等. 基于网络药理学的生脉注射液作用机制研究[J]. 药学研究，2018，37（11）：621-624.

[2] 周洪玉. 生脉注射液药效物质基础研究[D]. 长春：吉林大学，2011.

[3] 朱幼鸣，张克珍，杨立志. 七味白术散合生脉散对干燥综合征患者血清 IgA、IgM、IgG 和 T 淋巴细胞亚群的影响[J]. 现代中西医结合杂志，2017，26（21）：2339-2341.

[4] 李春先，杨桂玲，冯玉环，等. 生脉注射液治疗原发性干燥综合征疗效观察[J]. 中国综合临床，2003，19（9）：42.

[5] 王鹏，陈震，孟志强，等. 生脉注射液对阿霉素增效作用研究[J]. 中国中医基础医学杂志，2006，12（6）：451-453.

[6] 王良花，戴安伟，王俐. 生脉注射液对减轻化疗急性毒性反应作用的影响[J]. 新中医，2006，38（12）：38-39.

[7] 冯宝洪，尹京淑. 生脉注射液在中晚期老年肺癌放疗中的作用观察[J]. 中外医疗，2010，29（13）：132-133.

[8] 张晓明，刘亚. 生脉注射液的药理作用机制及临床应用[J]. 医学综述，2013，19（15）：2813-2816.

[9] 栗军. 生脉注射液的药理作用机制及临床应用[J]. 中国伤残医学，2014，22（8）：303-304.

[10] 程凤仪. 生脉注射液辅助治疗慢性充血性心力衰竭 45 例[J]. 中西医结合心脑血管病杂志，2007，5（12）：1239-1240.

[11] 王月欣. 生脉注射液短期治疗老年慢性充血性心力衰竭临床观察[J]. 中成药，2010，32（5）：713-714.

[12] 杨政治，张鳌. 生脉注射液辅助治疗慢性充血性心力衰竭 43 例临床效果观察[J]. 中国医药导报，2010，7（21）：80-81.

[13] 吴传中，黄敏. 生脉注射液辅助治疗老年慢性充血性心力衰竭 36 例临床观察[J]. 云南中医中药杂志，2011，32（11）：30.

[14] 王亚丽，冯惠莲，赵宁. 生脉注射液辅助治疗慢性充血性心力衰竭的彩超临床观察[J]. 中医药学刊，2005，14（5）：947.

[15] 程凤仪. 生脉注射液辅助治疗慢性充血性心力衰竭 45 例[J]. 中西医结合心脑血管病杂志，2007，5（12）：1239-1240.

[16] 陈娟，倪军，王艳艳. 生脉注射液临床不良反应总结[J]. 双足与保健，2017，26（18）：120-121.

[17] 李文胜. 生脉注射液的几种不良反应及分析[J]. 医药世界，2006，8（4）：109-110.

（中国中医科学院中医临床基础医学研究所　何小鹃，西南交通大学　罗　会）

二、补益肝肾类

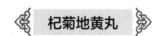

杞菊地黄丸

【药物组成】　枸杞子、菊花、熟地黄、酒萸肉、牡丹皮、山药、茯苓、泽泻。

【处方来源】　清·董西园《医级宝鉴》。《中国药典》（2015 年版）。

【功能与主治】　滋肾养肝。用于肝肾阴亏，眩晕耳鸣，羞明畏光，迎风流泪，视物昏花。

【药效】　主要药效如下：

1. 免疫调节作用[1]　干燥综合征是一种以侵犯外分泌腺为主的全身慢性炎症性自身免疫病，Th1 细胞分泌的 IFN-γ 在疾病的发展过程中起到重要作用。IFN-γ 可显著增强干燥综合征患者唾液腺上皮细胞的 Fas 和 CD40 的表达，从而加速唾液腺上皮细胞的凋亡。杞菊地黄丸可降低炎症因子 IFN-γ 水平，改善自身免疫，促进腺体分泌（图 11-1）。

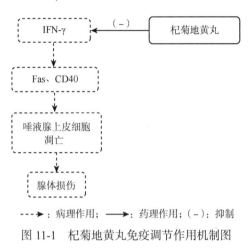

--- →：病理作用；　→：药理作用；（-）：抑制

图 11-1　杞菊地黄丸免疫调节作用机制图

2. 改善血管内皮功能[2]　在干燥综合征中，外分泌腺以外的病变，以血管炎为主。杞菊地黄丸可明显降低 NO、ET、vWF 和 P 选择素等血管内皮损伤循环标志物水平，从而起到改善血管内皮功能的作用。

【临床应用】

1. 干燥综合征[3]　杞菊地黄丸用于目干涩、少泪或无泪，眼内异物感，目赤，眼珠频动，头晕耳鸣，腰背酸痛，关节隐痛之干燥综合征。杞菊地黄丸治疗干燥综合征，对患者具有较好的疗效和免疫调节作用，无明显毒副作用。

2. 眼干燥症[4]　杞菊地黄丸对肝肾阴虚的眼干燥症患者具有较好的治疗效果，可以更为有效地增强眼干燥症患者泪膜稳定性，减缓泪液的蒸发，能较好地改善患者的泪液质量。

3. 高血压[5]　高血压患者常规治疗基础上加用杞菊地黄丸能明显提高临床总有效率，明显改善高血压患者的收缩压、舒张压。杞菊地黄丸联合硝苯地平治疗肝肾阴虚型高血压，疗效满意，无严重不良反应。

4. 缺陷多动障碍[6]　杞菊地黄丸可明显改善缺陷多动障碍患儿的行为、学习、智力等。杞菊地黄丸与盐酸哌甲酯片治疗缺陷多动障碍患儿近期疗效相当，远期疗效优于盐酸哌甲酯片，且不良反应少。

【不良反应】　尚不明确。有报道 1 例过敏反应，出现皮疹、瘙痒等症状[7]。

【使用注意】　①忌不易消化食物。②感冒发热患者不宜服用。③有高血压、心脏病、肝病、糖尿病、肾病等慢性病严重者应在医师指导下服用。④儿童、孕妇、哺乳期妇女应在医师指导下服用。⑤对本品过敏者禁用，过敏体质者慎用。

【用法与用量】　口服。水蜜丸一次 6g，小蜜丸一次 9g，大蜜丸一次 1 丸，浓缩丸一次 8 丸，均一日 2 次。

参 考 文 献

[1] 李艳芳，朱玲，柯晓燕，等. 杞菊地黄丸对肝肾阴虚型先兆子痫预防作用研究[J]. 辽宁中医药大学学报，2013，15（4）：38-41.

[2] 郑艳，林莘，郑平，等. 松龄血脉康胶囊联合杞菊地黄丸对肝肾亏虚兼血瘀证老年高血压患者血管内皮功能的影响[J]. 中国实验方剂学杂志，2016，22（18）：164-168.

[3] 李赛，李东. 杞菊地黄丸与明目地黄丸的临床应用辨析[J]. 中华中医药杂志，2013，28（7）：2186-2188.

[4] 林秋霞，韦企平. 杞菊地黄丸治疗干眼症的临床研究[J]. 中国中医眼科杂志，2012，22（3）：172-175.

[5] 黄全泰. 杞菊地黄丸联合硝苯地平治疗肝肾阴虚高血压随机平行对照研究[J]. 实用中医内科杂志，2016，30（11）：1-3.

[6] 孔德荣，霍军，付惠鹏，等. 杞菊地黄丸治疗注意缺陷多动障碍60例[J]. 山东中医杂志，2007，237（7）：445-447.

[7] 王艳君，李爱华. 杞菊地黄丸致不良反应1例[J]. 中国中医药现代远程教育，2007，5（12）：50.

（中国中医科学院中医临床基础医学研究所　何小鹃，西南交通大学　罗　会）

三、益气养阴类

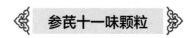

参芪十一味颗粒

【药物组成】　人参（去芦）、黄芪、当归、天麻、熟地黄、泽泻、决明子、鹿角、菟丝子、细辛、枸杞子。

【处方来源】　研制方。《中国药典》（2015年版）。

【功能与主治】　补脾益气。用于脾气虚所致的体弱、四肢无力。

【药效】　主要药效如下：

1. 免疫调节作用[1-3]　参芪十一味颗粒可通过改善 CD3+、CD4+、CD8+、CD4+/CD8+、CAT 评分等免疫相关指标，提高机体免疫功能。也可升高胃癌放化疗大鼠静脉血 Th1、Th2 及 Th1/Th2 值，增加 IFN-γ 含量并降低 IL-4 含量，表明参芪十一味颗粒能有效提高胃癌放化疗大鼠的机体免疫功能。参芪十一味颗粒可通过降低患者 VEGF、TGF-β1、CD44 变异体 v6（CD44v6）和 CD4+CD25+调节性 T 细胞的表达水平，干预晚期原发性非小细胞肺癌的免疫逃逸，有助于机体免疫监视的恢复。

2. 维持机体内环境稳定　参芪十一味颗粒可提高机体抗病力、维持机体内环境的平衡。

【临床应用】

1. 干燥综合征[4]　参芪十一味颗粒用于治疗神疲乏力，口干，眼干，心悸，气短，食少纳呆，大便溏泄之干燥综合征。参芪十一味颗粒治疗干燥综合征合并血液系统损害，能改善干燥综合征患者口干、眼干、头晕、乏力等症状，治疗后血细胞数量明显增加，说明参芪十一味颗粒有很好的改善干燥综合征生津异常合并血液系统受累的临床效果。

2. 白细胞减少症[5]　在化学药物治疗的基础上，参芪十一味颗粒治疗白细胞减少症，总有效率明显高于单纯化学药物治疗组，而且未见明显的不良反应。表明参芪十一味颗粒治疗白细胞减少症疗效显著并且安全。

3. 减轻干扰素治疗慢性乙肝副作用[6]　参芪十一味颗粒联合重组人干扰素 α-2b 注射液治疗慢性乙肝患者，疗效好于单用重组人干扰素 α-2b 注射液，同时能减轻血白细胞、血小板数量减少引起的不良反应。

4. 减轻化疗毒性反应[7,8]　恶性肿瘤患者化疗期间加服参芪十一味颗粒，其白细胞减少、贫血、血小板减少发生率明显低于单纯化疗组，Ⅱ度以上白细胞减少和贫血的发生率明显降低，乏力和重度乏力的发生率明显低于单纯化疗组，生活质量明显提高。表明化疗同时口服参芪十一味颗粒可以减轻化疗引起的白细胞减少和贫血，改善化疗后乏力，提高患者生活质量。初治急性白血病患者化疗基础上加用参芪十一味颗粒口服辅佐治疗，相较于单纯化疗骨髓抑制时间明显缩短，头晕乏力、食欲减退等生活质量的改善均优于对照组。表明参芪十一味颗粒辅助治疗急性白血病能缩短骨髓抑制的时间，提高患者生活质量。

【不良反应】　尚不明确。

【使用注意】　尚不明确。

【用法与用量】　口服。一次1袋，一日3次。

参 考 文 献

[1] 李家春. 参芪十一味颗粒联合布地奈德福莫特罗治疗 COPD 稳定期疗效分析[J]. 实用中西医结合临床，2016, 16(2): 38-40.

[2] 田春桃，韩利艳. 参芪十一味颗粒对晚期原发性非小细胞肺癌疗效及肿瘤免疫逃逸的影响[J]. 新中医，2011, 43(11): 75-77.

[3] 袁慕荣，王汝上，蔡丽云，等. 参芪十一味颗粒对胃癌放化疗大鼠免疫功能及不良反应的影响[J]. 今日药学，2014, 24(7): 484-488.

[4] 史睿，万向梅. 参芪十一味颗粒治疗干燥综合征血液系统损害疗效观察[J]. 新疆中医药，2013, 31(6): 10-11.

[5] 邹菁华，张琳，刘红娟，等. 参芪十一味颗粒治疗白细胞减少的临床观察[J]. 检验医学与临床，2011, 8(5): 560-561.

[6] 谢永忠，夏金荣，饶斌. 参芪十一味颗粒联合重组人干扰素 α-2b 注射液治疗慢性乙肝及对白细胞血小板计数的影响[J]. 临床合理用药杂志，2009, 2(4): 11-12.

[7] 王莉，韩春红，于忠和，等. 参芪十一味颗粒减轻化疗毒性反应的临床观察[J]. 中国临床医生，2011, 39(5): 60-61.

[8] 宋春鸽，陈精予. 参芪十一味颗粒对急性白血病患者骨髓抑制及生活质量的影响[J]. 中医学报，2010, 25(4): 618-620.

（中国中医科学院中医临床基础医学研究所　何小鹃，西南交通大学　罗　会）

第十二章

骨关节炎中成药名方

第一节 概 述

一、概 念

骨关节炎（osteoarthritis，OA）是一种以关节软骨的变性、破坏及骨质增生为特征的慢性关节病，是最常见的一种关节病，呈世界性分布，临床上以关节肿痛、骨质增生及活动受限常见，可以导致关节畸形及功能丧失，多发于中年以后，女性多于男性，75 岁以上人群中 80%患该病。骨关节炎的发病无地域及种族差异。年龄、肥胖、炎症、创伤及遗传因素可能与本病的发生有关。

二、病因及发病机制

（一）病因

骨关节炎的病因目前尚不清楚，可能与年龄、损伤和过度使用、肥胖、遗传、雌激素水平、骨内压升高等因素有关，其发病可能为多因素作用的结果。

（二）发病机制

在创伤、代谢及遗传等多因素影响下，损伤的软骨细胞释放溶酶体酶和胶原酶等，使软骨基质降解，胶原蛋白网络断裂和蛋白聚糖降解。随后合成代谢加速，DNA 合成增多，新细胞增殖，蛋白聚糖、透明质酸酶和胶原蛋白合成加速，但新合成的基质异常，从而影响了软骨的生物学稳定性和对生物力学的适应性，新合成的软骨也很快被降解和破坏。尽管蛋白聚糖合成代谢加速，但实际上合成速度远赶不上分解速度，组织中蛋白聚糖浓度仍持续下降或丧失。当侵蚀进展到骨髓时，组织的修复较为有效，由纤维软骨和透明软骨混合形成新的软骨，但新软骨缺乏正常的生物学特点，故实际上仍未修复。原有的软骨和新生的软骨在降解过程中，产生的颗粒和降解产物，引起细胞吞噬反应，导致滑膜炎和渗出。

滑膜产生的炎性因子反过来又加速了软骨的破坏，如此反复循环，降解作用超过了细胞修复的能力，最后软骨完全消失，骨质裸露，出现骨关节炎的晚期改变[1-4]。

三、临床表现

本病起病缓慢，症状逐渐加重，其关节痛有以下特点：关节痛与活动有关，休息后缓解；局限性晨僵，时间不超过 30 分钟，活动后消失；病情严重者即使休息时也痛，受累关节常伴有压痛、骨性肥大、骨性摩擦音及功能障碍，少数出现关节畸形。常见受累部位及其临床特征：①手以远端指间关节最常受累，其特征性改变为在指关节背面的内外侧出现骨性增生而形成硬结节。②膝关节受累时疼痛常见，其早期症状为上、下楼梯时疼痛，下楼梯时更甚。③髋骨关节炎表现为腹股沟、臀部及大腿根部疼痛，可有不同程度的活动受限。④足以第一跖趾关节为病变常见部位，表现为局部疼痛、骨性肥大和外翻。⑤脊柱颈、腰椎病变除局部疼痛和活动受限外，还可引起神经受压或刺激症状，如坐骨神经痛。

四、诊　断

常见部位的骨关节炎分类标准可参考中华医学会风湿病学分会的《骨关节炎诊断及治疗指南》[5]，主要结合关节疼痛、骨擦感等症状和 X 线示骨赘形成等诊断。

五、治　疗

治疗的目的在于缓解疼痛，阻止和延缓疾病的发展及保护关节功能。治疗方案应依据每个患者的病情而定。

（一）常用化学药物及现代技术

骨关节炎药物治疗主要分为控制症状的药物、局部治疗药物、改善病情药物及软骨保护剂。

1. 控制症状的药物　NSAIDs 是最常用的一类骨关节炎治疗药物，其作用在于减轻疼痛及肿胀，改善关节活动。主要药物包括双氯芬酸等，如患者发生 NSAIDs 相关胃肠道疾病的危险性较高，则塞来昔布及美洛昔康等选择性 COX-2 抑制剂更为合适。药物剂量应个体化。其他止痛剂：对乙酰氨基酚对骨关节炎有良好的止痛作用，费用低，在国外仍广泛使用，国内应用较少。每日剂量最多不超过 4000mg，若上述方法仍不能有效缓解症状，可试用阿片类止痛药（如曲马多）治疗，其耐受性较好而成瘾性小，适用于中重度疼痛，平均剂量每日为 200～300mg，但不良反应（如恶心、呕吐、便秘和困倦）较常见。

2. 局部治疗药物　糖皮质激素可缓解疼痛，减少渗出，效果可持续数周至数月，仅适用于关节腔注射治疗，一年内注射次数应少于 4 次。反复、大量的类固醇注射可损伤关节软骨。常用药物为倍他米松、曲安奈德、甲泼尼龙等。透明质酸类制剂对减轻疼痛、增加关节活动度、保护软骨有效，适用于常规治疗效果不佳或不能耐受者。常用药物为玻璃酸钠注射液（欣维可、施沛特等）。

3. 改善病情药物及软骨保护剂　既可抗炎止痛，又可保护关节、抑制软骨的破坏从而延缓骨关节炎发展。每日予以 750～1500mg 硫酸氨基葡萄糖连续 4～12 周，可缓解患者疼痛并改善关节功能，且停药 2 个月后疗效仍能持续，患者耐受性好。此类药物还有葡糖胺聚糖、S-腺苷蛋氨酸及多西环素、双醋瑞因、软骨素等。

对于经内科治疗无明显疗效，病变严重及关节功能明显障碍的患者可以考虑外科治疗。①关节镜手术：对有明显关节疼痛，并对止痛剂、关节内糖皮质激素注射治疗效果不理想的患者，可关节内予以大量灌洗来清除纤维素、软骨残渣及其他杂质。②整形外科手术：截骨术可改善关节力线平衡，对 60 岁以上、正规药物治疗反应不佳的进展性骨关节炎患者可予关节置换术。

（二）中成药名方治疗

中医药治疗骨关节炎，主要作用是抗炎镇痛、调节免疫功能、减少骨量损失、抗软骨退变等，通过多靶点、多环节综合作用，发挥疗效。常用补益肝肾，兼以活血祛湿等标本兼治药物。

第二节　中成药名方的辨证分类与药效

一、补益肝肾类

骨关节炎肝肾亏虚证主要症状：膝部酸痛或隐痛，腰膝酸软，活动不利，头晕眼花，耳鸣，夜尿频多，舌淡，苔薄白，脉细弱。

骨关节炎肝肾亏虚证主要病理变化是炎性反应、细胞免疫功能下降、骨量丢失、软骨退变等。

补益肝肾类中药可以抗炎、调节免疫功能、抗软骨退变等。

常用中成药：虎潜丸、壮骨关节丸、抗骨增生丸、复方杜仲健骨颗粒、鹿川活络胶囊、骨刺胶囊等。

二、活血通络类

骨关节炎瘀血阻滞证主要症状：膝部胀痛或刺痛，固定不移，夜间痛甚，局部压痛明显，皮色暗黑，面色晦暗，舌淡紫或有瘀斑瘀点，苔薄白，脉沉细或细涩。

骨关节炎瘀血阻滞证的主要病理变化是炎性反应、关节软骨退变、微循环障碍等。

活血通络类中药可以改善关节炎性反应、抗软骨退变、改善血液循环等。

常用中成药：无敌丹胶囊、通络祛痛膏、骨友灵搽剂、东方活血膏、关通舒胶囊、消痛贴膏等。

三、祛风散湿类

骨关节炎寒湿痹阻证的主要症状：膝部冷痛、沉重，遇寒痛增，畏冷肤凉，苔白滑或润，脉沉细。

骨关节炎寒湿痹阻证的主要病理变化是关节炎症、软骨细胞凋亡、Ⅱ型胶原蛋白降解、关节软骨退化等。

祛风散湿类中药可以抑制关节炎症反应，抵抗软骨细胞凋亡，抑制Ⅱ型胶原蛋白降解，促进软骨的修复。

常用中成药：大活络胶囊（丸）、追风透骨丸、筋骨痛消丸、舒筋散（胶囊）、双藤筋骨片等。

参 考 文 献

[1] Mehana E E，Khafaga A F，El-Blehi S S. The role of matrix metalloproteinases in osteoarthritis pathogenesis：An updated review. Life Sci，2019，234：116786.

[2] Schiphof D，Runhaar J，Waarsing J H，et, al. The clinical and radiographic course of early knee and hip osteoarthritis over 10 years in CHECK（Cohort Hip and Cohort Knee）. Osteoarthritis Cartilage，2019，27（10）：1491-1500.

[3] Liu H，Li Z，Cao Y，et, al. Effect of chondrocyte mitochondrial dysfunction on cartilage degeneration：A possible pathway for osteoarthritis pathology at the subcellular level. Mol Med Rep，2019，20（4）：3308-3316.

[4] Yang Q，Zhou Y，Cai P，et, al. Up-regulated HIF-2α contributes to the Osteoarthritis development through mediating the primary cilia loss. Int Immunopharmacol，2019，75：105762.

[5] 中华医学会风湿病学分会. 骨关节炎诊断及治疗指南[J]. 中华风湿病学杂志，2010，14（6）：416-419.

（香港浸会大学中医药学院　吕爱平，中国中医科学院中医临床基础医学研究所　刘孟宇，

北京协和医学院　樊丹平）

第三节　中成药名方

一、补益肝肾类

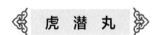

【药物组成】　黄柏、龟板、知母、生地黄、陈皮、白芍、锁阳、虎骨（用狗骨代）、干姜。

【处方来源】　元·朱震亨《丹溪心法》。《中国药典》（1963年版）。

【功能与主治】　腰腿疼痛，关节作痛，筋骨无力，四肢麻木，血少风多，偏正头风，头痛脑涨，神经衰弱，以及因水土或风湿所引起之大骨节和关节炎等症。

【药效】　主要药效如下：

1. 促进成骨分化和骨细胞增殖[1]　现代医学研究表明，骨质疏松症是成骨细胞和破骨细胞的功能失调而导致的骨代谢疾病。骨髓基质干细胞是一种有多种分化潜能的细胞，目前骨组织的研究大多趋向于用骨髓基质干细胞作为种子细胞。虎潜丸含药血清可促进骨髓间充质干细胞（BMSCs）向成骨细胞分化，并有促进细胞增殖的作用。

2. 提高 BMP-2 水平，促进骨形成[2] 骨关节炎发病机制不明，多种细胞因子参与其发病过程可能是其发病机制之一。研究表明 BMP 及其拮抗剂在关节软骨损伤后的修复中起重要作用。BMP 是人体内唯一能独立诱导骨组织形成的细胞因子，其中 BMP-2 又被认为是诱导成骨作用最强的 BMP 之一。虎潜丸可有效提高组织中 BMP-2 的水平，促进骨组织的形成。

3. 调整 TGF 表达[3,4] TGF-β 及其超家族成员对软骨细胞的分化、增殖和成熟有促进作用，对软骨基质合成和抑制软骨基质降解具有重要的调控作用。TGF-β1 可减轻滑膜炎性反应，减少炎症介质释放，减轻滑膜、软骨细胞损害。同时可保护软骨基质，诱导间充质细胞向软骨细胞分化，通过诱导来自滑膜的间充质细胞持续迁入软骨缺损处，从而发挥其治疗骨关节炎的作用。研究表明虎潜丸可增加 TGF-β1 的表达水平，可能是其治疗骨关节炎的机制之一。

【临床应用】

1. 骨关节炎[5] 虎潜丸用于膝部酸痛或隐痛，腰膝酸软，活动不利，头晕眼花，耳鸣，夜尿频多，舌淡，苔薄白，脉细弱之骨关节炎疼痛患者。可改善骨关节炎患者关节疼痛及活动受阻症状，且治疗有效率高，具有较好的临床疗效。

2. 类风湿关节炎[6] 虎潜丸治疗类风湿关节炎，可明显改善类风湿关节炎中晚期患者的临床症状如晨僵时间、肿痛关节数、活动障碍程度和体征。

3. 骨质疏松症[7-9] 虎潜丸治疗绝经后骨质疏松症，可以提高短期内患者各种临床症状的改善速率，而对于各种症状的中长期改善情况未见明显影响。虎潜丸加减治疗骨质疏松症，也取得了较好的疗效。虎潜丸联合经皮椎体后凸成形术对骨质疏松症患者胸腰椎压缩骨折具有较好的临床疗效，能更好地缓解患者的临床症状，增强临床疗效，提高患者后期生活质量。

4. 强直性脊柱炎[10] 加减虎潜丸治疗强直性脊柱炎疗效显著，可明显减轻患者后背疼痛程度，改善脊柱病变程度。加减虎潜丸治疗组总有效率、脊柱运动及实验室指标改善情况均优于对照组。

【不良反应】 尚不明确。

【使用注意】 ①风寒湿痰所引起的痿证禁用。②服药期间，忌辛辣油腻及香燥食物等。

【用法与用量】 口服。一次 5g，一日 2 次。

参 考 文 献

[1] 陈德强，刘鹏飞，王鑫. 虎潜丸对骨髓基质干细胞增殖及分化的影响[J]. 山东中医杂志，2012，31（1）：50-54.

[2] 谢义松，尤冬春，朱建华，等. 虎潜丸对去势大鼠骨密度及 BMP-2 水平影响的研究[J]. 中国骨质疏松杂志，2014，20（12）：1407-1410.

[3] 谢义松，张紫铭，吴官保，等. 虎潜丸对去卵巢大鼠骨质疏松模型骨密度及转化生长因子 β1 表达的影响[J]. 中医正骨，2013，25（12）：11-14.

[4] 张紫铭，肖四旺，吴官保，等. 虎潜丸对去卵巢大鼠骨密度和 TGF-β2 表达的影响[J]. 湖南中医杂志，2014，30（1）：112-114.

[5] 张雨时. 虎潜丸加减治疗骨痹性关节炎 18 例[J]. 湖南中医杂志，1999，15（1）：33.

[6] 何桂兰. 虎潜丸治疗类风湿性关节炎 39 例临床观察[J]. 青海医药杂志，2012，42（1）：65-66.

[7] 王鑫，孙滨，张婧婧. 虎潜丸对绝经后骨质疏松症的疗效观察[J]. 世界最新医学信息文摘，2016，16（75）：182-183.

[8] 刘静仪，林如平. 虎潜丸加减治疗骨质疏松症 30 例疗效观察[J]. 成都医药，2004，30（3）：134-135.

[9] 孙国荣，尤冬春，石鑫，等. 经皮椎体后凸成形术联合虎潜丸治疗骨质疏松性胸腰椎压缩骨折 45 例[J]. 中医药导报，2015，21（2）：67-69.

[10] 刘广西，杨锡明，项淑英. 加减虎潜丸治疗强直性脊柱炎的临床观察[J]. 中国中医药科技，2013，20（6）：653-654.

（香港浸会大学中医药学院 吕爱平，中国中医科学院中医临床基础医学研究所 刘孟宇，

宜春学院 赵贺如）

壮骨关节丸

【药物组成】 狗脊、淫羊藿、独活、骨碎补、续断、补骨脂、桑寄生、鸡血藤、熟地黄、木香、乳香（醋炙）、没药（醋炙）。

【处方来源】 研制方。《中国药典》（2015 年版）。

【功能与主治】 补益肝肾，养血活血，舒筋活络，理气止痛。用于肝肾不足、血瘀气滞、脉络痹阻所致的骨关节炎、腰肌劳损，症见关节肿胀、疼痛、麻木、活动受限。

【药效】 主要药效如下：

1. 促进骨骼增长[1] 软骨基质的丧失、关节软骨表面破坏及软骨下骨裸露是膝骨关节炎的主要病理表现，壮骨关节丸可显著增加健康斑马鱼的头部骨骼矿化面积和累积光密度，显著促进骨骼增长。

2. 抗炎 壮骨关节丸可以降低炎症因子的水平，缓解局部炎症，具有抗炎作用。

【临床应用】

膝骨关节炎[2,3] 壮骨关节丸具有补益肝肾、养血活血、舒筋活络的功效，可治疗膝骨关节炎。临床上，壮骨关节丸联合透明质酸钠可以明显改善患者膝关节疼痛和膝关节功能，同时可改善膝骨关节炎的进展，说明壮骨关节丸联合透明质酸钠治疗膝骨关节炎具有一定疗效。六味地黄丸和金匮肾气丸联合壮骨关节丸治疗膝骨关节炎也可明显提高患者的临床疗效，改善患者膝关节疼痛及功能情况。

【不良反应】 偶有肝功能异常、皮疹、瘙痒、恶心、呕吐、腹痛、腹泻、胃痛、血压升高等不良反应报告。肝损伤多为胆汁淤积型肝炎，肝功能异常的临床表现较为一致，主要为乏力、纳差、尿黄、皮肤瘙痒、大便颜色灰白、皮肤巩膜黄染，个别病例（2 例）出现肝脏增大，部分病例肝脏酶学指标异常。所有已报告的不良反应病例经停药、对症治疗，预后情况良好。

【使用注意】 ①本品可能引起肝损伤。②肝功能不全、孕妇及哺乳期妇女禁用。③在治疗期间应注意肝功能监测，如发现肝功能异常，应立即停药，并采取相应的处理。④应在医师指导下严格按照适应证使用，避免大剂量、长疗程服用。⑤肝功能不良、肝肾阴虚（主要症状为五心烦热、颧红盗汗、目涩咽干等）、特异体质以及既往有肝病史、药物性肝损害的患者慎用，此类患者每疗程结束后建议检查肝功能或遵医嘱。⑥30 天为 1 个疗程，长期服用者每疗程之间应间隔 15～20 天。⑦使用本品出现乏力、纳差、尿黄、皮肤瘙痒、大便颜色灰白、皮肤巩膜黄染等症状时应及时停药并检查肝功能。

【用法与用量】 口服。一次 6g（至瓶盖内刻度处），一日 2 次。早晚饭后服用。

参 考 文 献

[1] 时克，王茉，景莉君，等. 基于斑马鱼毒/效同步评价的壮骨关节丸促骨骼发育作用与初步安全性研究[J]. 中国现代应用药学，2019，36（2）：164-167.

[2] 王东雁，张学泉，斯琴，等. 壮骨关节丸配合透明质酸钠治疗膝骨性关节炎临床观察[J]. 中国中医药信息杂志，2009，16（12）：72-73.

[3] 刘斌. 六味地黄丸和金匮肾气丸联合壮骨关节丸治疗膝骨关节炎效果观察[J]. 基层医学论坛，2019，23（11）：1572-1574.

（香港浸会大学中医药学院　吕爱平，中国中医科学院中医临床基础医学研究所　刘孟宇，

宜春学院　赵贺如）

抗骨增生丸

【**药物组成**】　熟地黄、酒肉苁蓉、狗脊（盐制）、女贞子（盐制）、淫羊藿、鸡血藤、炒莱菔子、骨碎补、牛膝。

【**处方来源**】　研制方。《中国药典》（2015 年版）。

【**功能与主治**】　补腰肾，强筋骨，活血止痛。用于骨关节炎肝肾不足、瘀血阻络证，症见关节肿胀、麻木、疼痛、活动受限。

【**药效**】　主要药效如下：

1. 镇痛消炎　疼痛是骨关节炎的临床表现之一，抗骨增生丸具有明显的镇痛作用。同时对关节炎的发展有明显的抑制作用，对原发性炎症和继发性炎症病变均有明显的抑制作用。

2. 保护软骨　软骨细胞是关节软骨中唯一的细胞成分，是骨关节炎发病过程中的重要因素。软骨病损是骨关节炎最常见的病理现象，是骨关节炎症状的根源和治疗困难的症结所在。抗骨增生丸可保护关节软骨、延缓软骨退变、延缓膝骨关节炎发生发展，改善关节功能，缓解疼痛。

【**临床应用**】

1. 膝骨关节炎[1]　抗骨增生丸可用于膝部酸痛或隐痛，腰膝酸软，活动不利，头晕眼花，耳鸣，夜尿频多，舌淡，苔薄白，脉细弱之膝骨关节炎，能有效缓解患者的疼痛、关节活动障碍和晨僵等症状，具有良好的疗效。

2. 骨质增生[2]　抗骨增生丸可改善骨质增生患者腰背部疼痛，腰部活动受限，双下肢麻木、疼痛等症状，改善患者的生活质量。

【**不良反应**】　尚不明确。

【**使用注意**】　高血压者慎用或遵医嘱，孕妇忌服。

【**用法与用量**】　口服。水蜜丸一次 2.2g，小蜜丸一次 3g，大蜜丸一次 1 丸，一日 3 次。

参 考 文 献

[1] 苏再发，郭世万. 抗骨增生丸治疗肝肾亏虚型膝骨性关节炎 30 例总结[J]. 湖南中医杂志，2016，32（1）：59-60，108.

[2] 李振平. 抗骨增生丸治疗骨质增生症 517 例临床疗效观察[C]// 中国人才研究会骨伤人才分会. 跨世纪骨伤杰出人才科技成果荟萃. 北京：中国人才研究会骨伤人才分会，2004：708-710.

（香港浸会大学中医药学院　吕爱平，中国中医科学院中医临床基础医学研究所　刘孟宇，

宜春学院　赵贺如）

复方杜仲健骨颗粒

【药物组成】 杜仲、白芍、续断、黄芪、枸杞子、牛膝、三七、鸡血藤、人参、当归、黄柏、威灵仙。

【处方来源】 研制方。国药准字 Z20030125。

【功能与主治】 滋补肝肾，养血荣筋，通络止痛。用于膝骨关节炎所致的肿胀、疼痛、功能障碍等。

【药效】 主要药效如下：

1. 抗炎 临床前动物实验结果提示，复方杜仲健骨颗粒能抑制巴豆油所致小鼠耳肿胀、卡拉胶或甲醛致大鼠足肿胀、棉球致大鼠肉芽肿；抑制小鼠皮肤毛细血管通透性的增加，说明本药具有抗炎作用。

2. 镇痛 复方杜仲健骨颗粒能够抑制物理性或化学性刺激引起小鼠的疼痛反应。促进失血小鼠红细胞的恢复，提高血红蛋白的含量，延长对小鼠激光致栓的时间，说明本药具有良好的镇痛作用。

【临床应用】

1. 膝骨关节炎[1-4] 复方杜仲健骨颗粒具有滋补肝肾、养血荣筋、通络止痛的功效，用以治疗膝骨关节炎所致的肿胀、疼痛、功能障碍，能有效改善膝骨关节症状，如行走时关节疼痛、晨僵等；联合股四头肌功能锻炼可以增强股四头肌的收缩力量延缓膝关节退行性变化，缓解患者痛苦，提高生活质量。

2. 骨质疏松症[5] 复方杜仲健骨颗粒尚具有滑利关节、通筋活络的作用，用于治疗骨质疏松症，可改善患者的腕关节功能。

【不良反应】 偶见服药后消化道反应，一般不影响继续治疗。

【使用注意】 尚不明确。

【用法与用量】 开水冲服。一次 12g，一日 3 次。1 个月为 1 个疗程，或遵医嘱。

参 考 文 献

[1] 王和鸣，葛继荣，殷海波，等. 复方杜仲健骨颗粒改善膝关节骨性关节炎患者膝关节功能 400 例分析[J]. 中国临床康复，2005，9（42）：166-168.

[2] 王和鸣，葛继荣，殷海波，等. 复方杜仲健骨颗粒治疗膝关节骨性关节炎Ⅲ期临床试验总结[J]. 中国中医骨伤科杂志，2004，12（3）：8-12.

[3] 葛继荣，王和鸣，杨连梓，等. 复方杜仲健骨颗粒治疗膝关节骨性关节炎Ⅱ期临床试验总结[J]. 中国中医骨伤科杂志，2002，10（5）：21-25.

[4] 谢亚龙，尹纪光. 复方杜仲健骨颗粒联合股四头肌功能锻炼治疗膝骨性关节炎临床观察[J]. 世界最新医学信息文摘，2018，18（59）：95，98.

[5] 方浡灏，许超，庞卫祥，等. 复方杜仲健骨颗粒治疗骨质疏松性桡骨远端骨折30 例[J]. 陕西中医药大学学报，2018，41（3）：41-43，49.

（香港浸会大学中医药学院 吕爱平，中国中医科学院中医临床基础医学研究所 刘孟宇，

宜春学院 张 印）

鹿川活络胶囊

【药物组成】 鹿茸、制川乌、桂枝、续断、当归、白芍、独活、全蝎、延胡索、炙甘草。

【处方来源】 研制方。国药准字 Z20090659。

【功能与主治】 补益肝肾，温经通络，活血止痛。用于膝骨关节炎中医辨证为肝肾不足，阳虚寒凝，筋脉瘀滞证，症见膝关节疼痛，胫软膝酸，形寒肢冷，局部压痛，关节活动障碍或关节肿胀，行走困难，肢体肌肉萎缩，舌质淡或偏淡紫，苔薄或薄白，脉细弱或弦等。

【药效】 主要药效如下：

1. 缓解软骨退变 进行性的软骨变性和丢失是骨关节炎的主要病理表现。鹿川活络胶囊可增加软骨组织中胶原纤维含量，增强其抗拉力及张力强度，增加羟脯氨酸含量，明显改善骨关节炎组织形态，从而缓解关节软骨退变，减轻或缓解关节炎的发展。

2. 抗炎 炎症机制在骨关节炎中发挥着重要作用，其通过多种炎症细胞因子与信号通路相互调控，影响骨关节炎的发生发展。鹿川活络胶囊可通过调节炎症反应发挥治疗作用。

【临床应用】

1. 膝骨关节炎[1] 鹿川活络胶囊可用于治疗症见膝关节疼痛，胫软膝酸，形寒肢冷，局部压痛，关节活动障碍或关节肿胀，行走困难，肢体肌肉萎缩，舌质淡或偏淡紫，苔薄或薄白，脉细弱或弦等骨关节炎，可改善患者关节疼痛、关节活动受限等症状，且能改善患者的临床症状积分，具有良好的治疗效果。

2. 腰椎间盘突出症[2, 3] 在常规治疗的基础上联合鹿川活络胶囊可改善患者下腰痛、肢体疼痛或麻木等症状，还可改善患者的步态情况。

【不良反应】 偶见轻度恶心、轻度胃胀腹痛腹泻。

【使用注意】 孕妇禁用。

【用法与用量】 口服。一次 3 粒，一日 3 次。疗程 4 周。

参 考 文 献

[1] 宇清涛. 鹿川活络胶囊内服联合伸筋透骨汤熏洗治疗膝关节骨性关节炎 104 例[J]. 河北中医, 2013, 35（4）: 583-584.

[2] 张景瑜. 鹿川活络胶囊治疗腰椎间盘突出症临床研究[J]. 河南中医, 2017, 37（4）: 666-668.

[3] 张景瑜, 李明, 王玉臣. 鹿川活络胶囊与美洛昔康治疗腰椎间盘突出症的效果观察[J]. 检验医学与临床, 2016, 13（23）: 3405-3407.

（香港浸会大学中医药学院 吕爱平，中国中医科学院中医临床基础医学研究所 刘孟宇，

宜春学院 张 印）

骨 刺 胶 囊

【药物组成】 昆布、骨碎补、党参、桂枝、威灵仙、牡蛎（煅）、杜仲叶、鸡血藤、附片、制川乌、制草乌、延胡索（制）、白芍、三七、马钱子粉。

【处方来源】 研制方。国药准字 Z20050179。

【功能与主治】　散风邪，祛寒湿，舒筋活血，通络止痛。用于颈椎、胸椎、腰椎、跟骨等关节增生性疾病，对风湿性关节炎、类风湿关节炎有一定疗效。

【药效】　主要药效如下：

1. 抗炎　本药可以改善佐剂所致的关节肿胀及炎症反应，说明本药具有抗炎作用。

2. 镇痛　本药能够抑制物理性或化学性刺激引起小鼠的疼痛反应，具有镇痛作用。

【临床应用】

膝骨关节炎[1-3]　骨刺胶囊具有补肝肾、活血化瘀、热散寒、疏通经络的作用，治疗症见膝部酸痛或隐痛，腰膝酸软，活动不利，头晕眼花，耳鸣，夜尿频多，舌淡，苔薄白，脉细弱之骨关节炎，可以改善患者局部血液循环，改善骨内静脉瘀血，减轻膝关节的压力和骨内压，具有较好的治疗效果。本药联合盐酸氨基葡萄糖片治疗膝骨关节炎，可改善患者的临床症状，如关节疼痛、活动受限等，还可改善患者的生活和工作能力，提高患者的生存质量。

【不良反应】　尚不明确。

【使用注意】　①本品含士的宁、乌头碱，应严格在医师指导下服用。②不得任意增加服用量，不宜长期连续服用。③有严重心脏病、高血压、肝肾疾病者及孕妇忌服。

【用法与用量】　口服。一次3粒，一日3次，或遵医嘱。

参 考 文 献

[1] 姚灵凤. 骨刺胶囊抗炎镇痛作用的实验研究[J]. 中国民康医学，2011，23（3）：309-310.

[2] 陆康康，余允建. 骨刺胶囊治疗膝关节骨性关节炎疗效观察[J]. 中草药，2011，42（6）：1183-1185.

[3] 裴颜荣，姜海军. 骨刺胶囊联合盐酸氨基葡萄酸片治疗膝关节骨性关节炎的疗效观察[J]. 临床医药文献电子杂志，2016，3（36）：7247-7248.

（香港浸会大学中医药学院　吕爱平，中国中医科学院中医临床基础医学研究所　刘孟宇，

宜春学院　张　印）

二、活血通络类

无敌丹胶囊

【药物组成】　黄芪、杜仲、续断、肉苁蓉、苏木、川芎、没药、淫羊藿、怀牛膝、骨碎补、补骨脂、熟地、细辛、桂枝、血竭、三七、当归、乳香、香加皮、羌活。

【处方来源】　研制方。国药准字 Z53020659。

【功能与主治】　益气活血，滋补肝肾，祛风除湿，消肿止痛。用于气虚血瘀、肝肾不足引起的骨关节炎（骨质增生，骨折）。

【药效】　主要药效如下：

1. 改善关节炎性反应　无敌丹胶囊可以降低炎症因子的表达，改善炎症反应，具有抗炎的作用。

2. 改善血液循环　无敌丹胶囊可促进血液流通，改善血液循环，调节机体代谢，进而刺激骨的形成。

【临床应用】

1. 骨关节炎[1,2]　无敌丹胶囊具有补肾健骨、活血化瘀等功效，通过调节机体代谢、刺激骨形成、增加类骨质面积、促进软骨细胞成熟等作用达到治疗骨关节炎的功效。可提高患者的关节功能，缩短疼痛缓解时间，能提高 VAS 评分、JOA 评分及 Lysholm 评分及治疗有效率。

2. 骨质疏松症[3,4]　无敌丹胶囊治疗骨质疏松症，能够增强肾脏的功能，提高机体内性激素的分泌水平，进而提高患者的机体活力，从而防治骨质疏松症的发生；可以在一定程度上缓解患者腰背酸痛、浑身乏力、无法久坐、小便频繁等症状。

【不良反应】　尚不明确。

【使用注意】　尚不明确。

【用法与用量】　口服。一次 2 粒，一日 3 次。

参 考 文 献

[1] 高宇声. 无敌丹胶囊治疗骨性关节炎的临床观察[J]. 云南中医中药杂志，2018，39（7）：40-42.

[2] 王琦，何渝煦，王会. 无敌丹胶囊治疗老年骨性关节病 256 例疗效观察[J]. 现代康复，2000，（14）：125.

[3] 梁晓昆. 无敌丹胶囊对 168 例骨质疏松症患者的临床观察[J]. 云南中医中药杂志，2016，37（9）：50-51.

[4] 周路祥. 无敌丹胶囊对绝经后骨质疏松症患者 60 例临床观察[J]. 云南中医中药杂志，2016，37（12）：63-64.

（香港浸会大学中医药学院　吕爱平，中国中医科学院中医临床基础医学研究所　刘孟宇，

宜春学院　张　印）

通络祛痛膏

【药物组成】　当归、川芎、红花、山柰、花椒、胡椒、丁香、肉桂、荜茇、干姜、大黄、樟脑、冰片、薄荷脑。

【处方来源】　研制方。《中国药典》（2015 年版）。

【功能与主治】　活血通络，散寒除湿，消肿止痛。用于腰部、膝部骨性关节病瘀血停滞、寒湿阻络证，症见关节刺痛或钝痛，关节僵硬，屈伸不利，畏寒肢冷。用于颈椎病（神经根型）瘀血停滞、寒湿阻络证，症见颈项疼痛、肩臂疼痛、颈项活动不利、肢体麻木、畏寒肢冷、肢体困重等。

【药效】　主要药效如下：

1. 改善关节炎性反应　通络祛痛膏可以降低炎症因子的表达，改善炎症反应。

2. 改善血液循环　通络祛痛膏可促进血液流通，改善血液循环，调节机体代谢，进而刺激骨的形成。

【临床应用】

膝骨关节炎[1,2]　通络祛痛膏可消炎止痛、散寒祛湿及活血通络，且药膏具有较强的渗透性，能够有效调节局部免疫机制，可促进新陈代谢及加快软骨修复，可改善患者的肌力、关节活动范围、肿胀及疼痛等临床症状，具有较好的治疗效果。

【不良反应】　贴敷处偶见皮肤瘙痒、潮红、皮疹。

【使用注意】　①孕妇慎用。②每次贴敷不宜超过 12 小时，防止贴敷处发生过敏。

③对橡胶膏剂过敏者慎用。

【用法与用量】　外贴患处。一次 1～2 贴，一日 1 次。

参 考 文 献

[1] 覃艳梅. 探究通络祛痛膏治疗膝关节骨性关节炎风湿瘀阻证的疗效[J]. 中外医疗，2016，35（19）：169-170.
[2] 陈薇，张晨. 通络祛痛膏治疗膝关节骨性关节炎风湿瘀阻证临床观察[J]. 长春中医药大学学报，2016，32（2）：355-357.

（香港浸会大学中医药学院　吕爱平，中国中医科学院中医临床基础医学研究所　刘孟宇，

宜春学院　张璐璐）

骨友灵搽剂

【药物组成】　制川乌、延胡索、威灵仙、续断、红花、鸡血藤、制何首乌、防风、蝉蜕、二甲基亚砜。

【处方来源】　研制方。《中国药典》（2015 年版）。

【功能与主治】　活血化瘀，消肿止痛。用于瘀血阻络所致的骨关节炎、软组织损伤，症见关节肿胀、疼痛、活动受限。

【药效】　主要药效如下：

1. 抗炎　骨友灵搽剂能够抑制炎症反应，降低炎症因子的表达，具有抗炎作用。

2. 镇痛　骨友灵搽剂能够明显提高疼痛阈值，改善疼痛症状，具有镇痛作用。

【临床应用】

1. 骨关节炎[1]　骨友灵搽剂可用于治疗症见膝部胀痛或刺痛，固定不移，夜间痛甚，局部压痛明显，皮色暗黑，面色晦暗，舌淡紫或有瘀斑瘀点，苔薄白，脉沉细或细涩之骨关节炎。骨友灵搽剂局部外用，借助六和治疗仪的多功能治疗方法，集针灸、推拿、刮痧等为一体，辅以热敷、药导使药物直达病所，具有良好疗效。

2. 软组织损伤[2, 3]　在治疗急性腰扭伤等软组织损伤疾病中，以骨友灵搽剂为介质，与对照组相比可以有效缓解患者软组织损伤的瘀紫及疼痛程度。

3. 非化脓性肋软骨炎[4]　非化脓性肋软骨炎病因不明，现代医学认为可能与病毒感染有关，中医认为是由血脉瘀滞不通而产生增生性病变，使肋软骨肿胀隆起疼痛，骨友灵搽剂可促进局部血液循环，局部热敷更能加快加强皮肤对药物的吸收，祛除血脉瘀滞、活血消结，使增生的病变软化吸收而消肿止痛。

【不良反应】　有报道发现骨友灵搽剂可致接触性皮炎，经脱敏及局部治疗，患者痊愈[5]。

【使用注意】　①本品为外用药，禁止内服。②忌食生冷、油腻食物。③切勿接触眼睛、口腔等黏膜处。皮肤破溃或感染处禁用。有出血倾向者慎用。④经期及哺乳期妇女慎用。儿童、年老体弱者应在医师指导下使用。⑤本品不宜长期或大面积使用，用药后皮肤过敏，如出现皮肤发痒、发热及潮红或其他不适，应停止使用，症状严重者应去医院就诊。⑥用药 3 天症状无缓解，应去医院就诊。⑦对本品及酒精过敏者禁用，过敏体质者慎用。⑧药品性状发生改变时禁止使用。⑨儿童必须在成人监护下使用。⑩请将此药品放在儿童不能接触的地方。

【用法与用量】　外用，涂于患处，热敷 20～30 分钟。一次 2～5ml，一日 2～3 次，14 日为 1 个疗程，间隔 1 周，一般用药 2 个疗程或遵医嘱。

参 考 文 献

[1] 王彦英，马丽. 骨友灵搽剂借助六和治疗仪治疗骨性关节炎 128 例[J]. 实用中医内科杂志，2011，25（1）：68-69.
[2] 李应霞，张玉方，张成志. 骨友灵搽剂治疗软组织挫伤的疗效观察[J]. 重庆医学，2017，46（9）：1199-1200.
[3] 孙宏伟，陈军，吕永庆. 以骨友灵搽剂为介质手法治疗急性腰扭伤 15 例临床体会[J]. 吉林医学，1996，（5）：300-301.
[4] 姜佃广，程绍奎，张义新. 骨友灵搽剂治疗非化脓性肋软骨炎 13 例[J]. 中国民间疗法，1999，26（5）：23.
[5] 李瑞玉. 骨友灵搽剂致接触性皮炎 1 例[J]. 陕西中医，1994，15（4）：183.

（香港浸会大学中医药学院　吕爱平，中国中医科学院中医临床基础医学研究所　刘孟宇，

宜春学院　张璐璐）

❧ 东方活血膏 ❧

【药物组成】　天麻、乳香、没药、红花、川芎、当归、金银花、青州药耳等。

【处方来源】　研制方。国药准字 Z37020953。

【功能与主治】　祛风散寒，活血化瘀，舒筋活络。用于风寒湿痹所致的肩臂腰腿疼痛、肢体麻木。

【药效】　主要药效如下：

1. 抗炎[1]　类风湿关节炎是以关节组织慢性炎症性病变为主要表现的自身免疫疾病，炎症在疾病的发生发展进程中起着重要的作用。东方活血膏可减轻肿胀法所致的小鼠耳的肿胀度，提高抑炎率。

2. 镇痛[2]　关节肿痛是骨关节炎的主要临床症状之一，东方活血膏减少化学刺激（乙酸）所致的小鼠扭体次数，延长小鼠对化学刺激性疼痛扭体出现的潜伏期，同时可减轻大鼠的肉芽肿。

【临床应用】

骨关节炎[3]　东方活血膏可用于治疗膝部胀痛或刺痛，固定不移，夜间痛甚，局部压痛明显，皮色暗黑，面色晦暗，舌淡紫或有瘀斑瘀点，苔薄白，脉沉细或细涩之骨关节炎。东方活血膏可改善膝骨关节炎患者的膝关节疼痛症状及膝功能评分，能够使药物通过穴位皮肤进入到血络经脉，从而使其药理作用得到充分发挥，促进骨关节功能的恢复，效果显著。

【不良反应】　尚不明确。

【使用注意】　①本品为外用药，禁止内服。②使用本品时切勿接触眼睛、口腔、鼻等黏膜处。③本品不宜长期或大面积使用，皮肤破溃或感染处禁用。④糖尿病患者、经期及哺乳期妇女慎用，年老体弱者应在医师指导下使用。⑤用药 7 天症状无缓解，或使用过程中如出现皮肤过敏，如红肿、皮疹等，应暂停使用并去医院就诊。⑥对本品过敏者禁用，过敏体质者慎用。⑦本品性状发生改变时禁止使用。⑧儿童必须在成人监护下使用。⑨请将本品放在儿童不能接触的地方。⑩如正在使用其他药品，使用本品前请咨询医师或药师。

【用法与用量】　外用。用少许白酒或酒精搓擦患处至局部有微热感，将膏药加温软

化后贴于患处，一贴膏药贴 7 天。

参 考 文 献

[1] 李贵海，武继彪，杨晓东，等. 东方活血膏的抗炎止痛作用[J]. 山东中医杂志，1992，12（5）：61-62.
[2] 张辉，董世波. 东方活血膏对小鼠疼痛模型的镇痛作用[J]. 食品与药品，2013，15（4）：247-248.
[3] 焦龙兵，孙捷，吴阳. 东方活血膏穴位贴敷治疗膝关节骨关节病疼痛的疗效分析[J]. 中外医疗，2013，32（27）：127-128.

（香港浸会大学中医药学院　吕爱平，中国中医科学院中医临床基础医学研究所　刘孟宇，

宜春学院　张璐璐）

关通舒胶囊

【**药物组成**】　功劳木、飞龙掌血、血满草、豨莶草、海桐皮、倒扣草、火把花根。

【**处方来源**】　傣药。国药准字 Z20025302。

【**功能与主治**】　祛风除湿，散寒通络。用于风寒湿痹所致关节疼痛，屈伸不利，以及腰肌劳损，外伤性腰腿痛。

【**药效**】　主要药效如下：

1. 缓解关节软骨退变[1]　骨关节炎以软骨的破坏和丢失为最主要特征。其病理变化过程为软骨表面退化、糜烂，逐步形成溃疡，最终导致软骨表面破坏，软骨下骨显露，关节间隙变窄及骨赘形成。关通舒胶囊可以缓解关节软骨退变。

2. 抗炎　关通舒胶囊可通过改善微循环、修复软组织细胞、免疫调节等作用达到抗炎镇痛效果。

【**临床应用**】

1. 骨关节炎[2]　关通舒胶囊可用于治疗肢体关节酸痛，游走不定，不拘上、下、左、右肢体关节，病或数时，或一二日，日轻夜重，急性期亦红亦肿，触之热感，恶风或恶寒，颜面淡清，舌质红，苔白微厚，脉多浮紧之骨关节炎。能显著改善膝骨关节炎患者的膝关节疼痛症状及膝功能评分。

2. 腰肌劳损[3]　关通舒胶囊能够用于治疗风寒湿邪痹阻经络所致关节疼痛，屈伸不利以及腰肌劳损和外伤性腰腿痛，显著改善患者的生活质量，具有良好的安全性，并且可以避免化学药物对肝肾的不良反应，是腰肌劳损临床治疗有效而安全的方法。

3. 肩峰下滑囊炎[4]　关通舒胶囊联合透明质酸注射治疗能有效缓解肩峰下滑囊炎引起的肩部疼痛、肿块，抑制滑膜的过度生长和粘连，具有疗效明确、不良反应少等优点。

【**不良反应**】　妇女长期服用可引起月经不调、闭经，一般停药后可恢复。

【**使用注意**】　①忌寒凉及油腻食物。②本品宜饭后服用。③宜在服药期间同时服用其他泻火及滋补性中药。④热痹者不适用，主要表现为关节肿痛如灼、痛处发热，疼痛窜痛无定处，口干唇燥。⑤有高血压、心脏病、肝病、糖尿病、肾病等慢性病患者应在医师指导下服用。⑥服药 7 天症状无缓解，应去医院就诊。⑦严格按照用法用量服用，年老体弱者应在医师指导下服用，育龄妇女慎用。⑧对本品过敏者禁用，过敏体质者慎用。⑨本品性状发生改变时禁止使用。⑩请将本品放在儿童不能接触的地方。

【**用法与用量**】　口服。一次 2 粒，一日 3 次；或遵医嘱。

参 考 文 献

[1] 张广泉，陈宝军，刘珂，等. 关通舒和塞来昔布以及二者联合治疗膝关节骨性关节炎疗效对比[J]. 中国老年学杂志，2013，33（9）：2163-2165.

[2] 李洪毓. 关通舒胶囊治疗膝骨关节炎疗效和安全性研究[J]. 山东医药，2010，50（44）：64.

[3] 张明生. 关通舒胶囊治疗慢性腰肌劳损 120 例[J]. 中国中医药现代远程教育，2012，10（22）：25.

[4] 李宗兴. 透明质酸注射联合关通舒胶囊治疗肩峰下滑囊炎的疗效比较[J]. 中国医药指南，2012，10（23）：485-486.

（香港浸会大学中医药学院　吕爱平，中国中医科学院中医临床基础医学研究所　刘孟宇，

宜春学院　张璐璐）

消 痛 贴 膏

【药物组成】　独一味、棘豆、姜黄、花椒、水牛角（炙）、水柏枝。

【处方来源】　研制方。国药准字 Z54020113。

【功能与主治】　活血化瘀，消肿止痛。用于急慢性扭挫伤、跌打瘀痛、骨质增生、风湿及类风湿疼痛。亦适用于落枕、肩周炎、腰肌劳损和陈旧性伤痛等。

【药效】　主要药效如下：

1. 抗炎[1]　越来越多的研究证实，痛觉传递通路，尤其是背根神经节（DRG）和脊髓背角致炎细胞因子和抗炎细胞因子失平衡在病理性疼痛的形成和维持中发挥重要作用。多种引起慢性疼痛的因素，如外周神经损伤和炎症等可引起 DRG 巨噬细胞浸润，脊髓背角小胶质细胞激活和随之而来的致炎细胞因子过表达。研究表明，坐骨神经局部施以微量 TNF-α 或 IL-1β 就足以引起病理性疼痛。因此，致炎细胞因子上调是引起病理性疼痛的充分条件。而抗炎细胞因子 IL-10 起相反的作用。消痛贴膏可显著抑制完全弗氏佐剂引起的炎性痛和水肿，并可显著抑制注射完全弗氏佐剂引起的 DRG 和脊髓背角 TNF-α 和 IL-1β 的上调，这也解释了药物的局部消炎作用。

2. 镇痛　本品可以抑制炎症因子表达水平，缓解局部的炎症，进一步达到镇痛的作用。

【临床应用】

1. 膝骨关节炎[2-5]　消痛贴膏可用于治疗膝部胀痛或刺痛，固定不移，夜间痛甚，局部压痛明显，皮色暗黑，面色晦暗，舌淡紫或有瘀斑瘀点，苔薄白，脉沉细或细涩之膝骨关节炎，可以显著改善膝骨关节炎症状。

2. 强直性脊柱炎[6]　消痛贴膏联合西药治疗活动期强直性脊柱炎，在改善患者临床症状、改善整体功能、降低多项指标水平等方面均有显著疗效。

3. 关节扭伤[7]　消痛贴膏治疗急性踝关节扭伤，可明显减轻疼痛，提高治疗效果。

4. 肌腱炎[8]　消痛贴膏与泼尼松龙联用可显著改善患者冈上肌肌腱炎症状。

【不良反应】　①过敏体质患者可能有胶布过敏或药物接触性瘙痒反应，甚至出现红肿、水疱等。②有报道消痛贴膏致寻常型银屑病复发 1 例[9]、接触性皮炎 1 例[10]。

【使用注意】　若出现过敏反应，应立即停用，并在医师指导下处理。

【用法与用量】　外用。清洁患部皮肤，将药贴的塑料薄膜揭除，将小袋内润湿剂均匀涂在药垫表面，敷于患处或穴位，轻压周边使胶布贴实，每贴敷 24 小时。急性期 1 贴 1 个疗程，慢性期 5 贴 1 个疗程。

参 考 文 献

[1] 周利君，桂文珊，刘先国. 奇正消痛贴抑制完全弗氏佐剂引起的炎性痛和神经炎症[J]. 中国疼痛医学杂志，2016，22（4）：250-258.

[2] 温建民，童培建，詹红生，等. 奇正消痛贴膏临床应用专家共识[J]. 中国中药杂志，2019，44（4）：629-635.

[3] 张洪美，林定坤，王昌兴，等. 奇正消痛贴膏治疗膝骨关节炎有效性及安全性的多中心、随机对照研究[J]. 天津中医药，2019，36（3）：234-237.

[4] 邵银初，胡炜，李浩，等. 奇正消痛贴膏联合玻璃酸钠注射液治疗膝关节骨性关节炎的临床疗效[J]. 医学综述，2018，24（17）：3497-3501.

[5] 张华，郑德超. 奇正消痛贴膏治疗骨关节炎的疗效与安全性[J]. 中国当代医药，2011，18（24）：118-119.

[6] 何玲，郭成龙，魏玉娇，等. 奇正消痛贴膏联合西药治疗活动期 AS 的临床研究[J]. 时珍国医国药，2018，29（3）：634-636.

[7] 屈明磊，娄世龙，曹玉净. 奇正消痛贴膏治疗急性踝关节扭伤的临床观察[J]. 中国中医药现代远程教育，2018，16（11）：106-107.

[8] 吴兴杰，肖建鑫，刘畅. 奇正消痛贴膏治疗冈上肌腱炎 30 例临床观察[J]. 中国中医药科技，2014，21（6）：669.

[9] 任明媛，李思，赵璐，等. 消痛贴膏致寻常型银屑病复发一例[J]. 中国麻风皮肤病杂志，2017，33（5）：303.

[10] 刘静. 奇正消痛贴膏致接触性皮炎 1 例[J]. 临床合理用药杂志，2019，12（4）：119.

（香港浸会大学中医药学院　吕爱平，中国中医科学院中医临床基础医学研究所　刘孟宇，

宜春学院　张璐璐）

三、祛风散湿类

大活络胶囊（丸）

【药物组成】　红参、白术、甘草、熟地黄、当归、何首乌、龟甲、乳香、没药、血竭、赤芍、肉桂、两头尖、麝香、冰片、安息香、沉香、木香、丁香、香附、水牛角浓缩粉、乌药、青皮、制草乌、麻黄、细辛、羌活、防风、蕲蛇、乌梢蛇、豹骨、松香、骨碎补、天麻、天南星、全蝎、僵蚕、地龙、葛根、豆蔻、广藿香、绵马贯众、人工牛黄、大黄、黄连、黄芩、玄参、威灵仙。

【处方来源】　明·董宿《奇效良方》。《中国药典》（1963 年版）。

【功能与主治】　祛风止痛，除湿豁痰，舒筋活络。用于缺血性中风引起的偏瘫、风湿痹证（风湿性关节炎）引起的疼痛、筋脉拘急腰腿疼痛及跌打损伤引起的行走不便和胸痹心痛证。

【药效】　主要药效如下：

1. 抑制炎症反应[1]　大活络丸的药理学研究显示：大活络丸对二甲苯所致小鼠耳肿胀，鸡蛋清所致大鼠足肿胀有显著抑制作用；改善小鼠实验性微循环障碍，降低全血比黏度及血浆比黏度，可使血沉下降；对 ADP 诱导的血小板聚集作用和大鼠佐剂性关节炎有显著预防和治疗作用。

2. 扩张血管，增加脑血流量[2]　临床上常用大活络丸治疗中风偏瘫。祖国医学的"中风偏瘫"，多指脑出血、脑血栓形成和脑栓塞等脑血管病所引起的偏瘫。实验证明，大活络丸能扩血管，增加脑血流量，从而改善偏瘫患者脑部病变和偏瘫肢体的血液循环，使偏瘫肢体的功能得到恢复，这可能是治疗中风偏瘫的主要原因。因此，大活络丸适用于治疗脑栓塞和脑血栓形成等缺血性偏瘫。对于脑出血等出血性偏瘫，在出血期应该禁用，因为

它能扩张脑血管，增加脑血流量，可能加重病变部位出血。但是，出血性偏瘫的恢复期，可以考虑慎用。这与临床认为出血性偏瘫患者必须神志转清、病情稳定后才能应用大活络丸的观点是相符的。

【临床应用】

1. 骨关节炎[3,4]　大活络胶囊用于治疗膝部冷痛、沉重，遇寒痛增，畏冷肤凉，苔白滑或润，脉沉细之骨关节炎。

大活络胶囊联合透明质酸钠对骨关节炎患者的休息痛、活动痛、关节压痛、关节肿胀和关节活动度均有明显改善作用；骨关节炎患者采取关节镜清理术配合大活络胶囊制剂治疗效果显著，可明显改善患者膝关节功能，促进患者更快康复，具有较高临床应用价值。且具有药物不良反应率低、安全性高的特点。

2. 类风湿关节炎[5]　大活络胶囊结合小剂量激素合甲氨蝶呤可改善早期类风湿关节炎患者的关节疼痛、关节压痛、肿胀、晨僵时间、疾病活动度等。同时可抑制炎症反应，加快症状缓解，抑制病情进展，综合疗效较好，且无明显不良反应。

3. 急性脑梗死[6]　大活络胶囊对急性脑梗死患者的临床疗效较好，可改善患者的肢体活动不遂、语言謇涩、口舌㖞斜、感觉异常等症状，减小脑梗死体积，降低全血黏度、血纤维蛋白原含量、血胆固醇及三酰甘油水平。大活络胶囊治疗急性脑梗死具有疗效明显、不良反应少的特点。

4. 腰椎间盘突出症[7]　大活络胶囊联合复方七叶皂苷钠凝胶能有效缓解腰椎间盘突出症引起的疼痛、麻木等症状，消除局部炎症水肿，减轻局部肿痛，具有疗效确切、不良反应少等优点。

【不良反应】　①使用本品后，少数患者出现口干、大便偏干、胃部短暂不适。②有报道大活络胶囊致皮肤瘙痒肝功能异常[8]。

【使用注意】　①方中含活血通络之品，有碍胎气，孕妇忌服。②运动员慎用。③对本品有过敏反应者忌用。④阴虚火旺、脾胃虚寒者慎用。⑤本品含有马兜铃科植物细辛，在医师指导下使用，定期复查肾功能。

【用法与用量】　胶囊：口服。一次 4 粒，一日 3 次。丸：温黄酒或温开水分次送服。一次 1 丸，一日 1～2 次。

参 考 文 献

[1] 许实波，项辉，卢美，等. 大活络丸的抗炎作用及对血液流变学的影响[J]. 中山大学学报论丛，1994，14（6）：90-96.

[2] 何功信，张世芳，向先品，等. 大活络丸的药理作用[J]. 中成药，1984，7（5）：20-22.

[3] 袁忠治，汤晨逢，李国新，等. 大活络胶囊联合透明质酸钠治疗膝骨性关节炎的疗效观察[J]. 中国临床实用医学，2009，3（8）：65-66.

[4] 郭洲，洪曼杰，徐琳，等. 膝关节镜术后应用大活络胶囊治疗的临床价值探讨[J]. 中医药临床杂志，2016，28（1）：75-77.

[5] 徐建红，刘维超. 大活络胶囊结合小剂量激素合甲氨蝶呤治疗早期类风湿性关节炎的疗效观察[J]. 中国生化药物杂志，2014，34（9）：114-117.

[6] 徐评议，陈泽雄，陈朝俊，等. 大活络胶囊治疗急性脑梗死的疗效观察——附300例报道[J]. 中国医药指南，2014，12（28）：277-279.

[7] 王小毛，王宏达，李兆艳，等. 欧莱凝胶联合大活络胶囊治疗腰椎间盘突出症临床观察[J]. 亚太传统医药，2012，8（6）：67-68.

[8] 谭瑞，廖祖松，李雪峰. 大活络胶囊致皮肤瘙痒肝功能异常 5 例[J]. 重庆医学，2016，45（21）：3021-3023.

（香港浸会大学中医药学院　吕爱平，中国中医科学院中医临床基础医学研究所　刘孟宇，

宜春学院　包　梅）

追风透骨丸

【**药物组成**】　制川乌、白芷、制草乌、香附（制）、甘草、白术（炒）、没药（制）、麻黄、川芎、乳香（制）、秦艽、地龙、当归、茯苓、赤小豆、羌活、天麻、赤芍、细辛、防风、天南星（制）、桂枝、甘松。

【**处方来源**】　研制方。《中国药典》（2015 年版）。

【**功能与主治**】　祛风除湿，通经活络，散寒止痛。用于风寒湿痹，肢节疼痛，肢体麻木。

【**药效**】　主要药效如下：

1. 镇痛[1]　追风透骨丸的实验研究表明，追风透骨丸对二甲苯所致小鼠耳郭肿胀有明显的抑制作用，并抑制乙酸所致小鼠毛细血管通透性的增高，对乙酸扭体法镇痛实验的研究显示追风透骨丸具有明显的镇痛效应。

2. 抗炎　追风透骨丸可以缓解局部组织的炎症，降低炎症因子的表达，具有抗炎作用。

【**临床应用**】

1. 骨关节炎[2,3]　追风透骨丸可用于治疗膝部冷痛、沉重，遇寒痛增，畏冷肤凉，苔白滑或润，脉沉细之骨关节炎。

追风透骨丸可明显改善骨关节炎患者的关节功能，对早中期膝骨关节炎疼痛具有明显的改善作用。追风透骨丸治疗合并慢性肾脏病的骨关节炎，能有效缓解疼痛和关节僵硬，降低慢性肾脏病进展的比例，延迟其发病的时间，疗效及安全性更好。

2. 肌筋膜炎[4]　追风透骨丸联合麝香跌打风湿膏局部贴敷治疗肌筋膜炎，能改善肌筋膜炎患者的症状，治疗颈后部肌筋膜炎临床疗效较好。

3. 坐骨神经痛[5]　追风透骨丸联合电针治疗坐骨神经痛，可提高坐骨神经痛患者的治愈率和显效率，针药结合治疗坐骨神经痛较之单用电针疗效更好。

【**不良反应**】　1 例引发高血压报道。

【**使用注意**】　尚不明确。

【**用法与用量**】　口服。一次 6g，一日 2 次。

参 考 文 献

[1] 潘育方，黄清松. 追风透骨丸治疗痛风的实验研究[J]. 宜春学院学报（自然科学），2006，28（2）：97-98.

[2] 何纲，王彩霞，张利兵，等. 追风透骨丸治疗合并慢性肾脏病的骨性关节炎[J]. 中成药，2009，31（7）：991-993.

[3] 曾平，庞智晖. 追风透骨丸治疗早中期膝骨性关节炎临床观察[J]. 广东药学院学报，2009，25（4）：421-423.

[4] 何纲，张思为，邓世平. 追风透骨丸联合麝香跌打风湿膏治疗颈后部肌筋膜炎临床疗效观察[J]. 中药材，2009，32（6）：1005-1007.

[5] 林涵，贺君. 追风透骨丸结合电针治疗坐骨神经痛临床研究[J]. 实用中医药杂志，2007，23（7）：424-425.

（香港浸会大学中医药学院　吕爱平，中国中医科学院中医临床基础医学研究所　刘孟宇，

宜春学院　包　梅）

筋骨痛消丸

【药物组成】　丹参、鸡血藤、香附、乌药、川牛膝、桂枝、威灵仙、秦艽、白芍、地黄、甘草。

【处方来源】　研制方。国药准字 Z10970117。

【功能与主治】　活血行气，温经通络，消肿止痛。本品用于血瘀寒凝、膝关节骨质增生引起的膝关节疼痛、肿胀、活动受限等症。

【药效】　主要药效如下：

1. **降低膝关节液中 MMP-3**[1]　正常的关节软骨成分包括软骨细胞和细胞外基质，MMP 则能降解多种细胞外基质成分包括胶原、蛋白聚糖。基质溶解素 MMP-3 是其中一种蛋白酶，MMP-3 水平升高可致关节软骨发生破坏，进一步导致骨关节炎的发生。筋骨痛消丸可降低关节液中 MMP-3 的水平，有效降低关节软骨的损坏，促进关节软骨的修复。

2. **抑制炎症反应，保护骨和软骨**[2, 3]　在骨关节炎中，IL-1β 异常升高时，可导致 MMP-3 和其特异性生理抑制物 TIMP 的动态平衡破坏，而致关节软骨发生破坏，进一步导致骨关节炎的发生。IL-1β 影响到 MMP 和其组织抑制物之间的平衡，使关节软骨发生破坏，导致骨关节炎的发生。TNF-α 是参与骨关节炎发病过程重要的细胞因子，与骨关节炎中滑膜炎性病变、关节软骨基质降解及干扰软骨细胞功能密切相关。PGE$_2$ 可加重骨和软骨的破坏，刺激软骨细胞分泌纤维蛋白溶酶激活剂，使纤溶酶原变成纤溶酶，加重关节的损伤，增加糖蛋白降解，产生胶原酶和其他中性蛋白酶，释放骨钙等，从而导致骨骼和软骨的破坏。筋骨痛消丸可明显降低炎症组织内 IL-1β、TNF-α、PGE$_2$ 等炎症因子的水平，具有明显的抗炎作用。

【临床应用】

1. **骨关节炎**[4-6]　筋骨痛消丸可用于治疗膝部冷痛、沉重，遇寒痛增，畏冷肤凉，苔白滑或润，脉沉细之骨关节炎，能有效改善患者的临床症状，提高患者的生活质量。同时对血瘀寒凝性增生性关节炎疗效确切，安全。

锝[99Tc]亚甲基二膦酸盐注射液联合筋骨痛消丸可明显缓解膝骨关节炎患者关节疼痛、肿胀及僵硬等症状，且两药联合应用安全有效。筋骨痛消丸联合硫酸氨基葡萄糖能有效缓解髋关节骨关节炎患者功能障碍和疼痛等症状，效果优于单纯应用硫酸氨基葡萄糖，且疗效确切，安全性高，毒副作用少。

2. **腰椎椎管狭窄症**[7]　筋骨痛消丸配合中药热敷治疗腰椎椎管狭窄症，可使患者的临床症状和体征基本消失，使患者基本恢复正常的工作和生活，对腰椎椎管狭窄症有较好的治疗作用。

【不良反应】　尚不明确。

【使用注意】　①孕妇禁服。②属阳热证者不宜使用。

【用法与用量】　口服。一次 6g，一日 2 次。

参 考 文 献

[1] 谭旭仪，刘立云，高书图，等. 筋骨痛消丸对膝骨性关节炎患者 WOMAC 评分及 PGE$_2$、MMP-3 的影响[J]. 中国中医骨伤科杂志，2014，22（2）：18-20.

[2] 武爱玲. 筋骨痛消丸抗炎作用及其机制的研究[J]. 世界中西医结合杂志，2014，9（10）：1046-1048.

[3] 谭旭仪，刘立云，高书图，等. 筋骨痛消丸对膝骨性关节炎患者 WOMAC 评分及 IL-1、TNF-α 的影响[J]. 中医药导报，2013，19（11）：35-37.

[4] 郭会利，王军辉，郭树农，等. 云克联合筋骨痛消丸治疗膝骨性关节炎的临床研究[J]. 中医正骨，2013，25（6）：24-28.

[5] 李书良，刘立云，高书图. 筋骨痛消丸合硫酸氨基葡萄糖治疗髋关节骨性关节炎 30 例临床观察[J]. 湖南中医杂志，2015，31（6）：64-66.

[6] 黄振俊，郑福增，程少丹. 筋骨痛消丸治疗血瘀寒凝型膝关节增生性关节炎 120 例临床研究[J]. 中国康复理论与实践，2008，14（4）：376-377.

[7] 韩晓强，卜明，李帅，等. 中药热敷配合筋骨痛消丸治疗腰椎椎管狭窄症 130 例[J]. 现代中医药，2014，34（6）：28-30.

（香港浸会大学中医药学院　吕爱平，中国中医科学院中医临床基础医学研究所　刘孟宇，

宜春学院　包　梅）

❀ 舒筋散（胶囊） ❀

【**药物组成**】　蘑菇（酒制）、枸杞、当归、川芎、川断、牛膝、杜仲炭、木瓜、钩藤、独活、桑寄生、防风。

【**处方来源**】　研制方。《中国药典》（1977 年版）。

【**功能与主治**】　祛风除湿，舒筋活血。用于风寒湿痹，四肢麻木，筋骨疼痛，行步艰难。

【**药效**】　主要药效如下：

1. 抗炎[1, 2]　舒筋散可抑制大鼠棉球肉芽肿的肉芽组织增生，具有抗炎作用。

2. 止痛[3]　舒筋散有舒筋活血、散寒的功效，具有止痛的作用。

【**临床应用**】

骨关节炎[4-7]　舒筋散可以用于治疗膝部冷痛、沉重，遇寒痛增，畏冷肤凉，苔白滑或润，脉沉细之骨关节炎，能够改善患者膝关节疼痛、压痛、膝软等症状，提高患者的膝关节评分。经筋推拿配合舒筋散治疗膝骨关节炎，也具有较显著的疗效。

【**不良反应**】　尚不明确。

【**使用注意**】　应严格控制剂量，慎勿过量。

【**用法与用量**】　散：每包 9g，早晚各服 1 包，用淡黄酒或开水送下。胶囊：每粒胶囊内装 0.3g，一次 2～3 粒，一日 3 次。

参 考 文 献

[1] 山西省药品检验所药理室. 舒筋散的药理研究. 新药申报材料，1991.

[2] 邸铁锁，赵书槐，郭高才. 舒筋散的研究[J]. 中成药，1990，12（7）：45.

[3] 邸铁镇. 舒筋散的临床资料. 新药申报资料. 1991.

[4] 岳瑞卿，苏寅，邢海清，等. 舒筋散熏洗治疗早中期膝关节骨性关节炎的临床分析[J]. 中国中医药现代远程教育，2018，16（6）：114-116.

[5] 顾磊，乔凯辉，汤明. 舒筋散熏洗配合手法治疗早中期膝骨关节炎[J]. 中国实验方剂学杂志，2014，20（15）：221-223.

[6] 林贤强. 推拿配合舒筋散熏洗治疗膝骨性关节炎 30 例疗效观察[J]. 中医临床研究，2014，6（9）：63-64，66.

[7] 汤志坚，刘小勇，肖婵. 舒筋散熏洗联合经筋推拿治疗早中期膝骨关节炎的疗效观察[J]. 中国医学创新，2015，12（34）：94-96.

（香港浸会大学中医药学院　吕爱平，中国中医科学院中医临床基础医学研究所　刘孟宇，

宜春学院　包　梅）

双藤筋骨片

【**药物组成**】　扶芳藤、忍冬藤、淫羊藿、独活、穿山龙。

【**处方来源**】　研制药。国药准字 Z20040081。

【**功能与主治**】　祛风除湿，散寒止痛，活血通络。用于骨关节炎寒湿阻络证所致的关节疼痛、沉重、活动受限、劳累及受寒后加重等。

【**药效**】　主要药效如下：

1. **抑制炎症反应**　致炎因子在骨关节炎中对关节软骨和滑膜产生破坏作用，双藤筋骨片可抑制致炎因子表达，明显减轻滑膜组织破坏程度，改善滑膜组织病理损害。

2. **抗细胞凋亡**　关节软骨的破坏与软骨细胞的过度凋亡有关，细胞凋亡对软骨破坏起着支配性的作用。双藤筋骨片可抑制软骨细胞过度凋亡，减轻骨关节炎软骨病理损害。

【**临床应用**】

骨关节炎[1]　双藤筋骨片可祛风除湿、散寒止痛、活血通络，在骨关节炎患者口服 NSAIDs、患处中药湿热敷、关节腔注射透明质酸钠综合治疗的基础上，加用双藤筋骨片，可使患者关节疼痛明显缓解，关节活动度接近正常，负重活动不诱发疼痛，总有效率显著高于对照组。提示双藤筋骨片具有改善骨关节炎患者关节疼痛、沉重、活动受限症状的功效。

【**不良反应**】　服用本品偶可出现胃部不适、灼热、反酸。

【**使用注意**】　有胃病者宜饭后服用。

【**用法与用量**】　口服。一次 5～7 片，一日 3 次，4 周为 1 个疗程。

参 考 文 献

[1] 李强，王雷. 双藤筋骨片治疗骨性关节炎 31 例[J]. 陕西中医，2008，29（10）：1342.

（香港浸会大学中医药学院　吕爱平，中国中医科学院中医临床基础医学研究所　刘孟宇，

宜春学院　包　梅）

第十三章

痛风性关节炎中成药名方

第一节 概　述

一、概　念

痛风（gout）是嘌呤代谢紊乱及（或）尿酸排泄减少所引起的一种晶体性关节炎。

痛风属于中医学"痹证"等范畴，临床表现为高尿酸血症（hyperuricemia）和尿酸盐结晶沉积（痛风石）所引起的特征性急、慢性关节炎。因其起病急骤，来势如风，疼痛剧烈，多伴红肿，走时较快，不留踪影，故名痛风。根据血液中尿酸增高的原因，可分为原发性和继发性两大类。原发性痛风由先天性嘌呤代谢紊乱所致；继发性痛风是由其他疾病、药物等引起尿酸生成增多或排出减少，形成高尿酸血症而致。

二、病因及发病机制

（一）病因

本病病因不明。中医学认为过食膏粱厚味，滋生湿热痰浊，流注关节筋骨，痰阻脉络，再兼过度劳累或风邪诱触，致使浊毒凝聚、气血郁滞而发病。现代医学认为，痛风发生的主要原因是血尿酸增高，还与承重、暴饮暴食、着凉、精神紧张等诱因有关。患者自身的细胞、病态血细胞或肿瘤细胞分解可产生内源性血尿酸，摄食富含嘌呤的食物如动物的肝、肾、心、脑等在机体内代谢可产生外源性血尿酸。当血尿酸水平超过关节单钠尿酸盐饱和度时，尿酸盐可在关节、肾脏、皮下组织或其他组织中沉积，引起组织损坏和炎性反应，产生一系列临床表现。

（二）发病机制

本病发病机制较为复杂，其病理表现主要包括如下：①痛风急性发作期，尿酸盐结晶沉积于关节组织内，趋化白细胞，使之释放多种炎性介质，导致痛风的急性炎症发作。②慢性关节炎期，尿酸盐结晶沉积于组织内引起异物样反应，其周围被单核细胞、上皮细胞、巨细胞所包围，形成痛风石。痛风石沿着软骨面、滑膜囊、耳轮、腱鞘、关节周围组织、皮下结缔组织等处沉积，导致慢性炎症、滑膜囊增厚，软骨退行性变，血管翳形成，骨质侵蚀缺损，关节周围组织纤维化，加之痛风石增大，导致关节畸形，功能障碍。③尿酸盐沉积于肾小管处，使肾间质、肾小管发生慢性炎症反应，引起肾小管上皮变性、坏死，肾小管变形萎缩，管腔狭窄，间质纤维化，也可累及肾小球，导致不同程度的肾功能损害。高尿酸血症患者尿路结石的发生率明显高于正常人，与尿酸水平及尿酸排出量成正比[1-3]。

三、临床表现

通常分为 4 期：无症状期、急性关节炎期、间歇期和慢性关节炎期。

（1）无症状期：仅有波动性或持续性高尿酸血症，从血尿酸增高至症状出现的时间可达数年，有些可终身不出现症状，但随年龄增长症状出现率逐渐增高，并与高尿酸血症的水平和持续时间有关。

（2）急性关节炎期：①多在午夜或清晨突然起病，关节剧痛，呈撕裂样、刀割样或咬噬样，受累关节及周围软组织出现明显剧烈的红、肿、热、痛和功能受限；②单侧第一跖趾关节最常见；③发作常呈自限性。通常数日内至 2 周内自行缓解。少数受累关节局部皮肤脱屑和瘙痒。

（3）间歇期：为数月或数年，随病情反复发作间期变短，病期延长，病变关节增多，渐转成慢性关节炎。

（4）慢性关节炎期：由急性发病至转为慢性关节炎期平均 11 年左右，关节出现僵硬畸形，运动受限，30%左右患者可见痛风石和发生肾脏合并症以及输尿管结石等，晚期有高血压、肾脑动脉硬化、心肌梗死，少数患者死于肾衰竭和心血管意外。

四、诊　　断

男性和绝经后女性血尿酸≥7.0mg/dL、绝经前女性血尿酸≥6.0mg/dL 可诊断为高尿酸血症。如出现特征性关节炎表现、尿路结石或肾绞痛发作，伴有高尿酸血症，应考虑诊断痛风，关节液穿刺或痛风石活检证实为尿酸结晶可做出诊断。2015 年美国风湿病学会和欧洲抗风湿病联盟（ACR/EULAR）共同发布痛风分类标准[4]。

五、治　　疗

（一）常用化学药物及现代技术

痛风的药物治疗分期进行：急性痛风性关节炎不宜降尿酸，NSAIDs 为一线用药，发作间歇期降尿酸治疗，主要药物有抑制尿酸生成药和促进尿酸排泄药。痛风石形成必要时可行手术剔除。

常用化学药物如下。NSAIDs：临床上常用的 NSAIDs 包括 COX-1 抑制剂和 COX-2 抑制剂两种，如双氯芬酸、布洛芬、萘普生、塞来昔布等。该类药物作为治疗痛风急性发作的一线用药，疗效确切，且患者耐受良好，相对较安全。采取早期、足量使用，见效后逐渐减停的原则服药。秋水仙碱是目前治疗痛风尤其是重症急性发作的首选药物之一，通过减低白细胞活动和吞噬作用及减少乳酸形成，从而减少尿酸结晶的沉积，减轻炎性反应而起止痛作用，主要用于急性痛风，对一般疼痛、炎症和慢性痛风无效。抑制尿酸生成的药物：目前，我国抑制尿酸生成的药物有嘌呤醇与非布司他。别嘌醇作为黄嘌呤氧化酶的抑制剂，可阻断次黄嘌呤、黄嘌呤转化为尿酸，从而减少尿酸生成。除了使用抑制尿酸形成的药物外，还有许多促进尿酸排泄的药物，主要有丙磺舒、磺吡酮、苯溴马隆等，这类药物可抑制肾小管对尿酸的重吸收，增加尿酸的排泄而达到降低血尿酸的目的。非布司他为 2-芳基噻唑衍生物，是一种黄嘌呤氧化酶抑制剂，通过抑制尿酸合成降低血清尿酸浓度。非布司他常规治疗浓度下不会抑制其他参与嘌呤和嘧啶合成与代谢的酶。促尿酸排泄药是碱性药物，如碳酸氢钠，其原理是通过提高尿液的 pH，增加尿酸的溶解度而促进尿酸排出。糖皮质激素或促肾上腺皮质激素：糖皮质激素类药物如甲泼尼龙、泼尼松等并非是治疗痛风的常用药，主要用于严重的急性痛风发作伴有较重全身症状，且秋水仙碱或 NSAIDs 治疗无效的患者。但由于该类激素类药物撤药后易发生反跳现象，故在治疗过程中最好同时应用维持量的秋水仙碱或吲哚美辛等 1 周。

（二）中成药名方治疗

中医药治疗痛风，主要作用是抗炎镇痛、调节免疫功能等，通过多靶点、多环节综合作用，发挥疗效。常用清热利湿，兼以活血通络等标本兼治药物[5]。

第二节　中成药名方的辨证分类与药效

中医学认为痛风病机主要为痰湿浊毒内阻血脉、四肢以致络脉不通，不通则痛，浊毒久稽，则损伤脾肾。中成药名方的常见辨证分类及其主要药效如下：

一、清热利湿类

痛风湿热痹阻证的主要症状有关节红肿疼痛，拒按，局部灼热，得凉痛减，伴发热口渴，心烦不安，尿黄，舌红，苔黄腻，脉滑数。

痛风湿热痹阻证的主要病理变化是炎症反应、高尿酸血症、细胞免疫功能异常等。

清热利湿类药物具有抗炎、降低血尿酸水平、调节细胞免疫等作用。

常用中成药：复方伸筋胶囊、痛风定胶囊、痛风舒片（胶囊）、新癀片、当归拈痛丸等。

二、散瘀通络类

痛风瘀血阻络证的主要症状有关节红肿刺痛，肤色紫暗，局部肿胀变形，屈伸不利，周围或有硬结，肌肤干燥，舌紫暗或有瘀斑，苔薄黄，脉细涩或沉弦。

痛风瘀血阻络证的主要病理变化是炎症反应、循环障碍、细胞免疫功能异常等。

散瘀通络类药物具有抗炎、改善血液循环、调节细胞免疫等作用。

常用中成药：通滞苏润江胶囊。

参 考 文 献

[1] Montesa M J, Andrés M. Gouty arthritis mutilans: obvious but ignored on two occasions[J]. Rheumatology（Oxford），2020，59（3）：695.

[2] Zhang Q B, Zhu D, Wen Z, et, al. High levels of serum uric acid, cystain C and lipids concentration and their clinical significance in primary gouty arthritis patients[J]. Curr Rheumatol Rev，2019，15（2）：141-145.

[3] Zhang X Y, Cheng J, Zhao P, et, al. Screening the best compatibility of selaginella moellendorffii prescription on hyperuricemia and gouty arthritis and its mechanism[J]. Evid Based Complement Alternat Med，2019，（3）：1-10.

[4] 张冰清，盛峰，谷俊杰，等.《2015年美国风湿病学会/欧洲抗风湿联盟痛风分类标准》摘译[J]. 中华临床免疫和变态反应杂志，2015，9（4）：333-336.

[5] 孙广瀚，刘健，龙琰，等. 中医药治疗痛风性关节炎的研究进展[J]. 风湿病与关节炎，2019，8（8）：64-67，80.

（中国中医科学院中医临床基础医学研究所　吕　诚，中日友好医院　肖　诚）

第三节　中成药名方

一、清热利湿类

复方伸筋胶囊

【药物组成】　虎杖、伸筋草、三角风、香樟根、飞龙掌血、大血藤、茯苓、泽泻、透骨香、牡丹皮、山茱萸、山药。

【处方来源】　苗药。国药准字 Z20027145。

【功能与主治】　清热除湿，活血通络。用于湿热瘀阻所致痛风引起的关节红肿、热痛、屈伸不利等症。

【药效】　主要药效如下：

1. 抑制炎症反应[1]　痛风是由嘌呤生物合成代谢增加，尿酸产生过多或尿酸排泄障碍而导致的一组血尿酸增高的异质性疾病，其临床特征为高尿酸血症、尿酸盐结晶、沉积所致的特征性急性关节炎、痛风石、间质性肾炎，痛风临床表现为疼痛、炎症和发热。复方伸筋胶囊具有清热除湿和活血通络的功效，有利于改善临床症状，明显降低机体炎性反应和嘌呤生物合成代谢物、尿酸水平，从而达到治疗作用（图 13-1）。

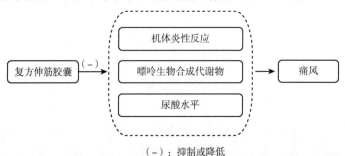

（-）：抑制或降低

图 13-1　复方伸筋胶囊抑制炎症反应作用机制图

2. 调节细胞免疫　复方伸筋胶囊可以通过调节细胞免疫使机体免疫达到平衡状态，从而达到治疗作用。

【临床应用】

痛风性关节炎[2]　复方伸筋胶囊用于治疗关节红肿疼痛，拒按，局部灼热，得凉痛减，伴发热口渴、心烦不安、尿黄、舌红、苔黄腻、脉滑数之痛风。复方伸筋胶囊治疗湿热痹阻型痛风总有效率高，中医症候疗效分析总有效率显著。且具有疗效好、无明显毒副作用的特点。

【不良反应】　尚不明确。

【使用注意】　①忌寒凉、酸涩、辛辣、油腻食物及海鲜。②宜饭后服用。③对本品过敏者禁用，过敏体质者慎用。④儿童、孕妇禁用。

【用法与用量】　口服。一次4粒，一日3次。

参 考 文 献

[1] 倪洪岗，杨娟，李莉. 复方伸筋胶囊联合依托考昔治疗痛风的临床研究[J]. 现代药物与临床，2017，32（1）：92-95.

[2] 杜世英，胡奇志. 复方伸筋胶囊治疗痛风251例临床观察[J]. 中外医疗，2008，34（34）：74-75.

（中国中医科学院中医临床基础医学研究所　吕　诚、刘　斌，中日友好医院　肖　诚）

痛风定胶囊

【药物组成】　秦艽、黄柏、延胡索、赤芍、川牛膝、泽泻、车前子、土茯苓。

【处方来源】　研制方。《中国药典》（2015年版）。

【功能与主治】　清热祛湿，活血通络定痛。用于湿热瘀阻所致的痹病，症见关节红肿热痛，伴有发热，汗出不解，口渴心烦，小便黄，舌红苔黄腻，脉滑数；痛风见上述证候者。

【药效】　主要药效如下：

1. 抑制炎症反应[1, 2]　痛风是嘌呤代谢紊乱或血尿酸升高所引起的一组综合征，其特征为关节炎、痛风石、泌尿系结石以及痛风性肾病。在痛风性关节炎的发生、发展过程中，IL-8和TNF-α作为炎症趋化因子和激活因子起重要作用。IL-8是趋化因子的一种，能够诱导白细胞及其他类型的体细胞定向迁移和活化，通过免疫组化和原位杂交技术，在每一个急性炎症反应中都能检测到IL-8的存在。TNF-α是特异性免疫应答与急性炎症反应之间的一种重要介质，它能够增加中性粒细胞的吞噬活性，合成和释放IL-8等，还能改变血管内皮细胞骨架，破坏完整性，导致毛细胞血管通透性增强，中性粒细胞合成和释放TNF-α，后者反过来促进中性粒细胞聚集，并激活中性粒细胞产生多种炎症介质，它们相互作用，相互影响，加重组织的损伤和炎症。痛风定胶囊能够显著抑制滑膜组织IL-8和TNF-α的表达，对急性痛风性关节炎具有良好的治疗作用（图13-2）。

2. 镇痛[3]　现代医学认为痛风是长期嘌呤代谢障碍，血尿酸增高引起组织损伤所致，超饱和的尿酸盐沉积于关节及其周围组织，并被白细胞和关节囊滑膜内层细胞吞噬，引起白三烯和糖蛋白化学趋化因子释放，吸引白细胞聚集于局部，炎症反应加剧，释放出的致炎、致痛物质，如5-HT、PGE、LTB4、TNF-α趋化因子等炎症介质，可产生很强的炎症效应及致痛效应，痛风急性发作时可表现为关节红肿热痛和活动受限。痛风定胶囊治疗痛风能够抑制炎症因子和趋化因子等炎症介质的分泌，改善关节肿胀，有明显的镇痛作用（图13-3）。

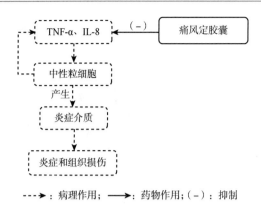

---→：病理作用；——→：药物作用；（-）：抑制

图 13-2 痛风定胶囊抑制炎症反应作用机制图

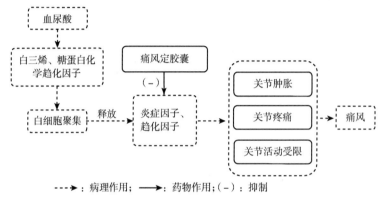

---→：病理作用；——→：药物作用；（-）：抑制

图 13-3 痛风定胶囊镇痛作用机制图

【临床应用】

痛风性关节炎[4,5]　痛风定胶囊用于治疗关节红肿刺痛，肤色紫暗，局部肿胀变形，屈伸不利，周围或有硬结，肌肤干燥，舌紫暗或有瘀斑，苔薄黄，脉细涩或沉弦之痛风。痛风定胶囊治疗痛风性急性关节炎患者显效率高，有确切的降血尿酸疗效，且未发现明显不良反应。痛风定胶囊合用化学药物治疗痛风总有效率高于对照组，血尿酸和血沉较对照组均显著降低。痛风定胶囊合用别嘌醇等治疗急性痛风性关节炎疗效确切，不良反应少，安全性高。

【不良反应】　有文献报道服用本品可致胃肠道反应，表现为胃痛、纳差等症状[6]。

【使用注意】　①本品清热利湿，寒湿痹阻及脾胃虚寒者忌用。②方中含有活血通络、渗利之品，孕妇慎用。③服药期间，宜食用清淡易消化之品，忌食辛辣油腻之品。④孕妇慎用。

【用法与用量】　口服。一次 4 粒，一日 3 次。

参 考 文 献

[1] 刘挺，刘元禄，高岱，等. 痛风定胶囊对实验性骨膜组织 IL-8 和 TNF-α 影响的研究[J]. 中国中医骨伤科杂志，2005，13（1）：26-28.

[2] 陆玉鹏，李义凯，李益军，等. 痛风定胶囊联合非布司他对高尿酸血症患者炎性因子的影响及其疗效[J]. 中国生化药物杂志，2016，36（1）：59-61.

[3] 张玉祥，王希，黄少斌. 痛风定冲剂抗炎镇痛作用的实验研究[J]. 时珍国医国药，2006，31（2）：2505-2506.

[4] 张雷钧. 痛风定胶囊治疗急性痛风性关节炎临床观察[J]. 中国中医急症，2006，15（8）：854-855.

[5] 于维萍. 新编中成药手册[M]. 2版. 青岛：青岛出版社，2002：483.

[6] 童宗武，杨芳. 痛风定致胃肠道反应2例[J]. 中国现代应用医学杂志，1999，16（6）：66.

（中国中医科学院中医临床基础医学研究所　吕　诚、刘　斌，中日友好医院　肖　诚）

痛风舒片（胶囊）

【药物组成】　大黄、车前子、泽泻、川牛膝、防己。

【处方来源】　研制药。国药准字 Z20090183。

【功能与主治】　清热，利湿，解毒。用于湿热瘀阻所致的痛风。

【药效】　主要药效如下：

1. 抗炎镇痛　痛风舒片（胶囊）可通过调整机体内炎症因子的含量达到抗炎、保护关节软骨的作用。

2. 降尿酸　痛风性关节炎的发生是由体内尿酸浓度超出正常范围，析出的尿酸盐结晶沉积在关节软骨、滑膜等部位引起的。痛风舒片（胶囊）可以降低尿酸水平，从而达到治疗痛风的效果。

【临床应用】

痛风性关节炎[1-3]　痛风舒片联合美洛昔康分散片，可下调痛风性关节炎患者血清中高迁移率族蛋白 B1 和糖基化终产物受体水平。痛风舒片联合双氯芬酸治疗痛风性关节炎，患者临床症状和血清及关节液中 TNF-α、PGE$_2$、IL-6、IL-1β 和血清尿酸的改善优于双氯芬酸单一治疗组。痛风舒片联合薏柏痛风巴布剂治疗痛风性关节炎，可改善患者的关节压痛、关节肿胀及关节活动障碍情况，患者的血沉、CRP、血尿酸、IL-1β、TNF-α、MMP-3 和 COX-2 水平也均低于对照组，提示联合疗法可快速减轻患者疼痛，改善临床症状，减轻炎症反应，短期效果显著。

【不良反应】　尚不明确。

【使用注意】　少吃海鲜、动物内脏等食品。

【用法与用量】　口服。一次 2～4 片（粒），一日 3 次，饭后服用。

参 考 文 献

[1] 汤智越，陈传统. 痛风舒胶囊治疗痛风性关节炎的疗效及机制分析[J]. 健康研究，2018，38（1）：79-81，84.

[2] 展俊平，孟庆良，杜敏. 等. 痛风舒联合双氯芬酸治疗痛风性关节炎湿热瘀阻证[J]. 中国新药与临床杂志，2018，37（8）：472-477.

[3] 颜玺，蔡翠珠，郭亚蕾. 痛风舒片联合薏柏痛风巴布剂治疗痛风性关节炎湿热痹阻证的临床观察[J]. 中国实验方剂学杂志，2016，22（21）：167-171.

（中国中医科学院中医临床基础医学研究所　吕　诚、刘　斌，中日友好医院　肖　诚）

新 癀 片

【药物组成】　肿节风、三七、人工牛黄、猪胆粉、肖梵天花、珍珠层粉、水牛角浓缩粉、红曲、吲哚美辛。

【处方来源】　研制方。《中国药典》(2015 年版)。

【功能与主治】　清热解毒，活血化瘀，消肿止痛。用于热毒瘀血所致的咽喉肿痛、牙痛、痹痛、胁痛、黄疸、无名肿毒。

【药效】　主要药效如下：

1. 抗炎[1-3]　痛风性关节炎的急性发作是由于尿酸浓度过高，而过饱和的尿酸由于在血液中无法完全溶解，而析出形成尿酸盐结晶沉积于软骨、滑膜及周围软组织中，被多形核白细胞吞噬晶体后释放出多种炎症介质而造成滑膜及关节周围软组织的炎症病变。因此，炎症因子在痛风性关节炎中扮演重要的角色。新癀片中药组分可通过抑制关节液中 MMP-3、IFN-γ 及血清中 IL-1、TNF-α 的炎症因子以及提高关节液和血清中抗炎因子 IL-4 的含量，降低血尿酸及一氧化氮水平，从而改善大鼠痛风性关节炎的症状。

2. 降尿酸[4,5]　尿酸是嘌呤代谢的最终产物，黄嘌呤氧化酶（XOD）使次黄嘌呤变成黄嘌呤，黄嘌呤生成尿酸。因此，XOD 在整个尿酸的代谢途径中起到关键的作用。新癀片可显著降低小鼠的血尿酸水平，且对肝脏中 XOD 的活性有一定程度的抑制作用。

【临床应用】

1. 痛风性关节炎[6-9]　新癀片可以用于治疗症见关节红肿刺痛，肤色紫暗，局部肿胀变形，屈伸不利，周围或有硬结，肌肤干燥，舌紫暗或有瘀斑，苔薄黄，脉细涩或沉弦的痛风性关节炎。可降低急性痛风性关节炎患者血清 IL-1β 和 TNF-α 的水平，达到快速控制炎性反应的目的，这可能是其治疗急性痛风性关节炎的机制之一。还可改善患者的尿酸、CRP、血沉和关节疼痛评分的变化情况。

加味四妙汤配合新癀片外敷治疗急性痛风性关节炎、新癀片联合黄马酊和槐花蜂蜜均能够减轻痛风性关节炎患者的肿胀及疼痛症状，具有较好的疗效和较高的安全性。

2. 膝骨关节炎[10]　新癀片联合金黄膏治疗膝骨关节炎，可改善患者的 HSS 评分和膝关节肿胀评分，疗效显著。

【不良反应】　尚不明确。

【使用注意】　活动性溃疡病、消化道出血及病史、溃疡性结肠炎及病史、癫痫、帕金森病及精神病、支气管哮喘、血管神经性水肿、肝肾功能不全者，以及对本品、阿司匹林或其他 NSAIDs 过敏者禁用；孕妇、哺乳期妇女禁用。

【用法与用量】　口服。一次 2～4 片，一日 3 次，小儿酌减。外用，用冷开水调化，敷患处。

参 考 文 献

[1] 陈晨. 新癀片中药组分对实验性高尿酸血症及痛风性关节炎的影响[D]. 福州：福建中医药大学，2015.

[2] 邱志权，李昊丰，冯玥，等. 新癀片抗炎镇痛作用机制的蛋白组学研究[J]. 现代药物与临床，2016，31（1）：5-10.

[3] 刘静，吕晓静，刘东博，等. 新癀片对牛奶致家兔发热模型的解热作用机制研究[J]. 中草药，2016，47（22）：4035-4038.

[4] 陈晨，包侠萍，邱慈鑫，等. 新癀片及其中药组分对次黄嘌呤致高尿酸小鼠的影响[J]. 海峡药学，2015，27（1）：21-23.

[5] 陈晨，包侠萍，邱慈鑫. 新癀片对高尿酸模型小鼠的抑制作用[J]. 福建中医药大学学报，2014，24（5）：42-43.

[6] 罗徐，李芊. 新癀片对急性痛风性关节炎患者血清白细胞介素 1β 和肿瘤坏死因子 α 的影响研究[J]. 现代诊断与治疗，2014，25（24）：5531-5533.

[7] 吴生云. 加味四妙汤配合新癀片外敷治疗急性痛风性关节炎 34 例临床观察[J]. 中国民族民间医药，2017，26（4）：127-128.

[8] 肖伟，毛辉辉，张先进，等. 新癀片外敷联合西药治疗痛风性关节炎的临床疗效观察[J]. 时珍国医国药，2017，28（5）：

1155-1156.

[9] 唐佳，张超，熊维建，等. 100 例新癀片联合黄马酊和槐花蜂蜜治疗急性痛风性关节炎临床观察[J]. 重庆医学，2017，46（24）：3404-3405.

[10] 邢秋娟，吴佶，戴薇薇，等. 金黄膏联合新癀片治疗膝关节滑膜炎的随机对照研究[J]. 世界临床药物，2018,39（9）：612-618.

（中国中医科学院中医临床基础医学研究所　吕　诚、刘　斌，中日友好医院　肖　诚）

当归拈痛丸

【药物组成】　羌活、茵陈、猪苓、泽泻、黄芩、苦参、防风、升麻、粉葛、炒白术、苍术（炒）、党参、当归、知母、甘草。

【处方来源】　元·张元素《医学启源》。《中国药典》（2015 年版）。

【功能与主治】　清热利湿，祛风止痛。用于湿热闭阻所致的痹病，症见关节红肿热痛或足胫红肿热痛；亦可用于疮疡。

【药效】　主要药效如下：

1. 抗炎[1-3]　痛风性关节炎是由于嘌呤代谢紊乱，导致血尿酸水平增高和（或）尿酸排泄减少而导致尿酸盐在关节组织中沉积，而引起的关节一系列炎症病变，炎症因子和炎症介质在其病理过程中也发挥了重要的作用。当归拈痛丸对尿酸钠诱导的大鼠急性足肿胀有良好的抑制作用，可降低尿酸钠致家兔痛风性关节炎模型关节组织中 6-keto-PGF$_{1\alpha}$ 的表达，也可降低急性痛风性关节炎模型兔膝关节液中的 IL-1β、IL-8 和 TNF-α 的水平。

2. 降尿酸[4]　痛风是由于嘌呤代谢紊乱，导致血尿酸水平增高和（或）尿酸排泄减少而导致尿酸盐在组织沉积的疾病，其标志是高尿酸血症。当归拈痛丸可以降低腺嘌呤合乙胺丁醇致高尿酸血症模型大鼠的血尿酸、黄嘌呤氧化酶浓度，从而达到治疗痛风的目的。

【临床应用】

痛风性关节炎[5]　当归拈痛丸可用于治疗关节红肿疼痛，拒按，局部灼热，得凉痛减，伴发热口渴、心烦不安、尿黄、舌红、苔黄腻、脉滑数之痛风性关节炎。当归拈痛丸配合水调散可改善痛风性关节炎患者关节疼痛、红肿等症状。

【不良反应】　尚不明确。

【使用注意】　①寒湿痹阻证者慎用。②孕妇慎用。③服药期间，忌食辛辣油腻食物。

【用法与用量】　口服。一次 9g，一日 2 次。

参 考 文 献

[1] 王文娟，孙耀光，雒向宁，等. 当归拈痛丸对尿酸钠致大鼠急性足肿胀的影响研究[J]. 现代中医药，2008，28（6）：59-60.

[2] 王文娟，方改英，雒向宁，等. 当归拈痛丸对尿酸钠致家兔痛风性关节炎模型关节组织中 6-K-PGF1α 的影响[J]. 陕西中医学院学报，2008，31（4）：69-70.

[3] 侯建平，王文娟，唐柳. 当归拈痛丸对兔膝关节急性痛风性关节炎细胞因子 IL-1β、IL-8 和 TNF-a 的影响[C]//中华中医药学会中药实验药理分会. 中华中医药学会中药实验药理分会第六届学术会议论文汇编. 北京：中华中医药学会中药实验药理分会，2006：70.

[4] 王文娟，刘小会，孙耀光，等. 当归拈痛丸对实验性高尿酸血症大鼠血尿酸及黄嘌呤氧化酶的影响[J]. 现代中医药，2008，28（3）：69-70.

[5] 孙维晰，卫四来. 当归拈痛丸配合水调散治疗急性期痛风性关节炎 51 例[J]. 实用中医内科杂志，2011，25（2）：65-66.

（中国中医科学院中医临床基础医学研究所　吕　诚、刘　斌，中日友好医院　肖　诚）

二、散瘀通络类

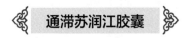

通滞苏润江胶囊

【药物组成】 秋水仙、司卡摩尼亚脂、西红花、番泻叶、诃子肉、盒果藤、巴旦仁。

【处方来源】 研制方。国药准字 Z20053174。

【功能与主治】 开通阻滞，消肿止痛。用于关节骨痛、风湿病、类风湿关节炎、坐骨神经痛。

【药效】 主要药效如下：

1. 抗炎 痛风性关节炎主要是尿酸盐结晶沉积所致的一种炎症反应，通滞苏润江胶囊可通过抑制炎症反应发挥治疗作用。

2. 降尿酸 通滞苏润江胶囊可以降低腺嘌呤合乙胺丁醇致高尿酸血症模型大鼠的血尿酸、黄嘌呤氧化酶浓度，从而达到治疗痛风的目的。

【临床应用】

痛风性关节炎[1-4] 通滞苏润江胶囊可用于治疗关节红肿刺痛，肤色紫暗，局部肿胀变形，屈伸不利，周围或有硬结，肌肤干燥，舌紫暗或有瘀斑，苔薄黄，脉细涩或沉弦之痛风性关节炎。可降低急性痛风性关节炎患者血清中 ESR、CRP、IL-1β 和 TNF-α 的水平，还可改善患者的血尿酸、尿尿酸水平及影像学情况，改善患者关节休息痛、压痛、肿胀等临床症状，且安全性良好。

【不良反应】 临床应用中主要不良反应表现为胃肠道不适以及腹泻等，也可见心血管、神经系统、皮疹、头痛头晕、乏力以及其他不良反应等[5]。

【使用注意】 ①痔疮患者慎用。②肝肾功能不全者慎用。③由于秋水仙为毒性药，主含秋水仙碱等，当出现无力、食欲减退、恶心、呕吐或腹胀、腹泻等不良反应时，应减少用量。④本品不宜长期、过量服用。⑤服药期间应定期进行血常规和肝、肾功能检查。⑥本品应在医师指导下使用。

【用法与用量】 口服。一次 5～7 粒，一日 2 次。

参 考 文 献

[1] 朱芳晓，周润华，莫汉有，等. 通滞苏润江胶囊治疗急性痛风性关节炎的临床研究及对 IL-1β、TNF-α 的影响[J]. 时珍国医国药，2013，24（3）：687-689.

[2] 邵楠，贾会欣. 通滞苏润江胶囊治疗痛风性关节炎的效果及超声影像学观察[J]. 临床医学研究与实践，2016，1（5）：67.

[3] 汪洋. 通滞苏润江胶囊治疗痛风性关节炎临床研究[J]. 亚太传统医药，2015，11（6）：121-122.

[4] 周俊，肖微，吴锐，等. 通滞苏润江胶囊治疗急性痛风性关节炎有效性与安全性的系统评价[J]. 风湿病与关节炎，2016，5（2）：21-27.

[5] 玉素甫·买提努尔，热扑开提·赛吾力丁，艾尔肯·米吉提，等. 通滞苏润江胶囊临床应用的副作用观察[J]. 中国中医骨伤科杂志，2009，17（11）：51-52.

（中国中医科学院中医临床基础医学研究所 吕 诚、刘 斌，中日友好医院 肖 诚）

第十四章

风湿性关节炎中成药名方

第一节 概　述

一、概　念

风湿性关节炎（rheumatic arthritis）是一种常见的急性或慢性结缔组织炎症。通常所说的风湿性关节炎是风湿热的主要表现之一，临床以关节和肌肉游走性酸楚、红肿、疼痛为特征。与 A 组乙型溶血性链球菌感染有关，寒冷、潮湿等因素可诱发本病。下肢大关节如膝关节、踝关节最常受累。急性炎症一般于 2～4 周消退，不留后遗症，但常反复发作。因为风湿病大多累及关节而引起疼痛，所以风湿性关节炎一词一直沿用至今。风湿性关节炎初发年龄以 9～17 岁多见，男女比例相当。本病属于中医学的"痹证"范畴，《黄帝内经》认为痹证的病机为风寒湿三气杂至，合而为病。

二、病因及发病机制

（一）病因

本病是继发于溶血性链球菌感染的一种免疫性疾病，目前有如下几种学说：①链球菌感染和免疫反应学说；②病毒感染学说，认为可能与柯萨奇 B3、B4 病毒感染有关；③遗传因素学说。

（二）发病机制

免疫功能状态的变化也可能参与风湿热的发生。目前公认是由于甲族乙型溶血性链球菌咽部感染后，产生自身免疫性疾病。有些链球菌结构成分，如细胞壁、细胞质、细胞膜的分子结构与人体关节组织的分子结构相同或相似。这些细菌侵入人体后，使人体产生相应的抗体，此抗体在关节局部发生抗原抗体反应，导致自身免疫病的发生。

三、临 床 表 现

风湿性关节炎主要是指关节及其周围软组织不明原因的慢性疼痛。有两个特点：一是关节红、肿、热、痛明显，不能活动，发病部位常为膝、髋、踝等下肢大关节，其次是肩、肘、腕关节，手足的小关节少见。二是疼痛游走不定，一段时间是这个关节发作，一段时间是那个关节不适，但疼痛持续时间不长，几天就可消退。血化验血沉加快，抗链球菌溶血素 O（ASO）滴度升高，类风湿因子阴性。治愈后很少复发，关节不留畸形，有的患者可遗留心脏病变。

四、诊 断

本病诊断主要依据发病前 1～4 周有溶血性链球菌感染史，急性游走性大关节炎，可伴有风湿热的其他表现如心肌炎、环形红斑、皮下结节等，血清中抗链球菌溶血素 O 凝集效价明显升高，咽拭子培养阳性和血白细胞增多等。

五、治 疗

（一）常用化学药物及现代技术

①抗生素：青霉素针剂，成人每次 120 万单位，儿童 60 万单位，肌内注射，每日 1 次，连用 7～14 天；红霉素，对青霉素过敏者，可口服红霉素。②非甾体抗炎药：以阿司匹林最为常用。忌用于消化道溃疡或出血者。

（二）中成药名方治疗

中医药防治风湿性关节炎不同于化学药物是单靶点的单一调节治疗，中医药作用于多靶点、多环节。总的治疗原则是清热利湿，祛风散寒为主[1]，常与化学药物协同使用。

第二节 中成药名方的辨证分类与药效

中药治疗风湿性关节炎是辨证用药。常用中成药的辨证分类及其主要药效如下：

一、疏风通络类

风湿性关节炎风邪阻络证证候：肢体关节酸痛，游走不定，不拘上、下、左、右肢体关节，病或数时，或一二日，日轻夜重，急性期亦红亦肿，触之热感，恶风或恶寒，颜面淡清，舌质红，苔白微厚，脉多浮紧。

风湿性关节炎风邪阻络证的主要病理变化为滑膜增生、关节炎症，并因此引起疼痛等症状。

疏风通络类中成药具有抑制滑膜增生及关节炎症、抗炎镇痛等作用。

常用中成药：复方风湿宁胶囊、伸筋活络丸、风湿寒痛片、万通筋骨片、野木瓜片、骨刺丸、安络痛片、复方夏天无片、风湿关节炎片、风湿骨痛丸、二十五味儿茶丸、风湿安泰片、盘龙七片、腰息痛胶囊、骨刺消痛胶囊、云南白药酊（气雾剂）等。

二、温经散寒类

风湿性关节炎寒凝经脉证证候：肢体关节紧痛不移，局限一处，遇寒则痛甚，得热则痛缓，甚至关节屈伸不利，皮色不红，关节不肿，触之不热，舌质红润，苔白而薄腻，脉多沉弦而紧。

风湿性关节炎寒凝经脉证的主要病理变化为细胞凋亡与增殖、免疫功能异常、炎症反应等。

温经散寒类中成药可干预细胞凋亡与增殖、调节免疫、抗炎降脂、镇痛和降低尿酸。

常用中成药：风湿痹康胶囊、骨质灵酊、塞雪风湿胶囊、复方小活络丸、散寒活络丸、复方独活吲哚美辛胶囊、腰痛宁胶囊、坎离砂、风湿骨痛片、风湿福音丸等。

三、燥湿健脾类

风湿性关节炎痰湿痹阻证证候：肢体关节沉重酸胀、疼痛，重则关节肿胀，重着不移，甚至四肢活动受限，颜面苍黄而润，舌质红，苔白厚而腻，为寒湿之象；若肩背沉重，肢体疼痛，下注足胫而肿热，苔黄厚腻。

风湿性关节炎痰湿痹阻证的主要病理变化为免疫功能亢进、炎症反应、骨质破坏等。

燥湿健脾类中成药具有抑制免疫、抗炎镇痛、增强肾上腺皮质功能、保护肾功能、抑制骨质破坏等作用。

常用中成药：克痹骨泰胶囊、风痛安胶囊、二十五味驴血丸等。

四、清热解毒类

风湿性关节炎热毒炽盛证证候：肢体关节疼痛，痛处焮红灼热，肿胀疼痛剧烈，得冷稍舒，筋脉拘急，日轻夜重。患者多兼有发热、口渴、心烦、喜冷恶热、烦闷不安等症状，舌质红，苔黄燥，脉滑数。

风湿性关节炎热毒炽盛证的主要病理变化为炎症反应、吞噬细胞功能和血液流变性异常。

清热解毒类中成药主要有抗炎镇痛、增强吞噬细胞功能、改善血液流变性的作用。

常用中成药：消络痛片、十八味党参丸。

五、补益气血类

风湿性关节炎气血亏虚证证候：病程长，多长期服用祛风活络之剂。四肢乏力，关节酸沉，绵绵而痛，麻木尤甚，汗出畏寒，时见心悸，纳呆，颜面微青而白，形体虚弱，舌质淡红欠润滑，苔黄或薄白，脉多沉虚而缓。

风湿性关节炎气血亏虚证的主要病理变化为炎症反应、免疫功能异常、软骨破坏等。补益气血类中成药主要药效有镇痛、抗氧化、保护软骨、抗炎、调节免疫等作用。常用中成药：骨力胶囊、寄生追风液。

参 考 文 献

[1] 王建明. 中药在风湿病治疗中的合理使用[J]. 中国临床医生，2008，36（10）：12-14.

（香港浸会大学中医药学院　吕爱平，中国中医科学院中医临床基础医学研究所　何小鹃）

第三节　中成药名方

一、疏风通络类

复方风湿宁胶囊

【药物组成】　两面针、七叶莲、威灵仙、宽筋藤、过岗龙、鸡骨香。

【处方来源】　研制方。国药准字 Z20060214。

【功能与主治】　祛风除湿，活血散瘀，舒筋止痛。用于风湿痹痛。

【药效】　主要药效如下：

1. 抑制炎症反应[1]　研究表明炎性细胞渗出改变对风湿性关节炎、类风湿关节炎等的发病有着重要的影响。炎性细胞渗出主要是指局部组织血管内前列腺素 E（PGE）等通过血管壁进入组织间质、体腔、黏膜表面和体表的过程。PGE 在关节炎中有使局部毛细血管扩张、血浆渗出、组织水肿，致炎，致热和致痛等作用；还是强烈的血管扩张剂，能明显加强组胺和缓激肽的效应而引起血管通透性升高，也能加强其他趋化因子的作用，使白细胞集中，特别是在急性炎症后期 PGE_2 出现并起主要作用，PGE_2 的量越多，炎症越严重。复方风湿宁胶囊对急性、亚急性和慢性增生性炎症均有抑制作用，具有良好的抗炎作用，其抗炎作用机制可能与其抑制炎性组织中 PGE_2 的释放有关（图 14-1）。

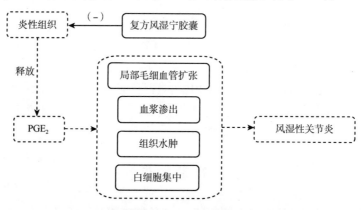

--->：病理作用；——>：药理作用；（-）：抑制

图 14-1　复方风湿宁胶囊抑制炎症反应机制图

2. 抑制成纤维样滑膜细胞增生[2]　成纤维样滑膜细胞（FLS）过度增生是风湿性关节炎的一大临床病理特征，研究表明，风湿性关节炎发病过程中，FLS 可由正常水平的 1～3 层细胞增至 15 层以上；且增生的 FLS 具有类似肿瘤细胞的高侵袭性，凋亡反应受到抑制，持续分泌大量 MMP，破坏软骨组织。研究表明，复方风湿宁胶囊可以有效抑制 FLS 增殖，防止骨质破坏，对风湿性关节炎有很好的治疗作用。

【临床应用】

1. 风湿性关节炎[3]　复方风湿宁胶囊可用于治疗肢体关节酸痛，游走不定，不拘上、下、左、右肢体关节，病或数时，或一二日，日轻夜重，急性期亦红亦肿，触之热感，恶风或恶寒，颜面淡清，舌质红，苔白微厚，脉多浮紧之风湿性关节炎，有效改善关节疼痛、晨僵、关节肿胀、关节压痛等临床症状和血沉、ASO、RF 等生化指标。

2. 骨关节炎[4]　复方风湿宁胶囊治疗急性活动期和缓解期的骨关节炎效果显著，可有效改善血沉、白细胞计数、中性粒细胞百分数以及 ASO 指标。

【不良反应】　尚不明确。

【使用注意】　忌与酸味食物同服；孕妇慎用。

【用法与用量】　口服。一次 5 粒，一日 3～4 次。

参 考 文 献

[1] 关业枝，袁征，茹丽，等. 复方风湿宁注射液的抗炎作用研究[J]. 现代药物与临床，2011，26（4）：290-293.

[2] 李晓佳. MTX 联合复方风湿宁对 RA 滑膜成纤维细胞 IL-22 的影响[J]. 西南国防医药，2015，25（3）：261-263.

[3] 董康，吕圣爱. 复方风湿宁治疗痹证临床观察[J]. 光明中医，2008，23（11）：1747-1748.

[4] 张文义. 复方风湿宁胶囊治疗骨关节炎 100 例临床体会[C]//中国中西医结合学会风湿病专业委员会.全国第七届中西医结合风湿病学术会议论文汇编. 北京：中国中西医结合学会风湿病专业委员会，2008：269.

（香港浸会大学中医药学院　吕爱平，中国中医科学院中医临床基础医学研究所　何小鹃）

🏵 伸筋活络丸 🏵

【药物组成】　川牛膝、杜仲炭、制马钱子、制川乌、制草乌、木瓜、当归、续断、木香、全蝎。

【处方来源】　研制方.《中国药典》（2015 年版）。

【功能与主治】　舒筋活络，祛风除湿，温经止痛。用于风寒湿邪、闭阻脉络所致的痹病，症见肢体关节冷痛、屈伸不利、手足麻木、半身不遂。

【药效】　主要药效如下：

1. 镇痛[1]　伸筋活络丸的实验研究表明，其对风湿性关节炎所致的关节肿痛有明显的抑制作用，具有明显的镇痛效应。

2. 抗炎　伸筋活络丸可缓解局部炎症，降低炎症因子的表达水平，具有抗炎作用。

【临床应用】

风湿性关节炎[2,3]　伸筋活络丸可用于治疗肢体关节酸痛，游走不定，不拘上、下、左、右肢体关节，病或数时，或一二日，日轻夜重，急性期亦红亦肿，触之热感，恶风或恶寒，颜面淡清，舌质红，苔白微厚，脉多浮紧之风湿性关节炎。能够兴奋骨髓、改善周围神经的营养代谢、改善局部微循环、清除炎症、缓解疼痛。具有疗效明确、根除病灶、毒副作用低，且价格低廉等优点，是治疗风湿性关节炎的有效方法。

【不良反应】　尚不明确。

【使用注意】　①本品为剧毒药，应从小剂量服起，渐增至微出现头晕口紧、全身麻痒、微汗、肢体浅表有蚁行感等1种或2种反应为止，以此剂量继续服用，切勿过量。②忌食生冷及荞麦。③严重高血压、气管炎患者慎用。④孕妇忌服。

【用法与用量】　每14粒重1g。口服。成人男子一次2～3g，女子一次1～2g，一日1次，晚饭后服。服后卧床休息6～8小时。老弱酌减，小儿慎用或遵医嘱。

参 考 文 献

[1] 孙萌，王微. 伸筋活络丸的药理研究[J]. 黑龙江科技信息，2012，17（6）：11.
[2] 蒋卫东，张国华. 观察伸筋活络丸治疗类风湿关节炎98例[J]. 医络论坛杂志，2006，27（3）：74.
[3] 刘建平. 伸筋活络丸治疗类风湿性关节炎疗效观察[J]. 内蒙古中医药，2002，21（5）：16-17.

（香港浸会大学中医药学院　吕爱平，中国中医科学院中医临床基础医学研究所　何小鹃）

风湿寒痛片

【药物组成】　青风藤、牛膝、茯苓、薏米、枸杞子、当归、赤芍、木香、延胡索、羌活、独活、秦艽、桂枝、桑寄生、威灵仙、黄芪、附子、鹿茸、党参、白术、黄芩。

【处方来源】　研制方。国药准字Z12020022。

【功能与主治】　祛风散寒，除湿活络，滋补肝肾。用于肝肾不足，风寒湿痹，关节肿痛，四肢麻木，腰膝酸软。

【药效】　主要药效如下：

1. 镇痛[1]　风湿性关节炎是一种常见的急性或慢性炎性疾病。临床以关节和肌肉游走性酸楚、红肿、疼痛为特征。风湿寒痛片有着明显的镇痛作用并且能够抑制风湿性关节炎的发展。

2. 抗炎　风湿寒痛片具有抗炎作用，可缓解局部炎症。

【临床应用】

风湿性关节炎[2]　风湿寒痛片可用于治疗肢体关节酸痛，游走不定，不拘上、下、左、右肢体关节，病或数时，或一二日，日轻夜重，急性期亦红亦肿，触之热感，恶风或恶寒，颜面淡清，舌质红，苔白微厚，脉多浮紧之风湿性关节炎。能够改善患者关节疼痛、晨僵、关节肿胀、关节压痛等临床症状，对患者血沉、ASO等临床指标也有一定的改善作用。风寒湿痛片疗效明确，安全性高，是治疗风湿性关节炎的有效药物。

【不良反应】　尚不明确。

【使用注意】　①忌食生冷、油腻食物。②哺乳期妇女慎用，儿童、年老体弱者应在医师指导下服用。③感冒时不宜服用。④高血压、心脏病患者慎用；肝病、糖尿病、肾病等慢性病严重者应在医师指导下服用，服药过程中如有口干咽痛等现象应请医师处理。⑤严格按照用法用量服用，服药7天症状无缓解，应去医院就诊，本品不宜长期服用。⑥对本品过敏者禁用，过敏体质者慎用。⑦药品性状发生改变时禁止服用。⑧儿童必须在成人监护下使用。⑨请将本品放在儿童不能接触的地方。⑩如正在服用其他药品，使用本品前请咨询医师或药师。⑪孕妇禁用。

【用法与用量】　口服。一次 6～8 片，一日 2 次。

参 考 文 献

[1] 王耀廷. 新中成药便览[M]. 北京：北京科学技术出版社，1987：65-66.
[2] 王兆铭，常季云，蒋连泓，等. 风湿寒痛片治疗风湿性关节病 310 例报告[J]. 中西医结合杂志，1985，5（5）：284-285，260.

（香港浸会大学中医药学院　吕爱平，中国中医科学院中医临床基础医学研究所　何小鹃）

万通筋骨片

【药物组成】　制川乌、制草乌、马钱子（制）、淫羊藿、牛膝、羌活、贯众、黄柏、乌梢蛇、鹿茸、续断、乌梅、细辛、麻黄、桂枝、红花、刺五加、金银花、地龙、桑寄生、甘草、骨碎补（烫）、地枫皮、没药（制）、红参。

【处方来源】　研制方。国药准字 Z20025183。

【功能与主治】　祛风散寒，通络止痛。用于痹证、肩周炎、颈椎病、腰腿痛、肌肉关节疼痛、屈伸不利，以及风湿性关节炎、类风湿关节炎见以上证候者。

【药效】　主要药效如下：

1. 抗炎　万通筋骨片具有抗炎作用，可缓解局部炎症。

2. 止痛　万通筋骨片可祛风散寒，通络止痛，具有止痛作用。

【临床应用】

1. 风湿性关节炎　万通筋骨片可用于治疗因肢体关节酸痛，游走不定，不拘上、下、左、右肢体关节，病或数时，或一二日，日轻夜重，急性期亦红亦肿，触之热感，恶风或恶寒，颜面淡清，舌质红，苔白微厚，脉多浮紧之风湿性关节炎。可祛风散寒，通络止痛，消炎退肿，保持关节功能。

2. 劳损性腰痛[1]　针刺"腰六针"配合万通筋骨片治疗劳损性腰痛疗效观察显示，两者联合应用可显著改善腰痛症状和腰部活动功能。

3. 肩周炎[2,3]　万通筋骨片配合手法治疗肩周炎可显著缓解肩部疼痛，改善肩部功能活动，使关节囊周围粘连得到改善，疗效迅速。万通筋骨片联合曲安奈德治疗肩周炎则可明显缓解患者肩关节疼痛，改善肩关节功能。

4. 神经根型颈椎病[4]　牵引手法中药熏蒸结合万通筋骨片治疗神经根型颈椎病，可使局部血管扩张，血液循环改善，加快代谢，促进致病因子吸收，促进功能恢复，显著改善颈痛和相联症状。

【不良反应】　①有报道万通筋骨片致严重呕吐 1 例[5]。②有报道万通筋骨片致血尿 1 例[6]。③有报道万通筋骨片导致皮疹及血压升高 1 例[7]。

【使用注意】　①本品宜在医师指导下服用，不宜超量服用。定期复查肾功能。②高血压、心脏病患者慎用，或在医师指导下服用。③运动员慎用。④孕妇禁服。

【用法与用量】　口服。一次 2 片，一日 2～3 次；或遵医嘱。

参 考 文 献

[1] 苏仁强，李伟华. 针刺"腰六针"配合万通筋骨片治疗劳损性腰痛疗效观察[J]. 湖北中医杂志，2011，33（10）：64.

[2] 陈琦翔，庞仲常. 万通筋骨片配合手法治疗肩关节周围炎的疗效观察[J]. 国际医药卫生导报，2011，17（17）：2167-2168.

[3] 熊明月，鲁学良，刘振辉，等. 万通筋骨片联合曲安奈德治疗肩关节周围炎的疗效观察[J]. 现代药物与临床，2017，32（4）：702-705.

[4] 钟泽林，陈琦翔. 牵引手法中药熏蒸结合万通筋骨片治疗神经根型颈椎病疗效观察[J]. 长春中医药大学学报，2013，29（3）：492-493.

[5] 孙国兴. 万通筋骨片致严重呕吐一例报告[J]. 中华实用中西医杂志，2005，18（21）：1439.

[6] 闫英霞. 万通筋骨片致血尿1例[J]. 中国中西医结合杂志，2011，31（3）：358.

[7] 马书田. 1例万通筋骨片导致皮疹及血压升高的分析报告[J]. 求医问药（下半月），2012，10（5）：100.

（香港浸会大学中医药学院　吕爱平，中国中医科学院中医临床基础医学研究所　何小鹃）

野 木 瓜 片

【**药物组成**】　野木瓜。

【**处方来源**】　研制方。《中国药典》（1977年版）。

【**功能与主治**】　祛风止痛，舒筋活络。用于风邪阻络型三叉神经痛、坐骨神经痛、风湿关节痛。

【**药效**】　主要药效如下：

1. 镇痛[1]　野木瓜片对小鼠热板法和扭体法疼痛模型及大鼠三叉神经痛模型均有显著镇痛作用。

2. 抗炎　野木瓜片对小鼠毛细血管通透性增高、小鼠二甲苯耳郭炎症、大鼠蛋清性足肿胀均有显著抑制作用。

【**临床应用**】

1. 风湿性关节炎　野木瓜片可用于治疗因肢体关节酸痛，游走不定，不拘上、下、左、右肢体关节，病或数时，或一二日，日轻夜重，急性期亦红亦肿，触之热感，恶风或恶寒，颜面淡清，舌质红，苔白微厚，脉多浮紧之风湿性关节炎。可祛风止痛，舒筋活络，显著改善关节痛症状，提高关节活动度。

2. 特发性急性面神经炎[2]　野木瓜片联合甘露醇、地塞米松、阿昔洛韦等药物治疗特发性急性面神经炎，可明显提高治疗效果，减少后遗症发生。

3. 带状疱疹顽固性神经痛[3]　野木瓜片联合甲钴胺片治疗带状疱疹后顽固性神经痛，疗效确切，副作用小，尤其适用于患有糖尿病的带状疱疹患者。

4. 原发性三叉神经痛[4]　野木瓜片治疗原发性三叉神经痛疗效显著，可改善原发性三叉神经痛的疼痛症状，安全性高。

【**不良反应**】　尚不明确。

【**使用注意**】　尚不明确。

【**用法与用量**】　口服。一次4片，一日3次。

参 考 文 献

[1] 张孝友，谭毓治，赵诗云. 野木瓜片镇痛抗炎作用的实验研究[J]. 广东药学院学报，1998，14（3）：37-38，40.

[2] 于立，马忠金. 野木瓜片治疗急性特发性面神经炎的疗效观察[J]. 中国中医药科技，2016，23（3）：365-366.

[3] 张照国. 弥可保及木瓜治疗带状疱疹顽固性神经痛疗效观察[J]. 同济大学学报（医学版），2003，24（6）：538-539.

[4] 陈振宇，林敏红，傅秀娥，等. 野木瓜片治疗原发性三叉神经痛疗效观察[J]. 大家健康（下旬版），2015，5（2）：431.

（香港浸会大学中医药学院　吕爱平，中国中医科学院中医临床基础医学研究所　何小鹃）

骨 刺 丸

【**药物组成**】　制川乌、制草乌、制天南星、秦艽、白芷、当归、甘草、薏苡仁（炒）、穿山龙、绵萆薢、红花、徐长卿。

【**处方来源**】　研制方。《中国药典》（2015 年版）。

【**功能与主治**】　祛风止痛。用于骨质增生、风湿性关节炎、风湿痛。

【**药效**】　主要药效如下：

1. 镇痛　骨刺丸具有镇痛作用，可缓解关节肿痛症状。

2. 抗炎　骨刺丸具有抗炎作用，可减轻关节炎症。

3. 改善血液循环　骨刺丸可促进局部的血液循环，减轻组织水肿，缓解关节的肿胀。

【**临床应用**】

1. 风湿性关节炎[1]　骨刺丸可用于治疗因肢体关节酸痛，游走不定，不拘上、下、左、右肢体关节，病或数时，或一二日，日轻夜重，急性期亦红亦肿，触之热感，恶风或恶寒，颜面淡清，舌质红，苔白微厚，脉多浮紧之风湿性关节炎。能够明显改善患者的临床症状，促进患者关节功能恢复。

2. 骨质增生[2-5]　骨质增生主要由于肝肾虚损、肾精不足、骨髓生化无源不能很好地濡养筋骨，则必出现骨疼筋弱，从而发生退行性变化，以骨质疏松为主。骨刺丸治疗腰椎关节、颈椎关节、膝关节、跟骨骨质增生具有显著疗效，明显缓解疼痛症状，改善功能活动。

3. 骨关节炎[6]　骨刺丸治疗骨关节炎，可显著缓解疼痛、肿胀、促进水肿积液吸收，改善关节功能活动。

【**不良反应**】　有报道骨刺丸引起恶性大疱性多形红斑型药疹 1 例[7]。

【**使用注意**】　①肾病患者慎用，孕妇忌服。②本品温热，湿热痹证忌用。

【**用法与用量**】　口服。水蜜丸一次 6g，大蜜丸一次 1 丸，一日 2～3 次。

参 考 文 献

[1] 王欢俐，付晓峰. 中药骨刺丸治疗风湿性关节炎的临床观察[J]. 中医药学报，1999，25（3）：16.

[2] 马付山，马天群. 中医药治疗跟骨骨刺 120 例疗效观察[J]. 黑龙江中医药，2010，39（3）：37-38.

[3] 马增坪. 系列骨刺丸治疗骨质增生 126 例[J]. 中国中医药科技，1997，4（4）：249-250.

[4] 王明武. 骨刺丸治疗骨质增生 133 例报告[J]. 中国中医骨伤科，1995，3（1）：40-41.

[5] 边全禄，崔兴发. 骨刺丸治疗骨质增生症 320 例分析[J]. 陕西中医，1985，6（2）：59-60.

[6] 马素英. 应用马氏骨刺丸治疗骨性关节炎 216 例[J]. 北京中医，1993，12（3）：49.

[7] 仇树林，王恒法，郭文友. 中药骨刺丸引起恶性大疱性多形红斑型药疹一例报告[J]. 河北医学院学报，1983，8（4）：230.

（香港浸会大学中医药学院　吕爱平，中国中医科学院中医临床基础医学研究所　何小鹃）

安 络 痛 片

【药物组成】　安络小皮伞菌乙醇提取物。

【处方来源】　研制方。国药准字 Z35020200。

【功能与主治】　通经活络，活血止痛。用于坐骨神经痛、三叉神经痛、风湿性关节痛等。

【药效】　主要药效如下：

1. 镇痛[1,2]　安络痛片可减少模型小鼠的扭体次数，还可缓解神经病理性疼痛模型大鼠的热痛学超敏，具有镇痛作用。

2. 抗氧化[3]　安络痛片对羟自由基具有显著的清除作用，对超氧阴离子、1,1-二苯基-2-三硝基苯肼（DPPH）的清除作用以及对大鼠肝匀浆脂质过氧化的抑制作用良好，具有抗氧化作用。

【临床应用】

风湿性关节炎[4]　安络痛片可用于治疗因肢体关节酸痛，游走不定，不拘上、下、左、右肢体关节，病或数时，或一二日，日轻夜重，急性期亦红亦肿，触之热感，恶风或恶寒，颜面淡清，舌质红，苔白微厚，脉多浮紧之风湿性关节炎。患者疼痛基本消失，仅感微痛，功能活动基本无障碍，且在治疗中未见有副作用。

【不良反应】　少数患者服药后可出现头晕、思睡。

【使用注意】　尚不明确。

【用法与用量】　口服。一次 2 片，一日 2～3 次。

参 考 文 献

[1] 高阳，杨献玲，徐多多. 安络小皮伞菌糖肽理化性质与镇痛作用[J]. 长春中医药大学学报，2013，29（5）：777-778.

[2] 赵思思，戴文玲，刘吉华. 安络小皮伞醇提取物对神经病理性疼痛模型大鼠的镇痛作用研究[J]. 药物评价研究，2016，39（4）：553-558.

[3] 董媛，高翔，李婷婷，等. 安络小皮伞胞外及胞内多糖体外抗氧化性的研究[J]. 食品研究与开发，2008，29（4）：45-48.

[4] 冯德康. 安络痛片及其临床疗效观察[J]. 新中医，1985，14（9）：57.

（香港浸会大学中医药学院　吕爱平，中国中医科学院中医临床基础医学研究所　何小鹃）

复方夏天无片

【药物组成】　夏天无、夏天无总碱、制草乌、安痛藤、冰片、苍术、赤芍、川芎、丹参、当归、独活、防风、骨碎补、广防己、鸡矢藤、鸡血藤、僵蚕、麻黄、马钱子、没药、木香、蕲蛇、羌活、秦艽、全蝎、乳香、三七、山楂叶、麝香、威灵仙、五加皮、豨莶草、牛膝。

【处方来源】　研制方。《中国药典》（2015 年版）。

【功能与主治】　祛风逐湿，舒筋活络，行血止痛。用于风湿瘀血阻滞，经络不通引起的关节肿痛、肢体麻木、屈伸不利、步履艰难；风湿性关节炎、坐骨神经痛、脑血栓形成后遗症及小儿麻痹后遗症见上述证候者。

【药效】　主要药效如下：

1. 抗炎[1]　采用小鼠耳肿胀法，复方夏天无片有明显的抑制二甲苯所致小鼠耳壳肿胀作用，提高小鼠痛阈值发挥镇痛作用。

2. 镇痛[1]　采用热板法测定雌性小鼠热刺激后舔后足的时间作为该鼠的痛阈值，复方夏天无片能够明显提高小鼠痛阈值百分率。

【临床应用】

1. 风湿性关节炎[2,3]　复方夏天无片可用于治疗因肢体关节酸痛，游走不定，不拘上、下、左、右肢体关节，病或数时，或一二日，日轻夜重，急性期亦红亦肿，触之热感，恶风或恶寒，颜面淡清，舌质红，苔白微厚，脉多浮紧之风湿性关节炎。减轻患者关节肿痛，改善肢体功能活动。

2. 类风湿关节炎[4-6]　复方夏天无片治疗类风湿关节炎可以改善患者关节肿痛、活动功能障碍等临床症状，且可以降低患者的血沉。复方夏天无片与甲氨蝶呤、来氟米特、柳氮磺吡啶、塞来昔布等西药联合治疗类风湿关节炎可以较好控制类风湿关节炎患者的症状，降低 RF、CRP 和血沉，且不良反应少。

3. 腰椎间盘突出症[7,8]　复方夏天无片治疗腰椎间盘突出症可较好缓解后期下肢麻木症状。其联合塞来昔布治疗腰椎间盘突出症。夏天无为君药，有活血通络、行气止痛、祛风除湿之功效。其有效成分为原阿片碱和延胡索乙素等，具有抗肾上腺素、解痉止痛、活血等功效；丹参有活血调经，祛瘀止痛等功效；当归补血调经，活血止痛；鸡血藤行血补血，调经，舒筋活络；三七化瘀止血，活血定痛。以上诸药合用，有很好的活血止痛之功效，当归则活血兼补血，祛瘀生新，使致病因子得除，又有新的营养物质滋养；川芎、乳香、没药则有理气祛瘀止痛之功效。椎间盘突出症总不离肝肾亏虚，方中骨碎补有活血续伤、补肾强骨之功效。又方中麝香活血通经，消肿止痛，马钱子散结消肿，通络止痛，全蝎通络止痛；独活、防风等可有效驱寒祛湿。

4. 强直性脊柱炎[9,10]　在西医常规治疗基础上加用复方夏天无片治疗强直性脊柱炎，可以改善患者临床症状，提高患者生活质量，同时还能够减少药物对肝功能的损伤，减少药物不良反应。

5. 骨关节炎[11-13]　复方夏天无片与双氯芬酸、盐酸氨基葡萄糖等联合治疗膝骨关节炎，可以改善患膝疼痛程度、关节肿胀度、下肢日常活动能力等临床症状，且不良反应小、安全性高。复方夏天无片联合硫酸氨基葡萄糖尚能治疗髋骨关节炎，可以改善患者负重痛及外展屈曲活动受限等症状。

【不良反应】　尚不明确。

【使用注意】　孕妇忌用，运动员慎用。

【用法与用量】　口服。一次 2 片，一日 3 次；小儿酌减。

参　考　文　献

[1] 闵江，黄敬耀，楼兰英，等. 新老复方夏天无片药效作用的比较[J]. 江西中医学院学报，2003，16（2）：70-71.

[2] 万青平. 复方夏天无片口服治疗风湿性关节炎疗效观察[J]. 中国实用乡村医生杂志，2008，15（1）：28.

[3] 于伟田，李兆宏，王景明. 复方夏天无片治疗风湿性关节炎 43 例临床观察[J]. 中国中医药科技，2007，14（6）：449.

[4] 俞钟明. 复方夏天无片与甲氨喋呤联合治疗类风湿关节炎 32 例[C]//中华医学会浙江分会风湿病专业委员会. 浙江医学会 2007 年风湿病年会论文汇编. 杭州：中华医学会浙江分会风湿病专业委员会，2007：49.

[5] 蒋薇，陈刚. 复方夏天无片联合来氟米特治疗类风湿关节炎疗效观察[J]. 新中医，2014，46（10）：121-123.

[6] 于首元，于兆安. 复方夏天无片治疗活动期类风湿性关节炎 120 例临床观察[J]. 中国中药杂志，2013，38（6）：899-901.

[7] 张帆，朱雪梅，王庆来，等. 复方夏天无片治疗腰椎间盘突出症后期下肢麻木疗效观察[J]. 新中医，2017，49（9）：69-72.

[8] 王静. 复方夏天无片联合塞来昔布治疗腰椎间盘突出症临床疗效观察[J]. 中国当代医药，2012，19（20）：133，135.

[9] 范双莉，陈洁忠，柴光德. 复方夏天无片治疗强直性脊柱炎 50 例临床观察[J]. 河北中医，2013，35（7）：983-984.

[10] 陈金辉，胡耿民，李荣议，等. 复方夏天无片联合柳氮磺吡啶、塞来昔布治疗强直性脊柱炎临床观察[J]. 齐齐哈尔医学院学报，2010，31（3）：369-370.

[11] 赵红英，黄亚增，张骏，等. 复方夏天无治疗膝关节骨性关节炎的临床观察[J]. 海峡药学，2011，23（6）：101-103.

[12] 王峰，王国正，左华，等. 复方夏天无片联合盐酸氨基葡萄糖治疗早中期膝关节骨性关节炎的初步探讨[J]. 中国现代应用药学，2013，30（3）：330-332.

[13] 梅杰，季卫平，李浩，等. 复方夏天无片联合硫酸氨基葡萄糖治疗髋骨关节炎疗效观察[J]. 浙江中西医结合杂志，2016，26（9）：825-827.

（香港浸会大学中医药学院　吕爱平，中国中医科学院中医临床基础医学研究所　何小鹃）

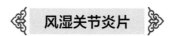

风湿关节炎片

【药物组成】　马钱子（调制粉）、麻黄、当归、续断、桃仁、红花、乳香（制）、没药（制）、千年健、羌活、地龙、桂枝、牛膝、苍术、地枫皮、穿山甲（制）、木瓜。

【处方来源】　研制方。国药准字 Z22020398。

【功能与主治】　祛风燥湿，活血止痛。用于风湿痹痛、腰腿疼痛、风湿性关节炎等。

【药效】　主要药效如下：

1. 抗炎　风湿关节炎片具有抗炎作用，可减轻关节炎症。

2. 镇痛　风湿关节炎片具有镇痛作用，可缓解关节肿痛症状。

3. 改善血液循环　风湿关节炎片可促进局部的血液循环，减轻组织水肿，缓解关节肿胀。

【临床应用】

1. 风湿性关节炎　风湿关节炎片可用于治疗因肢体关节酸痛，游走不定，不拘上、下、左、右肢体关节，病或数时，或一二日，日轻夜重，急性期亦红亦肿，触之热感，恶风或恶寒，颜面淡清，舌质红，苔白微厚，脉多浮紧之风湿性关节炎。本药可减轻患者关节肿痛，改善患者的肢体功能活动。

2. 类风湿关节炎[1]　风湿关节炎片联合甲氨蝶呤治疗类风湿关节炎，患者关节疼痛、肿胀消失或基本消失，活动功能正常或接近正常，晨僵≤15 分钟，血沉或 CRP 正常或接近正常，且联合疗法副作用较小。

【不良反应】　尚不明确。

【使用注意】　本品不宜长期、过量服用。心动过速者慎用。

【用法与用量】　口服。一次 4 片，一日 2 次。

参 考 文 献

[1] 张涛，宋淑琴. 风湿关节炎片联合甲氨蝶呤治疗类风湿关节炎 34 例[J]. 广西中医学院学报，2009，12（2）：10-11.

（香港浸会大学中医药学院　吕爱平，中国中医科学院中医临床基础医学研究所　何小鹃）

风湿骨痛丸

【药物组成】 川乌（制）、草乌（制）、红花、甘草、木瓜、乌梅肉、麻黄。

【处方来源】 研制方。国药准字 Z62020469。

【功能与主治】 祛风湿，通活络。用于风湿性关节炎。

【药效】 主要药效如下：

1. 镇痛 风湿骨痛丸可缓解关节肿痛的症状，具有镇痛作用。

2. 抗炎 风湿骨痛丸可抑制关节炎症，降低炎性细胞因子的表达水平，具有抗炎作用。

【临床应用】

1. 风湿性关节炎 风湿骨痛丸可用于治疗因肢体关节酸痛，游走不定，不拘上、下、左、右肢体关节，病或数时，或一二日，日轻夜重，急性期亦红亦肿，触之热感，恶风或恶寒，颜面淡清，舌质红，苔白微厚，脉多浮紧之风湿性关节炎，减轻关节肿痛，改善功能活动。

2. 类风湿关节炎[1, 2] 风湿骨痛丸联合小剂量甲氨蝶呤治疗类风湿关节炎的临床观察中，观察组治疗类风湿关节炎临床疗效显著，患者的关节肿胀、关节疼痛症状明显减轻，肢体功能恢复，不影响正常生活，且无明显不良反应，值得临床运用。

【不良反应】 尚不明确。

【使用注意】 不可多服，孕妇忌服。

【用法与用量】 口服。一次 10～15 粒，一日 2 次。

参 考 文 献

[1] 祖力皮亚·艾克拜. 风湿骨痛丸联合小剂量甲氨蝶呤治疗类风湿关节炎临床观察[J]. 世界最新医学信息文摘，2018，18（54）：127，130.

[2] 刘怀省，韩文朝. 风湿骨痛丸联合小剂量甲氨蝶呤治疗类风湿关节炎临床观察[J]. 风湿病与关节炎，2017，6（3）：26-28，43.

（香港浸会大学中医药学院 吕爱平，中国中医科学院中医临床基础医学研究所 何小鹃）

二十五味儿茶丸

【药物组成】 儿茶、诃子、毛诃子、余甘子、西藏棱子芹、黄精、天冬、喜马拉雅紫茉莉、蒺藜、乳香、决明子、黄葵子、宽筋藤、荜茇、铁粉（制）、渣驯膏、铁棒锤、人工麝香、藏菖蒲、木香、水牛角、珍珠母、甘肃棘豆、扁刺蔷薇、秦艽花。

【处方来源】 藏药。国药准字 Z63020191。

【功能与主治】 祛风除痹，消炎止痛，干黄水。用于"白脉"病、痛风、风湿性关节炎、关节肿痛变形、四肢僵硬、黄水病、"冈巴"病等。

【药效】 主要药效如下：

1. 抗炎[1] 二十五味儿茶丸在治疗尿酸钠诱导的大鼠急性痛风性关节炎中，通过减少白细胞、中性粒细胞数目，抑制炎症因子 TNF-α、IL-1β、IL-8、COX-2 的释放，降低 COX-2 蛋白表达水平，从而发挥抗炎作用。

2. 降尿酸[2]　二十五味儿茶丸在氧嗪酸钾联合次黄嘌呤诱导的大鼠高尿酸血症防治中，通过降低血尿酸水平，抑制黄嘌呤氧化酶活性，改善肾脏病理损伤，升高 OAT1 及 OAT3 的表达，抑制 URAT1 的表达，对肾脏起到一定的保护作用。

【临床应用】

1. 风湿性关节炎　二十五味儿茶丸可用于治疗因肢体关节酸痛，游走不定，不拘上、下、左、右肢体关节，病或数时，或一二日，日轻夜重，急性期亦红亦肿，触之热感，恶风或恶寒，颜面淡清，舌质红，苔白微厚，脉多浮紧之风湿性关节炎，减轻关节炎症、疼痛，改善肢体功能活动。

2. 类风湿关节炎[3,4]　二十五味儿茶丸治疗风湿性关节炎，用药后症状消失或主要症状消除，各关节红肿热痛消失，活动自如，ASO、血沉正常，疼痛肿胀减轻，各关节活动功能有所改善，对治疗类风湿关节炎具有很高的应用价值。

【不良反应】　尚不明确。

【使用注意】　运动员慎用。

【用法与用量】　口服。一次 4～5 丸，一日 2～3 次。

参 考 文 献

[1] 陈兰英，周星，骆瑶，等. 二十五味儿茶丸对痛风性关节炎大鼠炎症反应的影响[J].中国实验方剂学杂志，2017，23（9）：128-133.

[2] 方聪，陈兰英，李雪亮，等. 藏药二十五味儿茶丸降尿酸作用及对尿酸转运蛋白表达水平的影响[J]. 中成药，2018，40（11）：2374-2379.

[3] 扎桑. 二十五味儿茶丸治疗类风湿性关节炎的疗效探讨[J]. 智慧健康，2017，3（5）：67-68.

[4] 黄三青. 藏药二十五味儿茶丸治疗风湿性关节炎 100 例临床观察[J]. 中国民族医药杂志，2001，7（2）：11.

（香港浸会大学中医药学院　吕爱平，中国中医科学院中医临床基础医学研究所　何小鹃）

风湿安泰片

【药物组成】　生川乌、生草乌、马钱子（制）、羌活、乌梢蛇、红花、骨碎补（制）、乌梅、金银花、细辛、红参、鹿茸、黄柏、没药、广地龙、地枫皮、老贯草、五加皮、续断、麻黄、甘草、槲寄生、淫羊藿、牛膝、桂枝。

【处方来源】　研制方。国药准字 Z22022477。

【功能与主治】　舒筋活血，祛风镇痛。用于筋骨麻木、手足拘挛、腰腿疼痛、风湿性关节炎。

【药效】　主要药效如下：

1. 镇痛[1]　风湿安泰片具有镇痛作用，可以缓解关节肿痛。

2. 促进局部组织血液循环　风湿安泰片可促进局部组织的血液循环，缓解局部组织肿胀，从而达到治疗作用。

【临床应用】

风湿性关节炎　风湿安泰片可用于治疗因肢体关节酸痛，游走不定，不拘上、下、左、右肢体关节，病或数时，或一二日，日轻夜重，急性期亦红亦肿，触之热感，恶风或恶寒，颜面淡清，舌质红，苔白微厚，脉多浮紧之风湿性关节炎，改善患肢功能活动，减轻关节炎症、肿痛。

【不良反应】[2]　①精神及神经系统：头晕、头痛、局部及四肢麻木、抽搐、震颤、视觉异常等。②心血管系统：心悸、胸闷、血压升高等。③消化系统：恶心、呕吐、腹痛、腹泻、腹胀、胃灼热、口干等。④皮肤：皮疹、瘙痒，面部及外周水肿。⑤呼吸系统：呼吸困难。⑥其他：乏力、多汗等。

【使用注意】[2]　①本品含乌头、马钱子，应避免与含乌头碱或士的宁、马钱子碱成分的药物合并使用。②本品应严格在医师指导下用药，从小剂量开始服用，不可过量服用，不宜长期连续服用。③服药后如果出现唇舌发麻、头痛头昏、腹痛腹泻、心烦欲呕、手足抽搐、呼吸困难等情况，应立即停药并就诊。④运动员慎用。⑤本品含生川乌、生草乌，不宜与半夏、瓜蒌、瓜蒌子、瓜蒌皮、天花粉、川贝母、浙贝母、平贝母、伊贝母、湖北贝母、白蔹、白及同用。

【用法与用量】　口服。一次2片，一日2～3次。

参 考 文 献

[1] 马晨光，朱蕾，佟丽华. 风湿安泰片质量标准的研究[J]. 时珍国医国药，2007，18（4）：910-911.

[2] 佚名. 食品药品监督管理总局办公厅关于风湿安泰片修订说明书的通知[J]. 中国药房，2015，26（13）：1867.

（香港浸会大学中医药学院　吕爱平，中国中医科学院中医临床基础医学研究所　何小鹃）

盘 龙 七 片

【药物组成】　盘龙七、壮筋丹、杜仲、当归、珠子参、青蛙七、过山龙、秦艽、木香、祖司麻、络石藤、川乌、白毛七、老鼠七、铁棒锤、草乌、支柱蓼、没药、竹根七、缬草、伸筋草、羊角七、丹参、八里麻、重楼、乳香、红花、五加皮、牛膝。

【处方来源】　研制方。国药准字 Z61020050。

【功能与主治】　活血化瘀，祛风除湿，消肿止痛。用于风湿性关节炎、腰肌劳损、骨折及软组织损伤。

【药效】　主要药效如下：

1. 消炎止痛[1]　盘龙七片有较好的消炎镇痛、消肿、改善关节活动度等作用。原因可能为该复方中的活血化瘀药物改善局部血液循环，解除肌腱、韧带、筋膜的紧张状态，降低关节内高压，促进病理代谢产物的吸收及局部炎症消退。

2. 促进软骨修复[1]　盘龙七片可控制和改善退行性改变，促进软骨的修复，促进关节功能的恢复，达到缓解疼痛，改善关节功能的作用。

【临床应用】

1. 类风湿关节炎[2]　盘龙七片用于治疗关节漫肿日久，肌肉关节刺痛，痛处不移，关节肿大，肢体顽麻或重着，甚至强直畸形，屈伸不利，周围可见硬结，肌肤甲错或干燥无光泽，或关节肌肤紫暗，肿胀，按之稍硬，或关节僵硬变形，有硬结、瘀斑，面色黧黑，眼睑浮肿，或胸闷痰多，舌质紫暗，或有瘀斑，苔白腻或黄腻，脉细涩或细滑之类风湿关节炎。

盘龙七片治疗类风湿关节炎能显著改善主要症状、体征，降低实验室指标，能缓解关节功能障碍，减轻疼痛，消除肿胀，改善关节周围血液循环，降低血管通透性，促进炎症渗出物的吸收。

2. 腰椎间盘突出症[3]　盘龙七片有活血化瘀、祛风除湿、消肿止痛的功效，治疗证属血瘀证与寒湿证两种中医证型的腰椎间盘突出症临床疗效明显。

3. 股骨头缺血性坏死[4, 5]　盘龙七片对晚期股骨头缺血性坏死有较好的减轻疼痛和改善患髋关节功能的近期疗效，且具毒副作用少而轻微。盘龙七片也可用于治疗早期股骨头缺血性坏死，具有疗效显著、消化系统不良反应低等优点。

4. 骨关节炎[6-9]　盘龙七片可明显改善患者关节压痛、平地行走痛、静息痛、晨僵等症状，还可改善患者膝骨关节炎前后 WOMAC 总评分、疼痛部分评分、关节僵硬积分以及日常活动困难度和生活质量，同时还可降低患者外周血 IL-6、TNF-α 水平。盘龙七片治疗膝骨关节炎还具有毒副作用少和不良反应小的特点。同时，盘龙七片与透明质酸钠关节内注射及运用运动疗法联合也是治疗膝骨关节炎的一种理想方法。

5. 腰椎椎管狭窄症[10]　盘龙七片配合腰椎小关节松解术，辅以腰背肌功能锻炼，可缓解患者腰部及下肢疼痛症状，改善下腰椎功能状态，是保守治疗此类疾病的良好治疗手段。

6. 软组织损伤[11]　盘龙七片是治疗急、慢性软组织损伤的有效药物。治疗后患者在功能受限、疼痛、肿胀等症状和压痛等体征方面明显改善，有良好的近期疗效。

7. 颈椎病[12, 13]　盘龙七片中多种中药有增强吞噬细胞吞噬功能及抗炎、镇痛、改善微循环、清除自由基等作用。其中，川乌、草乌的有效成分为乌头碱，对垂体-肾上腺皮质系统具有兴奋作用并且具有较强的表面麻醉作用，可起消炎镇痛的作用；红花、当归、丹参、盘龙七具有促进局部血液循环的作用，加速炎性因子的代谢，从而有利于改善局部微环境。方中诸药相伍，共奏祛风除湿、活血化瘀、通络止痛之功，从而达到有效治疗神经根型颈椎病的目的。

8. 骨折[14-16]　盘龙七片能调整机体在骨折后血流动力学改变，改善局部的微循环，有利于炎症与坏死组织的消散吸收及间质细胞的增生，有利于患处血供的恢复。盘龙七片可使患者的疼痛、肿胀程度有所缓解。肱骨髁上骨折采用手法整复及加强石膏外固定、配合口服盘龙七片治疗，可有效地预防各种并发症的发生，促进骨折愈合，从而提高疗效。

9. 强直性脊柱炎[17]　盘龙七片可明显减轻强直性脊柱炎患者的腰骶痛，缩短患者的腰背晨僵时间，使患者的 BASDAI、BASFI、CRP 和血沉明显降低，且不良反应轻微。

【不良反应】　本品含乌头碱，过量服用可能产生中毒反应。中毒症状主要表现为唇舌发麻、头晕头痛、腹痛腹泻、心烦欲呕、呼吸困难等。

【使用注意】　①应严格在医师指导下按规定量服用。不得任意增加服用量和服用时间。服药后如果出现唇舌发麻、头晕头痛、腹痛腹泻、心烦欲呕、呼吸困难等情况，应立即到医院救治。②孕妇及哺乳期妇女禁服。③严重心脏病、高血压、肝、肾疾病忌服。

【用法与用量】　口服。一次 3～4 片，一日 3 次。服用剂量及时间需遵医嘱。

参 考 文 献

[1] 龚庆凤. 盘龙七片的药理作用和临床用途[J]. 中外医疗, 2009, 28（21）: 167.

[2] 张雪冲, 师芳琴, 吉海旺. 盘龙七片治疗类风湿关节炎 60 例[J]. 现代中医药, 2011, 31（6）: 41-42.

[3] 陈镜锋，余庆阳，李杰，等. 盘龙七片治疗腰椎间盘突出症临床疗效与中医证候关系的临床观察[J]. 中国中医骨伤科杂志，2012，20（6）：40-41.

[4] 覃杰，陆朝红，禹鹏飞，等. 盘龙七片治疗晚期股骨头缺血性坏死疗效观察[J]. 现代中西医结合杂志，2012，21（22）：2423-2424.

[5] 相晓梅. 盘龙七片应用于早期股骨头缺血性坏死[J]. 中国医药指南，2011，9（29）：142-143.

[6] 李军锋，王晓峰，卫志刚. 盘龙七片治疗膝骨性关节炎的临床观察[J]. 中国中医骨伤科杂志，2015，23（8）：65-67.

[7] 肖立军，邓德礼，陈文贵，等. 盘龙七片治疗膝骨性关节炎的疗效分析[J]. 中外医疗，2009，28（32）：7-9.

[8] 赵浩，赵福涛. 盘龙七片治疗膝骨性关节炎的临床研究[J]. 中国中西医结合杂志，2010，30（6）：658-659.

[9] 钱莉，胡建方. 运动疗法结合盘龙七片治疗膝骨性关节炎临床观察[J]. 中国卫生产业，2013，10（16）：34-35.

[10] 邓小川，杨傲飞，何承建. 盘龙七片配合腰椎小关节松解治疗风湿痹阻型腰椎管狭窄症[J]. 中国骨伤，2014，27（10）：833-837.

[11] 方苏亭，徐阳平，何勇，等. 盘龙七片治疗急慢性软组织损伤的近期疗效分析[J]. 中国中医骨伤科杂志，2006，14（4）：42-44.

[12] 任健，邹季. 盘龙七片治疗神经根型颈椎病的临床观察[J]. 中国中医骨伤科杂志，2009，17（5）：50-51.

[13] 周世恒. 盘龙七片配合牵引治疗外伤性神经根型颈椎病[J]. 中国中医骨伤科杂志，2008，16（1）：64.

[14] 陆庆，梅华，黄有荣. DHS并口服盘龙七片治疗股骨转子间骨折（附82例临床报告）[J]. 中国中医骨伤科杂志，2010，18（1）：34-35.

[15] 韦世钦，甘干达. 盘龙七片治疗外伤性四肢骨折疗效观察[J]. 现代中西医结合杂志，2012，21（34）：3802-3803.

[16] 刘沛霖. 手法整复配合盘龙七片治疗肱骨髁上骨折112例[J]. 陕西中医学院学报，2011，34（3）：35-36.

[17] 赵福涛，赵浩. 盘龙七片治疗强直性脊柱炎的临床研究[J]. 中国中西医结合杂志，2007，27（6）：540-542.

（香港浸会大学中医药学院 吕爱平，中国中医科学院中医临床基础医学研究所 何小鹃）

腰息痛胶囊

【药物组成】 白芷、草乌（制）、独活、续断、牛膝、三七、防风、威灵仙、秦艽、川加皮、防己、海风藤、杜仲、土茯苓、何首乌、桑寄生、当归、骨碎补、红花、千年健、赤芍、桂枝、对乙酰氨基酚。

【处方来源】 研制方。国药准字 Z10983030。

【功能与主治】 舒筋活络，祛瘀止痛，活血驱风。用于风湿性关节炎、肥大性腰椎炎、肥大性胸椎炎、颈椎炎、坐骨神经痛、腰肌劳损。

【药效】 主要药效如下：

1. 抗炎止痛[1] 腰息痛胶囊对大鼠鸡蛋清所致的足跖肿胀有明显抑制作用，对小鼠二甲苯致耳郭炎症有抑制作用，能明显延长热板致痛的痛阈值，减少小鼠乙酸致痛的扭体次数，且随剂量增大药效增强。同时对大鼠佐剂性关节炎预防实验有明显的效果，提示腰息痛胶囊有抗炎、止痛、预防和治疗关节炎的作用。

2. 解热[2] 腰息痛胶囊可使伤寒、副伤寒菌苗致家兔发热和啤酒酵母致大鼠发热的体温恢复正常。说明腰息痛胶囊有明显的解热作用。

【临床应用】

1. 风湿性关节炎 腰息痛胶囊可用于治疗因肢体关节酸痛，游走不定，不拘上、下、左、右肢体关节，病或数时，或一二日，日轻夜重，急性期亦红亦肿，触之热感，恶风或恶寒，颜面淡清，舌质红，苔白微厚，脉多浮紧之风湿性关节炎，可减轻关节炎症、肿痛，改善患肢功能活动。

2. 强直性脊柱炎[3] 腰息痛胶囊治疗强直性脊柱炎，可改善患者腰痛、晨僵及关节与脊柱功能活动。

3. 颈椎病[4]　腰息痛胶囊治疗强直性脊柱炎，可改善患者的颈痛等临床症状。

4. 坐骨神经痛[5]　腰息痛胶囊治疗坐骨神经痛，能减轻患者腿（腰、臀）部疼痛，使能从事体力工作。

5. 腰痛[6,7]　腰息痛胶囊治疗腰痛，可使患者腰痛的症状和体征有所减轻或改善，对各种病因引起的腰痛均有一定疗效。

【不良反应】　尚不明确。

【使用注意】　胃肠不适者慎服。

【用法与用量】　饭后口服。一次 2 粒，一日 3 次。

参 考 文 献

[1] 方素华, 王红星, 何永亮, 等. 腰息痛胶囊（内容物）药效学试验[J]. 四川生理科学杂志, 2001, 23（3）: 118.

[2] 李守文, 赵玉珍, 张明远, 等. 腰息痛胶囊解热作用的实验观察[J]. 黑龙江医药科学, 2001, 24（4）: 97-98.

[3] 胡心强. 腰息痛胶囊治疗寒湿型强直性脊柱炎 31 例疗效观察[J]. 川北医学院学报, 2002, 17（4）: 71-72.

[4] 张德纯, 朱开明. 腰息痛胶囊治疗颈椎病 40 例的临床疗效观察[J]. 川北医学院学报, 2003, 18（1）: 12-13.

[5] 王成. 腰息痛胶囊治疗坐骨神经痛 50 例临床观察[J]. 中国民康医学, 2011, 23（18）: 2260, 2284.

[6] 张德纯, 朱开明. 腰息痛胶囊治疗腰痛 41 例临床疗效观察[J]. 川北医学院学报, 2002, 17（4）: 17-18.

[7] 刘松山, 何隆, 秦红鸣, 等. 腰息痛胶囊治疗寒湿痹阻兼瘀血证腰痛（腰椎肥大性脊椎炎、腰肌劳损）临床观察[J]. 中药药理与临床, 2002, 18（1）: 45-46.

（香港浸会大学中医药学院　吕爱平，中国中医科学院中医临床基础医学研究所　何小鹃）

骨刺消痛胶囊

【药物组成】　制川乌、制草乌、秦艽、白芷、甘草、粉萆薢、穿山龙、薏苡仁、天南星、红花、当归、徐长卿。

【处方来源】　研制方。国药准字 Z20063305。

【功能与主治】　祛风止痛。用于骨质增生、风湿性关节炎、风湿痛。

【药效】[1,2]　主要药效如下:

1. 抗炎　骨刺消痛胶囊具有抗炎作用，可缓解局部组织炎症。

2. 镇痛　骨刺消痛胶囊具有镇痛作用，可以缓解关节肿痛。

【临床应用】

风湿性关节炎　骨刺消痛胶囊可用于治疗症见肢体关节酸痛，游走不定，不拘上、下、左、右肢体关节，急性期亦红亦肿，触之热感，舌质红，苔白微厚，脉多浮紧之风湿性关节炎，能够减轻患者关节炎症、肿痛，改善患肢功能活动。

【不良反应】　尚未明确。

【使用注意】　本品含乌头碱，应严格在医师的指导下按规定量服用。孕妇及哺乳期妇女禁服，严重心脏病、高血压、肝肾疾病者禁服。不得任意增加服用量和服用时间。服药后如出现唇舌发麻、头痛头昏、腹痛腹泻、心烦欲呕、呼吸困难等情况应立即停药并到医院就治。

【用法与用量】　口服。一次 4 粒，一日 2～3 次。

参 考 文 献

[1] 史亚军, 唐志书, 崔春利. 骨刺消痛胶囊中酯型生物碱含量研究[J]. 云南中医中药杂志, 2009, 30（4）: 50-51, 85.
[2] 穴卓, 笔雪艳, 林林. 骨刺消痛胶囊 HPLC 特征图谱及多成分含量测定研究[J]. 药物分析杂志, 2020, 40（2）: 295-303.

（香港浸会大学中医药学院　吕爱平, 中国中医科学院中医临床基础医学研究所　何小鹃）

云南白药酊（气雾剂）

【药物组成】　国家保密方。

【处方来源】　研制方。国药准字 Z53021238。

【功能与主治】　活血散瘀, 消肿止痛。用于跌打损伤、风湿麻木、筋骨及关节疼痛、肌肉酸痛及冻伤。

【药效】　主要药效如下[1, 2]:

1. 抗炎　云南白药酊对于巴豆油致炎剂所致耳壳肿胀通过外涂能有显著的抑制作用, 也能显著抑制琼脂性大鼠足爪肿胀及磷酸组胺所致皮肤毛细血管通透性增高。

2. 镇痛　本药口服加外用能明显抑制佐剂性关节炎大鼠致炎足的原发肿胀以及对侧足的继发肿胀, 降低前足红肿计分; 且能明显抑制尿酸钠致大鼠关节炎肿胀, 并明显降低该模型大鼠步态计分。

【临床应用】

1. 风湿性关节炎　云南白药酊可用于治疗症见肢体关节酸痛, 游走不定, 不拘上、下、左、右肢体关节, 病或数时, 或一二日, 日轻夜重, 急性期亦红亦肿, 触之热感, 恶风或恶寒, 颜面淡清, 舌质红, 苔白微厚, 脉多浮紧之风湿性关节炎, 改善患肢关节疼痛。

2. 骨关节炎[3]　云南白药酊在改善患者关节疼痛方面疗效显著, 具有活血化瘀、消肿止痛的优良功效。

3. 软组织损伤[4]　云南白药气雾剂有冷却、收缩血管迅速缓解疼痛的作用。云南白药气雾剂有活血化瘀作用, 能够扩张局部毛细血管, 改善局部微循环, 迅速消除肿胀, 改善其活动功能, 促进功能恢复。

【不良反应】　尚不明确。

【使用注意】　①皮肤破伤处不宜使用。②用药后一日内, 忌食蚕豆、鱼类、酸冷食物。③皮肤过敏者停用。④按照用法用量使用, 小儿、年老患者应在医师指导下使用, 孕妇禁用。⑤对酒精及本品过敏者禁用, 过敏体质者慎用。⑥本品性状发生改变时禁止使用。⑦儿童必须在成人的监护下使用。⑧请将本品放在儿童不能接触的地方。⑨如正在使用其他药品, 使用本品前请咨询医师或药师。

【用法与用量】　口服, 按剂量杯所示刻度量取, 常用量一次 3~5 格（3~5ml）, 一日 3 次, 最大量一次 10 格（10ml）; 外用, 取适量擦揉患处, 每次 3 分钟左右, 一日 3~5 次, 可止血消炎; 风湿筋骨疼痛, 蚊虫叮咬, 一、二度冻伤可擦揉患处数分钟, 一日 3~5 次。

参 考 文 献

[1] 成凤鸣, 高鹰. 云南白药酊的抗炎作用[J]. 中成药, 1988, 10（7）: 31.
[2] 张立群, 闫俊岭, 张信岳, 等. 云南白药酊口服加外用的抗炎作用研究[J]. 云南中医学院学报, 2012, 35（4）: 29-33.

[3] 何夏秀，曹炜，冯兴华. 云南白药酊治疗膝骨关节炎 30 例临床总结[J]. 中国中医药信息杂志，2003，（11）：45-46.

[4] 罗颖，崔淑兰. 云南白药气雾剂治疗急性软组织损伤的疗效观察[J]. 齐齐哈尔医学院学报，2012，33（5）：586-587.

（香港浸会大学中医药学院　吕爱平，中国中医科学院中医临床基础医学研究所　何小鹃）

二、温经散寒类

风湿痹康胶囊

【药物组成】　土茯苓、穿山龙、青风藤、蜈蚣、全蝎、穿山甲、马钱子粉。

【处方来源】　研制方。国药准字 Z10940003。

【功能与主治】　祛风除湿，温经散寒，通络止痛。用于风湿性关节炎，属寒湿阻络证者，症见关节冷痛沉重，屈伸不利，局部畏寒，皮色不红。

【药效】　主要药效如下[1, 2]：

1. 抗炎　风湿痹康胶囊能明显抑制二甲苯引起的小鼠耳郭肿胀，具有一定的抗炎作用。

2. 镇痛　风湿痹康胶囊对小鼠疼痛模型具有明显的止痛作用，且有一定的阻止大鼠 AA 模型形成的作用。说明风湿痹康胶囊具有一定的止痛作用。

【临床应用】

风湿性关节炎[3]　风湿痹康胶囊治疗风湿性关节炎，对患者关节冷痛、局部压痛等症状能明显改善，治疗效果明显。

【不良反应】　有研究报道风湿痹康胶囊可以引起过敏[4]。

【使用注意】　①孕妇忌服。②急慢性肝炎、急慢性肾炎慎用。

【用法与用量】　0.3g/粒。口服。一日 3 次，一次 2 粒或遵医嘱。

参 考 文 献

[1] 张丽君. 风湿痹康胶囊药效学试验研究[J]. 中国医药指南，2014，12（4）：52-53.

[2] 长春中医学院风湿痹康胶囊科研协作组. 风湿痹康胶囊与治疗作用有关的主要药效学试验资料[Z]. 新药申报资料，1989.

[3] 长春中医学院风湿痹康胶囊科研协作组. 风湿痹康胶囊的临床研究总结资料[Z]. 新药申报资料，1989.

[4] 高晓红. 风湿痹康胶囊致过敏反应 1 例[J]. 甘肃中医，2006，19（6）：26.

（香港浸会大学中医药学院　吕爱平，中国中医科学院中医临床基础医学研究所　何小鹃）

骨 痛 灵 酊

【药物组成】　雪上一枝蒿、干姜、国产血竭、乳香、没药、冰片。

【处方来源】　研制方。《中国药典》（2015 年版）。

【功能与主治】　温经散寒，祛风活血，通络止痛。用于腰、颈椎骨质增生，骨关节炎，肩周炎，风湿性关节炎。

【药效】　主要药效如下：

1. 抗炎　骨痛灵酊可抑制炎性细胞因子的表达，减轻炎症反应，具有抗炎作用。

2. 免疫调节　骨痛灵酊具有免疫调节作用，可抑制免疫复合物产生。

【临床应用】

1. 风湿性关节炎[1]　骨痛灵酊用于症见肢体关节紧痛不移，局限一处，遇寒则痛甚，得热则痛缓，关节屈伸不利，皮色不红，关节不肿，触之不热，舌质红润，苔白而薄腻，脉多沉弦而紧之风湿性关节炎。骨痛灵酊联合来氟米特治疗风湿性关节炎能够明显提高对患者的疗效，改善患者关节肿胀、疼痛及活动功能，疗效显著，安全性好。

2. 骨关节炎[2]　骨痛灵酊外敷对骨关节炎患者具有较好的治疗效果，可改善骨关节炎患者的临床症状。

3. 腰椎间盘突出症[3,4]　骨痛灵酊对腰椎间盘突出症患者治疗效果显著，能明显改善患者的疼痛症状，且副作用小。

【使用注意】　①本品为外用药，禁止内服。②忌食生冷、油腻食物。③切勿接触眼睛、口腔等黏膜处，皮肤破溃处禁用。④经期及哺乳期妇女慎用，儿童、年老体弱者应在医师指导下使用，高血压患者与颈椎病患者应慎用。⑤本品不宜长期或大面积使用，用药后皮肤过敏者应停止使用，症状严重者应去医院就诊。⑥用药后3小时内用药部位不得吹风，不接触冷水。⑦患者可视病症及敷贴浸药液情况调整每次使用量（5～10ml）。⑧本品放置后稍有浑浊或沉淀，不影响疗效，摇匀后使用。⑨用药7天症状无缓解，应去医院就诊。⑩对本品或酒精过敏者禁用，过敏体质者慎用。⑪本品性状发生改变时禁止使用。⑫儿童必须在成人监护下使用。⑬孕妇禁用，风湿性关节炎患者关节红肿热痛时禁用。

【不良反应】　患者局部出现灼热感，连续多次使用时部分患者在用药部位可能会产生皮疹或局部痒感，停止用药后即可消失。每次用药后可涂少量润肤膏，可减轻和防止上述症状。

【用法与用量】　外用。一次10ml，一日1次。将药液浸于敷带上贴敷患处30～60分钟；20天为1个疗程。

参 考 文 献

[1] 杨琳，黄武维. 骨痛灵酊联合来氟米特治疗风湿性关节炎的临床观察[J]. 湖北中医药大学学报, 2016, 18（4）: 79-81.

[2] 柯礼升. 骨痛灵酊离子导入治疗骨关节病疗效观察[J]. 颈腰痛杂志, 2005, 26（6）: 472.

[3] 周建华，郭加南，顾旭东，等. 骨痛灵酊治疗腰椎间盘突出症疼痛31例[J]. 中国药业, 2002, 11（2）: 74.

[4] 张天政. TDP加骨痛灵酊配合手法治疗腰椎间盘突出症[J]. 中医正骨, 2004, 16（2）: 13-14.

（香港浸会大学中医药学院　吕爱平，中国中医科学院中医临床基础医学研究所　何小鹃）

塞雪风湿胶囊

【药物组成】　塞隆骨、雪莲花、秦艽、桂枝、独活、川芎、蒺藜、防风、淀粉。

【处方来源】　研制方。国药准字Z20025145。

【功能与主治】　祛风除湿，散寒止痛。用于风寒湿邪痹阻经络所致的关节肿痛，肢体麻木。

【药效】　主要药效如下：

1. 抗炎[1,2]　塞雪风湿胶囊可显著改善局部关节肿痛，其有效成分骨胶蛋白通过神经系统影响肾上腺皮质发挥抗炎作用，研究表明塞雪风湿胶囊主要成分塞隆骨的提取物对Ⅱ

型胶原蛋白诱导型关节炎（CIA）小鼠模型显示较好的抗炎作用，抑制炎性细胞因子 TNF-α 的表达。

2. 调节免疫[1,3]　塞雪风湿胶囊对小鼠关节炎模型中巨噬细胞因子、IL-1、IL-6、TNF-α、NO 具有抑制作用，被认为是塞隆骨产生治疗作用的主要机制。此外塞雪风湿胶囊成分秦艽生物碱、香柑内酯均具有较强免疫调节作用，抑制免疫复合物产生，减少类风湿细胞形成，使 RF 转阴，阻断关节病变发展。

【临床应用】

1. 风湿性关节炎[1]　临床研究证实经塞雪风湿胶囊治疗后患者受累关节肿痛消失，关节功能明显改善或恢复正常，RF、ASO、CRP、血沉、补体 C3 等实验室指标均恢复正常。该药对初中期风寒湿型风湿性关节炎及类风湿关节炎疗效尤佳，对晚期患者改善关节晨僵感、关节肿痛作用较明显。

2. 膝骨关节炎[3]　是 40 岁以上中老年人常见、多发的骨关节病，严重影响中老年人的生活质量。研究结果表明，塞雪风湿胶囊联合盘龙七片能较好改善膝骨关节炎的临床症状和关节功能，且毒副作用低，不良反应少。

【不良反应】　尚不明确。

【使用注意】　①忌寒凉及油腻食物。②本品宜饭后服用。③不宜在服药期间同时服用其他泻火及滋补性中药。④热痹者不适用，主要表现为关节肿痛如灼、痛处发热，疼痛窜痛无定处，口干唇燥。⑤有高血压、心脏病、糖尿病、肝病、肾病等慢性病患者应在医师指导下服用。⑥服药 7 天症状无缓解，应去医院就诊。⑦严格按照用法用量服用，年老体弱者应在医师指导下服用。⑧对本品过敏者禁用，过敏体质者慎用。⑨本品性状发生改变时禁止使用。

【用法与用量】　口服。一次 2～4 粒，一日 3 次。

参 考 文 献

[1] 宋晓鸿，李方瑞. 塞雪风湿胶囊治疗风湿和类风湿性关节炎 70 例疗效观察[J]. 中国中药杂志，2007，32（15）：1580-1581.
[2] 赵晓辉，岳会兰，梅丽娟，等. 塞隆骨提取物对牛Ⅱ型胶原诱导的小鼠关节炎的治疗作用及机制研究[J]. 中国药理学通报，2008，24（3）：395-399.
[3] 张先隆，王翠兰. 盘龙七片联合塞雪风湿胶囊治疗膝骨关节炎的疗效分析[J]. 按摩与康复医学，2011，11（2）：16-17.

（香港浸会大学中医药学院　吕爱平，中国中医科学院中医临床基础医学研究所　何小鹃）

复方小活络丸

【药物组成】　川乌（甘草银花炙）、草乌（甘草银花炙）、当归、川芎、白芍、地龙、乳香（制）、没药（制）、香附（醋炙）、胆南星（酒炙）。

【处方来源】　研制方。国药准字 Z11020012。

【功能与主治】　舒筋活络，散风止痛。用于风寒湿邪引起的风寒湿痹，肢节疼痛，麻木拘挛，半身不遂，行步艰难。

【药效】　主要药效如下：

1. 抗炎[1]　复方小活络丸对甲醛性关节炎、佐剂继发性关节炎具有显著抗炎作用，可减少肉芽肿增生，减轻小鼠耳壳二甲苯所致肿和小鼠腹腔毛细血管通透性增加等，具有较好的抗炎作用。

2. 镇痛　复方小活络丸可减轻模型小鼠的扭体次数，具有镇痛作用。

【临床应用】

1. 风湿性关节炎　复方小活络丸可用于治疗症见肢体关节紧痛不移，局限一处，遇寒则痛甚，得热则痛缓，舌质红润，苔白而薄腻，脉多沉弦而紧之风湿性关节炎。可舒筋活络，散风止痛，具有调节免疫功能、抗炎镇痛的作用。

2. 膝骨关节炎[2]　关节软骨的退行性变是造成膝骨关节炎的主要原因，然关节周围附着的肌群和韧带的退化也与本病的发生、发展互为因果关系。口服复方小活络丸的同时复合醋离子导入法治疗膝骨关节炎，有利于消除患者患处疼痛、炎症和水肿。同时还可加速滑液的分泌和吸收，促进软骨细胞的新陈代谢，加速软骨组织的再生和功能恢复，清除关节内的有害物质，起到舒经活络、松解粘连、调和气血、解除痉挛的作用，对修复膝关节炎患者受损的关节软骨有重要意义。

【不良反应】　尚不明确。

【使用注意】　①本品含乌头碱，应严格在医师指导下按规定量服用。不得任意增加服用量和服用时间。服药后如果出现唇舌发麻、头痛头昏、腹痛腹泻、心烦欲呕、呼吸困难等情况，应立即停药并到医院就治。有文献报道饮酒易致乌头类药物中毒。②服用前应除去蜡皮、塑料球壳；本品可嚼服，也可分份吞服。

【用法与用量】　温黄酒或温开水送服。一次1～2丸，一日2次。

参 考 文 献

[1] 张惠云，秦林，薛玲，等. 川乌配伍白芍的抗炎作用特点研究[J]. 中国中药杂志，2002，27（6）：449-452.

[2] 钱瑞坤，皇甫跃. 复方小活络丸配合手法、醋疗综合治疗膝骨关节炎疗效观察[J]. 按摩与康复医学，2015，6（19）：53-54.

（香港浸会大学中医药学院　吕爱平，中国中医科学院中医临床基础医学研究所　何小鹃）

散寒活络丸

【药物组成】　乌梢蛇（去头、尾）、威灵仙、防风、荆芥、桂枝、川乌（制）、草乌（制）、土鳖虫、北独活、羌活、地龙、香附（醋制）。

【处方来源】　研制方。国药准字 Z11020201。

【功能与主治】　追风散寒，舒筋活络。用于风寒湿邪引起的肩背疼痛，手足麻木，腰腿疼痛，行步困难等。

【药效】　主要药效如下：

1. 镇痛　散寒活络丸具有镇痛作用，可改善组织的肿胀症状。

2. 抗炎　散寒活络丸具有抗炎作用，减轻局部组织的炎症反应。

3. 改善局部血液循环　散寒活络丸可促进局部组织的血液循环，从而减轻关节肿胀症状。

【临床应用】

1. 风湿性关节炎　散寒活络丸可用于治疗症见肢体关节紧痛不移，局限一处，遇寒则痛甚，得热则痛缓，舌质红润，苔白而薄腻，脉多沉弦而紧之风湿性关节炎。具有追风散寒、舒筋活络之功效，可调节患者免疫功能，改善患者的关节炎症和肿痛。

2. 强直性脊柱炎[1]　强直性脊柱炎的多数患者诱因为感受风寒、潮湿及外伤等，目前尚无根治性药物，其治疗目标为缓解脊柱疼痛、全身疼痛、晨僵，最大限度恢复脊柱和关节功能，防止脊柱和关节畸形。散寒活络丸联合柳氮磺胺吡啶治疗强直性脊柱炎，可缓解患处疼痛、关节僵硬，减少患者活动受限，取得了满意的治疗效果，亦减少了化学药物的不良反应，改善了全身症状，使患者能够配合较长疗程的治疗。

【不良反应】　尚不明确。

【使用注意】　心律失常患者慎服。

【用法与用量】　口服。一次 1 丸，一日 2 次。

参 考 文 献

[1] 陈静. 散寒活络丸结合柳氮磺胺吡啶治疗强直性脊柱炎 34 例疗效观察[J]. 中国现代药物应用，2012，31（1）：50-54.

（香港浸会大学中医药学院　吕爱平，中国中医科学院中医临床基础医学研究所　何小鹃）

複方独活吲哚美辛胶囊

【药物组成】　独活、羌活、木瓜、牛膝、吲哚美辛、吡罗昔康。

【处方来源】　研制方。国药准字 H46020616。

【功能与主治】　用于风湿性关节炎、类风湿关节炎、骨关节炎、强直性脊柱炎、各种急性肌肉骨骼疾病。

【药效】　主要药效如下：

1. 镇痛　复方独活吲哚美辛胶囊对大鼠佐剂性关节炎、卡拉胶诱发的足肿胀及棉球肉芽肿有明显的抑制作用。

2. 抑制炎症反应　免疫实验结果表明，复方独活吲哚美辛胶囊可促进动物淋巴细胞增殖反应，增加巨噬细胞产生 IL-2，对尿酸钠（MSU）诱导的关节炎有明显抑制作用，阻断致痛致炎因子前列腺素的合成，减少溶酶体溶酶的释放，并抑制白细胞向炎性区的移动，由此产生较强抗炎作用。

【临床应用】

风湿性关节炎[1]　复方独活吲哚美辛胶囊主要用于风湿性关节炎，具有除湿散寒、舒筋活络、消肿止痛作用，可缓解患者的临床症状，提高患者的生活质量。

【不良反应】　尚不明确。

【使用注意】　①有严重肝、肾功能障碍者，胃、肠溃疡病患者慎用；忌空腹服。②本品用于妊娠的后 3 个月时可使胎儿动脉导管闭锁，引起持续性肺动脉高压，孕妇禁用。③本品可自乳汁排出，对婴儿可引起毒副反应。哺乳期妇女禁用。④14 岁以下小儿一般不宜应用此药，如必须应用时应密切观察，以防止严重不良反应的发生。⑤老年患者易发生肾脏毒性，应慎用。

【用法与用量】　口服。一次 1 粒，一日 2 次，首次加倍。饭后服用。

参 考 文 献

[1] 余小平, 舒金富, 黄华. RP-HPLC 法同时测定复方独活吲哚美辛胶囊中蛇床子素和异欧前胡素的含量[J]. 中国中医药科技, 2010, 17 (5): 423-424.

（香港浸会大学中医药学院　吕爱平，中国中医科学院中医临床基础医学研究所　何小鹃）

腰痛宁胶囊

【药物组成】　马钱子粉、土鳖虫、川牛膝、甘草、麻黄、乳香（醋制）、没药（醋制）、全蝎、僵蚕（麸炒）、苍术（麸炒）。

【处方来源】　研制方。《中国药典》（2015 年版）。

【功能与主治】　消肿止痛，疏散寒邪，温经通络。用于寒湿瘀阻经络所致的腰椎间盘突出症、坐骨神经痛、腰肌劳损、腰肌纤维炎、风湿性关节痛，症见腰腿痛、关节痛及肢体活动受限者。

【药效】　主要药效如下：

1. 调节 MMP-3[1]　腰痛宁胶囊可以调节患者体内的 MMP-3，促进软骨组织中不同细胞的合成及代谢，对蛋白质、多糖以及软骨细胞中的 DNA 成分有一定程度的促进作用，药物中的成分能够抑制 MMP-3 活性酶的合成。

2. 调节炎症因子[2]　IL-1β 属致炎因子，可抑制透明软骨胶原的合成，改变和破坏软骨细胞周围环境，使软骨的结构蛋白发生质的改变，这在腰椎骨关节炎的发生中具有显著破坏性。TGF-β1 是抑炎因子，广泛参与机体的细胞分化、创伤修复、自身免疫等病理生理活动。此外，TGF-β1 能够上调 MMP 抑制物的表达，减少 IL-1β 受体在细胞膜上的数量，从而逆转 IL-1β 介导的破坏作用。有研究报道，治疗后患者血清 TGF-β1 表达明显增加，IL-1β 水平显著下降，提示腰痛宁胶囊可能通过增强 TGF-β1 表达，抑制 IL-1β 的水平调节两者水平，促进软骨修复，保护关节（图 14-2）。

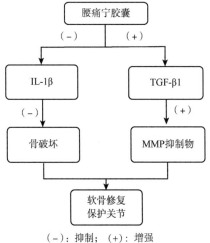

（－）：抑制；（＋）：增强

图 14-2　腰痛宁胶囊调节炎症因子作用机制图

3. 促进软骨增殖[3, 4]　现代实验研究表明，马钱子总生物碱对大鼠佐剂性关节炎有抗炎镇痛作用，能拮抗一氧化氮对软骨细胞增殖的抑制作用，从而有效促进软骨细胞增殖，并能明显降低一氧化氮诱导的软骨细胞早期凋亡，故对骨关节炎治疗有效。同时，腰痛宁胶囊还可以抑制神经根损伤后局部神经生长因子（NGF）的高表达，促进其支配靶器的表达。

【临床应用】

1. 风湿性关节炎[5]　腰痛宁胶囊用于治疗慢性风湿性关节炎（痹病，寒湿瘀阻证）具有较好的疗效，能够降低实验室指标，如 IgG、RF、血沉等；在疼痛减轻率、疼痛减轻起效时间和安全性方面效果显著，且实验期间，未发现严重不良反应，安全性较好。

2. 强直性脊柱炎[2]　腰椎骨关节炎患者采用腰痛宁胶囊治疗过程中，改善了患者的血清中 MMP-3 及 IL-1β 含量，有利于促进腰椎正常功能的恢复。

3. 腰椎骨关节炎[6]　又称为腰椎退行性关节病，是以腰痛及活动受限为主要表现的疾病。其病理特征为关节软骨变性、破坏、软骨下骨硬化，关节边缘和软骨下骨反应性增生、骨赘形成。腰痛宁胶囊具有止痛消肿、驱散寒邪、舒筋通络的临床作用。多种中药组合应用，充分发挥了药物之间的协同作用，解决了腰痛的临床症状。

4. 腰肌纤维炎[7]　是由于局部软组织遭受长期慢性劳损后所引起的，可发生肌肉、筋膜、骨膜、脂肪等 6 种不同程度的无菌性炎症反应，并随气候改变、寒冷、潮湿、过度劳累而加重。腰痛宁胶囊是临床治疗腰肌纤维炎的常用中成药，具有消肿止痛、疏散寒邪、温经通络之功能，主要通过促进受损组织血肿吸收、抗炎镇痛及一定的活血化瘀作用来治疗腰肌纤维炎（寒湿痹阻证）引起的疼痛，且安全性好，效果显著。

【不良反应】　暂不明确。

【使用注意】　①孕妇及儿童禁用。②心脏病、高血压及脾胃虚寒者慎用。③不可过量久服。

【用法与用量】　黄酒兑少量温开水送服。一次 4～6 粒，一日 1 次。睡前半小时服或遵医嘱。

参 考 文 献

[1] 邢丽丽，明利. 腰痛宁胶囊治疗髋骨关节炎 78 例[J]. 风湿病与关节炎，2014，3（2）：32-33.

[2] 张静，杨晓利，张竟，等. 腰痛宁胶囊对腰椎骨性关节炎患者血清 IL-1β、TGF-β1 的影响[J]. 中成药，2015，37（4）：916-918.

[3] 张梅，李平，陈朝晖，等. 马钱子碱对一氧化氮诱导软骨细胞凋亡的影响[J]. 中国临床康复，2003，7（26）：3554-3555.

[4] 李晨光，侯莉娟，王拥军. 腰痛宁对腰椎间盘突出模型大鼠比目鱼肌 BDNF 和 NT-3 蛋白表达的影响[J]. 中国中医骨伤科杂志，2009，17（4）：8-10.

[5] 杨金声，陈继贵，张健. 腰痛宁胶囊治疗类风湿关节炎对比疗效观察及实验研究[C]//中国中西医结合学会风湿类疾病专业委员会. 第四届全国中西医结合风湿类疾病学术会议论文汇编. 长沙：中国中西医结合学会风湿类疾病专业委员会，2000：47-50.

[6] 罗建民，吕金柱，朱求亮，等. 腰痛宁胶囊治疗腰椎骨性关节炎患者的临床疗效[J]. 中国生化药物杂志，2016，36（6）：136-138.

[7] 徐阳平，杨功旭，李胜利，等. 腰痛宁胶囊治疗腰肌纤维炎多中心临床试验研究[J]. 中草药，2015，46（18）：2764-2767.

（香港浸会大学中医药学院　吕爱平，中国中医科学院中医临床基础医学研究所　何小鹃）

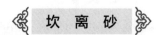

坎 离 砂

【药物组成】　当归、川芎、防风、透风草、铁粉、木粉、活性炭和氯化钠。

【处方来源】　研制方。《中国药典》（2015 年版）。

【功能与主治】　祛风散寒，活血止痛。用于风寒湿痹，四肢麻木，关节疼痛，脘腹冷痛。

【药效】　主要药效如下：

1. 镇痛作用[1]　小鼠热板镇痛试验显示坎离砂能够提高小鼠平均痛阈值，起到镇痛作用。

2. 改善微循环[2]　坎离砂组成药物能够在发热材料导热作用下，维持较高的浓度，扩张毛细血管，加速局部血液流动，改善局部微循环。其中的有效成分蒸发熨透于人体，通过热及药的协同作用，药性直达病灶，协同发挥治疗作用。

3. 热效应[3]　本品的发热原料可发生氧化还原反应，产生热量，通过控制不同组分比例和空气进入的速度，可达到控制温度高低及恒温时间的长短。热效应可以促进中药有效成分的利用与吸收，提供疗效。

【临床应用】

1. 风湿性关节炎[4]　可用坎离砂治疗。表现为全身关节疼痛，同时涉及多个关节，甚至关节屈伸不利，遇寒湿则甚，遇热病缓等，坎离砂具有祛风散寒、活血止痛功效，可改善关节疼痛等症。

2. 失眠症[5]　坎离砂外敷涌泉穴治疗失眠症，可使患者的睡眠深度增加，睡眠质量明显好转，且无明显的不良反应。说明该法外用安全性高，是一种简单有效、舒适可靠、可操作性强、值得推广的治疗方法。

3. 眩晕急性发作[6]　坎离砂结合推拿治疗颈性眩晕急性发作，可使患者眩晕的症状和体征消失，头脑清爽，恢复正常生活和工作，且具有疗程短、操作简便、有利于基层推广的特点。

4. 慢性腰肌劳损[7]　活络除痹散配合坎离砂热熨治疗慢性腰肌劳损，可改善患者疼痛、局部压痛症状，可使患者腰部活动自如。

5. 输精管结扎术后附睾郁积症[8]　坎离砂治疗输精管结扎术后附睾郁积症临床观察显示，相对于单用常规药物治疗，在抗感染和止痛药物的基础上加用坎离砂，可以有效减轻患者痛苦，且具有复发率低的特点。

【不良反应】　热敷不当会引起局部烫伤[9]。

【使用注意】　外用药，勿内服；孕妇腹痛者忌用。治疗期间注意观察局部皮肤情况，如发现局部皮肤出现水疱、红疹、发痒等低温灼伤与其他过敏反应，立即停药，对症处理[10]。

【用法与用量】　外用。将布袋抖动至发热后置于患处，一次 1 袋。

参 考 文 献

[1] 郭允. 坎离砂质量控制方法研究[D]. 导师：万绍晖，赵春杰. 河南大学，2008.

[2] 刘晓虹，何清源，周莺，等. 坎离砂发热效应的研究[J]. 湖南中医杂志，2005，21（4）：89-90.

[3] 吴海珊，黄月娟，谢浩洋，丁桂活血膏背衬坎离砂热熨治疗寒湿型腰痛 53 例[J]. 中国中医药科技，2015，22（3）：322-323.

[4] 陈奇主编. 中成药名方药理与临床[M]. 北京：人民卫生出版社，1998，1007-1008.

[5] 李丹. 坎离砂外敷涌泉穴治疗失眠症 30 例护理体会[J]. 中国中医药现代远程教育，2013，11（14）：118-119.

[6] 马立银. 坎离砂结合推拿治疗颈性眩晕急性发作疗效观察[J]. 中华物理医学与康复杂志，2003，25（11）：66.

[7] 黄月娟，谢浩洋. 活络除痹散配合坎离砂热熨治疗慢性腰肌劳损的疗效观察[J]. 海峡药学，2012，24（7）：154-155.

[8] 熊付兴. 坎离砂治疗输精管结扎术后附睾郁积症临床观察[J]. 深圳中西医结合杂志，2015，25（23）：110-111.

[9] 朱玉霞. 坎离砂热敷引起局部烫伤[J]. 中华护理杂志，1995，30（10）：624.

[10] 张锦军，张翠芬. 坎离砂使用不当致烫伤的分析与防范[J]. 天津护理，1998，6（3）：134.

（香港浸会大学中医药学院　吕爱平，中国中医科学院中医临床基础医学研究所　何小鹃）

风湿骨痛片

【药物组成】　制川乌、制草乌、麻黄、木瓜、红花、乌梅肉、甘草。

【处方来源】　研制方。国药准字 Z20133043。

【功能与主治】　温经散寒，通络止痛。用于寒湿痹所致的手足四肢腰脊疼痛；风湿性关节炎见以上证候者。

【药效】　主要药效如下：

1. 调节免疫　风湿骨痛片具有干预细胞凋亡与增殖、调节免疫的作用。

2. 镇痛　风湿骨痛片有良好的镇痛作用，可缓解关节肿痛症状。

【临床应用】

1. 风湿性关节炎　风湿骨痛片可用于治疗症见肢体关节紧痛不移，局限一处，遇寒则痛甚，得热则痛缓的风湿性关节炎，能够改善患者关节晨僵感、关节肿痛等临床症状。

2. 类风湿关节炎[1, 2]　风湿骨痛片联合羟氯喹治疗类风湿关节炎，可以降低患者血清 RF 和 IL-17 水平，也可降低患者 HAQ 评分、DAS28 评分及症状积分，改善患者的临床症状。重组人 II 型 TNF 受体-抗体融合蛋白联合风湿骨痛片可降低患者的 IL-6、TNF-α 水平，同时可降低患者的 RF、CRP 和血沉等炎性指标，降低患者 HAQ 评分、DAS28 评分及症状积分，提高临床治疗效果和患者生活质量，减轻了患者的痛苦。

【不良反应】　酒可能增加乌头类药物毒性而导致中毒。

【注意事项】　①本品含乌头碱[3]，应严格在医师指导下按规定量服用。不得任意增加服用量及服用时间。②孕妇及哺乳期妇女禁服。③严重心脏病，高血压，肝、肾疾病忌服。④服药后如果出现唇舌发麻、头痛头昏、腹痛腹泻、心烦欲呕、呼吸困难等情况，应立即停药并到医院救治。

【用法与用量】　口服。一日 2 次，一次 2～4 片。

参 考 文 献

[1] 王善娟，朱军. 风湿骨痛片联合羟氯喹治疗类风湿关节炎的临床研究[J]. 现代药物与临床，2019，34（4）：1153-1156.

[2] 刘洪波，靖春颖，韩平. 重组人 II 型 TNF 受体-抗体融合蛋白联合风湿骨痛片对类风湿性关节炎患者的疗效观察[J]. 川北医学院学报，2019，34（4）：358-361，376.

[3] 史煜华，黄文康，黄琴伟，等. SPE-HPLC 测定风湿骨痛片中 6 种生物碱类物质的含量[J]. 中国现代应用药学，2018，35（12）：1797-1800.

（香港浸会大学中医药学院　吕爱平，中国中医科学院中医临床基础医学研究所　何小鹃）

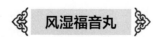

风湿福音丸

【药物组成】　麻黄、自然铜（煅）、地枫皮、桂枝、乳香、千年健、羌活、没药（制）、防风、独活、杜仲（炭）、木瓜、牛膝、榛蘑、制马钱子、狗骨胶、蜈蚣、甘草、乌梢蛇。

【处方来源】　研制方。国药准字 Z20054487。

【功能与主治】　祛风散寒，消肿止痛，强筋健骨。用于风湿性关节炎及风湿痛。

【药效】　主要药效如下[1]：

1. 抗炎　风湿福音丸对炎症的急性期及亚急性期均有较好的抗炎作用，可以缓解炎性反应，抑制白细胞黏附聚集，减轻肿胀。

2. 镇痛　风湿福音丸具有镇痛作用，可以缓解疼痛。

【临床应用】

风湿性关节炎　风湿福音丸可用于治疗症见肢体关节紧痛不移，局限一处，遇寒则痛甚，得热则痛缓的风湿性关节炎，能减轻患者的关节肿胀症状，缓解疼痛，对炎症的急性期及亚急性期均有较好的抗炎镇痛作用。

【不良反应】　尚不明确。

【注意事项】　本品不宜长期服用、过量服用。孕妇禁服。

【用法与用量】　口服。一次 1 丸，一日 2～3 次。

参 考 文 献

[1] 宋玉国，彭振宇，张新茹.HPLC 法测定风湿福音丸中马钱子碱、士的宁的含量[J]. 中国药事，2010，24（5）：507-509,513.

（香港浸会大学中医药学院　吕爱平，中国中医科学院中医临床基础医学研究所　何小鹃）

三、燥湿健脾类

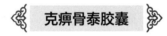
克痹骨泰胶囊

【药物组成】　石见穿、白花蛇舌草、延胡索、没药（制）、血竭、土鳖虫、巴戟天。

【处方来源】　研制方。国药准字 Z20023344。

【功能与主治】　清热化湿，祛风通络，活血止痛。用于风湿热痹、瘀血痹痛、类风湿关节炎。

【药效】　主要药效如下：

1. 改善血液流变性[1]　现代医学认为炎症导致血液中纤维蛋白原增高，而红细胞经纤维蛋白原桥联作用聚集，使血沉加快，同时全血黏度升高、红细胞淤积，导致类风湿性血管炎。克痹骨泰胶囊能活血化瘀改善血液流变性，降低全血黏度、血沉，其对类风湿关节炎有较好的治疗效果可能与该药能改变红细胞的聚集性和红细胞变形能力有关。

2. 抗炎　克痹骨泰胶囊具有抗炎作用，可降低炎症因子的表达，缓解组织局部的炎症。

3. 提高机体免疫力[2]　克痹骨泰胶囊具有提高机体免疫力的作用。

【临床应用】

1. 风湿性关节炎　克痹骨泰胶囊可用于治疗肢体关节沉重酸胀、疼痛，重则关节肿胀，重着不移，甚至四肢活动受限，颜面苍黄而润，舌质红，苔白厚而腻，为寒湿之象；若肩背沉重，肢体疼痛，下注足胫而肿热，苔黄厚腻之风湿性关节炎。可改善骨内微循环，增加血流量，清腐骨，修复骨组织，激活骨细胞再生因子，促进新骨细胞的再生功能，增强人体免疫力。

2. 类风湿关节炎[3]　克痹骨泰胶囊治疗类风湿关节炎，可以改善患者血液流变性，降低全血黏度及血沉。克痹骨泰胶囊联合来氟米特治疗类风湿关节炎，可改善患者关节疼痛数、关节肿胀数、晨僵时间、双手握力、血沉、CRP、RF 等。

【不良反应】　个别患者用药后可见胃肠反应和皮疹。

【使用注意】　①虚寒者忌用。②孕妇慎用。③妇女行经期宜慎用。

【用法与用量】　口服。一次 4 粒，一日 2 次，早晚饭后用温开水送服，1 个疗程为 8 周；或遵医嘱。

参 考 文 献

[1] 康琼英，韩世民，孙宪兵. 克痹骨泰胶囊对类风湿性关节炎血液流变学影响[J]. 河北医药，2008，30（7）：1061-1062.

[2] 韩晓红，陈重. 克痹骨泰胶囊的治病机制分析和临床研究[J]. 中草药，2005，36（2）：475-476.

[3] 张松涛. 克痹骨泰胶囊联合来氟米特治疗类风湿性关节炎 54 例[J]. 河南中医，2015，35（6）：1332-1333.

（香港浸会大学中医药学院　吕爱平，中国中医科学院中医临床基础医学研究所　何小鹃）

风痛安胶囊

【药物组成】　防己、通草、桂枝、姜黄、石膏、薏苡仁、木瓜、海桐皮、忍冬藤、黄柏、滑石粉、连翘。

【处方来源】　研制方。《中国药典》（2015 年版）。

【功能与主治】　清热利湿，活血通络。用于急、慢性风湿性关节炎，慢性风湿性关节炎活动期。

【药效】　主要药效如下：

1. 抗炎[1]　风痛安胶囊对二甲苯所致小鼠耳肿胀和对卡拉胶所致大鼠足跖肿胀均有明显的抑制作用，说明该药有一定的抗炎作用。

2. 镇痛[1]　风痛安胶囊对乙酸引起的小鼠扭体反应有明显的抑制作用，说明该药具有镇痛作用。

【临床应用】

风湿性关节炎[2]　风痛安胶囊可用于治疗肢体关节沉重酸胀、疼痛，重则关节肿胀，重着不移，甚至四肢活动受限，颜面苍黄而润，舌质红，苔白厚而腻，为寒湿之象；若肩背沉重，肢体疼痛，下注足胫而肿热，苔黄厚腻之风湿性关节炎。具有清热利湿、活血通络功效，可抗炎镇痛，改善患者的关节活动。

【不良反应】　尚不明确。

【使用注意】　①本品清热利湿，若寒湿痹阻、脾胃虚寒者慎用。②方中含苦寒之品，易伤正气，体弱年迈者慎服。③本品含活血及淡渗滑泄之品，孕妇慎用。④急性风湿性关节炎 2 周为 1 个疗程，慢性风湿性关节炎 1 个月为 1 个疗程。

【用法与用量】　口服。一次 3～5 粒，一日 3 次。

参 考 文 献

[1] 尹士敏，张月玲，唐元泰. 风痛安胶囊的主要药效学研究[J]. 天津药学，2001，13（2）：27-29.
[2] 尚秀兰. "风痛安"治疗风湿性关节炎的临床治疗与实验研究[C]// 中国中西医结合学会风湿类疾病专业委员会. 第四届全国中西医结合风湿类疾病学术会议论文汇编. 长沙：中国中西医结合学会风湿类疾病专业委员会，2000：94-95.

（香港浸会大学中医药学院　吕爱平，中国中医科学院中医临床基础医学研究所　何小鹃）

二十五味驴血丸

【**药物组成**】　驴血、生等膏、降香、檀香、毛诃子、诃子、石灰华、余甘子、肉豆蔻、丁香、草果、豆蔻、决明子、乳香、木棉花、黄葵子、翼首草、龙胆草、莲座虎耳草、巴夏嘎、宽筋藤、秦皮、麝香、西红花、牛黄。

【**处方来源**】　藏药。国药准字 Z54020070。

【**功能与主治**】　祛风，除湿，干黄水。用于关节炎、类风湿关节炎、痛风、痹病引起的四肢关节肿大、变形、黄水聚积等。

【**药效**】　主要药效如下：

1. 调节免疫[1]　黄水积聚是藏医的专业术语，相当于现代医学所指的关节滑膜肥厚增生，滑膜深层的淋巴细胞及浆细胞浸润，滑膜腔内形成渗出物。二十五味驴血丸的成分包含鞣质、苦味质、有机酸和挥发油等物质，可吸收黄水（干黄水），调节免疫，起到治疗作用。

2. 抗炎　二十五味驴血丸可以使 CIA 大鼠血清中 IL-17A 的含量显著降低，TGF-β1 的含量显著升高，消除滑膜水肿，减轻滑膜慢性炎症，对类风湿关节炎大鼠具有显著的治疗作用。

【**临床应用**】

1. 风湿性关节炎　二十五味驴血丸可用于治疗肢体关节沉重酸胀、疼痛，重则关节肿胀，重着不移，甚至四肢活动受限，颜面苍黄而润，舌质红，苔白厚而腻，为寒湿之象；若肩背沉重，肢体疼痛，下注足胫而肿热，苔黄厚腻之风湿性关节炎。具有祛风、除湿功效，可抗炎镇痛，改善关节畸形，提高肢体活动功能。

2. 类风湿关节炎[2-4]　二十五味驴血丸联合 NSAIDs 及改善风湿病情药治疗类风湿关节炎，可明显改善患者的症状。且西医常规治疗基础上配合使用藏药二十五味驴血丸，在缓解临床症状方面效果明显优于单纯西医常规治疗。此外，通过对治疗前后患者的血常规、肝肾功能等安全指标进行检测，未发现明显不良反应，进一步说明了本药安全性较好。

【**不良反应**】　尚不明确。

【**使用注意**】　禁忌酸、冷、酒。运动员慎用。

【**用法与用量**】　口服。一次 3 丸，一日 2～3 次。

参 考 文 献

[1] 胡华刚，陶黎，吴佳莹，等. 藏药二十五味驴血丸对痹证（类风湿关节炎）大鼠的治疗作用及其机理探讨[J]. 中国中医基础医学杂志，2016，22（8）：1053-1056.
[2] 龙巴. 藏医藏药治疗风湿病 88 例临床观察[J]. 医学文选，2001，20（1）：64-65.
[3] 本拜. 蒙药二十五味驴血丸结合药浴治疗 68 例类风湿性关节炎[J]. 中国民族医药杂志，2016，22（2）：16-17.
[4] 林慧，丁晓娟，陈利锋，等. 二十五味驴血丸治疗类风湿关节炎临床研究[J]. 湖北中医药大学学报，2015，17（2）：24-26.

（香港浸会大学中医药学院　吕爱平，中国中医科学院中医临床基础医学研究所　何小鹃）

四、清热解毒类

消 络 痛 片

【药物组成】　芫花条、绿豆。

【处方来源】　研制方。《中国药典》（2015 年版）。

【功能与主治】　散风祛湿。用于风湿阻络所致的痹病，症见肢体关节疼痛；风湿性关节炎见上述证候者。

【药效】　主要药效如下：

1. 抗炎[1, 2]　药理研究表明，消络痛片具有较好的抗炎作用，对肺炎球菌、溶血性链球菌等有明显的抑制作用，因此，对链球菌感染后发病的风湿性关节炎具有很好的疗效。对二甲苯导致的小鼠耳肿胀也有显著抑制作用。

2. 镇痛　消络痛片有良好的镇痛作用，可改善关节肿痛。

【临床应用】

风湿性关节炎[3]　消络痛片能明显改善风湿性关节炎的临床症状和实验室指标，改善患者的生活质量。

【不良反应】　尚不明确。

【使用注意】　①忌食辛辣等刺激性食物。②孕妇禁用。③用药后如出现月经过多、胃部发热感或关节疼痛加剧现象，可适当减量或遵医嘱。

【用法与用量】　口服。一次 2～4 片，一日 3 次。饭后服用。

参 考 文 献

[1] 和蕾, 史琪荣, 柳润辉, 等. 芫花条中抗炎活性成分[J]. 第二军医大学学报, 2008, 29（10）: 1221-1226.

[2] 孙沛霖, 林永强, 郭东晓. 中药芫花条化学成分及药理作用的研究进展[J]. 药学研究, 2018, 37（4）: 234-236.

[3] 李兆秀. 消络痛片治疗风湿性关节炎 40 例观察[J]. 中国中医急症, 1996, 5（6）: 266-267.

（香港浸会大学中医药学院　吕爱平，中国中医科学院中医临床基础医学研究所　何小鹃）

十八味党参丸

【药物组成】　藏党参、川贝、决明子、高山紫堇、渣驯膏、藏菖蒲、宽筋藤、诃子、手参、毛诃子、人工麝香、乳香、黄葵子、安息香、儿茶、巴夏嘎、余甘子、木香。

【处方来源】　藏药。国药准字 Z20054501。

【功能与主治】　消炎止痛，愈疮疡，除黄水。用于痹病，"冈巴"病，四肢关节红肿疼痛、伸屈不利，湿疹，牛皮癣，陷蚀癣，疠痛，亚玛虫病及麻风病。

【药效】　主要药效如下：

1. 抗炎[1]　十八味党参丸能抑制二甲苯致小鼠的耳郭肿胀、抑制蛋清引起的大鼠踝关节的肿胀、降低乙酸致小鼠毛细血管通透性的增加，说明十八味党参丸具有抗炎作用。

2. 镇痛[1]　研究发现十八味党参丸可以延长小鼠热板痛阈，减少小鼠扭体反应的次数，说明十八味党参丸具有镇痛作用。

【临床应用】

1. 风湿性关节炎　十八味党参丸可用于治疗肢体关节疼痛，痛处焮红灼热，肿胀疼痛剧烈，得冷稍舒，筋脉拘急，日轻夜重。患者多兼有发热、口渴、心烦、喜冷恶热、烦闷不安等症状，舌质红，苔黄燥，脉滑数之风湿性关节炎。可消炎止痛，改善关节肿痛症状，提高肢体功能活动。

2. 过敏性紫癜[2]　藏医认为过敏性紫癜属于肝血热毒症的范畴，是机体因热黄水增多散布于肌肤而形成的一种病症。十八味党参丸具有凉血、养血、燥黄水、祛除热邪、提高机体免疫力及促进骨髓造血之功效。实践表明，藏药与化学药物结合治疗本病具有疗效快、疗程短、副作用小、无反复发作等优点。

3. 关节疼痛[3]　子宫内膜异位症如伴有关节疼痛，可以在服药基础上加治疗关节的药物十八味党参丸。

【不良反应】　尚不明确。

【使用注意】　①孕妇忌用。②部分患者出现心悸、胸闷、四肢麻木、恶心等症状，应减量或停用。

【用法与用量】　饭后服用。一次 4 丸，一日 3 次。

参 考 文 献

[1] 吴穹，寇毅英，李瑞莲. 十八味党参丸抗炎镇痛作用的实验研究[J]. 青海医学院学报，2015，36（2）：141-144.

[2] 由文峰，白树军. 藏药十三味红花散合十八味党参丸治疗过敏性紫癜15例小结[J]. 甘肃中医，2001，14（1）：61.

[3] 巴图·查汗. 蒙医治疗子宫内膜异位症[J]. 中国民族医药杂志，2008，8（8）：14.

（香港浸会大学中医药学院　吕爱平，中国中医科学院中医临床基础医学研究所　何小鹃）

五、补益气血类

骨 力 胶 囊

【药物组成】　淫羊藿、狗脊、威灵仙、木瓜、牛膝、姜黄、补骨脂、党参、葛根。

【处方来源】　研制方。国药准字 Z20027661。

【功能与主治】　强筋骨，祛风湿，活血化瘀，通络定痛。用于风寒湿邪痹阻经络所致的腰腿酸痛、肢体麻木、骨质疏松。

【药效】　主要药效如下：

1. 镇痛　骨力胶囊具有镇痛作用，可以改善关节肿痛的症状。

2. 抗炎　骨力胶囊可以降低炎症因子的表达水平，具有抗炎作用。

3. 改善血液循环　骨力胶囊可以改善局部组织血液循环，从而缓解局部组织水肿。

【临床应用】

1. 风湿性关节炎　骨力胶囊可用于治疗四肢乏力，关节酸沉，绵绵而痛，麻木尤甚，汗出畏寒，形体虚弱，舌质淡红欠润滑，苔黄或薄白，脉多沉虚而缓之风湿性关节炎。具有强筋骨、祛风湿、活血化瘀、通络定痛功效，可补肾壮骨，缓解腰膝酸痛、肢体麻木、筋骨无力、畏寒怕冷等症。

2. 膝骨关节炎[1]　　针刺配合口服骨力胶囊治疗膝骨关节炎，可以显著缓解临床症状，改善膝关节功能。

3. 骨质疏松症[2]　　骨力胶囊联合阿仑膦酸钠维 D₃ 片治疗骨质疏松症，可以显著缓解患者腰背部及四肢疼痛等症状，改善骨密度。

【不良反应】　　尚不明确。

【使用注意】　　①忌寒凉及油腻食物。②本品宜饭后服用。③不宜在服药期间同时服用其他泻火及滋补性中药。④热痹者不适用，主要表现为关节肿痛如灼、痛处发热，疼痛窜痛无定处，口干唇燥。⑤有高血压、心脏病、糖尿病、肝病、肾病等慢性病者应在医师指导下服用。⑥服药 7 天症状无缓解，应去医院就诊。⑦严格按照用法用量服用，年老体弱者应在医师指导下服用。⑧对本品过敏者禁用，过敏体质者慎用。⑨药品性状发生改变时禁止服用。⑩儿童、孕妇禁用。

【用法与用量】　　口服。一次 3 粒，一日 3 次。

参 考 文 献

[1] 谭福柱, 张乐鑫, 任树军. 针刺配合口服骨力胶囊治疗膝关节骨性关节炎的临床研究[J]. 中医正骨, 2015, 27（1）: 20-22, 26.

[2] 张汝柄, 鲍玉成. 骨力胶囊联合阿仑膦酸钠维 D3 片治疗骨质疏松的临床研究[J]. 中国生化药物杂志, 2016, 36（10）: 111-113.

（香港浸会大学中医药学院　吕爱平，中国中医科学院中医临床基础医学研究所　何小鹃）

寄生追风液

【药物组成】　　独活、白芍、槲寄生、熟地黄、杜仲（炒）、牛膝、秦艽、桂枝、防风、细辛、党参、甘草、当归、川芎、茯苓。

【处方来源】　　研制方。国药准字 Z51020162。

【功能与主治】　　补肝肾，祛风湿，止痹痛。用于肝肾两亏，风寒湿痹，腰膝冷痛，腿足屈伸不利所致的慢性风湿性关节炎、腰肌劳损及跌打损伤后期具上述症状者。

【药效】　　主要药效如下：

1. 抗炎　寄生追风液具有抗炎作用，可以缓解局部炎症。

2. 保护软骨　寄生追风液可以保护软骨。

3. 镇痛　寄生追风液具有镇痛作用，可以减轻关节肿痛。

【临床应用】

风湿性关节炎[1]　　寄生追风液治疗风湿性关节炎，可缓解肌肉疼痛、麻木及晨僵症状，明显改善关节肿胀屈伸不利，是治疗风湿性关节炎较理想的药物。

【不良反应】　　有报道服用寄生追风液致过敏反应 1 例[2]。

【使用注意】　　湿热痹阻、关节红肿热痛者不宜。

【用法与用量】　　口服。一次 20～30ml，一日 2～3 次。

参 考 文 献

[1] 杨海燕, 王德芳. 寄生追风液治疗痹证的临床疗效分析[J]. 时珍国医国药, 2002, 13（11）: 674-674.

[2] 黄仁勇. 寄生追风液致过敏反应[J]. 药物流行病学杂志, 2000, 9（1）: 45.

（香港浸会大学中医药学院　吕爱平，中国中医科学院中医临床基础医学研究所　何小鹃）

内分泌代谢、风湿免疫、泌尿男生殖卷

泌尿男生殖册

第十五章

肾炎中成药名方

第一节 概 述

一、概 念

肾炎又称肾小球肾炎（glomerulonephritis），是发生于双侧肾脏，以肾小球损害为主的变态反应性疾病，可分为原发性和继发性肾小球肾炎。临床主要表现为血尿、蛋白尿、水肿、高血压等一组症候群，称为肾炎综合征。肾小球肾炎一般分为急性肾小球肾炎、急进性肾小球肾炎、慢性肾小球肾炎和隐匿性肾小球肾炎。

二、病因与发病机制[1]

（一）病因

肾炎是由多种原因引起的免疫介导性炎症疾病，由免疫复合物介导、炎症介质参与，导致肾组织发生炎性改变，引起不同程度肾功能减退的一组肾脏疾病。在肾炎发展的慢性过程中也有非免疫、非炎症机制参与。

（二）发病机制

肾炎的发病机制主要是免疫系统功能异常导致肾小球免疫性损伤。免疫反应产生的循环免疫复合物（CIC）或原位免疫复合物沉积于肾小球，激发 T 淋巴细胞和单核-巨噬细胞等免疫细胞及其产生的各种细胞因子，如白细胞介素、肿瘤坏死因子、细胞黏附分子及各种肽类生长因子等重要炎性介质，导致及加重肾小球损伤。其他炎症介质如内皮素、一氧化氮、超氧化合物、前列腺素和血栓素也参与了肾炎的发病过程。另外，非免疫机制如纤维蛋白的沉积、血小板聚集，导致肾小球内凝血以及肾小球血流动力学的改变在肾炎的发展过程中也起到了重要作用。

三、临 床 表 现

肾炎的主要表现为肾炎综合征，可伴乏力、腰部疼痛、纳差等，部分患者合并肾功能异常、尿量减少、充血性心力衰竭等。急性肾炎常于发病前 7～20 天出现前驱感染、肾功能正常或一过性异常。急进性肾炎患者病情发展急骤，在急性肾炎综合征基础上出现急性肾衰竭。慢性肾炎的肾功能可正常或轻度受损，逐渐恶化至终末肾。隐匿性肾炎无临床表现，可表现为单纯血尿或单纯蛋白尿。

四、诊　　断

（一）实验室检查

尿常规检查可发现蛋白尿、变形红细胞尿、红细胞或颗粒管型尿。血肌酐（SCr）和血尿素氮（BUN）升高、肌酐清除率下降，可了解肾功能的变化。血清补体 C3、C4，抗核抗体谱，ENA 多肽抗体谱，免疫球蛋白等用于排除继发性肾小球病。抗链球菌溶血素 O、抗中性粒细胞胞浆抗体、抗肾小球基底膜抗体用于协助急性肾炎、急进性肾炎的诊断。

（二）肾活检

有肾炎特征性病理变化，有助于了解肾脏病理类型，协助诊断和制定治疗方案。

（三）其他

急性肾炎常有病前 1～3 周的前驱感染史，短期内出现急性肾炎综合征，血清补体 C3 一过性下降、抗链球菌溶血素 O 阳性，基本可以诊断，必要时肾活检（病理为毛细血管内增生性肾炎）。急进性肾炎呈急性肾炎综合征、进行性肾衰竭，肾活检为新月体性肾炎，除外继发性肾小球疾病即可诊断。慢性肾炎多数起病缓慢，可有不同程度的肾炎综合征和肾功能损害，需除外继发性肾小球疾病，肾活检病理有助于诊断。

五、治　　疗

治疗原则包括去除诱因，一般治疗，针对病因和发病机制的治疗，合并症与并发症的治疗及肾脏替代治疗。

（一）常用化学药物及现代技术

1. 一般治疗　包括避免劳累，去除感染等诱因，避免接触肾毒性药物或毒物，采取健康的生活方式（如戒烟、适量运动和控制情绪等）以及合理饮食。急性期应卧床休息，待临床症状好转后逐步增加活动量。有水肿及高血压者应给予低盐饮食，明显少尿者限制水和钾的摄入量。肾功能正常者不需要限制蛋白质摄入量，但出现肾功能不全、氮质血症时应限制蛋白质摄入，并以优质蛋白为主。

2. 针对病因和发病机制的治疗　对存在急性扁桃体炎、咽峡炎、皮肤脓疱疮等感染灶者，一般主张予以抗生素治疗。针对免疫发病机制的治疗常包括糖皮质激素及免疫抑制剂治疗。血液净化治疗如血浆置换、免疫吸附等，能有效清除体内自身抗体和抗原-抗体免疫复合物。针对非免疫发病机制的治疗包括对高血压、高血脂、高血糖、高尿酸血症、肥胖、蛋白尿及肾内高凝状态、肾素-血管紧张素系统激活、氧化应激等的治疗。肾素-血管紧张素系统阻滞剂（如 ACEI/ARB）的使用是延缓肾脏病理进展最重要的治疗措施之一。

3. 合并症及并发症的治疗　慢性肾炎患者常存在多种合并症和并发症，如感染、凝血功能异常、代谢异常、高血压、冠心病、心力衰竭、肺水肿、肾性贫血、继发性甲状旁腺功能亢进症、水和电解质及酸碱平衡紊乱等。要针对合并症和并发症积极治疗，如控制高血压，防治高血钾、心力衰竭、急性肾衰竭及高血压脑病等。

4. 肾脏替代治疗　包括透析治疗和肾移植。当发生急、慢性肾衰竭而有透析指征时，应及时采取腹膜透析或血液透析等肾脏替代治疗措施。

5. 常用化学药物　急性肾炎的抗生素治疗至今无肯定意见，一般主张在病灶细菌培养阳性时应用。慢性肾炎治疗的化学药物主要有糖皮质激素、免疫抑制剂、降压药（如 ACEI/ARB、长效钙通道阻滞剂、利尿剂、β 受体阻滞剂）、抗血小板聚集药、抗凝药、他汀类降脂药等。

（二）中成药名方治疗

本病属于中医学"水肿""虚劳""腰痛"等范畴，其病机主要为外邪侵袭，伤及肺、脾、肾三脏，导致正气亏虚、脏腑功能紊乱，病理特点为肺失通调、脾失传输、肾失开合，膀胱化气不利而致水液潴留，泛滥肌肤。中医认为本病为本虚标实，本虚多为肺肾气虚、脾肾阳虚、肝肾阴虚及气阴两虚，标实多为湿热，病久易致血瘀，而湿热可贯穿疾病始终。中医药治疗肾炎往往根据不同病因和证型，以君臣佐使组方，诸药各司其职，组方因人因病而异，标本兼治，体现了中医辨证施治的特点。

第二节　中成药名方的辨证分类与药效[2-6]

一、益气补肾类

益气补肾类药主要用于肾炎肺肾气虚型，症见面色少华，面浮肢肿，倦怠乏力，易感冒，自汗，腰膝酸软，手足不温，尿频数清长或夜尿多，舌淡红，苔白，脉弱。

肾炎肺肾气虚证者主要的病理变化有免疫功能紊乱、免疫复合物升高、肾功能异常、尿蛋白升高、水肿等。

益气补肾类药可调节机体免疫功能，增强对免疫复合物的清除能力，升高血清 IL-2 水平，降低 IL-6 和 TNF-α 水平；改善肾功能，减少尿蛋白，促进肌酐（Cr）和 BUN 的排泄。

常用中成药：金水宝片（胶囊）、百令胶囊。

二、健脾补肾、温阳利水类

健脾补肾、温阳利水类药主要用于肾炎脾肾阳虚型，症见面色㿠白，形寒肢冷，腰膝酸软，尿少浮肿，甚则出现胸腹水，神疲乏力，腹胀纳差，大便稀溏，性功能低下或月经失调，舌淡胖、有齿印，苔白滑，脉沉细或沉迟无力。

肾炎脾肾阳虚证者主要的病理变化有免疫功能紊乱、免疫复合物升高、肾小球系膜增生、肾功能异常、血尿、蛋白尿等。

健脾补肾、温阳利水类药可调节机体免疫功能，减少 CIC 的生成，增强机体清除免疫复合物的能力；可升高血清 IL-10 水平，降低 TNF-α 水平；抗氧化，清除自由基，减轻肾脏炎性病理损害；能改善肾功能，消除尿蛋白、尿红细胞，促进 Cr 和 BUN 的排泄。

常用中成药：济生肾气丸、肾康宁片（胶囊、颗粒）、肾炎消肿片、肾炎舒胶囊（颗粒、片）、肾炎温阳片（胶囊）、益肾化湿颗粒、真武汤。

三、滋养肝肾类

滋养肝肾类药主要用于肾炎肝肾阴虚型，症见头晕耳鸣，腰膝酸软，咽干舌燥，五心烦热，潮热盗汗，失眠多梦，目睛干涩或视物模糊，性功能低下或月经失调，舌红，少苔，脉弦细或细数。

肾炎肝肾阴虚证者主要的病理变化有免疫功能紊乱、肾功能异常、血尿、蛋白尿、水肿、高血压等。

滋养肝肾类药可调节机体免疫功能，减少免疫复合物在肾小球的沉积，改善肾脏组织病理性损伤；可改善肾功能，减少肾炎患者蛋白尿、血尿，促进 BUN 和 Cr 的排泄，缓解高血压和水肿症状。

常用中成药：强肾片（颗粒）、肾炎灵胶囊（片、颗粒）。

四、活血祛瘀类

活血祛瘀类药主要用于肾炎瘀血阻滞型，症见水肿日久不退，眩晕久治不愈，尿血日久不消，腹部膨隆，青筋显露，面色黑暗，舌质瘀暗，脉弦涩。

肾炎瘀血阻滞证者主要的病理变化有血流动力学、血液流变学异常改变，免疫复合物沉积，肾小球系膜增生，肾功能异常，蛋白尿等。

活血祛瘀类药可改善肾脏血流；调节肾炎患者免疫功能；降低血清 TNF-α、Ⅳ型胶原蛋白水平，抑制系膜细胞增生和细胞外基质的积聚；改善肾功能，减少尿蛋白，促进 BUN 和 Cr 的排泄。

常用中成药：复方肾炎片。

五、清热祛湿类

清热祛湿类药主要用于肾炎湿热壅滞型，症见头面或遍体浮肿，皮色光亮，胸腹痞闷，口渴不欲饮，尿少黄赤，苔黄腻，脉滑数。

肾炎湿热壅滞证者主要的病理变化有免疫功能异常、免疫循环复合物升高、肾小球系膜增生、肾功能异常、蛋白尿、血尿、水肿、血脂紊乱等。

清热利湿类药能调节机体免疫功能，减轻肾组织炎症反应，减少免疫复合物的沉积和系膜细胞的增殖，延缓肾纤维化的发展；可改善肾功能，减少尿蛋白和尿红细胞，促进 Cr 和 BUN 的排泄；可降低 TC、TG、LDL-C 水平，升高 HDL-C，改善血脂紊乱。

常用中成药：肾炎四味片（胶囊、颗粒）、肾复康胶囊、黄葵胶囊。

六、健脾化湿、利水消肿类

健脾化湿、利水消肿类药主要用于肾炎水湿内停型，症见水肿反复发作、四肢及腹部肿胀，面色浮黄，肢体困倦无力，食少便溏，脘腹胀满。舌淡胖，有齿痕，苔白腻，脉沉缓。

肾炎水湿内停证者主要的病理变化有水肿、蛋白尿、血尿等。

健脾化湿、利水消肿类药可改善肾功能，减少尿蛋白和尿红细胞，促进 BUN 和 Cr 的排泄，改善临床症状。

常用中成药：肾炎平颗粒。

七、其　他　类

肾炎的病情、病因及临床表现复杂，中医辨证证型多夹杂，除上述辨证分型及主要药物外，其他一些药物用于治疗肾炎也取得较好临床疗效。

常用主要药物：肾炎康复片等。主要通过调节患者免疫功能、抑制免疫复合物的沉积和系膜细胞的增殖等作用延缓肾炎的发展。

参 考 文 献

[1] 陈灏珠. 实用内科学[M]. 北京：人民卫生出版社，2002：1985-1987.

[2] 中华中医药学会肾病分会. 慢性肾小球肾炎的诊断、辨证分型及疗效评定[J]. 上海中医药杂志，2006，40（6）：8-9.

[3] 沈庆法. 中医临床肾病学[M]. 上海：上海科学技术文献出版社，1998：453-454.

[4] 郑筱萸. 中药新药临床研究指导原则（试行）[M]. 北京：中国医药科技出版社，2002：156-158.

[5] 魏敏，孙晓敏，赵晓山，等. 慢性肾小球肾炎中医辨证分型荟萃分析[J]. 辽宁中医杂志，2009，36（3）：328-329.

[6] 薛雪，孙伟. 慢性肾炎中医研究[J]. 辽宁中医药大学学报，2012，14（1）：138-140.

（甘肃中医药大学　任　远、吴国泰，中日友好医院　陈　文）

第三节　中成药名方

一、益气补肾类

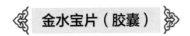

金水宝片（胶囊）

【药物组成】　发酵虫草菌粉（Cs-4）。

【处方来源】　研制方。《中国药典》(2015 年版)。

【功能与主治】　补益肺肾,秘精益气。用于肺肾两虚,精气不足,久咳虚喘,神疲乏力,不寐健忘,腰膝酸软,月经不调,阳痿早泄;慢性支气管炎、慢性肾功能不全、高脂血症、肝硬化见上述证候者。

【药效】　主要药效如图 15-1[1,2]:

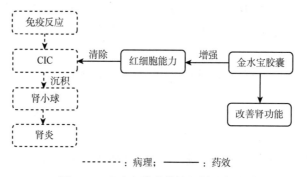

图 15-1　金水宝胶囊药效机制示意图

1. **防治实验性慢性肾衰竭**　实验用大鼠 4/6 肾大部分切除,健存肾单位为了代偿被毁坏的肾功能而增加肾小球血流量和滤过率,长期负荷过重,形成慢性肾衰竭模型。口服本品系统观察肾功能演变,实验结果表明,本品能有效地降低 SCr、BUN,减缓内生肌酐清除率下降,明显改善残余肾组织功能,减轻肾衰竭大鼠体重下降,提高血红蛋白和白蛋白浓度,减少尿蛋白量,降低血脂,纠正慢性肾衰竭的脂质代谢紊乱。慢性肾衰竭血清白蛋白浓度下降,主要是尿中丢失蛋白质和肝脏蛋白质合成减少所致。用 [3]H-苯丙氨酸测定大鼠肝脏与肌肉的组织蛋白合成速率试验表明,慢性肾衰竭模型大鼠灌服本品 90 天,能明显提高大鼠肝脏蛋白质合成率及肌肉蛋白质合成率。

2. **急性肾毒性损害保护作用**　本品口服给药,对庆大霉素致大鼠急性肾毒性损害有保护作用。NAG 酶明显升高是庆大霉素急性肾小管细胞毒性损害的重要指标之一,与对照组比较,本品能防治尿液中 NAG 酶排泄量的明显升高。此外本品能拮抗庆大霉素的肾损害作用,使 BUN、Cr 上升幅度减小,其菊粉清除率高于对照组。本品与庆大霉素联合应用既不影响庆大霉素血药浓度,也不减少肾皮质的庆大霉素积集量,提示其保护肾脏的机制可能不是通过抑制庆大霉素转运和拮抗庆大霉素的作用。大鼠肾小管上皮细胞培养实验表明,本品口服对肾小管细胞增殖有明显刺激作用,肾小管细胞再生活跃,说明本品对庆大霉素急性肾损害的保护机制主要是通过促进损害、坏死后的肾小管细胞修复再生而起治疗作用。

3. **增加红细胞免疫功能,增强红细胞清除 CIC 的能力**　红细胞具有免疫功能,在清除机体 CIC 方面具有重要作用。红细胞膜上的 C3b 受体(CR1)可以与 C3b 致敏酵母多糖黏附形成红细胞 C3b 受体花环,红细胞膜上未黏附免疫复合物(IC)的 CR1 能与补体致敏的酵母菌结合形成 spa 花环,C3b 受体花环率和红细胞 spa 花环率是反映红细胞免疫功能的指标。金水宝胶囊可升高慢性肾炎患者红细胞 C3b 受体花环率,降低红细胞 spa 花环率,增强红细胞清除 CIC 的能力。

4. **改善肺功能**　肺与气道病变如慢性支气管炎、肺气肿、支气管哮喘等在发病过程中多存在不同程度肺功能损害。以卵清白蛋白（OVA）致敏与激发建立豚鼠、大鼠支气管哮喘动物模型，本品对豚鼠变态反应性哮喘模型速发相和大鼠变态反应性哮喘模型的迟发相有明显保护作用，能降低致敏豚鼠抗原攻击引起的肺阻力、提高肺顺应性，抑制肺泡灌洗液（BALF）中白细胞、嗜酸性粒细胞浸润。本品可降低黏附分子的表达，抑制炎性细胞的黏附和跨内膜转移，减少 IgE 合成，从而减轻气道炎症，缓解哮喘症状。本品还能降低慢性阻塞性肺病（COPD）大鼠 BALF 中 IL-2 水平及 IL-2/IL-4，纠正 Th1/Th2 细胞失衡。

【临床应用】　主要用于肾炎、慢性肾功能不全、急性和慢性肾衰竭、尿毒症、慢性支管炎等[3-6]。

1. 肾炎　临床主要表现为水肿、高血压、蛋白尿、血尿，伴有乏力、腰痛、饮食不佳等。在西药常规治疗基础上加用金水宝胶囊治疗慢性肾炎，可使患者 24 小时尿蛋白、尿红细胞计数和 SCr 明显降低，乏力、疲劳、腰酸等症状也明显改善。

2. 慢性肾功能不全　用金水宝胶囊治疗慢性肾功能不全 37 例，其中血压升高者加用硝苯地平或卡托普利降压，浮肿者加用呋塞米，肾病综合征 II 型合并氮质血症患者加用泼尼松及雷公藤总苷治疗。通过 1 个月的治疗，实验室检查 7 项指标均明显好转，24 小时尿蛋白定量平均下降 1.75g，Cr 平均下降 137.92μmol/L，BUN 平均下降 6.66mmol/L，总超氧化物歧化酶（T-SOD）平均升高 2.67nU/ml，锰超氧化物歧化酶（Mn-SOD）平均升高 26.29nU/ml，LPO 平均降低 2.74μmol/L，大多数患者头昏、神疲乏力、胃纳不振、心烦欲吐、畏寒腰酸等自觉症状显著改善。另外报道，对慢性肾功能不全患者，在采取纠正可逆性因素、优质低蛋白和低磷饮食、降压、利尿、纠正酸中毒、吸附剂、水溶性维生素等基础上加服金水宝胶囊，持续治疗 3～6 个月，在观察的 84 例患者中，除 36 例 BUN 和 Cr 维持原有水平外，其余 48 例的 BUN 从平均（36.8±15.4）mmol/L 降至（22.7±19.6）mmol/L，血红蛋白升高。

3. 急性和慢性肾衰竭　在对照组疗法（病因、营养疗法、利尿、纠酸等）的基础上加用金水宝胶囊，一次 4 粒，一日 3 次，治疗 12 例急性肾衰竭。2 周后观察肾功能、尿量、尿溶菌酶等变化，金水宝胶囊组有效率比对照组有效率更好。用金水宝胶囊治疗慢性肾衰竭 3 例，取得较好疗效。对治疗前后的肌酐清除率、BUN、Cr、血红蛋白（Hb）、红细胞及淋巴细胞转化率作比较，均有显著差异。

4. 尿毒症　口服金水宝胶囊治疗尿毒症 21 例（其中住院患者给予必要的对症治疗），一日 3 次，一次 3 粒，2 个月为 1 个疗程。治疗后 BUN 由（24.37±7.43）mmol/L 下降为（15.26±4.53）mmol/L。

5. 慢性支气管炎　见呼吸病有关章。

【不良反应】　尚不明确。

【使用注意】　①忌不易消化食物。②感冒发热患者不宜用。③高血压、心脏病、肝病、糖尿病、肾病等慢性病严重者应在医师指导下服用。④儿童、孕妇、哺乳期妇女应在医师指导下服用。⑤服药 4 周症状无缓解，应去医院就诊。⑥对本品过敏者禁用，过敏体质者慎用。

【用法与用量】　片：糖衣片（每片含发酵虫草菌粉 0.2g），口服，一次 5 片，一日 3 次；薄膜衣片，每片重 0.42g，口服，一次 4 片，一日 3 次；每片重 0.75g，口服，一次 2

片，一日3次；或遵医嘱。胶囊：每粒装0.33g，口服，一次3粒，一日3次，或遵医嘱。

参 考 文 献

[1] 李兴高，陈奇，黄梦雨，等. 金水宝胶囊药理研究进展[J]. 江西中医学院学报，2000，12（3）：143-144.

[2] 陈静，李玲，商洪才. 金水宝胶囊对慢性肾小球肾炎患者红细胞免疫功能等的影响[J]. 中草药，2000，31（6）：450-451.

[3] 陈元瑞. 金水宝胶囊治疗慢性肾炎的疗效观察[J]. 职业与健康，2010，26（8）：938-939.

[4] 王海英. 金水宝胶囊治疗慢性肾小球肾炎的临床疗效观察[J]. 海峡药学，2012，24（6）：172-174.

[5] 陶学仁，胡宁. 金水宝胶囊在肾病方面的应用概况[J]. 中国中医药信息杂志，2002，9（9）：91-92.

[6] 聂玲辉，孙升云，伍志勇，等. 金水宝胶囊治疗慢性肾功能衰竭的系统评价[J]. 中国实验方剂学杂志，2012，18（11）：5-9.

（甘肃中医药大学　任　远、吴国泰，中日友好医院　陈　文）

百令胶囊

【药物组成】　发酵虫草菌粉（Cs-C-Q80）。

【处方来源】　研制方。《中国药典》（2015年版）。

【功能与主治】　补肺肾，益精气。用于肺肾两虚引起的咳嗽、气喘、咯血、腰背酸痛、面目虚浮、夜尿清长；慢性支气管炎、慢性肾功能不全的辅助治疗。

【药效】　主要药效如下[1-4]：

1. 抗肾炎　慢性肾炎时系膜细胞可分泌IL-6，导致系膜细胞的持续增生，加重肾脏的病理损伤。TNF-α是一种多功能的细胞因子，可促进系膜细胞的增生和系膜基质增多。百令胶囊可降低IL-6和TNF-α水平，抑制系膜细胞增殖，阻止慢性肾炎的进展。

2. 改善肾功能　正常情况下，人体尿液不含蛋白质或只含有微量蛋白质，当肾脏发生病变时，肾小球功能损害，血液中的蛋白质漏进尿液形成了蛋白尿。肾小球滤过率改变也会导致内生肌酐清除率降低，血尿素氮、肌酐升高。百令胶囊可改善肾功能，降低慢性肾炎患者24小时尿蛋白、SCr、BUN，升高血清总蛋白和白蛋白。

3. 调节免疫功能　IL-2是主要由Th细胞分泌的一种糖蛋白，可促进抗体的生成，在机体免疫调节中发挥着重要的作用。肾炎患者免疫功能低下时，IL-2的表达水平可降低。百令胶囊可提高肾炎患者血清IL-2，调节机体免疫功能。

4. 慢性支气管炎　见呼吸病有关章。

百令胶囊的药效机制见图15-2。

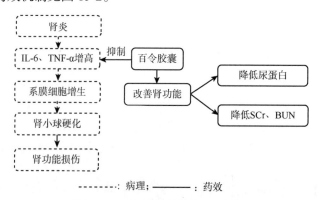

图15-2　百令胶囊药效机制示意图

【临床应用】　主要用于慢性肾炎、肾病综合征、慢性肾功能不全和慢性支气管炎等[5-12]。

1. 慢性肾炎　临床主要表现为腰酸、疲乏、浮肿、高血压、尿蛋白阳性等症状。百令胶囊用于治疗肾气虚、肾阳虚肾炎，可改善患者 24 小时尿蛋白，提高内生肌酐清除率。升高慢性肾炎患者的血清免疫球蛋白 IgG。在常规控制血压、控制感染、维持水电解质和酸碱平衡、优质低蛋白饮食的基础上加用百令胶囊，可明显改善水肿、腰痛、乏力、食欲不振等症状，降低 24 小时尿蛋白、SCr、BUN，升高血清白蛋白。

2. 肾病综合征　临床应用对肾病综合征患者尿 NAG、尿 β2-MG、尿 α1-MG 水平下降及损伤的肾小管功能有改善。此外，能提高肾病综合征患者 CD3、CD4、CD4/CD8 水平，增加 T 淋巴细胞，增强细胞免疫功能。

3. 慢性肾功能不全　临床应用可明显降低慢性肾功能不全患者的血脂、α-脂蛋白水平，降低 SCr、24 小时尿蛋白。升高慢性肾衰竭患者的氮流量、蛋白质合成速度、氨基氮利用率，增加血浆中必需氨基酸含量。

4. 慢性支气管炎　见呼吸病有关章。

【不良反应】　尚不明确。

【使用注意】　忌辛辣、生冷、油腻食物。

【用法与用量】　每粒装 0.2g，口服，一次 5～15 粒，一日 3 次；每粒装 0.5g，口服，一次 2～6 粒，一日 3 次。

参 考 文 献

[1] 戴慧雪. 百令胶囊治疗慢性肾小球肾炎的疗效观察[J]. 现代实用医学, 2014, 26（10）: 1212-1216.
[2] 刘俊东, 成宇锋. 百令胶囊对慢性肾炎患者免疫球蛋白及肾小管功能的影响[J]. 中国医师杂志, 2004, 6（2）: 275-276.
[3] 余淑媛. 百令胶囊治疗慢性肾炎的临床对照研究[J]. 实用药物与临床, 2013, 16（8）: 754-755.
[4] 魏冬梅, 高山林, 张红梅, 等. 百令胶囊治疗慢性肾炎的临床对照研究[J]. 中国综合临床, 2006, 22（6）: 514-515.
[5] 俞东容. 百令胶囊治疗肾小球肾炎 100 例[J]. 浙江中医学院学报, 1996, 20（4）: 12-13.
[6] 景照峰, 刘剑, 胡蓉, 等. 百令胶囊治疗慢性肾炎蛋白尿的临床疗效[J]. 世界华人消化杂志, 2014, 22（11）: 1592-1596.
[7] 钱莹. 百令胶囊治疗慢性肾小球肾炎疗效观察[J]. 山西中医, 2011, 27（1）: 20-28.
[8] 张健生. 百令胶囊对慢性肾炎蛋白尿治疗作用[J]. 中国现代药物应用, 2010, 4（22）: 32-31.
[9] 沈冰娟. 百令胶囊对肾病综合征患者肾小管损伤的保护作用[J]. 浙江医学, 2002, 24（8）: 497.
[10] 戴春, 孙建红. 百令胶囊对肾病综合征 T 细胞亚群的影响[J]. 徐州医学院学报, 2000, 20（1）: 72.
[11] 赵继红. 百令胶囊对慢性肾功能不全患者脂代谢水平的影响[J]. 天津中医, 2002, 19（5）: 9.
[12] 程威英, 是俊风, 蒋更如. 百令胶囊对慢性肾衰竭患者蛋白质代谢的影响[J]. 上海中医药杂志, 1999,（7）: 39.

（甘肃中医药大学　任　远，吴国泰，中日友好医院　陈　文）

二、健脾补肾、温阳利水类

济生肾气丸

【药物组成】　熟地黄、山茱萸（制）、牡丹皮、山药、茯苓、泽泻、肉桂、附子（制）、牛膝、车前子。

【处方来源】　宋·严用和《济生方》。《中国药典》（2015 年版）。

【功能与主治】 温肾化气，利水消肿。用于肾阳不足、水湿内停所致的肾虚水肿、腰膝酸重、小便不利、痰饮咳喘。

【药效】 主要药效如下[1-3]：

1. 减轻实验性肾炎模型损伤 济生肾气丸能减少肾炎模型大鼠尿蛋白，降低 SCr 和 BUN 水平，减少肾小管内的蛋白管型，抑制脂滴形成，减轻肾脏组织淋巴细胞浸润。

2. 保护顺铂所致急性肾损伤 济生肾气丸对顺铂所致大鼠急性肾损伤的模型，与正常对照组比较，模型对照组 BUN、SCr、MDA 含量明显上升，SOD 活力显著下降，肾组织中 TNF-α、TGF-β1 含量与肾脏系数升高，肾脏病理损伤严重，肾小球囊腔增大，肾小管上皮细胞变性、坏死脱落，管腔内出现蛋白管型。济生肾气丸治疗组上述指标较模型对照组明显改善。济生肾气丸对顺铂所致的大鼠肾损伤有保护作用，其作用机制可能与其具有抗氧化作用、下调炎症细胞因子表达、延缓成纤维细胞发生纤维化等有关。

3. 改善实验性慢性肾衰竭大鼠病理损伤 济生肾气丸对大鼠用 3% 的腺嘌呤灌胃造模 28 天，造成实验性慢性肾衰竭，同时分别设灌服尿毒清颗粒及济生肾气丸汤剂组，也造成实验性慢性肾衰竭。尿毒清组和济生肾气丸组大鼠被毛较光泽，反应灵敏，尿量较模型对照组增多，两药能改善慢性肾衰竭大鼠的体征和组织病理变化，纠正电解质紊乱，改善肾功能，清除自由基，纠正酸碱平衡失调。

【临床应用】 主要用于慢性肾炎、糖尿病、老年性阴道炎、老年性骨质疏松、原发性甲状腺功能减退症、产后甲状腺炎合并甲状腺功能减退等[4-12]。

1. 慢性肾炎 脾肾阳虚型症见下肢浮肿、腰膝酸软、畏寒肢冷、神疲乏力、食少纳呆等，患者可见水肿、少尿、高血压、血尿等症状。脾肾阳虚型慢性肾炎患者在予以激素、降压药、利尿药和免疫抑制剂等常规治疗基础上加用济生肾气丸，可改善肾小球滤过率，降低 24 小时尿蛋白含量、BUN 和 SCr。

对慢性肾炎肾阳虚型给予济生肾气丸汤剂，每日 1 剂，连用 30 剂则两腿肿胀全消，小便见清。又对 25 例本病呈肾阳虚不能化水者，以及在指标改进后需培本补肾者，应用济生肾气丸，则诸症消除。

2. 糖尿病 用济生肾气丸治疗以麻木疼痛为主的糖尿病性神经病变有效。

3. 老年性阴道炎 对主诉带下的 28 例门诊患者，用济生肾气丸，2 周后带下赤褐黄色颜色变浅或消失，阴道发红减轻或完全消失，阴道细胞成熟指数明显右移。

4. 老年性骨质疏松 对骨质疏松症诊断评分 4 分以上继续原维生素 D$_3$ 和降钙素治疗的 50 例患者，同时用济生肾气丸，每日 7.5g，治疗 2 年，自觉腰痛症状、日常生活障碍均有改善，长期给药改善更明显。6 个月和 1 年的骨量变化显示有增加趋势。

5. 原发性甲状腺功能减退症 主要病因是情志内伤，饮食及水土失宜，以及禀赋因素；基本病机为脏腑功能紊乱，气血失调，气滞、痰凝、血瘀壅结于颈项前。甲减之证候以肾阳虚、脾肾阳虚、心肾阳虚、阳虚水泛、阴阳两虚为多。故治则常以温肾助阳、温肾健脾、温补心肾、温阳化气利水、调补阴阳为主。

本病病机以本虚为主，病位在肾，涉及心、脾，多表现为肾、脾、心阳气虚衰。故在治疗上多采用温阳益气补肾健脾的方法。其中脾肾阳虚型治宜温肾健脾、益气温阳，心肾阳虚治宜温补心肾，利水消肿，阳虚水泛治宜温阳化气利水，济生肾气丸温肾补阳、化气利水，对上述三种类型有可靠疗效。

6. 产后甲状腺炎合并甲状腺功能减退　产后甲状腺炎是发生在产后的一种亚急性自身免疫性疾病，是妊娠时母体为了保护携带父体 MHC 抗原的胎儿免于被免疫排斥，采取的一种免疫抑制状态。产后这种免疫抑制消失，诱发具有潜在甲状腺自身免疫病倾向的妇女发生该病。

一般产后 1 年内发生甲状腺功能异常，尤以甲状腺功能减退为主合并黏液水肿和贫血者较多。该病为产妇在生产过程中耗气伤血，加之先天禀赋不足，气血亏虚，命门火衰，膀胱三焦气化不利，水湿内停导致该病的发生。济生肾气丸温肾补阳，兼顾化气行水，补先天不足，对此证有明显疗效。

【不良反应】　尚不明确。

【使用注意】　①孕妇慎用。②湿热壅盛、风水泛溢水肿者慎用。③不可过服、久服。④过敏体质者慎用。⑤饮食宜清淡，低盐饮食，忌烟酒。⑥加强体育锻炼，劳逸适度，避免过度劳累。

【用法与用量】　大蜜丸，每丸重 9g，口服，一次 1 丸，一日 2～3 次；小蜜丸，口服，一次 9g，一日 2～3 次；水蜜丸，口服，一次 6g，一日 2～3 次。

参 考 文 献

[1] 彭蕴茹，黄厚才，王焱，等. 济生肾气丸治疗大鼠实验性肾炎的试验研究[J]. 畜牧与兽医，2003，35（3）：4-5.

[2] 丁斗，董小君，敖春. 济生肾气丸加味对顺铂所致大鼠急性肾损伤的影响[J]. 中国民族民间医药，2018，27（1）：48-52.

[3] 张玲玲，林艳翠，王丹霞. 济生肾气丸加味防治慢性肾功能衰竭的实验研究[J]. 中医研究，2009，22（1）：21-24.

[4] 赵涛，王鹏飞，温旭，等. 济生肾气丸治疗脾肾阳虚型慢性肾小球肾炎[J]. 吉林中医药，2015，35（1）：30-33.

[5] 赵朋刚. 济生肾气丸治疗脾肾阳虚型慢性肾小球肾炎的应用[J]. 中国中医药现代远程教育，2016，14（4）：131-132.

[6] 周颂东. 济生肾气丸的现代药理与临床应用[J]. 中国中医药现代远程教育，2008，6（9）：1138-1139.

[7] 张舒，王旭. 原发性甲状腺功能减退症的中医治疗近况[J]. 中国中医急症，2009，18（4）：615-616.

[8] 徐佩英，陆灏，姚政，等. 丁学屏教授治疗甲状腺疾病经验[J]. 黑龙江中医药，2006，（4）：2-4.

[9] 蔡光先，赵玉庸. 中西医结合内科学[M]. 北京：中国中医药出版社，2005：572-576.

[10] 陈洁. 温阳利水法在重症甲状腺机能减低症中的应用[J]. 四川中医，2006，26（2）：58.

[11] 叶任高，陆再英. 内科学[M]. 6 版. 北京：人民卫生出版社，2004：743.

[12] 王尊状. 济生肾气丸临床应用举隅[J]. 山西中医，2012，28（11）：40.

（甘肃中医药大学　任　远、吴国泰，中日友好医院　陈　文，山东省中医药研究院　程丽芳、刘　瑾）

❋❋ 肾康宁片（胶囊、颗粒）❋❋

【药物组成】　黄芪、丹参、茯苓、泽泻、益母草、淡附片、锁阳、山药。

【处方来源】　研制方。《中国药典》（2015 年版）。

【功能与主治】　补脾温肾，渗湿活血。用于脾肾阳虚、血瘀湿阻所致的水肿，症见浮肿、乏力，腰膝冷痛；慢性肾炎见上述证候者。

【药效】　主要药效如下[1-4]：

1. 对阿霉素和佐剂性肾炎具有保护作用　用阿霉素致大鼠慢性肾炎和以肾髓质匀浆加完全弗氏佐剂致慢性免疫性肾炎大鼠动物模型，肾康宁片能减少动物模型大鼠的尿蛋白，降低尿 Cr 和 BUN。

2. 减轻实验性肾炎病理改变,保护肾功能　可降低肾炎模型家兔尿蛋白、BUN 和 SCr,减轻肾小球肿胀、细胞增生、血栓形成及白细胞浸润、修复肾小球病理改变。

3. 抗氧化、清除自由基　脂质过氧化反应是肾脏炎症发生的重要机制。MDA 是脂质过氧化反应的产物,是反映脂质过氧化反应的指标,SOD 能清除自由基,抑制脂质过氧化反应。肾康宁可升高阳离子化小牛血清白蛋白（C-BSA）肾炎模型家兔血清 SOD 的活性,增加机体清除氧自由基的能力,降低血清 MDA 含量。

肾康宁的药效机制见图 15-3。

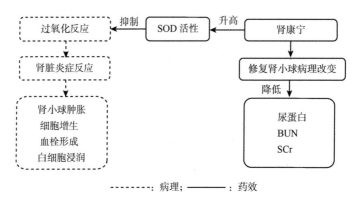

------ : 病理; —— : 药效

图 15-3　肾康宁药效机制示意图

【临床应用】　主要用于慢性肾炎、慢性肾功能不全[5, 6]。

1. 慢性肾炎　临床主要表现为水肿、蛋白尿、血尿等症状。在口服氢氯噻嗪、螺内酯、双嘧达莫基础上加服肾康宁颗粒治疗 3 个月,可使患者 24 小时尿蛋白明显下降。

2. 慢性肾功能不全　本品能明显地提高慢性肾功能不全患者内生肌酐清除率,改善肾功能,减轻水肿症状。

【不良反应】　①部分患者有口干现象,停药或服药 2 周后即消失。②偶见一过性心律失常,但不影响继续治疗,停药后恢复正常。

【使用注意】　①孕妇禁用。②肝肾阴虚及湿热下注所致的水肿慎用。③血钾偏高者、老年人阳盛者慎用。④感冒发热者不宜服用。⑤对本品过敏者禁用,过敏体质者慎用。⑥本品不能长期或反复服用,服药 2 周后症状无缓解,应去医院就诊。⑦服药期间饮食宜清淡易消化、低盐、低蛋白之品;忌食辛辣、生冷、油腻之品。⑧避免剧烈运动。

【用法与用量】　片:薄膜衣片,每片重 0.31g,口服,一次 5 片,一日 3 次;薄膜衣片,每片重 0.33g,口服,一次 5 片,一日 3 次;糖衣片,片心重 0.3g,口服,一次 5 片,一日 3 次。胶囊:每粒装 0.35g,口服,一次 5 粒,一日 3 次;每粒装 0.45g,口服,一次 4 粒,一日 3 次。颗粒:每袋装 5g,开水冲服,一次 1 袋,一日 3 次。

参 考 文 献

[1] 钱大青, 杨解人, 洪宗元. 肾康宁对家兔 C-BSA 肾炎模型超氧化物歧化酶的影响[J]. 中成药, 2000, 22（3）: 214-216.

[2] 杨解人, 丁伯平, 陈国祥, 等. 肾康宁对家兔 C-BSA 肾炎模型治疗作用研究[J]. 中国实验方剂学杂志, 2000, 6（6）: 28-29.

[3] 谢强敏, 吴希美, 王砚, 等. 肾康宁片对大鼠实验性慢性肾炎的作用[J]. 中药药理与临床, 1998, 14（4）: 33-35.

[4] 杨洪涛, 白云静, 黄文政. 肾康宁对家兔膜性肾炎肾组织形态学及肾血流动力学的影响. 中国中西医结合肾病杂志, 2001,

2（5）：256

[5] 郭丽娟. 肾康宁颗粒治疗慢性肾炎 36 例的临床疗效观察[J]. 慢性病学杂志，2014，15（4）：316-317.

[6] 严隽美，王永钧，王福仁，等. 肾康宁片治疗肾功能不全疗效观察[J]. 中成药，1985，11：17-18.

（甘肃中医药大学　任　远、吴国泰，中日友好医院　陈　文）

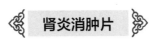

肾炎消肿片

【药物组成】　桂枝、泽泻、陈皮、香加皮、苍术、茯苓、姜皮、大腹皮、关黄柏、椒目、冬瓜皮、益母草。

【处方来源】　研制方。《中国药典》（2015 年版）。

【功能与主治】　健脾渗湿，通阳利水。用于脾虚气滞、水湿内停所致的水肿，症见肢体浮肿，晨起面肿甚，按之凹陷，身体重倦，尿少，脘腹胀满，舌苔白腻，脉沉缓；急、慢性肾炎见上述证候者。

【药效】　主要药效如下[1,2]：

1. 抑制肾炎免疫反应　免疫反应是慢性肾炎发生的重要机制，免疫反应导致产生 CIC，CIC 沉积在肾小球，并激活炎症介质，导致肾炎发生。肾炎消肿片能抑制血清性肾炎家兔 CIC 的生成，抑制炎症发生。

2. 改善肾功能　肾炎消肿片能消除肾炎模型动物出现的尿蛋白，降低 BUN 和 SCr，增加尿量，改善肾功能。

肾炎消肿片的药效机制见图 15-4。

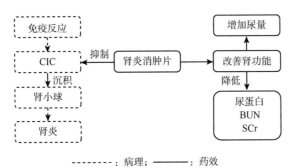

图 15-4　肾炎消肿片药效机制示意图

【临床应用】　主要用于急慢性肾炎所致水肿。

水肿[3]　因素体脾虚，运化失司，湿邪内盛，中阳受困所致，症见肢体浮肿，晨起面肿甚，按之凹陷，倦怠乏力，纳差，脘腹胀满，小便短少，舌淡苔白腻，脉沉缓；急、慢性肾炎见上述证候者。

【不良反应】　尚不明确。

【使用注意】　①风水水肿均不宜使用。②方中含清热渗湿，活血化瘀之品，有碍胎气，孕妇慎用。③本品所含香加皮有一定的心脏毒性，心脏病患者慎用。④服药期间饮食宜清淡易消化、低盐、低脂之品；忌食荤腥、辛辣、油腻及刺激性物品；忌烟酒。⑤脾虚明显者，应加用健脾之品。⑥忌服有肾毒性的药物。⑦如水肿严重，可在医师指导下，适当配合利尿药。⑧急性肾炎风湿热证，舌边红，舌苔薄者勿服。

【用法与用量】　薄膜衣片，每片重 0.34g，口服，一次 4～5 片，一日 3 次；薄膜衣片，每片重 0.56g，口服，一次 3 片，一日 3 次；糖衣片，片心重 0.32g，口服，一次 4～5 片，一日 3 次。20 天为 1 个疗程，连用 3 个疗程。

参 考 文 献

[1] 孙伟，魏明刚. 慢性肾脏病患者如何合理使用中成药（二）[J]. 中国执业药师，2009，6（11）：47-50.
[2] 李学林. 实用临床中药学[M]. 北京：人民卫生出版社，2013：314.
[3] 国家药典委员会. 中华人民共和国药典临床用药须知：中药成方制剂卷 2015 年版[M]. 北京：中国医药出版社，2017：215.

（甘肃中医药大学　任　远、吴国泰）

肾炎舒胶囊（颗粒、片）

【药物组成】　苍术、茯苓、白茅根、防己、人参（去芦）、黄精、菟丝子、枸杞子、金银花、蒲公英。

【处方来源】　研制方。《中国药典》（2015 年版）。

【功能与主治】　益肾健脾，利水消肿。用于脾肾阳虚、水湿内停所致的水肿，症见浮肿、腰痛、乏力、怕冷、夜尿多；慢性肾炎见上述证候者。

【药效】　主要药效如下[1-9]：

1. 减轻实验性肾炎的病理改变　将经过预选无蛋白尿的大鼠，进行实验性肾炎实验，结果肾炎舒片可减轻以抗体形成为主的病理改变，促进模型肾炎的病理恢复。

2. 清除自由基及降低 TNF-α，增加 IL-10　检测肾病患者服用肾炎舒前后血清变化，发现服用本品之后血清自由基及致炎有关因子 TNF-α 降低，而抗炎有关因子 IL-10 增加。

3. 对糖尿病肾病的治疗作用　足细胞是肾小球最重要的滤过屏障，足细胞功能受损与蛋白尿直接相关，肾炎舒可改善糖尿病患者足细胞及肾小管结构，改善肾小管酸化功能，减少蛋白尿。糖尿病肾病也是一种慢性炎症疾病，炎症反应在糖尿病肾病发病过程中起重要作用，肾炎舒颗粒联合氯沙坦治疗可降低糖尿病肾病患者血清 TNF-α、IL-6 及 hs-CRP 水平。同时，肾炎舒可通过抑制糖基化中终末产物的产生，清除氧自由基，减少肾脏氧化损伤，同时抑制醛糖还原酶，改善微循环，逆转肾小球毛细血管基底膜增厚。

4. 对急慢性肾炎的作用　临床研究资料显示，肾炎舒片有效降低小儿急性肾炎患者血清 TNF-α 水平，同时上调血清 IL-10 表达，改善肉眼血尿，减轻水肿。肾炎舒颗粒可明显改善慢性肾炎患者的肾功能，改善血清高血脂及低蛋白症状。

肾炎舒的药效机制见图 15-5。

【临床应用】　主要用于急慢性肾炎和糖尿病肾病[3-14]。

1. 慢性肾炎　用于慢性肾炎症见腰酸腰痛、畏寒肢冷、神疲乏力、下肢浮肿等，临床表现有不同程度的水肿、高血压、蛋白尿、血尿。在西医常规治疗基础上加服肾炎舒片治疗慢性肾炎，能够改善患者水肿、倦怠、畏寒等临床症状，减少尿红细胞数量和尿蛋白排泄，提高血浆白蛋白，降低 BUN 和 SCr 水平，有效延缓肾炎的进展。用肾炎舒片治疗脾肾阳虚型慢性肾炎 160 例，每例给予口服肾炎舒片，每次 6 粒，每日 3 次，1 个月为 1 个疗程，观察 1～3 个疗程。结果显示肾炎舒片在改善慢性肾炎乏力、腰困、畏寒、浮肿等临床症状，减轻蛋白尿，减轻血脂水平，提高血浆白蛋白，维护肾功能方面疗效显著。

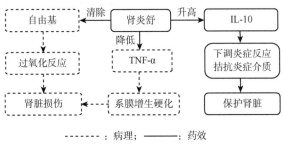

图 15-5　肾炎舒药效机制示意图

2. 急性肾炎　临床研究资料显示，肾炎舒片可降低小儿急性肾炎患者血清 TNF-α 水平，同时上调血清 IL-10 表达，改善肉眼血尿，减轻水肿。

3. 糖尿病肾病　肾炎舒临床治疗糖尿病肾病取得较好疗效，联合化学药物治疗糖尿病肾病还可达到减毒增效的作用。

【不良反应】　个别患者出现听力下降[12]。

【使用注意】　①本品益肾健脾，利水消肿，对于风邪袭表，风水相搏，风水水肿证忌用。②服药期间饮食宜清淡、低盐；忌烟酒及辛辣、油腻食品，以免助湿生热。③孕妇忌用。④脱水患者慎用。

【用法与用量】　胶囊：每粒装 0.35g，口服，一次 4 粒，一日 3 次，小儿酌减。颗粒：每袋装 10g，口服，一次 10g，一日 3 次。片：薄膜衣片，每片重 0.27g，口服，一次 6 片，一日 3 次；糖衣片，片心重 0.25g，口服，一次 6 片，一日 3 次。

参 考 文 献

[1] 白求恩医科大学病理研究室. 肾炎舒片主要药效学的研究[Z]. 新药申报资料，1988.

[2] 张春晖，王霞，刘静. 肾炎舒对小儿急性肾小球肾炎血清白细胞介素-10 和肿瘤坏死因子 α 水平的影响[J]. 吉林医学，2014，（35）：7795-7796.

[3] 李莹，陈路德，孙良梅. 肾炎舒治疗慢性肾炎 302 例临床观察[J]. 中医临床与保健，1991，3（1）：1-2.

[4] 董海芸. 肾炎舒片治疗慢性肾小球肾炎疗效观察[J]. 青海医学院学报，2002，23（1）：27-28.

[5] 周方威. 肾炎舒片对脾肾阳虚型慢性肾小球肾炎的临床观察[D]. 武汉：湖北中医药大学，2010：16.

[6] 倪庆芳，杨华，张化冰. 肾炎舒片治疗慢性肾小球肾炎 60 例临床观察[J]. 山西医药杂志，2012，41（5）：55-56.

[7] 顾惠英. 肾炎舒片治疗慢性肾炎的疗效观察[J]. 世界最新医学信息文摘，2016，16（45）：128-131.

[8] 张晓丽，张金梅，武文斌，等. 肾炎舒颗粒对早期糖尿病肾病患者尿足细胞及肾小管功能的影响[J]. 山东医药，2016，56（33）：75-77.

[9] 郭丽娟. 肾炎舒颗粒联合氯沙坦治疗早期糖尿病肾病的疗效及对血清炎症因子的影响[J]. 临床医药文献电子杂志，2016，3（25）：5093，5096.

[10] 姬喜荣，李志刚，鲁建军. 肾炎舒在糖尿病肾病中的临床应用[J]. 中国医学理论与实践，2006，26（4）：702.

[11] 李斌，张跃，郭兵，等. 肾炎舒颗粒联合氯沙坦治疗早期糖尿病肾病的疗效及对血清炎症因子的影响[J]. 重庆医学，2015，44（34）：4835-4837.

[12] 骆松梅，贺悦. 肾炎舒致听力下降 2 例[J]. 现代中西医结合杂志，2002，11（9）：868.

[13] 黄建星，谢华. 肾炎舒片治疗早期 78 例 2 型糖尿病性肾病疗效观察[J]. 海峡药学，2009，21（11）：156-157.

[14] 吴金友，薛城，林海洋，等. 肾炎舒联合贝那普利对 DM2 早期微量蛋白尿的影响[J]. 放射免疫学杂志，2013，155（2）：180-182.

（甘肃中医药大学　任　远、吴国泰，中日友好医院　陈　文，广州中医药大学　周玖瑶、梁春玲）

肾炎温阳片（胶囊）

【药物组成】　人参、黄芪、附子（盐制）、党参、茯苓、肉桂、香加皮、木香、大黄、白术、葶苈子。

【处方来源】　研制方。国药准字 Z20023038。

【功能与主治】　温肾健脾，化气行水。用于慢性肾炎，症见脾肾阳虚，全身浮肿，面色苍白，脘腹胀满，纳少便溏，神倦尿少。

【药效】　主要药效如下[1, 2]：

1. 调节免疫功能，减轻免疫反应　红细胞膜 C3b 受体（CR1）可清除 CIC。CR1 与 C3b 致敏酵母多糖黏附形成红细胞 C3b 受体花环，花环率（RBCC3b-RR）反映 CR1 的数量。红细胞膜上未黏附免疫复合物（IC）的 CR1 能与补体致敏的酵母菌结合形成花环，花环率（IC-RR）反映未黏附 IC 的 CR1 数量。肾炎温阳胶囊可升高红细胞 C3b 受体花环率（RBCC3b-RR），降低免疫复合物花环率（IC-RR），增强红细胞清除免疫复合物的能力。

2. 可改善肾功能，减轻水肿　本品可增强心功能，改善肾功能，降低 SCr，促进尿液排泄，减轻水肿。

肾炎温阳胶囊的药效机制见图 15-6。

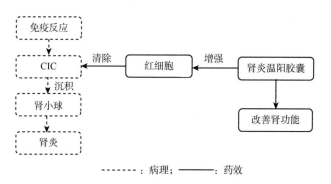

图 15-6　肾炎温阳胶囊药效机制示意图

【临床应用】　主要用于慢性肾炎和水肿[1-3]。

1. 慢性肾炎　症见神疲乏力、腰膝酸软、畏寒肢冷、下肢水肿等，临床表现有不同程度的水肿、高血压、蛋白尿、血尿，在西医常规治疗基础上加用肾炎温阳胶囊，可减少尿蛋白，降低 SCr，改善肾功能。

2. 水肿　因脾肾阳虚所致。症见全身浮肿、面色苍白、脘腹胀满、纳少、便溏、神倦、尿少；慢性肾炎见上述证候者，可改善水肿症状。

【不良反应】　尚不明确。

【使用注意】　①孕妇慎用或禁用。②阴虚火旺、津亏者慎用。③心脏病患者慎用。④肾炎水肿属于实证、阳虚、风热型勿用。⑤服药期间忌食荤腥、辛辣、油腻及烟酒刺激之品。

【用法与用量】　片：片心重 0.32g，口服，一次 4～5 片，一日 3 次，20 天为 1 个疗程，连用 3 个疗程。胶囊：每粒装 0.48g，口服，一次 3 粒，一日 3 次。

参 考 文 献

[1] 贾秀琴，李耀芳，邓灼华，等. 肾炎温阳胶囊治疗慢性肾炎的疗效观察[J]. 深圳中西医结合杂志，2000，10（3）：116-117.
[2] 杨立明，高永芝，张睿，等. 肾炎温阳胶囊治疗慢性肾炎 50 例临床观察[J]. 吉林中医药，2003，23（6）：20.
[3] 国家药典委员会. 中华人民共和国药典临床用药须知：中药成方制剂卷 2015 年版[M]. 北京：中国医药出版社，2017：243.

（甘肃中医药大学　任　远、吴国泰）

益肾化湿颗粒

【药物组成】　人参、黄芪、白术、茯苓、泽泻、清半夏、羌活、独活、防风、柴胡、黄连、白芍、陈皮、炙甘草、生姜、大枣。

【处方来源】　研制方。国药准字 Z20090250。

【功能与主治】　升阳补脾，益肾化湿，利水消肿。用于慢性肾炎脾虚湿盛证出现的蛋白尿，兼见水肿、疲倦乏力、畏寒肢冷、纳少等。

【药效】　主要药效如下[1]：

1. 降低血清 CRP 水平、减轻炎症损伤　CRP 是反映机体炎症的较敏感的指标，是一种全身炎症的非特异性标志物，慢性肾炎患者可见血清 CRP 水平升高。益肾化湿颗粒可降低慢性肾炎患者血清 CRP 水平，减轻炎症损害，减少尿蛋白、尿红细胞的排泄。

2. 改善肾功能　益肾化湿颗粒能改善肾功能，促进尿液排泄，减轻机体水肿。

【临床应用】　主要用于慢性肾炎和糖尿病肾病[1-6]。

1. 慢性肾炎　症见神疲乏力、腰膝酸软、畏寒肢冷、水肿等，临床主要表现为水肿、血尿、蛋白尿、高血压等。在常规治疗基础上加用益肾化湿颗粒治疗慢性肾炎，可减少尿蛋白，减轻血尿，改善肾功能。

2. 糖尿病肾病　益肾化湿颗粒治疗 8 周，可使糖尿病肾病患者尿白蛋白排泄率（UAER）和 BUN 降低，对糖尿病肾病早期蛋白尿有一定治疗效果。

【不良反应】　个别患者用药后出现口干、口苦等。

【使用注意】　①合并感染者，应加用抗感染药物。②合并高血压者，应加用降压药物。③忌食辛辣刺激食物。④阴虚火旺者慎用。

【用法与用量】　每袋装 10g，开水冲服，一次 10g，一日 3 次。疗程为 2 个月。

参 考 文 献

[1] 王艳侠. 益肾化湿颗粒对慢性肾炎 98 例临床观察[J]. 中国中西医结合肾病杂志，2015，16（1）：37-38.
[2] 沈文清，邢艳芳，钱捷，等. 益肾化湿颗粒对慢性肾脏病患者微炎症和氧化应激状态的影响[J]. 中国中西医结合肾病杂志，2014，15（12）：1097-1099.
[3] 王瑞鑫，严跃红，汪华林. 慢性肾炎实施益肾化湿颗粒治疗有效性分析[J]. 齐齐哈尔医学院学报，2016，37（5）：613-614.
[4] 陈琦，李赟，杨林. 益肾化湿颗粒治疗慢性肾小球肾炎的临床观察[J]. 中国中西医结合肾病杂志，2014，15（2）：165-166.
[5] 段小军，陈淑云，谈平. 益肾化湿颗粒辅助治疗慢性肾炎的 Meta 分析[J]. 中国药房，2017，28（15）：2082-2085.
[6] 尹秀英. 益肾化湿颗粒治疗糖尿病肾病早期蛋白尿的临床观察[J]. 中国中医药现代远程教育，2017，15（1）：94-95.

（甘肃中医药大学　任　远、吴国泰，中国中医科学院广安门医院　张亚强）

真 武 汤

【药物组成】 茯苓、芍药、白术、生姜、附子。

【处方来源】 东汉·张仲景《伤寒论》。

【功能与主治】 温阳利水。主治脾肾阳衰，水气内停，小便不利，四肢沉重疼痛，腹痛下利，或肢体浮肿，苔白不渴，太阳病发汗，汗出不解，其人仍发热，心下悸，头眩，身𣇄动，振振欲擗地者。用于肝性、肾性、心性水肿，耳源性眩晕，慢性结肠炎等属于脾肾阳虚者。

【药效】 主要药效如下[1-7]：

1. 减少肾小球系膜区 IgG 沉积，减轻肾脏免疫病理损伤 C-BSA 与肾小球基底膜（GBM）上的带负电部位结合，使机体产生相应抗体与抗原，形成原位免疫复合物，在 GBM 上皮下产生颗粒状沉积物而形成肾炎模型，模型动物肾小球系膜区 IgG 沉积，引起肾脏免疫病理损伤，出现尿蛋白、BUN、SCr、总蛋白、白蛋白、总胆固醇和三酰甘油水平紊乱。真武汤可降低阳离子化 C-BSA 肾炎模型大鼠 24 小时尿蛋白，降低 BUN、SCr、总胆固醇和三酰甘油，升高血清总蛋白和白蛋白，减少肾小球系膜区 IgG 沉积，减轻肾脏免疫病理损伤，降低慢性肾炎患者胱抑素 C（CysC），改善肾功能（图 15-7）。

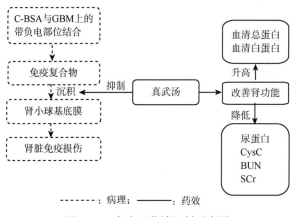

-------: 病理； ———: 药效

图 15-7 真武汤药效机制示意图

2. 改善肾纤维化 纤维连接蛋白（FN）的表达可以反映细胞外基质的沉积程度，是肾间质纤维化的重要标志。MMP-9 是调节细胞外基质动态平衡的酶，与肾间质纤维化的形成密切相关。真武汤可下调 FN 和 MMP-9 的表达，减轻模型大鼠肾间质纤维化和肾小球系膜增生。

3. 改善肾小球滤过功能 ET 可引起肾血流量和肾小球滤过率下降。血管紧张素 II 可使肾小球出、入球小动脉收缩，血流量减少；TXA_2 可以导致肾血流和肾小球滤过率下降。真武汤可以降低阿霉素肾病模型肾组织局部 ET、血管紧张素 II 及 TXA_2 的表达，改善肾小球滤过功能。

【临床应用】 主要用于慢性肾炎和肾病综合征等。

1. 慢性肾炎[2]　症见小便不利、四肢沉重疼痛、腹痛下利、肢体浮肿等。在常规治疗基础上加服真武汤，可使 BUN 和 SCr 降低，患者临床体征明显好转。

2. 肾病综合征[8-10]　真武汤对单侧肾切除后嘌呤性慢性肾衰竭大鼠模型有较好的肾功能保护作用，表现在 24 小时尿蛋白、SCr、BUN、血磷、血钙、血红蛋白方面与模型组对比均有改善。不仅如此，真武汤可以改善肾阳虚衰模型动物肾脏病理表现。

真武汤治疗脾肾阳虚型慢性肾炎较单纯西医治疗有更佳的疗效，表现为不仅可以改善水肿、倦怠乏力、腰膝酸软等临床症状，亦可以降低尿蛋白及尿红细胞计数水平。

【不良反应】　临床患者偶有血压增高、头痛、心悸等症状，或者出现口舌微麻等症状，未有肝肾功能损伤的报道。

【使用注意】　①本品适用于肾阳虚证型或脾肾阳虚证型的病症。②孕妇忌服。本品不宜过量服用，不宜长期服用。③应在医师指导下服用。④忌寒凉、生冷食物。⑤煎煮时间不宜过短，30 分钟左右，避免附子中毒反应。⑥本品中附子为炮附子。

【用法与用量】　以水八升，煮取三升，去滓，温服一升，日三服。

参 考 文 献

[1] 丑安，周玖瑶，周园，等. 真武汤对 C-BSA 渗透泵肾小球肾炎大鼠的治疗作用[J]. 中药新药与临床药理，2012，23（6）：626-630.

[2] 刘洪章. 真武汤对慢性肾炎患者胱抑素 C（CysC）的临床观察[J]. Clinical Journal of Chinese Medicine，2011，15（3）：52.

[3] 邱模炎，姜岳，赵宗江，等. 真武汤抗大鼠肾间质纤维化作用的研究[J]. 中国实验方剂学杂志，2010，16（17）：177-180.

[4] 周波，宋立群，负捷，等. 真武汤对肾间质纤维化大鼠纤维连接蛋白和基质金属蛋白酶 9 表达的研究[J]. 中医药信息，2014，（4）：130-132.

[5] 李亚丽，李志杰，张燕，等. 真武汤对阿霉素所致大鼠肾损伤的治疗作用[J]. 中国病理生理杂志，2013，29（11）：1994-2000.

[6] 何岚，蔡宇，陈朝晖，等. 真武汤对大鼠阿霉素肾病的治疗作用及其机理研究[J]. 中国实验方剂学杂志，2006，12（2）：51-53.

[7] 舒适，张瑞义，徐中菊，等. 真武汤对阿霉素所致小鼠肾损伤保护作用的实验研究[J]. 中国中医药科技，2016，23（5）：526-529.

[8] 姜岳，邱模炎，孙慧，等. 真武汤对慢性肾衰竭大鼠肾功能影响的实验研究[J]. 中国实验方剂学杂志，2008，14（11）：42-44.

[9] 宋伟，李明哲，关佳楠，等. 真武汤对肾阳虚肾衰模型大鼠肾脏病理影响[J]. 中国中医基础医学杂志，2011，17（12）：1336-1337.

[10] 黄山，赵树华，方美善，等. 真武汤加味治疗慢性肾小球肾炎 30 例疗效观察[J]. 中国当代医药，2013，20（3）：110-111.

（甘肃中医药大学　任　远、吴国泰，北京市中西医结合医院　李建民、谢　晨）

三、滋养肝肾类

强肾片（颗粒）

【药物组成】　鹿茸、山药、山茱萸、熟地黄、枸杞子、丹参、补骨脂、牡丹皮、桑椹、益母草、茯苓、泽泻、盐杜仲、人参茎叶总皂苷。

【处方来源】　研制方。《中国药典》（2015 年版）。

【功能与主治】　补肾填精，益气壮阳。用于阴阳两虚所致肾虚水肿、腰痛、遗精、阳痿、早泄、夜尿频数；慢性肾炎和久治不愈的肾盂肾炎见上述证候者。

【药效】　主要药效如下[1-7]：

1. 保护肾功能　强肾片能降低肾炎模型家兔尿蛋白、BUN 和 SCr，改善实验性肾炎家兔肾功能。

2. 调节免疫功能　强肾片能提高小鼠腹腔巨噬细胞吞噬百分率和吞噬指数，强肾颗粒可提高肾阳虚小鼠胸腺及脾脏指数，提高小鼠免疫功能；强肾片联合缬沙坦能降低慢性肾炎患者尿蛋白、升高的免疫球蛋白 IgG 和 IgA、补体 C3 及淋巴细胞亚群 CD3$^+$、CD4$^+$、CD8$^+$水平。

3. 性激素样作用　本品具有促进性功能的作用，使睾丸精原细胞数、生精细胞层数增多，进而使体内睾酮含量增多，可使雄性大鼠睾丸、前列腺-贮精囊、提肛肌-海绵球肌等增重。

4. 抗骨质疏松　强肾片可以增加糖皮质激素大鼠骨质疏松股骨的骨密度和骨矿含量，降低血磷浓度和血清骨钙素、碱性磷酸酶及酸性磷酸酶水平，控制地塞米松所致大鼠骨的过度转化，维持骨转化平衡，增加地塞米松骨质疏松大鼠尿磷排泄量和尿磷与肌酐的比值，降低羟脯氨酸与肌酐的比值，增强骨质疏松大鼠股骨的抗弯强度和最大弯曲力，增加该模型大鼠胫骨骨小梁平均直径，使骨小梁排列整齐，结构接近正常。提示有抗糖皮质激素所致骨质疏松的作用。

【临床应用】　主要用于慢性肾炎、性功能障碍、水肿、腰痛和遗精等。

1. 慢性肾炎　本品用于临床表现为蛋白尿、血尿、水肿、高血压等症状的慢性肾炎。强肾片联合缬沙坦治疗 4 个月，可使慢性肾炎患者尿蛋白明显改善。

2. 性功能障碍　本品主要用于肾阴亏虚，肾阳不足所致的性功能障碍，可改善阳事不举，精神萎靡，腰膝酸软，形寒肢冷，眩晕耳鸣，或兼梦遗滑精，小便清长，舌质微红，苔白，脉沉细尺弱等症状。也用于因肾元虚衰，封藏失职，精关不固所致。症见遗精，多为无梦而遗，甚则滑泄不禁，精液清稀，形寒肢冷，腰膝酸软，阳痿早泄，夜尿清长，舌淡胖，苔白滑，脉沉细。

3. 水肿　本品用于因素体虚弱，或病后失于调摄，或房事不节，或它脏虚损，日久及肾而致的阴阳两虚，气化无权，水湿泛滥肌肤证，症见浮肿，腰以下肿甚，腰膝酸软，神疲乏力，畏寒肢冷，小便短少或夜尿频数，大便稀溏，舌淡胖，脉细弱；慢性肾炎和慢性肾盂肾炎见上述证候者。

4. 腰痛　本品用于因肾精亏虚，脏腑失养所致腰痛，症见腰痛，喜温喜按，畏寒肢冷，大便稀溏，夜尿频数，舌淡胖润，脉沉细；慢性肾炎和慢性肾盂肾炎见上述证候者。

【不良反应】　尚不明确。

【使用注意】　①孕妇慎用。②湿热壅盛、膀胱气化不行之水肿慎用；湿热下注，惊恐伤肾所致阳痿者不宜。③风湿痹阻，外伤所致腰痛忌用。④服药期间饮食宜清淡、低盐、低脂之品；忌食生冷食品。⑤服药期间忌房事。

【用法与用量】　片：薄膜衣片，每片重 0.31g，口服，一次 4～6 片，一日 3 次；薄膜衣片，每片重 0.63g，口服，一次 2～3 片，一日 3 次；糖衣片，片心重 0.30g，口服，一次 4～6 片，一日 3 次。颗粒剂：每袋装 3g，口服，一次 3g，一日 3 次。或遵医嘱。用淡盐水或温开水送下，小儿酌减，30 天为 1 个疗程。

参 考 文 献

[1] 兆瑞竹，祥秋. 强肾颗粒改善实验性肾炎家兔肾虚肾功能作用的研究[J]. 黑龙江医药，2010，23（3）：360-362.

[2] 李秀，蔡东辉，周铸. 强肾片的药效学实验研究[J]. 辽宁医药，2002，17（4）：16.

[3] 欧阳波，肖作奇，王秀梅，等. 强肾益精颗粒对肾阳虚小鼠的影响[J]. 中医药导报，2015，21（7）：16-18.

[4] 郑宝林，余俊文，张小娟. 强肾片联合缬沙坦治疗慢性肾小球肾炎的临床研究[J]. 中药药理与临床，2010，26（3）：57-59.

[5] 国家药典委员会. 中华人民共和国药典临床用药须知：中药成方制剂卷 2015 年版[M]. 北京：中国医药科技出版社，2017：215.

[6] 胡太超，刘玉敏，陶荣珊，等. 鹿茸的化学成分及药理作用研究概述[J]. 经济动物学报，2015，19（3）：156-162.

[7] 郑继宇，吴永军，王世杰，等. 强肾片对糖皮质激素大鼠骨质疏松的影响[J]. 中药药理与临床，2015，31（1）：180-182.

（甘肃中医药大学　任　远、吴国泰，中日友好医院　陈　文，河南中医药大学　苗明三）

肾炎灵胶囊（片、颗粒）

【药物组成】　墨旱莲、女贞子、地黄、山药、当归、川芎、赤芍、狗脊（烫）、茯苓、猪苓、车前子（盐炒）、茜草、大蓟、小蓟、栀子、马齿苋、地榆。

【处方来源】　研制方。国药准字 Z22024326。

【功能与主治】　清热凉血，滋阴养肾。用于慢性肾炎。主治下焦湿热，热迫血行，肾阴不足所致浮肿、尿血，症见下肢浮肿，腰膝酸痛，神疲乏力，小便不利，尿频，或有血尿，舌红苔黄，脉细数。

【药效】　主要药效如下[1]：

1. 改善肾血流量　本品有活血作用，可能增加肾小球的血流量，从而改善肾小球的滤过功能。

2. 抑制机体免疫反应，减少免疫复合物沉积　肾炎灵颗粒可降低慢性肾炎模型家兔尿蛋白、BUN、SCr 水平，提高血清白蛋白水平，减轻肾小球病变。

【临床应用】　主要用于慢性肾炎所致水肿、尿血等[2, 3]。

1. 水肿　肾阴不足，气化失司，水湿泛滥所致，症见下肢浮肿，腰膝痛，神疲乏力，小便不利或有尿血，舌红苔黄，脉细数；慢性肾炎见上述证候者。患者在常规治疗基础上加用肾炎灵颗粒，可明显改善蛋白尿和水肿症状。

2. 尿血　肾阴不足，气化不行，湿热蕴结，热迫血行所致，症见尿血、尿频、腰膝痛，神疲乏力，舌红苔黄腻，脉细数；慢性肾炎见上述证候者。

【不良反应】　尚不明确。

【使用注意】　①脾肾阳虚水肿及脾肾两亏，血失统摄所致尿血者忌用。②孕妇慎用或禁用。③服药期间饮食宜清淡、低盐，忌烟酒及辛辣、油腻食品。

【用法与用量】　胶囊：口服，一次 6～7 粒，一日 3 次。片：口服，一次 6～7 片，一日 3 次。颗粒：口服，一次 1 袋，一日 3 次。

参 考 文 献

[1] 崔树勋，李吉平，王秋静，等. 肾炎灵冲剂对家兔慢性肾小球肾炎的作用[J]. 白求恩医科大学学报，2000，26（6）：589-591.

[2] 张巧玲. 肾炎灵颗粒剂与雷公藤制剂对慢性肾小球肾炎的临床对比观察[J]. 中国医药指南，2003，11（29）：478-479.

[3] 国家药典委员会. 中华人民共和国临床用药须知：中药成方制剂卷 2010 年版[M]. 北京：中国医药出版社，2011：161.

（甘肃中医药大学　任　远、吴国泰）

四、活血祛瘀类

复方肾炎片

【药物组成】 益母草、丹参、黄芪、黄芩、黄精、茯苓、半枝莲、蒲黄、菟丝子、茜草、牵牛子、山楂、芦根、白茅根、车前子。

【处方来源】 研制方。国药准字 Z20025123。

【功能与主治】 活血化瘀，利尿消肿。用于湿热蕴结所致急慢性肾炎水肿、血尿、蛋白尿。

【药效】 主要药效如下[1, 2]：

1. 降低 ET 水平，保护肾小球功能 血液中 ET 主要来自肾脏，肾脏免疫炎症损害时，肾小球系膜细胞、上皮细胞、肾小球毛细血管内皮细胞等产生的 ET-1 增加。ET-1 可通过自分泌和旁分泌途径作用于肾脏组织，进一步加重慢性肾炎的损伤。复方肾炎片可降低血浆及尿中 ET 水平，减轻血管内皮细胞损伤，促进血管内皮细胞功能的恢复，减少尿蛋白，降低 SCr、BUN 水平，改善肾功能（图 15-8）。

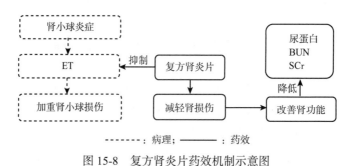

图 15-8 复方肾炎片药效机制示意图

2. 改善微循环 本品具有活血化瘀功效，可增加肾血流量和肾小球滤过率，改善肾功能。

【临床应用】 主要用于慢性肾炎和早期慢性肾脏病轻中度蛋白尿[1-3]。

1. 慢性肾炎 慢性肾炎患者在综合治疗基础上加服复方肾炎片，可改善患者 24 小时尿蛋白、SCr 和 BUN 水平，总有效率为 88.2%，治疗组患者完全加服显著缓解率占 58.8%。

2. 早期慢性肾脏病轻中度蛋白尿 综合治疗基础上加用复方肾炎片，能有效降低尿蛋白水平，延缓肾功能恶化进程，有效率可达 80%。

【不良反应】 尚不明确。

【使用注意】 孕妇忌服。

【用法与用量】 基片重 0.5g，口服，一次 3 片，一日 3 次。

参 考 文 献

[1] 李怀平，黄晨，孙世任，等. 复方肾炎片对慢性肾炎患者血浆内皮素水平的影响[J]. 中国误诊学杂志，2010，10（13）：3040-3042.

[2] 同颖娜. 复方肾炎片治疗慢性肾小球肾炎 50 例疗效观察[J]. 齐齐哈尔医学院学报，2012，33（8）：1031-1032.

[3] 宋东，李怀平. 复方肾炎片治疗早期慢性肾脏病轻中度蛋白尿疗效观察[J]. 中国误诊学杂志，2011，11（16）：3852.

（甘肃中医药大学　任　远、吴国泰）

五、清热祛湿类

肾炎四味片（胶囊、颗粒）

【药物组成】　细梗胡枝子、黄芩、石韦、黄芪。

【处方来源】　研制方。《中国药典》（2015 年版）。

【功能与主治】　清热利尿，补气健脾。用于湿热内蕴兼气虚所致水肿，症见浮肿、腰痛、乏力、小便不利；慢性肾炎见上述证候者。

【药效】　主要药效如下[1-6]：

1. 对肾功能的影响　肾炎四味颗粒能减少 Heymann 肾炎模型大鼠尿蛋白含量，降低 BUN 和 SCr 水平，增加水负荷大鼠尿量，改善肾功能。

2. 对免疫功能的影响　补体在活化过程中生成的中间产物如 C3b 等，对抗原抗体复合物有很强的亲和力，可共价结合到免疫复合物上，然后通过补体的其他效应对免疫复合物产生抑制或清除作用。IL-6 升高可使肾小球系膜细胞增殖，并诱使肾小球系膜细胞产生胶原蛋白和层粘连蛋白，促使肾小球硬化。IL-2 是由 Th 细胞分泌的一种糖蛋白，可促进抗体的生成，在机体免疫调节中发挥着重要的作用。肾炎四味片可以增强急性血清病肾炎家兔补体活性及补体溶解免疫复合物能力（CMSC），加速免疫复合物的清除；可降低慢性肾炎患者血清 IL-6 水平，抑制肾小球系膜细胞增生；升高 IL-2，使 CD3、CD4、CD8 水平降低，CD4/CD8 水平升高，调节患者的免疫功能（图 15-9）。

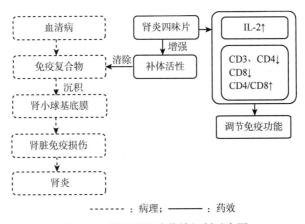

图 15-9　肾炎四味片药效机制示意图

3. 对细胞因子和炎症介质的影响　VEGF 可增加血管通透性，促使蛋白质滤过肾小球基底膜。TNF-α 是一种由单核/巨噬细胞、肾脏系膜细胞、肾脏内皮细胞等多种细胞产生的具有广泛活性的细胞因子。TNF-α 可引起肾脏固有细胞的增殖，刺激其表达黏附分子及过多的细胞外基质和其他炎性介质，导致肾小球结构和功能损伤。肾炎四味胶囊可降低慢性肾炎患者 VEGF 和 TNF-α 水平，减轻肾小球病理性损害，减少尿蛋白（图 15-10）。

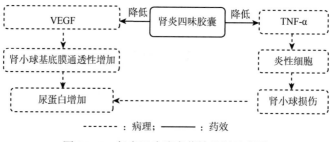

图 15-10　肾炎四味胶囊药效机制示意图

4. 对肾间质纤维化的影响　TGF-β1 可直接促进成纤维细胞增殖与活化，导致细胞外基质合成增多，降解减少，促进肾间质纤维化。核因子 NF-κB 是体内细胞基因转录调控的重要因子，能直接或间接影响致纤维化的细胞事件，在肾间质纤维化发生中起重要作用。肾炎四味片可下调肾间质纤维化大鼠 NF-κB、TGF-β1 在肾间质中的表达，使间质胶原纤维面积减少；能抑制肾硬化大鼠肾组织纤维连接蛋白（FN）、层粘连蛋白（LN）和 Ⅳ 型胶原蛋白（Col-Ⅳ）的表达，减轻肾脏球囊粘连和节段硬化程度；延缓肾脏纤维化和肾硬化的进展（图 15-11）。

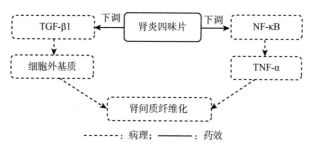

图 15-11　肾炎四味片抗肾间质纤维化机制示意图

【临床应用】　主要用于慢性肾炎。

慢性肾炎[7, 8]　临床症状表现为蛋白尿、血尿、管型，或低比重尿及程度不等的肾功能异常等。用本品治疗 3 个月，患者腰酸、乏力、浮肿、高血压、蛋白尿、尿红细胞及管型等症状均有不同程度的改善。

【不良反应】　尚不明确。

【使用注意】　①肝肾阴虚、脾肾阳虚所致水肿以及风水水肿者不宜用。②孕妇忌用或禁用。③服药期间饮食宜清淡易消化、低盐、低脂之品；忌食辛辣油腻之品。④高血压、心脏病、糖尿病、肝肾功能不全者慎用。⑤服药期间禁服激素、环磷酰胺、氮芥类药物。

【用法与用量】　片：每片重 0.36g，口服，一次 8 片，一日 3 次；每片重 0.72g，口服，一次 4 片，一日 3 次；糖衣片，片心重 0.35g，口服，一次 8 片，一日 3 次。胶囊：每粒装 0.3g，口服，一次 8 粒，一日 3 次。颗粒：每袋装 5g，开水冲服，一次 5g，一日 3 次。

参 考 文 献

[1] 杨红武，闫江莉，吴佳，等. 肾炎四味颗粒药理作用的实验研究[J]. 中国药师，2007，10（1）：20-24.

[2] 孔欣冰，张玉娟. 肾炎四味片对家兔急性血清病肾炎的免疫调节作用[J]. 黑龙江医药科学，2001，24（6）：30.

[3] 陈建祥，徐宏，张敏. 肾炎四味片对慢性肾小球肾炎血清 IL-2、IL-6 和 T 淋巴细胞亚群水平的影响[J]. 中国生化药物杂志，2016，36（1）：129-131.

[4] 宫乐辉. 肾炎四味胶囊治疗慢性肾小球肾炎的疗效及对血清 VEGF、TNF-α 的影响[J]. 中国实用医药，2009，4（6）：74-75.

[5] 刘东芹，林海英，崔丹. 肾炎四味片对单侧输尿管梗阻大鼠肾间质 NF-κB、TGF-β1 表达的影响[J]. 河北医科大学学报，2009，30（11）：1181-1183.

[6] 孙琳，朱晓玲，王军. 肾炎四味片对肾硬化大鼠肾组织 FN、LN、Col-Ⅳ 表达的影响[J]. 中国中西医结合肾病杂志，2012，13（10）：894-896.

[7] 武汉医学院附属医院儿科，湖北省医药工业研究院第二研究室. 肾炎四味片治疗慢性肾炎临床观察[J]. 新中医，1980，2：27-29.

[8] 湖北省医药工业研究所. 肾炎四味片 115 例临床疗效观察[J]. 中成药研究，1981，10：24-26.

（甘肃中医药大学　任　远、吴国泰，中国中医科学院广安门医院　张亚强）

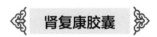
肾复康胶囊

【药物组成】　土茯苓、槐花、白茅根、益母草、广藿香。

【处方来源】　研制方。《中国药典》（2015 年版）。

【功能与主治】　清热利尿，益肾化浊。用于热淋涩痛、急性肾炎水肿、慢性肾炎急性发作。

【药效】　主要药效如下[1-3]：

1. 减轻肾小球纤维化　组织型纤溶酶原激活剂（t-PA）是由血管内皮细胞合成并分泌的一种丝氨酸蛋白酶，可促进纤溶酶原转化为纤溶酶，诱导细胞外基质降解，对减轻肾小球纤维化和肾内毛细血管内皮细胞损伤有重要作用。PAI-1 可以快速灭活 t-PA，加快肾组织纤维化。β2-MG 是一种小分子蛋白质，能自由通过肾小球基底膜，其中 99.9%在肾小管重吸收和降解，尿中 β2-MG 升高反映肾小管功能受损和肾小球滤过率增加。肾复康胶囊可降低血清 PAI-1 水平，升高患者血清 t-PA 水平，抑制肾组织细胞损伤，减轻肾小球纤维化。

2. 改善肾功能　肾复康胶囊可降低慢性肾炎患者 24 小时尿蛋白、β2-MG、尿红细胞计数、SCr 和 BUN 水平，改善肾功能；可降低 TC、TG、LDL-C 水平，升高 HDL-C 水平，改善患者血脂紊乱。

肾复康胶囊的药效机制见图 15-12。

【临床应用】　主要用于急慢性肾炎[1, 4]。

1. 急性肾炎　临床表现为蛋白尿、血尿、浮肿、高血压等。采用肾复康胶囊治疗，可改善肾功能，降低患者尿蛋白、SCr 和 BUN 水平。

2. 慢性肾炎　在限钠、控制血压、控制饮食蛋白质等常规治疗及其他对症治疗基础上加用肾复康胶囊治疗慢性肾炎，能改善患者肾功能，降低 1 小时尿红细胞及 24 小时尿蛋白。

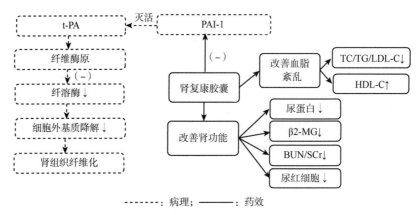

图 15-12　肾复康胶囊药效机制示意图

【不良反应】　尚不明确。

【使用注意】　孕妇慎用。

【用法与用量】　每粒装 0.3g，口服，一次 4～6 粒，一日 3 次。

参 考 文 献

[1] 王时敏. 肾复康治疗慢性肾小球肾炎 60 例的疗效评价[J]. 中国药业，2013，22（10）：41-42.

[2] 郑芳蓉. 肾复康胶囊联合阿魏酸钠治疗慢性肾小球肾炎的临床研究[J]. 现代药物与临床，2016，31（4）：496-499.

[3] 石东英，郑俊全. 肾复康胶囊联合贝那普利治疗慢性肾小球肾炎的临床研究[J]. 现代药物与临床，2015，30（5）：559-563.

[4] 李海云. 肾复康胶囊治疗急性肾炎临床观察[J]. 临床医药实践杂志，2003，12（1）：46-47.

（甘肃中医药大学　任　远、吴国泰）

黄 葵 胶 囊

【药物组成】　黄蜀葵花。

【处方来源】　研制方。国药准字 Z19990040。

【功能与主治】　清利湿热，解毒消肿。用于慢性肾炎之湿热证，症见浮肿、腰痛、蛋白尿、血尿、舌苔黄腻等。

【药效】　主要药效如下[1-6]：

1. 抗肾炎　肾小球内炎性细胞浸润和活化可以启动多条炎症信号通路，其中 p38MAPK 信号通路是肾组织损伤的经典途径。TGF-β 是 p38MAPK 信号通路的上游启动因子，其过度表达可激活 p38MAPK 信号通路，调控多种下游炎症因子、炎症介质的表达和生物活性。黄葵胶囊可下调阿霉素肾病模型鼠肾组织 TGF-β1 和 p38MAPK 的表达，干预相关信号通路的信号转导途径，减少肾组织内 TGF-β1 的表达和炎性细胞的浸润、活化，从而改善肾组织的炎症性损伤。慢性肾炎外周血 T 淋巴细胞亚群紊乱，细胞炎症因子表达升高，ICAM-1 受到炎性因子刺激后，可增强巨噬细胞与血管内皮细胞间黏附，引起器官结构和功能损伤，激活肾脏局部的肾素-血管紧张素系统，促进 TGF-β1 表达，加速肾病进展。黄葵胶囊可改善慢性肾炎模型大鼠 T 淋巴细胞亚群紊乱状态，稳定外周血 CD3[+]、CD4[+] 和 CD8[+] T 淋巴细胞亚群比例。减轻肾组织 IL-6、ICAM-1 和 TGF-β1 水平，减轻炎症反应，降低大鼠血清 SCr、BUN 和 UA，保护肾功能。白细胞诱素-1（Lkn-1）可通过与受体 CCR1 或 CCR3 结合后发挥对炎性细胞的趋化作用；NF-κB 是调节细胞基因转录的关键因子之一，在机体的免疫应答、炎症反应及细胞生长等方面发挥重要作用。黄葵胶囊可明显降低慢性肾炎患者体内血 Lkn-1 和 TNF-α 水平，减轻炎症反应，保护肾功能，延缓慢性肾炎的发展。黄葵胶囊的药效机制见图 15-13。

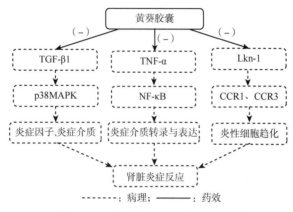

图 15-13　黄葵胶囊药效机制示意图

2. 延缓肾纤维化　红细胞可以黏附免疫复合物，带至肝、脾网状内皮系统，由吞噬细胞清除，因此红细胞对清除机体 CIC 具有重要作用。黄蜀葵花总黄酮能够提高湿热型慢性肾炎大鼠的红细胞免疫黏附能力，促进机体中免疫复合物的转运与清除，减轻免疫复合物在肾脏中沉积，抑制系膜细胞增殖和基质增生，延缓肾纤维化的发展。TGF-β1 是肾组织纤维化过程中的关键致纤维化细胞因子，α-平滑肌肌动蛋白（α-SMA）是多种肾脏固有细胞向肌成纤维细胞表型转分化的标志性蛋白，α-SMA 激活可促进小管间质纤维化的发生。黄葵胶囊可以通过下调 TGF-β1 和 α-SMA 表达，改善肾纤维化。

【临床应用】　主要用于慢性肾炎、IgA 肾病和肾病综合征[7-15]。

1. 慢性肾炎　临床表现为水肿、蛋白尿、血尿、高血压等。慢性肾炎湿热证患者在常规治疗基础上给予黄葵胶囊，能明显改善患者的临床症状，减少 24 小时尿蛋白定量和尿红细胞，降低 SCr 水平，升高血浆白蛋白水平。

2. IgA 肾病　在基础治疗基础上，黄葵胶囊联合厄贝沙坦治疗 IgA 肾病可降低尿蛋白水平，进一步提高疗效。

3. 肾病综合征　联合黄葵胶囊比单纯使用泼尼松治疗，在降低成人原发性肾病综合征患者的蛋白尿、胆固醇、三酰甘油水平及升高血清白蛋白水平方面更优，且副作用更小。黄葵胶囊可以治疗早期糖尿病肾病，并显示出较好的临床疗效，血脂、肾功能均有改善。

【不良反应】　个别患者用药后出现上腹部胀满不适。

【使用注意】　本品宜饭后服用；孕妇忌服。

【用法与用量】　口服。每次 5 粒，一日 3 次；8 周为 1 个疗程。

参 考 文 献

[1] 赵青，万毅刚，孙伟，等. 黄葵胶囊对阿霉素肾病肾组织炎症信号通路 p38MAPK 的干预作用[J]. 中国中药杂志，2012，37（19）：2926-2934.

[2] 刘中柱，孔祥静，刘艳妹. 黄葵胶囊对慢性肾小球肾炎患者血清 Lkn-1 和 TNF-α 水平影响的研究[J]. 中国中西医结合肾病杂志，2011，12（1）：78-79.

[3] 宋立群，周波，负捷，等. 黄葵胶囊对慢性肾炎患者尿蛋白肌酐比值、尿 NAG 酶的临床观察[J]. 中国中西医结合肾病杂志，2013，14（3）：236-237.

[4] 胡翠云，戴敏，陈君君，等. 黄蜀葵花总黄酮对大鼠湿热型慢性肾炎的作用及其对红细胞免疫黏附功能的影响[J]. 安徽中医学院学报，2011，30（1）：57-61.

[5] 邢丽，禹程远，解汝娟. 黄葵胶囊对大鼠 IgA 肾病转化生长因子-β1 表达的影响[J]. 中国中西医结合肾病杂志，2010，11（5）：447-448.

[6] 曾雪姣，张胜容. 黄葵胶囊对慢性肾衰竭模型肾纤维化的影响[J]. 中国中西医结合肾病杂志，2008，（9）：804-805.

[7] 孙珉丹，王桂英，陈志. 黄葵胶囊治疗慢性肾小球肾炎的疗效观察[J]. 吉林医学，2008，29（15）：1285-1286.

[8] 李小庭，黄碧珍，周立华，等. 黄葵胶囊治疗慢性肾小球肾炎的临床研究[J]. 河北中医，2016，38（10）：1501-1503.

[9] 李青华，胡作祥，黄孟根. 黄葵胶囊治疗慢性肾小球肾炎的临床疗效研究[J]. 现代中西医结合杂志，2005，40（11）：1429-1430.

[10] 吴锦美. 黄葵胶囊治疗慢性肾炎 50 例疗效观察[J]. 现代中西医结合杂志，2007，16（8）：1064-1065.

[11] 肖芝梅，丁晨慧，骆臣. 黄葵胶囊治疗慢性肾炎的临床疗效及对血脂代谢、肾功能影响分析[J]. 临床和实验医学杂志，2017，16（22）：2241-2243.

[12] 邢海燕. 黄葵胶囊治疗慢性肾炎的临床研究[J]. 家庭医药：就医选药，2018，19（6）：137.

[13] 苏波峰，章慧娣. 黄葵胶囊联合厄贝沙坦治疗 IgA 肾病的疗效观察[J]. 中国慢性病预防与控制，2014，22（5）：585-586.

[14] 王志奎. 黄葵胶囊治疗原发性肾病综合征疗效分析[J]. 吉林医学，2011，32（16）：3245-3246.

[15] 于春军，王祥生. 黄葵胶囊治疗早期糖尿病肾病的疗效观察[J]. 中国中医急症，2010，19（10）：1685，1709.

（甘肃中医药大学　任　远、吴国泰）

六、健脾化湿、利水消肿类

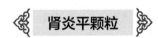

肾炎平颗粒

【药物组成】　金樱子、菟丝子、山药、墨旱莲、女贞子、莲须、黄芪、党参、白术、茯苓、紫苏叶、蝉蜕、益母草。

【处方来源】　研制方。国药准字 Z45021120。

【功能与主治】　疏风活血，补气健脾，补肾益精。适用于脾虚湿困及脾肾两虚之轻度浮肿，倦怠乏力，头晕耳鸣，纳呆食少，腰膝疲软，夜尿增多等症。

【药效】　主要药效如下[1]：

1. 改善肾功能　肾炎平颗粒可改善肾炎患者肾功能，减少尿蛋白。

2. 改善微循环　肾炎平颗粒有活血作用，可改善血液循环，促进肾功能恢复。

【临床应用】　主要用于原发性肾小球疾病[1]。

原发性肾小球疾病　单用肾炎平颗粒治疗原发性肾小球疾病蛋白尿患者，可明显改善尿蛋白，对脾虚湿困型和脾肾两虚型疗效较好。对持续存在蛋白尿的原发性肾小球疾病激素依赖型患者，加用本品治疗，可产生协同作用。

【不良反应】　尚不明确。

【使用注意】　感冒发热、咽喉肿痛者忌服。

【用法与用量】　开水冲服。一次 15g，一日 2 次，1～3 个月为 1 个疗程。

参 考 文 献

[1] 洪钦国. 肾炎平治疗肾小球疾病蛋白尿 100 例疗效观察[J]. 广州中医学院学报，1986，3（1）：10-12.

（甘肃中医药大学　任　远、吴国泰）

七、其 他 类

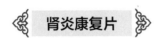

【药物组成】　西洋参、人参、地黄、盐杜仲、山药、白花蛇舌草、黑豆、土茯苓、益母草、丹参、泽泻、白茅根、桔梗。

【处方来源】　研制方。《中国药典》（2015 年版）。

【功能与主治】　益气养阴，健脾补肾，清解余毒。用于气阴两虚，脾肾不足，水湿内停所致水肿，症见神疲乏力，腰膝酸软，面目、四肢浮肿，头晕耳鸣；慢性肾炎、蛋白尿、血尿见上述证候者。

【药效】　主要药效如下[1-4]：

1. **对肾小球系膜细胞增殖及肾间质纤维化的影响**　TGF-β1 可诱导细胞活力及肾小球细胞外基质（ECM）的合成；纤维连接蛋白（FN）是 ECM 聚集的主要成分和肾间质纤维化的代表性蛋白，在肾间质纤维化过程中 FN 表达增强，其变化与 ECM 的变化趋势相一致；基质金属蛋白酶抑制物-1（TIMP-1）在 ECM 积聚和降解的生理平衡中起关键作用，TIMP-1 表达增强，可导致 ECM 降解效应减弱，从而促进肾小球硬化及肾间质纤维化发生；IL-6 和 IL-8 水平升高可使肾小球系膜细胞增殖，并诱使肾小球系膜细胞产生胶原蛋白和层粘连蛋白，促使肾小球硬化。肾炎康复片可抑制 TGF-β1 诱导的肾小球系膜细胞增生和 ECM 的合成，下调大鼠肾间质纤维化 FN 及 TIMP-1 的表达，抑制肾炎患者 IL-6、IL-8 的升高，抑制肾小球系膜的增生，延缓肾间质纤维化的进展（图 15-14）。

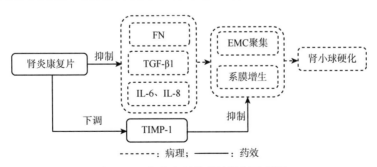

图 15-14　肾炎康复片药效机制示意图

2. **降低毛细血管通透性，增加组织血流量**　肾炎康复片可降低毛细血管通透性，增加组织血流量，抑制肾髓质 Na^+-K^+-ATP 酶的活性，减少肾小管对 Na^+ 的重吸收。

3. **对免疫功能的影响**　肾炎康复片可降低肾炎患者血浆 IgG、IgA、IgM 水平，升高补体 C3 水平，降低血清 CD4 水平，升高 CD8 水平，使 CD4/ CD8 值下降，对慢性肾炎患者的免疫功能具有调节作用。

【临床应用】 主要用于肾炎、原发性肾病综合征和糖尿病肾病[2, 4-12]。

1. 肾炎 慢性肾炎患者在常规治疗基础上给予肾炎康复片，能明显改善患者的临床症状，减少 24 小时尿蛋白和尿红细胞。儿童急性肾炎患者在西医常规治疗的基础上加服肾炎康复片治疗，可减少患者 24 小时尿蛋白，降低 1 小时尿红细胞排泄率。

2. 原发性肾病综合征 肾炎康复片联合雷公藤多苷片治疗肾病综合征具有一定疗效。应用肾炎康复片配合激素治疗肾病综合征疗效优于单纯使用激素治疗，还可减少激素的副作用。

3. 糖尿病肾病 肾炎康复片治疗Ⅲ、Ⅳ期糖尿病肾病的患者 30 例，疗程 2 个月，对Ⅳ期糖尿病肾病的总有效率为 73.3%，糖尿病肾病患者尿蛋白明显减少。Ⅲ期、Ⅳ期糖尿病肾病经肾炎康复片治疗后其血 CRP 也明显下降。肾炎康复片联合缬沙坦治疗 50 例Ⅳ期糖尿病肾病患者，3 个月后尿蛋白明显减少，疗效优于单用缬沙坦。

【不良反应】 尚不明确。

【使用注意】 ①急性肾炎所致的水肿不宜。②本品含活血祛瘀、利湿通窍之品，有碍胎气，孕妇忌用或禁用。③服药期间饮食宜清淡、低盐之品；忌烟酒及辛辣、油腻食品，以免助湿生热。④禁房事。

【用法与用量】 糖衣片，片心重 0.30 g，口服，一次 8 片，一日 3 次；薄膜衣片，每片重 0.48g，口服，一次 5 片，一日 3 次。小儿酌减或遵医嘱。

参 考 文 献

[1] 尹建平. 肾炎康复片对 TGF-β1 诱导下肾小球系膜细胞增殖及细胞外基质合成的影响[J]. 中医学报，2014，12（12）：1780-1783.

[2] 刘奇，许焱，王兆星. 肾炎康复片对慢性肾小球肾炎患者血清 FN、IL-2 及胱抑素 C 水平的影响[J]. 现代生物医学进展，2016，16（10）：1915-1918.

[3] 叶婷婷，沈建明，邓妍妍. 肾炎康复片对大鼠肾间质纤维化的保护作用[J]. 郧阳医学院学报，2008，27（5）：401-404.

[4] 喻国安，余效辉，吕莺姿. 肾炎康复片联合治疗慢性肾炎患者的疗效及免疫功能改善效果分析[J]. 当代医学，2017，23（16）：48-50.

[5] 高秀林. 中药治疗功能性水肿 52 例疗效观察[J]. 中国中西医结合肾病杂志，2003，4（11）：664.

[6] 熊维建，张玲. 肾炎康复片治疗慢性肾炎 40 例临床观察[J]. 中医临床研究，2012，4（9）：89-90.

[7] 王波，苏海浩，陈凤媚，等. 肾炎康复片佐治儿童急性肾小球肾炎的疗效评价[J]. 广东医学，2008，29（6）：1048-1049.

[8] 廖寒林，刘浩，陈致雯. 肾炎康复片治疗儿童肾炎血尿蛋白尿的疗效分析[J]. 中国现代药物应用，2014，8（15）：147-148.

[9] 赵亚清. 肾炎康复片和雷公藤多苷片联合治疗难治性肾病综合征的疗效观察[J]. 中国中西医结合肾病杂志，2004，5（12）：725-726.

[10] 龚蓉. 泼尼松联合肾炎康复片治疗肾病综合征的临床疗效观察[J]. 中国临床新医学，2010，3（12）：1192-1194.

[11] 邓跃毅，陈以平，唐红. 肾炎康复片治疗糖尿病肾病的疗效观察[J]. 中国中西医结合肾病杂志，2005，6（3）：151-153.

[12] 邓爱民，宋丹丹，范艳飞. 肾炎康复片联合缬沙坦治疗糖尿病肾病的临床观察[J]. 新医学，2012，43（9）：625-627.

（甘肃中医药大学 任 远、吴国泰）

第十六章

肾盂肾炎中成药名方

第一节 概 述

一、概 念

肾盂肾炎（pyelonephritis）指肾盂和肾实质的炎症，为泌尿系统的常见疾病，大多数由细菌感染引起。

肾盂肾炎属于中医学淋证中劳淋的范畴，是指尿液赤涩不甚，溺痛不重，淋漓不已，余沥难尽，不耐劳累，病程较长，缠绵难愈，时轻时重，遇劳加重的一类病证。

根据临床病程及疾病症状，肾盂肾炎可分为急性及慢性两期。急性肾盂肾炎多发生于生育年龄的女性，临床常见尿频、尿急、尿痛、小腹胀痛、腰痛，伴有恶寒、发热、恶心、肋脊角叩痛。若不积极医治会成为慢性肾盂肾炎。慢性肾盂肾炎的症状较急性肾盂肾炎轻，有时可表现为无症状菌尿，半数以上有急性肾盂肾炎既往史，其后，有乏力、低热、厌食及腰酸腰痛的症状，并伴有尿频、尿急、尿痛等下尿路的刺激症状。慢性肾盂肾炎是导致慢性肾功能不全的重要原因。

二、病因及发病机制

（一）病因

肾盂肾炎病因较多，主要是性交、膀胱炎、尿路梗阻、肾实质病变等。肾盂肾炎的易感因素是多方面的，主要因素与感染有关。①由于女性尿道短，细菌容易侵入，感染机会多，因此女性发病率比男性高 8~10 倍。②女性尿道口常有大肠杆菌存在，性交往往是引起感染的重要原因。③妊娠妇女雌激素分泌增多，输尿管张力降低，蠕动减弱，致尿路不畅，尿液反流的发生率较高，妊娠期的尿路感染，多为肾盂肾炎。④膀胱炎如未能及时或充分地治疗，有 30%~50% 可上行引起肾盂肾炎，也是肾盂肾炎的病因之一。⑤尿路梗阻，如尿路结石、肿瘤、狭窄、前列腺增生及神经源性膀胱等，致使尿流不畅，局部抗菌能力降低，利于感染及压力增高，是肾盂肾炎的重要诱因。尿路梗阻者约 60% 并发肾盂肾炎。

⑥肾实质病变，如肾小球肾炎、肾囊肿、肾肿瘤及慢性肾小管间质性疾病可使肾脏局部抗菌能力减退，并发肾盂肾炎。⑦全身性因素，如糖尿病、高血压、长期低血钾、心力衰竭及许多慢性消耗性疾病易并发肾盂肾炎。

（二）发病机制

肾盂肾炎的发病机制主要有两方面，分别是血源性感染和上行性感染。血源性感染是指细菌由体内某处感染灶侵入血流，随血流到达肾。病原菌以葡萄球菌为多见，两侧肾可同时受累。这种肾盂肾炎可以是全身脓毒血症的一部分。上行性感染指的是下泌尿道的炎症如尿道炎或膀胱炎发生时，细菌沿输尿管或输尿管周围的淋巴管上行到肾盂，引起肾盂和肾组织的炎症。病原菌以大肠杆菌为主，病变可累及一侧或两侧肾，大多数肾盂肾炎为上行性感染。

三、临 床 表 现

（一）急性肾盂肾炎

本病可发生于各种年龄，但以育龄妇女最多见，起病急骤，主要有下列症状。

（1）一般症状：高热、寒战，体温多在 38~39℃，也可高达 40℃。热型不一，一般呈弛张型，也可呈间歇型或稽留型。伴头痛、全身酸痛，热退时可见大汗等。

（2）泌尿系症状：患者有腰痛，多为钝痛或酸痛，程度不一，少数有腹部绞痛，沿输尿管向膀胱方向放射，体检时在上输尿管点或肋脊角有压痛，肾区叩痛阳性。患者常有尿频、尿急、尿痛等膀胱刺激症状。

（3）胃肠道症状：可有食欲不振、恶心、呕吐，个别患者可有中上腹或全腹疼痛。

（二）慢性肾盂肾炎

症状较急性期轻，有时可表现为无症状。半数以上患者有急性肾盂肾炎既往史，其后有乏力、低热、厌食及腰酸腰痛等症状，并伴有尿频、尿急、尿痛等下尿路刺激症状。以往将病程超过半年或 1 年者称为慢性肾盂肾炎。可有肾小管功能损害，如浓缩功能减退，出现低渗、低比重尿，夜尿增多及肾小管性酸中毒等。至晚期，可出现肾小球功能损害，氮质血症直至尿毒症；肾性高血压很多由慢性肾盂肾炎引起，一般认为患者高肾素血症及一些缩血管多肽的释放与血管硬化、狭窄等病变有关。

四、诊 断

急性肾盂肾炎的诊断依据临床表现，如腰痛、高热、畏寒、寒战等全身症状，常伴膀胱刺激症状，体格检查肾区有叩痛。尿常规白细胞、红细胞明显增多，清洁中段尿细菌培养结果阳性，综合分析后即可诊断。

急性肾盂肾炎时，血常规检查白细胞数升高，中性粒细胞百分比增高，血沉较快。慢性肾盂肾炎早期 SCr、BUN 正常，晚期升高。

X 线检查及超声检查主要排除肾脏其他疾病。

五、治　　疗

(一) 一般治疗

目的在于缓解症状，防止复发，减少肾实质的损害，要求患者多饮水，勤排尿，以降低髓质渗透压，提高机体吞噬细胞功能，冲洗掉膀胱内的病原体；有发热等全身感染症状应卧床休息；服用碳酸氢钠 1g，每日 3 次，碱化尿液，减轻膀胱刺激症状，并对氨基糖苷类、青霉素类、红霉素及磺胺类等抗生素有增强疗效作用；有诱发因素者应针对诱发因素治疗，如肾结石、输尿管畸形等。

(二) 抗感染治疗

最好在尿细菌培养及药物敏感试验下进行。

1. 急性肾盂肾炎　引起尿路感染的主要细菌是革兰氏阴性菌，其中以大肠杆菌为主。初发的急性肾盂肾炎可选用复方磺胺甲噁唑（SMZ+TMP），或氟喹诺酮类抗生素。感染严重有败血症者宜静脉给药。根据尿培养结果选用敏感药物。如头孢哌酮、阿米卡星对葡萄球菌、克雷伯菌、变形杆菌、铜绿假单胞菌、大肠杆菌的敏感率均在 90%以上；氟喹诺酮类药物对变形杆菌、枸橼酸杆菌及克雷伯菌的敏感率在 80%以上；哌拉西林、氨苄西林、呋喃妥因对肠球菌敏感；真菌感染用酮康唑或氟康唑。

2. 慢性肾盂肾炎　急性发作者按急性肾盂肾炎治疗，反复发作者应通过尿细菌培养确定菌型，明确此次再发是复发还是重新感染。

(三) 中成药名方治疗

中药治疗不仅改善肾盂肾炎临床症状和生存质量，还大大提高患者的远期疗效。中医药治疗肾盂肾炎是标本兼治，急当治其标，缓则治其本。肾盂肾炎的明确诊断是临床上的难题之一，治疗也比较困难，应中西医结合，取长补短。急性发作期，宜中西药并用，以尽快消除感染，减轻患者的痛苦。慢性期则宜用中药辨证论治，扶正为主，增强体质及抗感染能力，减少复发，保护肾功能。

第二节　中成药名方的辨证分类与药效

中药治疗肾盂肾炎是辨证用药，中成药名方的常见辨证分类及其主要药效如下[1, 2]：

一、清热利湿类

湿热阻滞下焦，下注膀胱，阻滞气机，发而为淋。肾盂肾炎辨证属膀胱湿热型淋证中热淋、石淋、血淋实证者，主要症状是尿频，尿急，尿道灼热、涩痛，小便浑浊或见血尿，腰痛，少腹疼痛，发热恶寒，舌红苔黄腻，脉濡数或滑数。

肾盂肾炎疾病中发为淋证之膀胱湿热者，主要的病理变化是肾盂肾盏黏膜和肾小管、肾间质感染性炎症，肾小球滤过率下降。

清热利湿类药可降低肾小球、肾小管及肾间质的炎症反应，抗炎、抗菌，减缓肾损伤，增加肾小球滤过率。

常用中成药：肾舒颗粒、石淋通片（见第十九章）、清淋颗粒（片、胶囊）（见第二十章）、金钱通淋口服液（颗粒）、强肾片（颗粒）（见第十五章）、肾炎舒胶囊（颗粒、片）（见第十五章）、痰热清注射液、知柏地黄丸（颗粒、片、胶囊）、妇炎康片（颗粒）、血尿胶囊等。

二、健脾益肾类

久淋不愈，湿热耗伤正气，或年老，久病体弱，以及劳累过度等导致脾肾亏虚，病为劳淋、气淋、膏淋、血淋、腰痛、虚劳者，主要症状是反复发作或遇劳即发，小便浑浊，尿色淡红，小便涩痛不明显，腰膝酸软，神疲乏力，舌淡红，脉细数或脉虚弱。

肾盂肾炎疾病中发为淋证之脾肾亏虚者，主要的病理变化是肾盂肾盏黏膜和肾小管、肾间质感染性炎症，肾小球滤过率下降，血清免疫球蛋白 IgA 和 IgG 含量降低。

健脾益肾类药可降低肾小球、肾小管及肾间质的炎症反应，提高机体免疫功能，改善肾功能，增加肾小球滤过率。

常用中成药：银花泌炎灵片、三金片（颗粒、胶囊）、杞菊地黄丸等。

参 考 文 献

[1] 张伯礼，高学敏，邱模炎. 常见病中成药临床合理使用丛书：肾病与泌尿科分册[M]. 北京：华夏出版社，2015：1-90.
[2] 付春梅，皮持衡，傅建萍，等. 论湿浊与慢性肾脏病[J]. 北京中医药大学学报，2014，(10)：664-666.

（广州中医药大学　周玖瑶、钟燕春，中日友好医院　陈　文）

第三节　中成药名方

一、清热利湿类

肾 舒 颗 粒

【药物组成】　白花蛇舌草、大青叶、瞿麦、萹蓄、海金沙藤、淡竹叶、黄柏、茯苓、地黄、甘草。

【处方来源】　研制方。国药准字 Z51021688。

【功能与主治】　清热解毒，利水通淋。用于尿道炎，膀胱炎，急、慢性肾盂肾炎。

【药效】　主要药效如下：

1. 提高机体免疫功能，改善肾功能[1,2]　肾舒颗粒能升高患者血清 IgA 和 IgG 含量，并能改善患者肾脏功能。

2. 抗菌[3]　在抗感染药物的基础上联用肾舒颗粒可明显降低尿白细胞数目，减少定量培养的尿细菌数目。

3. 利尿、促排结石[4,5]　肾舒颗粒中主要成分有白花蛇舌草、海金沙藤、茯苓、淡竹叶等，具有清热解毒，利水通淋作用，对碎石术后结石的排出也有促进作用。

【临床应用】　主要用于慢性肾盂肾炎、泌尿系感染、尿路结石等。

1. 慢性肾盂肾炎[6,7]　慢性肾盂肾炎属中医淋证、劳淋、腰痛、肾热等范畴，肾舒颗粒有利湿通淋、清热解毒的功效，可改善慢性肾盂肾炎患者的尿频、尿急、尿痛症状。常规序贯抑菌疗法联合肾舒颗粒干预治疗慢性肾盂肾炎 12 周后，总有效率达极高，复发率也明显降低，疗效确切。肾舒颗粒联合头孢哌酮舒巴坦治疗慢性肾盂肾炎也具有较好的临床疗效，能改善临床症状，调节肾功能。

2. 泌尿系感染[8-10]　乃受湿热秽浊之邪，蕴结于下焦肾与膀胱，导致下焦气化失司所致。单用肾舒颗粒治疗尿路感染患者，能明显改善患者尿频、尿急、尿痛、小腹胀痛、腰酸痛等症状，疗效显著。肾舒颗粒还可用于联合治疗急性膀胱炎，急性膀胱炎患者的尿频、尿急、尿痛改善时间均短于对照组，其不良反应小。此外，肾舒颗粒还对慢性非细菌性前列腺炎具有一定的临床疗效。

3. 尿路结石　在治疗尿路结石方面，肾舒颗粒联合盐酸坦索罗辛胶囊递增双倍剂量可提高输尿管小结石的临床治疗有效率，减少肾绞痛的发作率，且不良反应少[11]。碎石术后联用肾舒颗粒也可一定程度地促进消炎、利尿和排石，有利于患者的康复[5]。

【不良反应】　尚不明确。

【使用注意】　①本品为膀胱实热所致热淋而设，肝郁气滞，脾肾亏虚，膀胱气化不行所致淋证不宜使用。②本品药性苦寒，易伤正气，不可过服、久服。③宜多饮水，避免憋尿和劳累；治疗期间宜节制房事。④服药期间，不宜进食辛辣、油腻和煎炸类食物，以免助湿生热。⑤本品含利尿通淋、活血痛经药物，孕妇忌服。

【用法与用量】　开水冲服。一次 8g，一日 3 次。小儿酌减或遵医嘱。

参 考 文 献

[1] 黄玲，林慧，吴琼诗，等. 肾舒颗粒治疗慢性肾盂肾炎 46 例[J]. 中国实验方剂学杂志，2013，19（17）：309-312.

[2] 陶晓芬，张红英. 肾舒颗粒治疗湿热蕴结型慢性肾盂肾炎 48 例[J]. 陕西中医，2013，（10）：1344-1345.

[3] 吴小芬，潘锋君，陈挺. 肾舒颗粒治疗泌尿系感染临床观察[J]. 新中医，2015，47（5）：108-110.

[4] 徐耀文，张文，谢静远，等. 肾舒冲剂治疗尿路感染的临床疗效观察[C]//中国中西医结合学会肾脏病专业委员会. 第四届国际中西医结合肾脏病学术会议论文汇编. 天津：中国中西医结合学会肾脏病专业委员会，2006.

[5] 黄书提，庄建良，辛明华，等. 经皮肾输尿管镜碎石联合肾舒冲剂治疗上尿路结石[J]. 实用全科医学，2007，5（6）：475-476.

[6] 程传红. 肾舒颗粒治疗慢性肾盂肾炎的临床疗效观察[J]. 现代诊断与治疗，2014，25（7）：1522-1523.

[7] 刘义强. 肾舒颗粒联合头孢哌酮钠舒巴坦钠治疗慢性肾盂肾炎的临床研究[J]. 现代药物与临床，2016，31（11）：1764-1767.

[8] 康永胜，唐云峰，李华强，等. 肾舒颗粒联合诺氟沙星治疗尿路感染疗效分析[J]. 深圳中西医结合杂志，2016，（19）：26-27.

[9] 陈文莉. 阿莫西林/克拉维酸联合肾舒颗粒治疗急性膀胱炎临床观察[J]. 中华医院感染学杂志，2010，（24）：4001-4002.

[10] 辛明华，辛军，黄书堤. 肾舒冲剂治疗慢性非细菌性前列腺炎的临床体会[J]. 中国中西医结合肾病杂志，2007，8（1）：36-37.

[11] 王翌, 王锡智, 罗斐埜, 等. 哈乐递增双倍剂量联合肾舒颗粒治疗输尿管小结石 59 例体会[J]. 哈尔滨医药, 2017, 37 (1): 3-5.

（广州中医药大学　周玖瑶、吴俊标）

🧧 金钱通淋口服液（颗粒） 🧧

【**药物组成**】　金钱草、海金沙、忍冬藤、白茅根、石韦。

【**处方来源**】　研制方。国药准字 Z20043454。

【**功能与主治**】　清热祛湿，利水通淋。用于下焦湿热型淋证，症见尿频急数，灼热刺痛，腰痛拒按，尿色黄赤等；急性膀胱炎、急性肾盂肾炎及慢性肾盂肾炎急性发作符合上述表现者。

【**药效**】　主要药效如下[1, 2]：

1. 抑菌和抗炎　本品可抑制多种细菌，可减轻局部炎症反应，改善尿路感染。

2. 利尿　本品有利尿作用，可冲洗泌尿道，减轻水肿症状。

3. 调节免疫　金钱通淋口服液可减少尿液菌落数，降低尿液白细胞数量等，对湿热症状有良好的改善作用；另有报道发现，金钱通淋颗粒对输尿管结石和肾结石有显著疗效。

【**临床应用**】　主要用于肾盂肾炎、急性膀胱炎等。

1. 肾盂肾炎　金钱通淋口服液可显著改善下焦湿热型患者临床表现，如尿菌落数、尿白细胞、小便频急短数、灼热刺痛、尿色黄赤、小腹拘急作痛、腰痛拒按等，效果较好，湿热证候也有明显改善，且无明显毒副作用[1, 3]。

2. 急性膀胱炎　金钱通淋颗粒对急性膀胱炎患者治疗效果较好，能显著改善患者的临床症状[4]。

【**不良反应**】　个别患者发生便稀、纳差、恶心。

【**使用注意**】　脾胃虚弱者慎用。

【**用法与用量**】　口服液：口服，一次 20ml，一日 3 次。颗粒：口服，一次 10g，一日 3 次。

参 考 文 献

[1] 金亚明, 胡仲仪, 沈玲妹, 等. 金钱通淋口服液治疗泌尿系感染[J]. 上海中医药杂志, 2000, 34 (2): 28-29.

[2] 张峰. 金钱通淋颗粒治疗结石的疗效分析[J]. 实用中西医结合临床, 2013, 13 (2): 50-57.

[3] 杨义芳, 寒勋衔, 万阜昌. 金钱通淋口服液疗效观察[J]. 江西中医药, 1996, (S1): 149.

[4] 赵翠香. 金钱通淋颗粒治疗急性膀胱炎的疗效观察[J]. 实用中西医结合临床, 2013, 13 (1): 60-61.

（广州中医药大学　周玖瑶、吴俊标，河南中医药大学　张国斌）

🧧 痰热清注射液 🧧

【**药物组成**】　黄芩、熊胆粉、山羊角、金银花、连翘。

【**处方来源**】　研制方。国药准字 Z20030054。

【**功能与主治**】　清热，化痰，解毒。用于风温肺热病痰热阻肺证，症见发热、咳嗽、咯痰不爽、咽喉肿痛、口渴、舌红、苔黄；肺炎早期、急性支气管炎、慢性支气管炎急性发作以及上呼吸道感染属上述证候者。

【药效】　主要药效如下：

1. 抑制病原菌[1-3]　痰热清注射液具有广谱的抗病原微生物的作用，对多种致病菌具有较好的抑制作用，包括金黄色葡萄球菌、嗜血流感杆菌、溶血性链球菌、大肠杆菌、肺炎球菌、铜绿假单胞菌。

2. 抗病毒[1-3]　痰热清注射液对多种病毒具有抑制作用，如流感病毒、柯萨奇病毒、埃可病毒、汉坦病毒、肝炎病毒等。

3. 调节免疫[4, 5]　细菌或病毒感染会引发机体免疫反应，以阻止细菌或病毒的增殖及扩散。痰热清注射液可增强机体的免疫调节作用，从而促进机体抵抗病原微生物及抗病毒的能力。流感病毒 FM1 感染小鼠模型研究发现，痰热清注射液能显著增强病毒感染小鼠 T、B 淋巴细胞及 NK 细胞的功能，促进小鼠腹腔巨噬细胞吞噬作用，提高小鼠肺组织匀浆中 IFN-γ、IL-4 及 IL-2 含量，同时抑制 TNF-α 表达。

4. 祛痰止咳[6, 7]　痰热清注射液可促进家兔支气管分泌液的产生，增加大鼠毛细管排痰量。

5. 解热泻火[2, 8]　痰热清注射液可通过减少局部炎症反应、阻碍内毒素致热原的形成及抑制中枢发热递质的释放起到解热作用。

【临床应用】　主要用于肾盂肾炎及单纯尿路感染、呼吸道感染、消化系统感染及传染病等。

1. 肾盂肾炎及单纯尿路感染[9-11]　痰热清注射液对多种大肠杆菌具有明显抑制作用，可调节机体免疫作用。肾盂肾炎是由细菌感染导致肾盂、肾盏及肾实质炎症的泌尿系统疾病，主要致病菌为大肠杆菌。临床研究发现，单独或联合应用痰热清注射液均能明显抑制肾盂肾炎患者细菌感染，改善肾盂肾炎患者临床症状。痰热清注射液联合加替沙星治疗女性急性单纯尿路感染的作用明显优于单独应用加替沙星。

2. 呼吸道感染[2-4]　痰热清注射液具有广谱抗菌及抗病毒的作用，对多种呼吸系统致病菌具有较好的抵抗作用，且具有抗炎调节免疫的作用，临床用于治疗多种呼吸系统感染疾病，包括上呼吸道感染、肺炎、小儿腺病毒感染、慢性阻塞性肺病等。因为其兼具解热、止咳祛痰的作用，临床治疗呼吸系统感染伴发热或者咳痰者疗效好。

3. 消化系统感染及传染病[2-4]　痰热清注射液除了具有明显的抗菌、抑菌作用外，还能调节肝胆功能，痰热清注射液能促进胆汁排泄，解除胆囊平滑肌痉挛，可有效治疗胆囊炎；痰热清注射液可降低肝炎患者胆红素含量，恢复肝功能。同时，痰热清注射液可通过抗病毒作用治疗临床常见传染病，包括腮腺炎、麻疹、手足口病等。

【不良反应】　个别患者偶有过敏反应，可见恶心、过敏性麻疹、喉头水肿或肾功能异常。

【使用注意】　尚不明确。

【用法与用量】　常用量：成人一般一次 20ml，加入 5%葡萄糖注射液或 0.9%氯化钠注射液 250～500ml，静脉滴注，每分钟不超过 60 滴，一日 1 次；儿童按 0.3～0.5ml/kg，最高剂量不超过 20ml，加入 5%葡萄糖注射液或 0.9%氯化钠注射液 100～200ml，静脉滴注，每分钟 30～60 滴，一日 1 次。

参 考 文 献

[1] 张云颖，任小平. 痰热清注射液临床应用研究进展[J]. 海峡药学，2015，27（7）：104-105.

[2] 王琴，潘静. 痰热清注射液的药理作用和临床应用[J]. 华北国防医药，2010，22（1）：41-43.

[3] 潘佩香. 痰热清注射液的药理作用及临床应用[J]. 临床合理用药杂志，2015，8（17）：174-175.

[4] 祖金池，黄呈森. 痰热清注射液的抗炎抗病毒研究[J]. 河北医学，2010，16（9）：1112-1114.

[5] 郑金粟，顾立刚，李澎涛，等. 痰热清注射液对流感病毒 FM1 感染小鼠的保护作用[J]. 中国中医药信息杂志，2006，24（12）：39-41.

[6] 张广伟，宋庆宏，杜学航，等. 不同处方工艺的痰热清胶囊解热、祛痰作用比较[J]. 中国药业，2010，19（14）：23-25.

[7] 张黎莉，李展，徐晓月，等. 痰热清胶囊的主要药效学研究[J]. 中国实验方剂学杂志，2004，10（3）：37-40.

[8] 梁益辉，李舟文，申梅. 痰热清联合利巴韦林治疗急性上呼吸道感染发热患者的疗效观察[J]. 中医临床研究，2012，4（20）：46-47.

[9] 楚天舒，苗艳，程银桢. 痰热清注射液治疗肾盂肾炎 32 例[J]. 中医研究，2005，（8）：40.

[10] 朱中骥，周兵. 痰热清注射液为主治疗急性肾盂肾炎 50 例临床观察[J]. 湖南中医杂志，2013，29（8）：46-47.

[11] 王全权，陈海林，宗芳，等. 痰热清注射液治疗女性急性单纯性尿路感染疗效观察[J]. 中国中医急症，2008，17（2）：173-174.

（广州中医药大学　周玖瑶、梁春玲）

知柏地黄丸（颗粒、片、胶囊）

【药物组成】　熟地黄、制山茱萸、山药、知母、黄柏、茯苓、泽泻、牡丹皮。

【处方来源】　明·张景岳《景岳全书》。《中国药典》（2015 年版）。

【功能与主治】　滋阴降火。用于阴虚火旺，潮热盗汗，口干咽痛，耳鸣遗精，小便短赤。

【药效】　主要药效如下：

1. **调节免疫**　机体免疫力低下导致对外来侵入物质的抵抗能力降低，易受致病菌感染，也是感染性疾病反复发作的关键因素。知柏地黄丸可增强机体免疫力，提高机体对致病菌的抵抗能力，研究发现知柏地黄丸可提高肾上腺皮质激素致肾阴虚大鼠血清 IL-2、IL-6、IgG 水平和脾脏指数，抵抗氢化可的松的免疫抑制作用[1]。

2. **调节神经内分泌**　对阴虚体质者内分泌功能的研究表明，阴虚质与下丘脑-垂体-肾上腺轴、下丘脑-垂体-甲状腺轴功能异常及环核苷酸系统紊乱具有一定的关联性，阴虚质血清 FT_3 显著上升，血清皮质醇、促肾上腺皮质激素（ACTH）、cGMP 及 FT_4 显著下降；阴虚质与阳虚质比较，血清皮质醇显著上升，血清皮质酮、cAMP 显著下降。知柏地黄丸能提高肾上腺皮质激素型肾阴虚大鼠血浆皮质醇、ACTH、促肾上腺激素释放激素（CRH）水平及肾上腺指数，恢复肾上腺组织形态和细胞正常分泌功能[2]；知柏地黄丸治疗可对抗瘦素诱导的幼龄雌鼠性早熟，抑制下丘脑-垂体-性腺轴（HPGA）功能[3]。

3. **降血糖**　知柏地黄丸能降低正常和四氧嘧啶诱导的糖尿病小鼠的血糖，降低小鼠的饮水量[4]。

【临床应用】　主要用于肾盂肾炎及单纯尿路感染、糖尿病和更年期综合征等。

1. **肾盂肾炎及单纯尿路感染[5-9]**　知柏地黄丸可明显改善肾盂肾炎临床体征，同时可明显抑制致病菌的增殖。知柏地黄丸治疗慢性尿路感染，用药 1 个疗程可明显改善症状（尿频、尿急、尿涩痛），尿液常规检查正常，中段尿大肠杆菌培养阴性。

2. **糖尿病[10, 11]**　知柏地黄丸具有一定的降糖作用，同时可以调节脂质代谢，临床应用知柏地黄丸加减治疗糖尿病具有较好疗效。

3. 更年期综合征[12-14]　是更年期妇女常见病,若是由于性腺功能衰退引起生理和心理上的改变,而出现一系列症状,治疗常用激素替代疗法。临床单独应用知柏地黄丸加减或联合应用西药替代治疗更年期综合征效果较好。

【不良反应】　临床应用未见明显不良反应。

【使用注意】　①气虚发热及实热者忌服。②感冒患者慎用。③脾虚便溏、气滞中满者慎用。④服药期间忌食辛辣、油腻食物。

【用法与用量】　丸:口服,水蜜丸一次6g,小蜜丸一次9g,大蜜丸一次1丸,一日2次;浓缩丸一次8丸,一日3次。颗粒:口服,一次8g,一日2次。片:口服,一次6片,一日4次。胶囊:口服,一次6g,一日2次。

参 考 文 献

[1] 史正刚,于霞,张士卿. 知柏地黄丸对肾上腺皮质激素致肾阴虚幼龄大鼠免疫功能的影响[J]. 中国实验方剂学杂志,2006,12(1):62-64.

[2] 史正刚,潘翌翌,张士卿. 知柏地黄丸对肾上腺皮质激素型肾阴虚幼龄大鼠血浆 CORT、ACTH、CRH 及肾上腺指数和组织学结构的影响[J]. 中国中医基础医学杂志,2006,(3):167-171.

[3] 刘孟渊,徐雯,肖柳英,等. 知柏地黄丸对瘦素诱导特发性性早熟模型小鼠的影响[J]. 广州中医药大学学报,2008,(6):544-548.

[4] 陈光娟,汤臣康,王德华. 知柏地黄丸对小鼠血糖的影响[J]. 中药药理与临床,1993,(4):2-4.

[5] 赵德语. 知柏地黄汤加减治疗高血压合并慢性尿路感染疗效观察[J]. 中华医院感染学杂志,2011,(14):2946-2948.

[6] 曹宪华. 知柏地黄丸为主治疗老年女性复发性尿路感染 68 例[J]. 浙江中医杂志,2013,(11):815.

[7] 朱成英. 加味知柏地黄汤治疗慢性肾盂肾炎 48 例[J]. 河南中医,2003,(2):30.

[8] 杨琳,王嵘. 八正散合知柏地黄丸治急性肾盂肾炎 60 例[J]. 中国中医药现代远程教育,2014,(9):132-133.

[9] 孙起武. 知柏地黄汤加减治疗慢性尿路感染[J]. 安徽预防医学杂志,2001,(6):450.

[10] 徐爱生. 知柏地黄丸辅助治疗阴虚发热型糖尿病 39 例临床观察[J]. 中医药导报,2014,(9):55-57.

[11] 龚敏,白春英,宋林宏,等. 知柏地黄丸治疗糖调节受损患者的临床研究[J]. 世界中西医结合杂志,2014,(8):856-858.

[12] 陆月琴. 知柏地黄丸加减治疗女性更年期综合征疗效观察[J]. 亚太传统医药,2014,10(23):90-91.

[13] 彭连双,张志强,孙建辉,等. 知柏地黄丸加减治疗女性更年期综合征 108 例疗效观察[J]. 中医临床研究,2015,7(16):124-125.

[14] 刘惠玉. 知柏地黄丸治疗女性更年期综合征 105 例[J]. 中医临床研究,2015,7(17):118.

（广州中医药大学　周玖瑶、梁春玲,河南中医药大学　张国斌）

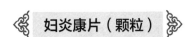

妇炎康片（颗粒）

【药物组成】　赤芍、土茯苓、醋三棱、炒川楝子、醋莪术、醋延胡索、芡实、当归、苦参、醋香附、关黄柏、丹参、山药。

【处方来源】　研制方。《中国药典》(2015 年版)。

【功能与主治】　清热利湿,理气活血,散结消肿。用于湿热下注、毒瘀互阻所致带下病,症见带下量多、色黄、气臭,少腹痛,腰骶痛,口苦咽干;阴道炎、慢性盆腔炎见上述证候者。

【药效】　主要药效如下:

1. 抗菌[1,2]　阴道炎、慢性盆腔炎以及尿路感染均是由于致病菌感染引起的,清除致病菌是控制病情的关键。体外抗菌实验证实妇炎康片具有广谱的抑菌作用,妇炎康片对金黄色葡萄球菌、表皮葡萄球菌、粪链球菌、大肠杆菌、白念珠菌有明显的抑制作用。

2. 抗炎镇痛[3]　肾盂肾炎在急性期表现为单纯性的炎症反应所引起的症状，慢性期以肾实质的间质性炎症为主，可见到多种组织学改变，此时治疗以控制炎症反应为主要目的。妇炎康片具有较好的抗炎作用，妇炎康片可抑制大鼠棉球肉芽肿形成；抑制卡拉胶致大鼠的足跖肿胀，显著抑制二甲苯致小鼠的耳肿胀。同时妇炎康片可提高小鼠热板痛阈值，减少乙酸致小鼠扭体次数，提示其具有一定的镇痛作用。

3. 改善血液流变学[4, 5]　妇炎康片可降低血瘀大鼠全血切黏度，血浆黏度、全血还原黏度和血细胞比容。

【临床应用】　主要用于肾盂肾炎及单纯尿路感染和阴道炎、慢性盆腔炎等。

1. 肾盂肾炎及单纯尿路感染[6]　临床应用妇炎康片治疗肾盂肾炎及尿路感染取得一定的疗效，能改善临床症状、体征、尿常规、血白细胞及尿沉渣计数。

2. 阴道炎、慢性盆腔炎[4, 7]　详见妇科册。

【不良反应】　临床应用尚未报道不良反应。

【使用注意】　孕妇禁用，气血虚弱、脾肾阳虚者慎用。

【用法与用量】　片：口服，一次 6 片，一日 3 次。颗粒：开水冲服，一次 8g，一日 2 次。10 天为 1 个疗程，必要时可连服 2～3 个疗程。

参 考 文 献

[1] 赵鲁青，王森民. 妇炎康口服液的抗菌、抗炎和免疫增强作用[J]. 中成药，1990，8（4）：29-30.
[2] 韩旭华，闫润红，张乃钲. 妇炎康栓主要药理作用的实验研究[J]. 山西中医学院学报，2001，2（3）：6-7.
[3] 费改顺，贾正平，张强，等. 妇炎康片抗炎镇痛作用的实验研究[J]. 中国医药导报，2012，9（15）：32-33.
[4] 魏云，吴爱萍，杨世平. 妇炎康治疗慢性盆腔炎的实验研究[J]. 中国医药科学，2012，2（2）：9-11.
[5] 王玉坤，江勤，李前进. 妇炎康软胶囊对大鼠慢性盆腔炎的作用[J]. 安徽医药，2007，11（5）：393-395.
[6] 冯方俊，杨毅. 妇炎康颗粒治疗肾盂肾炎 60 例临床观察[J]. 中国中医急症，2002，11（5）：353-354.
[7] 刘志为，李晋芳. 妇炎康丸治疗慢性盆腔炎的实验研究[J]. 海峡药学，2008，20（3）：40-42，173.

（广州中医药大学　周玖瑶、梁春玲）

血 尿 胶 囊

【药物组成】　棕榈子、菝葜、薏苡仁。

【处方来源】　研制方。国药准字 Z19993128。

【功能主治】　清热利湿，凉血止血。用于急、慢性肾盂肾炎血尿，肾小球肾炎血尿，泌尿结石及肾挫伤引起的血尿及不明原因引起的血尿，亦可作为治疗泌尿系统肿瘤的辅助药物。

【药效】　主要药效如下[1]：

1. 抗肾炎　血尿胶囊通过下调 CXCL-2 的含量，从而在一定程度上抑制 Toll 样受体通路，阻断 MyD88 依赖性途径，降低 IL-1α、IL-1β、IL-6、IL-10 等细胞炎症因子的产生，从而调控免疫炎症反应，达到治疗急性肾盂肾炎的效果。

2. 改善肾脏功能　血尿胶囊可以通过下调支链氨基酸中的谷氨酸、异亮氨酸及缬氨酸水平，维持三羧酸循环平衡，减轻肾脏纤维化程度，改善肾脏功能。

3. 利尿　血尿胶囊具有速效利尿效果，而石油醚和乙酸乙酯部位则具有长效利尿效果。

4. 抗菌　研究发现血尿胶囊、石油醚和乙酸乙酯部位具有明显的抗菌作用，其中石油醚和乙酸乙酯部位的抗菌作用优于血尿胶囊。血尿胶囊具有提高尿道黏膜抵抗细菌侵染的能力，抑制大肠杆菌对尿道和肾脏的侵染。血尿胶囊通过增强肾脏功能，修复肾脏损伤，降低肾间质炎性细胞浸润发挥抗菌的作用。

【临床应用】　主要用于急性肾盂肾炎、无症状性血尿、肾小球肾炎性血尿等。

1. 急性肾盂肾炎[2]　血尿胶囊能够改善肾功能，修复肾小球基底膜，降低尿肌酐含有量，下调趋化因子水平，减轻急性肾盂肾炎模型大鼠的肾脏炎症反应，达到治疗急性肾盂肾炎的目的。

2. 无症状性血尿[3-6]　血尿胶囊治疗无症状性血尿疗效较好。

3. 肾小球肾炎性血尿[7]　血尿胶囊中的活性生物素能激活肾小球基底膜细胞的再生修复，实际上起到堵漏作用，而不影响凝血过程，安全性大。

【不良反应】　尚不明确。

【使用注意】　①忌服辛辣刺激性食物。②对本品过敏者禁用，过敏体质者慎用。③药品性状发生改变时禁止服用。④孕妇慎用。

【用法与用量】　口服。一次 5 粒，一日 3 次，饭后开水吞服或遵医嘱。

参 考 文 献

[1] 姚静. 血尿胶囊治疗急性肾盂肾炎活性部位筛选及作用机制研究[D]. 太原：山西省中医药研究院，2017.
[2] 姚静，杨彦坤，杨柳，等. 基于细胞调控因子探讨血尿胶囊对急性肾盂肾炎模型大鼠的作用及机制[J]. 中成药，2017，39（8）：1705-1709.
[3] 邹健，阮金兰，孙传勇. 菝葜的化学成分、药理作用与临床应用[J]. 中药材，2001，（6）：450-452.
[4] 胡少华，肖小年，易醒，等. 薏苡仁的研究新进展[J]. 时珍国医国药，2009，20（5）：1059-1060.
[5] 曹艳，何小解，向伟，等. 儿茶素对5/6肾切除大鼠肾脏微血管的保护作用及其机制[J]. 中西医结合学报，2009，7（6）：557-562.
[6] 冯静，赵自云，许颖川，等. 血尿胶囊治疗无症状性血尿39例疗效观察[J]. 中国中西医结合肾病杂志，2012，13（4）：345-346.
[7] 李晓燕. 血尿胶囊治疗60例肾小球肾炎性血尿疗效观察[J]. 中国实用医药，2007，（31）：66-67.

（广州中医药大学　李红莲、周玖瑶）

二、健脾益肾类

银花泌炎灵片

【药物组成】　金银花、半枝莲、萹蓄、瞿麦、石韦、川木通、车前子、淡竹叶、桑寄生、灯心草。

【处方来源】　研制方。国药准字 Z19991090。

【功能与主治】　清热解毒，利湿通淋。用于急性肾盂肾炎、急性膀胱炎、下焦湿热证，症见发热恶寒、尿频急、尿道刺痛或尿血、腰痛等。

【药效】　主要药效如下：

1. 抑菌[1-6]　银花泌炎灵片对变形杆菌、铜绿假单胞菌具有明显抑制作用，可降低尿道感染鼠尿中白细胞及细菌数量，增加尿量。并对大肠杆菌标准菌株和 20 株泌尿系感染患者大肠杆菌临床分离株具有一定的抑菌活性，能显著延迟大肠杆菌的分裂时间，使大肠杆菌生长周期中的对数生长期延长，并加速进入衰退期，从而抑制细菌的生长繁殖。

2. 抗炎[6]　采用脂多糖造成人外周血单个核细胞炎症模型，发现银花泌炎灵片能显著降低 TNF-α、IL-1β、IL-6、IL-10 和单核细胞趋化蛋白-1（MCP-1）含量，提示银花泌炎灵片具有良好的抗炎作用。

3. 增强免疫功能[7]　银花泌炎灵片具有激活巨噬细胞活性作用，能增强白细胞的吞噬能力，从而增加机体免疫功能。

【临床应用】　主要用于急慢性肾盂肾炎、急性膀胱炎、尿路感染和慢性非细菌性前列腺炎等。

1. 急慢性肾盂肾炎[7, 8]　银花泌炎灵片能明显减轻慢性肾盂肾炎症状，减少尿常规中白细胞、红细胞比例，且无耐药性产生，具有临床推广应用价值。

2. 急性膀胱炎[9, 10]　银花泌炎灵片用于急性膀胱炎效果佳，银花泌炎灵片联合萘哌地尔治疗慢性前列腺炎具有较好的临床疗效，可改善残余尿量，升高最大尿流率和平均尿流率等，显著降低巨噬细胞炎性蛋白-2 和 hs-CRP 含量，从而减轻炎症反应。且长期运用银花泌炎灵片未出现不良反应，停药后不易复发，值得临床推广。

3. 尿路感染[11-13]　银花泌炎灵片可明显改善急性尿路感染患者的尿路刺激症状。对于慢性尿路感染，单一应用抗菌药治疗常因耐药菌株的出现而导致病情反复发作；银花泌炎灵片与抗菌药联合治疗慢性尿路感染的复发率明显降低，表明银花泌炎灵片在增强机体免疫力、激活巨噬细胞活性、修复感染病灶及减少尿路感染所致尿路及肾脏的纤维性变化等方面均起到一定作用。

4. 慢性非细菌性前列腺炎[14-16]　银花泌炎灵片联合湿热消汤能有效改善前列腺炎患者中医证候积分和慢性前列腺炎症状积分指数，同时减少前列腺液内 TNF-α、IL-6、IL-1 等细胞因子水平，并显著提高患者的生活质量。

【不良反应】　尚不明确。

【使用注意】　孕妇禁用，哺乳期妇女慎用。

【用法与用量】　口服。一次 4 片，一日 4 次。2 周为 1 个疗程。可连服 3 个疗程，或遵医嘱。

参 考 文 献

[1] 蔡璇, 彭松, 施金玲, 等. 五种中药对 139 株微生物体外抗菌活性的实验研究[J]. 药学服务与研究, 2005,（3）: 267-270.

[2] 张福君, 刘晓芳. 银花泌炎灵片治疗湿热下注型慢性前列腺炎的临床观察[J]. 临床医药实践, 2010,（10）: 599-600.

[3] 苏贻洲, 刘成, 黄永斌. 银花泌炎灵片预防膀胱镜下双 J 管拔除术后尿路感染的疗效观察[J]. 中国现代医学杂志, 2015,（13）: 108-110.

[4] 胡亚, 王冀邯, 张晓天, 等. 银花泌炎灵片对大肠埃希菌的抑菌机制[J]. 湖南中医药大学学报, 2012,（8）: 3-4.

[5] 王槐栋, 胡亚, 张晓天, 等. 银花泌炎灵片对产 ESBLs 大肠埃希菌体外抑菌活性研究[J]. 湖南中医药大学学报, 2012,（10）: 3-4.

[6] 赛景影. 银花泌炎灵片抗炎作用及其机制研究[D]. 长春: 吉林大学, 2015.

[7] 王晓婷, 许晶, 王冬梅. 银花泌炎灵片治疗急性肾盂肾炎 45 例临床观察[J]. 中医药信息, 2006,（2）: 39.

[8] 李建忠. 慢性肾盂肾炎临床对照疗效观察[J]. 临床医药文献电子杂志, 2016,（24）: 4755-4756.

[9] 陆鹏, 张坚, 严志强, 等. 银花泌炎灵片联合萘哌地尔治疗慢性前列腺炎的临床研究[J]. 现代药物与临床, 2016,（12）: 2013-2016.

[10] 黄燕, 崔俊, 陆建勋, 等. 银花泌炎灵治疗急性膀胱炎 60 例临床分析[J]. 中国医药科学, 2013,（4）: 85-122.

[11] 赵宏来，高雪. 银花泌炎灵片治疗急性泌尿系感染的临床疗效观察[J]. 中国医药导刊，2015，（5）：475-476.

[12] 王冬梅，陈立军，王晓婷. 银花泌炎灵片治疗急性尿路感染30例临床观察[J]. 中医药信息，2006，（3）：28.

[13] 阎慧，张威廉，李薇. 银花泌炎灵片治疗急性尿路感染30例[J]. 中国中医药现代远程教育，2012，（11）：113.

[14] 李鹏，孟庆泽，刘德海，等. 湿热消汤联合银花泌炎灵片治疗ⅢA型前列腺炎临床研究[J]. 中医学报，2017，（3）：459-462.

[15] 胡恩宜. 银花泌炎灵片治疗慢性前列腺炎的临床观察[J]. 中国性科学，2013，（3）：61-63.

[16] 袁磊，王志强，张晓莉，等. 气化逐瘀法联合抗生素治疗ⅢA型前列腺炎的临床研究[J]. 中华男科学杂志，2013，（8）：732-735.

（广州中医药大学　周玖瑶、刘碧好，河南中医药大学　张国斌）

三金片（颗粒、胶囊）

【药物组成】　金樱根、菝葜、羊开口、金沙藤、积雪草。

【处方来源】　研制方。《中国药典》（2015年版）。

【功能与主治】　清热解毒，利湿通淋，益肾。用于下焦湿热所致的热淋、小便短赤、淋沥涩痛、尿急频数；急慢性肾盂肾炎、膀胱炎、尿路感染见上述证候者；慢性非细菌性前列腺炎肾虚湿热下注证。

【药效】　主要药效如下：

1. 抗菌　杀灭病原菌、抑制细菌的黏附、提高机体免疫功能是防治泌尿道感染的3个重要环节。体内外实验结果均显示，三金片具有抗尿道致病性大肠杆菌黏附的作用，能减弱或抑制其生长繁殖，发挥抗感染作用[1]。三金片对尿路致病菌有很强的抗菌作用，有利于致病菌及其毒素通过尿液冲刷排出体外，并且能改善炎性部位的血液循环、修复病变部位的组织结构、调整整体机能，提高和增强机体的抵抗能力，促进大量吞噬细胞及抗菌有效成分进入病灶，更有利于发挥其抗菌作用[2]。

2. 影响免疫功能　三金片不仅能增强机体的非特异性免疫功能，还能极显著地增强机体对再次攻击抗原物质的迟发型变态反应；可显著提高溶血素抗体效价，促进机体对绵羊红细胞抗体的生成能力，增强机体的体液免疫功能。

3. 抗炎镇痛　三金片可抑制二甲苯所致的小鼠耳肿胀、卡拉胶所致的大鼠足肿胀和纸片所致的大鼠肉芽肿形成，通过热板法和扭体法均能证明三金片具有明显的镇痛作用[3]。

4. 利尿　三金片的利尿作用明显且温和，可明显减少实验动物尿中 Na^+、Cl^- 的含量，大剂量时可增加尿中 K^+ 的含量，与其他利尿剂比较，可降低电解质紊乱的发生率[4]。

三金片药效学机制与临床研究思路见图16-1。

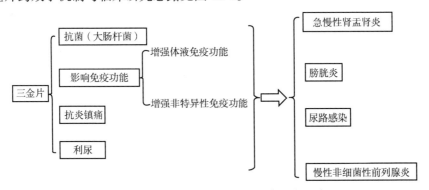

图 16-1　三金片药效学机制与临床研究思路

【临床应用】　主要用于急慢性肾盂肾炎、膀胱炎、尿路感染和慢性非细菌性前列腺炎等。

1. 急慢性肾盂肾炎[5,6]　三金片可明显缓解急性肾盂肾炎患者尿频、尿急、尿痛、腰痛、口干、乏力、纳呆等不适症状，改善患者肾小管功能及免疫功能，且治疗效果略优于头孢克肟。经长期临床应用未发现不良反应，易被患者接受，有较好的临床应用价值。

2. 膀胱炎[7]　三金片及加替沙星治疗急性膀胱炎，发现三金片治疗急性膀胱炎效果显著，能明显改善尿频、尿急、尿痛等症状，患者尿常规趋于正常，未见不良反应。

3. 尿路感染[8,9]　本品对慢性尿路感染有良好的治疗效果，可减少慢性尿路感染的复发次数，其可能的机制：①本品的抗菌作用较强；②本品抑制细菌在尿道黏膜上皮细胞的黏附作用，使致病菌易于排出体外；③本品可提高患者外周血 T 淋巴细胞亚群及血清免疫球蛋白的水平，提高机体免疫力，增强了机体抵御病原菌感染的能力。

4. 慢性非细菌性前列腺炎[10-12]　三金片可用于治疗慢性前列腺炎，且治疗效果优于左氧氟沙星片，能够有效减少尿频尿急次数，减轻肾脏、膀胱的炎症程度，降低前列腺中的细菌数量。

【不良反应】　尚不明确。

【使用注意】　①忌烟、酒及辛辣食物。②不宜在服药期间同时服用滋补性中药。③有高血压、心脏病、糖尿病、肝病、肾病等慢性病严重者应在医师指导下服用。④服药 3 天症状无缓解，应去医院就诊。⑤儿童、年老体弱者应在医师指导下服用。⑥对本品过敏者禁用，过敏体质者慎用。⑦药品性状发生改变时禁止服用。⑧儿童必须在成人监护下使用。⑨请将此药品放在儿童不能接触的地方。⑩如正在服用其他药品，使用本品前请咨询医师或药师。

【用法与用量】　片：口服，小片一次 5 片，大片一次 3 片，一日 3～4 次。颗粒：开水冲服，一次 14g，一日 3～4 次。胶囊：口服，一次 2 粒，一日 3～4 次。

参 考 文 献

[1] 周本杰，周兰珍. 三金片治疗泌尿系感染的机理研究[J]. 北京中医，1997，（3）：61-63.

[2] 李绍成，王胜. 三金片治疗慢性肾盂肾炎和慢性膀胱炎的治疗观察[C]//中华中医药学会肾病分会. 中华中医药学会第二十一届全国中医肾病学术会议论文汇编. 北京：中华中医药学会肾病分会，2008：42-43.

[3] 于首元，齐金东. 三金片的免疫学实验研究[C]//中华中医药学会肾病分会. 中华中医药学会第二十一届全国中医肾病学术会议论文汇编（下）. 北京：中华中医药学会肾病分会，2008：281-282.

[4] 韦玉先，唐祖年，张惠勤，等. 三金胶囊（三金片）的利尿作用及对尿电解质排出的影响[J]. 华夏医学，1998，（1）：9-11.

[5] 熊玮，梁森. 三金片治疗慢性肾盂肾炎气阴两虚兼湿热证 40 例疗效观察[J]. 中国医院用药评价与分析，2008，（11）：858-860.

[6] 陈江，朱黎明. 三金片联合肾着汤治疗气阴两虚兼膀胱湿热型慢性肾盂肾炎的临床观察[J]. 中国医药指南，2011，（9）：135.

[7] 田竹芳. 三金片治疗急性膀胱炎疗效观察[J]. 实用医技杂志，2004，（12）：1590-1591.

[8] 陈星华，王桂云，宋秀林. 三金片对复发性尿路感染患者血清 IL-6 及 IL-8 的影响[J]. 中国医院用药评价与分析，2009，（10）：762-763.

[9] 辛朝生，王萍. 中成药三金片治疗尿路感染的疗效分析[J]. 中国社区医师（医学专业），2011，（1）：106-107.

[10] 韩冠先，连华敏. 三金片与盐酸特拉唑嗪联合治疗慢性前列腺炎[J]. 现代中西医结合杂志，2010，（33）：4268-4269.

[11] 魏欣宇. 三金片联合坦索罗辛及环丙沙星治疗慢性前列腺炎的效果观察[J]. 中国药物评价，2013，（5）：282-284.

[12] 张宝军. 以三金片为主治疗慢性前列腺炎 60 例疗效观察[J]. 吉林医学，2011，32（10）：1948.

（广州中医药大学　周玖瑶、刘碧好，浙江中医药大学　吕圭源）

杞菊地黄丸

【药物组成】　熟地黄、山茱萸（制）、山药、牡丹皮、泽泻、茯苓、枸杞子、菊花。

【处方来源】　清·董西园《医级》。国药准字 Z23020350。

【功能与主治】　滋肾养肝。用于肝肾阴亏，眩晕耳鸣，畏光，迎风流泪，视物昏花。

【药效】　主要药效如下：

1. 改善肾脏功能[1,2]　正常情况下，血液中的 IgA、IgG 及 IgM 等免疫球蛋白，通过与细菌等感染原相互作用，形成被单核吞噬细胞消除的不溶物，来实现免疫调节作用。但是当患者出现慢性肾盂肾炎，免疫功能受损时，IgA、IgG 及 IgM 分泌水平随之减少，使细菌能够经尿道进入至膀胱、肾盂，引发感染。而杞菊地黄丸中的熟地、山萸肉、枸杞子等成分能显著增加患者血液内的 IgA、IgG 及 IgM 含量，提高机体免疫力，改善肾脏功能[2]。

2. 调节肾脏局部血液循环[3]　慢性肾盂肾炎患者由于肾脏组织局部血液循环障碍，受损组织出现炎症反应，肾小球滤过膜损伤，近曲小管重吸收能力减弱，导致 ALB、β2-MG 及 NAG 水平升高。与对照组相比，服用杞菊地黄丸后能显著降低尿液中上述指标，提示杞菊地黄丸能调节肾脏功能，补肾阴，消除水肿，促进肾脏对尿素的排泄，同时修复肾小球滤过膜功能，起到标本兼治的治疗效果。

3. 抑制氧化应激状态　杞菊地黄丸能有效地降低糖尿病大鼠肾组织 MDA 含量，提高 SOD 活性，明显改善肾功能，缓解氧化应激状态，可能是其在糖尿病中发挥肾脏保护作用的关键机制之一。

【临床应用】　主要用于慢性肾盂肾炎、原发性高血压等。

1. 慢性肾盂肾炎[4-6]　杞菊地黄丸可提高慢性肾盂肾炎的近期疗效，改善肝肾阴虚证临床表现。杞菊地黄丸显著提高慢性肾盂肾炎患者尿血清免疫球蛋白水平，增强了局部抵抗力，有利于降低复发率。杞菊地黄丸对慢性肾盂肾炎患者疗效确切，能够显著提高临床治疗效果，减少复发率，改善肾功能，增强机体免疫力，安全可靠，值得在临床治疗过程中进一步推广使用。

2. 原发性高血压[7-9]　杞菊地黄丸为滋补肾阴的代表方剂，被广泛应用于原发性高血压的治疗，对高血压伴有明显的头晕、视物昏花等头眼部疾患的肝肾阴虚型患者尤为有效。杞菊地黄丸联合西药治疗肝肾阴虚型高血压，显著降低中医证候积分，能够保护心脑等靶器官，具有降压平稳和缓、中成药使用方便、患者依从性良好等优点，值得临床推广应用。

3. 眼干燥症[10,11]　杞菊地黄丸能有效延长患者泪膜破裂的时间，从而有效增加其泪液的分泌。而且患者在应用该药治疗眼干燥症的过程中，并未有任何的不良反应，可见其临床治疗安全性高。另有研究发现杞菊地黄丸联合西药有助于提高眼干燥症患者的总体疗效和安全性，治疗后的泪液分泌量、泪膜破裂时间也优于单纯西药组。

【不良反应】　尚不明确。

【使用注意】　①忌不易消化食物。②感冒发热患者不宜服用。③有高血压、心脏病、肝病、糖尿病、肾病等慢性病严重者应在医师指导下服用。④儿童、孕妇、哺乳期妇女应在医师指导下服用。⑤服药 4 周症状无缓解，应去医院就诊。⑥对本品过敏者禁用，过敏体质者慎用。⑦本品性状发生改变时禁止使用。⑧儿童必须在成人监护下使用。⑨请将本品放在儿童不能接触的地方。⑩如正在使用其他药品，使用本品前请咨询医师或药师。

【用法与用量】 口服。大蜜丸，一次 1 丸，一日 2 次。

参 考 文 献

[1] 陈宇，李华. 杞菊地黄丸对糖尿病大鼠肾脏的保护作用[J]. 中国实验方剂学杂志，2011，（19）：251-253.

[2] 刘婷. 杞菊地黄丸治疗慢性肾盂肾炎的临床研究[J]. 时珍国医国药，2013，（9）：2199-2200.

[3] 赵明. 中西医结合治疗慢性肾盂肾炎 78 例疗效观察[J]. 中外医疗，2010，（15）：82.

[4] 汤归春，鲁桂春，夏良洪. 杞菊地黄丸辅助治疗慢性肾盂肾炎的疗效及对复发的影响[J]. 新中医，2014，（1）：77-80.

[5] 刘婷. 杞菊地黄丸治疗慢性肾盂肾炎的临床研究[J]. 时珍国医国药，2013，（9）：2199-2200.

[6] 叶启铭. 杞菊地黄丸治疗 43 例肝肾阴虚型慢性肾盂肾炎的临床疗效观察[J]. 现代诊断与治疗，2014，（20）：4620-4621.

[7] 鞠建庆，李运伦，杨传华. 杞菊地黄丸治疗原发性高血压临床疗效与安全性系统评价[J]. 山东中医药大学学报，2013，（5）：363-367.

[8] 梁涛. 杞菊地黄丸用于肝肾阴虚型高血压的临床研究[J]. 医药论坛杂志，2013，（1）：122-123.

[9] 庄光彤. 杞菊地黄丸配合西药治疗肝肾阴虚型高血压 80 例临床观察[J]. 亚太传统医药，2014，（16）：88-89.

[10] 郑伟. 杞菊地黄丸治疗干眼症临床研究[J]. 中医学报，2014，（7）：1053-1054.

[11] 刘枚芳，练鹏颖，李佩珊，等. 杞菊地黄丸联合西药治疗干眼症疗效与安全性 Meta 分析[J]. 辽宁中医药大学学报，2017，（2）：108-111.

（广州中医药大学　周玖瑶、刘碧好）

第十七章

慢性肾衰竭及尿毒症中成药名方

第一节 概　　述

一、概　　念

　　慢性肾衰竭（chronic renal failure，CRF），是指各种原因造成的慢性进行性肾实质损害，致使肾脏明显萎缩，不能维持其基本功能，临床出现以代谢产物潴留，水、电解质、酸碱平衡失调，全身各系统受累为主要表现的临床综合征，其终末期为尿毒症（uremia）。

　　慢性肾衰竭属中医学的"溺毒""关格""癃闭""肾风""水肿""虚劳""肾劳"等范畴。其病机主要为脏腑升降功能失常，清浊不分而逆乱，病性为本虚标实，病位以脾肾两脏为主。辨证常以正虚为纲，标实为目，正虚为脾肾气虚、脾肾阳虚、肝肾阴虚、气阴两虚、阴阳两虚；标实为湿浊、湿热、热毒、瘀血、水饮等。

二、病因及发病机制

（一）病因

　　本病病因有原发性肾小球肾炎、慢性肾盂肾炎、高血压肾小动脉硬化、糖尿病肾病、继发性肾小球肾炎、肾小管间质病变、遗传性肾脏疾病以及长期服用解热镇痛剂及接触重金属等。而感染、药物性肾损害、代谢性酸中毒、脱水、心力衰竭、血压降低过快过低、高血压、高血脂、高凝状态、高蛋白质饮食摄入、大量蛋白尿是肾功能进行性恶化或加重的因素。

（二）发病机制

　　目前认为慢性肾脏病的进展机制包括肾小管高代谢、肾小球高滤过、尿毒症毒素等学说。

　　（1）肾小管高代谢：在肾小球内"三高"情况下，肾组织内血管紧张素Ⅱ水平增高，转化生长因子p等生长因子表达增加，导致细胞外基质增多，而造成肾小球硬化。

（2）肾小球高滤过：过多蛋白质从肾小球滤出，会引起肾小球高滤过，而且近曲小管细胞通过胞饮作用将蛋白质吸收后，可引起肾小管和间质的损害，导致肾单位功能丧失。

（3）尿毒症毒素：由于绝大部分肾实质破坏，因而不能排泄多种代谢废物和不能降解某些内分泌激素，致使其积蓄在体内起毒性作用，引起某些尿毒症症状。

三、临 床 表 现

1. *消化系统*　消化系统症状是最早、最常见症状。①厌食（食欲不振常较早出现）；②恶心、呕吐、腹胀；③舌、口腔溃疡；④口腔有氨臭味；⑤上消化道出血。

2. *血液系统*　①贫血；②血小板功能异常可致出血倾向，表现为皮肤、黏膜出血等；③白细胞异常，白细胞减少，趋化、吞噬和杀菌能力减弱，易发生感染，透析后可改善。

3. *心血管系统*　心血管系统病变是肾衰竭最常见的死因。①高血压；②心功能衰竭；③心包炎；④动脉粥样硬化和血管钙化。

4. *神经、肌肉系统*　①早期，疲乏、失眠、注意力不集中等；②晚期，周围神经病变，感觉神经较运动神经显著；③透析失衡综合征，与透析相关，常发生在初次透析的患者。

5. *肾性骨病*　①可引起自发性骨折；②有症状者少见，如骨酸痛、行走不便等。

6. *呼吸系统*　①酸中毒时呼吸深而长；②尿毒症性支气管炎、肺炎（蝴蝶翼）、胸膜炎等。

7. *皮肤症状*　皮肤瘙痒、尿素霜沉积、尿毒症面容，透析不能改善。

8. *内分泌功能失调*　主要表现：①肾脏本身内分泌功能紊乱；②外周内分泌腺功能紊乱。

9. *并发严重感染*　易合并感染，以肺部感染多见。

四、诊　　断

根据慢性肾脏病史，有关临床表现及尿、血生化检查，可确诊。慢性肾衰竭根据肾功能异常程度分为四期。肾功能代偿期：肌酐清除率（CCr）50～80ml/min，SCr 133～177μmol/L。肾功能失代偿期：CCr 20～49ml/min，SCr 177～442μmol/L。肾衰竭期：CCr 10～19ml/min，SCr 442～707μmol/L。尿毒症期：CCr＜10ml/min，SCr≥707μmol/L。

五、治　　疗

（一）常用化学药物及现代技术

1. *病因治疗*　治疗基础病，目的在于减少蛋白尿、保护肾功能。ACEI 和 ARB 具有降低血压、减少蛋白尿、延缓肾功能进展的作用。对大量蛋白尿，有适应证而无禁忌证的患者，可考虑应用糖皮质激素如甲泼尼龙，甚至联合细胞毒药物或免疫抑制剂如环磷酰胺、环孢素 A、他克莫司、来氟米特等。

2. *营养治疗*　慢性肾衰竭患者需低蛋白饮食，同时补充必需氨基酸或 α-酮酸制剂，以提高患者生活质量、延缓肾病进展、改善预后。

3. 对症治疗及并发症的处理　水肿患者可给予利尿剂,肾功能轻中度损伤者可予噻嗪类利尿剂如氢氯噻嗪,肾功能重度损伤者可给袢利尿剂如呋塞米;碳酸氢钠纠正代谢性酸中毒;红细胞生成素和铁剂纠正贫血;碳酸钙、碳酸镧、司维拉姆纠正高磷血症;骨化三醇或阿法骨化醇治疗继发性甲状旁腺功能亢进症。此外,需控制血压、防治高钾血症、预防感染。

（二）尿毒症期的替代治疗

当慢性肾衰竭患者 GFR 为 6～10ml/min（血肌酐＞707μmol/L）并有明显尿毒症临床表现,经治疗不能缓解时,则应进行透析治疗。糖尿病肾病可适当提前安排透析。

1. 透析治疗　①血液透析:应预先给患者做动静脉内瘘（位置一般在前臂）,内瘘成熟至少需要 4 周,最好等候 8～12 周后再开始穿刺。血液透析治疗一般每周 3 次,每次 4～6 小时。②腹膜透析:持续性不卧床腹膜透析疗法（CAPD）应用腹膜的滤过与透析作用,持续地对尿毒症毒素进行清除。

2. 肾移植术　肾移植需长期使用免疫抑制剂,以防治排斥反应,常用的药物为糖皮质激素、环孢素、他克莫司、硫唑嘌呤和（或）吗替麦考酚酯等。

（三）中成药名方治疗

中医药防治慢性肾衰竭,不同于化学药物单靶点的单一调节治疗。中医药能体现中医的整体观,通过多靶点、全方位,对人体进行调节,使人体回到阴平阳密的状态。中药治疗的目的在于改善患者的临床症状,提高患者的生活质量,延缓疾病进展,延长寿命。中医治疗慢性肾衰竭患者本身气、血、阴阳俱虚,同时合并血瘀、湿热、气滞、寒凝标实之症,采用标本同治的原则。随着疾病的进展进入到尿毒症晚期,仍以肾移植、血液透析、腹膜透析等替代治疗为主,中医药治疗起到辅助作用。

第二节　中成药名方的辨证分类与药效

中药治疗慢性肾衰竭采用辨证用药。中成药名方的常见辨证分类及其主要疗效如下:

一、健脾化湿类

慢性肾衰竭脾肾两虚者症状主要是倦怠乏力、腰膝酸软,面色不华或萎黄,食欲一般,大便一般不成形,或大便不爽,舌体胖大,边有齿痕,舌质偏暗,苔白腻或白滑,脉细弱无力。

慢性肾衰竭脾肾两虚者的主要病理变化:脾气亏虚,运化水谷及水湿能力减弱,饮食无味,导致气血生化乏源,出现倦怠乏力;运化水湿失职,水液内停或泛滥,出现水肿等病理表现,肾气不足,不能温运脾土,气化水湿,导致浊毒内留。同时由于脾肾亏虚,正气不足,运行气血能力减弱,出现血脉瘀阻,最终形成毒瘀互结、络脉瘀痹。

健脾化湿类药可使脾气恢复，同时后天脾胃不断补助先天，使脾肾两脏恢复正常生理机能，发挥生化气血，运化水湿，排泄瘀毒等作用。

常用中成药：尿毒清颗粒、肾衰宁胶囊。

二、补肾化浊类

慢性肾衰竭肾虚浊瘀者症状主要是腰膝酸软，畏寒怕冷，倦怠乏力，面色晦暗，食欲减退，大便规律，舌质偏暗，苔白滑，脉沉细涩无力。

慢性肾衰竭肾虚浊瘀者的主要病理变化：肾气不足，由于肾主元阴元阳，肾气虚、肾阳鼓动无力，不能发挥其正常主水液功能，水湿泛滥，形成水肿；同时由于肾气不足，不能温运脾土，使脾土化生气血功能减弱，气血不足，在脉道中运行不畅，形成血瘀，最终形成毒瘀互结、络脉瘀痹的病理变化。

补肾化浊类药可使肾气恢复，同时后天脾胃得到先天肾脏的推动，脾肾两脏恢复正常生理机能，发挥运化水湿，排泄瘀毒等作用。

常用中成药：肾康注射液、肾炎康复片（见第十五章）、黄葵胶囊（见第十五章）。

三、补肺益肾类

慢性肾衰竭肾虚肺气不足者表现为倦怠乏力，胸闷气短，咳嗽，水肿，面色不华或微浮，口唇紫绀，食欲一般，大便不爽，舌体胖大，边有齿痕，舌质偏暗，苔薄脉细弱无力。

慢性肾衰竭肾虚肺气不足者的主要病理变化：肺气亏虚，失其宣发肃降、朝百脉的功能，出现胸闷，咳嗽，喘憋，颜面水肿，小便减少；肾虚表现为夜尿频，尿液清长，腰酸，腿肿。最终由于肺主气、司呼吸、肾主纳气功能减退，出现短气不能吸，甚至不能平卧；肺为水之上源，肾为水之下源，二者功能失调则水液泛滥，甚至出现胸水、腹水。由于津血同源，水液代谢异常日久出现血瘀，最终形成肺肾亏虚、络脉瘀痹的病理变化。

补肺益肾类药可补肺益肾，使肺脾两脏同健，恢复其正常生理机能，发挥气畅、水行、瘀化之功。

常用中成药：百令胶囊（见第十五章）。

（301 医院肾脏病国家重点学科　魏日胞，北京市中西医结合医院　李建民、周国民）

第三节　中成药名方

一、健脾化湿类

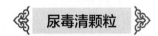

尿毒清颗粒

【药物组成】　大黄、黄芪、桑白皮、苦参、白术、茯苓、白芍、制何首乌、丹参、车前草等。

【处方来源】　研制方。国药准字 Z20073256。

【功能与主治】　通腑降浊，健脾利湿，活血化瘀。用于慢性肾衰竭氮质血症期和尿毒症早期、中医辨证属脾虚湿浊证和脾虚血瘀证者。可降低 Cr、BUN，稳定肾功能，延缓透析时间。对改善肾性贫血、提高血钙、降低血磷也有一定的作用。

【药效】　主要药效如下：

尿毒清颗粒是第一个由卫生部批准的治疗慢性肾衰竭的纯中药制剂，中药复方制剂具有多靶点、多途径作用的特点。

1. 延缓肾间质纤维化　肾小球细胞外基质（ECM）的聚集与肾小球硬化密切相关，是肾小球硬化的主要病理特征。ECM 的主要成分包括纤维连接蛋白（FN）、Ⅳ型胶原蛋白（Col-Ⅳ）、层粘连蛋白（LN）、分泌性糖蛋白（OPN）和蛋白聚糖等，体内多种细胞、细胞因子参与其合成和降解。在病理条件下，ECM 的合成及降解失衡，导致 ECM 的过度积聚，进而发展为肾小球硬化和间质纤维化。大量研究表明，TGF-β1 通过特异膜受体，以自分泌和旁分泌方式作用于单核细胞和成纤维细胞，促进细胞因子和 ECM 的表达和分泌，加速肾脏纤维化[1]。

尿毒清颗粒对阿霉素肾病模型大鼠肾纤维化的保护作用研究表明，尿毒清颗粒能加强 FN、Col-Ⅳ 在肾组织的降解，减少 OPN 的表达，减少 ECM 的过度积聚，从而发挥保护肾脏作用[2]。

2. 减轻肾小球足细胞损伤　足细胞足突呈指状交叉覆盖于基底膜外表面，是滤过膜的最后屏障，足突的完整性及足突运动维持滤过膜选择通透性，阻止大分子物质通过。足细胞除其特有的解剖结构外，还有一系列足细胞相关蛋白分子，对于维持肾小球的滤过功能具有重要作用，其中包括裂孔膜相关蛋白如 nephrin、podocin。足细胞形态、结构的损伤与蛋白尿的发生密切相关。

尿毒清颗粒能提高糖尿病肾病大鼠肌酐清除率，降低尿蛋白排泄，改善肾脏病理，维持足细胞形态及相关蛋白分子肾病蛋白、足突蛋白的分布与表达，对糖尿病肾病大鼠足细胞损伤具有保护作用[3]。

3. 减轻肾小球内皮细胞损伤　肾小球内皮细胞功能障碍可能会导致肾小球基底膜和系膜病变，引起肾小球硬化。糖尿病大鼠肾脏 NF-κB、诱导性 NOS（iNOS）、内皮型 NOS（eNOS）、VEGF 参与了糖尿病早期肾脏损伤，相互作用可能成为肾小球内皮细胞功能损伤的病理机制。

尿毒清颗粒通过抑制 NF-κB 活性，抑制 iNOS 过度表达，进而抑制 NO 产生，改善肾小球高滤过状态，减少羟自由基、脂质过氧化物等毒性物质的生成，减轻肾小球内皮细胞功能障碍；抑制 NF-κB 表达，抑制 VEGF 高表达，下调 eNOS 水平，发挥对内皮细胞功能的保护作用。尿毒清颗粒可以通过直接或间接途径抑制 NOS 过量表达，一定程度上对内皮损伤起到保护作用，因而能够改善糖尿病大鼠肾脏损伤，延缓肾功能损害的进展[4]。

4. 抑制蛋白质糖基化，减少晚期糖基化终末产物　晚期糖基化终末产物（advanced glycation end products，AGEs）在糖尿病肾病中对肾脏造成损伤起了重要作用，主要表现为 AGEs 可与肾小球基底膜交联，导致肾小球基底膜增厚及通透性和电荷选择性丧失；AGEs 又可捕获渗出血管外可溶性血浆蛋白如富含胆固醇的低密度脂蛋白，促使动脉硬化；

还可促进糖化，使多元醇途径进一步活化等。

尿毒清对 AGEs 引起肾小球系膜细胞增殖有明显的抑制作用，具有保护 AGEs 引起细胞膜的膜电荷损伤及减少 AGEs 引起系膜细胞凋亡作用。从而对肾小球系膜细胞具有保护作用，延缓了肾功能损害进展[5]。

5. **抗氧化应激作用**　尿毒清颗粒具有显著的抗氧化应激作用。动物及临床试验均显示尿毒清颗粒可通过内在的抗氧化特性清除自由基和增加 SOD 的活性而提高慢性肾衰竭主动脉瓣膜钙化患者机体抗氧化能力，具有显著的抑制氧化应激作用[6, 7]。

6. **改善微炎症状态**　尿毒清颗粒具有明显的抑制炎症作用。多年临床验证表明尿毒清颗粒通过降低 hs-CRP、TNF-α、IL-6 等炎症因子的水平改善慢性肾功能不全微炎症状态[8]。

尿毒清颗粒延缓肾衰竭的作用机制见图 17-1。

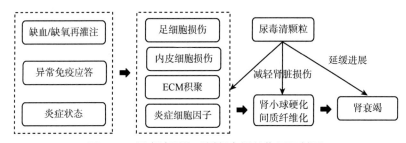

图 17-1　尿毒清颗粒延缓肾衰竭的作用机制图

【临床应用】

1. **慢性肾衰竭**　中医病名有虚劳、肾劳、水肿、关格等，多由禀赋素弱，继感受外邪久病不愈造成肾气日衰，脏腑虚损；或脾失健运无权，水谷不化，津液不布；湿毒壅塞三焦，清气不升，浊气不降，肾失开阖，气化无权。于是清浊不分，湿浊之邪内蓄体内，毒邪不得外解，邪陷心包，肾虚风动，直至心肾俱败。故认为脾肾气虚为本、湿浊瘀血为标，而尿毒清颗粒以通腑降浊、健脾利湿、活血化瘀为原则组方。

尿毒清颗粒可以降低慢性肾衰竭患者血肌酐、尿素氮水平，早期使用尿毒清颗粒可以改善患者临床症状，延缓慢性肾衰竭进展[9]。

2. **肾性骨病**　尿毒清颗粒可提高血钙，降低血磷。慢性肾脏病患者由于肾脏合成 1，25-二羟维生素 D_3 减少和肾脏对甲状旁腺素（PTH）灭活能力下降等原因，常伴有钙磷代谢异常，以低钙、高磷、高 PTH 血症最常见，也可有高钙血症、低磷血症。

潘松球等研究尿毒清颗粒对慢性肾脏病患者钙磷代谢观察中发现，尿毒清颗粒可以纠正慢性肾脏病患者钙磷代谢紊乱，但对于少尿无尿的慢性肾脏病患者不明显[10, 11]。

3. **肾性贫血**　尿毒清颗粒可改善肾性贫血。实验研究尿毒清颗粒治疗尿毒症模型家兔中发现尿毒清颗粒通过改善肾功能，减轻毒素对网状内皮细胞系统的损害，纠正尿毒症时铁代谢失调而发挥治疗贫血作用。临床试验也证实尿毒清颗粒通过改善肾清除毒素功能，从而为红细胞、血红蛋白的生成提供良好的内环境，减少紊乱的内环境对红细胞的破坏，影响铁的摄取和利用。最新临床研究发现尿毒清颗粒对改善血液透析患者红细胞生成素抵抗具有良好的疗效。由此可见尿毒清颗粒可通过多途径改善肾性贫血[12]。

4. 脂代谢紊乱　尿毒清颗粒具有改善慢性肾衰竭患者脂代谢紊乱的功效。动物实验应用尿毒清颗粒治疗老龄自发性高血压大鼠验证了尿毒清颗粒的降血压以及改善血脂代谢和高凝状态的药理作用。同时也有临床试验表明，尿毒清可显著降低血脂、减少心血管并发症[13, 14]。

【不良反应】　腹泻。调整剂量后腹泻停止。

【使用注意】　①服药后大便呈半糊状为正常现象，如呈水样需减量使用。②本品可与对肾功能无损害的抗生素、降压药、利尿药、抗酸药、降尿酸药并用。③忌与氧化淀粉等化学吸附剂合用。

【用法与用量】　温开水冲服。一日 4 次，6、12、18 时各服 1 袋，22 时服 2 袋，每日最大服用量为 8 袋，也可另定服药时间，但 2 次服药间隔勿超过 8 小时。

参 考 文 献

[1] 孙铭柱，徐曼，邹万忠. 肾小管间质纤维化中转化生长因子 β1 的表达特征[J]. 中华肾脏病杂志，2000，5：291-295.

[2] 亓敏，王娜，梁素忍，等. 尿毒清对阿霉素肾病大鼠肾纤维化的保护作用[J]. 中华肾脏病杂志，2010，26（8）：629-633.

[3] 陈姝君，陈海平，刘奇. 尿毒清颗粒对糖尿病大鼠足细胞损伤的保护作用研究[J]. 中国中西医结合肾病杂志，2008，10：875-878，944.

[4] 陈姝君，刘奇，陈海平，等. 尿毒清颗粒对糖尿病大鼠 NF-κB、NOS 及 VEGF 的影响[J]. 实用医学杂志，2011，27（23）：4203-4206.

[5] 王明军，丁瑞恒，伍巧源，等. 尿毒清对晚期糖基化终末产物作用下肾小球系膜细胞影响[J]. 临床肾脏病杂志，2014，（8）：498-501.

[6] 梁晓静，廖蕴华，朱荃，等. 大黄和尿毒清对大鼠肾组织抗氧化应激作用的比较研究[J]. 内科，2011，6（5）：402-405.

[7] 李相友，夏瑗瑜，张素华，等. 尿毒清颗粒对慢性肾衰竭主动脉瓣膜钙化患者中氧化应激状态的影响[J]. 中国中西医结合肾病杂志，2011，12（5）：438-439.

[8] 张明. 尿毒清颗粒对慢性肾功能衰竭非透析患者微炎症反应状态的干预作用[J]. 中外医疗，2011，30（25）：66-67.

[9] 吴恒莲，林宏初，阮雪玲，等. 尿毒清颗粒剂治疗 118 例慢性肾衰竭的疗效观察[J]. 中国中西医结合肾病杂志，2004，5（1）：21-24.

[10] 潘松球，黎琦. 尿毒清对尿毒症血液透析患者钙磷代谢及甲状旁腺激素的影响[J]. 广西医学，2010，32（1）：64-65.

[11] 潘松球，蒙陆丹，黎琦，等. 尿毒清颗粒对慢性肾脏病患者钙磷代谢的影响[J]. 现代医药卫生，2010，26（24）：3735-3736.

[12] 周大勇. 尿毒清对尿毒症性贫血影响的实验研究[J]. 实用中医药杂志，1999，11：30-31.

[13] 吴秀川，牟琴，于志瀛，等. 尿毒清对老龄自发性高血压大鼠血压、血脂及血黏度的影响[J]. 中国中西医结合肾病杂志，2014，（9）：800-802.

[14] 阮雪玲，吴恒莲，林宏初，等. 尿毒清颗粒剂对慢性肾功能衰竭脂质代谢及肾功能的影响[J]. 广东医学，2005，26（7）：999-1000.

（301 医院肾脏病国家重点学科　魏日胞，北京市中西医结合医院　李建民、周国民）

肾衰宁胶囊

【药物组成】　太子参、黄连、法半夏、陈皮、茯苓、大黄、丹参、牛膝、红花、甘草。

【处方来源】　研制方。《中国药典》（2015 年版）。

【功能与主治】　益气健脾，活血化瘀，通腑泄浊。用于脾胃气虚，浊瘀内阻，升降失调所致的面色萎黄、腰痛倦怠、恶心呕吐、食欲不振、小便不利、大便黏滞；慢性肾衰竭见上述证候者。

【药效】　主要药效如下：

1. 促进尿毒症毒素排泄[1-3]　肾衰宁胶囊可通过消化道排出尿毒症毒素，降低 BUN、SCr 水平。肾衰宁胶囊以大黄为君药，具有促进肠排空的作用，中华医学会编著的《临床诊疗指南·肾脏病学分册》指出："大黄制剂可通过胃肠道途径增加尿毒症毒素的排出，对减轻患者氮质血症起到一定辅助作用。"本科教材《内科学》也推荐大黄制剂治疗慢性肾衰竭。大黄的促进肠排空的作用靶点主要在大肠，因此不影响营养物质在小肠及胃的吸收。

2. 延缓肾间质纤维化[4, 5]　肾衰宁胶囊可抑制肾小球基底膜增厚，系膜基质增生，降低促纤维化的细胞因子 TGF-β1、胶原 α2、α-平滑肌蛋白 2（α-SMA2）的表达。肾衰宁胶囊提取物能够抑制成纤维细胞的生成，使 ECM 的合成减少，从而抑制系膜细胞和小管上皮细胞的增殖，抑制小管间质中肌成纤维细胞的数目和胶原的聚积，发挥延缓肾纤维化的作用。

肾衰宁胶囊的处方组成包含丹参和大黄，丹参是活血化瘀类中药，具有降低血黏度、抗凝、抗血栓、促进纤溶、改善微循环等作用，可抑制纤维再生，促进已形成的胶原蛋白纤维降解和肾纤维的重吸收，下调 α-SMA 的表达，减少 I 型胶原蛋白的沉积，抑制系膜细胞和小管上皮细胞的增殖。大黄中含有大黄酸，能够下调糖尿病小鼠肾皮质中 TGF-β 的表达，TGF-β 是介导多种器官和组织发生纤维化的关键性因子，阻止 TGF-β 的表达可减轻肾间质纤维化程度。

3. 抑制炎症因子表达[6-8]　微炎症会通过多种途径导致肾脏损伤，如炎性因子 TNF-α、IL-6 等刺激血管活性物质释放，使肾小球系膜细胞增生，内皮细胞通透性增加；微炎症还可刺激机体氧化应激反应直接损伤肾小球内皮细胞，增加单核细胞对血管内皮的浸润和黏附；氧化应激产生后还可进一步生成 ROS，诱导炎症介质的生成，导致 ECM 合成的增加，从而加速肾小球硬化。

肾衰宁胶囊方中所含茯苓为具有生物活性的多糖体，其能激活细胞免疫反应，改善机体对抗原的清除力，降低 IL-6、hs-CRP、TNF-α 等炎症因子的表达，改善微炎症状态，可有效延缓肾病进展。

4. 改善消化功能　慢性肾衰竭患者由于尿毒症毒素对消化系统的直接刺激，以及机体内环境的恶化，导致消化道问题。肾衰宁胶囊方中含有六君子汤的成分（太子参、法半夏、陈皮、茯苓、黄连、甘草），因此具有益气健脾之功效，可以改善恶心呕吐、食欲不振等临床症状。

【临床应用】　主要用于尿毒症、蛋白尿的治疗。

1. 尿毒症　中国中医科学院中医临床基础医学研究所进行了一项肾衰宁胶囊治疗慢性肾衰竭的 Meta 分析，从 429 篇文献中挑选出 25 个符合纳入标准的随机对照试验（RCT）研究，样本总数为 1937 例，试验组有 1059 例患者。结果显示，肾衰宁胶囊能有效改善慢性肾衰竭患者的临床症状，提高临床疗效；并且能降低 BUN 和 SCr，提高机体 CCr[9]。肾衰宁胶囊治疗透析患者高磷血症的多中心、前瞻性、自身交叉对照研究显示，肾衰宁胶囊可有效降低透析患者的血磷水平[10]。肾衰宁胶囊可提高肾衰竭患者血清前白蛋白水平，改善患者营养状态[11]。

2. 蛋白尿　肾衰宁胶囊联用雷米普利可更加有效地降低慢性肾衰竭患者 BUN 和 SCr

水平，减少蛋白尿，缓解临床症状。伴有恶心呕吐、食欲不振的慢性肾衰竭患者服用肾衰宁胶囊后，不仅 BUN、SCr 水平有效降低，消化道症状也大为改善[12, 13]。

【不良反应】　恶心、呕吐、腹痛、腹泻、大便次数增加、皮疹、瘙痒等。

【使用注意】　①服药后大便次数超过 4 次者需减量服用，并请咨询医师或药师。②小儿必须在成人监护下服用或遵医嘱。③以下情况患者慎用：脾胃虚寒、服药前大便次数超过 4 次、高钾血症、哺乳期及月经期妇女。④由于处方含半夏，根据中医十九畏十八反，慎与乌头碱类药物合用或遵医嘱。⑤不建议与其他含大黄制剂同用。⑥药品保存时应避免高温、阳光直射。

【用法与用量】　口服。一次 4～6 粒，一日 3～4 次，小儿酌减。

参 考 文 献

[1] 中华医学会. 临床诊疗指南·肾脏病学分册[M]. 北京：人民卫生出版社，2011：226.

[2] 葛均波，徐永健. 内科学[M]. 8 版. 北京：人民卫生出版社，2013：531.

[3] 李锋，王胜春，王新，等. 大黄泻下效应的药理学新解释[J]. 中国中药杂志，2008，33（4）：481-484.

[4] 成瑞玲. 肾衰宁胶囊在缓解小鼠肾小管间质纤维化中的作用[J]. 河北医药，2009，31（23）：3253-3255.

[5] 沙富兴，葛永超. 肾衰宁胶囊对 5／6 肾切除术后大鼠残肾肾功能的保护作用[J]. 医药论坛杂志，2010，（19）：48-50.

[6] 王时敏，官继超，董志超. 肾衰宁胶囊联合厄贝沙坦对腹膜透析患者 IL-6 及 hsCRP 的影响[J]. 中国中西医结合肾病杂志，2013，（5）：449-450.

[7] 黄朝莉，徐秀蓉，谷柱. 肾衰宁片对维持性血液透析患者微炎症状态的影响[J]. 中国医药指南，2012，（18）：6-7.

[8] 王景明，孙奕，叶传蕙. 中药肾衰宁对体外培养人肾小球系膜细胞增殖及产生白介素-8 的影响[J]. 中国中西医结合急救杂志，2000，（4）：197.

[9] 崔瑞昭，谢雁鸣，廖星等. 肾衰宁胶囊辅助治疗慢性肾衰竭随机对照试验的系统评价和 Meta 分析[J]. 中国中药杂志，2016，41（11）：2149-2161.

[10] 程叙扬，蔡美顺，崔太根，等. 活性炭联合大黄类制剂协助控制慢性肾脏病高磷血症[J]. 中国血液净化，2011，10（3）：119-124.

[11] 兰乐健. 肾衰宁对慢性肾衰急性加重患者的疗效及对血清前白蛋白的影响[J]. 中国中医药科技，2013，6：644-656.

[12] 刘林星，张裕生. 肾衰宁胶囊联用雷米普利治疗慢性肾功能衰竭的临床研究[J]. 国际医药卫生导报，2009，15（12）：74-77.

[13] 崔建强. 肾衰宁胶囊治疗慢性肾功能衰竭 68 例[J]. 陕西中医，2000，21（10）：433-434.

（301 医院肾脏病国家重点学科　魏日胞）

二、补肾化浊类

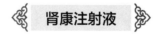
肾康注射液

【药物组成】　大黄、丹参、红花、黄芪。

【处方来源】　研制方。国药准字 Z20040110。

【功能与主治】　降逆泄浊，益气活血，通腑利湿。适用于慢性肾衰竭，属湿浊血瘀证，症见恶心呕吐、口中黏腻、面色晦暗、身重困倦、腰痛、纳呆、腹胀、肌肤甲错、肢体麻木、舌质紫暗或有瘀点、舌苔厚腻、脉涩或细涩。

【药效】　主要药效如下：

肾康注射液是由大黄、丹参、黄芪等药物制成的中药复方静脉注射液，大黄为方中君药，有效成分主要是以结合与游离两种状态存在的蒽醌类，现代药理研究证实大黄蒽醌类成分在防治肾脏疾病中发挥重要作用[1, 2]。

1. 减轻肾小球氧化应激损伤　氧化应激是肾脏疾病病理生理过程中的关键环节，对疾病的发生发展有着重要的影响。肾康注射液能够降低体内 MDA、CRP 的水平，提升 SOD 及谷胱甘肽过氧化物酶（GSH-Px）的含量，SOD 活力的高低间接反映了机体清除氧自由基的能力，MDA 的高低间接反映了机体细胞受自由基攻击的严重程度，因此肾康注射液可缓解肾病患者的氧化应激状态[3, 4]。肾康注射液可以减轻大鼠肾缺血再灌注后氧化应激损伤，抑制大鼠肾缺血再灌注后炎症反应，保护肾功能。对大鼠肾缺血再灌注损伤的研究结果提示，肾康注射液可降低大鼠肾脏缺血再灌注后肾组织 TNF-α 和 IL-1β 等炎性介质水平[5]。

2. 延缓肾纤维化进展　肾小球硬化和肾间质纤维化是各种原因引起肾脏损害的共同转归，也是终末期肾脏基本病理改变。肾康注射液可以降低肾小球细胞外基质中糖蛋白和胶原蛋白的含量，减轻细胞外基质的积聚，降低 FN、LN、Col-Ⅳ 的含量，最终延缓肾纤维化的发展[6, 7]。肾康注射液还可通过下调肾小管-间质 TGF-β1 和结缔组织生长因子（CTGF）的表达，调控肾组织 ERK1/2 信号通路活性，干预 MMP/TIMP-1 表达，促进细胞外基质降解，延缓肾衰竭进展[8, 9]。

3. 改善微循环障碍　肾康注射液可以抑制多种血管活性物质和细胞因子的过度表达，抑制肾小管上皮细胞的增殖，改善内皮细胞受损的状态，降低炎性反应，延缓肾病进程，改善患者的身体状况。肾康注射液可以通过调节血脂、降低血黏度、减少血管阻力、改善微循环等增加肾血流量，维持肾功能，改善糖尿病肾病患者高凝、高脂状态，消除肾血管堵塞，改善微循环，从而达到对肾脏的保护作用[10, 11]。

【临床应用】　主要用于慢性肾衰竭、糖尿病肾病等治疗。

1. 慢性肾衰竭　肾康注射液是国家二类中药新药，是目前治疗慢性肾衰竭的唯一中药注射剂。在一项全国 53 家医院参与的肾康注射液Ⅳ期临床观察研究中[12]，入选慢性肾衰竭患者 2200 例，将肾康注射液 60～100ml 溶于 10%葡萄糖（5%葡萄糖/0.9% 氯化钠注射液）200～300ml 中静脉滴注，每日 1 次，治疗 2～4 周后评价治疗的有效性和安全性，结果显示治疗后患者 SCr 和肌酐清除率得到明显改善（$P<0.05$），慢性肾衰竭总有效率为 73.05%，中医症候总有效率为 98.00%，患者的肌酐清除率和 SCr 水平基本保持稳定。上市后的安全性再评价，也证实了肾康注射液对慢性肾衰竭具有非常好的有效性及安全性[13]。

2. 糖尿病肾病　是糖尿病最常见的慢性微血管并发症之一。糖尿病肾病的主要病理特征是肾小球细胞外基质堆积，系膜增宽，基底膜增厚，肾小球硬化及肾间质纤维化。早期糖尿病肾病以微量蛋白尿为特征，若此期进行积极有效的干预则可以延缓甚至逆转糖尿病肾病的进展。目前已有大量研究证实肾康注射液治疗糖尿病肾病具有较好的疗效，并在作用机制及临床应用方面积累了较多的经验，循证医学的 Meta 分析显示，常规治疗基础上加用肾康注射液在降低早期患者尿白蛋白排泄率、24 小时尿蛋白、血肌酐、尿素氮等方面具有优势，与单一常规西医治疗相比，肾康注射液治疗早期糖尿病肾病试验组显效率、总有效率等指标均高于对照组且差异有统计学意义[14-16]。基于现有临床证据，肾康注射液可为早期糖尿病肾病提供一种治疗选择。

【不良反应】　在静脉滴注过程中偶见发红、疼痛、瘙痒、皮疹等局部刺激症状和口渴现象。

【使用注意】　①本品必须严格掌握适应证、用法用量及使用疗程，对长期使用的患者每疗程间应有一定的时间间隔。②本品为中药注射剂，必须按照药品说明书的推荐剂量、调配要求、给药速度等使用药品。③本品禁止与其他药物在同一容器（包括输液管）内混合使用。④对老人、儿童等特殊人群，应慎重使用，加强监测。⑤对于初次使用中药注射剂或用药开始 30 分钟的患者，应密切观察用药反应，出现异常立即停药，积极处置。⑥本品保存不当可能影响产品质量。对包装变形、安瓿瓶有裂痕或砂眼等密封不严的禁止使用，发现药液出现沉淀、悬浮物、浑浊、变色和漏气等异常现象时禁止使用。⑦患者在用药期间，宜低蛋白、低磷、高热量饮食。⑧急性心功能衰竭者、高血钾危象者慎用。⑨过敏体质者、有内出血倾向者、孕妇及哺乳期妇女禁用。

【用法与用量】　静脉滴注。一次 100ml，一日 1 次，使用时用 10% 葡萄糖注射液 300ml 稀释。每分钟 20～30 滴。疗程 4 周。

参 考 文 献

[1] 戴春笋. 大黄酸，大黄素及雷公藤内酯醇治疗肾脏病及机理研究[D]. 南京：南京大学，2000.

[2] 吴影懿，段俗言，钱军，等. 大黄酸对糖尿病小鼠肾脏的保护作用[J]. 江苏医药，2015，（16）：1864-1866.

[3] 王爱媛，房辉，王余，等. 肾康注射液辅助治疗早期糖尿病肾病的疗效及对氧化应激的影响[J]. 中国实验方剂学杂志，2013，19（8）：308-310.

[4] 蒋文勇，吴欣，于黔. 肾康注射液对老年慢性肾衰竭患者氧化应激状态的影响[J]. 中国老年学杂志，2011，31（19）：3825-3826.

[5] 李宇奇，张敏，沈建明，等. 肾康注射液对大鼠肾缺血再灌注损伤的影响[J]. 中国现代医学杂志，2013，23（7）：24-26.

[6] 关明智，郭立中，张灿伟，等. 肾康注射液与苯那普利对人肾小球内皮细胞外基质抑制作用的对比研究[J]. 中国中医药现代远程教育，2009，7（12）：198-200.

[7] 刘玉宁，王立红，郭立中，等. 肾康注射液对肾小球系膜基质作用的血清药理学研究[J]. 中国中医药科技，2005，12（4）：223-224.

[8] 刘燕霞，史国辉. 肾康注射液对腺嘌呤致肾间质纤维化的预防机制[J]. 中国医学前沿杂志（电子版），2012，（9）：47-51.

[9] 杨晶晶，毛志敏，万毅刚，等. 肾康注射液调控 ERK1/2/MMPs 信号通路促进肾衰竭模型鼠细胞外基质降解的作用和机制[J]. 中国中药杂志，2016，（20）：3805-3813.

[10] 郝玉杰，王运红，王桂英，等. 肾康注射液对早期糖尿病肾病尿内皮素及血脂、血黏度的影响[J]. 河北医科大学学报，2010，31（2）：136-138.

[11] 赵宗江，刘宏，张新雪，等. 肾康注射液对肾小管上皮细胞增殖影响的实验研究[J]. 中国中医药信息杂志，2000，（12）：38-39.

[12] 蒋志伟，吕延英，夏结来，等. 肾康注射液治疗慢性肾功能衰竭的Ⅳ期临床观察研究[J]. 中国医科大学学报，2011，40（10）：941-945.

[13] 王丽，周玮，杨新建，等. 2013-2016 年天津市中医药研究院附属医院肾康注射液的上市后安全性再评价[J]. 现代药物与临床，2016，31（11）：1846-1851.

[14] 朱幸志，谢欣颖，王璟霖，等. 肾康注射液干预早期糖尿病肾病的系统评价[C]//国家中医药管理局，厦门市人民政府. 第十五次全国中医糖尿病大会论文集. 厦门：国家中医药管理局，2014：12.

[15] 宁泽琼，乔逸，白娟，等. 肾康注射液治疗早期糖尿病肾病的 Meta 分析[J]. 陕西中医学院学报，2014，（6）：39-43.

[16] 王昱，熊柱凤. 肾康注射液治疗老年早期糖尿病肾病的疗效及对患者免疫功能的影响[J]. 中国老年学杂志，2015，35（22）：6370-6372.

（301 医院肾脏病国家重点学科　魏日胞）

第十八章

肾病综合征中成药名方

第一节 概 述[1-3]

一、概 念

肾病综合征（nephrotic syndrome）是指多种病因导致肾脏病理损伤，从而出现的一系列临床综合征，包括大量蛋白尿（24 小时尿蛋白≥3.5g）及其导致的低蛋白血症（血浆白蛋白≤30g/L），常伴有水肿、高脂血症。肾病综合征是多种肾小球疾病的常见表现。临床分为原发性肾病综合征和继发性肾病综合征。

肾病综合征属于中医学"水肿""虚劳"等范畴。

二、病因及发病机制

（一）病因

继发性肾病综合征病因有多种，常见者为糖尿病、系统性红斑狼疮、乙肝病毒相关肾炎、肾淀粉样变等引起的肾病综合征，小儿患病还应排除遗传性疾病、感染性疾病及过敏性紫癜等的原因；中青年应除外结缔组织病、感染、药物等的原因；老年则应排除代谢性疾病及肿瘤等的原因。

原发性肾病综合征病因至今仍未明确，引发原发性肾病综合征的病理类型多为微小病变肾病、系膜增生性肾炎、膜性肾病、局灶节段性肾小球硬化症及系膜毛细血管性肾炎等，其中儿童以微小病变肾病多见，而中老年则以膜性肾病多见。

（二）发病机制

肾病综合征发病机制至今未完全阐明，多认为其大量蛋白尿为足细胞足突融合，肾小球滤过膜受损所致。血浆白蛋白降低主要原因是其从尿液中丢失，与尿蛋白水平相关，除此之外，还与肝脏合成功能、肾小管重吸收及降解、食物蛋白质摄入等因素相关。水钠潴留及低蛋白血症会引起水肿，而脂蛋白合成速度加快、清除减少或脂肪动员增加等可引起高脂血症。

三、临 床 表 现

肾病综合征的一系列的临床症状主要起源于大量蛋白尿，由此血中白蛋白从尿中流失，导致低蛋白血症，低蛋白血症则会进一步引起水肿、高脂血症。肾病综合征的常见并发症有感染、血栓栓塞、营养不良、急性肾衰竭等。

四、诊　　断

根据临床症状如水肿及实验室检验指标，如 24 小时尿蛋白≥3.5g、血浆白蛋白≤30g/L、伴或不伴高脂血症即可诊断。原发性肾病综合征需除外继发性病因和遗传性疾病，肾脏病理有助于诊断，且病理类型的确定对于肾病综合征的治疗和预后都有重要意义。

五、治　　疗

（一）常用化学药物及现代技术

糖皮质激素：如甲泼尼龙、泼尼松等；主要作用是抑制免疫，减轻炎症反应。

细胞毒药物和免疫抑制剂：如环磷酰胺、吗替麦考酚酯、环孢素、他克莫司等；通过对 T、B 淋巴细胞的抑制，从而抑制抗原-抗体反应及炎症介质和细胞因子的产生。对于系膜毛细血管性肾炎、膜性肾病或局灶节段性肾小球硬化等病理类型的肾病综合征患者，免疫抑制剂可协同糖皮质激素抑制肾脏局部炎症因子的释放，减少免疫复合物在肾脏组织的沉积，减轻局部细胞免疫反应和体液免疫反应。

水肿明显的患者，适当加用利尿剂以利尿消肿；血脂高的患者，应用他汀类降脂药。低白蛋白血症者，应抗血小板及抗凝治疗。

（二）中成药名方治疗

激素和免疫抑制剂有诸多的副作用，中医药防治肾病综合征不仅作用于多靶点、多环节，而且副作用极少，在应用激素的过程中加用中医药治疗会减少西药的副作用。中医药不仅可以减轻临床症状，还对患者预后有明显的裨益。

第二节　中成药名方的辨证分类与药效

中药治疗肾病综合征是分型辨证用药，故中成药的使用亦应遵从辨证论治的原则，其名方的常见辨证分类及其主要药效[4, 5]如下：

一、清热利湿类

肾病综合征湿热瘀阻证的主要临床症状为下肢浮肿，或见面部浮肿，腰膝酸软，头晕眼花，心烦少寐，咽干口燥，咽喉疼痛，小便短涩，大便干结。舌红少津，苔黄腻，脉沉细数或滑数。

肾病综合征阴虚湿热证的主要病理变化：①肾脏局部发生免疫反应，导致 T 淋巴细胞增殖分化，并释放细胞因子对肾脏固有细胞产生损伤，或者抗原、抗体形成免疫复合物沉积于肾脏局部，导致一系列炎症反应，损伤固有细胞；②细胞因子等刺激系膜细胞增殖、系膜基质增多，加速肾小球硬化；③足细胞裂孔膜蛋白重新分布、足突融合、足细胞损伤、蛋白尿形成，肾小球滤过屏障损伤；④肾小管间质损伤，出现上皮细胞变性、萎缩、间质成纤维细胞增殖，损伤加重。

清热利湿类药可以抗炎、抑制免疫作用，减少足细胞损伤，保护肾小球滤过屏障，减少系膜基质沉积，改善肾小球硬化，减轻肾小管间质损伤。

常用中成药：雷公藤多苷片（雷公藤片）、黄葵胶囊（见第十五章）、昆明山海棠片。

二、益气养阴类

肾病综合征气阴两虚证的主要临床症状为少气乏力，面色无华，午后低热，手足心热，口干咽燥，或反复咽痛，舌质偏红，少苔，脉细或弱。

肾病综合征气阴两虚证的主要病理变化：①足细胞裂孔膜蛋白表达减少，蛋白质滤过增多；②炎症反应增加，肾小球硬化，肾间质纤维化。

益气养阴类药可以维持足细胞完整，保护肾小球滤过屏障，抗炎，抑制免疫，改善肾纤维化，还能降低尿蛋白、升高白蛋白，改善高凝状态。

常用中成药：槐杞黄颗粒、肾炎康复片（见第十五章）。

三、温阳利水类

肾病综合征阳虚水泛证的主要临床症状为高度水肿，以下肢及腰骶部为主，按之凹陷，或伴有胸水、腹水或心包积液，小便不利，形寒肢冷，面色㿠白，纳差便溏。舌质淡润或舌体胖大质嫩而润，边有齿痕，舌苔白腻水滑，脉沉弱。

肾病综合征阳虚水泛证的主要病理变化：①肾小球滤过膜负电荷丢失，毛细血管通透性增高，并且足细胞裂孔膜蛋白表达减少，导致肾小球滤过屏障损伤，从而产生大量蛋白尿；②致病因素作用下肾小管上皮细胞转分化为肌成纤维细胞，分泌胶原蛋白，促进肾间质纤维化的发生；③水通道蛋白的表达和分布改变，促进水钠潴留，水肿加重。

温阳利水类药可以改变肾小管水通道蛋白的表达，利于小便排出；并且可以保护足细胞，改善肾小球滤过屏障，同时抗炎、改善肾间质纤维化。

常用中成药：金匮肾气丸、五苓散（片）、真武汤（见第十五章）等。

四、补气利水类

肾病综合征气虚风水证的主要临床症状为乏力少气，平素易于感冒，多在外感后出现眼睑或面部浮肿，或见四肢及全身浮肿，小便少，多可见鼻塞流涕、发热头痛等外感表证的症状。舌质淡胖而润，边有齿痕，苔白滑，脉沉紧或沉数。

肾病综合征表虚不固之风水证的主要病理变化：①改变水通道蛋白在肾脏布局的表达，促进水液潴留，导致水肿明显；②产生炎症反应，促进肾小管上皮损伤，加重肾间质纤维化；③脂质过氧化作用导致肾脏固有细胞和结构的损伤；④降低免疫球蛋白分泌，使机体免疫力减弱。

宣肺利水药有增加小便排出、抑制或提高机体免疫力、抗氧化、降低尿蛋白的作用。

常用的中成药：五皮饮（散、丸）、玉屏风颗粒（口服液、胶囊）。

参 考 文 献

[1] 王海燕. 肾脏病学[M]. 3 版. 北京：人民卫生出版社，2008：940-954.

[2] 王钢，邹燕勤，周恩超. 邹云翔实用中医肾病学[M]. 北京：中国中医药出版社，2013：363-379，954.

[3] 王海燕，沈悌. 糖皮质激素在内科疾病中的合理应用[M]. 北京：人民卫生出版社，2011：71-79.

[4] 国家药典委员会. 中华人民共和国药典临床用药须知：中药成方制剂卷[M]. 北京：中国医药科技出版社，2011：1-1068.

[5] 戴德银，何恩福. 新编简明中成药手册[M]. 北京：人民军医出版社，2005：1-635.

（北京市中西医结合医院　李建民、谢　晨）

第三节　中成药名方

一、清热利湿类

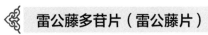

雷公藤多苷片（雷公藤片）

【药物组成】　雷公藤多苷。

【处方来源】　研制方。国药准字 Z34021048。

【功能与主治】　祛风解毒，除湿消肿，舒筋通络。有抗炎及抑制细胞免疫和体液免疫等作用。用于风湿热瘀，毒邪阻滞所致的类风湿关节炎、肾病综合征、白塞氏三联征、麻风反应、自身免疫性肝炎等。

【药效】　主要药效如下：

1. 抗肾炎，抑制免疫[1-5]　炎症和免疫反应是肾病综合征公认的损伤机制之一。

血液中游离的抗体和肾小球固有抗原或种植抗原相结合形成免疫复合物，沉积于局部系膜区、内皮下等，可以激活补体，介导溶细胞效应，导致肾脏固有细胞溶解，同时此过程中产生多种炎性介质亦可以导致肾脏组织损伤。抗原刺激后 T 细胞增殖、分化并释放相关细胞因子对肾脏细胞产生损伤。

雷公藤作为免疫抑制剂被人们公认，实验证实雷公藤甲素可以通过抑制肾组织巨噬细胞的浸润及巨噬细胞 IL-1、IL-2、TNF-α 等炎症因子的表达，下调肾组织 OPN、TGF-β 的表达，抑制单核/巨噬细胞及炎性细胞因子的释放，并且雷公藤不仅可以减少膜攻击复合体 C5b-9 在肾组织的沉积，而且可以抑制 T 细胞增殖，另外，雷公藤可以抑制 NF-κB 的活性，具有抗炎作用，雷公藤通过抗炎、抑制免疫发挥肾脏保护作用。

2. 减少足细胞损伤，保护肾小球滤过屏障[6-11] 足细胞是肾脏的固有细胞之一，是肾小球滤过屏障的重要组成部分，近年来对足细胞的研究越来越多。雷公藤可以保护足细胞，减少尿蛋白排泄。

足细胞裂孔隔膜上的肾病蛋白、足突蛋白等蛋白质的正常表达和分布与肾小球选择性滤过密切相关，肾病综合征时肾小球足细胞裂孔膜蛋白表达会减少，而雷公藤甲素可以上调嘌呤霉素（PAN）肾病动物模型肾病蛋白、足突蛋白的表达，保护足细胞。

C5b-9 是补体活化终产物，肾病综合征时抗原抗体免疫复合体的形成激活补体途径，最终形成膜攻击复合体 C5b-9，沉积于局部或直接对足细胞骨架造成损伤；C5b-9 可以诱导活性氧（ROS）产生，从而使 MAPK 通路活化，导致足细胞裂孔膜蛋白重新分布、足突融合、足细胞损伤、蛋白尿形成，实验证实雷公藤甲素可以减轻实验动物肾组织 C5b-9 的沉积，还能抑制 C5b-9 诱导的 p38 MAPK 信号通路活化，降低 p38 MAPK 磷酸化水平，发挥足细胞保护作用。

细胞自噬是细胞的程序性死亡过程，细胞内死亡的线粒体和形成的蛋白质多聚体可以诱发炎症反应和细胞死亡，而足细胞自噬功能可以通过清除这些物质来发挥肾脏保护作用。实验表明抑制实验小鼠自噬通路，会造成足细胞大范围损伤，而雷公藤多苷可以通过作用于 PI3K/AKT 通路激活自噬功能，从而保护足细胞，减少蛋白尿的产生。

3. 减少系膜基质沉积，改善肾小球硬化[12-17] 系膜细胞增殖和细胞外基质（ECM）的分泌增加是肾小球硬化的重要病理特征，胶原蛋白是 ECM 的主要成分之一，胶原蛋白代谢与 ECM 沉积密切相关，TGF-β 的过度表达可以促进 I 型和 IV 型胶原蛋白增生，使 ECM 沉积，促使肾小球硬化。TGF-β 可以促进膜性肾病 ECM 增殖和钉突形成，系膜增生性肾炎模型大鼠肾脏系膜细胞增殖、ECM 增生。

雷公藤多苷可以通过调节 TGF-β/Smad 信号通路抑制肾组织内 TGF-β 过表达，减少 ECM 沉积，改善肾小球硬化。而且，雷公藤多苷可以诱导模型大鼠系膜细胞凋亡，下调 *Bcl-2* 基因表达，减少系膜细胞增殖、ECM 增生，延缓肾小球硬化进程。

4. 减轻肾小管间质损伤[18-20] 肾小管间质损伤表现为肾小管上皮细胞变性、萎缩、消失，肾间质成纤维细胞增殖，ECM 增生。肾小管间质纤维化是促纤维化细胞因子和抗纤维化细胞因子作用失衡的结果，促纤维化因子如结缔组织生长因子 CTGF、丝氨酸/苏氨酸激酶受体 Smad2 蛋白等通过 TGF-β1 信号通路诱发肾小管上皮细胞向肾间质成纤维细胞转化，而抗纤维化因子如 BMP-7 可以拮抗此过程，减轻肾小管间质损伤，糖尿病肾病动物模型 BMP-7 表达降低，而促纤维化因子表达则增多。

雷公藤甲素可以部分恢复 BMP-7 表达，降低 CTGF、Smad2、TGF-β1 等蛋白质的表达，减少肾小管上皮损伤，减轻肾小管间质损害，发挥肾脏保护作用。

雷公藤抗炎、保护足细胞、减少系膜基质沉积的作用见图 18-1。

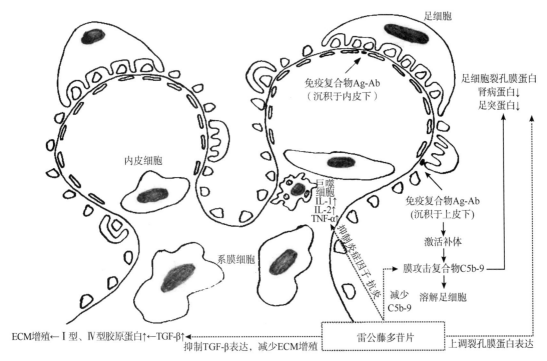

图 18-1　雷公藤抗炎、保护足细胞、减少系膜基质沉积的作用示意图

图中虚线显示为雷公藤作用机制：①抑制炎症因子，抗炎；②减少膜攻击复合体 C5b-9，上调裂孔膜蛋白表达，保护足细胞；
③抑制胶原生成，减轻系膜基质沉积，减轻肾纤维化

【临床应用】　　主要用于肾病综合征、风湿性关节炎、风湿病等。

1. 肾病综合征[21-23]　雷公藤多苷片可用于因风湿热瘀，毒邪阻滞所致以下肢浮肿，或见面部浮肿，伴有大量蛋白尿，舌红少津，苔黄腻，脉沉细数或滑数为主要表现的肾病综合征。

本品有糖皮质激素和免疫抑制剂等的药理作用，可治疗多种原发性或继发性肾病综合征。

雷公藤可以降低膜性肾病的大量蛋白尿，尤其是在 6 个月内不适宜用激素和免疫抑制剂时期，雷公藤能抑制活化的淋巴细胞、保护足细胞、减少蛋白尿，增加疾病缓解率，改善预后。雷公藤多苷在治疗小儿乙型肝炎病毒相关肾病方面有较好疗效，且未出现明显不良反应。

2. 风湿性关节炎、风湿病[24]　雷公藤片在治疗风湿性关节炎上显示出了明确的临床疗效，改善了关节活动度、肿痛程度等，以及 IL-2R 等炎症介质及血沉等观察指标。雷公藤多苷片可以降低多发性皮肌炎患者血清 CPK、sFas 及 Sicam-1 指标，发挥较好的临床疗效。且雷公藤多苷可以缓解小血管炎合并蛋白尿患者的 SCr、尿蛋白等指标。

【不良反应】　①生殖系统：临床长期应用雷公藤多苷片会发生月经紊乱、精子活动度降低等。雷公藤长期应用对生殖系统产生毒性作用，长期应用本品实验小鼠附睾精子密度、精子存活率明显降低，精子畸形率明显升高，还会出现生殖细胞变性、脱落等生殖毒性表现。且雷公藤多苷可以使雌性大鼠卵巢萎缩、功能损害。②肾脏毒性：临床报道显示

无肾脏病病史的患者服用雷公藤后出现急性肾衰竭的病例，多表现为少尿或无尿、浮肿和血尿等临床表现，并伴随 SCr、BUN 的升高。雷公藤甲素给药后，实验动物肾脏出现损伤，且剂量越大越显著，病理研究显示雷公藤多苷给药后实验动物肾组织近端小管上皮细胞发生变性，肾间质炎性细胞浸润，且大量肾小球损伤，表现为肾小球内皮细胞体积增大，胞浆内出现空泡等。③其他：雷公藤还有肝毒性，有使用雷公藤片后出现便黄、全身皮肤进行性黄疸，伴有胆红素升高，转氨酶升高的病例。雷公藤给药后实验大鼠还出现厌食、腹泻、消瘦、脂肪肝、脾肿大等毒副症状。还有雷公藤片服用后出现严重贫血、白细胞和血小板降低，以及雷公藤甲素导致大鼠横纹肌溶解的实验研究[25-32]。

【使用注意】 ①肝病、严重心血管疾病者和老年者慎用。②白细胞、血小板减少或贫血者慎用。③肾功能不全者慎用，若需要在医师指导下使用。④服药后出现面部浮肿、蛋白尿、红细胞管型、肌酐和尿素氮升高者，应立即停药并及时处理。⑤服药期间可引起月经紊乱，精子活力及数目减少，影响生育，有生育要求者不宜服用。⑥本品宜饭后服用。

【用法与用量】 口服。一次服 2 片，一日 3 次[或 1～1.5mg/（d·kg），分 3 次饭后服用]。

参 考 文 献

[1] 何文兵，刘光陵. 原发性肾病综合征的免疫致病机制探讨[J]. 中国全科医学，2010，13（30）：3461-3463.

[2] 秦卫松，刘志红，曾彩虹等. 雷公藤甲素对 Heymann 肾炎模型足细胞病变的影响[J]. 肾脏病与透析肾移植杂志，2007，16（2）：101-109.

[3] 姚燕. 雷公藤抗炎免疫作用的研究进展[J]. 医药前沿，2015，5（32）：317-318.

[4] 王瑞石，刘志红. 膜性肾病的发病机制[J]. 肾脏病与透析肾移植杂志，2006，15（2）：161-166.

[5] 洪郁芝，陈燕，俞东容，等. 雷公藤内酯醇对 TNF-α 诱导人 PTEC 补体 C3 的影响[J]. 中国中西医结合肾病杂志，2006，7（8）：389-392.

[6] 郑春霞，刘志红，孙吉平，等. 雷公藤甲素对嘌呤霉素模型足细胞病变的影响[J]. 肾脏病与透析肾移植杂志，2007，16（2）：110-118.

[7] 陈朝红，刘志红，洪亦眉，等. 雷公藤甲素干预 C5b-9 诱导足细胞损伤的体外研究[J]. 肾脏病与透析肾移植杂志，2009，18（4）：310-317.

[8] Chen Z H，Qin W S，Zeng C H，et al. Triptolide reduces proteinuria in experimental membranous nephropathy and protects against C5b-9-induced podocyte injury in vitro[J]. Kidney international，2010，77（11）：974-988.

[9] Gong J，Jin J，Zhao L，et al. Tripterygium glycoside protects against puromycin amino nucleoside-induced podocyte injury by upregulating autophagy[J]. International journal of molecular medicine，2018，3：1-8.

[10] Hao L，Pan M S，Zheng Y，et al. Effect of Cordyceps sinensis and Tripterygium wilfordii polyglycosidium on podocytes in rats with diabetic nephropathy[J]. Exp Ther Med，2014，7：1465-1470.

[11] Kawakami T，Gomez I G，Ren S，et al. Deficient autophagy results in mitochondrial dysfunction and FSGS[J]. J Am Soc Nephrol，2015，26：1040-1052.

[12] Floege J，Johnson R J，Gordon K，et al. Increased synthesis of extracellular matrix in mesangial proliferative nephritis[J]. Kidney international，1991，40（3）：477-488.

[13] 万毅刚，孙伟，清水不二雄，等. 雷公藤多苷对不可逆性肾小球硬化模型系膜损伤的抑制作用[J]. 中国中药杂志，2005，30（5）：361-365.

[14] 王瑞石，刘志红. 膜性肾病的发病机制[J]. 肾脏病与透析肾移植杂志，2006，15（2）：161-166.

[15] 万毅刚，孙伟，窦晨辉，等. 雷公藤多苷对阿霉素肾病模型鼠肾组织 TGF-β1/Smad 信号通路的干预作用[J]. 中国中西医结合杂志，2011，31（4）：517-524.

[16] Wan Y G，Che X Y，Sun W，et al. Low-dose of multi-glycoside of Tripterygium wilfordii Hook f，a natural regulator of TGF-β1/Smad signaling activity improves adriamycin-induced glomerulosclerosis in vivo[J]. Journal of ethnopharmacology，

2014，151（3）：1079-1089.

[17] 丁樱，陈文霞. 雷公藤多甙对系膜增生性肾炎大鼠肾组织系膜区系膜细胞凋亡及其调控基因 BCL-2 的影响[J]. 河南中医学院学报，2003，18（5）：26-27，29.

[18] 宋纯东，薛黎明. 雷公藤多甙对早期糖尿病肾病大鼠肾组织 TGF-β1 表达的影响[J]. 中国中医药科技，2011，18（2）：125-126.

[19] 张燕，常保超，陈卫东. 雷公藤多苷对糖尿病肾病大鼠肾组织转化生长因子 β1、骨形成蛋白 7 及 Gremlin 表达的影响[J]. 肾脏病与透析肾移植杂志，2012，21（3）：237-243.

[20] 支勇，曹式丽. 雷公藤治疗肾脏病作用机制研究进展[J]. 山西中医，2014，30（3）：53-54，57.

[21] 李成彦. 雷公藤片治疗过敏性紫癜肾疗效观察[J]. 时珍国医国药，2006，17（6）：1038-1039.

[22] 俞夏莉. 雷公藤治疗膜性肾病的优势[J]. 河南中医，2012，32（4）：487-488.

[23] 丁樱，郭庆寅. 雷公藤多甙治疗小儿乙型肝炎病毒相关肾炎 12 例疗效观察[J]. 陕西医学杂志，2005，34（1）：100-101.

[24] 李红刚，纪伟，宋亚楠，等. 雷公藤治疗风湿免疫性疾病临床应用进展[J]. 中国中医急症，2011，20（4）：616-617.

[25] 童静，马瑶，吴建元，等. 雷公藤长期毒性作用及其时间节律性研究[J]. 中药材，2004，27（12）：933-935.

[26] 刘芝，李振彬，刘乐. 雷公藤多苷对大鼠卵巢功能耗损的影响与菟丝子总提取物干预作用的实验研究[J]. 湖南中医杂志，2017，33（4）：153-155.

[27] Ni B，Jiang Z，Huang X，et al. Male reproductive toxicity and toxicokinetics of triptolide in rats[J]. Arzneimittel-Forschung，2008，58（12）：673-680.

[28] 毕可波. 雷公藤中毒所致急性肾功能衰竭 20 例分析[J]. 中国现代应用药学，2000，17（6）：502.

[29] 郭军鹏，刘震坤. 雷公藤肾脏毒性的实验研究[J]. 长春中医药大学学报，2010，26（1）：124.

[30] 王君明，贾玉梅，崔瑛. 基于以雷公藤甲素为主要抗癌活性成分的雷公藤毒性研究进展及对策[J]. 时珍国医国药，2012，23（3）：558-559.

[31] 刘士敬，李建宇. 浅谈雷公藤制剂对肝脏的损害[J]. 中国中医药现代远程教育，2014，12（3）：104-105.

[32] 章梅华，陈艳，杨志海，等. 雷公藤甲素致大鼠横纹肌溶解的实验研究[J]. 中华急诊医学杂志，2013，22（6）：597-599.

（北京市中西医结合医院　李建民、谢　晨）

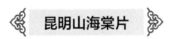

昆明山海棠片

【药物组成】　昆明山海棠。

【处方来源】　研制方。《中国药典》（2015 年版）。

【功能与主治】　祛风除湿，舒筋活络，清热解毒。用于类风湿关节炎、系统性红斑狼疮。

【药效】　主要药效如下：

1. 抗肾炎，抑制免疫[1-5]　免疫反应在肾病综合征的发生、发展过程中起到重要作用，包括细胞免疫和体液免疫。昆明山海棠片对细胞免疫及体液免疫均有抑制作用。T 细胞是整个免疫应答的中心环节，致病因素通过 TCR/CD3 复合物激活细胞内信号途径活化 T 细胞，从而表达一系列表面分子，如 CD25、CD69 等，CD25 是 IL-2 受体的支链，CD69 则是 CD3[+]淋巴细胞特异性表面标志分子；而细胞活化后除了表达表面分子外，还可以分泌一些细胞因子，如 IL-4、IFN-α 等，介导细胞免疫。昆明山海棠片通过下调淋巴细胞体外增殖细胞模型的 CD69、CD25 及细胞因子能抑制 IL-4、IFN-α 的表达来抑制淋巴细胞活化，抑制免疫，减轻炎症反应。

IL-8 主要由单核巨噬细胞释放，可在 TNF-α 作用下表达增加，是目前最强的驱化和激活因子，能激活多形核白细胞（PMN）、T 淋巴细胞发生局部炎性浸润，并释放白三烯等炎性介质，增加 PMN 与内皮细胞黏附，释放毒性氧产物，参与组织破坏过程。而实验表明昆明山海棠可以下调离体人单核细胞 IL-8 及 TNF-α 的表达，抑制血管内皮细胞表达细胞间黏附因子（ICAM-1），从而降低白细胞与内皮细胞的黏附实现抗炎。

TGF-β1/Smads 通路是肾脏组织细胞病理损伤过程中一条重要的炎症通路，实验证实昆明山海棠片可以通过下调系膜区和肾皮质 TGF-β1 及 Smad3 的表达来实现抗炎作用，从而改善肾小球系膜的增殖，达到减少蛋白尿，延缓肾衰竭进展的目的。

2. 抗氧化，清除氧自由基[6]　肾脏固有细胞系膜细胞、内皮细胞可以产生氧自由基，同时具有抗氧化酶，使得氧自由基的生成与清除处于动态平衡中，当氧自由基产生过量，会参与多种细胞和组织损伤过程，包括脂质过氧化、蛋白质变性、核酸氧化等，从而导致膜通透性增加，蛋白质功能受损等一系列的细胞组织损伤。SOD 是人体内清除新陈代谢有害物质的活性物质，可以清除氧自由基；MDA 是机体内氧自由基代谢中产生的脂质过氧化产物，可以损伤组织细胞；昆明山海棠片能使慢性肾炎大鼠血清及肾组织中的 SOD 升高、MDA 降低，实现抗自由基损伤作用，从而保护肾脏。

【临床应用】　主要用于多种肾脏疾病、类风湿关节炎等。

1. 肾脏疾病[7, 8]　昆明山海棠片临床应用显示了明显的降低尿蛋白的作用。联合昆明山海棠片治疗肾病综合征，较单纯使用泼尼松显示出了更好的临床疗效。实验表明肾小球肾炎大鼠模型肾小球系膜细胞增生、基质增多、足细胞肿胀、足突融合等，昆明山海棠片治疗后能改善慢性肾炎动物模型的肾脏病理病变，且降低蛋白尿水平。

2. 类风湿关节炎[9-12]　昆明山海棠片有着强大的抗炎、抑制免疫的功能。在使用甲氨蝶呤基础上，联合昆明山海棠片治疗类风湿关节炎，在关节肿胀指数、关节肿胀数、关节压痛数、双手平均握力、血沉、CRP 等指标以及日常生活能力方面优于单纯使用甲氨蝶呤者；类风湿关节炎大鼠模型滑膜组织有大量炎性细胞浸润、纤维素样渗出及出现丰富的血管翳，昆明山海棠片可以改善模型大鼠的关节肿胀度，降低血清中细胞因子 IL-1β、TNF-α、TGF-β 的水平来达到抗炎、治疗类风湿关节炎的目的。在类风湿关节炎患者滑膜组织体外培养实验中得出昆明山海棠片对滑膜巨噬样细胞和滑膜成纤维样细胞有诱导凋亡和明显抑制异常增殖的作用，并且在一定浓度下，昆明山海棠片对于正常滑膜细胞毒性较小，但是对于类风湿关节炎滑膜细胞有较明显抑制异常增殖和诱导细胞凋亡的效应。

3. 其他疾病[13-21]　临床用药实验显示昆明山海棠片与甲基硫氧嘧啶片治疗甲状腺功能亢进显示出了相似的效果和临床疗效；在常规药物治疗甲状腺功能亢进相关性眼病（Graves 眼病）的基础上，联合昆明山海棠片有更佳的治疗效果，能明显降低突眼度；昆明山海棠片在治疗掌跖脓疱、寻常型银屑病、寻常疣、尖锐湿疣、玫瑰糠疹、慢性湿疹上显示出了明显的临床疗效。昆明山海棠片能抑制 10 种不同肿瘤细胞系生长，尤其是对人 T 细胞白血病细胞系 MOLT-4、人 T 淋巴母细胞白血病细胞系 Jurkat、小鼠黑色素瘤细胞系 B16-F10、人结肠腺癌细胞系 SW-480，抑制率均大于 80%。

【不良反应】　①消化道毒性：昆明山海棠片的副作用中消化道反应最常见，主要表现为恶心、呕吐、腹痛、腹泻、便秘、食欲不振等，多在用药 3 天至 3 个月出现，症状多较轻，对症处理即可，无须停药，偶发上消化道出血时应立即停药急救处理。②生殖毒性：昆明山海棠片可以引起女性患者闭经、月经不调、不孕，男性患者精子少、精子活动率降低，对精原细胞分裂有抑制作用，从而导致各级生殖细胞减少或消失，停药半年以上可恢复。本品可引起大鼠生精细胞损伤和破坏，睾丸超微结构的改变主要包括各级生精细胞坏死、空泡化，细胞内溶酶体数量增多，线粒体肿胀、固缩，内质网扩张，细胞核染色质异常分布、溶解、固缩，核崩解消失。本品还能使人精子染色体断开。③其他：本品还有皮疹及色素沉着等皮肤黏膜损害以及白细胞下降等血液系统的副作用，以及心、肝、肾、中枢神经系统损害的报道出现。而且有急性肾衰竭的副作用的报道[22-25]。

【使用注意】　①婴幼儿、青少年不宜服用。②肝肾功能不全者慎用。③使用本品过程中注意监测周围血象。④本品使用一般不宜超过连续 3 个月，不宜过量服用。⑤使用本品若出现皮疹、皮肤色素沉着，以及恶心、呕吐、腹痛、腹泻等胃肠道反应，应立即停药。⑥服药期间可引起月经紊乱、精子活力及数目减少，影响生育，有生育要求者不宜服用。

【用法与用量】　口服。一次 2 片，一日 3 次。

参 考 文 献

[1] 徐艳，郑永唐，何黎，等. 昆明山海棠片对小鼠淋巴细胞体外增殖活化影响的研究[J]. 中药材，2008，31（4）：557-561.

[2] Thomsen M K，Larsen C G，Thomsen H K，et al. Recombinant human interleukin-8 is a potent activator of canine neutrophil aggregation，migration，and leukotriene B4 biosynthesis[J]. The journal of investigative dermatology，1991，96（2）：260-266.

[3] 万屏，肖农，朱明华，等. 昆明山海棠对人单核细胞 TNFα、IL-8 及基因表达的影响[J]. 临床皮肤科杂志，2002，31（1）：3-5.

[4] 万屏，王红兵，吕昭萍，等. 昆明山海棠对血管内皮细胞 ICAM-1 表达的影响[J]. 中国皮肤性病学杂志，2001，15（4）：238-239.

[5] 曾红兵，常伟，邵菊芳，等. 昆明山海棠对实验性肾炎的干预作用及机制[J]. 中国现代医学杂志，2008，18（8）：1036-1039，1044.

[6] 伍小波，徐嘉红，罗先钦. 昆明山海棠对慢性肾炎大鼠血清与肾组织自由基及其调节酶的影响[J]. 中药药理与临床，2006，22（3）：105-106.

[7] 刘传福. 强的松联合昆明山海棠片治疗肾病综合征[J]. 中华临床医药杂志，2002，3（28）：53-53.

[8] 曾红兵，刘晓城. 火把花根对实验性肾炎大鼠肾脏病理改变的影响[J]. 中国中西医结合肾病杂志，2006，7（1）：13-15.

[9] 范仲钢，李国华. 昆明山海棠联合甲氨蝶呤治疗老年起病类风湿关节炎[J]. 现代医药卫生，2006，22（4）：478-480.

[10] 王君. 中西医结合治疗类风湿关节炎疗效观察[J]. 山西中医，2016，32（1）：22-23.

[11] 吴湘慧，李娟，庞捷. 类风湿关节炎大鼠模型的构建及昆明山海棠对大鼠佐剂性关节炎的干预研究[J]. 中药材，2009，32（5）：758-761.

[12] 曾润铭，杜世新，吴杰，等. 昆明山海棠与类风湿关节炎滑膜细胞体外增殖和凋亡[J]. 中国组织工程研究与临床康复，2009，13（50）：9892-9897.

[13] 薛洪霞. 昆明山海棠片治疗甲状腺功能亢进症 30 例疗效观察[J]. 河北中医，2012，34（7）：1051-1052.

[14] 滕强丰. 昆明山海棠片联合抗甲状腺药物及泼尼松治疗甲亢相关性眼病疗效分析[J]. 广西医科大学学报，2013，30（4）：602-603.

[15] 马洪明. 昆明山海棠治疗掌跖脓疱病疗效观察[J]. 皮肤病与性病，2012，34（5）：280.

[16] 于腾，王倩，孙扬. 昆明山海棠片联合甘草酸二胺胶囊治疗寻常型银屑病 60 例疗效观察[J]. 山东医药，2009，49（22）：41.

[17] 付玉环，路秀珍，刘寿全. 昆明山海棠治疗寻常疣和尖锐湿疣[J]. 临床皮肤科杂志，2002，31（3）：177.

[18] 余嘉明，梁国雄，阙冬梅，等. 联合用药治疗玫瑰糠疹的疗效观察[J]. 医学美学美容（中旬刊），2014，（12）：255.

[19] 范霞，张禁，石琼，等. 昆明山海棠联合复方松馏油糊治疗慢性湿疹疗效观察[J]. 中国医学文摘-皮肤科学，2012，29（6）：339-340.

[20] 黄晓春，周燕虹，杨录军，等. 昆明山海棠总生物碱体外抗肿瘤作用的研究[J]. 中国医院药学杂志，2006，26（4）：442-445.

[21] 黄晓春，刘晋祎，周燕虹，等. 昆明山海棠总生物碱对人结肠癌 HCT116 细胞裸鼠皮下移植瘤生长的影响[J]. 免疫学杂志，2009，25（5）：547-549，553.

[22] 姚逸，杨清林. 昆明山海棠的研究概况[J]. 时珍国医国药，2001，12（12）：1129-1131.

[23] 黄思行，刘剑毅，黄文涛，等. 昆明山海棠片所致大鼠睾丸损伤的病理学研究[J]. 生殖与避孕，2011，31（8）：514-519.

[24] 王钺，隆长锋. 中药昆明山海棠的研究进展[J]. 医学综述，2006，12（11）：691-692.

[25] 李龙. 雷公藤及昆明山海棠引起的肾损害[J]. 中国临床医生，2006，34（12）：9-10.

（北京市中西医结合医院　李建民、谢　晨）

二、益气养阴类

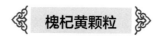

【药物组成】 槐耳菌质、枸杞子、黄精。

【处方来源】 研制方。国药准字 B20020074。

【功能与主治】 益气养阴。适用于气阴两虚引起的儿童体质虚弱，反复感冒或老年人病后体虚，头晕，头昏，神疲乏力，口干气短，心悸，易出汗，食欲不振，大便秘结。

【药效】 主要药效如下：

1. 维持足细胞完整性，保护肾小球滤过屏障[1]　肾病蛋白和足突蛋白是位于足细胞裂孔隔膜上的蛋白质，是肾小球滤过屏障的重要组成部分，在肾小球选择性滤过中发挥重要作用。肾病综合征时该蛋白质表达减少，蛋白质滤过增多，出现一系列肾脏损伤。

槐杞黄颗粒可通过上调裂孔隔膜上肾病蛋白及足突蛋白的表达，维持足细胞裂孔隔膜的完整性，减轻肾小球滤过屏障的损伤，以此降低尿蛋白漏出。

2. 抗炎、改善肾纤维化[2-5]　α-SMA 是多种肾脏固有细胞向肌成纤维细胞表型转化的标志性蛋白质，可促进肾小管间质纤维化。槐杞黄颗粒可以下调模型大鼠 α-SMA 蛋白表达水平，减少间质纤维沉积及间质肌成纤维细胞浸润，减轻肾间质纤维化，发挥肾脏保护作用。

炎症反应可以促进肾脏纤维化进程，肾病综合征时肾组织处于微炎症状态，多种细胞因子、黏附因子、趋化因子和生长调节因子等相互作用，扩大了炎症的级联反应，促进肾间质纤维化进程。一种特定的 CD4+ 细胞亚群 Th17 及其所分泌的炎症因子 IL-17 在原发性肾病综合征的发病及进展中起到重要作用。槐杞黄颗粒能下调阿霉素肾病小鼠肾组织内 IL-17、IFN-γ 等炎症因子的表达，减轻炎症反应，延缓肾脏纤维化、肾小球硬化的进程，对肾脏起到保护作用。

3. 改善免疫[6]　外周血 IgG、IgM、IgA 在体液免疫中发挥着重要作用，而 CD3+、CD4+ 及 CD8+ 则是 T 细胞亚群重要组成细胞，部分肾病综合征患者外周血中这些重要的免疫球蛋白及因子会因为合成下降、尿液中丢失及在近曲小管分解代谢增加等原因而减少，免疫能力下降则容易继发感染等。

泼尼松、依那普利治疗儿童肾病综合征时，加用槐杞黄颗粒显示出了明显优势，表现为患儿血清免疫球蛋白 IgG、IgA 和 IgM 均显著高于对照组，CD3+、CD4+ 及 CD4+/CD8+ 均有明显提高，发挥了免疫调节作用。

【临床应用】 主要用于肾病综合征、过敏性紫癜肺炎、呼吸道感染等。

1. 肾病综合征[7,8]　槐杞黄颗粒用于治疗气阴两虚之肾病综合征，表现为浮肿，伴有头晕、乏力、口干气短、心悸、易汗出、食欲不振、大便秘结等症状。激素联合槐杞黄颗粒与单纯使用激素治疗儿童原发性肾病综合征相比，可以降低尿蛋白水平，减少近期复发的情况。激素联合卡托普利联合槐杞黄颗粒治疗儿童 IgA 肾病，比单纯使用激素联合卡托普利治疗，有更明显的降低尿蛋白作用，且 SCr 及尿红细胞下降程度更佳。

频复发肾病综合征患儿长期使用糖皮质激素出现下丘脑-垂体-肾上腺轴（HPA 轴）抑制，导致肾上腺皮质功能低下，更容易复发，而促肾上腺皮质激素（ACTH）联合槐杞黄颗粒比单纯使用 ACTH 表现更强的 HPA 轴抑制作用，显示出了较低的复发率及不良反应情况，且激素使用量缓慢下降。

2. 过敏性紫癜[9, 10]　槐杞黄颗粒可以通过升高 $CD4^+$ 及 $CD4^+/CD5^+$ 值来预防儿童过敏性紫癜的肾损害，还能降低过敏性紫癜患儿的复发率。联合槐杞黄颗粒治疗，比单纯氢化可的松治疗儿童过敏性紫癜，皮疹消退时间、紫癜消退时间、关节疼痛改善时间及消化症状改善时间均明显缩短。

3. 肺炎、呼吸道感染[11-13]　常规肺炎方案治疗基础上，联合口服槐杞黄颗粒可以显著缩短儿童支原体肺炎的发热天数、住院天数、促进大叶性肺炎患儿实变的吸收，降低肺炎病情严重程度。而且在治疗婴幼儿毛细支气管炎上也显示了其安全有效性。槐杞黄颗粒可以升高免疫球蛋白水平，改善 CD3、CD4 水平，在治疗小儿反复呼吸道感染上显示了更佳疗效，不仅如此，还能增强患儿免疫力，缩短病程。

4. 其他[14, 15]　常规护肝治疗基础上，加用槐杞黄颗粒，可以明显改善肝癌患者的临床症状，获得更佳的生活质量评分。糖皮质激素治疗儿童急性免疫性血小板减少症时，联合槐杞黄颗粒能通过上调外周血 NK 细胞、NK 样 T 细胞的表达来改善其免疫功能，加快血小板计数的恢复，进而缩短疗程。

【不良反应】　槐杞黄颗粒除个别患者服用后可见轻微腹泻，未发现有肝、肾功能损害等反应。

【使用注意】　①糖尿病患者禁服。②忌辛辣、生冷、油腻食物。③感冒发热者不宜服用。④对本品过敏者禁用，过敏体质者慎用。⑤本品应放到儿童不能接触的地方，且儿童必须在成人监护下使用。⑥本品性状发生改变时禁止使用。⑦高血压、心脏病、肝肾功能不全者应在医师指导下服用。⑧如正在使用其他药品，使用本品前请咨询医师或药师。⑨服药 2 周后症状无缓解者，应去医院就诊。⑩本品宜饭前服用。

【用法与用量】　开水冲服。成人，一日 2 次，一次服 1～2 袋；儿童，1～3 周岁一日 2 次，一次半袋，3～12 周岁一日 2 次，一次 1 袋。

参 考 文 献

[1] 孙雯，朱智，俞建，等. 槐杞黄颗粒对阿霉素肾病大鼠肾组织 nephrin 和 podocin 表达的影响[J]. 中西医结合学报，2011，9（5）：546-552.

[2] 蒲金赞，周建华. 槐杞黄清膏抑制 UUO 大鼠肾间质纤维化的初步研究[J]. 中国医院药学杂志，2015，35（13）：1199-1204.

[3] 薛茹，王晓丽，重庆医科大学附属儿童医院肾脏免疫科. 槐杞黄颗粒对原发性肾病综合征慢性化进展的作用及影响机制探讨[C]//2011 年全国儿科风湿性疾病诊治专题研讨会论文集，2011：185.

[4] 钱古裕，赵镭，刘爱民. 槐杞黄颗粒辅助治疗儿童肾病综合征的疗效观察[J]. 中草药，2014，45（16）：2375-2377.

[5] 汪卫，于健宁，陶筱娟. 槐杞黄颗粒对 MRL/Lpr 狼疮肾小鼠 Th17 细胞的影响及机制研究[J]. 浙江中西医结合杂志，2017，27（9）：739-743，746.

[6] 吴波英，路智红，王文光，等. 强的松、依那普利联合槐杞黄颗粒治疗儿童肾病综合征的疗效及对 BUN、SCr 水平的影响[J]. 中国现代医生，2017，55（24）：121-124.

[7] 周春，李铭芳，覃远汉，等. 槐杞黄颗粒辅助治疗儿童 IgA 肾病 20 例的近期临床分析[J]. 医学信息，2013，26（2）：114-115.

[8] 王文红，张碧丽，刘艳，等.ACTH 和槐杞黄治疗频复发肾病综合征患儿的疗效观察[J]. 天津医药，2017，45（1）：54-57.

[9] 吴芳，杨跃红. 槐杞黄颗粒治疗儿童过敏性紫癜及预防肾损害疗效评价[J]. 中国实用医刊，2016，43（11）：75-77.

[10] 张智军，马楠. 槐杞黄颗粒联合氢化可的松治疗儿童过敏性紫癜的临床研究[J]. 现代药物与临床，2017，32（7）：1293-1296.

[11] 单丽沈，尚云晓，李森，等. 槐杞黄颗粒佐治肺炎支原体肺炎患儿的多中心随机对照临床研究[J]. 国际儿科学杂志，2018，

45（1）：53-57，72.

[12] 王鹏. 槐杞黄颗粒辅助治疗婴幼儿毛细支气管炎的疗效观察[J]. 医学理论与实践，2017，30（1）：98-99.

[13] 马岩波. 槐杞黄颗粒治疗小儿反复呼吸道感染的临床效果观察[J]. 中国医药指南，2017，15（21）：189-190.

[14] 陆许贞，李洁萍，富凡春. 槐杞黄颗粒治疗肝癌的临床疗效分析[J]. 医药前沿，2018，8（6）：359-360.

[15] 马文典，张坤，王弘，等. 急性免疫性血小板减少症患儿 NK 细胞、NK 样 T 细胞数量变化及槐杞黄联合糖皮质激素疗效探讨[J]. 实用药物与临床，2017，20（4）：386-389.

（北京市中西医结合医院　李建民、谢　晨）

三、温阳利水类

金匮肾气丸

【**药物组成**】　地黄、山药、山茱萸（酒炙）、茯苓、牡丹皮、泽泻、桂枝、附子（炙）、牛膝（去头）、车前子（盐炙）。

【**处方来源**】　汉·张仲景《金匮要略》。国药准字 Z23020251。

【**功能与主治**】　温补肾阳，化气行水。用于肾虚水肿，腰膝酸软，小便不利，畏寒肢冷。现可用于治疗糖尿病肾病、前列腺增生等属于肾阳亏虚者。

【**药效**】　主要药效如下：

1. 改善肾间质纤维化[1-4]　肾间质纤维化是所有慢性肾脏病进展到终末期的共同病理基础，金匮肾气丸可以改善肾间质纤维化，延缓肾脏病进展，具体通过以下方面实现：①JAK/STAT 信号通路参与细胞增生、分化、凋亡及免疫调节等重要生理病理过程，STAT3 是 JAK 的靶蛋白之一，单侧输尿管梗阻（UUO）模型肾间质中成纤维细胞增殖及细胞外基质增多与其激活相关，金匮肾气丸可以下调 UUO 肾间质纤维化模型肾组织 STAT3 的表达来减轻肾间质纤维化。②金匮肾气丸可以改善模型大鼠肾脏病理结构，肾小管上皮细胞空泡变形较少，萎缩或扩张的肾小管较少，间质胶原纤维沉积和炎性细胞浸润较少，肾间质损伤指数评分较低，且治疗组肾间质 I、III 型胶原蛋白表达减少，故金匮肾气丸可以改善肾间质纤维化，延缓肾功能下降。③单核细胞趋化蛋白-1（MCP-1）、α-SMA、细胞增殖核抗原（PCNA）在肾间质纤维化肾脏组织中表达明显增高，其均可促进肾脏纤维化，UUO 模型大鼠肾组织三者表达增加，而金匮肾气丸可通过下调三者的表达来减轻肾间质纤维化。

2. 调控肾脏细胞凋亡[5-7]　细胞凋亡是一种细胞的程序性死亡过程，在肾脏病发生发展过程中起到重要作用，细胞凋亡的发生是由体内凋亡分子所介导的，Bcl-2 与 Bax 是一组调控细胞凋亡的因子，糖尿病模型大鼠肾脏组织 Bcl-2 蛋白表达减少、Bax 蛋白表达增多，而金匮肾气丸治疗糖尿病肾病模型大鼠后其肾脏组织 Bcl-2 蛋白表达上调、Bax 蛋白表达下调，抑制肾脏细胞凋亡，从而起到肾脏保护作用。肾阳虚证时会出现生殖能力减弱，Bcl-2 与 Bax 是调控睾丸生精小管中精母细胞凋亡与抑凋亡的主要蛋白质，氢化可的松造模的肾阳虚雄性大鼠的 Bcl-2 蛋白表达降低，促进精母细胞凋亡，而 Bax 蛋白表达升高，同样促进精母细胞凋亡，金匮肾气丸可以上调 Bcl-2 蛋白表达、下调 Bax 蛋白表达，实现抑制精母细胞凋亡作用，从而恢复其生殖能力。CD95（Fas 抗原）是介导细胞凋亡的一种细胞表面蛋白，FasL 是其高亲和力的受体，当两者结合时可以诱导携带 Fas 抗原细胞的凋亡，且凋亡细胞表面的 Fas 抗原表达明显增高，免疫低下模型小鼠胸腺细胞 Fas 抗原表达明显增高，金匮肾气丸治疗后则显示其表达明显降低，故金匮肾气丸可以抑制胸腺细胞的过度凋亡，从而提高机体免疫力。

3. 改善肾阳虚症状和体征[8-13]　研究显示除了一系列畏寒怕冷、水肿等症状外，肾阳虚模型大鼠皮质醇、睾酮下降，而 17α-羟化酶是肾上腺皮质内合成皮质类固醇激素所必需的一种酶，肾阳虚时其分泌亦会减少。金匮肾气丸是治疗肾阳虚的经典方剂，它可以调控肾阳虚模型大鼠的肾上腺 17α-羟化酶 mRNA 表达水平，促进皮质类固醇激素的合成与分泌，从而治疗肾阳虚证。肾阳虚证时也可表现为运动疲劳，SOD 及 MDA 是机体反映氧化和抗氧化水平的一组蛋白质，疲劳模型大鼠血清肌酐、尿素氮、MDA 均升高，血清 SOD浓度则下降，说明长时间运动性疲劳会导致机体细胞氧化和抗氧化失调，体内过氧化物堆积过多，造成器官损伤。而经过金匮肾气丸治疗后不仅模型大鼠饮食、体重、活动、被毛光泽度等好转，且其 MDA 降低，SOD 升高，提示金匮肾气丸可以修复运动性疲劳；而且通过脑基因芯片研究也证实金匮肾气丸可以下调生长激素、上调黑色素来促细胞增殖，从而改善劳倦过度、房事不节肾阳虚模型小鼠的症状。除此之外，金匮肾气丸可以保护肾脏结构：比较金匮肾气丸及右归丸改善肾阳虚模型大鼠肾功能及激素分泌的区别，实验结果表明在血肌酐、尿素氮、肾素、血管紧张素 Ⅱ 及醛固酮浓度上两组未有区别，但是病理结果显示金匮肾气丸组对肾损害修复情况优于右归丸组。故金匮肾气丸不仅可以改善肾阳虚症状，还可以保护肾脏组织结构。CD28 分子是 T 细胞活化最重要的膜分子，可协同增强TCR 介导的信号传递，启动和维持 T 细胞反应，是细胞免疫的重要环节，金匮肾气丸可以上调免疫低下模型小鼠的 CD28 蛋白表达，从而达到充分活化 T 细胞的作用。不仅如此，金匮肾气丸治疗后模型小鼠胸腺指数、脾指数、IL-2 及淋巴细胞转化率等均明显升高，故金匮肾气丸可通过调节细胞免疫和体液免疫来改善肾阳虚证的症状和体征。

4. 其他[14, 15]　Notch 通路在肾脏生长发育、损伤、修复中起到重要作用，随着肾脏发育完全，Notch 通路表达逐渐消失，肾脏损伤时其会再次表达，通过促凋亡、细胞再生、增殖等作用完成肾脏保护作用。作为 Notch 通路的配基，hes1 在庆大霉素肾损伤动物模型大鼠肾脏组织中表达增多，同时肾小管病理损伤明显，初期表现为上皮细胞坏死、脱落，管壁破坏，管腔变大，大量炎性细胞浸润，而金匮肾气丸组则初期表现为肾小管上皮细胞局部轻度肿胀，未见明显脱落坏死；而随着病程延长逐渐减少，Notch2 及 hes1 蛋白表达逐渐减少，小管上皮细胞局灶性坏死脱落，金匮肾气丸组后期小管上皮细胞未见明显异常。故金匮肾气丸可以通过下调 Notch2/hes1 信号通路而减轻肾脏损伤并促进修复。

【临床应用】　主要用于多种肾脏疾病和改善生殖功能等。

1. 肾脏疾病[16-18]　糖尿病肾病早期，高血糖状态下肾小球内高灌注、高滤过会增加肾小球滤过率，导致尿液中微球蛋白增高，同时 β2-MG 是由红细胞、淋巴细胞、有核细胞合成的小分子蛋白质，99%在近端肾小管重吸收和分解代谢，糖尿病肾病时尿中 β2-MG 升高表明肾小管功能受损,金匮肾气丸可降低四氧嘧啶糖尿病大鼠模型尿中微球蛋白及 β2-MG浓度，同时降低空腹血糖及肾脏肥大指数，实现早期干预糖尿病肾病、保护肾功能的作用。

代谢综合征（MS）所致的慢性肾脏病是不可逆转的，且预后较差，MS 可引起肾小球高灌注、高滤过，肾小球增生肥大，进而导致肾脏纤维化等，临床研究表明在常规西药治疗基础上，联合金匮肾气丸可以改善患者胰岛素含量，减少尿蛋白，减轻炎症反应，改善脂代谢紊乱，保护肾功能。

2. 改善生殖功能[19, 20]　金匮肾气丸可以通过改善血清睾丸酮、黄体生成素、卵泡刺激素水平，以及精子密度、精子存活率等指标，对改善肾阳虚模型大鼠生殖能力有较好作用。联合金匮肾气丸治疗前列腺增生伴勃起功能障碍，比单纯应用坦索罗辛胶囊，在改善国际前列腺症状评分和国际勃起功能指数方面有更好的临床疗效。

3. 其他[21]　金匮肾气丸加针刺疗法治疗围绝经期面部浮肿、肢体浮肿取得较好疗效。

【不良反应】　金匮肾气丸尚未发现有明显的消化道副作用，或者肝肾功能损伤的副作用报道。

【使用注意】　①忌食生冷。②孕妇忌服。③忌房欲、气恼。④阴虚内热者慎服。

【用法与用量】　水蜜丸：口服，一日2次，一次20粒（4g）～25粒（5g）。

参 考 文 献

[1] 刘春燕，朱伟，唐群，等. 金匮肾气丸对单侧输尿管梗阻大鼠肾组织 p-STAT3 蛋白的影响[J]. 湖南中医药大学学报，2016，36（10）：22-26.

[2] Pang M，Kothapally J，Mao H，et al. Inhibition of histone deacetylase activity attenuates renal fibroblast activation and interstitial fibrosis in obstructive nephropathy[J]. American journal of physiology. renal physiology，2009，297（4）：F996-F1005.

[3] Kuratsune M，Masaki T，Hirai T，et al. Signal transducer and activator of transcription 3 involvement in the development of renal interstitial fibrosis after unilateral ureteral obstruction[J]. Nephrology（Carlton，Vic.），2007，12（6）：565-571.

[4] 陈辉，陈洁，孙锋，等. 金匮肾气丸对大鼠肾脏纤维化的影响[J]. 中医学报，2015，（7）：996-999.

[5] 刘贺亮，陈长生，秦军，等. 金匮肾气丸对肾阳虚证雄性大鼠生精细胞中凋亡相关蛋白 Bcl-2、Bax 的影响[J]. 中国组织工程研究与临床康复，2011，15（11）：2038-2041.

[6] 姚颖莎，何敏菲，方慧倩，等. 金匮肾气丸对糖尿病大鼠肾脏细胞 Bax、Bcl-2 表达的影响[J]. 浙江临床医学，2016，18（4）：595-596.

[7] 杨丹丹，詹臻. 温肾补阳方对实验性免疫低下小鼠胸腺免疫细胞分化影响的实验研究[J]. 江苏中医药，2005，26（3）：51-53.

[8] 郑东升，郑小伟. 金匮肾气丸对肾阳虚大鼠 17α-羟化酶基因表达的影响[J]. 中国中医药信息杂志，2006，13（10）：42-43.

[9] 敖新平，王明镇，王兴友，等. 金匮肾气丸抗雄性大鼠力竭性疲劳的研究[J]. 时珍国医国药，2013，24（3）：607-608.

[10] 杨裕华，李震. 金匮肾气丸对劳倦过度房室不节肾阳虚小鼠模型影响的脑基因芯片研究[J]. 辽宁中医杂志，2008，35（5）：773-779.

[11] 杨裕华，李震，陶汉华. 金匮肾气丸、右归丸对肾阳虚小鼠模型影响的脑基因图谱研究[J]. 北京中医药大学学报，2008，31（9）：600-607.

[12] 张诏，吕翠霞，陶汉华. 金匮肾气丸与右归丸对肾虚大鼠肾功能及激素的影响[J]. 时珍国医国药，2010，21（8）：1863-1864.

[13] 颜亭祥，李震，陶汉华，等. "劳倦过度、房室不节"肾阳虚模型小鼠免疫功能的观察[J]. 山东中医药大学学报，2007，31（1）：78-81.

[14] 黄飞，刘成福，王小琴. 金匮肾气丸对庆大霉素诱导肾损伤大鼠肾组织 Notch2/hes1 信号通路的影响[J]. 中国中西医结合肾病杂志，2013，14（1）：29-32.

[15] Niranjan T，Bielesz B，Gruenwald A，et al. The Notch pathway in podocytes plays a role in the development of glomerular disease[J]. Nature medicine，2008，14（3）：290-298.

[16] 王报捷，杨慧文. 金匮肾气丸对糖尿病大鼠早期肾损害的干预作用[J]. 赣南医学院学报，2012，32（3）：332-334.

[17] 郑晓梅，代宏勋，黄宗文，等. 西药联合金匮肾气丸治疗代谢综合征肾损害临床观察[J]. 实用中医药杂志，2011，27（3）：174-175.

[18] 郑晓梅，代宏勋，黄宗文，等. 补肾法治疗代谢综合征肾损害随机对照临床试验[J]. 现代预防医学，2011，38（21）：4513-4514.

[19] 刘贺亮，陈长生，王福利，等. 金匮肾气丸和男宝胶囊对肾阳虚证雄性大鼠生殖能力影响的干预研究[J]. 现代生物医学进展，2010，10（10）：1814-1817.

[20] 张翼，刘保兴. 坦索罗辛联合金匮肾气丸治疗前列腺增生伴勃起功能障碍疗效观察[J]. 中国性科学，2015，（7）：3-5.

[21] 李红云. 金匮肾气丸加针灸治疗围绝经期面浮肢肿 21 例[J]. 光明中医，2003，18（6）：58-59.

（北京市中西医结合医院　李建民、谢　晨）

五苓散（片）

【药物组成】　泽泻、茯苓、猪苓、白术、桂枝。

【处方来源】　汉·张仲景《伤寒论》。国药准字 Z11020702。

【功能与主治】　温阳化气，利湿行水。用于阳不化气、水湿内停所致的肾病综合征，症见水肿、小便不利、水肿腹胀、呕逆泄泻、渴不思饮等。

【药效】　主要药效如下：

1. 利尿，降压，保护电解质[1, 2]　肾病综合征出现明显水肿时，会出现尿量减少，血压增高，且由于利尿剂的大量使用，使得电解质出现紊乱。实验证实，与氢氯噻嗪组比较，五苓散组可以降低肾性高血压实验大鼠的血压、增加其尿量，并且未存在电解质紊乱。五苓散可以增加肾病综合征患者的尿量，减轻水肿，而且其血钾、血钠、血钙紊乱发生率明显低于常规西药治疗组。

2. 改善肾脏局部血流动力学[3, 4]　肾病综合征时会出现肾血流量减少，继而造成细胞缺氧及代谢障碍，从而加重肾损害。肾组织内皮素（ET）和血管紧张素Ⅱ（AngⅡ）在血管张力调节上起到重要作用，其水平升高可导致肾组织局部血管收缩，血流减少。阿霉素肾病大鼠肾血流量明显减少，肾血管阻力则明显增加，五苓散通过降低肾组织局部 ET 和 AngⅡ水平从而增加其肾血流量，降低肾血管阻力，从而增加了肾组织的血液供应，保护肾脏。不仅如此，五苓散还可以下调阿霉素肾病模型大鼠系膜区 ET 受体的表达，从而减轻血管收缩作用，增加肾脏血流量。

【临床应用】　主要用于多种肾脏疾病及水肿等。

1. 肾脏疾病[5-8]　临床应用显示，左甲状腺素钠片联合五苓散治疗低碘肾损伤，比左甲状腺素钠片在降 Cr、BUN 及尿微量白蛋白上有更好的临床效果。五苓散可以降低高尿酸血症模型小鼠血尿酸，并且可以起到肾脏保护作用。亦有临床报道显示五苓散可以治疗移植肾急性肾衰竭的病例，患者出现呕吐、神昏、嗜睡、尿量减少，SCr 在 500μmol/L 以上，且已经血液透析，服用五苓散 2 月余后饮食恢复如常，生活自理，病情稳定，血肌酐在 100～200μmol/L 波动，暂停血液透析。

2. 水肿[9]　五苓散可以用于脾肾阳虚或心阳不振等证型的水肿，可表现为水肿，以腰部以下水肿多见，小便不利，畏寒肢冷，心悸气短，腹胀，食欲不振，大便溏，舌质淡或紫暗，苔白腻或水滑，脉沉弱。西医多见于肾病综合征、慢性肾炎、慢性肾功能不全、心力衰竭等疾病。

3. 其他[10, 11]　五苓散可以治疗脾虚湿盛的各种泄泻，及水饮内停、枢机不利的眩晕，并且五苓散加减方可以对肾绞痛起到镇痛作用。

【不良反应】　五苓散尚未发现有明显的消化道副作用，或者肝肾功能损伤的副作用报道。

【使用注意】　①湿热下注，气滞水停，风水泛滥所致的水肿者慎用。②因痰热犯肺、湿热下注或阴虚津少所致之喘咳、泄泻、小便不利者不宜使用。③服药期间不宜进食辛辣、油腻和煎炸类食物。④孕妇慎用。⑤本品不宜久服。

【用法与用量】　散：捣为散，口服，一日2次，一次6～9g；片：口服，一日3次，一次4～5片。

参 考 文 献

[1] 韩宇萍, 王宁生, 宓穗卿, 等. 五苓散对肾性高血压大鼠降压作用的实验研究[J]. 中西医结合学报, 2003, 1（4）：285-288.

[2] 丘余良, 余飞兵, 张文杰, 等. 五苓散对肾综患者水电解质影响的临床观察[J]. 光明中医, 2016, 31（18）：2665-2667.

[3] 何岚, 蔡宇, 陈朝晖, 等. 五苓散对阿霉素肾病大鼠肾脏血流动力学的影响[J]. 中国中药杂志, 2006, 31（16）：1358-1360.

[4] 何岚, 蔡宇, 陈朝晖, 等. 五苓散对阿霉素肾病大鼠肾组织内皮素A型受体表达的影响[J]. 中成药, 2007, 29（7）：963-966.

[5] 艾丽娟. 左甲状腺素钠片联合五苓散的临床价值分析[J]. 吉林医学, 2012, 33（36）：7912.

[6] 张华新, 代永红. 中西医结合治疗低碘肾损伤33例临床观察[J]. 河北中医, 2011, 33（11）：1661-1662.

[7] 丁晓琴, 潘颖, 王星, 等. 五苓散对高尿酸血症小鼠降尿酸及肾保护机制的研究[J]. 中国天然药物, 2013, 11（3）：214-221.

[8] 庄诚, 廖慧玲. 五苓散治疗移植肾急性肾功能衰竭1例[J]. 中医杂志, 2002, 43（5）：329.

[9] 冯根群. 五苓散加减治疗水肿80例[J]. 河南中医, 2003, 23（9）：28-29.

[10] 赵帅帅, 金东明, 贾朝旭. 金东明教授善用五苓散治疗泄泻[J]. 长春中医药大学学报, 2015, 31（5）：958-959.

[11] 于兰, 祁芳芳, 南红梅. 五苓散治疗眩晕的机理探讨[J]. 中西医结合心血管病电子杂志, 2015, 3（23）：193-194.

（北京市中西医结合医院　李建民、谢　晨）

四、补气利水类

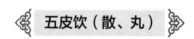

【药物组成】　陈皮、茯苓皮、生姜皮、桑白皮、大腹皮。

【处方来源】　汉·华佗《华氏中藏经》。

【功能与主治】　利水消肿，理气健脾。用于皮水脾虚湿盛证。症见一身悉肿，肢体沉重，心腹胀满，上气喘急，舌苔白腻，脉沉缓。常用于肾病水肿、心源性水肿、妊娠水肿等属脾虚湿盛者。

【药效】　主要药效如下[1-10]：

1. 改善肾功能　本品可以改善肾功能，降低尿蛋白，促进尿量增加，减轻机体的水肿状态。

2. 改善心功能，促进血液循环　本品可以改善心功能，增加左心室射血分数和脑钠肽（BNP）。心功能改善，从而促进血液循环，并使血液循环中钠盐降低，有利于机体水分的排泄，从而降低机体的水肿状态。

【临床应用】　主要用于肾病综合征及各种浮肿等。

1. 肾病综合征[1-6]　多项临床试验证实，联合五皮饮加味治疗肾病综合征，比单纯使用激素在降低尿蛋白，减轻水肿等方面显示了更佳疗效。肾病综合征除了下肢浮肿外，常伴有腹水或阴囊水肿等，五皮饮合方可以明显改善下肢浮肿，以及腹水或阴囊水肿症状，同时可以降低尿蛋白。而且五皮饮还能提高脾肾阳虚型小儿肾病综合征患者的血浆白蛋白。五皮饮加减还能减轻小儿急性肾炎的浮肿，降低尿蛋白、尿红细胞，而且可以控制血压，减少复发。

2. 各种浮肿[7-16]　五皮饮可以治疗原发性及多种疾病导致的继发性水肿。五皮饮主方可以减轻特发性水肿的肿胀程度，且复发率降低。五皮饮加味可减轻慢性心力衰竭患者水肿程度，增加尿量，且能改善乏力、喘促等症状，临床疗效显著；而且五皮散还可以在此基础上明显改善左心室射血分数和脑钠肽指标。五皮饮在治疗膝骨关节炎关节镜术后肿胀及骨折术后肿胀上有明显的临床疗效。

五皮饮可应用于临床治疗各种原因导致的胸水、腹水。临床在西药基础上，联合五皮饮治疗肝硬化腹水可以减轻双下肢浮肿，使腹部柔软，腹壁静脉曲张减轻，并且可以减少腹水的复发率。联合五皮饮治疗恶性胸腔积液可以缓解临床症状，有较好疗效。

五皮饮还能治疗妊娠水肿。妊娠期间因多种原因导致羊水量超过 2000ml 称为羊水过多，会导致孕妇胎膜早破、胎盘早剥、胎儿脐带脱垂等，联合五皮饮加黄芪可以降低羊水指数，治疗羊水过多。除此之外，五皮饮加减治疗妊娠浮肿疗效显著，表现在肢体、面目浮肿明显好转，且无副作用。

3. 其他疾病[17, 18]　五皮饮加味临床治疗荨麻疹有较好疗效。急性感染性腹泻一年四季均可发病，以夏季多发，目前常用庆大霉素治疗，而在此基础上联合五皮散治疗显示出了更为显著的临床疗效。

【不良反应】　五皮饮片尚未发现有明显的消化道副作用，或者肝肾功能损伤的副作用报道。

【使用注意】　服药期间忌生冷、油腻食物和硬物。

【用法与用量】　饮、散：口服，每服 9g，用水 250ml，煎至 200ml，去滓温服。丸剂：口服，一日 2 次，一次 9g。

参 考 文 献

[1] 程云杰, 刘胜. 五皮饮加味治疗肾病综合征 11 例疗效观察[J]. 内蒙古中医药, 2012, 31（5）: 7-8.
[2] 修浩. 五皮饮加味治疗肾病综合征 75 例临床疗效观察[J]. 医药前沿, 2012,（26）: 214.
[3] 韩长植. 五皮饮联合西药治疗肾病综合征顽固性水肿 50 例临床观察[J]. 实用中医内科杂志, 2013, 27（13）: 119-120.
[4] 胡艳. 麻黄连翘赤小豆汤合五皮饮治疗小儿肾病水肿 30 例[J]. 北京中医, 2003, 22（5）: 17-18.
[5] 覃柳菊. 中西医结合治疗脾肾阳虚型小儿肾病综合征 30 例临床观察[J]. 湖南中医杂志, 2017, 33（8）: 81-82.
[6] 牛超英, 郁锦善. 五皮饮加减治疗急性肾炎 98 例[J]. 中国社区医师（医学专业）, 2010, 12（7）: 105.
[7] 李宏. 五皮饮加减治疗特发性水肿[J]. 中国卫生产业, 2012,（27）: 170.
[8] 丁敬远. 五皮饮治疗疑难病下肢水肿[J]. 浙江中医杂志, 2001, 36（6）: 261-262.
[9] 李红宇. 加味五皮饮治疗慢性心衰所致水肿的临床观察[J]. 光明中医, 2016, 31（2）: 229-230.
[10] 叶奎. 五皮散治疗慢性心力衰竭的临床研究[J]. 中国处方药, 2017, 15（8）: 92-93.
[11] 丁楠, 杨凤云, 何静敏, 等. 加味五皮饮治疗膝骨性关节炎关节镜术后肿胀的疗效观察[J]. 江西中医药, 2018, 49（2）: 48-49.
[12] 游永亮, 吴连堤, 万宣. 五皮饮加减联合甘露醇治疗胫腓骨骨折术后肢体肿胀临床疗效观察[J]. 江西中医药, 2017, 48（10）: 56-58.
[13] 陈桂霞. 五皮饮联合西药治疗肝硬化腹水临床体会[J]. 中国中医急症, 2009, 18（10）: 1695.
[14] 何宁一. 热疗联合五皮饮外敷治疗恶性胸腔积液 30 例[J]. 现代中药, 2014, 34（5）: 44-45.
[15] 霍彬, 田宝玉. 五皮饮加减治疗妊娠水肿 60 例疗效观察[J]. 新疆中医药, 2006, 24（2）: 14.
[16] 兰晓玲. 五皮饮加黄芪方治疗慢性羊水过多临床研究[J]. 湖北中医杂志, 2011, 33（2）: 22-23.
[17] 栾永红. 用五皮饮加减治疗荨麻疹的临床经验[J]. 中国中医基础医学杂志, 2010, 16（10）: 959-960.
[18] 朱宁川, 陈岩, 于兆婉. 中药五皮散联合庆大霉素治疗急性感染性腹泻疗效观察[J]. 中国微生态学杂志, 2004, 16（1）: 37.

（北京市中西医结合医院　李建民、谢　晨）

玉屏风颗粒（口服液、胶囊）

【药物组成】　防风、黄芪、白术。

【处方来源】　元·危亦林《世医得效方》之玉屏风散。国药准字 Z10930036。

【功能与主治】　益气，固表，止汗。用于表虚不固，自汗恶风，面色㿠白，或体虚易感风邪者。

【药效】　主要药效如下：

1. 抗氧化，降低尿蛋白[1, 2]　脂质过氧化是肾脏疾病发生发展的重要原因，氧自由基作用于脂质的不饱和脂肪酸，生成过氧化脂质，其发生分解后产生一系列化合物，其中 MDA 是重要产物之一，可使细胞膜的流动性和通透性发生改变，最终导致细胞结构和功能的变化。RAS 系统在肾病发展过程中起到重要作用，主要参与调解血压、血流和内环境，血管紧张素原（AGT）可反映 RAS 系统激活程度。研究发现紫癜性肾炎患儿伴随着尿蛋白定量、尿胱抑素/肌酐等肾损伤指标升高，尿 AGT 及尿 MDA 均增高，组织学结果也表明伴随着肾脏肥大、尿蛋白水平升高，链脲佐菌素腹腔注射大鼠肾皮质 MDA 含量增高；且 AGT、MDA 与肾小管、肾小球损伤的各项指标（尿视黄醇、胱抑素 C、免疫球蛋白、微量白蛋白、总蛋白）均有相关性，提示氧化应激和 RAS 激活均参与了紫癜性肾炎的发生，且 AGT 可直接影响 RAS 活性；而使用玉屏风治疗后，以上指标均下降，提示玉屏风通过减少尿 AGT 的漏出和分泌从而阻断肾内的 RAS 激活，起到肾脏保护的作用。

2. 抗炎[3]　炎症反应分为血管反应期、细胞反应期、组织反应期，分别表现为血管壁渗透性增强、局部红肿，淋巴细胞和巨噬细胞分泌相关细胞因子聚集在内皮细胞上、白细胞趋化，局部组织肿大、肌肉组织增生。同样的，在肾病发生发展过程中，炎症反应也经过以上过程，不过局限于肾脏局部。细菌脂多糖（LPS）可直接刺激免疫细胞产生炎症因子，出现发热、血管通透性增强及全身炎症反应，玉屏风颗粒可以降低炎症因子粒细胞集落刺激因子（GSF）、IL-1β、TNF-α、IFN-γ、MIP-1β 浓度，抑制炎症反应。

3. 增强机体免疫[4-7]　CD4、CD8 是淋巴细胞表面的特异性标志分子，CD4$^+$T 细胞可以起到"通风报信"的作用，也能指挥机体对抗如病毒等的微生物，CD8$^+$T 细胞可以消灭受感染的细胞，均是机体免疫的重要环节。玉屏风口服液可以提高肾虚型模型小鼠血清 CD4、CD4/CD8，且降低 CD8，提高免疫力。IL-2 和 IFN-γ 两种细胞因子能增强细胞毒性 T 细胞作用，并激活自然杀伤细胞，并与之相互作用，形成免疫网络，增强抗病毒和免疫调节作用。研究发现免疫力低下实验动物血清 IL-2 和 IFN-γ 浓度均降低，而使用玉屏风颗粒治疗后均得到提升，从而提高了机体免疫力。

免疫球蛋白是体液免疫的重要组成部分，其中 IgG、IgA、IgM 等免疫球蛋白类型在其中发挥重要作用，临床试验显示反复呼吸道感染患儿，即 1 年内呼吸道感染大于等于 5 次，2 次感染间隔时间至少 7 天以上的患儿，其血清 IgG、IgA、IgM 均降低，使用玉屏风颗粒治疗 1 个月后三者均升高，同时其后 1 年的随访中发现服用本品的患儿复发率明显降低。

手术是对机体的一项强烈的应激性刺激，会导致机体内环境紊乱，扰乱神经-内分泌-免疫调节网络，导致免疫功能抑制，骨科术后患者 IgG、IgA、IgM 降低，C3、C4 亦降低，且 CD3、CD4、CD4/CD8 均降低，而玉屏风散通过上调以上免疫球蛋白、补体成分、T 细胞数目来调节机体体液免疫和细胞免疫，实现增强免疫力的作用。

【临床应用】　主要用于儿童肾病综合征及肺部疾病、皮肤疾病等。

1. 儿童肾病综合征[8-12]　报道显示原发性肾病综合征多与免疫功能相关，而儿童免疫力较弱，且原发性肾病综合征占儿童期肾病综合征总数的 90%。本品在儿童肾病综合征中应用普遍，研究显示本品可提高患儿的免疫功能，对于治疗肾病综合征至关重要，糖皮质激素加用本品可以提高临床疗效，尤适用于激素撤减期，可以减少复发率和感染率，因小儿稚阴稚阳之体，激素为阳热之品，肾病综合征患儿久用激素容易耗伤肝肾之阴液，继而导致脾肾阳气亏虚，本品可以补气固表，提高免疫力。不仅如此，联合其他免疫抑制剂如他克莫司等，也可以提高临床疗效，减少复发率。

2. 肺部疾病[13-17]　玉屏风颗粒可以用于儿童多种呼吸系统疾病中，且已经列入中国儿科呼吸系统疾病治疗专家共识中。因小儿免疫力较弱，呼吸道感染是儿科常见疾病，常伴有多汗、营养不良等，使用玉屏风颗粒治疗比使用锌硒宝片治疗总体有效率更高，且 3 个月内上下呼吸道感染的复发频率明显减低。咳嗽变异性哮喘常表现为长期刺激性咳嗽，多发生在夜间或凌晨，临床治疗困难，研究表明不论是否联合匹多莫德，玉屏风口服液治疗咳嗽变异性哮喘均有效，其机制可能是通过调节体液免疫和细胞免疫双重免疫调节作用实现的。在抗痨治疗基础上，联合玉屏风口服液治疗肺结核效果更佳，其中对盗汗症状改善最为明显。

3. 皮肤疾病[18-20]　联合玉屏风颗粒治疗过敏性紫癜，比单纯使用氯雷他定临床效果更佳。临床常用西替利嗪治疗荨麻疹，而联合本品后临床效果更佳，且不良反应发生率降低。相似的临床试验证实在盐酸依匹斯汀基础上再使用玉屏风颗粒治疗慢性荨麻疹，患者瘙痒程度、风团数量及大小、复发时间等指标均好转，且总体疗效较单纯西药组更佳。

4. 其他[21-24]　腹膜透析患者因活动量较少、限制水分摄入、药物以及肠道菌群紊乱等因素常会出现便秘，临床应用玉屏风颗粒治疗腹透便秘有效率为 100%。过敏性鼻炎是儿科常见的疾病，在应用西药基础上，联合玉屏风颗粒治疗此病取得明显疗效。过敏性紫癜患者 Th17 细胞及 IL-17 水平增高、Tr 细胞减少，玉屏风颗粒可通过降低 Th17 细胞和 IL-17 水平，且升高 Tr 细胞水平增加过敏性紫癜的临床疗效。而且玉屏风颗粒对治疗过敏性鼻炎有较好的临床疗效。

【不良反应】　尚未发现玉屏风颗粒（口服液）有明显的消化道副作用，或者肝肾功能损伤的副作用报道。

【使用注意】　①属外感自汗或阴虚盗汗者不宜使用。②忌油腻食物。③本品宜饭前服用。④按照用法用量服用，小儿、孕妇、高血压、糖尿病患者应在医师指导下服用。⑤服药 2 周或服药期间症状无明显改善，或症状加重者，应立即停药并去医院就诊。⑥对本品过敏者禁用，过敏体质者慎用。⑦本品性状发生改变时禁止使用。⑧儿童必须在成人监护下使用。⑨请将本品放在儿童不能接触的地方。⑩如正在使用其他药品，使用本品前请咨询医师或药师。

【用法与用量】　颗粒：口服，一日 3 次，一次 5g；口服液：口服，一日 3 次，一次 10ml；胶囊：口服，一日 3 次，一次 2 粒。

参 考 文 献

[1] 李娟，范春燕，吴康. 紫癜性肾炎患儿尿中血管紧张素原及丙二醛水平的测定及其临床意义分析研究[J]. 医学临床研究，2017, 34（9）: 1836-1838.

[2] 张春阳，曲卫，石勇铨，等. 金属硫蛋白对糖尿病大鼠肾脏氧化应激的影响[J]. 第二军医大学学报，2007, 28（4）: 389-392.

[3] 李茹月，陈玉兴，黄雪君，等. 玉屏风颗粒抗感染作用及其作用机制的研究[J]. 广东药科大学学报，2017, 33（6）: 753-757.

[4] 陈欢. 扶正固肾祛邪合剂对反复呼吸道感染小鼠免疫功能的影响[J]. 天津中医药大学学报，2010, 29（4）: 204-205.

[5] 董幼祺，陈欢. 扶正固肾驱邪合剂对小鼠免疫学影响的实验观察[J]. 中医儿科杂志，2009, 5（3）: 13-16.

[6] 任芳，李丽明. 芪众颗粒预防流行性感冒的实验研究[J]. 同济大学学报（医学版），2007, 28（5）: 40-42, 47.

[7] 陈新，杨路，夏志道. 玉屏风颗粒剂对手术患者免疫功能调节作用的临床研究[J]. 中药新药与临床药理，1999, 10（4）: 199.

[8] 徐丽. 激素撤减期加用玉屏风散治疗小儿肾病综合征的疗效观察[J]. 实用中西医结合临床，2018, 18（3）: 59-60.

[9] 李晓妍，王华. 玉屏风颗粒对儿童肾病综合征患者免疫功能的影响[J]. 河南医学研究，2016, 25（11）: 1927-1929.

[10] 胡梅. 加味玉屏风散治疗小儿原发性肾病综合征（肺脾气虚证）激素撤减期临床观察[D]. 太原: 山西中医学院，2015.

[11] 林娜，刘运广，郭瑜修，等. 玉屏风颗粒对儿童肾病综合征免疫功能影响的研究[J]. 时珍国医国药，2010, 21（8）: 2006-2008.

[12] 陈莉，许建文. 玉屏风散治疗单纯性肾病综合征儿童继发性免疫功能低下[J]. 实用儿科临床杂志，2006,（23）: 1662-1663.

[13] 中华医学会儿科学分会呼吸学组，中华中医药学会儿科分会，中国中药协会药物临床评价研究专业委员会. 玉屏风颗粒在儿童呼吸系统疾病中的临床应用专家共识[J]. 中华实用儿科临床杂志，2018, 33（4）: 241-246.

[14] 雷军，刘海华. 玉屏风颗粒治疗小儿反复呼吸道感染的疗效观察[J]. 江西医药，2011, 46（11）: 1027.

[15] 斯建中. 玉屏风口服液对咳嗽变异性哮喘的免疫调节作用[J]. 医药导报，2003, 22（9）: 633-634.

[16] 叶辉，钟嘉敏，齐建雄. 匹多莫德颗粒联合玉屏风颗粒在儿童咳嗽变异性哮喘中的疗效观察[J]. 内蒙古中医药，2017, 36（6）: 54.

[17] 毛玲群，管利民. 玉屏风口服液治疗肺结核盗汗 34 例[J]. 浙江中医杂志，2000, 35（1）: 3.

[18] 靳云凤，智月丽. 玉屏风颗粒联合地氯雷他定治疗过敏性紫癜临床观察[J]. 世界最新医学信息文摘（连续型电子期刊），2016, 16（69）: 209-210.

[19] 刘霞，马嘉敏. 玉屏风颗粒联合盐酸西替利嗪糖浆治疗儿童荨麻疹疗效观察[J]. 山东医药，2012, 52（17）: 31.

[20] 张金银. 玉屏风颗粒联合盐酸依匹斯汀治疗慢性荨麻疹疗效观察[J]. 北方药学，2013,（5）: 19.

[21] 金凤. 玉屏风颗粒治疗腹膜透析患者功能性便秘 9 例[J]. 浙江中医杂志，2017, 52（6）: 457.

[22] 李洁旋. 玉屏风颗粒治疗过敏性鼻炎的效果评价[J]. 内蒙古中医药，2017, 36（4）: 36-37.

[23] 段炤，林智平，彭宇，等. 玉屏风颗粒对过敏性紫癜患儿 Th17/Treg 细胞失衡的调节作用[J]. 中国中医药现代远程教育，2017, 15（21）: 90-92, 99.

[24] 魏巍. 浅析玉屏风颗粒联合地氯雷他定治疗过敏性鼻炎的临床效果[J]. 中国继续医学教育，2017, 9（12）: 214-215.

（北京市中西医结合医院　李建民、谢　晨）

第十九章

泌尿系结石中成药名方

第一节 概 述

一、概 念[1-8]

泌尿系结石（urinary calculi）又称尿路结石症（urolithiasis），是指由多种病理因素相互作用引发在泌尿系统内晶体物质和有机物异常积聚，泌尿系结石可以形成于先天性泌尿生殖系统畸形、泌尿系感染及下尿路梗阻近端的任何地方，是常见而复杂的多因素作用的泌尿系疾病。根据所在部位可分为肾结石、输尿管结石、膀胱结石、尿道结石等。最新流行病学研究指出，亚洲国家尿石症的发病率为1%~5%，全球各国的发病率已达10%；且复发率逐年升高，2~7年内复发率为22.6%~51.0%，10年内为80%，带给患者巨大的痛苦和沉重的社会、经济负担。

在中国古代医籍中早有泌尿系结石的记载，认为泌尿系结石属中医学的"砂淋""石淋"等范畴。临床多表现为腹痛或腰痛如绞，牵引小腹、外阴，小便赤涩不畅，窘迫难解等症状。

二、病因及发病机制

（一）病因

泌尿系结石的病因较复杂，目前认为由多种因素共同作用而成。外界因素包括自然环境（气候湿热、日照期长）、职业（高温作业）、性别（男性）、社会环境（发达国家）、饮食习俗（钙、草酸、钠盐）等；内在环境包括种族遗传（常染色体隐性遗传）、代谢异常（草酸、钙、磷、尿酸）、疾病（制动综合征、类肉瘤病）、药物（维生素D、维生素C、皮质类固醇、磺胺类）等。体内及肾内代谢失常的疾病，如高血钙症及高尿酸血症，服用一些药物使骨脱钙，血钙增高，尿路梗阻或感染，某些生活环境及饮食习惯，使尿草酸盐等结晶成分增多等，均可形成尿路结石。

中医认为本病多因湿热久蕴煎熬尿液，结为砂石阻塞尿路所致，故排尿艰涩而中断。

尿路阻塞，气血瘀滞故腰腹绞痛。砂石损伤脉络，故血尿。影响排石的因素除与结石大小、形状、位置有关外，也与尿路本身是否畸形、狭窄、粘连关系密切。

（二）发病机制

从西医的角度来说泌尿系结石发病机制有许多学说，但都基于泌尿系结石的两大主要成分晶体和基质的热动力学过程。泌尿系结石形成的过程较为复杂，简要过程如下：饱和→过饱和→成核→结晶生长→结晶聚集→结晶停留→结石形成。尿液中结石形成抑制蛋白减少及其受体下调参与了结石的形成。

从中医的角度来看其病机为湿热内蕴、砂石阻络、气机不畅，或瘀血聚结。气是水液运行的动力源泉，气机郁滞，则水液停留聚集，进而生湿化浊，湿浊郁而化热，尿液为热所灼而成是证。湿为阴邪，其性重着黏滞，最易阻碍气机。湿热与砂石互结，阻于水道，通降失利，瘀结不散，使气滞难行。愈结愈甚，不通则痛，故常引发肾绞痛。下焦气化失利，故小便涩滞。

三、临 床 表 现

泌尿系结石由于其大小、形状及所在部位不同，所表现的症状也各不一样。

1. 疼痛　单、双侧腰痛，呈持续性钝痛或阵发性绞痛（数分钟至数小时不等）。疼痛沿输尿管走行向下至大腿内侧或外阴部放射。

2. 血尿　多因结石移动损伤尿路黏膜引起。轻则镜下可见血尿，重则肉眼可见尿色鲜红甚至血块。

3. 其他　尿频（排尿次数增多）、尿急（尿时点滴不畅）、尿痛（灼热、刺痛）。部分患者伴发热、汗出、恶心呕吐、里急后重等。

4. 体征　结石所在部位腹部压痛，同侧肾区叩击痛明显。

四、诊　　断

须根据患者病史、症状、体格检查、血液化验、肾功能测定、X线检查、膀胱镜检查、超声波检查及同位素肾图检查等结果综合分析。目前尿路结石主要借助影像学进行诊断，95%的尿路结石在腹部X平片上显影，可以显示结石的大小、形态、数目，并可初步估计结石的成分。超声波检查用于辅助诊断结石的存在及大小、位置、肾积水的程度。此外，还需做血液、尿液的有关生化检查，必要时需进行膀胱镜检查，包括逆行造影等。

五、治　　疗

（一）常用化学药物及现代技术

常规西药治疗：采用抗炎、抗感染、解痉补液以及镇痛利尿等对症治疗。主要用药为氨苄青霉素、维生素 K、维生素 C、维生素 B$_6$、氯化钾以及葡萄糖等，根据患者具体病情可做适当调整。

按照结石成分不同采用相应药物治疗：

1. 含钙结石　目前临床常用的方案：①碱性枸橼酸制剂。作用机制：从肠道中吸收的枸橼酸很少的一部分随尿液排出，大部分进入血液后被代谢。碱性枸橼酸制剂主要是通过增加小管细胞内 pH 而使尿枸橼酸含量增加。尿枸橼酸的含量增加可降低草酸钙和磷酸钙的饱和度，同时也可以抑制结石晶体的生长和聚集。②噻嗪类利尿药。作用机制：噻嗪类利尿药结合低钠摄入可以减少尿钙的排泄。研究证明噻嗪类利尿药也可以降低正常尿钙患者的尿钙，可降低尿草酸和肠道对钙的吸收。

2. 尿酸结石　目前临床常用的方案：①使用枸橼酸钾钠和枸橼酸的混合试剂（Urolyt U，友来特）；②使用别嘌醇和碳酸氢钠；③使用 0.6mol 乳酸静脉滴注及使用枸橼酸钠或友来特和别嘌醇；④使用 0.16mol 乳酸盐（急症患者）或碳酸氢钠静脉滴注和别嘌醇；⑤使用枸橼酸钠或碳酸氢钠。

3. 胱氨酸结石　降低尿中游离胱氨酸的药物有 D-盐酸青霉胺、α-巯丙酰甘氨酸、卡托普利。这些药物在尿中可以和胱氨酸结合形成溶解性较高的二硫化物。

4. 感染性结石　目前临床常用的方案：①尿素酶抑制剂：使用醋羟胺酸 5～30 个月可以部分或完全溶解感染结石。②酸化尿液：甲硫丁氨酸（蛋氨酸）。③抗生素治疗：长期抗生素治疗的主要难点是肾集合系统如果存留结石或结石碎片会产生耐药菌。

泌尿系结石除药物治疗外，还有体外碎石、内镜下碎石取石以及外科手术等。具体选择哪一种治疗方法，主要根据医疗条件，患者情况和结石的大小、部位、形状、成分、病史长短以及有无并发症等进行综合评价。

（二）中成药名方治疗

对于泌尿系结石的中医辨证，中医认为湿热蕴结是泌尿系结石形成的病理基础，气滞血瘀是该病病变过程中的主要病理改变，因此清热利湿、活血行瘀、通淋排石是治疗泌尿系结石的有效手段。

中医临床治疗优势体现在以下几个方面：①针刺治疗可以缓解患者术后疼痛以及腹腔脏器痉挛，减少解痉药和镇痛药的使用；②中药封包外敷治疗下腹部同样可以缓解患者术后疼痛，温通经络促进血液循环，有利于伤口愈合，对患者预后也有很大的促进作用。综上所述，中医特色治疗在加快术后创口愈合、减少抗生素使用、降低西药费用方面有一定的优势。

第二节　中成药名方的辨证分类与药效

泌尿系结石患者共同病理基础是尿路梗阻或感染。中药治疗泌尿系结石的基本药效是增加尿量，减少炎症，减少结石的产生并促进结石的排出。中药治疗泌尿系结石通过辨证用药，发挥其治疗泌尿系结石的不同药效特点。中成药名方的常见辨证的治则分类及其主要药效如下：

一、清热利湿类

泌尿系结石湿热蕴结者主要症状是腰腹绞痛，尿频，尿急，尿痛，血尿，甚或发热，头胀，胸闷，恶心呕吐，舌红，苔黄腻，脉弦数。

泌尿系结石湿热蕴结者主要的病理变化是砂石阻塞尿路，尿道涩痛伴有尿频、尿急、尿痛等尿路刺激症状。

清热利湿药可增加尿量，减少炎症，促进结石的排出。

常用中成药：石淋通片、六一散、八正合剂（颗粒、片、胶囊）（见第二十章）、复方石淋通片、金钱草片（胶囊、颗粒）、热淋清颗粒（胶囊、片）（见第二十章）、复方金钱草颗粒、排石颗粒、结石通片等。

二、理气化瘀类

泌尿系结石气滞血瘀者主要症状是腰部刺痛，腹胀，小便黄赤，舌质瘀紫或瘀斑，脉弦涩。

泌尿系结石气滞血瘀者主要的病理变化是血液黏稠度增加，血流微循环障碍，血液流变学异常。

理气化瘀药可降低血液黏稠度，改善血液流变学，促进结石的排出。

常用中成药：肾石通颗粒（丸、片）。

参 考 文 献

[1] 陈奇. 中药药效研究思路与方法[M]. 北京：人民卫生出版社，2005：579-582.

[2] 周向文，黄冬梅，吕建新. 中医药治疗泌尿系结石临床研究进展[J]. 亚太传统医药，2011，33（4）：458-460.

[3] 李文忠. 中医治疗泌尿系结石的疗效观察[J]. 临床合理用药杂志，2014，7（3）：128-129.

[4] Sáez-Torres C，Grases F，Rodrigo D，et al. Risk factors for urinary stones in healthy schoolchildren with and without a family history of nephrolithiasis[J]. Pediatric Nephrology，2013，28（4）：639-645.

[5] 中华医学会. 临床诊疗指南：肾脏病学分册[M]. 北京：人民卫生出版社，2011：194.

[6] 徐燕. 中医辨证论治泌尿系结石的体会[J]. 中医临床研究，2014，6（23）：118-119.

[7] 汤祝捷. 泌尿系结石中医治疗进展[J]. 现代中西医结合杂志，2013，22（22）：2502-2504.

[8] 戴德银，宋航，黄茂涛，等. 新编简明中成药手册[M]. 3版. 北京：人民军医出版社，2014：3-200.

（浙江中医药大学　吕圭源，浙江工业大学　陈素红、李　波）

第三节　中成药名方

一、清热利湿类

石 淋 通 片

【药物组成】　广金钱草。

【处方来源】　研制方。《中国药典》（2015 年版）。

【功能与主治】　清热利尿，通淋排石。用于湿热下注所致的热淋、石淋，症见尿频、尿急、尿痛或尿有砂石；尿路结石、肾盂肾炎见上述证候者。

【药效】　主要药效如下[1-6]：

1. 抗肾结石　采用石淋通片干预乙二醇联合氯化铵所致的大鼠肾结石，镜检发现石淋通片可缓解肾脏皮质和髓质的损伤，改善肾脏空洞和积水情况，有效减少肾脏结石和结晶的形成。体外实验结果也显示，石淋通片可减慢含水草酸钙晶体生长速率，减少晶体聚集程度。

2. 抗肾炎　石淋通片可明显抑制由羧甲基纤维素诱导的大鼠白细胞向腹腔游走。石淋通片的成分广金钱草也被证实可减轻大鼠蛋清性关节肿及巴豆油致炎小鼠耳郭水肿。

3. 利尿　石淋通片给予大鼠灌胃 3 天后，利尿作用可维持在 5 小时以上。犬静脉滴注广金钱草注射液后尿量也明显增加。

4. 利胆　石淋通片干浸膏 3.0g/kg 对麻醉大鼠有明显增加胆汁流量的作用。广金钱草煎剂可通过增加犬血浆中胆囊收缩素含量，而使胆囊明显收缩，进而产生明显利胆作用。

5. 促进肠管收缩　离体肠管运动记录显示，石淋通片能明显抑制大鼠回肠的收缩频率，对收缩幅度和紧张性也有明显的促进和加强作用，同时对家兔在体肠管运动的收缩幅度也有所加强。

【临床应用】　主要用于尿路结石、尿路感染。

1. 尿路结石[7]　因膀胱湿热，蕴蒸尿液而成砂石所致，症见尿频艰涩，欲出未尽，尿时疼痛或突然中断，小腹拘急或痛引腰腹，甚至尿中时夹砂石，舌红，脉弦或数；尿路结石见上述证候者。

冲击波治疗泌尿结石是临床常用的治疗手段。采用口服石淋通联合体位冲击波进行泌尿结石的治疗，可减少碎石次数和结石的排除时间。

2. 尿路感染　因下焦湿热所致，症见小便频数，灼热涩痛，尿色黄赤，小腹拘急，舌红苔黄，脉滑数；下尿路感染见上述证候者。

【不良反应】　可能会引起牙痛[8]和过敏性皮疹[9]。

【使用注意】　①孕妇禁用。②淋证属于肝郁气滞或脾肾两虚者慎用。③双肾结石或结石直径≥1.5cm 或结石嵌顿时间长的病例不宜使用。④本品肾阴虚或脾胃虚寒者慎用。⑤服药期间忌食油腻和辛辣食品，忌烟酒。⑥服药期间注意多饮水，避免劳累。

【用法与用量】　口服。一次 5 片，一日 3 次。

参 考 文 献

[1] 黄黎，刘菊福，王志超，等. 石淋通片的药理学研究[J]. 中成药，1988，（12）：28-30.

[2] 梅全喜. 现代中药药理与临床应用手册[M]. 北京：中国中医药出版社，2008：593.

[3] 黄黎，刘菊福，王志超，等. 石淋通片的药理作用研究[J]. 广东医学，1988，（3）：54.

[4] 卢充伟. 广金钱草及土大黄有效成分研究与应用[D]. 北京：中国人民解放军军事医学科学院，2003.

[5] 刘学，崔健，陈新. 广金钱草现代研究进展[J]. 长春中医药大学学报，2006，22（4）：84-85.

[6]《广东中药志》编辑委员会. 广东中药志：第一卷[M]. 广州：广东科技出版社，1991：17.

[7]齐有胜，张国丽. 石淋通联合体外冲击波治疗泌尿结石的临床应用效果观察[J]. 临床医药文献电子杂志，2014，2（6）：64.

[8] 李传美. 石淋通引起牙痛 1 例报告[J]. 中国药业，1998，7（6）：40.

[9] 张路羽，郜亚光. 石淋通致过敏反应 2 例[J]. 沈阳部队医药，1995，8（4）：370.

（广州中医药大学　周玖瑶、吴俊标，浙江中医药大学　吕圭源）

六 一 散

【药物组成】 滑石粉，甘草。

【处方来源】 金·刘元素《伤寒标本》。《中国药典》（2015 年版）。

【功能与主治】 清暑利湿。用于感受暑湿所致的发热、身倦、口渴、泄泻、小便黄少；外用治痱子。

【药效】 主要药效如下[1]：

1. 利尿 六一散能增加小鼠的尿量，6 小时后能恢复正常。

2. 保护皮肤黏膜 六一散外敷能促进体表溃疡结缔组织增生，提高伤口、血清中溶菌酶水平；其加速慢性溃疡愈合，与其改善机体免疫功能有关。

【临床应用】 主要用于泌尿系结石、前列腺炎[2, 3]。

1. 泌尿系结石 泌尿系结石属于中医的"石淋"范畴，发病机制多是由于膀胱、肾气化不利及湿热下注所致。临床泌尿系结石患者采用八正散结合六一散治疗 15 天后，可有效改善泌尿系结石临床症状，利于结石的排出。

2. 前列腺炎 是由细菌和非细菌性病理因素导致的炎症，属于中医的"淋浊"范畴，病机主要是湿热蕴结、肾气亏虚、瘀血阻滞三个方面。采用六一散加味治疗慢性前列腺炎患者疗效较好，且六一散能改善患者前列腺血液循环。此外六一散对急性前列腺炎也具有较好的治疗效果。

【不良反应】 目前尚未检索到不良反应报道。

【使用注意】 不宜在服药期间同时服用滋补性中药。

【用法与用量】 调服或包煎服。一次 6～9g，一日 1～2 次。外用，扑撒患处。

参 考 文 献

[1] 李波，吴国强，张世芳. 六一散对大鼠体表溃疡结缔组织增生机理研究[J]. 中医药学刊，2001，19（5）：516-518.
[2] 周守谦. 六一散治疗急性前列腺炎[J]. 浙江中医杂志，1996，12（6）：546.
[3] 刘军. 八正散加六一散治疗 1000 例泌尿系结石疗效观察[J]. 中国医学工程，2015，123（11）：106-107.

（浙江中医药大学　吕圭源，浙江工业大学　陈素红）

复方石淋通片

【药物组成】 广金钱草、海金沙、石韦、滑石粉、忍冬藤。

【处方来源】 研制方。国药准字 Z45022147。

【功能与主治】 清热利湿，通淋排石。用于膀胱湿热，石淋涩痛，尿路结石，泌尿系感染属肝胆膀胱湿热者。

【药效】 主要药效如下[1]：

1. 利尿 复方石淋通片能增加水负荷大鼠的尿量。

2. 抗菌 复方石淋通片在体外能抑制金黄色葡萄球菌、表皮葡萄球菌、变形杆菌等。

3. 抗结石 复方石淋通片能防止乙二醇、氯化铵诱发的肾结石，降低大鼠肾结石的生成率。

4. 抗炎　复方石淋通片能抑制巴豆油所致小鼠耳肿胀；抑制卡拉胶致大鼠白细胞的游走。

【临床应用】　主要用于治疗尿路结石、下尿路感染[2]。

1. 尿路结石　因膀胱湿热，蕴蒸尿液而成砂石所致，症见尿频艰涩，欲出未尽，尿时疼痛或突然中断，小腹拘急或痛引腰部，甚至尿中时夹砂石，舌红，脉弦或数；尿路结石见上述证候者。

复方石淋通片可用于治疗泌尿系结石等。泌尿系结石患者，采用复方石淋通片治疗，输尿管结石治疗的效果较肾结石与膀胱结石的效果均要好，肾结石的治疗难度最大。以复方石淋通辅助钬激光治疗输尿管结石患者，结石排净率显著升高，并可降低患者的 SCr 和 BUN 水平。

2. 下尿路感染　因下焦湿热所致，症见小便频数，灼热涩痛，尿色黄赤，小腹拘急，舌红苔黄，脉滑数；下尿路感染症见上述证候者。

【不良反应】　目前尚未检索到不良反应报道。

【使用注意】　①淋证属于肝郁气滞或脾肾两虚者慎用。②双肾结石或结石直径≥1.5cm 或结石嵌顿时间长的病例不宜使用。③肾阴虚或脾胃虚寒者慎用。④服药期间忌油腻和辛辣食品，忌烟酒。⑤服药期间注意多饮水，避免劳累。

【用法与用量】　口服。一次 6 片，一日 3 次。

参 考 文 献

[1] 刘元，李星宇，宋志钊，等. 复方石淋通片治疗泌尿系结石的药效学研究[J]. 中成药，2010，32（6）：1052-1054.
[2] 林其涂，王守学，虞学助. 复方石淋通辅助钬激光治疗输尿管结石疗效观察[J]. 中国现代医生，2016，54（36）：63-66.

（浙江中医药大学　吕圭源，浙江工业大学　陈素红）

金钱草片（胶囊、颗粒）

【药物组成】　金钱草。

【处方来源】　研制方。《中国药典》（2015 年版）。

【功能与主治】　清热利湿，利尿通淋。用于湿热下注所致小便频数短涩，淋沥疼痛，尿色赤黄，腰腹疼痛，甚至尿夹砂石。

【药效】　主要药效如下[1-5]：

1. 利尿　金钱草煎剂能增强犬输尿管蠕动，增加尿流量；金钱草醇提液也可增加犬的尿量和输尿管蠕动频率，升高输尿管上段腔内压力。

2. 抑制草酸钙形成　金钱草能加快肾组织中草酸的排泄，减少肾结石模型大鼠肾集合系统内草酸钙结晶形成和堆积，使结晶松散，易从尿中排出。

3. 降尿酸　金钱草水提取物能降低高尿酸血症小鼠的血清尿酸水平，防止痛风和高尿酸血症发作。这可能与其所含大量酚性物质如黄酮类化合物有关，酚性物质具有黄嘌呤氧化酶抑制作用，从而降低血清尿酸，防治尿酸结石。

4. 抗炎　金钱草醇提物和乙酸乙酯提取物能抑制二甲苯致小鼠耳郭肿胀和乙酸致腹

腔毛细血管通透性增加。金钱草颗粒也可抑制二甲苯所致小鼠耳郭肿胀。

【临床应用】 主要用于尿路结石、下尿路感染[6]。

1. 尿路结石 因下焦湿热，煎熬尿液，结为砂石所致，症见小便短数，尿色黄赤，小便艰涩，尿时疼痛，甚至尿中带血或小便突然中断，腰腹疼痛，舌红，脉弦；尿路结石见上述证候者。尿路结石患者采用金钱草片治疗，对肾结石、输尿管结石、膀胱结石都有一定的治疗作用。

2. 下尿路感染 因湿热下注膀胱所致，症见小便短数，尿色黄赤，淋沥涩痛，口咽干燥，舌苔黄腻，脉滑数；下尿路感染症见上述证候者。

【不良反应】 目前尚未检索到不良反应报道。

【使用注意】 ①肝郁气滞、脾肾两虚所致淋证慎用。②脾胃虚寒者慎用。③双肾结石或结石直径≥1.5cm 或结石嵌顿时间长的病例不宜使用。④服药期间忌烟酒，忌食辛辣、油腻食物。⑤服药期间注意多饮水，避免劳累。

【用法与用量】 片：口服，一次 4～8 片，一日 3 次。胶囊：口服，一次 3～6 粒，一日 3 次。颗粒：开水冲服，一次 1～2 袋，一日 3 次。

参 考 文 献

[1] 曹萍，褚小兰，范崔生. 金钱草类中药的研究概况[J]. 江西医学院学报，2005，45（1）：110-113.

[2] 邵绍丰，翁志梁，李澄棣，等. 单味中药金钱草、石韦、车前子对肾结石模型大鼠的预防作用[J]. 中国中西医结合肾病杂志，2009，10（10）：874-876.

[3] 王海东，葛飞，郭玉松，等. 金钱草提取物对高尿酸血症小鼠的影响[J]. 中国中药杂志，2002，27（12）：939-942.

[4] 张雅媛，马世平. 金钱草对食饵性胆色素结石的防治作用[J]. 中药药理与临床，2004，20（2）：21-22.

[5] 沈德凤，焦艳，沈洪宽，等. 金钱草颗粒剂的药效学研究[J]. 黑龙江医药科学，2009，32（3）：8-9.

[6] 赵学勇，杨振花. 金钱草片治疗尿路结石疗效观察[J]. 实用中西医结合临床，2004，4（3）：44.

（浙江工业大学 陈素红、陈奕公，浙江中医药大学 苏 洁）

复方金钱草颗粒

【药物组成】 广金钱草、车前草、石韦、玉米须。

【处方来源】 研制方。《中国药典》（2015 年版）。

【功能与主治】 清热利湿，通淋排石。用于湿热下注所致的热淋、石淋，症见尿频、尿急、尿痛、腰痛等；泌尿系结石、尿路感染见上述证候者。

【药效】 主要药效如下[1-3]：

1. 抑制结石生成 复方金钱草颗粒能降低乙二醇和氯化铵致大鼠的结石率，增加肾结石大鼠肾脏系数，降低肾钙含量、BUN 和 SCr 水平；能上调肾脏 TRPV5 及 Calbindin- D28k 表达量从而减少肾小管内钙盐结晶体的形成，起到保护肾脏的作用。

2. 利尿 复方金钱草颗粒能增加生理盐水负荷大鼠的尿量，稀释尿液中草酸离子等负离子和钙离子浓度，降低结石的发生；还能抑制输尿管的张力，降低输尿管平均张力，扩张输尿管管径，有利于管道通畅和缓解痉挛性疼痛，促使结石随尿液排出（图 19-1）。

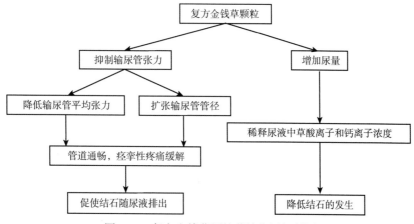

图 19-1　复方金钱草颗粒药效作用机制图

3. 抗炎　复方金钱草颗粒能抑制二甲苯致小鼠耳郭肿胀，抑制大鼠棉球肉芽组织增生。

4. 抗菌　复方金钱草颗粒在体外能抑制革兰氏阳性菌和革兰氏阴性菌，保护金黄色葡萄球菌感染小鼠。

【临床应用】　主要用于治疗泌尿系结石 [4, 5]。

泌尿系结石　复方金钱草颗粒可用于湿热蕴结下焦，煎熬尿液成石所致，症见尿色黄赤，淋涩频急，或排尿时突然中断，少腹拘急，或腰腹绞痛难忍，舌红，苔薄黄，脉弦或弦数；尿路结石见上述证候者。

复方金钱草颗粒可有效提高体外冲击波碎石术、经皮肾镜碎石取石术对输尿管结石患者的治疗效果，缩短病程，缩短结石排出时间，降低并发症发生率。复方金钱草颗粒还能够扩张输尿管，增强利尿作用，促进结石排出。

【不良反应】　目前尚未检索到不良反应报道。

【使用注意】　①肝郁气滞、脾肾两虚所致淋证者慎用。②双肾结石或结石直径≥1.5cm或结石嵌顿时间长的病例不宜使用。③治疗期间不宜进食辛辣、油腻和煎炸类食物。④治疗期间多饮水，适当运动。

【用法与用量】　开水冲服。一次 1～2 袋，一日 3 次。

参 考 文 献

[1] 周军，韦桂宁，吴超伟，等. 复方金钱草颗粒对肾结石的影响及其利尿、解痉、抗炎作用[J]. 中国实验方剂学杂志，2011，17（18）：206-209.

[2] 贾猛，谌卫，胡海燕，等. 复方金钱草减轻小鼠草酸钙结晶肾损伤的实验研究[J]. 中国中西医结合肾病杂志，2013，14（11）：947-950.

[3] 吴超伟，周军，马军花，等. 复方金钱草颗粒抗菌作用和急性毒性实验研究[J]. 中医药导报，2012，18（3）：59-61.

[4] 苟刚，王燕，汪丽君. 体外冲击波碎石术联合复方金钱草颗粒治疗输尿管结石疗效观察[J]. 按摩与康复医学，2014，5（3）：115-116.

[5] 谌珩. 体外冲击波碎石术联合复方金钱草颗粒治疗泌尿系结石的疗效观察[J]. 湖北科技学院学报（医学版），2016，30（4）：336-337.

（浙江中医药大学　吕圭源，浙江工业大学　陈素红、陈奕公）

❧ 排 石 颗 粒 ❧

【药物组成】 连钱草、盐车前子、苘麻子、木通、石韦、瞿麦、滑石、徐长卿、忍冬藤、甘草。

【处方来源】 研制方。《中国药典》（2015 年版）。

【功能与主治】 清热利水，通淋排石。用于下焦湿热所致的石淋，症见腰腹疼痛、排尿不畅或伴有血尿；泌尿系结石见上述证候者。

【药效】 主要药效如下[1, 2]：

1. 抗结石 排石颗粒可抑制草酰胺诱发大鼠实验性尿路结石的形成，防止乙二醇、氯化铵诱发的肾结石形成和因植入异物而致大鼠膀胱结石的生长。

2. 利尿 排石颗粒可增加大鼠尿量。

3. 抗炎 排石颗粒可减轻蛋清致大鼠踝关节肿胀程度。

【临床应用】 主要用于治疗泌尿系结石[3, 4]。

泌尿系结石 排石颗粒可用于治疗输尿管结石和上尿路结石。体外冲击波碎石后输尿管结石患者采用排石颗粒联合坦索罗辛治疗，患者的排石率、排石时间和肾绞痛再发生率明显降低。以排石颗粒联合体外冲击波碎石术治疗可增加上尿路结石的清除率。

【不良反应】 目前尚未检索到不良反应报道。

【使用注意】 ①久病伤正兼见肾阴不足或脾气亏虚等证者慎用。②双肾结石或结石直径≥1.5cm，或结石嵌顿时间长的病例不宜使用，或根据需要配合其他治疗方法。③服药期间忌烟酒及辛辣、油腻和煎炸类食物。

【用法与用量】 开水冲服。一次 1 袋，一日 3 次；或遵医嘱。

参 考 文 献

[1] 张丽，朴晋华，张蕻. 排石颗粒主要药效学研究[J]. 中国药物与临床，2005，7：532-533.

[2] 柳春兴，邢建国. 排石颗粒的药理作用研究[J]. 中国现代药物应用，2007，9：33-34.

[3] 孙业庆，王慎鸿，谭洪鳌. 排石颗粒合坦索罗辛治疗体外冲击波碎石后输尿管结石疗效观察[J]. 浙江中医药大学学报，2011，35（6）：871-873.

[4] 赵永久，程伟，詹朝晖，等. 体外冲击波碎石术联合排石颗粒治疗上尿路结石的临床研究[J]. 中国基层医药，2010，17（3）：406-407.

（浙江中医药大学　吕圭源，浙江工业大学　陈素红、雷珊珊）

❧ 结 石 通 片 ❧

【药物组成】 广金钱草、鸡骨草、石韦、白茅根、海金沙草、车前草、玉米须、茯苓。

【处方来源】 研制方。国药准字 Z44021605。

【功能与主治】 清热利湿，通淋排石，镇痛止血。用于泌尿系感染、膀胱炎、肾炎水肿、尿路结石、血尿、尿淋沥浑浊、尿道灼痛等。

【药效】 主要药效如下[1]：

1. 抗结石 含乙二醇和氯化铵的水溶液可诱导大鼠肾脏结石病变，边造模边给药，结石通片浸膏溶液灌胃给药 30 天，大鼠肾结石的形成率明显降低，提示结石通片具有一定的抗结石作用。

2. 利尿　结石通片有利于泌尿系结石的排出。采用腹腔注射生理盐水诱导少尿模型大鼠，单次灌胃给结石通片浸膏溶液，大鼠给药后 61～120 分钟和 240 分钟总尿量明显增加。

【临床应用】　主要用于治疗泌尿系结石[2]。

泌尿系结石　结石通片可用于治疗泌尿系结石。以结石通片治疗泌尿系结石患者连续40 天，肾结石、输尿管结石和膀胱结石率明显降低，还可改善血尿、肾绞痛及其他指标。

【使用注意】　①肝郁气滞，脾肾亏虚，膀胱气化不行所致的淋证慎用；若石淋日久，伤气耗阴者，当配益气滋阴药同用。②双肾结石或结石直径≥1.5cm，或结石嵌顿时间长的病例不宜使用，或根据需要配合其他治疗方法。③服药期间不宜进食辛辣、油腻和煎炸类食物。

【用法与用量】　口服。一次 5 片，一日 3 次。

参 考 文 献

[1] 王晖，朱健平，刘钰瑜，等. 结石通片的利尿和排石作用[J]. 中成药，2001，23（11）：41-43.
[2] 周嘉洲，刘小虹. 结石通片治疗泌尿系结石 130 例临床观察[J]. 河北中医，2002，24（2）：146-147.

（浙江中医药大学　吕圭源，浙江工业大学　陈素红、雷珊珊）

二、理气化瘀类

肾石通颗粒（丸、片）

【药物组成】　金钱草、王不留行（炒）、萹蓄、瞿麦、海金沙、鸡内金（烫）、丹参、牛膝、延胡索（醋制）、木香。

【处方来源】　研制方。国药准字 Z22021933。

【功能与主治】　清热利湿，活血止痛，化石，排石。用于肾结石、肾盂结石、膀胱结石、输尿管结石。

【药效】　主要药效如下[1, 2]：

1. 抗结石　肾石通颗粒能减少乙二醇致大鼠肾组织钙含量增加，减少肾横切钙盐结晶，减少肾结石的形成率。

2. 排石　肾石通颗粒能分解和排出犬肾盂内形成的结石，减少结石在膀胱和尿道中聚集甚至阻塞尿道的机会。

【临床应用】　主要用于泌尿道结石[3]：

泌尿道结石　肾石通颗粒用于治疗小便短数，灼热刺痛，艰涩难畅，尿中带血，尿流突然中断或尿夹砂石，少腹拘急，甚至腰腹疼痛，舌红，苔黄，脉弦数之泌尿道结石。

肾石通颗粒具有清热、利湿、通淋、扩张输尿管、消石散结、酸化尿液、促进结石排出之功效，提高结石排出率，缩短结石排出时间。与盐酸坦索罗辛合用可化石排石、清热利湿、消炎解痉、活血止痛等，具有较好的协同作用。治疗中重度泌尿系结石，采用震波碎石联合肾石通颗粒使用，可提高疗效。

【不良反应】 目前尚未检索到不良反应报道。

【使用注意】 ①孕妇禁用。②肝郁气滞、脾肾亏虚所致的淋证慎用。③双肾结石，结石直径≥1.5cm 或结石嵌顿时间长的病例不宜使用。④有出血倾向者慎用。⑤服药期间不宜进食辛辣、油腻和煎炸食物。

【用法与用量】 颗粒：温开水冲服，一次 1 袋，一日 2 次。丸：口服，一次 1 袋，一日 2 次。片：口服，一次 4 片，一日 2 次。

参 考 文 献

[1] 孙德峰，孙科峰，刘丽，等. 肾石通对乙二醇大鼠肾结石的影响[J]. 中华中医药学刊，1997，16（4）：38.

[2] 白朋勋，赵向华，席攀峰，等. 肾石通颗粒在犬尿石症中的应用[J]. 中兽医医药杂志，2005，24（5）：55.

[3] 吴江琳. 肾石通颗粒结合震波碎石治疗中重度泌尿系统结石 225 例体会[J]. 职业卫生与病伤，2015，30（2）：114-115.

（浙江工业大学　陈素红、陈奕公，浙江中医药大学　吕圭源）

第二十章

下尿路感染（膀胱炎、尿道炎）中成药名方

第一节 概 述

一、概 念

下尿路感染（lower urinary tract infection）是指膀胱和尿道由细菌感染引发的炎症病变，包括膀胱炎（cystitis）和尿道炎（urethritis）。其中膀胱炎约占尿路感染总数的60%以上。

下尿路感染属中医学"淋证"范畴。多因湿热蕴结、脾肾亏虚、气血郁结、水道不利所致。

二、病因及发病机制

病因主要是细菌入侵尿路，常见菌为革兰氏阴性杆菌，占90%以上，其中以大肠杆菌最为常见，其次为变形杆菌、克雷伯菌；5%～10%为革兰氏阳性菌，如葡萄球菌、粪链球菌。

感染的常见途径是上行感染，即致病菌经尿道口上行至膀胱，乃至输尿管、肾盂引起感染。某些感染的诱因如机体免疫力低下、性生活、尿道损伤、尿路梗阻、医源性操作、生殖器感染等可导致上行感染的发生。女性尤其是已婚女性下尿路感染的发生率特别高，男性则多为继发感染。

三、临 床 表 现

（一）急性下尿路感染

临床表现发病突然，典型症状即膀胱刺激症状，如尿频、尿急、尿痛（从排尿时轻度灼烧到感到明显疼痛），严重者可伴有耻骨区痛，脓尿或血尿。全身症状不明显，体温正常或仅有低热，当并发急性肾盂肾炎、前列腺炎或附睾炎时才伴有高热。

（二）复发性下尿路感染

临床表现为反复发作或持续存在尿频、尿急、尿痛、尿液浑浊，并伴有耻骨上膀胱区不适，膀胱充盈时疼痛较明显，排尿后减轻，可伴有镜下血尿。

四、诊　断

根据临床典型症状、尿常规检查、尿细菌学检查可诊断，必要时可膀胱穿刺做细菌培养。若无临床症状，则诊断主要依靠尿细菌学检查，要求 2 次细菌培养均为同一菌种的真性菌尿。

五、治　疗[1]

（一）常用化学药物及现代技术

用药原则：①选用对致病菌敏感的抗菌药。无病原学结果前，一般首选对革兰阴性杆菌有效的抗菌药，如复方磺胺甲噁唑、头孢菌素类、喹诺酮类等。治疗 3 天症状无改善，应按药敏结果调整用药。②抗菌药在尿和肾内的浓度要高。③选用肾毒性小、副作用少的抗菌药。④单一药物治疗失败、严重感染、混合感染、耐药菌株出现时应联合用药。⑤对频繁复发者，可行抑菌疗法，疗程 1 年。

除药物治疗后，还宜结合多饮水、勤排尿、碱化尿液、膀胱区热敷等辅助手段。

（二）中成药名方治疗

淋证初起多为邪实之证，病久可由实转虚，也可见虚实夹杂。急性期清利为先，慢性期补益为主，实则清利、虚则补益是治疗淋证的基本原则。实证有膀胱湿热者，治宜清热利湿；有热伤血络者，治宜凉血止血；有肝胆湿热者，治宜清泻肝胆；有砂石结聚者，治宜通淋排石；有小便浑浊者，治宜分清泌浊；有气滞不利者，治宜利气疏导。虚证以脾虚为主者，治宜健脾益气；以肾虚为主者，治宜补虚益肾。虚实夹杂者，则通补兼施。

与化学药物治疗尿路感染不同，中成药治疗建立在辨证组方的基础上，主要通过清利湿热来达到治愈淋证急性期的目的，具有作用持久、毒副作用小、不易耐药的优势。对于淋证慢性期，中成药在抑制病原微生物、缓解症状的同时尚具有双向免疫调节作用，可通过改善机体的易感性降低复发率，提高远期疗效。

第二节　中成药名方的辨证分类与药效

下尿路感染（膀胱炎、尿道炎）为湿热蕴结下焦，膀胱气化不利，发而为淋。中药治疗下尿路感染是分证论治，中成药名方常见辨证的治则分类及其主要药效如下[1-5]：

一、清热解毒、利湿通淋类

淋证有膀胱湿热者，主要症状是湿热邪毒客于膀胱，气化失司，水道不利，火性急迫则小便频急短涩；湿热熏蒸，气机不利则尿色黄赤、尿道灼热刺痛。

下尿路感染属淋证有膀胱湿热者，主要的病理变化是病原微生物上行感染，经尿道口上行至膀胱引起感染。病原微生物在尿路局部黏附、生长、繁殖，产生水肿、炎症、尿路刺激等多种表现。

清热解毒、利湿通淋类中成药可发挥清湿热、通气机的作用，抑制病原微生物对尿路的黏附作用，使病原微生物易于排出体外；同时减轻疼痛、炎症反应症状，还可提高机体免疫力，增强机体抵御病原微生物感染的能力。

常用中成药：八正合剂（颗粒、片、胶囊）、三金片（颗粒、胶囊）（见第十六章）、热淋清颗粒（片、胶囊）、银花泌炎灵片（见第十六章）、宁泌泰胶囊、泌尿宁颗粒（胶囊）、尿感宁颗粒、复方石韦片（颗粒、胶囊）、清淋颗粒（片、胶囊）、癃清片（胶囊）、清热通淋胶囊（片、丸）、分清五淋丸、五淋丸、克淋通胶囊、泌淋清胶囊、金钱通淋口服液（颗粒）（见第十六章）、荡涤灵颗粒、消淋败毒散（丸）。

二、清利肝胆、利湿通淋类

淋证有肝经湿热者，若肝经湿热或肝胆湿热蕴结，沿肝经逆行下注阴部，则小便淋沥涩痛；湿热伤肝，肝失疏泄则烦躁易怒；苔黄腻，脉弦数亦属肝经湿热之征。

下尿路感染属淋证有肝经湿热者，主要的病理变化是病原微生物上行感染，经尿道口上行至膀胱引起感染。以浅表炎症多见，病变累及黏膜和黏膜下层，表现为膀胱或尿道黏膜血管扩张、充血；黏膜下组织充血、水肿及炎性细胞浸润等。

清利肝胆、利湿通淋类中成药可抑制病原菌，缓解炎症反应，消除水肿，减轻刺痛；还可增强巨噬细胞吞噬功能，刺激淋巴细胞转化后调节抗体产生，增强免疫功能，促进疾病的治愈。

常用中成药：龙胆泻肝丸（颗粒、片、胶囊、口服液）。

三、清热通淋、凉血止血类

淋证有下焦热盛者，热入营血或湿热之邪下注膀胱，热盛伤络，迫血妄行则见尿色深红或夹血丝或血块；热灼尿道，则小便热涩刺痛；血块阻塞尿道则疼痛加剧；血行全身，血热在上则面色红赤；或见心烦，舌苔黄，脉滑数。

下尿路感染属淋证有下焦热盛者，主要的病理变化是病原微生物上行感染，经尿道口上行至膀胱引起感染。尿路黏膜水肿，毛细血管扩张，尿道旁腺体充血或被成堆脓细胞所填塞，膀胱黏膜点状或片状出血，甚至黏膜溃疡。同时伴有尿路刺激征，有时见肉眼血尿，或见镜下血尿。

清热通淋、凉血止血类中成药除了抑菌、抗炎作用外，还具有肾脏保护作用，可降低尿蛋白、BUN 水平，减轻肾病变程度，改善血尿、蛋白尿。

常用中成药：血尿安胶囊（片）、导赤丸。

四、清热利湿、分清别浊类

淋证有小便浑浊者，初起多实证，病位主在膀胱和小肠，多热少寒，膀胱气化功能不利、小肠分清泌浊失司，则湿热互结于膀胱，煎熬而成淋浊；表现为小便浑浊如米泔水，或滑腻如脂膏，或夹有凝块或混有血液，尿道热涩疼痛；舌红，苔黄腻，脉濡数。

下尿路感染属淋证有小便浑浊者，主要的病理变化是病原微生物上行感染，经尿道口上行至膀胱引起感染。病原微生物在局部繁殖，产生炎症，出现严重的尿频、尿急和尿痛等尿路刺激征及终末脓尿，尿色浑浊。

清热利湿、分清别浊类中成药可有效缓解尿路刺激征，治疗小便浑浊；可增强机体整体及局部的免疫力，改善下尿路的分泌排泄功能。

常用中成药：萆薢分清丸。

五、理气解郁类

淋证有气滞不利者，多因情志刺激致肝失调达，气机郁结，膀胱气化不利，表现为小便滞涩，淋沥不畅；少腹为肝经循行之处，气滞不化故少腹或会阴部胀满疼痛；腰为肾府，胁为肝位，故可见腰胁疼痛并引至少腹或会阴；苔薄白，脉多弦滑。

下尿路感染属淋证有气滞不利者，主要的病理变化是病原微生物上行感染，经尿道口上行至膀胱引起感染。表现为尿频、尿急、尿痛等尿路刺激征，可伴有耻骨上膀胱区疼痛乃至腰痛等。

理气解郁类中成药可有效缓解尿路刺激征，增强机体整体及局部的免疫力，改善会阴部胀满疼痛及腰胁疼痛等症状。

常用中成药：沉香散。

六、补中益气类

淋证日久不愈，或过用苦寒之品，耗伤中气，气虚下陷，故少腹坠胀，或有两肾下垂；气虚膀胱摄纳与排泄失常，气不足则解尿无力，气失司则滞涩难出、淋沥不尽，气不固则或有尿失禁；四肢无力，面白不华，舌质淡，脉虚弱无力。

下尿路感染属淋证之虚证者，主要的病理变化是病原微生物感染下尿路引起炎症，未及时控制，发展为慢性感染，病情迁延难愈，可出现类似尿失禁症状。

补中益气类中成药发挥补气健脾、升清降浊的作用，可使水湿运化恢复正常，增强机体的免疫力，有效治疗慢性泌尿系感染。

常用中成药：补中益气丸（颗粒、片、口服液）。

七、滋阴清热、补虚止血类

淋证病延日久，肾阴不足，虚火扰络，络伤血溢，表现为尿色淡红，尿痛涩滞不明显，可伴有腰膝酸软，神疲乏力，舌淡红，脉细数。

下尿路感染属淋证之虚证者，主要的病理变化是病原微生物感染下尿路引起炎症，未及时控制，发展为慢性感染，病原微生物随尿液反流进入输尿管或肾脏，导致肾脏损伤。

滋阴清热、补虚止血类中成药能改善微循环，增强机体的抵抗力，有效治疗慢性泌尿系感染。

常用中成药：知柏地黄丸（颗粒、片、胶囊）（见第十六章）。

八、补虚固涩类

淋证病久不已，病至后期，脾肾亏损，气不固摄，表现为淋出如脂，尿道涩痛反而减轻，但形体日渐消瘦，头昏无力，腰膝酸软，舌淡，苔腻，脉细弱无力。

下尿路感染属淋证之虚证者，主要的病理变化是病原微生物感染下尿路引起炎症，未及时控制，发展为慢性感染，病情迁延难愈。

补虚固涩类中成药使肾气充足，膀胱气化有权，水道通利，可改善尿频、尿急、排尿不畅等症状，有效治疗慢性泌尿系感染。

常用中成药：七味都气丸。

九、健脾益肾类

诸淋日久，或失治误治，或久病体虚，或劳伤过度，致使脾肾渐虚而成。湿热留滞，耗伤正气，虚热移于膀胱，气化失司，故病程缠绵，时作时止，表现为小便不甚赤涩，但淋沥不已；劳则耗气，故遇劳加重或发作，可伴有腰膝酸软，神疲乏力，舌质淡，脉细弱。

下尿路感染属淋证之劳淋者，主要的病理变化是病原微生物感染下尿路引起炎症，未及时控制，发展为慢性感染，病原微生物上行至肾脏，形成肾盂肾炎，可进展为肾功能不全甚至尿毒症。

健脾益肾类中成药使脾气健运，肾气旺盛，可降低 Cr、BUN、尿蛋白水平，一定程度上改善肾功能。

常用中成药：无比山药丸。

参 考 文 献

[1] 王永炎，晁恩祥，王贵强. 中成药临床应用指南：感染性疾病分册[M]. 北京：中国中医药出版社，2015：98-104.

[2] 张伯礼，高学敏，邱模炎. 常见病中成药临床合理使用丛书：肾病与泌尿科分册[M]. 北京：华夏出版社，2015：83-126.

[3] 陈梅芳. 从尿路感染探讨有关淋证治疗的进展[J]. 中医杂志，1984，25（2）：72-75.

[4] 张永红，仝允辉，韩苗云. 中药治疗尿路感染进展[J]. 河南中医，1993，13（6）：290-293.

[5] 姜德友，曲婉莹. 淋证源流考[J]. 安徽中医药大学学报，2014，33（6）：8-10.

（河南中医药大学　张国斌）

第三节 中成药名方

一、清热解毒、利湿通淋类

八正合剂（颗粒、片、胶囊）

【药物组成】 瞿麦、车前子、萹蓄、大黄、滑石、川木通、栀子、甘草、灯心草。

【处方来源】 宋·太平惠民和剂局《太平惠民和剂局方》。《中国药典》（2015 年版）。

【功能与主治】 清热，利尿，通淋。用于湿热下注，小便短赤，淋沥涩痛，口燥咽干。

【药效】 主要药效如下[1-8]：

1. 利尿、抗菌 泌尿系感染的致病菌以革兰氏阴性杆菌尤其是大肠杆菌最为常见，而上行感染是其主要致病途径。

本品体外对泌尿系多种致病菌均有抑制作用，但对革兰氏阴性杆菌的作用较弱；口服常用剂量治疗革兰氏阴性杆菌引起的感染时，尿中游离药物难以达到有效抑菌浓度。然而，实验研究发现，本品对水负荷小鼠、大鼠及家兔均有较强的利尿作用，并可通过抑制大肠杆菌 P 纤毛的表达而降低大肠杆菌黏附于尿路的能力，提示本品对泌尿系感染的病因治疗可能在于通过增加尿液流量清除致病菌，而非抑制或杀灭。

此外，本品可显著降低大肠杆菌注入小鼠膀胱形成上行感染的肾脏带菌剖面百分率，表明本品对大肠杆菌由膀胱上行对肾脏的感染具有明显抑制作用。

2. 解热、镇痛、抗炎 泌尿系感染的常见症状有发热、尿路刺激症等多种表现。

实验研究表明，本品对卡拉胶致热大鼠有解热作用，可抑制大肠杆菌内毒素诱发的家兔体温升高。本品可减少乙酸致痛小鼠的扭体次数，可减轻卡拉胶所致大鼠肿胀部位机械压迫的疼痛反应；可减轻经大鼠十二指肠插管注入生理盐水引起局部牵张痛的程度，可提高足趾注射卡拉胶诱导炎性痛的痛阈。本品对卡拉胶致大鼠足肿胀及二甲苯、巴豆油致小鼠耳肿胀均有抑制作用，并可减少乙酸所致小鼠腹腔毛细血管通透性增高后的血管渗出物。

本品处方组成中的瞿麦、车前子、萹蓄、木通、栀子有通淋利湿的作用，滑石、甘草有清热镇痛的功效，说明本品对炎性渗出、肿胀、疼痛和发热具有抑制作用，提示本品治疗泌尿系感染的作用机制与减轻多种炎症反应症状、缓解炎性尿道梗阻的程度有关（图 20-1）。

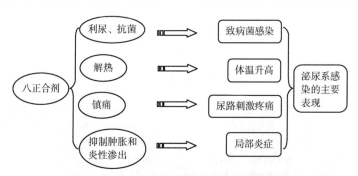

图 20-1 八正合剂抗泌尿系感染的作用途径

3. 对免疫功能的影响　尿路局部感染与机体的免疫功能缺陷密切相关。

本品对体液免疫和细胞免疫功能影响不大，但能明显提高小鼠腹腔巨噬细胞的吞噬率和吞噬指数，提高其巨噬细胞吞噬功能，提示本品抗尿路感染作用还与增强巨噬细胞的吞噬作用有关。

4. 对平滑肌的作用　本品的通淋利尿功效与其能够增强输尿管平滑肌蠕动频率和收缩力等作用有关。

实验研究表明，本品能抑制豚鼠离体肠管的收缩，对乙酰胆碱、氯化钡所致肠管痉挛有对抗作用。本品可增加家兔离体输尿管环状平滑肌自主舒缩频率和舒缩振幅，但却降低其自主收缩力和舒张力；输尿管环状平滑肌舒张力和收缩力的降低，可使输尿管管径扩张，从而有利于管道通畅和缓解痉挛性疼痛，而舒缩频率和舒缩振幅的增加则可增强输尿管推进性蠕动。因此，有助于尿路结石的排出。

此外，本品对家兔离体输尿管环状平滑肌舒缩频率和舒缩振幅的增加幅度要高于其对舒张力和收缩力的降低幅度，这可能表明本品对输尿管的推进性蠕动作用强于扩张管径作用。

【临床应用】　主要用于急性泌尿系感染、非细菌性前列腺炎、泌尿系结石等。

1. 急性泌尿系感染[9-14]　因湿热下注、蕴结下焦所致，症见小便短数，尿色黄赤，淋沥涩痛，口咽干燥，舌苔黄腻，脉滑数；热淋见上述证候者。由湿热下注，迫血妄行所致，症见尿中带血，淋沥涩痛，尿感灼热，舌尖红，苔黄腻，脉滑数；血淋见上述证候者。

本品用于湿热下注型急性尿路感染如膀胱炎、尿道炎，可消除尿急、尿频、尿痛和排尿困难等症状，使膀胱炎性征象好转，并能降低尿液中白细胞含量和大肠杆菌含量，治疗后证候积分较治疗前显著改善。

2. 非细菌性前列腺炎[15]　因湿热蕴结下焦所致，症见小便赤涩热痛，尿血，苔黄腻，脉滑数；非细菌性前列腺炎见上述证候者。

3. 泌尿系结石[16]　湿热下注，煎熬尿液所致，症见小便短赤，淋沥不畅，尿中断续，少腹拘急，伴腰腹绞痛，尿中带血，舌红苔黄腻，脉滑数；尿路结石见上述证候者。尿路结石患者，采用八正合剂作为对照药给药4周，八正合剂可有效促进结石移动、排出，能有效治疗患者尿路结石。

【不良反应】　有口服本品出现全身发冷，寒颤不止，面色苍白，口唇紫绀，心前区紧缩症状的个案报道[17]。

【使用注意】　①淋证属于肝郁气滞或脾肾两虚者慎用。②双肾结石或结石直径≥1.5cm或结石嵌顿时间长的病例不宜使用。③本品不宜与附子、肉桂等温热药同用。④服药期间饮食宜清淡，忌烟酒及辛辣、油腻食物。⑤久病体虚者、儿童及老年人慎用。⑥中病即止，不可过量、久用。⑦胃肠不适、便稀、腹泻者禁用。⑧孕妇禁用。

【用法与用量】　合剂：口服，一次15～20ml，一日3次，用时摇匀。颗粒：口服，一次1袋，一日3次。片：口服，一次3～4片，一日3次。胶囊：口服，一次4粒，一日3次。

参 考 文 献

[1] 吴捷，安青芝，刘传镐，等. 八正合剂体外抗菌及对动物的解热抗炎作用[J]. 中国药学杂志，2002，37（11）：826-829.

[2] 吴捷，曹舫，刘传镐，等. 八正合剂抗感染作用的实验研究[J]. 中草药，2002，33（6）：523-525.

[3] 杨丽娟，刘如意，任会勋，等. 八正合剂药理作用的实验研究[J]. 河南中医学院学报，2005，20（6）：16-18.

[4] 刘如意，任会勋，吴捷，等. 八正合剂抗感染作用及其对小鼠免疫功能的影响[J]. 西安交通大学学报（医学版），2006，27（1）：49-51.

[5] 冯芳梅，刘敏，刘如意. 八正合剂对小鼠泌尿系统感染的疗效及其免疫学机制研究[J]. 西北药学杂志，2009，24（3）：199-200.

[6] 冉长清，陈万群，江兵，等. 八正合剂的主要药效学研究[J]. 中成药，2000，22（8）：565-567.

[7] 孙红，吴捷，赵喜彬. 八正合剂对泌尿系统感染性疾病的镇痛作用的实验研究[J]. 陕西中医，2006，27（10）：1304-1305.

[8] 吴捷，杨银京，曹舫，等. 八正合剂对家兔尿量和离体输尿管平滑肌舒缩功能的影响[J]. 中国中西医结合杂志，2002，22（4）：289-291.

[9] 刘智明. 八正合剂治疗泌尿系感染 106 例[J]. 陕西中医，1999，20（6）：263.

[10] 金灿，姜宁华. 八正颗粒的制备及临床应用[J]. 中国医院药学杂志，2001，21（11）：693-694.

[11] 李惠华，罗凤鸣，罗忠. 八正胶囊治疗热淋下焦湿热证 48 例[J]. 中医研究，2001，14（1）：23-24.

[12] 管敏昌，王灵华，杭金国，等. 八正合剂治疗小儿下尿路感染疗效观察[J]. 浙江中西医结合杂志，2008，18（8）：511-512.

[13] 张太君，张玲，吕珊珊，等. 八正片治疗下尿路感染（湿热下注证）110 例临床观察[J]. 中国中医急症，2009，18（2）：203-204，282.

[14] 张金叶，周胜勇. 八正片治疗湿热下注型尿路感染随机平行对照研究[J]. 中华中医药学刊，2016，34（2）：274-276.

[15] 陈权，朱正万，尹勇，等. 八正合剂治疗非细菌性前列腺炎 238 例疗效观察[J]. 陕西中医学院学报，2002，25（4）：48-49.

[16] 彭波，刘琦，邹升产. 金钱草片治疗尿路结石的多中心随机对照临床研究[J]. 实用临床医药杂志，2011，15（11）：71-73.

[17] 马佩杰，马俊杰，马俊强. 口服八正合剂致严重不良反应 1 例[J]. 陕西中医，2001，22（1）：38.

（河南中医药大学　张国斌，浙江中医药大学　吕圭源，中日友好医院　陈　文）

❧ 热淋清颗粒（片、胶囊） ❧

【药物组成】　头花蓼。

【处方来源】　研制方。《中国药典》（2015 年版）。

【功能与主治】　清热泻火，利尿通淋。用于下焦湿热所致的热淋，症见尿频、尿急、尿痛；尿路感染、肾盂肾炎见上述证候者。

【药效】　主要药效如下[1-6]：

1. 镇痛、抑菌、抗炎　本品体外对大肠杆菌、枯草杆菌、铜绿假单胞菌、金黄色葡萄球菌及淋病奈瑟球菌有抑菌活性；本品能明显抑制二甲苯致小鼠耳郭肿胀和大鼠肉芽肿增生；能明显抑制乙酸致小鼠扭体反应。

本品的抑菌、镇痛和抗炎作用可能是其治疗尿路感染的药理学基础。此外，本品可明显降低慢性尿路感染大鼠尿液中白细胞数量，并能改善肾脏和膀胱的病理改变；本品对大鼠细菌感染性肾盂肾炎有治疗作用，并可显著减少大鼠尿液中白细胞数量及隐血。

2. 保护前列腺　本品对前列腺炎大鼠有治疗作用，作用机制可能与以下途径有关：①能抑制自身免疫性前列腺炎大鼠脾淋巴细胞增殖活性，从而抑制异常的免疫反应；②能减少前列腺炎大鼠前列腺液中白细胞数量及增加卵磷脂小体的密度；③通过抑制前列腺组织局部促炎症因子如 IL-1、IL-8 及 TNF-α 的分泌而起抗炎作用；④通过降低抗炎细胞因子如 IL-10 的水平使前列腺组织炎症损伤得以修复；⑤能减轻大鼠前列腺组织炎症反应，改善前列腺组织的病理损伤。

3. 抑制盆腔炎　本品可增加慢性盆腔炎大鼠的脾脏绝对和相对质量，提示本品有增强非特异性免疫的作用；能减轻慢性盆腔炎大鼠子宫的炎症程度，使子宫内膜上皮变性、肌层充血水肿和炎性细胞浸润以及固有层、肌层炎症反应减轻。

【临床应用】

1. 急、慢性泌尿系感染[7-12]　湿热下注膀胱所致，症见尿黄赤，淋沥灼热，频数涩痛，大便干结，苔黄腻，脉滑数；肾盂肾炎、膀胱炎、尿道炎、前列腺炎等见上述证候者。

本品处方组成药物头花蓼具有良好的清热泻火、抗菌消炎作用。本品与抗菌药联合用于尿路感染，可使患者症状、体征、实验室检查及病原学检查恢复正常的时间大大缩短，病原菌清除效率明显提高；不仅能够迅速控制病情，而且还有效避免了过量使用抗菌药导致的细菌耐药性、患者肝肾功能损害及正常菌群失调的弊端。

2. 泌尿系结石[13]　因湿热下注膀胱所致，症见尿黄赤，淋沥灼热，频数涩痛，大便干结，苔黄腻，脉滑数；泌尿系结石见上述证候者。

热淋清颗粒联合西药治疗肾结石疗效较好，可明显改善肾结石患者的临床症状，促进肾功能的恢复，改善患者生活质量。

3. 慢性前列腺炎[14,15]　属中医学"淋浊""劳淋""白浊"等范畴，清热利湿解毒药物能消除炎性病灶，促进炎性分泌物的排除。热淋清颗粒以中医传统方剂八正散为主方进行加减，具有清热解毒、利湿通淋功效。临床对 200 位慢性前列腺炎患者给予热淋清颗粒佐以氧氟沙星治疗 4 周后，患者临床症状、体征得到改善。

细菌性前列腺炎多为病原体发生逆行性感染而致，病原体多为葡萄球菌属。临床上采用口服甲磺酸多沙唑嗪片、左氧氟沙星配伍热淋清颗粒连续治疗慢性细菌性前列腺炎患者 1 个月后，患者尿急、尿痛等临床症状得到改善，且患者前列腺液白细胞计数（EPS-WBC）和慢性细菌性前列腺炎症状评分（NIH-CPSI）对照未服用热淋清颗粒患者有明显提升。

【不良反应】　①有服用本药后偶见皮疹的个案报道[16,17]。②有服用本药后偶致孕妇流产的个案报道[18]。

【使用注意】　①双肾结石或结石直径≥1.5cm 或结石嵌顿时间长的病例不宜使用。②肝郁气滞、脾肾两虚所致的淋证慎用。③服药期间忌烟酒及辛辣、油腻食物。④服药期间注意多饮水，避免劳累。⑤孕妇禁用。

【用法与用量】　颗粒：开水冲服，一次 4～8g，一日 3 次。片：口服，一次 4～8 片，一日 3 次。胶囊：口服，一次 4～6 粒，一日 3 次。

参 考 文 献

[1] 徐英春, 张小江, 谢秀丽, 等. 热淋清颗粒对淋病奈瑟球菌体外抑菌活性的研究[J]. 临床泌尿外科杂志, 2001, 16（6）: 287.

[2] 王重洋, 潘舒, 吴亚利, 等. 热淋清颗粒药理作用实验研究[J]. 实用中医内科杂志, 2012, 26（3）: 12-14.

[3] 王伊光, 王成李, 孟建. 热淋清颗粒对大鼠自身免疫性慢性前列腺炎治疗作用的实验研究[J]. 临床泌尿外科杂志, 2009, 24（3）: 228-232.

[4] 唐靖雯, 潘梅, 孙继红, 等. 热淋清颗粒对慢性盆腔炎大鼠的治疗作用研究[J]. 中国临床药理学与治疗学, 2015, 20（7）: 741-744.

[5] 李孟林, 梁斌, 唐靖雯, 等. 热淋清颗粒对肾盂肾炎模型大鼠的药效学研究[J]. 中国中药杂志, 2006, 31（2）: 153-155.

[6] 王伊光, 孟建, 王代伟, 等. 热淋清颗粒对大鼠自身免疫性前列腺炎治疗作用机制的进一步探讨[J]. 临床泌尿外科杂志,

2009, 24（12）: 939-941.

[7] 徐文欣. 热淋清颗粒治疗尿路感染疗效观察[J]. 时珍国医国药, 2001, 12（7）: 645-646.

[8] 杨立明, 白明君, 张玥, 等. 热淋清颗粒治疗尿路感染的临床观察[J]. 长春中医学院学报, 2002, 18（3）: 18.

[9] 俞建军, 马小琴. 热淋清颗粒治疗尿路感染的疗效评价[J]. 浙江中医杂志, 2002, 37（3）: 135.

[10] 陈金文, 谭昕, 苗智如. 热淋清颗粒治疗男性非淋菌性尿道炎 60 例[J]. 中国药业, 2007, 16（5）: 47-48.

[11] 梁秀芳. 热淋清颗粒治疗泌尿系感染 30 例临床观察[J]. 医学信息（中旬刊）, 2010, 5（9）: 2505-2506.

[12] 吴爱玲. 热淋清颗粒治疗尿路感染临床分析[J]. 中国药物经济学, 2012, 7（6）: 180-181.

[13] 张杰, 屈燧林. 热淋清对泌尿系结石的疗效[J]. 临床泌尿外科杂志, 2000, 15（11）: 528-529.

[14] 赵润璞, 琚保军. 热淋清颗粒治疗湿热型慢性前列腺炎疗效观察[J]. 中国药房, 2005, 16（10）: 769-770.

[15] 符贻翻, 史南, 沈仕兴. 热淋清颗粒联合多沙唑嗪和左氧氟沙星治疗慢性细菌性前列腺炎的疗效观察[J]. 现代药物与临床, 2016, 31（10）: 1632-1635.

[16] 刘华. 热淋清颗粒引起全身皮肤水肿性红斑复发 1 例[J]. 中国药物应用与监测, 2008, 5（5）: 60.

[17] 路安惠, 周硕, 景婕. 口服热淋清颗粒引起大面积皮疹 1 例分析[J]. 中外健康文摘, 2013, 10（30）: 198-199.

[18] 童黄锦, 曾白林, 王宇环, 等. 热淋清颗粒致流产 1 例[J]. 中国医院药学杂志, 2015, 35（4）: 368.

（河南中医药大学　张国斌, 浙江工业大学　陈素红、陈奕公）

宁泌泰胶囊

【药物组成】　头花蓼、芙蓉叶、仙鹤草、大风藤、白茅根、连翘、三颗针。

【处方来源】　研制方。国药准字 Z20025442。

【功能与主治】　清热解毒, 利湿通淋。用于湿热蕴结所致淋证, 症见小便不利、淋沥涩痛、尿血; 下尿路感染、慢性前列腺炎见上述证候者。

【药效】　主要药效如下[1-5]:

1. 抑菌、镇痛、抗炎　本品对淋球菌、粪链球菌、普通变形杆菌等有抑制作用; 对金黄色葡萄球菌的标准菌株、临床分离菌株以及耐药菌株都有抑菌效果。本品能抑制腹腔注射乙酸诱发的小鼠扭体反应, 可提高热刺激致痛小鼠的痛阈值。本品对卡拉胶致小鼠足肿胀、巴豆油致小鼠耳肿胀具有明显的抑制作用; 可明显抑制 NF-κB 基因的转录激活, 表明本品可通过 NF-κB 通路来抑制炎症过程。本品的抑菌、镇痛和抗炎作用可能是其治疗尿路感染的药理学基础。

此外, 本品对金黄色葡萄球菌或大肠杆菌感染致大鼠前列腺炎有保护作用, 可使大鼠的体重增长恢复, 消除局部炎症反应, 抑制腺体纤维组织增生, 改善病理性血管扩张状态, 促进腺体分泌代谢功能。

本品对大肠杆菌致大鼠感染性盆腔炎及苯酚致大鼠化学性盆腔炎有一定的治疗作用, 可调节炎症引起的体重下降, 显著抑制炎症引起的白细胞数升高, 显著减轻子宫的质量, 可显著减轻炎症组织的肿胀, 改善子宫组织学病变。

2. 利尿、解痉　本品可增加大鼠给药后 1～3 小时的尿量, 对离体大鼠膀胱及肠道平滑肌具有松弛作用。故能较快消除尿频、尿急、尿痛、排尿困难和小腹拘急等症状。

【临床应用】

1. 尿路感染[6-11]　因湿热蕴结下焦所致, 症见小便赤涩热痛, 尿血, 苔黄腻, 脉滑数; 急、慢性尿路感染见上述证候者。

机体对病原体的抵抗力下降是机体反复发生尿路感染的重要原因之一, 慢性尿路感染者往往存在明显的细胞免疫功能失调。本品可调节患者细胞免疫功能, 增强局部尿路免疫功能，降低慢性尿路感染的复发率。

2. 慢性前列腺炎[12-16]　　因湿热蕴结下焦所致，症见小便赤涩热痛，尿血，苔黄腻，脉滑数；慢性前列腺炎见上述证候者。

本品可使慢性前列腺炎患者的临床症状指数表评分明显下降，白细胞浓度明显下降，其作用机制可能与改变患者前列腺液内细胞因子 IL-6 和 TNF-α 水平有关。

3. 非细菌性前列腺炎[17, 18]　　因湿热蕴结下焦所致，症见小便赤涩热痛，尿血，苔黄腻，脉滑数；非细菌性前列腺炎见上述证候者。

【不良反应】　　有口服本品出现恶心、腹痛、冒虚汗等症状的个案报道[19]。

【使用注意】　　①胃病患者慎用。②服药期间忌烟酒及辛辣、油腻食物。③服药期间注意多饮水，避免劳累。④孕妇禁用。

【用法与用量】　　口服。一次 3～4 粒，一日 3 次；7 天为 1 个疗程，或遵医嘱。

参 考 文 献

[1] 张飞，窦圣姗，张杰. 宁泌泰胶囊的抗炎作用研究[J]. 现代药物与临床，2015，30（11）：1317-1319.

[2] 殷崎. 宁泌泰胶囊对大鼠实验性前列腺炎的药效学研究[J]. 贵州医药，2000，24（1）：43-44.

[3] 刘薇，黄精俸，江振洲，等. 宁泌泰胶囊对大鼠大肠杆菌感染性盆腔炎的改善作用研究[J]. 药物评价研究，2015，38（6）：612-616.

[4] 刘青，李淑芳，鲍淑娟，等. 宁泌泰胶囊治疗泌尿系感染的药理实验及临床观察[J]. 贵州医药，1998，21（1）：20-22.

[5] 杨晨涛，张飞，窦圣姗，等. 宁泌泰胶囊对金黄色葡萄球菌抑制作用的研究[J]. 中华男科学杂志，2016，22（4）：376-378.

[6] 汤京华. 宁泌泰胶囊治疗女性尿道综合征 53 例[J]. 上海中医药杂志，2003，37（2）：25-26.

[7] 秦曙光. 宁泌泰胶囊治疗慢性尿路感染 60 例临床分析[J]. 河北医学，2004，10（8）：700-702.

[8] 张国富，袁正泉，张驭，等. 宁泌泰治疗泌尿系多重耐药菌感染 29 例[J]. 中医杂志，2004，45（8）：607.

[9] 胡珍真，段燕康，杨素娜，等. 宁泌泰胶囊临床应用新进展[J]. 中国中西医结合外科杂志，2014，20（6）：672-674.

[10] 范萍，邓顺有，何洁莹，等. 宁泌泰胶囊治疗下焦湿热型泌尿生殖系统感染 316 例[J]. 上海中医药杂志，2015，49（3）：57-58.

[11] 刘梅云，马晓莉，薛会灵，等. 宁泌泰胶囊治疗妊娠期慢性尿路感染[J]. 中国中西医结合外科杂志，2016，22（3）：286-287.

[12] 黄坚，陈铭，熊凤珍，等. 宁泌泰胶囊对慢性前列腺炎患者细胞因子（IL-6，TNF-α）影响的临床观察[J]. 新中医，2004，36（11）：32-33.

[13] 蔡健，黄来剑，李湘斌. 宁泌泰胶囊治疗慢性前列腺炎 86 例[J]. 中医杂志，2004，45（3）：174.

[14] 范袆，周光军，於裕福. 宁泌泰胶囊治疗慢性前列腺炎 500 例临床观察[J]. 浙江中医杂志，2008，43（12）：736.

[15] 种庆贵，宋爱君，郭艳，等. 宁泌泰胶囊治疗慢性前列腺炎临床观察[J]. 中国中西医结合外科杂志，2014，20（2）：178-180.

[16] 林毅枢，张钢，薛建. 宁泌泰胶囊治疗III型前列腺炎的临床研究[J]. 中国性科学，2016，25（6）：143-145.

[17] 李素娟. 宁泌泰胶囊治疗慢性无菌性前列腺炎临床疗效分析[J]. 中国社区医师（医学专业），2012，14（14）：244-245.

[18] 谢毓芳，杨荣华，陈红. 宁泌泰胶囊治疗慢性非细菌性前列腺炎及对患者血清炎症因子的影响[J]. 中国性科学，2015，24（11）：13-16.

[19] 金福花，吕宏宇. 宁泌泰胶囊不良反应 1 例[J]. 药物流行病学杂志，2011，20（6）：294.

（河南中医药大学　张国斌，中国中医科学院广安门医院　张亚强）

泌尿宁颗粒（胶囊）

【药物组成】　　萹蓄、黄柏、苘麻子、桑寄生、续断、五味子、柴胡、白芷、甘草。

【处方来源】　　研制方。国药准字 Z13021972。

【功能与主治】　　清热通淋，利尿止痛，补肾固本。用于热淋，小便赤涩热痛及泌尿系感染。

【药效】　主要药效如下[1, 2]：

1. 抗菌　本品可降低腹腔注射大肠杆菌所致感染小鼠的死亡率。

2. 解热、镇痛、抗炎、利尿　本品对大肠杆菌死菌液所致家兔发热有解热作用，可使酵母所致发热大鼠的体温降低。本品能抑制腹腔注射乙酸诱发的小鼠扭体反应。本品可抑制二甲苯致小鼠耳肿胀和蛋清致大鼠足肿胀。本品可增加水负荷大鼠尿量，可增加正常小鼠的总体尿量。

本品的抗菌、解热、镇痛、抗炎和利尿等药效作用可能是其治疗尿路感染的药理学基础。

【临床应用】

急、慢性尿路感染　因湿热蕴结下焦所致，症见小便赤涩热痛，腰痛，小腹坠痛，苔黄腻，脉滑数；急、慢性尿路感染见上述证候者。

【不良反应】　目前尚未检索到不良反应报道。

【使用注意】　①淋证属于肝郁气滞或脾肾两虚者慎用。②服药期间忌烟酒及辛辣、油腻食物。③服药期间注意多饮水，避免劳累。

【用法与用量】　颗粒：开水冲服，一次 12g，一日 3 次，小儿酌减。胶囊：口服，一次 3 粒，一日 3 次，小儿酌减。

参 考 文 献

[1] 曾凡波，崔小瑞，余志敏，等. 泌尿宁颗粒药效学实验研究[J]. 中国中医药科技，2002，9（1）：15-16.
[2] 周宇，胡连栋，杨更亮. 泌尿宁颗粒的药效学研究[J]. 中国药房，2009，20（15）：1140-1141.

（河南中医药大学　张国斌）

尿感宁颗粒

【药物组成】　海金沙藤、连钱草、凤尾草、紫花地丁、萹草。

【处方来源】　研制方。《中国药典》（2015 年版）。

【功能与主治】　清热解毒，利尿通淋。用于膀胱湿热所致淋证，症见尿频、尿急、尿道涩痛、尿色偏黄、小便淋漓不尽；急、慢性尿路感染见上述证候者。

【药效】　主要药效如下[1-3]：

1. 抑菌、抗炎　本品体外对伤寒杆菌、变形杆菌、金黄色葡萄球菌、黏质沙雷菌、淋球菌等抑制作用较强；体内对金黄色葡萄球菌和大肠杆菌感染的小鼠有保护作用。本品可抑制卡拉胶所致大鼠足肿胀。本品能抑制小鼠腹腔白细胞向炎症部位聚集，使白细胞数减少，能增强巨噬细胞吞噬鸡红细胞的能力，可有效增强机体免疫力。

本品的抑菌、抗炎、提高免疫功能等药效作用可能是其治疗尿路感染的药理学基础。

2. 利尿、解痉　本品可增加水负荷大鼠尿量，利尿作用温和而持久。本品对兔和大鼠膀胱平滑肌及输尿管平滑肌收缩反应的抑制作用均较强。

研究表明，本品有良好的利尿解痉作用，有利于尿道感染时细菌的排出并缓解感染时的各种不适症状。

【临床应用】

急、慢性尿路感染[4-6]　因湿热、热毒蕴结下焦，膀胱气化不利所致，症见小便短数，尿色黄赤，灼热涩痛，大便干结，苔黄腻，脉滑数；急、慢性尿路感染见上述证候者。

本品在治疗轻、中度的急慢性肾盂肾炎、膀胱炎、尿道炎时单独应用即可达到抗菌消炎效果，而对重度急性膀胱炎、肾盂肾炎则可配合抗菌药应用，增加疗效，缩短疗程，减轻抗菌药的不良反应，减少细菌耐药性的发生。

【不良反应】　目前尚未检索到不良反应报道。

【使用注意】　①淋证属于肝郁气滞或脾肾两虚者慎用。②体虚、脾胃虚寒者慎用。③服药期间忌烟酒及辛辣、油腻食物。④服药期间注意多饮水，避免劳累。

【用法与用量】　颗粒：开水冲服，一次 12g，一日 3～4 次。

参 考 文 献

[1] 赵刚，龙子江，那莎. 清淋冲剂抗菌试验研究[J]. 安徽医药，2003，7（2）：98-99.

[2] 陈琦，谢强敏，邓杨梅，等. 尿感宁的主要药效学研究[J]. 中药新药与临床药理，2002，13（3）：165-167.

[3] 戴静芝，沈龙海，卢艳萍. 尿感宁冲剂药效学试验[J]. 上海实验动物科学，2002，（3）：187-188.

[4] 史晓霞，陈方帆. 尿感宁冲剂治疗小儿尿路感染 32 例[J]. 浙江中医杂志，1998，32（5）：232.

[5] 王兴中，刘树硕. 两组中药制剂治疗尿路感染疗效再评价[J]. 浙江中西医结合杂志，2008，18（6）：367-368.

[6] 杨海帆. 尿感宁颗粒联合左氧氟沙星治疗尿路感染的疗效观察[J]. 现代药物与临床，2015，30（11）：1370-1373.

（河南中医药大学　张国斌）

复方石韦片（颗粒、胶囊）

【药物组成】　石韦、萹蓄、苦参、黄芪。

【处方来源】　研制方。《中国药典》（2015 年版）。

【功能与主治】　清热燥湿，利尿通淋。用于下焦湿热所致的热淋，症见小便不利、尿频、尿急、尿痛、下肢浮肿；急性肾小球肾炎、肾盂肾炎、膀胱炎、尿道炎等见上述证候者。

【药效】　主要药效如下[1, 2]：

1. 抑菌、抗炎　体外实验，本品对泌尿系感染常见菌如大肠杆菌、变形杆菌、金黄色葡萄球菌、甲型溶血性链球菌、乙型溶血性链球菌有不同程度的抑菌作用。体内实验，本品可降低大肠杆菌和变形杆菌感染所致小鼠死亡率，提高机体对细菌内毒素的耐受能力。本品可抑制卡拉胶局部注射所致大鼠足肿胀急性炎症及埋植棉球产生的肉芽肿增生慢性炎症。

此外，本品能提高小鼠的脾脏指数，增强小鼠 NK 细胞对靶细胞的杀伤力；促进小鼠脾 T 细胞的增殖和提高腹腔巨噬细胞的吞噬指数；提示本品可提高机体的免疫功能。

本品的抑菌、抗炎、增强免疫功能等作用可能是其治疗尿路感染的药理学基础。

2. 利尿　本品可增加水负荷大鼠尿量和提高单位时间的尿排出量。这有利于致病菌及其毒素通过尿液的冲刷排出体外。

【临床应用】

急、慢性尿路感染[3-8]　因湿热蕴结下焦所致，症见尿黄，赤涩热痛，淋沥不畅，口苦，舌红，脉滑数；急慢性肾小球肾炎、肾盂肾炎、膀胱炎、尿道炎等见上述证候者。

本品四药合用，扶正而祛邪，清热燥湿，利尿通淋，可有效治疗下焦湿热引起的小便不利，从根本上治疗湿热下注型尿路感染。尿路感染患者服用后，临床各症状有明显改善，尿白细胞、尿细菌数等指标均有所改善。

【不良反应】　目前尚未检索到不良反应报道。

【使用注意】　①淋证属于肝郁气滞或脾肾两虚者慎用。②素体虚寒者慎用。③腰膝酸软，倦怠乏力，食少腹胀，便稀或便溏者不宜使用。④不宜与麻黄、桂枝等辛温药物同用。⑤服药期间饮食宜清淡，忌食辛辣和油腻食物，忌烟酒。

【用法与用量】　片：口服，一次 5 片，一日 3 次。颗粒：口服，一次 5g，一日 3 次。胶囊：口服，一次 5 粒，一日 3 次。

参 考 文 献

[1] 吴金英，孙建宁. 复方石韦片主要药效学实验研究[J]. 中成药，2000，22（6）：428-431.

[2] 吴金英，贾占红，孙建宁，等. 复方石韦片主要药效的实验研究[J]. 浙江实用医学，2005，10（5）：311-313.

[3] 刘万成，陈路德，张春凤. 复方石韦片治疗下尿路感染 55 例[J]. 实用医学杂志，2006，22（18）：2199-2200.

[4] 吴敏，吴正启，程业刚，等. 复方石韦片治疗泌尿系感染 132 例[J]. 中国中医基础医学杂志，2006，12（5）：357-358.

[5] 占永立，李秀英，吴圣贤，等. 复方石韦片治疗尿路感染的临床观察[J]. 中国中西医结合杂志，2007，27（3）：249-251.

[6] 张文学. 复方石韦片与黄柏胶囊治疗上尿路泌尿系感染疗效观察[J]. 中国误诊学杂志，2010，10（24）：5868.

[7] 杨梅. 复方石韦片治疗湿热下注型尿路感染[J]. 吉林中医药，2015，35（6）：587-589.

[8] 叶发东. 复方石韦颗粒治疗慢性肾小球肾炎的疗效观察[J]. 医学信息，2015，28（30）：100.

（河南中医药大学　张国斌，中国中医科学院广安门医院　张亚强）

清淋颗粒（片、胶囊）

【药物组成】　瞿麦、木通、萹蓄、车前子、滑石、大黄、栀子、甘草。

【处方来源】　研制方。《中国药典》（2015 年版）。

【功能与主治】　清热泻火，利水通淋。用于膀胱湿热所致的淋证、癃闭，症见尿频涩痛、淋沥不畅、小腹胀满、口干咽燥。

【药效】　主要药效如下[1-3]：

1. 抗菌　本品体外对泌尿系感染常见菌大肠杆菌有较强的抑制作用。

2. 解热、镇痛、抗炎　本品对静脉注射内毒素所致的家兔体温升高有抑制作用，对酵母致发热大鼠有降温作用。本品能提高小鼠热板法致痛的痛阈。本品对二甲苯所致小鼠耳郭炎症及棉球肉芽组织增生有抑制作用；可抑制蛋清所致大鼠足肿胀。

本品的抗菌、解热、镇痛、抗炎等作用可能是其治疗尿路感染的药理学基础。

3. 利尿　本品可增加正常小鼠的尿量，并可抑制致病菌的 P 菌毛的表达，从而降低了其与尿道上皮细胞表面的黏附能力。这有利于致病菌及其毒素通过尿液的冲刷排出体外。

【临床应用】

1. 急、慢性尿路感染[4-6]　因湿热下注膀胱，气化不利所致，症见大便干结，苔黄腻，脉滑数；急、慢性尿路感染见上述证候者。

本品用于肾盂肾炎、膀胱炎、尿道炎等，可消除尿急、尿频、尿痛和排尿困难等症状，能降低尿菌含量，治疗后证候积分较治疗前显著改善。

2. 前列腺增生　由湿热内蕴，下注膀胱，或膀胱湿热阻滞，气化不利所致，症见小便短赤灼热，尿线变细，甚至点滴而出，小腹胀满，口渴不欲饮，舌红，苔黄腻，脉数；前列腺增生见上述证候者。

【不良反应】　目前尚未检索到不良反应报道。

【使用注意】　①淋证属于肝郁气滞或脾肾两虚者慎用。②肝郁气滞、脾虚气陷、肾阳衰惫、肾阴亏耗所致癃闭者慎用。③体质虚弱者及老年人慎用。④服药期间忌烟酒及辛辣、油腻食物。⑤孕妇禁用。

【用法与用量】　颗粒：开水冲服，一次 10g，一日 2 次，小儿酌减。片：口服，一次 3 片，一日 2 次，小儿酌减。胶囊：口服，一次 4 粒，一日 2 次，小儿酌减。

参 考 文 献

[1] 秦红鸣，付晓春，方国璋，等. 清淋胶囊的药理作用研究[J]. 中药药理与临床，2001，17（6）：44-45.

[2] 周宇，胡连栋，杨更亮. 泌尿宁颗粒的药效学研究[J]. 中国药房，2009，20（15）：1140-1141.

[3] 付艳艳. 复方治淋通对大肠杆菌的抑菌作用及对下焦湿热型尿路感染的疗效观察[D]. 长春：长春中医药大学，2007.

[4] 丁红，舒惠荃，秦红鸣，等. 清淋胶囊治疗膀胱湿热证（膀胱炎）临床分析[J]. 中国中医药信息杂志，2003，10（3）：7-8.

[5] 陈蔷，牛春辉，慕广雯，等. 清淋颗粒治疗尿路感染的临床研究[J]. 华北煤炭医学院学报，2004，6（4）：501.

[6] 左铮云，李长如. 清淋颗粒治疗泌尿系感染下焦湿热证110例的临床疗效观察[J]. 江西中医药，2005，36（10）：17-18.

（河南中医药大学　张国斌）

癃清片（胶囊）

【药物组成】　败酱草、白花蛇舌草、金银花、黄连、黄柏、泽泻、车前子、牡丹皮、赤芍、仙鹤草。

【处方来源】　研制方。《中国药典》（2015 年版）。

【功能与主治】　清热解毒，凉血通淋。用于下焦湿热所致的热淋，症见尿频、尿急、尿痛、腰痛、小腹坠胀。亦用于慢性前列腺炎湿热蕴结兼瘀血证，症见小便频急，尿后余沥不尽，尿道灼热，会阴少腹腰骶部疼痛或不适等。

【药效】　主要药效如下[1-5]：

1. 抗菌　本品体外对致病性大肠杆菌、金黄色葡萄球菌和白色葡萄球菌的抑制作用较强；体内可降低腹腔注射乙型链球菌、金黄色葡萄球菌、致病性大肠杆菌感染小鼠的死亡率。

本品除具有直接抑菌作用外，还可增强吞噬细胞的吞噬功能，增加 T 淋巴细胞数量，提高机体的免疫功能，而发挥间接抗菌作用。

2. 镇痛、抗炎、利尿　本品能显著延长热板致痛小鼠舔后足的时间，明显减少乙酸致痛小鼠扭体反应的次数；提示本品具有局部和中枢性镇痛作用，中枢性镇痛作用效果较好。

本品对二甲苯致小鼠耳肿胀、卡拉胶诱导小鼠足肿胀有抑制作用；对蛋清致大鼠足趾肿胀有抑制作用。本品能显著降低二甲苯致炎小鼠血清中 PGE_2、MDA、TNF-α 含量，提示其抗炎机制可能与 PGE_2 合成与释放有关。

此外，本品可增加水负荷大鼠的排尿量。利尿作用有利于致病菌及其毒素排出体外。

3. 抑制前列腺增生　本品能减少卡拉胶所致前列腺炎大鼠前列腺液中白细胞数目，提高卵磷脂小体密度，减轻大鼠前列腺间质炎性细胞浸润及水肿程度；能抑制消痔灵所致纤维增生性前列腺大鼠腺体的增加、肥大及成纤维细胞增生，恢复前列腺分泌功能，并降低前列腺指数，减轻前列腺的炎症程度。本品能抑制丙酸睾酮所致前列腺增生大鼠前列腺各叶的质量指数增加及前列腺腹叶体积的增生，且对前列腺腹叶、背侧叶和腺腔直径的增加和腹叶、头叶腺上皮细胞高度的增加均有明显的抑制作用。推测本品治疗前列腺增生的机制可能是使增生腺体的间质组织及腺上皮萎缩，使前列腺体积变小，改善增生后出现的症状。

【临床应用】

1. 下尿路感染[6-13]　因湿热蕴结下焦所致，症见小便短数，尿色黄赤，淋沥涩痛，口咽干燥，舌苔黄腻，脉滑数；膀胱炎、尿道炎见上述证候者。

本品处方组成中活血药与清热解毒药并用，不仅有抗感染抑菌作用，且可以改善局部营养，促进代谢，加快病变组织细胞的恢复。临床研究表明，本品对泌尿系感染引起的尿频、尿急、尿痛、下腹部坠胀等有明显疗效。本品治疗尿路感染的作用环节：破坏致病性大肠杆菌的 P 菌毛，并通过增加尿量，加强尿流的机械冲刷作用，使大肠杆菌不能在泌尿道黏附、定居、繁殖；又有调节免疫作用，可升高患者血免疫球蛋白水平，改善机体免疫功能；还有一定的抑菌、杀菌作用。

2. 前列腺增生[14, 15]　由湿热内蕴，下注膀胱，或膀胱湿热阻滞，气化不利所致，症见小便短赤灼热，尿线变细，甚至点滴而出，小腹胀满，口渴不欲饮，舌红，苔黄腻，脉数；前列腺增生见上述证候者。

本品治疗前列腺增生，能缓解患者的前列腺症状评分，主要表现在减少尿频症状，特别是夜尿次数，从而改善患者的睡眠及生活质量。

【不良反应】　目前尚未检索到不良反应报道。

【使用注意】　①淋证属于肝郁气滞或脾肾两虚者慎用。②癃闭属于肝郁气滞、脾虚气陷、肾阳衰惫、肾阴亏耗者慎用。③服药期间适当增加饮水，忌烟酒及辛辣、油腻食物，避免劳累。④孕妇慎用。

【用法与用量】　片：口服，一次 6 片，一日 2 次；重症一次 8 片，一日 3 次。胶囊：口服，一次 4 粒，一日 2 次；重症一次 5～6 粒，一日 3 次。

参 考 文 献

[1] 何佑仿. 癃清片基础研究与临床应用[C]//中国中西医结合学会泌尿外科分会. 2008 澳门国际中西医结合泌尿外科学术会议论文汇编. 澳门：中国中西医结合学会泌尿外科分会，2008：187-189.

[2] 唐明茹，苏婕，石光梅. 癃清片对小鼠体内抗菌作用的研究[J]. 天津药学，1994，6（4）：15-17.

[3] 张晓静，邓雁如，刘德福，等. 癃清片抗炎镇痛作用研究[J]. 中药药理与临床，2015，31（1）：213-217.

[4] 王玉芬，韩双红，陈卫平. 癃清片抗实验性前列腺增生的研究[J]. 天津医药，2006，34（12）：901-902.

[5] 韩双红，王玉芬，陈卫平，等. 癃清片对大鼠前列腺炎的抑制作用[J]. 中草药，2004，35（7）：789-791.

[6] 卢秀荣，林珊，杨洪涛. 癃清片对 25 例慢性尿路感染的治疗观察[J]. 中国中西医结合肾病杂志，2004，5（6）：358.

[7] 荣建红，瞿曦，王齐襄. 癃清片治疗泌尿系感染的临床分析[J]. 数理医药学杂志，2006，19（5）：507.

[8] 喻业安，夏瑜瑜，李相友，等. 癃清片治疗老年患者下尿路感染临床研究[J]. 天津医药，2006，34（12）：899-900.

[9] 米杰，焦安钦. 癃清片治疗尿路感染 126 例临床观察[J]. 山东中医药大学学报，2008，32（2）：132-133.

[10] 巩楠，段丽萍，郑朝霞，等. 癃清片治疗老年女性下尿路感染的疗效观察[J]. 实用心脑肺血管病杂志，2010，18（10）：1486-1487.

[11] 高筱松，高文喜，贺菊乔，等. 癃清片治疗慢性前列腺炎多中心双盲安慰剂对照试验研究[J]. 中国男科学杂志，2010，24（9）：21-25.

[12] 陈潇雨，屈颖伟，王锁刚，等. 不同剂量癃清片治疗上、下尿路感染临床研究[J]. 中医学报，2016，31（6）：899-901.

[13] 代宏亮，贾玉森，陈小均，等. 癃清片预防膀胱镜检术后下尿路感染的临床研究[J]. 中国临床药理学杂志，2016，32（97）：795-796.

[14] 康景华，刘宏祥. 癃清片在淋证和癃闭中的应用[J]. 天津医药，2007，35（11）：871-872.

[15] 郭剑明. 癃清片治疗前列腺增生症的疗效观察[J]. 天津医药，2007，35（11）：872.

（河南中医药大学　张国斌，中国中医科学院广安门医院　张亚强）

清热通淋胶囊（片、丸）

【药物组成】　爵床、苦参、白茅根、硼砂。

【处方来源】　研制方。国药准字 Z10970077。

【功能与主治】　清热，利湿，通淋。用于下焦湿热所致的热淋，症见小便频急、尿道刺痛、尿液浑浊、口干苦，以及急性下尿路感染见上述证候者。

【药效】　主要药效如下：

1. 抑菌和抗炎　本品可抑制多种细菌，可减轻局部炎症反应，改善尿路感染。

2. 利尿　本品有利尿作用，可冲洗泌尿道。

【临床应用】

1. 急性下尿路感染[1, 2]　因湿热下注，蕴结膀胱所致，症见小便频急，尿道刺痛，尿液浑浊，口干苦；膀胱炎、尿道炎见上述证候者。

本品用于急性膀胱炎、尿道炎，可明显改善患者尿频、尿痛、尿急等临床症状，降低尿菌含量，治疗后证候评分较治疗前显著好转。

2. 慢性前列腺炎[3]　因湿热下注所致，症见小便频急，尿道刺痛，尿液浑浊；慢性前列腺炎见上述证候者。

【不良反应】　偶见消化道不适，一般可自行缓解[2]。有服用本品引起心悸、心率加快的个案报道[4]。

【使用注意】　①肾功能不良者应注意定期复查肾功能。②虚证慎用。③胃脘不适者宜在饭后服药。④孕妇禁用。

【用法与用量】　胶囊：口服，一次 4 粒，一日 3 次，或遵医嘱。片：口服，一次 4 片，一日 3 次。丸：口服，一次 10 丸，一日 3 次，或遵医嘱。

参 考 文 献

[1] 吴琦琦，陈丽娟，陈利妲. 多西环素联合清热通淋丸治疗非淋菌性尿道（宫颈）炎临床研究[J]. 中国地方病防治杂志，2014，29（1）：53.

[2] 王建国. 清热通淋片联合左氧氟沙星治疗泌尿系感染的有效性和安全性探析[J]. 陕西中医，2015，36（2）：164-166.

[3] 陈昭英. 清热通淋胶囊治疗湿热型慢性前列腺炎疗效观察[J]. 实用临床医药杂志，2006，10（7）：75-76.

[4] 李秀萍，王伟，安慧艳. 清热通淋胶囊致心悸 1 例[J]. 中国药师，2010，13（7）：1005.

（河南中医药大学　张国斌）

分清五淋丸

【药物组成】　车前子、萹蓄、栀子、黄芩、黄柏、大黄、川木通、瞿麦、滑石、茯苓、泽泻、猪苓、知母、甘草。

【处方来源】　宋·太平惠民和剂局《太平惠民和剂局方》的八正散加味。《中国药典》（2015 年版）。

【功能与主治】　清热泻火，利尿通淋。用于湿热下注所致的淋证，症见小便黄赤、尿频尿急、尿道灼热涩痛。

【药效】　主要药效如下：

1. 抑菌和抗炎　本品可抑制多种细菌，可减轻局部炎症反应，改善尿路感染。

2. 利尿　本品有利尿作用，可冲洗泌尿道，减轻水肿症状。

【临床应用】

1. 急、慢性尿路感染[1,2]　因湿热下注膀胱所致，症见小便短数，尿色黄赤，灼热涩痛，大便干结，苔黄腻，脉滑数；急慢性肾盂肾炎、膀胱炎、尿道炎、前列腺炎等见上述证候者。

本品用于湿热湿毒下注型肾盂肾炎、膀胱炎、尿道炎，可明显改善患者的临床症状，疗效理想。

2. 泌尿系结石　因湿热下注，煎熬尿液而为砂石所致，症见小便黄赤，小便艰涩，尿时疼痛，尿时中断或尿中有时夹有砂石，甚或尿中带血，腰腹疼痛，舌红，脉弦数；尿路结石见上述证候者。

【不良反应】　目前尚未检索到不良反应报道。

【使用注意】　①淋证属于肝郁气滞或脾肾两虚者慎用。②双肾结石或结石直径≥1.5cm 或结石嵌顿时间长的病例不宜使用。③服药期间饮食宜清淡，忌烟酒及辛辣食物。④本品苦寒，不宜过量、久用。⑤服药期间注意多饮水，避免劳累。⑥孕妇禁用。

【用法与用量】　口服。一次 6g，一日 2～3 次。

参 考 文 献

[1] 张丽洲，尹浣姝，宋新波. 分清五淋丸研究进展[J]. 辽宁中医药大学学报，2011，13（10）：180-182.

[2] 刘云，孙安鹏，刘灵中. 分清五淋丸治疗泌尿系感染多种病证的临床报道[J]. 求医问药（学术版），2012，10（8）：441.

（河南中医药大学　张国斌）

五 淋 丸

【药物组成】　海金沙、石韦、川木通、琥珀、茯苓皮、栀子、黄连、川芎、当归、白芍、地黄、甘草。

【处方来源】　明·王肯堂《证治准绳》。国药准字 Z11020954。

【功能与主治】　清热利湿，分清止淋。用于下焦湿热引起的尿频尿急、小便涩痛、浑浊不清。

【药效】　主要药效如下[1-3]：

1. 抗菌、抗炎、利尿　本品对大肠杆菌、金黄色葡萄球菌感染小鼠均具有保护作用；对感染小鼠的体内保护作用可能是由方中多种具有抗菌作用及免疫调节功能的成分多方面共同作用而致。本品能抑制巴豆油致小鼠耳肿胀，抑制蛋清所致大鼠足肿胀。本品能促进小鼠排尿。

本品的抗菌、抗炎、利尿等作用可能是其治疗尿路感染的药理学基础。

2. 抗心肌缺血　本品对异丙肾上腺素所致大鼠缺血心肌具有保护作用，其作用机制可能与其能改善大鼠心肌缺血损伤造成的左心室顺应性减退，提高心脏的收缩和舒张功能，进而纠正心脏的泵血功能，恢复对氧的供需平衡有关。

【临床应用】

尿路感染　因湿热蕴结下焦，膀胱气化不利所致，症见尿急频数，淋沥涩痛，尿道灼热，小便黄赤，浑浊不清，痛引腰腹，发热，呕恶，苔黄腻，脉滑数；热淋见上述证候者。因湿热浊毒蕴结下焦，热伤血络所致，症见尿急频数，尿道灼热，小便黄赤，尿血涩痛，或尿中带血，疼痛满急，心烦，舌红苔黄，脉数；尿路感染见上述证候者。

【不良反应】　目前尚未检索到不良反应报道。

【使用注意】　①脾肾亏虚的气淋、劳淋患者慎用。②服药期间宜多饮水，避免憋尿，避免劳累。③不可久用、过量服用。④服药期间不宜进食辛辣、油腻和煎炸类食物。⑤孕妇慎用。

【用法与用量】　口服。一次 6g，一日 2 次。

参 考 文 献

[1] 柯雪红，方永奇，王丽新. 五淋丸利尿、抗炎消肿作用的研究[J]. 中国实验方剂学杂志，2001，7（1）：61-62.

[2] 方伟，刘之光，鲍玲红，等. 五淋丸体内抗菌作用研究[J]. 中药药理与临床，2007，23（4）：13-14.

[3] 方伟，鲍玲红，杨芳炬. 五淋丸对大鼠异丙肾上腺素性缺血心肌的保护作用及其机制探讨[J]. 四川生理科学杂志，2008，30（1）：13-15.

（河南中医药大学　张国斌）

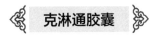

克淋通胶囊

【药物组成】　头花蓼、黄柏。

【处方来源】　研制方。国药准字 Z20044491。

【功能与主治】　清热泻火，利尿通淋。用于湿热下注、热结膀胱所致的热淋，症见小便频数、尿急、尿痛、小腹胀痛、腰痛、苔黄腻、脉滑数。

【药效】　主要药效如下[1]：

1. 抑菌　本品体外对淋菌、致病大肠杆菌、金黄色葡萄球菌、肺炎球菌、乙型溶血性链球菌、伤寒沙门菌、弗氏志贺菌及铜绿假单胞菌等均有不同程度的抑制效应。

2. 抗炎　本品明显抑制琼脂致炎后的大鼠足跖肿胀率。提示本品具有抗炎作用，对急性炎症渗出有明显的抑制作用。

尿路感染、前列腺炎、膀胱炎及尿道综合征等中医的热淋证无论由细菌性还是非细菌性致病因素引起，其共同的病理改变均为炎症反应，说明本品能应用于尿路感染、前列腺炎、膀胱炎及尿道综合征等的治疗。

【临床应用】

急性尿路感染[2-4]　由湿热下注、热结膀胱所致。症见畏寒发热，小便频数，尿急，尿痛，小便胀痛，腰痛，苔黄腻，脉滑数；急性尿路感染见上述证候者。

本品方中头花蓼和黄柏合用，共奏清热泻火、利尿通淋之功，能缓解急性尿路感染患者的尿急、尿痛、腰痛等症状，尤其适用于湿热下注、热结膀胱所致的泌尿系感染。

【不良反应】　目前尚未检索到不良反应报道。

【使用注意】　①肝郁气滞、脾肾两虚所致的淋证慎用。②服药期间忌饮酒，忌食生冷、辛辣食物。③孕妇慎用。

【用法与用量】　口服。一次4~6粒，一日3次。

参 考 文 献

[1] 杨垒，张子阳，蒲涛，等. 克淋通方抑菌及抗炎作用的实验研究[J]. 中华医院感染学杂志，2011，21（15）：3245-3247.
[2] 胡楠，潘国凤. 克淋通胶囊治疗泌尿系感染的疗效观察[J]. 中华中医药学刊，2014，32（8）：2045-2048.
[3] 胡楠，唐仕欢，成龙. 苗药头花蓼及克淋通胶囊组方的循证解析[J]. 中国中药杂志，2014，39（7）：1318-1320.
[4] 谭然，周丽娟. 克淋通胶囊治疗急性前列腺炎的临床疗效评价[J]. 中国临床药理学杂志，2015，31（5）：351-353.

（河南中医药大学　张国斌）

泌淋清胶囊

【药物组成】　头花蓼、黄柏、酢浆草、仙鹤草、白茅根、车前草。

【处方来源】　研制方。国药准字 Z20026567。

【功能与主治】　清热解毒，利尿通淋。用于湿热蕴结所致的小便不利，淋沥涩痛，尿血；急性非特异性尿路感染、前列腺炎见上述证候者。

【药效】　主要药效如下：

1. 抑菌和抗炎　本品可抑制多种细菌，可减轻局部炎症反应，改善尿路感染。

2. 利尿　本品有利尿作用，可冲洗泌尿道，减轻水肿症状。

3. 止血　本品有止血作用，减轻血尿症状。

【临床应用】

1. 急性非特异性尿路感染[1-3]　由湿热蕴结下焦所致。症见小便不利，淋沥涩痛，尿血，舌苔黄腻，脉滑数；急性尿路感染见上述证候者。

本品用于急性尿路感染，可消除患者尿频、尿急、尿痛和终末血尿等症状，降低尿液白细胞含量；与抗菌药物联合使用，可有效清除致病菌，降低尿菌含量。

2. 泌尿系结石[4]　由湿热蕴结下焦所致。症见小便不利，淋沥涩痛，尿血；泌尿系结石见上述证候者。

【不良反应】　目前尚未检索到不良反应报道。

【使用注意】　①肝郁气滞、脾肾两虚所致的淋证慎用。②服药期间忌饮酒、忌食辛辣食物。③孕妇慎用。

【用法与用量】　口服。一次 3 粒，一日 3 次；或遵医嘱。

参 考 文 献

[1] 陈瑶宇，陈蕾. 泌淋清胶囊治疗尿路感染的体会[J]. 现代中西医结合杂志，2008，17（11）：1711-1712.

[2] 王玉林，张文，王刚，等. 泌淋清联合特拉唑嗪治疗ⅢB型前列腺炎[J]. 中国医院用药评价与分析，2009，9（8）：621-622.

[3] 吴跃鹏. 左氧氟沙星片联合泌淋清胶囊治疗急性膀胱炎的疗效研究[J]. 中国现代药物应用，2016，10（3）：147-148.

[4] 刘晓林. 泌淋清胶囊治疗泌尿系统结石 41 例[J]. 中国中医药现代远程教育，2013，11（22）：22.

（河南中医药大学　张国斌）

荡涤灵颗粒

【药物组成】　石韦、车前子、猪苓、虎杖、琥珀、地龙、黄连、知母、赤芍、黄芪、当归、地黄、甘草。

【处方来源】　研制方。国药准字 Z20054308。

【功能与主治】　清热利湿。用于由湿热引起的尿频、尿急、尿痛等尿路感染症。

【药效】　主要药效如下[1]：

1. 抑菌　本品体外对致病性大肠杆菌、金黄色葡萄球菌、甲型链球菌、普通变形杆菌、铜绿假单胞菌和白念球菌均有抑菌作用；灌胃给药后收集的大鼠尿液对金黄色葡萄球菌有抑菌作用。

2. 抗炎　本品能明显抑制巴豆油所致小鼠耳肿胀，显著抑制蛋清、卡拉胶所致的大鼠足肿胀。说明其对急性炎症早期的渗出和水肿有较强的抑制作用，这符合清热药抗炎作用的主要特点。

3. 解热　本品对干酵母所致的大鼠发热有解热作用。

【临床应用】

尿路感染[2]　因下焦湿热，膀胱气化不利所致，症见小便频急，灼热涩痛，或腰痛，口干、口苦，舌苔黄腻，脉滑数；尿路感染见上述证候者。

本品有四味扶正之药，可提高白细胞的吞噬能力，增强人体免疫功能。

【不良反应】　目前尚未检索到不良反应报道。

【使用注意】　①肝郁气滞或脾肾两虚所致淋证者慎用。②脾胃虚寒、大便溏薄者慎用。③服药期间忌食油腻、煎炸食品。④服药期间注意多饮水，避免劳累。⑤孕妇禁用。

【用法与用量】　开水冲服。一次 20g，一日 3 次。

参 考 文 献

[1] 陈一，李翠红，李开双，等. 荡涤灵冲剂清热功效的药理研究[J]. 中国实验方剂学杂志，1999，5（3）：51-53.

[2] 王树桂，江萍. 荡涤灵冲剂与强力霉素片联合治疗非淋菌性尿道炎疗效观察[J]. 广西医学，2004，26（11）：1677-1678.

（河南中医药大学　张国斌）

消淋败毒散（丸）

【药物组成】　土茯苓、金银花、牛黄、羚羊角、川木通、泽泻、车前子、大黄、川芎、防风、薏苡仁、甘草。

【处方来源】 研制方。国药准字 Z19990005。

【功能与主治】 清热解毒，祛湿通淋。用于下焦湿热证，症见尿频或急，尿道灼痛，尿黄赤，腰痛或小腹胀痛，舌红苔腻；急、慢性非特异性下尿路细菌感染出现以上症状者。

【药效】 主要药效如下：

1. 抑菌和抗炎 本品可抑制多种细菌，可减轻局部炎症反应，改善尿路感染。

2. 利尿 本品有利尿作用，可冲洗泌尿道，减轻水肿症状。

【临床应用】

急、慢性非特异性下尿路感染 因下焦湿热所致，症见尿频或急，尿道灼痛，尿黄赤，腰痛或小腹胀痛，舌红苔腻；尿路感染见上述证候者。

【不良反应】 目前尚未检索到不良反应报道。

【使用注意】 ①服药期间忌食辛辣食物。②素体虚寒者慎用。③脾虚者慎用。④肾虚滑精，内无湿热者慎用。⑤孕妇禁用。

【用法与用量】 散或丸：饭后 30 分钟用温开水冲服，每次 5g，一日 2～3 次，2 周为 1 个疗程。

（河南中医药大学　张国斌）

二、清利肝胆、利湿通淋类

龙胆泻肝丸（颗粒、片、胶囊、口服液）

【药物组成】 龙胆、黄芩、栀子、车前子、泽泻、川木通、当归、地黄、柴胡、甘草。

【处方来源】 清·汪昂《医方集解》。《中国药典》（2015 年版）。

【功能与主治】 清肝胆，利湿热。用于肝胆湿热，头晕目赤，耳鸣耳聋，尿肿疼痛，胁痛口苦，尿赤涩痛，湿热带下。

【药效】 主要药效如下[1-3]：

1. 抑菌、镇痛、抗炎 本品体外对乙型链球菌有一定抑制作用，体内对乙型链球菌感染的小鼠有一定的保护效果，可提高小鼠存活率。本品能明显减少乙酸致痛小鼠的扭体反应数，显著延长给药后小鼠疼痛反应的潜伏期。本品对乙酸所致小鼠毛细血管通透性增高及大鼠蛋清性足肿胀均有抑制作用，对巴豆油致小鼠耳郭肿胀和卡拉胶致大鼠足肿胀均有抑制作用。

本品可用于尿路感染，其抑菌、镇痛、抗炎等药效作用可认为是其临床疗效的重要药理学基础。

2. 抗过敏、增强免疫功能 本品能抑制大鼠被动皮肤过敏反应和豚鼠过敏性休克，可抑制小鼠迟发过敏反应。

本品能提高小鼠的血清溶血值，能增加幼鼠胸腺质量，产生不同类型的 T 细胞，从而释放巨噬细胞活化因子，并使巨噬细胞吞噬功能显著加强，致使激活的巨噬细胞又可释放淋巴激活因子，刺激淋巴细胞转化后调节抗体产生，增强免疫功能，这样有利于疾病的治愈。

【临床应用】

1. 急性泌尿系感染[4-6]　因肝胆湿热下注，膀胱气化失司而致，症见小便赤涩热痛，淋沥不畅，小腹急满，口苦而干，舌红，苔黄腻，脉弦滑数；急性肾盂肾炎、膀胱炎、尿道炎见上述证候者。

本品以苦寒药物为主，诸药合用，共奏消炎止痛、渗湿利水、利尿通淋、止泻之功效，有助于消除尿频、尿急、尿痛等尿道刺激症状及耻骨上膀胱区疼痛症状。

2. 慢性前列腺炎[7, 8]　因肝胆湿热下注，膀胱气化失司而致，症见小便赤涩热痛，淋沥不畅，小腹急满，口苦而干，舌红，苔黄腻，脉弦滑数；慢性前列腺炎见上述证候者。

本品用于湿热下注型慢性前列腺炎，除可消除疼痛和排尿症状外，还能提高前列腺液中卵磷脂小体的数量，增强机体的免疫功能。

【不良反应】　原用关木通，关木通有肾毒性[9, 10]，现改为川木通。目前尚未检索到组方药材由关木通改为川木通的龙胆泻肝丸的不良反应报道。

【使用注意】　①服药期间忌烟、酒及辛辣刺激性食物。②服药期间不宜同时服用滋补性中药。③儿童、哺乳期妇女、年老体弱者、脾虚便溏者，以及有高血压、心脏病、肝病、糖尿病、肾病等慢性病严重者应在医师指导下服用。④孕妇慎用。

【用法与用量】　丸：口服，一次 3～6g，一日 2 次。颗粒：开水冲服，一次 6g，一日 2 次。片：口服，一次 4～6 片，一日 2～3 次。胶囊：口服，一次 4 粒，一日 3 次。口服液：口服，一次 10ml，一日 3 次。

参 考 文 献

[1] 谭毓治, 胡因铭, 赵诗云, 等. 龙胆泻肝汤的药理作用研究[J]. 中药药理与临床, 1991, 7（1）: 5-7.

[2] 潘经媛, 邱银生, 朱式欧, 等. 龙胆泻肝胶囊的抗炎、免疫调节作用[J]. 时珍国医国药, 2006, 17（8）: 1471-1473.

[3] 蒲维娅. 龙胆泻肝汤对小鼠的镇痛作用[J]. 时珍国医国药, 2004, 15（7）: 389-390.

[4] 佟波. 龙胆泻肝汤加减治疗淋证 68 例[J]. 实用中医内科杂志, 2007, 21（5）: 52.

[5] 王望平. 龙胆泻肝片治疗急性膀胱炎临床观察[J]. 时珍国医国药, 2007, 18（6）: 1346-1347.

[6] 张作营. 龙胆泻肝片治疗急性膀胱炎的疗效分析[J]. 现代诊断与治疗, 2013, 24（5）: 1008-1009.

[7] 张永玲. 龙胆泻肝软胶囊治疗湿热型慢性前列腺炎疗效观察[J]. 医药论坛杂志, 2008, 29（3）: 81-82.

[8] 王永超. 龙胆泻肝丸联合西药治疗慢性前列腺炎（湿热下注证）增效作用的临床研究[D]. 成都: 成都中医药大学, 2010.

[9] 陈文, 谌贻璞. 马兜铃酸肾病[J]. 中华内科杂志, 2001, 40（6）: 426-427.

[10] 陈文, 谌贻璞, 李安. 慢性马兜铃酸肾病患者伴发泌尿系统肿瘤[J]. 中华肾脏病杂志, 2004, 20（1）: 15-17.

（河南中医药大学　张国斌）

三、清热通淋、凉血止血类

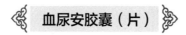

血尿安胶囊（片）

【药物组成】　白茅根、小蓟、肾茶、黄柏。

【处方来源】　研制方。国药准字 Z20026104。

【功能与主治】　清热利湿，凉血止血。用于湿热蕴结所致尿血、尿频、尿急、尿痛；

泌尿系感染见上述证候者。

【药效】 主要药效如下[1, 2]：

1. 抑菌 本品体外对泌尿系易感菌株如大肠杆菌、金黄色葡萄球菌、铜绿假单胞菌、阴沟肠杆菌及变形杆菌等有抑制作用，体内可显著降低大肠杆菌引起的逆行性肾盂肾炎大鼠肾脏匀浆和膀胱洗液的菌落计数。

2. 肾保护 本品对大肠杆菌引起的逆行性肾盂肾炎大鼠有保护作用，可降低尿蛋白阳性率，降低 BUN 水平，减轻大鼠肾脏组织的炎性病变程度，降低病变积分均值。

本品对脂多糖所致的小鼠急性肾损伤有一定的保护作用，能显著降低血清尿素氮水平。

本品对牛血清白蛋白、脂多糖和四氯化碳等联合诱导的大鼠免疫异常性血尿有较好的防治作用，其作用机制可能与抑制某些细胞因子或趋化因子有关。本品有直接抑制某些细胞因子或趋化因子生成的作用而非调节作用，这也提示本品可能对肾炎早期的防治更为有效。

本品的抑菌和肾脏保护作用可能是其治疗肾病血尿或尿路感染血尿的药理学基础。

【临床应用】

急、慢性泌尿系感染[3-7] 因湿热蕴结下焦而致，症见尿频、尿急、尿痛、尿血；泌尿系感染见上述证候者。

临床研究表明，本品有减轻肾病血尿、蛋白尿的作用，可使患者尿红细胞计数和促炎介质 CRP 明显下降，提示本品可能通过抑制微炎症反应而降低血尿的发生。

【不良反应】 目前尚未检索到不良反应报道。

【使用注意】 ①服药期间忌烟、酒及辛辣、香燥食物。②年老体弱者应在医师指导下服用。③孕妇慎用。

【用法与用量】 胶囊：口服，一次 4 粒，一日 3 次。片：口服，一次 2 片，一日 3 次，重症者可酌情增加剂量。

参 考 文 献

[1] 何敏，武志强，阙昌田，等. 血尿安胶囊抗尿路感染的实验研究[C]// 中华中医药学会中药实验药理分会. 中华中医药学会中药实验药理分会 2014 年学术年会论文摘要汇编. 北京：中华中医药学会中药实验药理分会，2014：52-53.

[2] 熊静悦，张俊，张莉，等. 血尿安胶囊对急慢性肾炎血尿模型的作用及机制研究[J]. 中药药理与临床，2015，31（4）：174-177.

[3] 李丽慧，曲宇，郭晶. 血尿安治疗单纯性血尿 60 例临床观察[J]. 实用中医内科杂志，2005，19（1）：72.

[4] 刘迅. 血尿安胶囊治疗隐匿性肾炎单纯血尿疗效观察[J]. 中国中西医结合肾病杂志，2008，9（1）：77.

[5] 彭苍骄，管敏昌，姚泽忠. 血尿安治疗儿童单纯性血尿 37 例[J]. 浙江中西医结合杂志，2011，21（9）：659-660.

[6] 于晓君. 血尿安治疗血尿 148 例临床观察[J]. 中国保健营养（下旬刊），2012，22（11）：4633.

[7] 张春艳，王建明，吉勤，等. 血尿安胶囊治疗湿热下注型原发性肾小球性血尿 36 例[J]. 云南中医中药杂志，2015，36（10）：22-24.

（河南中医药大学 张国斌，中国中医科学院广安门医院 张亚强）

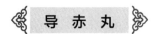

导 赤 丸

【药物组成】 黄连、栀子、黄芩、连翘、川木通、大黄、玄参、赤芍、滑石、天花粉。

【处方来源】 宋·太平惠民和剂局《太平惠民和剂局方》。《中国药典》（2015 年版）。

【功能与主治】 清热泻火，利尿通便。用于火热内盛所致的口舌生疮、咽喉疼痛、心胸烦热、小便短赤、大便秘结。

【药效】　主要药效如下：

1. 利尿通便　本品有利尿作用，可冲洗泌尿道，改善泌尿道症状，缓解便秘。

2. 抑菌、抗炎　本品有抑菌、抗炎作用，可减轻局部炎症，改善尿路感染。

3. 增强免疫功能　本品有增强免疫作用，增加机体的抗病能力。

【临床应用】

急、慢性尿路感染　因下焦湿热而致，症见心胸烦热，小便短赤，尿道灼热，时有小腹刺痛，舌尖红赤，苔薄黄，脉数；尿路感染见上述证候者。

【不良反应】　目前尚未检索到不良反应报道。

【使用注意】　①脾虚便溏者慎用。②服药后大便次数增多且不成形者，应酌情减量。③服药期间不宜同时服用滋补性中药。④服药期间忌食辛辣、油腻食物，忌烟酒。⑤孕妇禁用。

【用法与用量】　口服。一次 3g，一日 2 次；周岁以内小儿酌减。

（河南中医药大学　张国斌）

四、清热利湿、分清别浊类

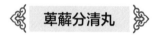
萆薢分清丸

【药物组成】　粉萆薢、益智仁、乌药、石菖蒲、甘草。

【处方来源】　元·朱震亨《丹溪心法》。《中国药典》（2015 年版）。

【功能与主治】　分清化浊，温肾利湿。用于肾不化气、清浊不分所致的白浊、小便频数。

【药效】　主要药效如下：

1. 抑菌和抗炎　本品对病毒、衣原体、支原体和细菌有抑制作用，可减轻局部炎症，缓解尿路感染。

2. 利尿　本品有利尿作用，可冲洗泌尿道。

3. 增强免疫功能　本品有增强免疫作用，增加机体的抗病能力。

【临床应用】

1. 尿路感染[1-3]　由肾阳不足，湿浊下注，膀胱气化不利所致。症见小便频数，淋沥不畅，尿液浑浊，或如米泔，舌淡苔薄，脉滑数；尿路感染见上述证候者。

本品以清热解毒、利湿通淋药为主，辅以活血化瘀、益肾补虚为组方之法，标本同治，能迅速解除尿频、尿涩痛、尿急、尿短赤、尿淋沥、腰痛等症状。方中萆薢能渗湿、泄阳明厥阴湿热、分清泄浊，是治疗小便浑浊的有效药物。

临床研究表明，本品能有效改善尿路感染患者的临床症状，使患者尿常规中白细胞和红细胞计数均显著减少，使患者中段尿细菌培养转阴率提高。

2. 慢性前列腺炎　详见第二十一章。

【不良反应】　目前尚未检索到不良反应报道。

【使用注意】　①膀胱湿热壅盛所致小便白浊及尿频，淋沥涩痛者慎用。②服药期间忌食生冷、油腻及辛辣刺激性食物。③孕妇慎用。

【用法与用量】　口服。一次6～9g，一日2次。

参 考 文 献

[1] 关新，候卫国. 草薢分清丸治疗尿路感染42例临床观察[C]//中国中西医结合学会虚证与老年病专业委员会. 第九次全国中西医结合虚证与老年病学术会议论文集. 长春：中国中西医结合虚证与老年病专业委员会，2007：133-134.

[2] 颜明根，马小兵. 草薢分清丸治疗复发性尿路感染的疗效观察[J]. 海军医学杂志，2010，31（3）：228-229.

[3] 杨迎. 草薢分清丸联合乳酸左氧氟沙星治疗急性下尿路感染的疗效观察[J]. 现代药物与临床，2015，30（4）：436-440.

（河南中医药大学　张国斌）

五、理气解郁类

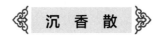

【药物组成】　沉香、石韦、滑石、王不留行、当归、葵子、白芍药、甘草、橘皮。

【处方来源】　宋·陈言《三因极一病证方论》。国药准字Z32020299。

【功能与主治】　疏表化滞。用于风寒外侵，气滞不运，脘腹痞胀。

【药效】　主要药效如下：

1. 抑菌和抗炎　本品有抑菌和抗炎作用，可减轻局部炎症。

2. 利尿　本品有利尿作用，可冲洗泌尿道。

3. 止痛和解痉作用　本品可缓解平滑肌痉挛，改善局部疼痛和胀满症状。

【临床应用】

1. 泌尿系感染　因五内郁结，气不得舒，阴滞于阳所致。症见小腹胀满，便溺不通，小便滞涩，淋沥不畅，少腹或会阴部胀满疼痛，苔薄白，脉弦；泌尿系感染见上述证候者。

2. 非感染性泌尿系疾病[1-5]　本品加减可用于泌尿系结石、膀胱过度活动综合征、尿道综合征、前列腺痛等。

【不良反应】　目前尚未检索到不良反应报道。

【使用注意】　①服药期间饮食宜清淡，忌烟酒及辛辣、生冷、油腻食物。②哺乳期妇女慎用。③孕妇禁用。

【用法与用量】　每服6g，空腹时煎大麦饮调下。

参 考 文 献

[1] 张安喜. 沉香散加减治疗泌尿系结石16例[J]. 陕西中医，1990，11（7）：320-321.

[2] 谢作钢. 沉香散加减治疗前列腺痛30例[J]. 浙江中医杂志，1999，43（1）：17.

[3] 章念伟，聂跃华. 沉香散加味治疗尿道综合征56例临床观察[J]. 江西中医学院学报，2001，13（4）：145.

[4] 郭洪波，罗玉梅，陈朝霞，等. 沉香散加减治疗输尿管结石68例[J]. 中国中医急症，2007，16（10）：1270-1271.

[5] 庄天衢，杨光照. 沉香散加减治疗膀胱过度活动综合征57例[J]. 实用中医药杂志，2015，31（2）：97.

（河南中医药大学　张国斌）

六、补中益气类

补中益气丸（颗粒、片、口服液）

【药物组成】 黄芪、党参、白术、甘草、当归、陈皮、升麻、柴胡。

【处方来源】 金元·李东垣《脾胃论》。《中国药典》（2015 年版）。

【功能与主治】 补中益气，升阳举陷。用于脾胃虚弱、中气下陷所致的泄泻、脱肛、阴挺，症见体倦乏力、食少腹胀、便溏久泻、肛门下坠或脱肛、子宫脱垂。

【药效】 主要药效如下[1]：

1. 增强免疫功能 本品可提高脾虚小鼠的抗寒冷和抗疲劳机能、脾指数、胸腺指数，提高脾虚小鼠脾脏 NK 细胞、IL、IFN 的活性，增强免疫功能，增加机体的抵抗力。

2. 抑菌和抗炎 本品对多种细菌有抑制作用，可减轻局部炎症。

【临床应用】

1. 慢性泌尿系感染[2-7] 因脾胃虚弱，中气下陷所致。症见小便滞涩难出、淋沥不尽，解尿无力，伴精神疲倦，面色苍白无华，四肢无力，心悸，气短，小腹下坠，舌淡苔薄白，脉细弱；慢性泌尿系感染见上述证候者。

本品用于慢性肾盂肾炎、膀胱炎、尿道炎、泌尿系结石及乳糜尿等，可有效改善患者的临床症状，减少复发。

2. 慢性前列腺炎[8,9] 本品用于慢性前列腺炎，基于机体的整体调节，可改善患者的小腹下坠、会阴坠胀、体倦乏力、易疲劳、精神不振、记忆力减退、性功能减退、滴白等症状，缓解慢性前列腺炎的炎症迁延，促进损伤修复。

【不良反应】 有服用本品出现药疹或头痛头晕的个案报道[10-12]。

【使用注意】 ①阴虚内热者，恶寒发热表证者，暴饮暴食脘腹胀满者不宜使用。②不宜与感冒药、藜芦或其制剂同时服用。③忌食生冷、油腻、不易消化食物。④孕妇慎用。

【用法与用量】 丸：口服，小蜜丸一次 9g，大蜜丸一次 1 丸，一日 2～3 次。颗粒：口服，一次 3g，一日 2～3 次。片：口服，一次 4～5 片，一日 3 次。口服液：口服，一次 10ml，一日 2～3 次。

参 考 文 献

[1] 邓淙友. 补中益气汤及其配伍的药效学研究[D]. 广州：广州中医药大学，2012.

[2] 刘毅，张淑芳. 补中益气汤在泌尿系疾病中的运用[J]. 中国中医急症，2004，13（9）：564.

[3] 任常胜，刘刚. 补中益气汤治疗老年淋证的体会[J]. 内蒙古中医药，2005，3（1）：31-32.

[4] 李帆. 补中益气汤加减治疗泌尿系统疾病 60 例临床研究[J]. 中国现代医生，2007，45（17）：14-15.

[5] 杨剑红. 补中益气汤加减治疗反复发作性淋证 34 例[J]. 河南中医，2008，28（10）：76-77.

[6] 杨光富. 补中益气汤加减治疗慢性尿路感染 40 例[J]. 内蒙古中医药，2013，32（26）：6.

[7] 胡桂林. 补中益气汤合金匮肾气丸化裁治疗膏淋 26 例[J]. 江西中医药，2014，45（7）：52-53.

[8] 黄天星. 补中益气颗粒治疗慢性前列腺炎和前列腺肥大疗效观察[J]. 中国医药，2011，6（11）：1418.

[9] 黄建波，陈明显，周本初，等. 补中益气汤加味治疗慢性前列腺炎的理论探讨[J]. 中华中医药杂志，2014，29（6）：2007-2009.

[10] 李玄. 口服补中益气丸过敏 1 例[J]. 湖南中医杂志，1992，27（1）：34.

[11] 张晓燕，肖丽，张立贤. 口服补中益气丸引起药疹 1 例[J]. 中国中药杂志，2002，27（2）：157.

[12] 吴英，孔飞飞. 补中益气口服液致头痛头晕 1 例[J]. 临床合理用药杂志，2014，7（11）：16.

（河南中医药大学 张国斌，中国中医科学院广安门医院 张亚强）

七、滋阴清热、补虚止血类

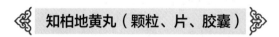

知柏地黄丸（颗粒、片、胶囊）

见第十六章。

八、补虚固涩类

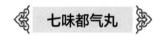

七味都气丸

【药物组成】　熟地黄、五味子、山茱萸、山药、茯苓、泽泻、牡丹皮。

【处方来源】　明·秦景明《症因脉治》六味地黄丸的基础上加五味子。《中国药典》（2015 年版）。

【功能与主治】　补肾纳气，涩精止遗。用于肾不纳气所致的喘促、胸闷、久咳、气短、咽干、遗精、盗汗、小便频数。

【药效】　主要药效如下：

1. 增强免疫功能　本品可增强免疫功能，增加机体的抵抗力。

2. 抗炎　本品有抗炎作用，可改善局部炎症反应。

3. 利尿　本品有利尿作用，可冲洗泌尿道。

【临床应用】

1. 慢性泌尿系感染[1]　因淋病日久，脾肾阴虚，肾不纳气所致。症见淋出如脂，气喘，呼多吸少，伴头昏无力，腰膝酸软，舌红少苔，脉细数；慢性泌尿系感染见上述证候者。

2. 非感染性尿道综合征[2]　又称无菌性尿频、排尿困难综合征，是一组病因复杂的症候群，可能与精神因素、过敏、免疫缺陷、膀胱尿道功能失调等有关。

采用本品加味治疗，可改善患者尿频、排尿不适等尿道刺激症状，疗效显著。

【不良反应】　目前尚未检索到不良反应报道。

【使用注意】　①外感咳嗽、气喘者慎用。②服药期间宜食清淡易消化食物，忌食辛辣食物。③孕妇慎用。

【用法与用量】　口服。一次 9g，一日 2 次。

参 考 文 献

[1] 孙庆，夏兆芳. 中医淋证的处方治法[C]//中国中西医结合学会普通外科专业委员会. 第九届全国中西医结合普通外科学术交流大会会议论文集. 杭州：中国中西医结合学会普通外科专业委员会，2005：441-445.

[2] 牛凯云，孟小丽. 七味都气汤治疗尿道综合征疗效观察[J]. 中国中医药信息杂志，2008，15（7）：66.

（河南中医药大学　张国斌）

九、健脾益肾类

无比山药丸

【药物组成】　熟地黄、山茱萸、山药、菟丝子、肉苁蓉、杜仲、巴戟天、五味子、牛膝、茯苓、泽泻、赤石脂。

【处方来源】　研制方。国药准字 Z33020111。

【功能与主治】　健脾补肾。用于脾肾两虚，食少肌瘦，腰膝酸软，目眩耳鸣。

【药效】　主要药效如下：

1. 增强免疫功能　本品可增强免疫功能，增加机体的抵抗力。

2. 抗炎　本品有抗炎作用，可改善泌尿系的炎症反应。

3. 利尿　本品有利尿作用，可消除水肿。

【临床应用】

1. 慢性泌尿系感染[1, 2]　因淋病日久，脾肾两虚所致。症见尿频遗尿，淋沥不已，神疲乏力，头晕目眩，腰膝酸软，四肢不温，舌质淡，脉虚软；慢性泌尿系感染见上述证候者。

本品用于治疗慢性肾小球肾炎，能缓解患者临床症状，降低 Cr、BUN、β2-MG、24 小时尿蛋白定量水平，从而有效延缓慢性肾小球肾炎疾病的进展，且在一定程度上改善肾功能。

2. 非感染性尿道综合征[3, 4]　本品加减治疗非感染性尿道综合征，能有效改善患者的尿道刺激症状。

【不良反应】　目前尚未检索到不良反应报道。

【使用注意】　①外感或实热内盛者慎用。②服药期间宜食清淡易消化食物，忌食辛辣、油腻食物。③宜饭前服用。④孕妇慎用。

【用法与用量】　口服。一次 9g，一日 2 次。

参 考 文 献

[1] 孙燕茹，马进."脾肾安和"论治劳淋[J]. 实用中医内科杂志，2012，26（2）：72-73.

[2] 郑路照，王亚辉，李斌，等. 加服无比山药丸加减方治疗脾肾阳虚型慢性肾小球肾炎临床观察[J]. 广西中医药大学学报，2016，19（1）：17-19.

[3] 高普照. 无比山药丸加减治疗尿道综合征[J]. 山东中医杂志，2001，20（9）：574.

[4] 范慧胜. 无比山药丸加减治疗慢性非感染性尿道综合征 11 例[J]. 中国中医药现代远程教育，2013，11（21）：25.

（河南中医药大学　张国斌）

第二十一章

慢性前列腺炎中成药名方

第一节 概 述

一、概 念

慢性前列腺炎[1]（chronic prostatitis，CP）系男性泌尿生殖系统多发疾病之一，疼痛是其突出表现，严重疼痛影响患者生活质量。据统计，大约一半的男性一生的不同时期曾出现过前列腺炎的症状。慢性前列腺炎包括慢性细菌性前列腺炎（chronic bacterial prostatitis，CBP）、慢性非细菌性前列腺炎（chronic nonbacterial prostatitis，CNP）和慢性盆腔疼痛综合征（chronic pelvic pain syndrome，CPPS）。其中90%～95%为慢性非细菌性前列腺炎和慢性盆腔疼痛综合征。

二、病因及发病机制

（一）病因

慢性前列腺炎病因复杂，症状多变而缺乏特征性，临床症状和病理改变亦缺乏一致性，目前其病因仍不明确。

（二）发病机制

免疫炎症过度激活、病原体感染、氧化应激、尿液反流及神经内分泌激素失衡等都可能是慢性前列腺炎的重要发病机制。如慢性前列腺炎病症可能是由于泌尿生殖道自身特定抗原的免疫反应引起的自身免疫过程；慢性非细菌性前列腺炎的发生与全身免疫功能低下、前列腺局部体液免疫增强有一定关系。此外，本病还与心理因素、局部创伤、频繁性交或过度手淫、过度饮酒或食用刺激性食物以及微量元素锌的缺乏等多种因素有关，确切机制仍不清。

三、临　床　表　现

　　慢性前列腺炎临床表现主要为尿频、尿急、尿痛、尿不尽等，偶尔会有尿痛或尿后尿道不适、灼热感等下尿路刺激症状，或可见终末尿、尿散不成线、尿道口前列腺液溢出（俗称滴白）等排尿不适症状，并可伴有阳痿、早泄等性功能障碍症状。局部不适常表现为小腹、会阴、睾丸、精索、阴茎等部位酸、胀、坠，并可伴有前列腺压痛。

四、诊　　　断

　　目前多推荐按照美国国立卫生研究院（The National Institutes of Health，NIH）分型诊断。诊断主要依靠详细询问病史、全面体格检查（包括直肠指检）、尿液和前列腺按出液常规检查及细菌培养结果进行诊断及分型。

五、治　　　疗

（一）常用化学药物及现代技术

　　目前常用药物主要有以下几种：①抗菌药，最常用的是喹诺酮类药物，其次是磺胺类等。②α肾上腺素受体拮抗药，如哌唑嗪、特拉唑嗪等选择性作用于后尿道、膀胱颈、前列腺部的α肾上腺素受体的拮抗药。③非甾体抗炎药，如保泰松、布洛芬、吲哚美辛等具有镇痛、抗炎作用的药物。

　　其治疗手段除药物治疗外，可用生物反馈技术、微波和射频等物理疗法和手术治疗等，但均不宜作为第一线治疗方案。

（二）中成药名方治疗

　　中医药防治慢性前列腺炎不同于化学药物是单靶点的单一调节治疗，中医药治疗本病具有两个特点：重视活血化瘀并贯穿于治疗的始终；辨证用药结合局部检查情况。中药具有改善血液流变学和微循环、改善尿流动力学、抗病原微生物、清除自由基、抗氧化损伤及增强免疫等作用，具有多靶点、多环节的特点。

第二节　中成药名方的辨证分类与药效

　　慢性前列腺炎有湿热、血瘀、中虚、肾虚四证，临床多见肾虚兼湿热证[2]。中医药治疗慢性前列腺炎的研究分析表明，慢性前列腺炎常两证或三证兼夹出现，尤以湿热瘀阻型、肾虚血瘀型为多[3]。慢性前列腺炎病机的特点为本虚标实，初期邪实者多，为湿热、气滞、血瘀、寒凝，久病可致正气亏虚。多数医家根据"实证以通利为主，虚证以补差为主"的原则，结合疾病发生、发展的规律，辨证求因，灵活运用各种治法，如兼湿热时，在活血基础上加清热利湿药；兼肾虚时，在活血基础上加补肾药等[4]，取得了较为满意的临床疗效。中药在改善血液流变学和微循环障碍、抗炎、抗感染、抗氧化损伤、改善尿流动力学及增强免疫等多方面均起到不同程度的作用。中药治疗慢性前列腺炎是辨证用药，发挥治疗慢性前列腺炎的不同药效特点。中成药名方常见辨证分类及其主要药效如下：

一、活血化瘀类

慢性前列腺炎病变过程中，血瘀是其重要证候，表现为前列腺组织存在微循环障碍。临床常见于慢性盆腔疼痛综合征，前列腺常变硬或有结节，会阴、小腹、肛周等部位有固定性疼痛。

慢性前列腺炎血瘀型患者的病理变化是血液流变学存在轻度的高黏状态，即微循环障碍及血液流变性异常，血液呈"浓""凝""黏""聚"的状态。此外，氧自由基的增加和红细胞铜锌超氧化物歧化酶活力不足，是血瘀证患者发生微循环瘀滞障碍的主要诱因[5]。

活血化瘀类中成药活血化瘀、通脉活络，通过改善微循环障碍，使血脉畅通、瘀滞消散，血管扩张，血流量增加，血液循环加速，能改善局部的充血水肿，从而疏通前列腺导管，引流排出炎性分泌物，对消除炎性浸润有良好效果，并具有抑制结缔组织增生，抗纤维化，使腺体软化缩小的功能，促进病理改变的恢复。

常用中成药：前列回春胶囊、男康片、前列泰片、前列通瘀胶囊、泽桂癃爽胶囊、前列舒通胶囊、小金丸（胶囊、片）、前列欣胶囊、前列宁胶囊等。

二、清热利湿类

湿邪为慢性前列腺炎的重要致病因素，湿邪易郁而化热，极易导致湿热蕴结。湿热浊毒是男科最重要的致病因素，湿热久蕴不去而为失精瘀浊。此外，由于前列腺位居下焦，居两股之间，本为湿热之处，湿熟之气不易散发，故而极易受波及，多患下焦湿热。临床常见于慢性细菌性前列腺炎，症见小腹胀满、小便浑赤、尿频涩痛、淋沥不畅等。

慢性前列腺炎湿热蕴结型患者的病理变化为腺体充血，腺液以及炎性分泌物潴留，腺小管梗阻，腺管、腺泡、间质炎性浸润，或有脓肿形成，或者瘢痕组织包围，或者病灶周围纤维化等，从而影响局部血流循环[6]。

清热利湿类中成药能清热解毒、利水渗湿，通过抗慢性炎症、利尿、抗病原微生物，可降低尿道内压曲线中的前列腺部压力，改善排尿障碍，使前列腺分泌功能恢复，对慢性前列腺炎有良好疗效。

常用中成药：野菊花栓、热淋清颗粒（见第二十章）、前列通片（见第二十二章）、三金片（颗粒、胶囊）（见第十六章）、前列倍喜胶囊等。

三、补肾益气类

前列腺作为人体的一个重要器官，其生长也是由肾气控制的。慢性前列腺炎多属虚实夹杂之证，正虚以肾不足为主，标实指兼有瘀血、湿热，三者互为因果，正虚标实为本病发生的重要病理因素。肾气亏虚是引起前列腺炎的重要因素，也是导致前列腺炎加重的因素。因此，具有补气益肾作用的药物对于慢性前列腺炎具有治疗作用。临床多见于慢性非细菌性前列腺炎和无症状炎症性前列腺炎，症见精神倦怠，腰膝疲软，舌淡苔白，脉沉弱。

慢性前列腺炎肾气亏虚型患者伴不同程度的性功能障碍，多表现为勃起功能障碍、早泄以及性欲减退等，但雄性激素水平并无明显下降[7]。炎症期间大量炎性细胞浸润，累及前列腺管及周围的间质组织，进而蔓延到全部腺体，对阴茎勃起产生障碍，这也与雌二醇增加和睾酮减少密切相关。慢性前列腺炎长期存在，能反射性地引起大脑皮质功能紊乱，出现性功能障碍症候群。前列腺可调节松弛素、内啡肽、催乳素与抑制素等多种激素分泌，从而对性功能产生影响[8]。

补肾益气类中成药能滋补肝肾、行气活血，调节机体的内分泌系统，调节腺体分泌功能，使腺体分泌与排泄保持平衡。此类中药在调节前列腺分泌功能亢进与不足两方面可能具有双向调节作用，提高免疫功能及抗病能力，增加机体非特异性抵抗力。

常用中成药：复方玄驹胶囊、普乐安胶囊（片）等。

参 考 文 献

[1] 陈奇，张伯礼. 中药药效研究方法学[M]. 北京：人民卫生出版社，2016：431-438.

[2] 刘建国. 金保方教授辨治慢性前列腺炎经验[C]//中华中医药学会. 中华中医药学会第十四次男科学术大会论文集. 北京：中华中医药学会，2014：4.

[3] 雷载权. 中华临床中药学[M]. 北京：人民卫生出版社，1998：962-966.

[4] 高国庆，宋竖旗，卢建新，等. 中医辨证治疗慢性前列腺炎的疗效评价研究[J]. 中国中医基础医学杂志，2014，20（10）：1394-1396，1401.

[5] 李秀凤，伊娜，高钧. 活血化瘀治疗慢性前列腺炎的理论基础[J]. 中国医药指南，2013，11（34）：496-497.

[6] 周萍，肖金海，江琼，等. 清热利湿通淋汤联合坦索罗辛治疗慢性前列腺炎湿热下注证的疗效[J]. 实用医学杂志，2016，32（12）：2055-2057.

[7] 王亮，梁平，杨伟，等. 复方玄驹胶囊对慢性前列腺炎合并勃起功能障碍的疗效观察[J]. 中华男科学杂志，2012，18（10）：950-952.

[8] 张向军，陈鸿杰，王军，等. 复方玄驹胶囊治疗慢性前列腺炎相关勃起功能障碍的疗效观察[J]. 中国初级卫生保健，2014，28（9）：110-111.

（浙江中医药大学　吕圭源，浙江工业大学　陈素红、李　波）

第三节　中成药名方

一、活血化瘀类

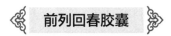

前列回春胶囊

【药物组成】　鹿茸、淫羊藿、枸杞子、五味子、菟丝子、穿山甲（炮）、王不留行、地龙、虎杖、木通、萹蓄、车前子、黄柏、白花蛇舌草、黄芪、茯苓、莱菔子、蜈蚣、甘草。

【处方来源】　研制方。国药准字Z22020700。

【功能与主治】　益肾回春，活血通淋，清热解毒。用于慢性前列腺炎以及由前列腺炎引起的尿频、尿急、尿道涩痛、淋浊、性欲减退、阳痿早泄等症。

【药效】 主要药效如下：

1. 抑制前列组织增生[1] 前列腺形态和功能的维持依赖于雄激素，摘除双侧睾丸可使前列腺迅速萎缩，给予雄激素又可使之增生，而雌激素则抑制其增生。前列回春胶囊对丙酸睾酮引起的前列腺增生模型大鼠，具有明显抑制其前列腺组织增生的作用，且随给药量的增加，抑制作用增强。

2. 抗炎[2, 3] 慢性前列腺炎的无感染证据患者中，一部分患者前列腺分泌物白细胞增多，表明前列腺内的炎症反应是引起前列腺炎症状的原因。前列回春胶囊可降低慢性前列腺炎模型大鼠血清中促炎性细胞因子 TNF-α 的含量，升高抑炎性因子的含量，从而减轻炎性细胞浸润，抑制成纤维细胞的增殖性炎症修复。此外，前列回春胶囊能够减少卡拉胶所致前列腺炎大鼠前列腺液中白细胞数目，回升低下的卵磷脂小体密度，显著降低大鼠前列腺间质炎性细胞浸润和水肿程度。

3. 利尿[3, 4] 前列腺炎导致前列腺体积的逐渐增大对膀胱颈造成压迫而出现梗阻症状，如排尿困难等。前列回春胶囊对水负荷大鼠具有明显的利尿作用。采用水负荷雄性大鼠，给予前列回春胶囊后（药物加入水负荷中），模型大鼠第 2、4 小时累计尿量值显著增加。

前列回春胶囊的作用机制见图 21-1。

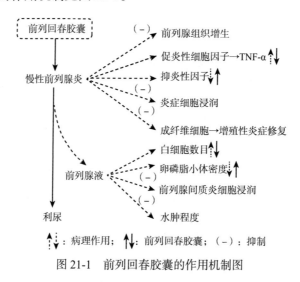

图 21-1 前列回春胶囊的作用机制图

【临床应用】 主要用于慢性前列腺炎。

慢性前列腺炎[5, 6] 前列回春胶囊可用于慢性前列腺炎见下述症状者：小便频数短急，沥涩不畅，余沥不已，尿浊带血或有白浊，腰膝酸软，疲倦乏力，苔腻脉细，或濡数者。

前列回春胶囊具有清热解毒、利水通淋、消除湿热之功效，以消除致病因素而达到治疗目的。其配合鲍式前列灌肠方，能够治疗慢性非细菌性前列腺炎，明显改善患者临床症状，降低机体炎症水平。

【不良反应】 少数患者在服药后偶见口干或消化道不适症状。

【使用注意】 ①肝郁气滞所致的淋证慎用。②肝郁不舒，惊恐伤肾所致阳痿者慎用。③服药期间忌食辛辣食物及饮酒，忌房事。④严重高血压者慎用。

【用法与用量】　口服。一次 5 粒，一日 2～3 次。

参 考 文 献

[1] 段登志，于玲，陈黎明，等. 前列回春对实验性大鼠前列腺重量的影响[J]. 云南中医中药杂志，2003，24（3）：35-36.

[2]范玉东，胡梦颖，张兰兰，等. 前列爽颗粒对慢性前列腺炎模型大鼠血清中 IL-10，TNF-α 含量的影响[J]. 中国实验方剂学杂志，2012，18（19）：267-270.

[3] 韩双红，王玉芬，陈卫平，等. 癃清片对大鼠前列腺炎的抑制作用[J]. 中草药，2004，35（7）：789-791.

[4] 李小芹，周爱香，吴子伦，等. 益肾通淋胶囊的药理作用研究[J]. 中国实验方剂学杂志，2002，8（6）：44-47.

[5] 李光汉，习小庆. 前列回春胶囊治疗慢性前列腺炎 153 例疗效观察[J]. 实用临床医学，2009，10（4）：34.

[6] 陈望强，俞佳，丁彩飞，等. 鲍氏前列灌肠方配合前列回春胶囊治疗慢性非细菌性前列腺炎的疗效观察[J]. 中华全科医学，2017，15（2）：325-327.

（浙江工业大学　陈素红，浙江中医药大学　苏　洁）

男 康 片

【药物组成】　白花蛇舌草、赤芍、熟地黄、肉苁蓉、炙甘草、蒲公英、鹿衔草、败酱草、黄柏、红花、鱼腥草、淫羊藿、覆盆子、白术、黄芪、菟丝子、紫花地丁、野菊花、当归。

【处方来源】　研制方。《中国药典》（2015 年版）。

【功能与主治】　益肾活血，清热解毒。用于肾虚血瘀、湿热蕴结所致的淋证，症见尿频、尿急、小腹胀满；慢性前列腺炎见上述证候者。

【药效】　主要药效如下：

1. 抗纤维增生作用，改善腺体分泌功能[1, 2]　前列腺炎常出现前列腺体组织增生或缩小，分泌功能障碍等症状。男康片对实验性前列腺模型大鼠，具有抗炎性细胞浸润作用，同时促使前列腺腺泡增多，腺腔内分泌物保持正常；对于细菌性前列腺模型大鼠，男康片能够抑制炎症所致的前列腺腺体质量增加及组织纤维增生。

2. 抗炎[3]　慢性非细菌性前列腺炎导致免疫抑制、细胞功能降低，促炎及抗炎介质分泌失衡，前列腺液中白细胞数量增多。男康片对大鼠实验性非细菌性前列腺炎有抑制作用，能明显地提高前列腺液中卵磷脂小体密度，降低白细胞总数。

【临床应用】　主要用于慢性前列腺炎。

慢性前列腺炎[4-6]　男康片用于慢性前列腺炎见下述症状者：小便混浊，频数短涩，小腹拘急，阴部潮湿，尿有余沥，腰膝酸软，睾丸部胀痛，苔腻，脉细数者。慢性非细菌性前列腺炎的临床症状包括下尿路的激惹和阻塞、盆腔疼痛、性功能障碍、抑郁等。男康片用于治疗细菌性慢性前列腺炎效果良好。

男康片联合微量元素补充剂锌硒宝片对局部疼痛与不适、尿路排泄症状和生活质量状况，均有明显改善作用。而男康片联合盐酸坦洛新缓释片，用于治疗Ⅲ型慢性前列腺炎湿热瘀滞证，能够改善患者临床症状、血液流变学指标。

【不良反应】　目前尚未检索到不良反应报道。

【使用注意】　①本品苦寒类药物较多，脾胃虚寒者、年老体弱者慎用。②肝郁气滞、膀胱气化不行之淋证者不宜。③服药期间禁食辛辣、生冷食物及饮酒。

【用法与用量】　口服。一次 4～5 片，一日 3 次；或遵医嘱。

参 考 文 献

[1] 王飞，杨奎，蒲旭峰，等.加味三妙胶囊对大鼠实验性前列腺炎病理作用的实验研究[J].中国中医基础医学杂志，2003，9（10）：43-45.

[2] 贺菊乔，朱晓明.紫金胶囊治疗大鼠细菌性前列腺炎的实验研究[J].中国中医药科技，2000，7（2）：72-73.

[3] 马骏，任远，金辉，等.前列安对前列腺增生和前列腺炎的抑制作用[J].甘肃中医学院学报，2002，19（1）：13-15.

[4] 印志良，江鱼，吴家骏.男康片治疗 85 例慢性细菌性前列腺炎[J].中国新药与临床杂志，1987，6（3）：148-150.

[5] 刘继普，张铭.男康片联合锌硒宝治疗慢性前列腺炎效果观察[J].中国医药科学，2012，2（14）：70-71.

[6] 张涛，肖尚文.男康片联合盐酸坦洛新缓释片治疗Ⅲ型慢性前列腺炎湿热瘀滞证疗效观察[J].现代中西医结合杂志，2017，26（3）：309-311.

（浙江中医药大学　吕圭源，浙江工业大学　陈素红）

前 列 泰 片

【药物组成】　益母草、萹蓄、红花、油菜蜂花粉、知母（盐炒）、黄柏（盐炒）。

【处方来源】　研制方。国药准字 Z10980063。

【功能与主治】　清热利湿，活血散结。用于慢性前列腺炎湿热夹瘀证。

【药效】　主要药效如下：

1. 抗炎[1]　前列泰片对丙酸睾酮所致小鼠前列腺增生有预防和治疗作用。对 5-HT 和卡拉胶引起的大鼠足肿胀、二甲苯致小鼠耳郭炎症及小鼠棉球肉芽肿的形成等均有明显的抑制作用。

2. 镇痛[1]　小鼠热板实验和小鼠乙酸扭体实验结果显示，前列泰片明显缓解了小鼠热致痛和化学刺激痛，提示其具有一定的镇痛作用。

3. 抑菌[2]　体外对 5 种菌株均有不同程度的抑菌作用。此外，通过体外抑菌实验及其对大鼠细菌性前列腺炎影响的体内实验研究，发现其对前列腺炎的常见病菌有一定的抑制作用，能抑制大肠杆菌感染的大鼠前列腺腺体增重，减少病变局部组织的细菌含有量，减轻炎性细胞浸润和损伤，有治疗细菌性前列腺炎的作用。另外，它还能促进模型大鼠前列腺腺体质量增长，降低细菌造模后的外周血白细胞数，提示其有改善细菌性前列腺炎的作用。

【临床应用】　主要用于前列腺炎。

前列腺炎[3,4]　良性前列腺增生（BPH）是老年男性常见病、多发病，可导致下尿路梗阻、急性尿潴留、反复尿路感染、肾功能损伤等，严重降低患者生活质量。前列泰片对其具有良好的治疗作用，其作用机制可能如下：消除中性粒细胞产生的活性氧化剂；抑制花生四烯酸代谢物；抗水肿；抑制前列腺上皮增生产生的成纤维细胞生长因子；抗前列腺炎症等。

此外，有研究表明，前列泰片对慢性前列腺炎具有很好的治疗作用，用药后，前列腺液白细胞数显著少于对照组。治疗后两组前列腺液中分泌型免疫球蛋白 A（sIgA）水平较治疗前均显著降低，观察组前列腺液中 sIgA 水平较对照组下降更显著，提示前列泰片治疗慢性前列腺炎疗效可靠，能明显降低患者前列腺液中 sIgA 水平，对前列腺局部的免疫功能具有一定的调节作用。

【不良反应】　少数患者服药后可出现轻度恶心，上腹部饱胀不适等胃肠道反应，可改为饭后服用。个别过敏体质患者可引起过敏反应。

【使用注意】　患有浅表性胃炎或脾胃虚寒者饭后服用。

【用法与用量】　口服。一次5片，一日3次。

参 考 文 献

[1] 崔祝梅，黄正良，任远，等. 前列泰片对前列腺增生及其抗炎镇痛作用的实验研究[J]. 中成药，1994，16（4）：38-40.

[2] 方艳，王保安，赵争胜，等. 双石通淋胶囊对大鼠细菌性前列腺炎的影响[J]. 中成药，2016，38（11）：2472-2475.

[3] 胡长福. 前列泰治疗老年慢性前列腺增生的临床观察[J]. 山东医药，2010，50（33）：21.

[4] 易睿，王俊，刘方，等. 前列泰片治疗慢性前列腺炎的效果及对患者免疫功能的影响[J]. 中国当代医药，2014，21（30）：63-67.

（浙江中医药大学　吕圭源，浙江工业大学　陈素红）

前列通瘀胶囊

【药物组成】　赤芍、土鳖虫、穿山甲（炮）、桃仁、石韦、夏枯草、白芷、黄芪、鹿衔草、牡蛎（煅）、通草。

【处方来源】　研制方。国药准字 Z19990060。

【功能与主治】　活血化瘀，清热通淋。用于慢性前列腺炎属瘀血阻滞，兼湿热内蕴证，症见尿频，尿急，尿后余沥不尽，会阴、下腹或腰骶部坠胀疼痛，或尿道灼热，阴囊潮湿，舌紫暗或瘀斑，舌苔黄腻等。

【药效】　主要药效如下：

抗前列腺炎[1]　慢性非细菌性前列腺炎（CNP）/骨盆疼痛综合征的基本病理机制为前列腺腺管、腺泡及间质炎性反应，腺管梗阻，炎性腺液潴留，病灶纤维化以及盆底肌群功能紊乱等。以金匮肾气丸为基础方加减治疗慢性非细菌性前列腺炎/骨盆疼痛综合征大鼠，以前列通瘀胶囊为阳性对照药，观察该方对 CNP 大鼠前列腺液中 IL-8 和 TNF-α 的影响。发现予金匮肾气丸加减治疗与前列通瘀胶囊一样，可显著降低 CNP 大鼠 IL-8、TNF-α 水平。

【临床应用】　主要用于前列腺炎。

前列腺炎[2, 3]　前列通瘀胶囊治疗ⅢB型前列腺炎疗效显著，给药后能使患者 IL-10 水平明显上升，且 TNF-α 水平明显下降。除此之外，ⅢA型前列腺炎不育患者经前列通瘀胶囊治疗后，精子存活率较治疗前增高，说明前列通瘀胶囊能够通过对前列腺炎的治疗而增强精子的受精能力，改善精子质量，提高精子活动能力，从而达到对ⅢA型前列腺炎不育症有效治疗的目的。

【不良反应】　个别患者出现上腹部不适、隐痛。

【使用注意】　个别患者（<1.9%）出现上腹部不适、隐痛，可不必停药，亦不用做特殊处理，改饭后服，症状会自行消失。

【用法与用量】　饭后服。一次5粒，一日3次，1个月为1个疗程。

参 考 文 献

[1] 王宇雄，成龙，谢小平. 金匮肾气丸加减对大鼠慢性非细菌性前列腺炎的影响[J]. 现代中西医结合杂志，2014，23（9）：921-922.

[2] 李轩，白勇，任卫红，等. 前列通瘀胶囊治疗ⅢA型前列腺炎不育患者的临床观察[J]. 中医药信息，2008，25（5）：39-40.

[3] 张振宇. 前列通瘀胶囊治疗ⅢB型前列腺炎机制初探[J]. 世界最新医学信息文摘：连续型电子期刊，2016，16（7）：116-117.

（浙江中医药大学　吕圭源，浙江工业大学　陈素红）

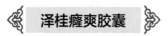

泽桂癃爽胶囊

【药物组成】　泽兰、皂角刺、肉桂。

【处方来源】　研制方。国药准字 Z20174006。

【功能与主治】　行瘀散结，化气利水。用于膀胱瘀阻型前列腺增生及慢性前列腺炎，症见夜尿频多，排尿困难，小腹胀满，或小便频急，排尿不尽，少腹、会阴或腰骶疼痛或不适，睾丸坠胀不适，尿后滴白等。

【药效作用】　主要药效如下[1-3]：

1. 抗前列腺炎　前列腺炎的病理变化表现为前列腺导管及腺体周围有大量淋巴细胞、单核细胞及浆细胞浸润，腺叶中纤维组织增生。泽桂癃爽胶囊能降低卡拉胶和大肠杆菌所致急性前列腺炎大鼠前列腺液中的白细胞数，升高卵磷脂小体密度，减轻大鼠前列腺间质炎性浸润和水肿。泽桂癃爽胶囊还可抑制消痔灵所致慢性前列腺炎大鼠的成纤维细胞增生和炎性细胞浸润，抑制腺体增生。

2. 抑制前列腺增生　泽桂癃爽胶囊能抑制丙酸睾酮所致家兔和大、小鼠的前列腺增生，可缩小前列腺体积，降低前列腺指数，减少残余尿量，减轻上皮细胞增生，对前列腺增生有较好作用。

3. 对免疫反应的影响　细菌性前列腺炎会导致前列腺部位免疫功能紊乱，同时全身免疫状态也有一定程度的改变，抗炎性细胞因子和促炎性细胞因子之间的平衡将影响炎症的过程及转归。泽桂癃爽胶囊灌胃，能增加小鼠对血中碳粒的廓清速度，减轻绵阳红细胞所致小鼠迟发性超敏反应。

4. 抗血小板聚集　血小板聚集会影响血液流变性，导致微循环障碍，诱发前列腺增生及纤维化。泽桂癃爽胶囊对 ADP 诱导的家兔体外、体内血小板聚集均有抑制作用。

5. 抑菌　慢性前列腺发病机制以及致病菌感染往往与患者抵抗力衰退存在密切联系，不良生活习惯等诱因均有可能导致前列腺充血，引起潜在的病原体繁殖而诱发疾病。前列腺内因炎症病变引起闭塞或者狭窄、阻塞问题，各类病原微生物以及坏死脱落组织难以经过正常循环排出，或前列腺结石体附着的病原菌有很大概率导致病情复发。体外实验表明，泽桂癃爽胶囊对金黄色葡萄球菌、大肠杆菌、肺炎克雷伯菌、铜绿假单胞菌、表皮葡萄球菌的生长有抑制作用。

【临床应用】　主要用于前列腺炎和前列腺增生。

1. 前列腺炎[4]　249 例慢性前列腺炎患者随机分为试验组和对照组，试验组给予泽桂癃爽胶囊治疗，绝大多数患者服药后症状明显改善，疼痛、排尿异常症状明显好转，患者的生活质量明显改善，可能是由于泽桂癃爽胶囊具有辛散温通、祛瘀散结、活血消肿、化气利水功效，改善了盆底血液循环，消除了前列腺炎症及充血水肿，缓解了会阴、盆底紧张性肌痛，进而缓解了患者的症状。

2. 前列腺增生[5,6]　泽桂癃爽胶囊用于治疗血瘀下焦证前列腺增生患者，尿线细、无力，尿不尽感，尿后滴沥，夜尿频数。该药能抑制良性前列腺增生患者的前列腺增生，降低前列腺指数，减少残余尿量等。口服泽桂癃爽胶囊和口服非那雄胺片治疗前列腺增生，泽桂癃爽胶囊组老年前列腺增生患者最大尿流率（MFR）、生活质量评分（QOL）、国际前列腺症状评分（IPSS）、膀胱残余尿量（RU）指标改善较非那雄胺片组更显著，长期服用对患者的肝功能影响较小。

【不良反应】　个别患者服药后出现恶心、胃部不适、腹泻症状。

【使用注意】　宜饭后服用。体弱及阴虚、湿热下注者慎用。

【用法与用量】　口服。一次 2 粒，一日 3 次。30 天为 1 个疗程。

参 考 文 献

[1] 郁杰，廖名龙. 泽桂癃爽胶囊[J]. 中国新药杂志，2001，10（5）：385.

[2] 戴岳，祁公任，林已龙，等. 泽桂癃爽胶囊对大鼠前列腺炎的抑制作用[J]. 中成药，2001，23（12）：40-43.

[3] 郁杰，廖名龙. 泽桂癃爽胶囊[J]. 中国新药杂志，2001，10（5）：385.

[4] 史振铎，郝林，张培影，等. 泽桂癃爽胶囊治疗慢性前列腺炎的临床观察[J]. 现代中西医结合杂志，2010，19（14）：1733-1734.

[5] 张凯，杨新宇，张军，等. 泽桂癃爽胶囊治疗良性前列腺增生疗效和作用机理的初步研究[J]. 中华泌尿外科杂志，2003，24（6）：27-29.

[6] 黄小龙. 泽桂癃爽胶囊治疗老年前列腺增生疗效观察及对肝功能的影响[J]. 新中医，2016，48（6）：80-81.

（浙江中医药大学　吕圭源、颜美秋，河南中医药大学　苗明三）

前列舒通胶囊

【药物组成】　黄柏、赤芍、当归、川芎、土茯苓、三棱、泽泻、马齿苋、马鞭草、虎耳草、川牛膝、柴胡、甘草。

【处方来源】　研制方。国药准字 Z20027140。

【功能与主治】　清热利湿，化瘀散结。用于慢性前列腺炎、前列腺增生属湿热瘀阻证，症见尿频，尿急，尿淋沥，会阴、下腹或腰骶部坠胀或疼痛，阴囊潮湿等。

【药效】　主要药效如下：

1. 调节 T 淋巴细胞亚群 CD3+、CD4+、CD8+细胞[1]　前列腺炎中主要的炎性细胞是 T 淋巴细胞，动物研究表明，CD4+T 淋巴细胞在前列腺炎大鼠前列腺中明显升高，实验采用注射雌激素与双氢睾酮的方法复制慢性非细菌性前列腺炎大鼠模型，通过给予前列舒通胶囊发现其能明显升高慢性非细菌性前列腺炎大鼠外周血 CD3+、CD8+淋巴细胞与 Th1/Th2 值，降低 Th2 细胞与 CD4+/CD8+值，使 T 细胞分化失衡趋向正常，从而抑制炎症发生。

2. 降低 TNF-α 含量，提升 IL-10 水平[2]　TNF-α 是介导炎症的主要细胞因子之一，现代实验研究证实慢性前列腺炎的发生发展与之密切相关。研究采用前列腺内注射消痔灵方法复制慢性前列腺模型，给予前列舒通胶囊后发现大鼠前列腺组织中抗炎因子 IL-10 提升，而促炎因子 TNF-α 含量明显降低，说明前列舒通胶囊可提高慢性前列腺大鼠前列腺内抑炎细胞因子含量，降低炎性细胞因子含量，具有明显的抗炎作用。

前列舒通胶囊的作用机制见图 21-2。

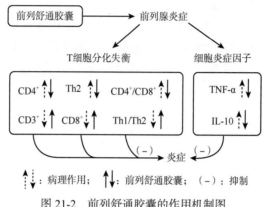

图 21-2　前列舒通胶囊的作用机制图

【临床应用】　主要用于前列腺炎。

慢性前列腺炎[3,4]　属于中医学"淋证""癃闭"的范畴，中医认为，湿热阻滞、瘀阻经络是本病的病理关键，临床其症状也多表现为湿热夹血瘀之证。前列舒通胶囊可以显著改善慢性前列腺炎患者尿急、尿频、尿痛、会阴少腹疼痛等临床症状；并可改善前列腺液中白细胞（个/HP）、卵磷脂小体（%/HP）、排尿等待时间评分、尿频指数等指标，促进炎性分泌物的排除。

湿热瘀阻型前列腺炎是慢性前列腺炎的一个常见的分型。前列舒通胶囊对已发生损伤的前列腺上皮细胞修复过程及枸橼酸分泌产生显著的改善作用。

【不良反应】　尚未检索到不良反应报道。

【使用注意】　尚不明确。

【用法与用量】　口服。一次 3 粒，一日 3 次。

参 考 文 献

[1] 任均国，王建业，李军梅，等. 前列舒通胶囊对雌二醇诱导的慢性非细菌性前列腺炎大鼠 T 淋巴细胞亚群的影响[J]. 现代泌尿外科杂志，2013，18（3）：233-236.

[2] 黄鸿源. 前列舒通胶囊对慢性前列腺炎大鼠前列腺组织中 IL-10 及 TNF-α 表达的而影响[J]. 亚太传统医药，2012，8（9）：56-58.

[3] 谷柏林. 前列舒通胶囊治疗慢性前列腺炎 80 例[J]. 亚太传统医药，2009，5（12）：63-64.

[4] 轩立华. 前列舒通胶囊治疗湿热瘀阻型前列腺炎[J]. 吉林中医药，2015，35（9）：914-917.

（浙江工业大学　陈素红，浙江中医药大学　颜美秋）

小金丸（胶囊、片）

【药物组成】　人工麝香、木鳖子（去壳去油）、草乌（制）、枫香脂、乳香（制）、没药（制）、五灵脂（醋炒）、当归（酒炒）、地龙、香墨。

【处方来源】　清·王维德《外科全生集》。《中国药典》（2015 年版）。

【功能与主治】　散结消肿，化瘀止痛。用于痰气凝滞所致的瘰疬、瘿瘤、乳岩、乳癖，症见肌肤或肌肤下肿块，一处或数处，推之能动，或骨及骨关节肿大、皮色不变、肿硬作痛。

【药效】　主要药效如下：

1. 缓解前列腺疼痛[1,2]　前列腺炎主要表现为疼痛。神经生长因子（NGF）是靶源性神经营养因子，参与外周炎性痛的发生和发展，是疼痛外周敏感化产生的重要介质，可调节和放大神经源性炎症，与多种炎症介质之间形成正反馈调节，参与慢性疼痛的形成和维持。通过注射完全弗氏佐剂（CFA）制备前列腺炎性疼痛大鼠模型，实验发现小金丸可抑制前列腺炎性疼痛模型大鼠前列腺组织炎性反应和 NGF 的表达，从而调节伤害感觉神经元和神经源性炎症，抑制疼痛传递。

同时，作为前列腺素生物合成的限速酶，COX-2 水平的变化在疼痛的产生中起着非常重要的作用，小金丸可抑制前列腺炎性疼痛模型大鼠前列腺组织中 COX-2 的表达，抑制炎症及氧化应激反应，提高外周痛觉感受器的刺激阈值，下调 PGE_2 等致痛介质，从而达到缓解疼痛的目的。

2. 抗炎[3]　本品有抗炎作用。本品灌胃给药对二甲苯所致小鼠耳肿胀有抑制作用。对卡拉胶所致大鼠足肿胀有抑制作用。

3. 镇痛[3]　本品对乙酸和甲醛所致的小鼠疼痛均有对抗作用。

【临床应用】　主要用于前列腺增生等。

前列腺增生[4,5]　前列腺良性肿大，属于中医学的"痰核"范围，小金丸由麝香、当归、草乌、乳香、没药、枫香脂等 10 味中药制备而成，有散结消肿、化瘀止痛的功效，对前列腺增生患者给予小金丸治疗，患者尿流、残余尿等指标都有改善。此外，将其与癃闭舒合用于治疗前列腺增生患者，两药合用改善前列腺微循环，减轻增生部位的充血水肿，恢复患者逼尿肌功能。

【不良反应】　小金丸可引起皮肤过敏性反应。

【使用注意】　①运动员慎用。②本品含制草乌，不宜过量久服。

【用法与用量】　丸：打碎后内服，一次 1.2～3g，一日 2 次；小儿酌减。胶囊：口服，一次 4～10 粒，一日 2 次；小儿酌减。片：口服，一次 2～3 片，一日 2 次，小儿酌减。

参 考 文 献

[1] 曲晓伟，张蜀武，张培海，等. 小金丸对前列腺炎性疼痛大鼠前列腺组织 COX-2 表达的影响[J]. 中华男科学杂志，2008，14（8）：759-762.

[2] 曲晓伟，张培海，尹静. 小金丸对大鼠炎性疼痛前列腺组织神经生长因子表达的影响[J]. 中国中西医结合外科杂志，2008，14（5）：483-486.

[3] 金捷，金祖汉，杨明华，等. 小金胶囊抗炎、镇痛作用药效学试验[J]. 中国现代应用学杂志，2001，19（3）：179.

[4] 朱雪琼，朱建龙. 癃闭舒合小金丸治疗前列腺增生 32 例[J]. 江西中医药，2008，39（304）：40.

[5] 屈江宁. 小金丸治疗良性前列腺增生 80 例[J]. 世界中医药，2008，3（5）：277.

（浙江中医药大学　吕圭源，浙江工业大学　陈素红、娄晓晶）

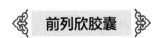

前列欣胶囊

【药物组成】　桃仁（炒）、没药（炒）、丹参、赤芍、红花、泽兰、王不留行、皂角刺、败酱草、蒲公英、川楝子、白芷、石韦、枸杞子。

【处方来源】 研制方。《中国药典》（2015 年版）。

【功能与主治】 活血化瘀，清热利湿。用于瘀血凝聚，湿热下注所致的淋证，症见尿急、尿痛、排尿不畅、滴沥不净；慢性前列腺炎、前列腺增生见上述证候者。

【药效】 主要药效如下：

1. **抗菌抗炎，改善微循环并抑制组织增生**[1-3] 前列欣胶囊中的红花、桃仁、丹参、赤芍、王不留行、泽兰、白芷等具有活血化瘀成分能够改善微循环。前列欣胶囊还具有通瘀化结、消炎、促进组织修复并抑制纤维组织增生等作用。其中所含有的清热利湿等单味中药（败酱草、蒲公英、石韦等）具有体内抗感染和抗菌、抗增生与渗出作用。

2. **改善精子质量**[4] 精子质量与精液性状、精液内白细胞含量、细胞因子含量、氧化应激反应等相关联。前列欣胶囊能够提高前列腺功能指标精浆酸性磷酸酶、柠檬酸水平；提高精子活力，减少精液液化时间；在恢复改善炎性症状的同时恢复相关生理功能，进而改善精子质量。

3. **缓解抑郁、疼痛**[5,6] 慢性前列腺炎患者一半以上存在明显的抑郁状态，并伴随着生殖器疼痛、尿痛等症状。前列腺局部炎症会引起前列腺素分泌失调，导致免疫调节紊乱，IL-1β、TNF-α 和 NGF 涉及相关的神经免疫调控，肾上腺素及 5-HT 等也会受到影响，进而使神经系统功能产生障碍，影响人的自主神经及情绪状态。前列欣胶囊中的川楝子能够行气止痛，缓解会阴部及小腹部、腹股沟区疼痛不适，疼痛减轻的同时也使人的情绪状态相应得到改善，形成良性循环。

【临床应用】 主要用于慢性前列腺炎、前列腺增生。

1. **慢性前列腺炎**[7-10] 慢性前列腺炎患者伴有会阴、腹股沟区、生殖器疼痛不适，尿频，尿急，排尿疼痛及灼烧感等症状。前列腺增生与生长因子通路、凋亡因子通路以及雌雄激素水平紧密相关，三因素交联，共同组成了前列腺增生的生理病理特点。现代药理学研究表明前列欣胶囊中部分中药成分对前列腺增生患者的多种基因的表达及性激素具有调控作用并对Ⅲ型前列腺炎引起的勃起功能障碍有一定的改善功效。前列欣胶囊联合康妇消炎栓、复方玄驹胶囊针对非细菌性慢性前列腺炎以及联合罗红霉素针对细菌性慢性前列腺炎有良好的疗效。

2. **前列腺增生**[11,12] 前列欣胶囊能够降低良性前列腺增生患者交感神经兴奋性，缓解患者疼痛感，缓解前列腺增生时引起的尿道梗阻，增加尿流速，减轻尿道压迫，松弛平滑肌；缓解前列腺部痉挛和膀胱颈部痉挛，促进膀胱排空，提高整体疗效。

口服盐酸坦索罗辛缓释胶囊和前列欣胶囊进行临床治疗观察，发现两者均有治疗效果，使前列腺体积缩小，减少残余尿量，促进病情恢复，但坦索罗辛缓释胶囊总不良反应发生率高于前列欣胶囊。

【不良反应】 尚不明确。

【使用注意】 偶见胃脘不适者，一般不影响继续治疗。

【用法与用量】 口服。一次 4～6 粒，一日 3 次；或遵医嘱。

参 考 文 献

[1] 徐新建, 蒋学洲. 双黄连后尿道灌注加"二红汤"口服治疗慢性前列腺炎 46 例[J]. 上海中医药杂志, 2003, 37（9）: 27-28.

[2] 顾方六. 现代前列腺学[M]. 北京: 人民军医出版社, 2002: 189.

[3] 王彬, 莫旭威, 李海松, 等. 通前络汤治疗 60 例慢性前列腺炎随机对照临床研究[J]. 中国性科学, 2014, 23（1）: 58-61.

[4] 张贤生, 王益鑫, 李铮, 等. 前列欣胶囊治疗ⅢA 型前列腺炎伴弱精子症的临床研究[J]. 中国男科学杂志, 2005, 19（5）: 43-45.

[5] 郭秀娟, 孔涛. 前列欣胶囊对慢性前列腺炎伴抑郁症的疗效观察[J]. 中医药信息, 2013, 30（4）: 96-97.

[6] 朱海鹏, 史校学, 酒涛, 等. 前列欣胶囊治疗Ⅲ型前列腺炎合并血精症的临床观察[J]. 中国男科学杂志, 2014,（6）: 59-60.

[7] 李海松, 王彬, 卫元璋, 等. 前列欣胶囊对慢性非细菌性前列腺炎（气滞血瘀证）疼痛的影响[J]. 中国男科学杂志, 2010, 24（12）: 47-48.

[8] 董燕群, 毛锦芳. 前列欣胶囊与康妇消炎栓联用治疗慢性前列腺炎 150 例的疗效观察[J]. 广西医学, 2009, 31（1）: 91-92.

[9] 刘沛. 前列欣胶囊联合复方玄驹胶囊治疗慢性非细菌性前列腺炎的疗效评价[J]. 实用临床医药杂志, 2013, 17（15）: 83-84.

[10] 赵洪波, 别慧玲. 前列欣胶囊联合罗红霉素治疗慢性细菌性前列腺炎[J]. 现代中西医结合杂志, 2009, 18（18）: 2164-2165.

[11] 刘一凡, 李海松, 韩亮, 等. 前列欣胶囊治疗气滞血瘀兼湿热型良性前列腺增生症疗效分析[J]. 北京中医药, 2012, 31（12）: 892-894.

[12] 郭军华, 姚林. 前列欣胶囊治疗气滞血瘀兼湿热型良性前列腺增生症的效果[J]. 中国继续医学教育, 2017, 9（14）: 209-210.

（浙江工业大学　陈素红、陈奕公, 河南中医药大学　苗明三）

前列宁胶囊

【药物组成】　蒺藜子、石韦、蒲公英、刺柏、诃子、刀豆、芒果核、蒲桃、大托叶云实、紫草茸、藏茜草、红花、豆蔻。

【处方来源】　研制方。国药准字 Z20025865。

【功能与主治】　清热解毒, 化瘀通淋。用于热毒瘀阻所引起的尿频、尿急、尿痛属中医淋证者。

【药效】　主要药效如下:

1. 降低血清磷酸酶活性、抗炎[1-4]　前列宁胶囊能够降低血清磷酸酶（ACP）和碱性磷酸酶（ALP）活性, ACP 及 ALP 升高可能与前列腺增生中免疫炎症引起的组织损伤有关。前列宁胶囊能够增强 IL-10 的表达, 其中含有的大黄素能够抑制内毒素诱导的 IL-1、IL-6、IL-8 等炎症细胞因子以及 TNF-α 分泌, 还能通过神经生长因子阻滞 HER-2/neu 磷酸化作用, 并在 PC3 前列腺癌细胞中阻滞细胞外信号调节激酶（ERK）磷酸化作用, 最终减轻炎性细胞浸润。

2. 抑制 EGF、EGFR 的表达, 促进细胞凋亡[5-10]　前列腺增生的发病与表皮生长因子（EGF）、表皮生长因子受体（EGFR）相关, EGF 为多肽生长因子, EGFR 主要分布在基底层的上皮细胞上, EGF 除了通过与 EGFR 结合直接影响前列腺增殖外, 还能抑制 TGF-β来诱导前列腺细胞发生凋亡。雄激素和雌激素都通过介导多种类的多肽生长因子来实现作用, 也有正、负调控之分, 二者处于平衡状态。在前列腺组织中, EGF 与 EGFR 结合, 会刺激前列腺上皮细胞增生。当激素分泌失调时, 雄激素受体数量及雄激素刺激敏感性增加, 且细胞增殖快于细胞凋亡, 则会导致前列腺增生。对大鼠灌服前列宁胶囊, 可以明显降低 EGF、EGFR 的 mRNA 表达, 上调 Fas、Caspase-8、Caspase-3 含量, 增强 Bax 基因与蛋白质表达, 减弱 Bcl-2、基质细胞黏合素（TN-C）基因与蛋白质表达, 促进前列腺细胞凋亡,调控 Caspase-3 通路中相关因子，具有明显的剂量依赖作用，且大鼠前列腺湿重、体积和指数都明显下降，前列腺和腺上皮增生得到抑制，腺体上皮乳头状结构数量减少。

【临床应用】 主要用于前列腺炎、前列腺增生等。

1. 前列腺炎[11-13] 前列腺增生与慢性前列腺炎互为因果，相互诱导，前列腺增生患者的前列腺导管存在机械性扩张或梗塞，管壁损伤、缺血甚至坏死，进而导致前列腺液分泌出现停滞。此外，前列腺结节的成熟、分化及梗死容易在炎症、感染条件下加强局部生长因子的释放促进前列腺增生。

患者服用前列宁胶囊后，舌质转为红润，舌苔转为薄白或薄黄，脉象逐步接近正常，前列腺炎症状改善；前列宁胶囊可降低前列腺质量、膀胱残余尿量、最大尿道压以及最大尿流率等。

2. 前列腺增生[14-16] 属于中医学"癃闭""精癃"范畴，与膀胱、三焦气化失常相关联，深层次映射了肺、脾、肾的功能失调。前列腺增生肥大会引起膀胱出口梗阻，并引起下尿路梗阻相关的尿频、尿急等一系列尿路症状群。临床研究表明，前列宁胶囊能明显提高前列腺增生患者的前列腺指数、质量，膀胱残余尿量以及最大尿流率，改善国际前列腺症状（I-PSS）和生活质量指数（QOL）评分。

【不良反应】 尚不明确。

【使用注意】 孕妇忌服。

【用法与用量】 口服。一次3粒，一日2次。

参 考 文 献

[1] 李煌，徐伟，洪振丰，等. 前列宁肠溶胶囊的制备工艺及释放度研究[J]. 中华中医药杂志，2011，（10）：2357-2359.

[2] 谢金东，林久茂，周建衡，等. 前列宁胶囊对良性前列腺增生大鼠血清 ACP、AKP 的影响[J]. 福建中医药，2011，42（6）：51-52.

[3] 周建衡，林久茂，徐伟，等. 前列宁胶囊对 BPH 大鼠前列腺组织中 IL-10 TNF-α 的影响[J]. 中华中医药学刊，2010，（12）：2567-2569.

[4] 周建衡，林久茂，钟晓勇，等. 前列宁胶囊对良性前列腺增生大鼠雄激素结合位点及细胞外基质的影响[J]. 中华中医药杂志，2014，29（3）：875-878.

[5] Lawson R K. Benign prostatic hyperplasia and growth factors[J]. World Journal of Urology，1990，29（1）：5-7.

[6] Davies P，Eaton C L. Regulation of prostate growth[J]. Journal of Endocrinology，1991，131（1）：5-17.

[7] 周建衡，洪振丰，林久茂，等. 前列宁颗粒对大鼠前列腺增生的影响[J]. 康复学报，2008，18（5）：45-47.

[8] 林久茂，周建衡，钟晓勇，等. 前列宁胶囊对 BPH 大鼠 EGF、EGFR 表达的影响[J]. 福建中医药，2010，41（6）：45-47.

[9] 周建衡，林久茂，钟晓勇，等. 前列宁胶囊调控 Caspase-3 通路治疗良性前列腺增生的机制[J]. 福建中医药，2017，（1）：9-12.

[10] 周建衡，林久茂，洪振丰. 前列宁胶囊对细胞外基质 TN-C 表达的抑制作用[J]. 康复学报，2014，24（5）：12-15.

[11] 马文俊，李宝文，贾明，等. 前列宁胶囊治疗前列腺炎的临床研究[J]. 中国民族民间医药，2012，21（22）：43-44.

[12] 林久茂，黄源鹏，周建衡，等. 前列宁胶囊治疗良性前列腺增生临床疗效观察[J]. 亚太传统医药，2013，9（9）：140-143.

[13] 张亚大，张犁，卢子杰，等. 良性前列腺增生伴慢性前列腺炎中医证型与临床客观指标相关性分析[J]. 南京中医药大学学报，2008，24（4）：229-232.

[14] 黄源鹏，吴锦发. 中医络病理论与良性前列腺增生关系探析[J]. 中华中医药杂志，2006，21（1）：45-46.

[15] 吕祥仁. 前列腺增生的辨证治疗探析[J]. 实用中医内科杂志，2008，22（6）：73-74.

[16] 余南生，梁栋龙，谢礼豪. 前列宁胶囊治疗前列腺炎的临床研究[J]. 国际医药卫生导报，2013，19（15）：2370-2372.

（浙江中医药大学 吕圭源，浙江工业大学 陈素红、陈奕公）

二、清热利湿类

野菊花栓

【药物组成】　野菊花。

【处方来源】　研制方。《中国药典》（2015 年版）。

【功能与主治】　抗菌消炎。用于前列腺炎及慢性盆腔炎等疾病。

【药效】　主要药效如下：

1. 抗炎[1]　急性细菌性前列腺炎是由细菌引起的前列腺组织的急性炎症，患者的前列腺液中多检验出大量白细胞或脓细胞以及巨噬细胞。野菊花栓对卡拉胶所致大鼠足跖肿胀有一定的抑制作用，且能够减少乙酸所致小鼠腹膜炎性渗出。此外，野菊花栓对急性细菌性前列腺炎具有一定的抑制作用，能够减少模型大鼠前列腺液中白细胞总数。

2. 镇痛[1]　腰骶部和会阴部疼痛为急性细菌性前列腺炎主要表现。通过小鼠热板致痛实验证明，野菊花栓组小鼠 1 小时后痛阈增值大于对照组，表明野菊花栓具有一定的镇痛作用。

3. 抑菌[1, 2]　由于机体抵抗力低下，毒力较强的细菌或其他病原体感染前列腺并迅速大量生长繁殖而引起急性细菌性前列腺炎。主要致病菌为大肠杆菌，其次为肺炎克雷伯菌、变形杆菌、假单胞菌属和金黄色葡萄球菌等。野菊花栓对细菌性前列腺炎大鼠模型前列腺液中细菌的生长具有抑制作用。此外，研究表明，野菊花栓对大肠杆菌、变形杆菌、金黄色葡萄球菌、铜绿假单胞菌均有一定的抑菌作用。

【临床应用】　主要用于慢性前列腺炎和慢性盆腔炎。

1. 慢性前列腺炎[3, 4]　野菊花栓可用于慢性前列腺炎见下述症状者：尿涩灼热，频数短急，小腹拘急胀痛，或尿液混浊，状如泔浆，口干，舌苔黄腻，脉滑数。

野菊花栓可明显改善慢性前列腺炎患者发热、排尿异常、会阴不适等症状。另有研究报道，复方磺胺甲噁唑配合野菊花栓治疗慢性前列腺炎，疗效显著，能够促进前列腺的炎症消退和修复。尤其对非细菌性前列腺炎更为明显。

2. 慢性盆腔炎　野菊花栓可用于慢性盆腔炎见下述症状者：白带量多，色黄黏稠，臭秽，小腹或腰骶部坠胀疼痛。

【不良反应】　目前尚未检索到不良反应报道。

【使用注意】　①肝郁气滞、肾阴不足、脾肾两虚所致的淋证者慎用。②脾肾两虚，寒湿带下者慎用。③饮食宜清淡，忌饮酒，忌食辛辣食物。④宜多饮水，避免过度劳累。

【用法与用量】　肛门给药。一次 1 粒，一日 1～2 次；或遵医嘱。

参 考 文 献

[1] 周志敏，汤祖青，陈邦树. 野菊花栓药效学的实验研究[J]. 微创医学，2001，20（4）：450-452.

[2] 丁如宁，冯鲁中. 八正清淋栓抑菌和抗炎作用的实验研究[J]. 南京医科大学学报（自然科学版），1999，1（5）：401-403.

[3] 韦东，覃洁梅，周元明，等. 野菊花栓治疗慢性前列腺炎 30 例[J]. 山西中医，2000，16（3）：37-38.

[4] 宋严冬，王升，马忠萍. 野菊花栓治疗慢性前列腺炎疗效观察[J]. 吉林中医药，2005，25（2）：29.

（浙江工业大学　陈素红，江西中医药大学　胡慧明）

前列倍喜胶囊

【药物组成】 猪鬃草、蝼蛄（麸炒）、王不留行（炒）、皂角刺、刺猬皮（烫）。

【处方来源】 研制方。国药准字 Z20025028。

【功能与主治】 消利湿热，活血化瘀，利尿通淋。用于湿热瘀阻所致的小便不利，淋沥涩痛，以及前列腺炎、前列腺增生见上述证候者。

【药效】 主要药效作用如下：

1. 抗炎[1,2] 细胞因子基因的多态性以及雄激素受体缺乏等会引发促炎细胞因子和抗炎细胞因子失衡，这与发病机制密切相关。IL-8 与 TNF-α 在前列腺慢性炎症发展中起到重要作用。前列腺液中 IL-8 水平与白细胞计数水平呈正相关，IL-8 有助于募集中性粒细胞及单核细胞进入炎症部位，并参与调节白细胞黏附分子的表达，导致前列腺组织局部的中性粒细胞增多，并进一步引起组织炎症及损伤。TNF-α 能通过促进趋化因子和 COX-2 及 iNOS 与细胞黏附分子的表达引起全身性的炎症反应。对大鼠灌服前列倍喜胶囊后，IL-8 与 TNF-α 水平均降低，血管扩张、腺上皮增生、腺腔扩张，淋巴细胞与中性粒细胞等炎性细胞浸润现象得到明显缓解。

2. 抗纤维化、改善腺体微循环[3,4] 前列腺血管内皮细胞受到损伤，前列腺小管因炎性渗出会导致管腔狭窄，病理性胶原沉积，逐步纤维化，在前列腺小管修复过程中引发纤维组织增生和瘢痕形成。

前列倍喜胶囊能够改善微循环，增加局部血液流变性，增加药液透入腺腔，解除炎性阻塞，使前列腺管畅通，并调节前列腺分泌功能，刺激网状内皮系统增生，增强白细胞的吞噬作用，缓解盆底肌群功能紊乱，进而减少纤维化程度，缓解尿道平滑肌痉挛，调节前列腺局部免疫。

【临床应用】 主要用于慢性前列腺炎、前列腺增生和精液不液化。

1. 慢性前列腺炎[5,6] 前列腺内尿液反流会引发慢性非细菌性前列腺炎。膀胱颈与前列腺部尿道即尿道内括约肌张力明显升高，导致下尿路阻塞引起尿道痉挛，进而导致内压力升高，尿液、尿道内容物（病原微生物、抗原、化学产物等）反流进入前列腺管，产生化学性刺激，引起疼痛及免疫反应，导致前列腺炎。

前列倍喜胶囊对前列腺炎症培养的常见病原菌淋病奈瑟菌、支原体、大肠杆菌、白念珠菌都具有明显的抑菌杀菌作用。

运用前列倍喜胶囊可改善血液流变和微循环状态，调节微量元素平衡，提高免疫力，改善慢性前列腺炎症状。

2. 前列腺增生[7,8] 前列倍喜胶囊可以辅助其他药物改善前列腺增生患者症状，提高临床疗效。与单独口服普适泰片治疗前列腺增生患者相比，在应用普适泰片基础上加服前列倍喜胶囊，临床总有效率显著提高，患者临床症状显著改善，生活质量得到提高。

3. 精液不液化[9-11] 精液的凝固和液化与前列腺及精囊功能协调相关，其分别产生的凝固因子和液化因子起到关键作用，倘若失衡则会导致精液不液化现象。精液不液化会影响精子运动能力，进而导致不育。中医证型多表现为湿热下注或气滞血瘀，前列倍喜胶囊清利湿热、活血化瘀及利尿通淋可有效对症治疗。前列倍喜胶囊通过治疗泌尿生殖器官的炎症、改善前列腺腺体功能，促进精液液化，增强精子活力。

【不良反应】　尚不明确。

【使用注意】　①极少数患者在服药期偶有尿道灼热感，属正常现象。②服药期间忌酒及辛辣刺激食物。③过敏体质者慎服。

【用法与用量】　饭前服。一次 6 粒，一日 3 次，20 天为 1 个疗程；或遵医嘱。

参 考 文 献

[1] 段志国，杨为民. 细胞因子与慢性前列腺炎关系的研究现状[J]. 中国男科学杂志，2005，19（1）：57-59.

[2] 刘树硕，张晓辉. 祛瘀化湿法对大鼠慢性非细菌性前列腺炎组织内细胞因子的影响[J]. 中华中医药学刊，2009，（3）：512-514.

[3] 王海琳，仇文平，姚富顶，等. 从瘀论治慢性前列腺炎用药分析[J]. 中华中医药学刊，2003，21（11）：1858.

[4] 徐发彬，方咏，李洪杰，等. 通列舒胶囊对大鼠非细菌性前列腺炎模型的影响[J]. 广州中医药大学学报，2004，21（6）：463-465.

[5] 李俊，宋晓东，张旭，等. 联合应用盐酸特拉唑嗪及前列倍喜胶囊治疗慢性非细菌性前列腺炎 96 例临床疗效观察[J]. 临床泌尿外科杂志，2010，25（2）：113-115.

[6] 刘绍明，黄长婷，贾玉森，等. 前列倍喜胶囊联合甲磺酸多沙唑嗪控释片治疗Ⅲ型前列腺炎 30 例临床观察[J]. 中国性科学，2014，（12）：54-57.

[7] 朱圣生，吴建辉，孙祖越. 良性前列腺增生发病机制的研究进展[J]. 毒理学杂志，2013，（5）：387-390.

[8] 张涛静，谢培凤. 前列倍喜胶囊联合非那雄胺治疗糖尿病合并良性前列腺增生症疗效观察[J]. 中国医师杂志，2015，17（3）：431-433.

[9] 张新东，金保方，周玉春，等. 前列倍喜胶囊治疗精液不液化 180 例临床研究[J]. 中华男科学杂志，2009，15（7）：665-668.

[10] 孙祥宙，杨槐，高勇，等. 前列倍喜胶囊治疗精液不液化的多中心临床观察[J]. 中华医学杂志，2011，91（16）：1100-1103.

[11] 吴正沐，范国华，尹峰华，等. 前列倍喜胶囊联合胰激肽原酶片治疗精液不液化的临床研究[J]. 中国男科学杂志，2014，（11）：48-50.

（浙江中医药大学　吕圭源，浙江工业大学　陈素红、陈奕公）

三、补肾益气类

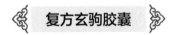

复方玄驹胶囊

【药物组成】　玄驹、淫羊藿、枸杞子、蛇床子。

【处方来源】　研制方。国药准字 Z20060462。

【功能与主治】　温肾，壮阳，益精，祛风湿。用于肾阳虚，症见神疲乏力，精神不振，腰膝酸软，少腹阴器发凉，精冷滑泄，肢冷尿频，性欲低下，功能性勃起功能障碍等。亦可用于改善类风湿关节炎肾阳不足、风寒痹阻证引起的关节疼痛、肿胀症状。

【药效】　主要药效作用如下：

1. 免疫调节[1]　免疫系统在慢性非细菌性前列腺炎的发生、进展与转归中起到关键作用，细胞和体液免疫反应均参与炎症反应过程。免疫作用产生的促炎性细胞因子和免疫复合物的表达会对前列腺组织造成损伤，细胞因子参与调控机体的免疫反应，也与炎症反应的类型和持续时间相互关联。在复方玄驹胶囊对自身免疫性前列腺炎大鼠的药效研究中，发现大鼠血清中 IL-8 和 TNF-α 表达水平下降，IL-10 水平升高，光镜下观察到前列腺病变逐步改善，腺腔增大，上皮细胞轻度增生，间质中无明显炎性细胞浸润，可见少量纤维组织。说明复方玄驹胶囊能降低自身免疫性前列腺炎大鼠前列腺组织炎性改变，并有效改善炎性因子表达，对大鼠自身免疫性前列腺炎有一定作用。

2. 抗炎[2,3]　慢性前列腺炎会导致前列腺液中存在较高水平的促炎细胞因子，且中性粒细胞浸润加强，趋化因子、黏附因子等增多，加剧组织炎症。中药可以增加前列腺内锌的水平，恢复前列腺组织细胞功能，增加含锌酶活性，增强吞噬细胞活力，利于炎症恢复。对小鼠或大鼠的致敏、致炎等模型给予复方玄驹胶囊，结果显示可显著抑制小鼠腹腔毛细血管通透性以及羧甲基纤维素刺激诱发的腹腔渗出液量及其白细胞数增加；抑制巴豆油致小鼠耳水肿以及棉球肉芽组织的形成；对小鼠的网状内皮系统吞噬功能及小鼠迟发性过敏反应有明显的抑制作用。说明复方玄驹胶囊具有一定的抗炎作用。

【临床应用】

1. Ⅱ型和Ⅲ型慢性前列腺炎[4-8]　复方玄驹胶囊对Ⅱ型和Ⅲ型前列腺炎均有确切疗效，且能显著改善勃起功能障碍和神经衰弱症状，复发率低，安全性高，值得临床推广应用。

2. Ⅲ型前列腺炎合并性功能障碍[9]　复方玄驹胶囊可明显改善Ⅲ型前列腺炎的症状及与之相关的性功能障碍，并且可以改善伴随的焦虑症状。

3. Ⅳ型前列腺炎[10]　复方玄驹胶囊能治疗前列腺炎及伴不育、勃起功能障碍、前列腺特异性抗原（PSA）增高，以及前列腺液常规中白细胞高，疗效显著，无明显不良反应。

【不良反应】　目前尚未检索到不良反应报道。

【使用注意】　阴虚火旺患者慎服。

【用法与用量】　口服。一次3粒，一日3次。

参 考 文 献

[1] 李天赋，吴秋月，李卫巍，等. 复方玄驹胶囊治疗自身免疫性前列腺炎大鼠的实验研究[J]. 中华男科学杂志，2014，20（5）：442-447.

[2] 贾伟，薛京，王永新，等. 复方玄驹胶囊免疫调节和抗炎作用的研究[J]. 中草药，2003，34（2）：62-65.

[3] 蒋毅. 中药前必治治疗慢性前列腺炎的临床研究[J]. 中国中医基础医学杂志，1999，2：40-41.

[4] 彭光平，綦德柱，胡可清，等. 复方玄驹胶囊治疗Ⅲ型前列腺炎疗效观察[J]. 中华男科学杂志，2013，19（6）：551-554.

[5] 王欣，苏晶石，刘铸，等. 复方玄驹胶囊治疗前列腺炎疗效观察[J]. 中华医院感染学杂志，2011，21（10）：2045-2047.

[6] 魏广金. 复方玄驹胶囊治疗前列腺炎疗效分析[J]. 中国继续医学教育，2016，8（8）：190-191.

[7] 葛晓东. 复方玄驹胶囊治疗慢性前列腺炎疗效观察[J]. 陕西中医，2013，33（12）：1600-1601.

[8] 王亮，梁平，杨伟，等. 复方玄驹胶囊对慢性前列腺炎合并勃起功能障碍的疗效观察[J]. 中华男科学杂志，2012，18（10）：950-952.

[9] 李旭东，邵洪兰，宋贯杰，等. 复方玄驹胶囊治疗Ⅲ型前列腺炎合并性功能障碍的疗效分析[J]. 中华男科学杂志，2012，18（7）：665-668.

[10] 张国强. 复方玄驹胶囊治疗Ⅲ型和Ⅳ型前列腺炎的疗效观察[J]. 中华男科学杂志，2014，20（5）：448-451.

（浙江中医药大学　吕圭源，浙江工业大学　陈素红）

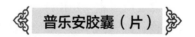

普乐安胶囊（片）

【药物组成】　油菜花粉。

【处方来源】　研制方。《中国药典》（2015年版）。

【功能与主治】　补肾固本。用于肾气不固所致腰膝酸软、排尿不畅、尿后余沥或失禁；慢性前列腺炎及前列腺增生见上述证候者。

【药效】　主要药效如下：

1. 抗炎、调节前列腺局部免疫状态[1, 2]　免疫炎性细胞及细胞因子介导的局部免疫炎症反应，是前列腺局部免疫功能异常增强所致。

给予慢性非细菌性前列腺炎（CNP）大鼠模型普乐安片灌胃后，前列腺指数均明显降低，前列腺组织炎性反应较轻，表现为前列腺组织中 IL-1β、TNF-α 水平降低，局部免疫状态得到调节，细胞因子受到调控，进而减轻前列腺组织损伤，病变程度得到不同程度改善。

2. 改善前列腺增生[3-5]　油菜花粉是普乐安片的主要成分，油菜花粉中富含多种氨基酸，能够改善前列腺组织的血液循环、缓解水肿与前列腺增生引起的尿道梗阻。此外，普乐安片类雌激素成分能够在激素受体水平上发挥类雌激素、抗雄激素的作用，抑制二氢睾酮的生物效应，逆转增生腺体，并调节膀胱尿道平滑肌功能。能够多途径、多靶点抑制前列腺特异性抗原（PSA）、雄性激素受体、雌激素 α 受体、孕酮受体、表皮生长因子受体等的分泌，松弛尿道平滑肌，收缩膀胱肌。花粉制剂还能有效改善前列腺增生的临床症状并减少残余尿量，缩小前列腺体积。

丙酸睾酮诱导的前列腺增生模型大鼠采用油菜花粉提取物，能够降低前列腺腹叶指数，改善间质水肿、充血和炎性细胞浸润以及纤维组织增生。

【临床应用】　主要用于慢性前列腺炎、前列腺增生。

1. 慢性前列腺炎[6]　普乐安片可用于治疗慢性前列腺炎。普乐安片可促进前列腺局部血液循环加快，改善微循环，加强新陈代谢，调整前列腺生理功能，促进炎症消退。慢性前列腺炎患者采用口服普乐安片治疗，可有效改善局部血液循环，加强新陈代谢，调整局部生理功能，对慢性前列腺炎有一定治疗作用。

2. 前列腺增生[7-9]　普乐安胶囊用于肾气亏虚之前列腺增生，症见排尿困难，淋沥不畅，夜尿频数，腰膝酸软，舌淡苔薄，脉细弱，能显著改善由前列腺增生而引起的尿急、尿频、尿后滴沥、排尿困难等症状。

普乐安胶囊（片）内含有植物甾醇具有抗雄激素作用，能改善尿道黏膜及其周围前列腺增生的临床症状和减少残余尿量，长期使用无明显不良反应。为增强普乐安胶囊（片）的抗前列腺增生疗效，还可将其与坦洛新、特拉唑嗪等联用，明显改善前列腺增生患者国际前列腺症状评分（IPSS）、最大尿流率（MFR）、平均尿流率（AFR）、残余尿量（RU）以及前列腺体积。

【不良反应】　少数患者用药后有轻度大便溏薄现象。

【使用注意】　①忌辛辣、生冷、油腻食物。②感冒发热患者不宜服用。③本品宜饭前服用。④高血压、心脏病、肝病、糖尿病、肾病等慢性病患者应在医师指导下服用。⑤服药 2 周症状无缓解，应去医院就诊。⑥儿童、孕妇应在医师指导下服用。⑦对本品过敏者禁用，过敏体质者慎用。⑧儿童必须在成人监护下使用。⑨请将本品放在儿童不能接触的地方。

【用法与用量】　胶囊：口服，一次 4～6 粒，一日 3 次。片：口服，一次 3～4 片，一日 3 次。

参 考 文 献

[1] 邹如政，曹继刚，冯秋珍，等. 前列安丸对慢性非细菌性前列腺炎大鼠前列腺组织 IL-1β、IL-10 及 TNF-α 的影响[J]. 中国中西医结合杂志，2015，35（10）：1223-1227.

[2] 刘宾，王付，黄明宜. 抵当汤临床及实验研究进展[J]. 中国实验方剂学杂志，2011，17（13）：281-284.

[3] 周越，吴海啸. 普乐安片治疗良性前列腺增生的临床疗效及其与疗程关系研究[J]. 中草药，2011，42（8）：1588-1590.

[4] 李坤，杨义芳，李永辉. 油菜花粉抗前列腺增生与炎症的活性部位研究[J]. 中草药，2010，41（5）：798-802.

[5] 杨必成，杨义芳. 花粉治疗前列腺疾病的物质基础研究进展[J]. 中草药，2009，40（1）：144-149.

[6] 王传航，李兰群，周强，等. 普乐安片治疗慢性前列腺炎多中心临床观察[J]. 中国现代应用药学，2010，27（11）：1054-1056.

[7] 吕燊. 普乐安片治疗前列腺增生疗效的 Meta 分析[J]. 中国临床药理学与治疗学，2012，17（2）：195-198.

[8] 李智尚. 普乐安片联合坦洛新治疗良性前列腺增生症 67 例[J]. 中国药业，2012，21（6）：69-70.

[9] 苏敏. 特拉唑嗪联合普乐安治疗良性前列腺增生症的疗效观察[J]. 海峡药学，2012，24（11）：174-175.

（浙江中医药大学　吕圭源，河南中医药大学　苗明三、彭孟凡）

第二十二章

前列腺增生中成药名方

第一节 概　述

一、概　念[1-5]

良性前列腺增生（benign prostatic hyperplasia，BPH），简称前列腺增生，也称为良性前列腺肥大。

前列腺增生属于中医学"淋证""癃闭""精癃"的范畴。它是由于前列腺上皮的增生，导致腺体增大而引起排尿受阻。膀胱逼尿肌结构、功能以及神经逐渐产生变化，导致出现尿频、尿急、排尿困难等下尿路症状及肾盂输尿管扩张积水、肾功能损害等上尿路症状。

二、病因及发病机制

（一）病因

病因尚不太清晰，目前认为年龄增长和有功能的睾丸是其中最重要的发病原因，任何可以引起前列腺间质及表皮细胞间变化的因素，都可以使前列腺细胞凋亡减少而出现增生。相关因素有雄激素与雌激素的相互作用、前列腺间质-腺上皮细胞的相互作用、生长因子、炎性细胞、神经递质及遗传因素等。

（二）发病机制

当男性从青壮年到中老年时，雄激素在其体内的水平较之前有所下降，当雄激素不能达到对抗雌激素作用稳态平衡的阈值时，就会发生稳态平衡的紊乱，雄激素减少，导致前列腺增生发生。氧化应激水平随着男性的衰老逐渐增高，氧化应激相关因子 NO、MDA 等可在前列腺增生中诱发细胞增殖，诱导脂质的过氧化反应，在前列腺增生发病过程中起到一定作用，氧化应激水平升高促进了前列腺增生的发生发展。

前列腺增生发生还与生长因子、细胞凋亡与增殖、间质-上皮细胞相互作用等有密切关系，前列腺增生发生是由紊乱了的雌雄激素决定的，而生长因子则是在与雌雄激素相互作用的基础上，主导前列腺增生的发生发展的进程，细胞凋亡减少是前列腺增生发生病理变化的根本。

前列腺增生是上述多种机制共同作用的结果，各个机制错综复杂的联合作用促使了前列腺增生的发生发展。但其发生顺序先后及因果关系不能一概而论，尚需进一步研究探讨。

三、临 床 表 现

前列腺增生早期表现为尿频、尿急、夜尿多等。随着增生前列腺的梗阻，可出现排尿无力、尿线变细和尿滴沥。梗阻继续发展，前列腺血管在压力增高的情况下，会发生破裂，使得尿液中带血，即为血尿。在受凉、饮酒、憋尿时间过长或感染等诱发下，可出现急性尿潴留。前列腺增大的程度可能与症状严重程度不一致。前列腺的体积如果变大，可能会造成对其尿道和膀胱颈的压迫作用，让患者排尿不顺。膀胱的作用是克服排尿的阻力，通过肌肉收缩达到排尿的目的。对于膀胱来说，如果其内部气压增高，使其肌肉蠕动并向外膨起，易成憩室。而前列腺增大后会使得膀胱颈部的阻力变得越来越大，所以每次排尿时，膀胱不能完全排除腺体中剩余的尿，残余的尿液易滋生细菌，细菌会引发泌尿系感染，严重的会导致尿路结石。

四、诊 断

良性前列腺增生是老年男性常见病，由多种病因引起，激素、生长因子、基质与上皮间的相互作用。诊断主要根据临床症状及 IPSS 评分、直肠指检、B 超和尿动力学检查。压力-流率测定是诊断膀胱出口梗阻的金标准。

五、治 疗

（一）常用化学药物及现代技术

5α-还原酶抑制剂：非那雄胺和度他雄胺。目前统计临床用药数量发现，非那雄胺的用量最大。5α-还原酶抑制剂的作用机制：双氢睾酮（DHT）是刺激前列腺变大的激素之一，由雄激素（T）在 5α-还原酶的作用下转化而来，抑制 5α-还原酶可减少 DHT 的生成，最终可使前列腺增生静力因素得到缓解。α 肾上腺素受体（α-adrenrgic receptor，α-AR）阻滞剂：酚苄明（第 1 代非选择性），多沙唑嗪、阿夫唑嗪（第 2 代选择性），坦索罗辛（第 3 代高选择性）。α-AR 阻滞剂的作用机制：阻滞肾上腺素受体，使前列腺平滑肌松弛，减小尿道附近及膀胱压力，缓解前列腺增生动力因素。促性腺激素释放激素（GnRH）：环丙孕酮、曲普瑞林。GnRH 类药物的作用机制：GnRH 类药物不仅可以使相应受体下调，同时可使垂体促性腺激素细胞的脱敏作用得到下调，使促性腺激素减少，但该类药物伴有性功能丧失等不良反应。

另外，还有手术治疗，经尿道前列腺电切术被认为是治疗前列腺增生的主要方法，钬激光术、2 微米激光术等也是近些年的新兴治疗方式及手段。手术治疗可提高患者的临床疗效，还可以减少患者后期出现一系列并发症症状。

化学药物治疗前列腺增生旨在减轻或缓解前列腺增生所致的功能性梗阻症状，减轻症状方面疗效迅速且显著，但由于前列腺增生患者需长期用药，化学药物存在的不良反应、疗效不稳、费用高等不足，常使其受到诸多限制。

（二）中成药名方治疗

前列腺增生的中医病因病机是以肾虚为基础，血瘀、湿热为标，本虚标实，虚实夹杂。中医药治疗前列腺增生不同于化学药物的单一靶点，是全方位、多靶点的整体治疗。临床辨证重在"瘀"，治疗突出"通"，临床多从"补肾活血"立法，并基于真实的临床表现给予治疗，进而提高疗效，显著改善排尿困难、点滴而下、闭塞不通等，中医药防治前列腺增生具有疗效确切、毒副作用小、从整体调节及改善病情疗效好等优势。

本病临床分型主要有肾虚血瘀证、血瘀下焦证、肾气亏虚证和膀胱湿热证等，上述证型又可相互兼见。相应的治则主要有益肾活血、活血化瘀、补肾益气、清热利湿等。中药具有改善血液流变学和微循环、改善尿流动力学、抗病原微生物、清除自由基、抗氧化损伤及增强免疫等作用，多靶点、多环节是其作用特点。

第二节　中成药名方的辨证分类与药效

中药治疗前列腺增生首先抓住主证，辨证求因；其次根据证候区分虚实，然后权衡轻重缓急，针对病机，确立治则，选方用药，进行治疗。中成药治疗前列腺增生常见辨证分类及其主要药效如下[6-12]：

一、益肾活血类

前列腺增生肾虚血瘀证患者，排尿淋沥不尽，腰膝酸软，前列腺局部压痛，痛点固定，舌质暗，脉弦涩。

前列腺增生肾虚血瘀证患者的主要病理变化为前列腺腺管阻塞，间质部充血，腺泡发生水肿，导致腺液排除障碍，滞留于前列腺内，使组织受损、纤维化，并逐渐硬化，形成硬结。

益肾活血药可以改善肾脏病变，抑制前列腺腺体增大，减少充血，改善机体的微循环，使机体局部的血流加速、通畅。

常用中成药：灵泽片、癃闭舒胶囊等。

二、活血化瘀类

前列腺增生血瘀下焦证患者，小便滞涩不畅或点滴而下，会阴少腹胀痛，偶有血尿，舌淡红或有瘀斑，苔薄，脉细涩。

前列腺增生血瘀下焦证患者主要病理变化为血液黏稠，血流减慢，形成瘀血，前列腺腺管阻塞，机体微循环受损，尿路不通，膀胱压力失常。

活血化瘀药可以改善机体微循环，使机体局部血流加速、通畅，清除瘀血以防变生他疾。

常用中成药：尿塞通片、前列欣胶囊（见第二十一章）、泽桂癃爽胶囊（见第二十一章）、前列安通片、前列倍喜胶囊（见第二十一章）、前列平胶囊、癃闭通胶囊等。

三、补肾益气类

前列腺增生肾气亏虚证患者，小腹坠胀，小便欲解不得出，或滴沥不爽，排尿无力，腰膝酸软，精神萎靡，食欲不振，面色苍白，舌淡，苔薄白，脉沉细弱。

前列腺增生肾气亏虚患者主要病理变化为肾精亏虚，膀胱不能化气利水，膀胱颈部压力增大、膀胱内压相对降低，肛门两侧叶增大，中央沟变浅或消失，B超检查可见前列腺增大。

补肾益气药可以温阳补肾，使肾气复而增强膀胱气化功能，降低膀胱颈部压力，相对升高膀胱内压。

常用中成药：前列舒乐颗粒（胶囊）、普乐安胶囊（片）（见第二十一章）、前列癃闭通胶囊等。

四、清利湿热类

前列腺增生膀胱湿热证患者，小便频数不爽，尿黄而热或涩痛，少腹急满胀痛，口苦口黏，或渴不欲饮，舌质红，苔黄腻，脉滑数。

前列腺增生膀胱湿热证患者主要病理变化为前列腺增大，质地变硬，尿道灼热，阴囊潮湿，排尿后及大便时尿道有白色黏稠分泌物流出。

清热利湿药可清肺热，消癃通闭，通利小便，改善阴囊潮湿症状，防止损伤相关脏腑功能。

常用中成药：前列通片（胶囊）、翁沥通片（胶囊）等。

参 考 文 献

[1] 牛健，庄秀云. 良性前列腺增生症的药物治疗效果分析[J]. 当代医学，2016，22（4）：143-144.

[2] 张颖，纪晓宁，苗明三. 常用妇科中药治疗前列腺炎、前列腺增生的探讨[J]. 中医学报，2011，26（8）：967-969.

[3] 张志涛，张红艳. 氧化应激在良性前列腺增生和前列腺癌发病中的作用研究[J]. 现代预防医学，2013，40（9）：1781-1782，1788.

[4] 张祥华，马丁. 衰老基因在良性前列腺增生发生发展中的研究进展[J]. 中华临床医师杂志（电子版），2013，7（22）：10238-10240.

[5] 陈宇东，杜钰，韩刚. 经尿道 2μm 激光分割式汽化切除术治疗前列腺增生的学习曲线分析[J]. 东南国防医药，2016，1：32-34.

[6] 陈化磊，卓小岸，车宪平，等. 活血化瘀方联合西医治疗前列腺增生症疗效及对血浆内皮素的影响[J]. 现代中西医结合杂

志，2017，26（21）：2287-2289，2292.

[7] 董哲，刘鹏，梁国庆，等. 补肾活血法治疗前列腺增生的研究进展[J]. 中国性科学，2017，26（10）：80-82.

[8] 张亚大，卢子杰. 前列腺增生症病机与辨证分型相关性的临床探讨——附 220 例临床资料[J]. 中国中医药信息杂志，2001，（10）：43-44.

[9] 郑文通，李志勇，彭明健. 济生肾气汤加味治疗肾气亏虚型前列腺增生症的临床研究[J]. 光明中医，2012，27（8）：1556-1557.

[10] 王权胜，宾彬，唐振宇，等. 前列腺增生症中医证型与 IPSS、PSA、Qmax 的相关性研究[J]. 中国中医急症，2012，21（5）：744，750.

[11] 陈建设，李培轮，孙自学，等. 前列腺增生辨治五法[J]. 实用中医内科杂志，2015，29（11）：67-69.

[12] 赵文，王诗琦，张琦，等. 王祖龙治疗良性前列腺增生症用药经验分析[J]. 中国中医基础医学杂志，2017，23（7）：984-985，1026.

（河南中医药大学　苗明三、田　硕）

第三节　中成药名方

一、益肾活血类

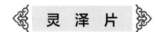

灵 泽 片

【药物组成】　乌灵菌粉、莪术、浙贝母、泽泻。

【处方来源】　研制方。《中国药典》（2015 年版）。

【功能与主治】　益肾活血，散结利水。用于轻、中度良性前列腺增生肾虚血瘀湿阻出现的尿频、排尿困难、尿线变细、淋沥不尽、腰膝酸软等症。

【药效】　主要药效如下：

1. 抑制前列腺增生　前列腺湿重、前列腺体积及前列腺直径是前列腺增生的直接反映。研究表明灵泽片具有抑制前列腺增生作用，可以降低前列腺的湿重，减小前列腺体积，缩小前列腺直径；对尿生殖窦植入法致小鼠前列腺增生有一定抑制作用，对雄性激素致大鼠及小鼠前列腺增生有一定预防作用。

2. 抗炎　灵泽片对前列腺内注入致炎剂（甲醛和巴豆油）所致前列腺炎有一定抑制作用。对大鼠肉芽肿、小鼠耳郭炎症等非特异性炎症有一定抑制作用。

【临床应用】　用于轻、中度良性前列腺增生肾虚血瘀湿阻证。

轻、中度良性前列腺增生　灵泽片用于治疗肾虚血瘀湿阻证前列增生患者，可以提高患者最大尿流率，减小前列腺体积，减少残留尿，且复发率低，安全性高，不良反应发生率低[1]。灵泽片与坦索罗辛联用可降低患者膀胱剩余尿量，提高生活质量评分[2]。

【不良反应】　①部分患者用药后出现口干、呃逆、恶心、胃胀、胃酸、胃痛、腹泻等。②少数患者用药后出现 ALT、AST 升高。

【使用注意】　①有胃十二指肠溃疡以及各种急慢性胃炎、肠炎者慎用。②有 2 例患者用药后尿中出现红细胞和白细胞，1 例患者用药后出现窦性心动过缓，1 例患者用药后出现二度Ⅰ型房室传导阻滞；1 例患者用药后出现 PR 间期延长，与药物的关系无法判断。

【用法与用量】　口服。一次 4 片，一日 3 次。疗程为 6 周。

参 考 文 献

[1] 秦序锋，陈建，王开颖. 灵泽片治疗前列腺增生疗效观察[J]. 中国药物经济学，2014，9（3）：56-57.
[2] 张春和. 灵泽片联合坦索罗辛治疗前列腺增生症60例临床研究[C]//中国中西医结合学会男科专业委员会. 第十二次全国中西医结合男科学术大会暨全国中西医结合男科诊疗技术研修班暨2017上海市中西医结合学会上海市中医药学会泌尿男科专业委员会学术年会讲义论文资料汇编[C]. 上海：中国中西医结合学会男科专业委员会，2017：1.

（河南中医药大学　苗明三、田　硕）

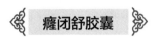

癃闭舒胶囊

【药物组成】　补骨脂、益母草、金钱草、海金沙、琥珀、山慈菇。

【处方来源】　研制方。《中国药典》（2015年版）。

【功能与主治】　益肾活血，清热通淋。用于肾气不足、湿热瘀阻所致的癃闭，症见腰膝酸软、尿频、尿急、尿痛、尿线细，伴小腹拘急疼痛；前列腺增生见上述证候者。

【药效】　主要药效如下[1-4]：

1. 抑制前列腺增生　前列腺湿重以及其腺体密度，可直观反映前列腺增生情况。研究表明，癃闭舒胶囊可降低前列腺增生模型小鼠前列腺腺体的体密度、前列腺湿重、前列腺指数，促使前列腺上皮皱褶基本消失，腺腔扩张，间质增厚。显微镜下观察，癃闭舒胶囊可使前列腺腺上皮、间质纤维组织消失，改善前列腺组织的病理变化。

2. 降低 T、E_2 水平，升高 E_2/T 值　前列腺是雄激素依赖性器官，雄激素对前列腺的生长、结构的维持和功能的发挥有重要意义，对前列腺增生的发生、发展起重要作用。雌雄激素平衡的改变对前列腺的生长和发育起着重要调节作用。癃闭舒胶囊能降低前列腺增生模型小鼠 T、E_2 水平，升高 E_2/T 值。

3. 抑制 *Bcl-2* 基因表达　细胞增殖的增加或凋亡的减少，都会引起前列腺细胞的堆积进而反应为前列腺增生。*Bcl-2* 基因表达会抑制细胞增殖，是目前唯一发现的与前列腺增生密切相关的基因。癃闭舒胶囊可减弱 *Bcl-2* 基因的表达，研究表明其可能是通过抑制 *Bcl-2* 基因的表达而促进前列腺增生细胞凋亡，从而发挥治疗作用。

4. 降低 EGF 水平　EGF 含量的变化直接反映了前列腺上皮组织的生长情况，前列腺增生模型大鼠 EGF 表达升高，癃闭舒胶囊可显著降低模型大鼠前列腺匀浆中的 EGF 水平。

癃闭舒胶囊的作用机制见图 22-1。

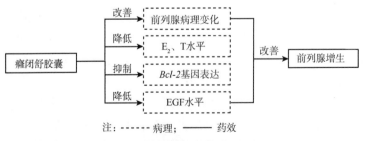

图 22-1　癃闭舒胶囊的作用机制图

【临床应用】　主要用于前列腺增生，还可用于前列腺炎、勃起功能障碍、早泄、排尿困难以及术后尿潴留、女性下尿路症候群等。

1. 前列腺增生　癃闭舒胶囊具有温肾化气、利水通淋、活血化瘀、散结止痛等功效，用于治疗前列腺增生所致排尿不畅、尿淋沥、尿频尿急、小腹坠胀、腰膝酸软、精神萎靡、食欲不振、失眠多梦等症。

癃闭舒胶囊组可以明显改善 IPSS 评分、最大尿流率、平均尿流率、残余尿量、前列腺体积等症状和体征，且随治疗时间的延长，症状改善越明显[5]。与单用坦索罗辛治疗前列腺增生相比，在坦索罗辛基础上加用癃闭舒胶囊具有明确的临床疗效，可明显改善良性前列腺增生患者 IPSS 评分、中医证候积分、生活质量评分（QOL）[6]。在西医常规治疗基础上，加用癃闭舒胶囊疗效优于单用西医常规治疗，可明显降低前列腺增生患者血清 TNF-α、IL-6、IL-17 含量，升高 IL-10 水平[7]。

2. 前列腺炎　用于肾气不足、湿热瘀阻所致的癃闭，症见腰膝酸软、尿频、尿急、尿赤、尿痛、尿线细、小腹拘急痛等。在口服乳酸司帕沙星片的基础上加用癃闭舒胶囊治疗慢性非细菌性前列腺炎能明显改善症状，无明显不良反应[8, 9]。癃闭舒胶囊可对抗前列腺的慢性炎症，可阻断 α₁ 肾上腺素受体，降低膀胱三角肌及尿道平滑肌张力，而降低排尿阻力、增加尿流率，改善排尿困难症状。临床上膈下逐瘀汤辨证加减联合癃闭舒胶囊可明显降低ⅢB 型前列腺炎患者前列腺炎症状指数（NIH-CPSI）评分、改善中医证候积分和疼痛及尿路症状评分[10]。

3. 勃起功能障碍、早泄　口服癃闭舒胶囊明显提高阴茎勃起角度，临床疗效、平均治愈时间、平均显效时间均较优[11]。早泄的特点是男性不能够控制射精，性交达到射精的时间过短。研究表明在应用癃闭舒胶囊的基础上服用小剂量盐酸文拉法辛缓释片，治疗早泄患者在阴道内射精潜伏期（IELT）、性生活满意评分及性伴侣性生活满意度评分方面均优于单纯使用盐酸文拉法辛缓释片[12]。

4. 排尿困难、术后尿潴留　癃闭舒胶囊可增加输尿管蠕动及膀胱逼尿肌收缩；与坦洛新联合应用，对功能性膀胱出口梗阻所致排尿困难患者有好的治疗作用，可能是在增加逼尿肌收缩力的同时，可松弛膀胱颈及前列腺平滑肌从而降低排尿阻力而达疗效[13]。肛门直肠手术患者常由于多种因素造成肛门括约肌痉挛而反射性引起膀胱颈和尿道括约肌痉挛，造成排尿困难，致使尿潴留发生。癃闭舒胶囊联合盐酸坦索罗辛缓释胶囊虽然在减少尿潴留方面无明显差别，但排尿困难的发生率较前者有所降低[14]。

5. 女性下尿路症候群　癃闭舒胶囊可通过增加女性下尿路症候群患者逼尿肌收缩力而改善排尿症状；与普适泰联合应用，可收缩膀胱逼尿肌和舒张尿道平滑肌，通过双重机制而达到治疗效果[15]。

【不良反应】　个别患者服药后有轻微的口渴感，胃部不适，轻度腹泻，不影响继续服药。

【使用注意】　尚未见报道。

【用法与用量】　口服。一次 3 粒，一日 2 次。

参 考 文 献

[1] 刘绍龑, 佐艇, 白明, 等. 乌鸡白凤丸对小鼠前列腺增生模型的影响[J]. 中国实验方剂学杂志, 2012, 18（9）: 180-183.

[2] 陈其华,欧阳政洁,赵丹,等.益肾通癃胶囊对前列腺增生模型小鼠生殖激素水平的影响[J].中华男科学杂志,2016,22（11）:1011-1015.

[3] 张自刚,刘铁柱,张宁.益母草总生物碱对前列腺增生模型大鼠Bcl-2表达的影响[J].中国老年学杂志,2016,36（20）:4951-4953.

[4] 张春和,李焱风,赵凡,等.前列通窍胶囊对前列腺增生大鼠模型的影响[J].云南中医中药杂志,2015,36（9）:58-60.

[5] 洪钟亮,毛云锋,叶一舟,等.癃闭舒胶囊治疗良性前列腺增生症的疗效与疗程的关系研究[J].中华中医药学刊,2014,32（12）:2986-2988.

[6] 张玉军.癃闭舒胶囊联合坦索罗辛治疗良性前列腺增生46例疗效观察[J].世界中西医结合杂志,2016,11（1）:101-103.

[7] 袁明殿.癃闭舒胶囊辅助治疗前列腺增生患者对白介素10、肿瘤坏死因子影响[J].辽宁中医药大学学报,2017,19（8）:147-150.

[8] Zheng X, Ji P, Mao H, et al. Anovel and simpleapproa chtodisting uishchronic prostatitis/chronic ainsyndrome Ⅲb from Ⅲa using virtualtou chtissue quantification [J]. Bosn J Basic Med Sci,2011,11（4）:205-208.

[9] 黄凌.膈下逐瘀汤加减联合癃闭舒胶囊治疗ⅢB型前列腺炎74例[J].福建中医药,2016,47（2）:5-6,9.

[10] 汤文鑫,易东生,区烈良,等.癃闭舒胶囊联合乳酸司帕沙星片治疗慢性非细菌性前列腺炎疗效观察[J].西部医学,2012,24（12）:2280-2281,2284.

[11] 孙睿,王宏亮,张圣平,等.癃闭舒胶囊治疗勃起功能障碍的临床观察[J].现代药物与临床,2014,29（12）:1389-1391.

[12] 李广裕,梁季鸿,梁世坤,等.癃闭舒胶囊结合小剂量盐酸文拉法辛缓释片治疗早泄疗效观察[J].河北医药,2012,34（13）:2057-2059.

[13] 王向东,刘胜,孙鹏宇.癃闭舒胶囊联合坦洛新对功能性膀胱出口梗阻所致排尿困难的疗效评价研究[J].河北医药,2013,35（6）:930-931.

[14] 张富刚,高存青,杨阳.癃闭舒胶囊联合哈乐预防肛门直肠手术后尿潴留的临床观察[J].云南中医学院学报,2009,32（6）:55-56.

[15] 吴雅冰,李响,韩志友,等.普适泰与癃闭舒胶囊联合治疗女性下尿路症候群疗效观察[J].北京中医药,2013,32（4）:290-292.

（河南中医药大学　苗明三、田　硕）

二、活血化瘀类

尿 塞 通 片

【药物组成】　丹参、泽兰、桃仁、红花、赤芍、白芷、陈皮、泽泻、王不留行、败酱、川楝子、盐小茴香、盐关黄柏。

【处方来源】　研制方。《中国药典》（2015年版）。

【功能与主治】　理气活血,通淋散结。用于气滞血瘀、下焦湿热所致的轻、中度癃闭,症见排尿不畅、尿流变细、尿频、尿急；前列腺增生见上述证候者。

【药效】　主要药效如下：

1. 扩血管、改善微循环　尿塞通片通过扩张血管、改善微循环而达到活血化瘀目的。

2. 抗菌、抗炎和止痛　尿塞通片有抗菌、抗炎和止痛作用,以消除前列腺的局部细菌和炎症,减轻疼痛。

3. 提高免疫功能　尿塞通片有提高免疫功能的作用。

【临床应用】　主要用于前列腺增生和前列腺炎。

1. 前列腺增生[1]　尿塞通片用于治疗血瘀下焦证前列腺增生患者,可以扩张血管、改善微循环,从而发挥活血化瘀作用,增加患者最大尿流率,使前列腺体积缩小。

口服尿塞通片和口服特拉唑嗪胶囊临床对比观察,尿塞通片治疗前列腺增生疗效更优，总有效率明显优于特拉唑嗪胶囊。尿塞通片可以通过提高前列腺增生患者最大尿流率、缩小前列腺体积等，而达到治疗前列腺增生的效果，且无明显不良反应。

2. 前列腺炎[2]　尿塞通片可降低前列腺炎患者前列腺炎症状指数评分，改善患者的临床症状及体征，且与康妇消炎栓联用效果更佳。

【不良反应】　尚未见报道。

【使用注意】　孕妇禁用。

【用法与用量】　口服。一次 4～6 片，一日 3 次。

参 考 文 献

[1] 宁丽梅. 尿塞通治疗良性前列腺增生的疗效观察[J]. 中国当代医药，2012，19（10）：117，119.

[2] 宋祥伟. 康妇消炎栓联合尿塞通片治疗慢性前列腺炎的效果观察[J]. 当代医药论丛，2018，16（16）：135-137.

（河南中医药大学　苗明三、彭孟凡）

前列安通片

【药物组成】　关黄柏、赤芍、丹参、桃仁、泽兰、乌药、白芷、王不留行。

【处方来源】　研制方。国药准字 Z20025109。

【功能与主治】　清热利湿，活血化瘀。用于湿热瘀阻证，症见尿频，尿急，排尿不畅，小腹胀痛。

【药效】　主要药效如下：

1. 抑制前列腺增生[1]　前列腺增生是血管新生依赖性疾病，血管新生活跃是其发生发展过程中的重要因素。碱性成纤维细胞生长因子（bFGF）具有较强的促细胞生长作用，通过对内皮细胞的趋化作用和促有丝分裂作用诱导血管新生；VEGF 是最重要的血管生成因子，具有促进内皮细胞增殖、增强血管通透性的作用。前列安通片可以抑制前列腺增生模型大鼠 VEGF、bFGF 的表达。通过抑制前列腺组织血管新生，降低前列腺质量和前列腺指数，减小前列腺体积，进而抑制前列腺增生。

2. 增强生育能力[2-4]　WHO 提出精索静脉曲张（VC）是引起男性不育的最常见的原因之一，在精液常规异常的患者中，VC 的患病率为 25%～40%。精浆中的 α-糖苷酶和 L-肉毒碱是反映附睾功能的标志物。精子成熟、获能及受精过程伴有的较活跃糖基反应都与 α-糖苷酶活力有关，L-肉毒碱高浓度地集中于附睾中，直接影响着精子的成熟和代谢过程。前列安通片可提高精索静脉曲张模型大鼠精子密度、活力，并提高 α-糖苷酶、L-肉毒碱在附睾中的表达。

3. 解痉[5]　膀胱三角肌、尿道前列腺组织中 α-AR 密度明显增加，是前列腺增生动力性因素的病理基础之一。采用先给去甲肾上腺素（NE）诱导三角肌收缩后加入药物直接观察舒张作用的方法，观察前列安通片对雄性日本大耳白家兔的解痉作用。结果表明，前列安通片能显著抑制 NE 诱导的离体膀胱三角肌收缩，使膀胱三角肌舒张，改善前列腺增生所致的膀胱出口梗阻，有效缓解前列腺增生的动力性因素。

前列安通片的药效机制见图 22-2。

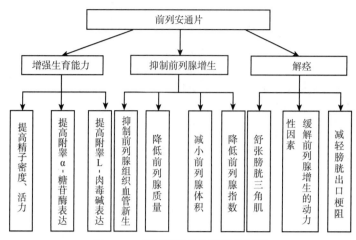

图22-2　前列安通片的药效机制图

【临床应用】　　主要用于慢性前列腺炎、膀胱过度活动症和慢性盆底疼痛综合征。

1. 慢性前列腺炎[6]　　慢性前列腺炎的治疗方法较多，但疗效确切的方法较少，难以达到缓解疼痛、改善排尿症状、提高生活质量的目标。前列安通片与α受体阻滞剂盐酸坦洛新联合应用，可以明显改善排尿障碍、缓解疼痛症状，并且两种药物的不良反应较轻且少，值得推广应用。

2. 膀胱过度活动症[7]　　出现以下症状群：尿急，常伴有尿频和夜尿症状，可伴或不伴有急迫性尿失禁。前列安通片与舍尼亭联合较单独运用舍尼亭更能改善膀胱过度活动症的临床症状，可以改善最大尿流率、平均尿流率、排尿量和尿道综合征症状评分、生活质量评分等，达到消除膀胱过度活动症患者的症状、改善患者生活质量的目的。

3. 慢性盆底疼痛综合征[8]　　慢性盆底疼痛综合征湿热瘀阻证患者临床表现以盆底生殖区疼痛为主，可伴有排尿异常及性功能障碍。前列安通片全方具有抗炎镇痛的药理作用，适合伴有盆底疼痛症状的患者服用。前列安通片联合生物反馈技术和单用前列安通片治疗湿热瘀阻型慢性盆底疼痛综合征均效果满意，疼痛症状评分显著降低。

【不良反应】　　尚未见报道。

【使用注意】　　宜饭后服用。体弱者，或属阴虚、湿热下注者慎用。

【用法与用量】　　口服。一次4～6片，一日3次；或遵医嘱。

参 考 文 献

[1] 徐斌. 前列安通片对BPH大鼠前列腺组织中VEGF，bFGF表达的影响[J]. 中国中药杂志，2008，（20）：2381-2384.

[2] 尹静，曲晓伟，郭凯，等. 前列安通片对精索静脉曲张大鼠附睾α-糖苷酶、L-肉毒碱的影响[J]. 现代中西医结合杂志，2009，18（28）：3416-3418.

[3] Yassa D A，Idriss W K，Atassi M E，et al. The diagnostic value of seminal A-glucosidase enzyme index for sperm motility and fertilizing capacity[J]. Saudi Med J，2001，22（11）：987-991.

[4] Agarwal A，Said T M. Carnitine and male infertility[J]. Reprod Biomed Online，2004，8（4）：376-384.

[5] 胡露，张培海. 前列安通片对去甲肾上腺素诱导家兔离体膀胱三角肌收缩的影响[J]. 中国中医药信息杂志，2009，16（8）：37-38.

[6] 郭建忠，段晓明，刘百成，等. 盐酸坦洛新联合前列安通片对慢性前列腺炎的临床研究[J]. 中国医疗前沿，2013，8（13）：52，54.

[7] 王林，周士轶，张蜀武. 前列安通片与舍尼亭联合治疗膀胱过度活动症的疗效观察[J]. 中药药理与临床，2010，26（4）：71-73.

[8] 谢春雨，刘保兴，王传航，等. 联合治疗慢性盆底疼痛综合征湿热瘀阻证临床观察[J]. 中国男科学杂志，2010，24（6）：59-60.

（河南中医药大学 苗明三、彭孟凡）

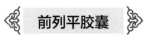 前列平胶囊

【药物组成】 败酱草、丹参、赤芍、桃仁、红花、泽兰、石韦、乳香、没药。

【处方来源】 研制方。国药准字 Z20025651。

【功能与主治】 清热利湿，化瘀止痛。用于湿热瘀阻所致的急、慢性前列腺炎。

【药效】 主要药效如下：

1. 抗前列腺增生[1] 前列平胶囊对小鼠尿生殖窦植入性前列腺增生模型，可抑制前列腺指数和前列腺 DNA 含量；病理组织学检查还表明，前列平胶囊可减少前列腺腺体增生数、增加扩张萎缩腺体数和萎缩腺体数。

2. 改善血流变[2] 前列腺增生与前列腺炎患者常伴有不同程度的血瘀，改善血瘀可能是其发挥治疗作用的基础。血液流变学异常与血液循环障碍关系密切，血液运行不畅，易致血栓形成，血管栓塞。前列平胶囊能明显降低血瘀大鼠模型血液的黏度、血液红细胞沉降率和血浆纤维蛋白原含量，从而减慢凝血过程。促进血液运行流畅，防治血栓形成和血栓栓塞，改善血瘀大鼠的血瘀状态。

3. 镇痛抗炎[3] 前列腺增生与前列腺炎伴随着一系列炎症的发生和不同程度的局部疼痛。前列平胶囊能显著减少乙酸所致小鼠扭体反应和甲醛引起的第一和第二时相的小鼠舔足、咬足和抬足、抖足的痛反应，提高大鼠热刺激引起的痛阈。前列平胶囊能减轻二甲苯所致小鼠耳郭肿胀程度，降低小鼠腹腔毛细血管通透性，具有能减轻局部毛细血管渗出，改善早期急性炎症反应的作用。

【临床应用】 主要用于前列腺炎和前列腺痛。

1. 前列腺炎[4] 以口服前列平胶囊和前列欣胶囊治疗观察，两组均有疗效，但总体疗效前者较优。前列平胶囊可明显改善慢性无菌性前列腺炎患者 CPSI 总评分、疼痛评分、中医证候评分及提高患者卵磷脂小体数量，从而达到有效治疗的目的。

2. 前列腺痛[5] 前列腺痛以会阴、下腹及腰骶部疼痛为主要症状，多伴有排尿异常。研究表明不用止痛药及其他治疗方法，仅使用前列平胶囊治疗，具有一定的治疗效果。

【不良反应】 尚未见报道。

【使用注意】 对于湿热瘀阻所致的急、慢性前列腺炎的治疗较好。

【用法与用量】 口服。一次 5 粒，一日 3 次。

参 考 文 献

[1] 师晨霞，孟祥琴，郭芳，等. 前列平胶囊的抗前列腺增生作用[J]. 河北医药，2002，（9）：693-695.

[2] 朱银静，肖雪，王川，等. 前列平胶囊对急慢性前列腺炎及血流变的影响[J]. 中成药，2014，36（3）：611-614.

[3] 马侗，朱银静，肖雪，等. 前列平胶囊镇痛抗炎及影响血流变的作用[J]. 陕西中医学院学报，2014，37（6）：81-84.

[4] 柯明辉，张培伦，王鑫，等. 前列平胶囊治疗慢性无菌性前列腺炎观察[J]. 中华中医药杂志，2016，31（6）：2161-2163.

[5] 梁少华，李廷冠. 柴芍香丹汤治疗前列腺痛临床观察[J]. 中国中医急症，2012，21（6）：979.

（河南中医药大学　苗明三、彭孟凡）

癃闭通胶囊

【药物组成】　穿山甲、肉桂。

【处方来源】　研制方。国药准字 Z10930011。

【功能与主治】　活血软坚，温阳利水。用于血瘀凝聚、膀胱气化不利所致的癃闭，症见排尿不畅、夜尿频多、尿细无力、淋沥不尽或尿频；早期良性前列腺增生见上述证候者。

【药效】　主要药效如下：

1. 抗前列腺增生　癃闭通胶囊可抑制纤维组织增生，增加局部血运量，并有改善前列腺微循环、增加前列腺腺体血流量的作用，有较好预防和治疗前列腺增生作用。

2. 抗炎　癃闭通胶囊具有抗炎作用，可减轻炎症反应。

【临床应用】　主要用于前列腺增生和膀胱逼尿肌损伤。

1. 前列腺增生　癃闭通胶囊用于治疗前列腺增生，症见夜尿频数，排尿不畅，尿细无力，淋沥不尽，舌淡苔白，脉细无力者。给予前列腺增生患者癃闭通胶囊治疗 1 个月后，患者舌质由淡或紫或有瘀斑多转为红润；舌苔由白腻或黄腻转为薄白或薄黄；脉象由细弱或涩或沉细无力，多接近正常；B 超检查，前列腺有所减小、残余尿量降低；尿动力学最大尿流率（MFR）、平均尿流率（AFR）、相对排尿阻力（RVR）均较治疗前有所改善[1]。

2. 膀胱逼尿肌损伤　前列腺增生可引起膀胱逼尿肌功能改变，目前还没有明显针对膀胱逼尿肌损伤的药物。癃闭通胶囊可以改善膀胱逼尿肌压力，有使损伤的膀胱逼尿肌功能恢复，改善排尿症状的作用[2]。

【不良反应】　极少数患者服药初期有恶心症状，继续服药，恶心症状可自然消失。

【使用注意】　①肺热壅盛、肝郁气滞、脾虚气陷所致癃闭者慎用。②服药期间禁食辛辣、生冷食物及忌饮酒。

【用法与用量】　口服。一次 5 粒，一日 2 次。早、晚饭前半小时温开水送服。或遵医嘱。

参 考 文 献

[1] 王雁飞，邹火庚，汪强，等. 中药癃闭通胶囊治疗前列腺增生症的临床及药理研究[J]. 现代诊断与治疗，1999，（3）：14-17.
[2] 李更佐，周欣，王辉，等. 癃闭通胶囊治疗 BPH 引起膀胱逼尿肌损伤 30 例[J]. 中国中医药现代远程教育，2015，13（19）：54-55.

（河南中医药大学　苗明三、彭孟凡）

三、补肾益气类

前列舒乐颗粒（胶囊）

【药物组成】　淫羊藿、黄芪、蒲黄、车前草、川牛膝。

【处方来源】　研制方。国药准字 Z52020270。

【功能与主治】　补肾益气，化瘀通淋。用于肾脾双虚，气滞血瘀，前列腺增生，慢性前列腺炎；面色㿠白，神疲乏力，腰膝疲软无力，小腹坠胀，小便不爽，点滴不出，或尿频、尿急、尿道涩痛。

【药效】　主要药效如下：

1. 抗前列腺增生[1]　前列舒乐胶囊对丙酸睾酮所致小鼠实验性前列腺增生前列腺质量及前列腺指数具有显著抑制作用，减轻前列腺增生程度并对其有预防作用。

2. 抗炎　前列舒乐颗粒可以显著降低卡拉胶致大鼠细菌性前列腺炎白细胞个数、显著增高卵磷脂小体密度，而对该模型大鼠有治疗作用[2]。对二甲苯致小鼠耳肿胀程度有抑制作用，可明显抑制小鼠腹腔毛细血管通透性的增加，具有明显抗炎作用[3]。

3. 增强免疫功能　胸腺与脾脏是机体两种重要的免疫器官，胸腺指数与脾脏指数数值的高低能够反映机体胸腺和脾脏免疫功能的状况[4]。前列舒乐胶囊能通过增加小鼠脾脏指数、胸腺指数，增强小鼠腹腔巨噬细胞吞噬功能及溶血空斑细胞（PFC）形成，发挥其提高机体特异性和非特异性免疫功能的作用，这也可能是其填肾固本作用的基础[5]。

【临床应用】　主要用于前列腺增生和前列腺炎。

1. 前列腺增生　前列舒乐颗粒（胶囊）可用于治疗前列腺增生肾气亏虚证，排尿困难，夜尿频多，小腹胀满或胀痛，尿后余沥，尿线变细，尿刺痛，精神萎靡，腰膝酸软，畏寒肢冷，舌淡紫，或有瘀点瘀斑，苔白，脉沉弱或弦涩。

前列腺增生常伴有不同程度的下尿路梗阻、尿不尽、尿频、尿急等症状。中医认为本病为虚实夹杂，虚在肾、脾、肺三脏之气之阳，特别是在肾阳、肾气；实在"血瘀、湿阻"。治疗应为补肾益气助阳，化瘀通淋利湿。

前列舒乐颗粒可以通过减轻患者下尿路梗阻症状，降低症状积分、残余尿、最大尿流率及平均尿流率等起到治疗前列腺增生的效果，且在1年临床使用过程中并未出现毒副作用[6]。可以降低前列腺增生患者中医证候积分、国际前列腺症状评分及膀胱残余尿量，提高最大尿流率以及缩小前列腺体积[7]。

2. 前列腺炎　慢性前列腺炎的病情症状通常呈全身或局部分布，前列腺炎可被分为因细菌性、肉芽肿性及其他病原体所引起的前列腺充血及疼痛病症。前列舒乐胶囊可有效穿透前列腺包膜、性腺管壁、尿腺管壁，有明显的抗炎、镇痛、抑菌作用。

前列腺炎患者口服阿奇霉素和口服前列舒乐胶囊进行对比治疗，两者均有治疗效果。但前列舒乐胶囊总有效率更高，中医证候积分改善更明显，疗效更满意，症状缓解更多[8]。临床应用表明，在服用诺氟沙星的基础上给予前列舒乐胶囊，可明显提高治疗总有效率，并通过降低患者生活质量评分、疼痛症状、症状总分及整体总分、PSA水平，达到治疗目的[9]。

【不良反应】　尚未见报道。

【使用注意】　需加大剂量服用时，请遵医嘱。

【用法与用量】　颗粒：开水冲服，一次1袋，一日2～3次。胶囊：口服，一次5粒，一日3次。

参 考 文 献

[1] 陶玲, 沈祥春, 王永林, 等. 前列舒乐胶囊对实验性动物前列腺增生的预防及治疗[J]. 时珍国医国药, 2006,（8）: 1469-1470.

[2] 郝吉雪, 郭进, 陈奇斌, 等. 前列安颗粒治疗慢性前列腺炎的药效学研究[J]. 现代中西医结合杂志, 2008,（8）: 1152-1153, 1155.

[3] 李小莉, 蓝献全, 潘素珍. 复方前列安颗粒治疗慢性无菌性前列腺炎大鼠的药效学研究[J]. 中国临床药理学杂志, 2015, 31（16）: 1656-1658.

[4] 王晶, 王勇, 张金花, 等. 党参水提物对 D-半乳糖致衰老小鼠胸腺、肾脏组织形态和 Bax 及 VEGF 表达的影响[J]. 湖南中医杂志, 2017, 33（1）: 141-145.

[5] 陶玲, 王永林, 黄能慧, 等. 前列舒乐胶囊的抗炎作用及对小鼠免疫功能的影响[J]. 中药药理与临床, 2000,（5）: 37-38.

[6] 李进, 应瑞林. 前列舒乐治疗前列腺增生症临床观察[J]. 中华男科学, 2000,（1）: 61.

[7] 王正国, 梁高翔, 郭凯. 以前列舒乐胶囊为对照评价前列通闭方治疗前列腺增生症的临床研究[J]. 中药药理与临床, 2016, 32（2）: 201-203.

[8] 吴跃鹏. 前列舒乐胶囊治疗前列腺炎临床效果评价[J]. 中国现代药物应用, 2016, 10（5）: 142-143.

[9] 胡英芳, 邵四海, 高树云. 前列舒乐胶囊治疗前列腺炎临床效果评价[J]. 中国性科学, 2015, 24（4）: 36-39.

（河南中医药大学　苗明三、田　硕）

前列癃闭通胶囊

【药物组成】 黄芪、土鳖虫、冬葵果、桃仁、桂枝、淫羊藿、柴胡、茯苓、虎杖、枳壳、川牛膝、淀粉。

【处方来源】 研制方。国药准字 Z20025304。

【功能与主治】 益气温阳，活血利水。用于肾虚血瘀所致癃闭，症见尿频，排尿延缓、费力，尿后余沥，腰膝酸软；前列腺增生见上述证候者。

【药效】 主要药效如下[1]:

1. 抑制前列腺微血管密度　前列腺微血管密度（MVD）在增生前列腺组织中呈高表达状态，与前列腺增生患者血尿的出现相关。前列癃闭通胶囊可明显改善大鼠前列腺体积及前列腺组织 MVD，提示前列癃闭通胶囊缩小前列腺体积可能与其抑制前列腺组织 MVD 有关。

2. 抑制前列腺增生　前列癃闭通胶囊能缩小前列腺增生模型大鼠前列腺体积，降低前列腺质量，降低前列腺指数。

【临床应用】 主要用于前列腺增生和前列腺炎。

1. 前列腺增生　前列癃闭通胶囊用于前列腺增生患者排尿等待而难出、尿频、尿线细、夜尿频甚、尿后余沥不尽、尿道无涩痛、小腹胀满等症状。以治疗前后国际前列腺症状评分（IPSS）、生活质量评分（QOL）、最大尿流率（Qmax）、残余尿量（RUV）变化情况为评价药效的指标，对前列腺增生患者给予前列癃闭通胶囊进行干预，结果表明该药可明显改善以上症状，且与针刺合用后，疗效更加显著[2]。

2. 前列腺炎　前列癃闭通胶囊用于前列腺炎患者尿急、尿频、尿痛、尿不尽、尿道滴白或阴囊潮湿等症状。在盐酸特拉唑嗪片的基础上加用前列癃闭通胶囊，可明显提高治疗总有效率，改善疼痛不适、排尿困难症状、NIH-CPSI 评分、生活质量等[3]。

【不良反应】 尚未见报道。

【使用注意】 尚不明确。

【用法与用量】　口服。一次 4 粒，一日 3 次。

参 考 文 献

[1] 周仕轶，王林. 前列癃闭通胶囊对大鼠前列腺微血管密度的影响[J]. 辽宁中医药大学学报，2006，（4）：140-141.

[2] 金泽，姜珊珊，包大鹏. 电针治疗前列腺增生临床观察[J]. 上海针灸杂志，2010，29（2）：105-106.

[3] 余万钧. 前列癃闭通胶囊联合盐酸特拉唑嗪片治疗Ⅲ型前列腺炎的临床研究[C]. //中国中西医结合学会泌尿外科专业委员会，广东省中西医结合学会泌尿外科专业委员会. 中国中西医结合学会泌尿外科专业委员会第十四次全国学术会议暨 2016 年广东省中西医结合学会泌尿外科专业委员会学术年会论文集. 北京：中国中西医结合学会，2016：1500-1501.

（河南中医药大学　苗明三、田　硕）

四、清利湿热类

前列通片（胶囊）

【药物组成】　王不留行、黄芪、车前子、两头尖、泽兰、八角茴香油、关黄柏、蒲公英、琥珀、肉桂油。

【处方来源】　研制方。《中国药典》（2015 年版）。

【功能与主治】　清利湿浊，化瘀散结。用于热瘀蕴结下焦所致的轻、中度癃闭，症见排尿不畅、尿流变细、小便频数，可伴尿急、尿痛或腰痛；前列腺炎和前列腺增生见上述证候者。

【药效】　主要药效如下：

1. 抑制前列腺增生　现代医学认为前列腺增生是前列腺增大所致的静力性梗阻和前列腺平滑肌张力增加所致的动力性梗阻，也有人认为纤维细胞和基质细胞增生导致成纤维性结节的形成，进而造成前列腺增生。前列通片主治前列腺炎和前列腺增生属湿热瘀阻证，可以抑制前列腺纤维组织增生。

前列通片对丙酸睾酮诱发的小鼠前列腺增生和大鼠前列腺增生有抑制作用，可降低前列腺质量及前列腺指数，减轻前列腺纤维组织增生[1]。可抑制实验大鼠前列腺增生，降低前列腺湿重、前列腺指数，并抑制血清中 PACP 活性[2]。

2. 增强免疫功能　NK 细胞活性可反映机体细胞免疫应答功能的强弱[3]。慢性前列腺炎的发病与患者自身免疫能力有一定联系，患者发病后会伴有免疫功能的改变，而局部免疫功能异常正是导致患者病情反复的主要原因。前列通片具有清利湿浊，化瘀散结的功能。小鼠脾淋巴细胞转化试验及 NK 细胞活性试验表明，前列通片能够提高小鼠淋巴细胞转化能力以及 NK 细胞活性，具有一定免疫促进作用[4]。

3. 抑制肿瘤细胞　前列通片治疗前列腺炎以及前列腺增生有较好效果，而前列腺炎、前列腺增生与前列腺癌的发生有一定关联。体外细胞实验表明，前列通片含药血清对 PC-3 细胞生长具有显著抑制作用；动物实验表明，前列通片对 PC-3 前列腺癌裸鼠移植瘤的生长具有一定抑制作用[5]。

4. 抗炎、镇痛、利尿　前列通片可以抑制二甲苯致小鼠耳郭炎症肿胀程度、降低乙酸致小鼠腹腔炎症毛细血管通透性，减轻甲醛致大鼠踝关节炎症的肿胀度及大鼠棉球肉芽肿质量，显示出明显的抗炎作用；可以提高热板致小鼠痛反应的阈值及延长乙酸致小鼠扭体反应的潜伏期，有好的镇痛作用。前列通片可以增加大鼠的排尿量，显示出利尿作用[6]。

前列通片（胶囊）的药效机制见图 22-3。

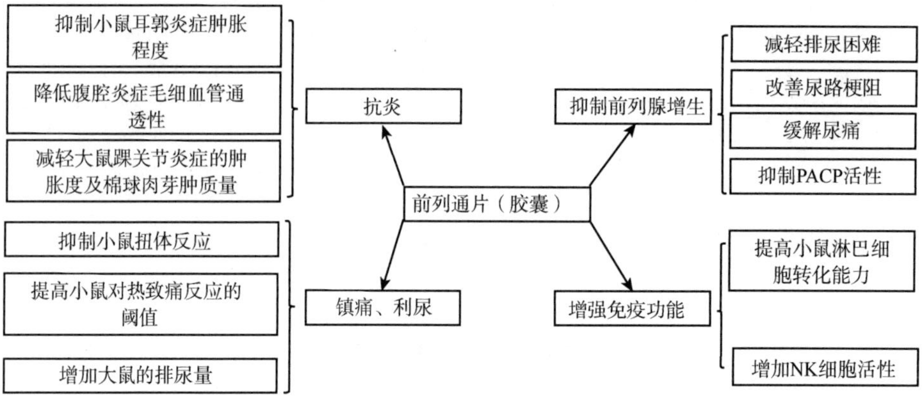

图 22-3　前列通片（胶囊）的药效机制图

【临床应用】　主要用于前列腺增生和前列腺炎。

1. 前列腺增生　前列通片（胶囊）用于治疗前列腺增生膀胱湿热证患者，可改善排尿不畅、尿流变细、小便频数，可伴尿急、尿痛或腰痛症状。本品可有效缩小前列腺增生患者增生性肥大之体积，提高患者生活质量。在改善症状及减小尿残留率，提高生活质量等方面均优于癃闭舒胶囊。前列通胶囊能有效缩小前列腺增生性肥大之体积，近、远期疗效较优[7]。

2. 前列腺炎　现代医学认为慢性前列腺炎是由致病菌通过血行和淋巴传播到前列腺，或由后尿道及泌尿生殖系统其他部位的感染向前列腺直接蔓延所致。中医认为该病多因膀胱湿热、肝郁气滞、血瘀痰凝、脾肾亏虚而发。采用中药制剂前列通片和抗菌药物联合应用治疗可达到标本兼治的效果。

前列通片具有清热解毒、清利湿浊、理气活血、消炎止痛、祛瘀通淋功效，联合应用抗菌药物诺氟沙星胶囊可提高单用抗菌药物治疗慢性前列腺炎的总有效率[8]。

【不良反应】　偶见胃脘不适，一般不影响继续治疗。

【使用注意】　孕妇慎用。

【用法与用量】　片：口服，一次 6 片，一日 3 次。30～45 天为 1 个疗程。胶囊：口服，一日 3 次，一次 4 粒。

参 考 文 献

[1] 田少鹏，梁海清，倪依东，等. 前列通片对前列腺增生的抑制作用[J]. 中草药，2005，（10）：102-103，132.

[2] 赵子剑. 前列通胶囊对大鼠实验性前列腺增生的作用[J]. 中药药理与临床，2007，（5）：191-192.

[3] 李敬双，刘英姿，唐雨顺，等. 苜蓿多糖对小鼠淋巴细胞增殖和 NK 细胞活性影响的研究[J]. 中国农学通报，2012，28（32）：89-93.

[4] 尹震，吴燕梅，吴钢. 前列通片促进免疫功能的实验研究[J]. 世界中医药，2017，12（6）：1399-1401.

[5] 吴燕梅，吴钢，尹震. 前列通片抑制肿瘤细胞生长作用的实验研究[J]. 当代医学，2017，23（18）：28-30.

[6] 邢益源，叶木荣，廖惠芳，等. 前列通片的药理作用研究[J]. 中药材，1998，（9）：469-472.

[7] 张宁兴. 前列通胶囊治疗前列腺增生症的疗效观察[J]. 临床医药实践，2003，（4）：298.

[8] 陈剑文. 前列通片结合诺氟沙星治疗慢性前列腺炎78例临床观察[J]. 中国实用医药，2011，6（4）：166-167.

（河南中医药大学　苗明三、彭孟凡）

翁沥通片（胶囊）

【药物组成】　薏苡仁、浙贝母、川木通、炒栀子、金银花、旋覆花、泽兰、大黄、铜绿、甘草、炙黄芪。

【处方来源】　研制方。国药准字Z20050751。

【功能与主治】　清热利湿，散结祛瘀。用于证属湿热蕴结、痰瘀交阻之前列腺增生，症见尿频、尿急、尿细、排尿困难等。

【药效】　主要药效如下：

1. 镇痛抗炎、改善微循环[1]　前列腺炎患者由于前列腺包膜和腺泡上皮类脂质膜的屏障作用使药物难以透入，造成病情反复难愈。翁沥通胶囊可明显扩张小鼠耳郭微循环微动脉和微静脉口径，显著增加毛细血管开放数目。

翁沥通胶囊可以减少乙酸扭体小鼠模型的扭体反应次数，增加大鼠慢性无菌性前列腺炎模型的卵磷脂小体密度、降低前列腺质量指数，显著减轻炎性细胞浸润和成纤维细胞增生。

2. 抑制血管收缩[2]　α_1受体阻断剂是临床上治疗前列腺增生的一线药物，尽管翁沥通胶囊可改善前列腺增生所致的泌尿道梗阻症状，但是其是否通过阻断α_1受体而发挥疗效尚不清楚。

翁沥通胶囊可阻断α_1受体介导血管收缩反应的作用，对去甲肾上腺素引起的兔离体胸主动脉最大收缩反应具有显著的抑制效应，推测其在前列腺组织中也具有相似作用。

【临床应用】　用于前列腺增生、前列腺炎、膀胱过度活动症、早泄等的治疗。

1. 前列腺增生　翁沥通片（胶囊）用于治疗前列腺增生膀胱湿热证，改善排尿不畅，淋沥不尽，尿频，尿少色黄，会阴胀痛，舌紫暗，苔黄或黄腻，舌底有瘀斑，脉弦涩等症状。

在西药治疗的基础上加用翁沥通胶囊，可改善前列腺增生症状和体征、夜尿频数、排尿困难、尿流变细和小腹会阴胀痛潮湿等，提高生活质量和尿流率以及减少前列腺液白细胞计数[3]。

2. 前列腺炎　慢性前列腺炎患者主要症状为泌尿系统排尿功能紊乱，表现为尿频、尿急、尿不尽，以及排尿不畅等不适症状。

在多沙唑嗪应用的基础上加用翁沥通片治疗慢性前列腺炎，患者的前列腺肿胀程度、白细胞计数增高趋势以及卵磷脂小体异常例数均明显低于单用多沙唑嗪治疗，但两者对患者平均尿流率、最大尿流率的改善均不明显[4]。

3. 膀胱过度活动症　是一种以尿急为特征的症候群，常伴有尿频和夜尿，伴或不伴急迫性尿失禁。翁沥通具有清热利湿、化痰散结的功效，可通过镇痛、抗炎作用而产生疗效，可以显著降低膀胱过度活动症患者症状评分，改善尿频和急迫性尿失禁症状，增加排尿量；与托特罗定有协同作用，可以在长期治疗中提高抗毒蕈碱效应，并防止残余尿增加[5]。

4. 早泄　是男子射精障碍中最常见的疾病，继发性早泄既往射精功能正常，在某个时期逐渐或突然发生射精时间缩短，并出现控制射精的能力减退。

湿热下注型早泄在临床上较常见，患者常出现阴部湿痒、小便短赤等症。翁沥通具有很好的清热利湿、健脾祛痰、通利散结的功效，将其用于治疗继发性湿热型早泄，能很好地祛除继发性湿热型早泄的病因。翁沥通联合舍曲林应用，能延长患者在阴道内射精潜伏期，很好巩固舍曲林的疗效，达到标本兼治的效果[6]。

【不良反应】　偶见恶心、呃逆、腹痛、腹泻、胃脘胀闷、嘈杂、便秘、头晕烦躁、皮疹、瘙痒。

【使用注意】　本品不宜大量、长期服用。腹泻患者慎用。

【用法与用量】　片：饭后服用，一次 3 粒，一日 2 次；1 个月为 1 个疗程。胶囊：饭后服用，一次 3 粒，一日 2 次。

参 考 文 献

[1] 朱忠宁，卢海刚，马士平，等. 翁沥通胶囊的药理作用研究[J]. 中国男科学杂志，2004，（4）：43-45，48.

[2] 卢海刚，吴敬敏，赵丁，等. 翁沥通血清对 α_1-受体激动剂诱发血管收缩的影响[J]. 中国中药杂志，2004，（9）：103-104.

[3] 张雪松，成海生. 翁沥通胶囊联合西药治疗良性前列腺增生症 48 例[J]. 中国实验方剂学杂志，2012，18（23）：325-327.

[4] 林其涂，陈镇钏，饶大庞. 中成药翁沥通片在慢性前列腺炎患者治疗中的疗效及安全性[J]. 辽宁中医杂志，2015，42（3）：543-545.

[5] 方伟林，吕坚伟，蒋晨，等. 翁沥通联合托特罗定治疗女性膀胱过度活动症的疗效性和安全性研究[J]. 现代泌尿外科杂志，2017，22（8）：583-587.

[6] 李建新，邓江华，陆庆革. 翁沥通胶囊联合舍曲林治疗继发性湿热型早泄 40 例临床观察[J]. 中医药导报，2015，21（3）：66-68.

（河南中医药大学　苗明三、田　硕）

第二十三章

性功能障碍中成药名方

第一节 概　述

一、概　念[1-8]

性功能障碍（sexual dysfunction），性功能是一个复杂的生理过程，性功能障碍是性行为和性感觉的障碍，常表现为性心理和生理反应的异常或者缺失，是多种不同症状的总称。男性性功能障碍主要包括性欲障碍、阴茎勃起障碍和射精障碍等，主要指的是男性出现性满足无能及性功能无能。

祖国医学早在秦汉时期对"性功能障碍"已有相关论述，如"阳痿"。《十问》有"不执遇"，《天下至道谈》有"勿"等论述，《黄帝内经·至真要大论》称为"隐曲不利""不得隐曲"等，直至明·张介宾在《景岳全书》卷三十二中立"阳痿"一章，已沿袭至今。

二、病因及发病机制

（一）病因

性功能障碍可分为器质性和功能性两大类，遗传、健康状况、激素水平、年龄、疾病（包括慢性病、神经精神系统疾病、内分泌疾病、生殖器官病变）等多种因素可引起性功能障碍。药物、长期大量酗酒或吸毒者，以及错误的性观念、过去性经历的影响等各种精神心理因素、环境因素和文化因素都可能成为发病诱因。性功能障碍的发病机制与患者的职业、年龄、体质等也密不可分。

（二）发病机制

性功能障碍的发病机制颇为复杂，勃起功能除受神经、内分泌和血管等生理因素调节控制外，还受情绪的焦虑、紧张、恐惧及慢性病、尿道前列腺炎、药物、心理等多方面的影响。

内分泌系统对性功能障碍的影响主要由于诱因导致下丘脑GnRH分泌减少，垂体FSH、

LH 分泌细胞的胞质内分泌颗粒数量减少，睾酮水平降低，可导致雄激素缺乏和性腺功能减低。前列腺炎、尿道炎等刺激 NE 的释放，激动 α_1 受体，导致早泄。5-HT 还可能抑制 NOS，从而抑制 NO 合成，抑制勃起，5-HT 激动下丘脑的 PRL 释放，抑制男性性欲和性操作。DA 抑制剂导致高催乳素血症，抑制睾酮生成，从而导致阳痿。

三、临 床 表 现

男性性功能障碍包括性欲障碍、阴茎勃起障碍、性交障碍和射精障碍。上述症状可以单独出现，亦可同时出现，称为混合性性功能障碍。

四、诊　　断

根据患者的相应临床症状表现以及检查结果，重点体格检查有阴茎异常、前列腺疾病、性功能低下症，进行基本糖尿病、血脂、睾酮等指标的检测，符合以上临床症状的即可诊断为性功能障碍疾病。

五、治　　疗

（一）常用化学药物及现代技术

现有治疗手段根据发病部位及机制不同有相应的药物与技术手段。

治疗勃起功能障碍，首选 5 型磷酸二酯酶抑制剂（PDE5），如西地那非、伐地那非、他达拉非等。早泄可选用选择性 5-HT 再摄取抑制剂。口服左旋多巴、麻黄碱等有促进射精作用。三环类抗抑郁药是治疗性恐惧症和抑郁的首选药物。性欲减退可选激素药、拟 DA 能药物、曲唑酮等。阳痿选用西地那非，早泄选用氯丙嗪等药。

心理因素也是导致性功能障碍的重要因素，心理治疗可针对患者情况进行个体心理治疗，若由于夫妻关系不协调，需用夫妻心理治疗。

（二）中成药名方治疗

中医药在防治性功能障碍上不同于西药的单靶点、单一调节治疗。中药治疗不仅能改善甚至治愈临床症状，还能大大提高患者的性福指数。中医药治疗性功能障碍是标本兼治，急当治其标，缓则治其本，最重要的一点是在选取中药治疗性功能障碍时应根据患者不同的症状进行整体辨证论治，再处方用药。

第二节　中成药名方的辨证分类与药效

中药治疗性功能障碍是辨证用药。中成药常见辨证分类及其主要药效如下：

一、滋补肝肾类

性功能障碍肝肾亏虚型患者主要症状是阴茎勃起功能障碍，伴精神疲乏，腰部酸痛，两腿乏力，头晕目眩，五心烦热，失眠健忘，遗精，苔薄白，舌质红，脉细数。

性功能障碍肝肾亏虚型患者主要病理变化是阴茎持续勃起、勃而不坚、性交疼痛等。

滋补肝肾类中成药有调节下丘脑-垂体轴的作用，促进睾酮的分泌，提高性欲。

常用中成药：七宝美髯颗粒（丸、胶囊、口服液）、鹿角胶颗粒等。

二、补肾壮阳类

性功能障碍肾阳亏虚型患者主要症状是性欲低下、阳举不坚或阳事不举。精液清稀，夜尿频，腰膝冷痛，畏寒肢凉，面色白，舌质淡，舌苔白，脉沉细无力。

性功能障碍肾阳亏虚型患者主要病理变化是遗精、早泄、勃起困难、勃起后维持时间短、性生活时间过短等。

补肾壮阳类中成药能提高患病机体的状态，调节催乳素、DA 抑制剂的释放，提高男性性欲和性操作。

常用中成药：三宝胶囊（片）、右归丸（胶囊）、蚕蛾公补片（胶囊）、益肾灵颗粒（胶囊）、益肾壮阳膏、锁阳固精丸、强肾片（颗粒）（见第十五章）、龟鹿二仙膏、引阳索（片、胶囊）、龙蛾酒（口服液）、三肾丸、锁肾补肾胶囊、金蚧片（胶囊）、男宝胶囊、三鞭胶囊（片）、生力雄丸、萃仙丸、健阳片（胶囊）、回春胶囊、肾宝片（颗粒、合剂、糖浆）、巴戟口服液、延龄长春胶囊、颐和春胶囊、参茸强肾片、强龙益肾胶囊、海龙蛤蚧口服液、海马多鞭丸、强阳保肾丸、温肾助阳药酒、添精补肾膏、龟鹿补肾丸（胶囊、口服液）、蛮龙液、参芪二仙片、抗衰复春片、伊木萨克片、罗补甫克比日丸等。

三、益气助阳类

性功能障碍气滞型患者主要症状是阳事不举，精冷，精薄，舌苔白腻，脉滑。

性功能障碍气滞型患者主要病理变化是血不能充盈阴茎，不利于阴茎的正常勃起。

益气助阳类中成药可改善血流动力学，改变血液流变性，增加阴茎血液供应。

常用中成药：生力胶囊、仙乐雄胶囊、古汉养生精口服液等。

参 考 文 献

[1] 王建宇. 男性性功能及性功能障碍[J]. 国际妇产科学杂志，2013，40：413-415.

[2] 王洪图，贺娟. 黄帝内经素问白话解[M]. 北京：人民卫生出版社，2014：35.

[3] 王洪图，贺娟. 黄帝内经灵枢白话解[M]. 北京：人民卫生出版社，2014.

[4] 张介宾. 景岳全书[M]. 北京：人民卫生出版社，2007：1024.

[5] 崔毓桂. 男性性功能障碍的内分泌病因[J]. 国外医学（计划生育分册），2002（1）：11-13.

[6] 汪春运，喻东山. 性功能障碍的原因和治疗[J]. 神经疾病与精神卫生，2005，(3)：235-238.

[7] Rosen R C，Marin H. Prevalence of antidepressant-associated erectile dysfunction[J]. J Clin Psychiatry，2003，64（Sup）：5-10.

[8] 朱积川，许清泉. 男性性功能障碍诊治框架[J]. 中华男科学杂志，2005，（9）：713-715，719.

（河南中医药大学　苗明三、田　硕）

第三节　中成药名方

一、滋补肝肾类

七宝美髯颗粒（丸、胶囊、口服液）

【药物组成】　制何首乌、当归、补骨脂（黑芝麻炒）、枸杞子（酒蒸）、菟丝子（炒）、茯苓、牛膝（酒蒸）。

【处方来源】　清・汪昂《医方集解》。《中国药典》（2015 年版）。

【功能与主治】　滋补肝肾。用于肝肾不足，须发早白，遗精早泄，头眩耳鸣，腰酸背痛。

【药效】　主要药效如下：

1. 雄激素样作用[1]　本品可兴奋下丘脑-垂体-性腺轴，促进性腺激素分泌，提高血浆中睾酮（T）水平，加速性成熟过程。

2. 抗氧化[2-5]　本品可以提高 D-半乳糖所致衰老大鼠血清中 SOD、GSH-Px 的活力，降低 MDA 的水平。可提高阿尔茨海默病（AD）小鼠脑组织中 SOD 活力，降低羰基化蛋白含量，具有清除自由基的作用。可以提高氢化可的松所致肾阳虚动物的红细胞内 SOD 活性，并使脂质过氧化物形成减少。可提高局灶性脑缺血大鼠 SOD 含量，降低 MDA 含量，通过清除自由基对缺血的脑组织产生保护作用。

3. 抗凝血[6]　本品可减少家兔血小板总数，降低黏附功能，延长血小板 1、4 因子作用时间，延长凝血时间、凝血活酶时间、凝血酶原时间；加快血沉，降低血细胞比容。

4. 增强免疫功能　IL-2 是机体主要的免疫调节因子之一，与免疫系统的多个环节相关。本品可提高正常大鼠及衰老大鼠血清中 IL-2 水平，具有改善免疫功能作用。另可提高实验动物单核-巨噬细胞的吞噬功能，增加白细胞数量，增加 IgG、IgA、IgE 的比值，促进淋巴细胞的转化，升高植物血凝素（PHA）刺激下 T 淋巴细胞的转化率。

5. 抗疲劳[7]　本品可延长大、小鼠耐缺氧能力，提高大鼠血红蛋白（Hb）含量、血清铁水平；增加小鼠过氧化氢酶（CAT）活力。

【临床应用】　主要用于早泄、遗精、男性不育症、腰肌劳损、神经性耳聋等。

1. 早泄　本品有滋补肝肾的作用，主要用于治疗肝肾两虚，精血不足，下无虚衰，精关不固所引起的早泄。可改善性功能障碍引起的早泄，神疲乏力，腰膝酸软，舌淡苔薄，脉沉细无力等症状。

2. 遗精　本品主要用于治疗肝肾不足，精血亏耗，下元虚惫，精关不固所引起的遗精。可改善性功能障碍引起的遗精，甚至滑精，精神疲乏，舌淡苔薄，脉沉细无力。

3. 男性不育症[8]　依据精液分析结果可进一步分为无精子症、少精子症、弱精子症、精子无力症和精子数正常性不育。本品对于肾虚精血不足，温养无力所致的男性不育者有较好治疗作用，可改善单纯精液异常，精子成活率低，活动力差等症状。

4. 腰肌劳损　本品对于肝肾精血不足，筋脉失养所致的腰痛具有较好的治疗作用，可改善腰肌劳损引起的腰酸背痛、腿膝无力，喜揉按，易疲乏，舌淡苔薄，脉沉细弦等症状。

5. 神经性耳聋　本品对于肝肾精血虚少，耳窍失养所致的耳鸣具有较好治疗作用，可改善神经性耳聋引起的耳鸣，眩晕，腰膝酸软，舌淡苔薄，脉细弦无力等症状。

6. 其他　本品具有滋补肝肾的作用，对于肝肾虚弱、气血不足等引起的神经衰弱、病后体虚、附睾炎、肺结核、慢性宫颈炎等均有一定治疗作用。

【不良反应】　尚未见报道。

【使用注意】　①脾胃虚弱者慎用。②感冒发热患者不宜服用。③糖尿病患者及高血压、心脏病、肝病、肾病等慢性病严重者应在医师指导下服用。④儿童、孕妇、哺乳期妇女应在医师指导下服用。⑤服药 4 周症状无缓解，应去医院就诊。⑥对本品过敏者禁用，过敏体质者慎用。

【用法与用量】　颗粒：开水冲服，一次 8g，一日 2 次。丸：淡盐汤或温开水送服，一次 1 丸，一日 2 次。胶囊：口服，一次 3 粒，一日 2 次。口服液：口服，一次 10ml，一日 2 次。

参 考 文 献

[1] 李进，马月光. 七宝美髯丹抗衰老与治不育作用及剂型改制探讨[J]. 浙江中西医结合杂志，2000，（3）：25-26.

[2] 李承哲，曾常春，李劲平，等. 七宝美髯丹对衰老大鼠自由基及免疫指标的影响[J]. 广州中医药大学学报，2003，（1）：66-68，75.

[3] 孟诗，魏江平，郑航，等. 七宝美髯口服液对小鼠脑组织 SOD 活力及羰基化蛋白含量的影响[J]. 中成药，2017，39（7）：1347-1350.

[4] 许青媛，于利森. 七宝美髯丹对肾阳虚动物抗衰老作用探讨[J]. 中国实验方剂学杂志，1996，（3）：33-35.

[5] 支娜，王桂敏. 七宝美髯丹对局灶性脑缺血大鼠自由基损伤的保护作用[J]. 中国误诊学杂志，2009，9（13）：3064-3065.

[6] 许青媛，刘旺轩，张燕娥. 七宝美髯丹的抗凝血作用研究[J]. 中药药理与临床，1988，（4）：8.

[7] 伍嘉宁，周寿然. 七宝美髯（发）丹实验研究[J]. 中成药研究，1986，（12）：40.

[8] 王乃英，刘建东. 七宝美髯丹治疗男性不育[J]. 河北中医，1987，（6）：9.

（河南中医药大学　苗明三、田　硕）

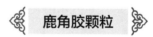

鹿角胶颗粒

【药物组成】　鹿角胶。

【处方来源】　研制方。国药准字 Z20026058。

【功能与主治】　温补肝肾，益精养血。用于阳痿滑精，腰膝酸冷，虚劳羸瘦，崩漏下血，便血尿血，阴疽肿痛。

【药效】　主要药效如下：

1. 提高性功能[1]　鹿角胶可提高雄鼠阴茎勃起能力，缩短电流刺激诱发阴茎勃起潜伏期，增强雄鼠交配能力，增加附性器官精液囊、前列腺质量。

2. 增强机体免疫功能[2, 3]　鹿角胶可以提高环磷酰胺诱导的血虚证小鼠模型的红细胞、白细胞、T 淋巴细胞、血小板的数量，提高凝血酶原时间及活化部分凝血活酶时间，对血虚证小鼠具有较好的作用。另外，可增加急性失血型贫血小鼠血红蛋白的含量，对红细胞、白细胞、血细胞比容也有不同程度的改善作用。亦可增加正常小鼠血红蛋白含量。

3. 抗炎[4]　鹿角胶可以减轻二甲苯致小鼠耳郭肿胀、卡拉胶诱导大鼠足跖肿胀度，具有抗炎作用。

4. 镇痛[4]　采用乙酸扭体法及热板法实验，表明鹿角胶可以使疼痛潜伏期延长、扭体次数降低、痛阈值提高，具有镇痛作用。

5. 抗乳腺增生[5]　鹿角胶能够改善苯甲酸雌二醇联合黄体酮腹腔注射制备的乳腺增生模型大鼠血清中孕酮、LH、FSH、E_2 的水平，改善血液流变学相关指标，降低乳腺增生大鼠乳房直径及乳头高度，对乳腺增生有一定抑制作用。

6. 抗骨质疏松[6,7]　鹿角胶可提高双侧摘除卵巢法所致骨质疏松模型大鼠骨密度、骨矿物质含量、成骨细胞数，对去卵巢所致的大鼠骨质疏松症具有拮抗作用。亦可提高维 A 酸所致骨质疏松症模型大鼠的股骨钙磷含量，可促进钙的吸收。

【临床应用】　主要用于性功能障碍和阴道出血等。

1. 性功能障碍　鹿角胶颗粒对于肝肾不足，宗筋失养所致的性功能障碍具有较好的治疗作用。可以改善性功能障碍引起的阴茎勃起不坚，或坚而不久，伴有肢凉畏寒，心悸多梦，头目眩晕等症状。

2. 阴道出血　鹿角胶颗粒对于肝肾不足，精血亏虚，肝不藏血，冲任不固所致的阴道出血具有较好的治疗作用。可以改善阴道出血引起的经血淋漓，头目眩晕，耳鸣，腰膝酸软，畏寒乏力，四肢不温等症状。

3. 其他[8,9]　现代研究表明，鹿角胶可以用来治疗乳腺类疾病，如乳腺增生、乳腺炎；亦可治疗骨类疾病，如颈椎、腰椎骨质增生，可以改善其腰脊疼痛、四肢沉重等症状。

【不良反应】　尚未见报道。

【使用注意】　①忌油腻食物。②糖尿病患者慎用。③外感或实热内盛者不宜服用。④本品宜饭前服用。⑤服药 2 周症状无改善，或症状加重，或出现新的严重症状，应立即停药并去医院就诊。⑥对本品过敏者禁用，过敏体质者慎用。

【用法与用量】　一次 1~2 包，以适量开水溶化后服用，或兑入其他药汁中服用。

参 考 文 献

[1] 聂淑琴，梁爱华，薛宝云，等. 鹿角胶新老剂型壮阳、补血作用的比较研究[J]. 中国中药杂志，1996，（10）：49-52.

[2] 李晶，李娜，律广富，等. 鹿角胶对环磷酰胺所致血虚模型小鼠的影响[J]. 吉林中医药，2014，34（10）：973-975.

[3] 王龙，张晓华，吴祖道，等. 六种补胶的比较研究[J]. 中国中药杂志，1992，17（1）：48-50.

[4] 张婧卓，林喆，律广富，等. 鹿角胶的抗炎镇痛作用研究[J]. 吉林中医药，2014，34（10）：975-977.

[5] 林贺，律广富，田文婷，等. 鹿角胶抗乳腺增生的作用研究[J]. 吉林中医药，2013，33（2）：169-171.

[6] 蒙海燕，曲晓波，李娜，等. 鹿茸及鹿角胶对去卵巢大鼠骨质疏松症的影响[J]. 中药材，2009，32（2）：179-182.

[7] 黄胜杰，李媚，王和鸣. 温阳补肾药对骨髓间充质干细胞促增殖的实验研究[J]. 中国中医骨伤科杂志，2012，20（10）：1-4，8.

[8] 李民，王春艳，李士栋，等. 鹿角胶的研究进展[J]. 中国药物评价，2014，31（5）：310-312.

[9] 鲍悦，高久堂，孙佳明，等. 中药鹿角胶的研究进展[J]. 吉林中医药，2016，36（2）：173-175，204.

（河南中医药大学　苗明三、田　硕）

二、补肾壮阳类

三宝胶囊（片）

【药物组成】　人参、鹿茸、当归、山药、龟甲（醋炙）、砂仁（炒）、山茱萸、灵芝、熟地黄、丹参、五味子、菟丝子（炒）、肉苁蓉、何首乌、菊花、牡丹皮、赤芍、杜仲、麦冬、泽泻、玄参。

【处方来源】　研制方。《中国药典》（2015 年版）。

【功能与主治】　益肾填精，养心安神。用于肾精亏虚、心血不足所致的腰酸腿软、阳痿遗精、头晕眼花、耳鸣耳聋、心悸失眠、食欲不振。

【药效】　主要药效如下[1-3]：

1. 抗衰老　三宝胶囊可以使老年大鼠精曲小管管壁增厚，各级生精细胞层次多，精曲小管内成熟精子增多，间质细胞胞质浓稠，染色质清晰，呈颗粒状分布，并使间质细胞上皮样分化，可改善或延缓老年大鼠睾丸微细结构改变，具有抗衰老作用。

2. 抗氧化　三宝胶囊可使老年大鼠心肌组织、肾组织中 GSH-Px 酶活性升高，降低肾组织 MDA 的含量，并有升高血清中 SOD 活性的趋势，可提高老龄大鼠体内抗氧化酶活性，抑制脂质过氧化的作用。

3. 抗疲劳　长时期服用三宝胶囊能提高大运动量大鼠血睾酮水平，防止因大运动量训练导致的睾酮/皮质酮值下降，有助于延缓大运动量训练疲劳的产生，促进恢复，提高运动能力。

【临床应用】

1. 性功能障碍　三宝胶囊具有益肾填精作用，对于因肾精亏虚所致的性功能障碍具有较好的治疗作用，可提高睾酮水平，预防睾丸萎缩，改善性功能障碍引起的阳事不举，精薄清冷，头晕耳鸣，面色苍白，精神萎靡，腰膝酸软，畏寒肢冷，舌淡苔白等临床症状。

2. 遗精　三宝胶囊对于因肾虚所致的遗精具有较好的治疗作用，可提高精曲小管管壁厚度，增加精子成熟数目，提高精子质量，可改善梦遗日久或滑精，形寒肢冷，夜尿频多，或余沥不尽，面色枯槁无华，舌淡嫩有齿痕，苔白滑，脉沉细等临床症状。

3. 腰痛　三宝胶囊对于肾亏体虚，筋脉失养所致的腰痛具有较好的治疗作用，可改善慢性腰肌劳损患者的腰腿酸软，喜按喜揉，遇劳更甚，卧则减轻，常反复发作，面色苍白，手足不温，少气乏力，舌淡，脉沉细等临床症状。

4. 失眠　三宝胶囊对肾精亏虚，心血不足，心失所养所致的心悸失眠具有较好治疗作用，可改善头晕眼花，耳鸣耳聋，腰膝酸软，舌淡，脉沉细等临床症状。

【不良反应】　尚未见报道。

【使用注意】　①风湿痹阻所致腰痛，肝胆湿热所致阳痿遗精慎用。②肝郁化火，痰火扰心、心脾两虚、心肾不交之失眠慎用。③月经过多者或有出血倾向者慎用。④孕妇慎用。⑤治疗期间不宜进食辛辣食物，忌烟酒。⑥对本品过敏者禁用，过敏体质者慎用。

【用法与用量】　胶囊：口服，一次 3～5 粒，一日 2 次。片：口服，一次 3～5 片，一日 2 次。

参 考 文 献

[1] 乔玉成，卢向阳. 三宝胶囊对老年大鼠血清性激素水平与睾丸微细结构的影响[J]. 中国老年学杂志，2005，（5）：559-561.

[2] 乔玉成，景春林. 三宝胶囊对老年大鼠抗氧化能力的影响[J]. 中国临床康复，2005，（8）：162-163.

[3] 卢向阳，乔玉成，张红娟. 补充三宝胶囊对大运动量训练大鼠血清性激素水平与运动能力的影响[J]. 北京体育大学学报，2006，（4）：497-499.

（河南中医药大学　苗明三、李孟艳）

右归丸（胶囊）

【药物组成】　熟地黄、附子（炮附片）、肉桂、山药、山茱萸（酒炙）、菟丝子、鹿角胶、枸杞子、当归、杜仲（盐炒）。

【处方来源】　明·张介宾《景岳全书》。《中国药典》（2015 年版）。

【功能与主治】　温补肾阳，填精止遗。用于肾阳不足，命门火衰，腰膝酸冷，精神不振，怯寒畏冷，阳痿遗精，大便溏薄，尿频而清。

【药效】　主要药效如下：

1. 雄激素样作用[1, 2]　右归丸具有保护中枢神经系统，调节机体内分泌的功能，可降低氢化可的松所致的肾阳虚大鼠血清中 E_2 的水平，升高血清中睾酮水平，通过逆转抑制性激素 E_2 水平，以及改善调节性激素睾酮水平，改善肾阳虚状态。

右归丸可提高劳倦大鼠睾丸质量，增加精子数量，提高存活率，增强精子活动率，降低畸形率，可明显改善肾阳虚大鼠的生精功能。

2. 抗卵巢早衰[3]　右归丸可使环磷酰胺建立卵巢早衰小鼠模型的卵泡计数及血清抗米勒管激素（AMH）、基础抑制素（INHB）升高，血清 LH、FSH 降低，具有抗卵巢早衰的作用。

3. 调节垂体-肾上腺轴功能[4]　右归丸可调节肾阳虚早、中期主调控因子包含垂体-肾上腺轴靶腺层生物分子皮质醇（CORT），晚期主调控因子包含垂体-肾上腺轴垂体层和靶腺层的两个生物分子促肾上腺素-皮质醇（ACTH-CORT），右归丸可调节垂体-肾上腺轴的功能。

【临床应用】　主要用于性功能障碍和功能性便秘[5, 6]。

1. 性功能障碍　右归丸可以调节性激素的轻度分泌失调，通过调节相应因子，调控垂体-肾上腺轴功能，且能抑制 PDE-5 活性，对阴茎海绵体平滑肌具有较强松弛作用，促进阴茎的勃起。

2. 功能性便秘　右归丸对于脾肾阳虚型老年功能性便秘具有较好的治疗作用，能显著改善患者临床症状，提高临床治疗效果，其作用机制可能与升高血清 SOD 水平和降低 MDA 水平有关。

【不良反应】　尚未见报道。

【使用注意】　与其他药物同时使用可能会发生药物相互作用。

【用法与用量】　丸：口服，小蜜丸一次 9g，大蜜丸一次 1 丸，一日 3 次。胶囊：口服，一次 4 粒，一日 3 次。

参 考 文 献

[1] 陈杰, 李晶, 封玉玲, 等. 右归丸补肾填精的药理作用[J]. 中国实验方剂学杂志, 2015, 21（3）: 134-137.
[2] 张诏. 肾气丸与右归丸对肾阳虚大鼠生精功能及 RAAS 影响的比较研究[D]. 济南: 山东中医药大学, 2010.
[3] 佟雷, 刘金丽, 孙琳林, 等. 左归丸及右归丸对卵巢早衰小鼠卵巢衰老的预防作用[J]. 中成药, 2017, 39（2）: 260-265.
[4] 马娜, 罗来成, 朱东海. 右归丸对肾阳虚大鼠垂体-肾上腺轴动态影响的实验研究[J]. 中华中医药学刊, 2014, 32（6）: 1324-1326.
[5] 刘恬, 刘各亮, 杨啥杰. 归脾汤合右归丸治疗男性性功能障碍的临床疗效[J]. 中国中医药现代远程教育, 2015, 13（24）: 56-57.
[6] 唐洪波, 陈宝国, 付倩雨, 等. 右归丸治疗脾肾阳虚型老年功能性便秘的临床观察[J]. 中国实验方剂学杂志, 2015, 21（23）: 168-171.

（河南中医药大学　苗明三、李孟艳）

蚕蛾公补片（胶囊）

【药物组成】　雄蚕蛾（制）、人参、熟地黄、炒白术、当归、枸杞子、盐补骨脂、盐菟丝子、蛇床子、仙茅、肉苁蓉、淫羊藿。

【处方来源】　研制方。《中国药典》（2015 年版）。

【功能与主治】　补肾壮阳，养血，填精。用于肾阳虚损，阳痿早泄，性功能衰退。

【药效】　主要药效如下[1]：

1. 增强性功能　雄蚕蛾体内含有脑激素、睾酮、垂体催乳素等人类激素，脑激素由脑神经细胞分泌，具有调节生殖活动的功能。对去势小鼠和去势大鼠的前列腺、贮精囊、包皮腺均有显著增重作用。

2. 抗炎　本品有抗炎作用，可以调节局部炎症因子水平，调节免疫反应。

【临床应用】　主要用于性功能障碍、早泄、不孕。

1. 性功能障碍　本品对于肾阳不足，精血虚损所致的性功能障碍，具有较好的治疗作用。可改善性功能障碍引起的阳事不举，勃起不坚，面色无华，头晕目眩，精神萎靡，腰膝酸软，舌淡苔白，脉沉细弱等临床症状。

2. 早泄　本品对于肾阳不足，精气不固所致的早泄具有较好的治疗作用，可改善性功能障碍引起的举而易泄，甚至滑精，伴腰膝酸软、头晕耳鸣，舌淡苔白，脉沉细等临床症状。

3. 不孕　本品对于肾阳不足，精血虚损所致的不孕具有较好的治疗作用，可以改善婚久不孕，月经迟发，或经闭，腰膝酸软，舌淡苔白，脉沉细弱等临床症状。

【不良反应】　尚未见报道。

【使用注意】　①湿热所致阳痿、早泄者慎用。②痰湿内阻，瘀阻胞宫所致不孕者慎用。③服药期间忌食生冷、油腻食物。④治疗阳痿、早泄期间忌房事。

【用法与用量】　片：口服，一次 3～6 片，一日 3 次。胶囊：口服，一次 2～4 粒，一日 3 次。

参 考 文 献

[1] 顾美儿, 傅淑清, 时连根. 雄蚕蛾开发利用研究进展[J]. 蚕桑通报, 2007,（1）: 15-19.

（河南中医药大学　苗明三、李孟艳）

益肾灵颗粒（胶囊）

【药物组成】 枸杞子、女贞子、附子（制）、芡实（炒）、车前子（炒）、补骨脂（炒）、覆盆子、五味子、桑椹、沙苑子、韭菜子（炒）、淫羊藿、金樱子。

【处方来源】 研制方。《中国药典》（2015年版）。

【功能与主治】 温阳补肾。主治用于肾气亏虚、阳气不足所致的阳痿、早泄、遗精或弱精症。

【药效】 主要药效如下：

1. 雄激素样作用[1, 2] 益肾灵颗粒能增强雄性大鼠交配能力，提高血清睾酮含量和睾丸指数，促进幼年大鼠睾丸的发育，延长肾阳虚小鼠游泳时间和耐缺氧时间。对棉酚所致大鼠不育模型可提高睾丸及附睾指数，提高睾丸间质细胞数，增加精子数量和活力。

2. 保肾[3-7] 含有马兜铃酸中药可致马兜铃酸致肾病及肾肿瘤。本品可改善马兜铃酸致肾病大鼠的肾间质促 ECM 蓄积及纤维化，降低大鼠24小时尿蛋白定量，降低血尿素氮和血清肌酐水平，使大鼠肾小管及间质 TGF-β1 和 TIMP-1 致纤维化因子的表达减弱，改善马兜铃酸对肾小管及间质的损害，延缓肾纤维化的进程。

【临床应用】 主要用于性功能障碍、早泄、遗精、弱精。

1. 性功能障碍 本品对于肾阳亏虚，宗筋失养所致的性功能障碍具有较好治疗作用，可以改善阳事不举，精薄清冷，精神萎靡，腰膝酸软，畏寒肢冷，舌淡苔白，脉沉细等症状。

2. 早泄 本品对于肾气亏虚，或禀赋不足所致早泄具有较好治疗作用，可改善临房早泄，畏寒肢冷，气短乏力，腰膝酸软，舌淡，脉微等症状。

3. 遗精 本品对于肾虚精关不固所致的遗精具有较好治疗作用，可改善梦遗日久，或滑精，形寒肢冷，或余沥不尽，舌淡嫩有齿痕，苔白滑，脉沉细。

4. 弱精 本品对于肾精亏虚所致的弱精具有较好治疗作用，可改善精液稀薄量少，腰膝酸软，神疲乏力，面色无华，阳事不举或举而不坚，舌淡，脉弱等症状。联合复方玄驹胶囊治疗少弱精子症，可提高精子质量、活力、密度[5]。

【不良反应】 尚未见报道。

【使用注意】 ①过敏体质者慎用。②糖尿病患者慎用。③年老体弱者应在医师指导下服用。④服药期间，不宜进食辛辣、油腻食物及饮酒，忌房事。

【用法与用量】 颗粒：开水冲服，一次1袋，一日3次。胶囊：口服，一次3～4粒，一日3次；4盒为1个疗程，轻微者可减量服用。

参 考 文 献

[1] 周爱香，李晓芹，田甲丽，等. 护肾宝胶囊的主要药效学研究[J]. 中国实验方剂学杂志，2000，（1）：49-51.

[2] 汪明德，范春雷，胡天琴，等. 种子散有关药效学实验研究[J]. 中国科技，2001，（3）：180-181.

[3] 陈文，谌贻璞. 马兜铃酸肾病[J]. 中华内科杂志，2001，40（6）：426-427.

[4] 陈文，谌贻璞，李安. 慢性马兜铃酸肾病患者伴发泌尿系统肿瘤[J]. 中华肾脏病杂志，2004，20（1）：15-17.

[5] 孙伟，王继明，陈继红，等. 益肾灵对抗马兜铃酸肾病肾组织 TGF-β1、TIMP-1、CTGF mRNA 表达的研究[J]. 中华中医药学刊，2007，（10）：1999-2001.

[6] 王继明，孙伟，赖仁胜，等. 益肾灵对抗马兜铃酸肾病的实验研究[J]. 中华中医药学刊，2008，26（12）：2707-2711.

[7] 李福宏. 益肾灵颗粒联合复方玄驹胶囊治疗少弱精子症的临床观察[J]. 实用药物与临床，2012，15（2）：118-119.

（河南中医药大学　苗明三、田　硕）

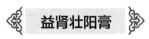

益肾壮阳膏

【药物组成】　淫羊藿、蛇床子、当归、仙茅、肉苁蓉、丁香、细辛、甘草。

【处方来源】　明·李时珍《本草纲目》。国药准字 Z20050273。

【功能与主治】　补肾壮阳，活血通络。用于阴茎勃起功能障碍，中医辨证属肾阳虚者。

【药效】　主要药效如下：

1. 雄激素样作用[1]　益肾壮阳膏可显著延长去势大鼠由电刺激诱导的阴茎勃起潜伏期，有一定增加精液囊等脏器指数作用。对于正常雄性大鼠，可以明显增强交配能力，主要表现为合笼后捕捉雌鼠的潜伏期及射精潜伏期明显缩短，30 分钟内完成的捕捉及射精次数均明显增加。

2. 调节免疫功能　益肾壮阳膏可提高强泼尼松诱导阳虚小鼠腹腔巨噬鸡红细胞的能力，可以提高吞噬百分率和吞噬指数。

【临床应用】　主要用于阴茎勃起功能障碍。

阴茎勃起功能障碍[2]　又称阳痿。在性交时，阴茎勃起硬度不足以插入阴道或不能维持至射精。益肾壮阳膏具有补肾壮阳、活血通络的作用，对于肾阳亏虚引起的阴茎勃起功能障碍具有较好的治疗作用，可以提高阴茎勃起硬度及改善国际勃起功能指数（IIEF-5）评分。

【不良反应】　①少数患者可能出现阴茎、阴囊皮肤瘙痒，局部皮疹，一般停药后可消失。②临床试验中，少数患者使用本品后出现 ALT、BUN 和尿白细胞、尿红细胞以及外周血象轻度异常变化，但不能肯定是本品引起的病理变化。③个别情况下，对女方阴道有刺激，表现为轻微的热痒感，多能接受，随着用药次数增多，局部感觉一般逐渐减轻或消失。

【使用注意】　①部分用药者使用本品时，局部出现发热、发麻等感觉，一般随用药次数增多，局部上述感觉可减轻或消失，不影响疗效。②使用本品局部涂、擦时，应注意用力柔和。不要将药膏涂到尿道口。③用药期间，不影响性生活。④未成年人、性欲亢进者禁用。

【用法与用量】　先用清水清洗会阴、阴茎、龟头和包皮内侧并擦干，再用本药涂抹会阴及阴囊两侧，快速边擦边抹，使局部发热，擦干为止。然后使用同样的方法用于阴茎体、包皮内侧和龟头。一次用量 0.6g，一日 1 次。

各部位参考用量如下：会阴 0.1g，阴茎两侧各 0.1g，阴茎体 0.2g，龟头部及包皮内侧约 0.1g。可通过挤出膏体长度估计药量，挤出膏体长度 1cm 约相当于软膏 0.1g。第 2 次涂擦前一定要先将上次涂擦部位清洗干净。

参 考 文 献

[1] 叶祖光，梁爱华. 益肾壮阳膏药效学研究分析[J]. 中国药物评价，2014，31（3）：138-141，145.

[2] 黄存超. 益肾壮阳膏对勃起功能障碍阴茎血流动力学的影响[J]. 中华男科学杂志, 2019, 25（2）: 160-163.

（河南中医药大学　苗明三、李孟艳）

锁阳固精丸

【药物组成】　锁阳、肉苁蓉（蒸）、制巴戟天、补骨脂（盐炒）、菟丝子、杜仲（炭）、八角茴香、韭菜子、芡实（炒）、莲子、莲须、煅牡蛎、龙骨（煅）、鹿角霜、熟地黄、山茱萸（制）、牡丹皮、山药、茯苓、泽泻、知母、黄柏、牛膝、大青盐。

【处方来源】　宋·严用和《济生方》。《中国药典》（2015 年版）。

【功能与主治】　温肾固精。用于肾阳不足所致的腰膝酸软、头晕耳鸣、遗精早泄。

【药效】　主要药效如下：

1. 改善性功能[1]　锁阳固精丸有改善性功能作用，可增强肾上腺皮质功能，促进性腺功能，具有促进精液生成与分泌的作用。

2. 调节免疫功能　锁阳固精丸有增强机体免疫功能的作用。

【临床应用】　主要用于性功能障碍、早泄等。

1. 性功能障碍[2]　指男性不能持续获得和维持足够阴茎勃起以完成满意的性生活，中医认为其病因多为肾虚，锁阳固精丸具有温肾固精的作用，可以改善肾阴亏损，肾阳不足，多用于肾阴阳俱虚所致的遗精、阳痿等。

2. 早泄[3]　从初次性交开始，射精往往或总是在插入阴道前或插入阴道后大约 1 分钟以内发生；或射精潜伏时间显著缩短，通常小于 3 分钟；总是或几乎总是不能控制，延迟射精等。锁阳固精丸具有固精涩精的作用，在性兴奋时可以抑制射精管的兴奋程度，临床上用于早泄的治疗。

3. 其他　常用于治疗性神经衰弱、慢性前列腺炎、精囊炎、男性不育等病，证属肾阳不足，精关不固者。对妇女性欲淡漠、不孕症也有疗效。

【不良反应】　尚未见报道。

【使用注意】　①治疗期间，宜节制房事。②感冒发烧患者不宜服用。③有高血压、心脏病、肝病、糖尿病、肾病等慢性病严重者应在医师指导下服用。④服用前应除去蜡皮、塑料球壳；本品可嚼服，也可分份吞服。⑤服药 4 周症状无缓解，应去医院就诊。

【用法与用量】　口服。一次 1 丸，一日 2 次。

参 考 文 献

[1] 王文涛. 锁阳固精丸的药理研究[J]. 黑龙江科技信息, 2014, （5）: 45.

[2] 陈锐. 锁阳固精丸临床应用解析[J]. 中国社区医师, 2011, 27（14）: 14.

[3] 中华医学界男科学分会. 中国男科疾病诊断治疗指南与专家共识（2016 版）[M]. 北京: 人民卫生出版社, 2017: 58-60.

（河南中医药大学　苗明三、李孟艳）

龟鹿二仙膏

【药物组成】　鹿角、龟板、人参、枸杞子。

【处方来源】　明·吴崑《医方考》。《中国药典》（2015 年版）。

【功能与主治】　温肾益精，补气养血。用于肾虚精亏所致的腰膝酸软、遗精、阳痿。

【药效】　主要药效如下：

1. 改善性功能[1-3]　龟鹿二仙膏能明显增加未成年小鼠、大鼠和去势大鼠包皮腺、精液囊和前列腺质量，升高去势雄性大鼠血清睾酮水平和肾阳虚小鼠血中 cAMP、cGMP 含量及脾细胞脱氧核糖核酸合成率。

另龟鹿二仙膏能防治肾阳虚小鼠附性器官萎缩；能提高去势大鼠阴茎电刺激兴奋性；明显缩短大鼠交配扑捉和射精潜伏期，20 分钟内的扑捉和射精次数增加，扑捉率和交配率增加。

2. 增强免疫功能[4]　龟鹿二仙膏可拮抗由环磷酰胺引起的小鼠白细胞总数减少、T 淋巴细胞减少、腹腔巨噬细胞吞噬功能下降和血清溶血素的降低。

3. 抗应激　龟鹿二仙膏可延长正常小鼠的游泳时间，增强小鼠耐低温和耐缺氧能力。

4. 抗氧化　龟鹿二仙膏可提高老龄小鼠红细胞 SOD 含量，降低老龄小鼠血中过氧化脂质（LPO）和尾腱中羟脯氨酸（Hyp）含量，升高脑内 SOD 活性和降低 MDA 含量。

龟鹿二仙膏的药效机制见图 23-1。

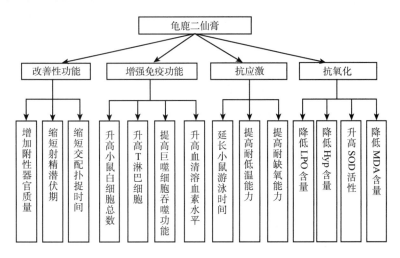

图 23-1　龟鹿二仙膏的药效机制图

【临床应用】　临床主要用于性功能障碍、遗精。

1. 性功能障碍　龟鹿二仙膏主要用于肾中精气亏虚，宗筋弛纵不收导致的阳事不举，伴有腰膝酸软，眩晕耳鸣，舌淡苔薄，脉沉细等症状。

2. 遗精　龟鹿二仙膏主要用于肾虚不藏，精关不固所致的遗精，甚至滑精，伴有腰膝酸软，眩晕耳鸣，舌淡苔薄，脉沉细等症状。

【不良反应】　尚未见报道。

【使用注意】　①阴虚火旺者慎用。②脾胃虚弱者慎用。

【用法与用量】　口服。一次 15～20g，一日 3 次。

参 考 文 献

[1] 林子斌，邓军洪，黄亮亮，等. 血清游离睾酮在勃起功能障碍患者中检测价值的初步探讨[J]. 中华男科学杂志，2017，

23（9）：808-812.

[2] 郑本端，罗自文. 龟鹿二仙膏的药理学研究[J]. 中成药，2000，（12）：44-45.

[3] 刘同祥，刘群生，王金峰. 龟鹿二仙膏助阳药理作用研究[J]. 河南中医药学刊，2002，（5）：20-22.

[4] 刘守义，王宁，吴志全. 龟鹿二仙胶冲剂对小鼠免疫功能影响的研究[J]. 中药药理与临床，1998，14（2）：829.

（河南中医药大学　苗明三、李孟艳）

引阳索（片、胶囊）

【药物组成】　淫羊藿、五味子。

【处方来源】　研制方。国药准字 Z22021363。

【功能与主治】　补肾壮阳，生津。用于阳痿早泄，腰膝酸软，津亏自汗，头目眩晕等症。

【药效】　主要药效如下：

1. 提高性功能　本品具有改善性功能的作用。

2. 抗衰老　本品具有抗衰老的作用。

3. 调节免疫功能　本品具有调节免疫功能的作用。

【临床应用】　主要治疗性功能障碍、早泄[1, 2]。

1. 性功能障碍　阳痿主要表现多为因阴茎不能勃起或勃起不坚，不能自行插入阴道。引起的原因很多，任何可能导致阴茎海绵体动脉血流减少的疾病均可导致本病。本品可促进性腺功能，激发性欲而使阴茎勃起。

2. 早泄　最常见的射精功能障碍，以性交之始即行排精，甚至性交前即泄精，不能进行正常性生活为主要表现。本品可有效提高附睾收藏精液的功能，具有收敛固涩的作用，在性兴奋时抑制射精管的兴奋程度，临床上用于早泄的治疗。

【不良反应】　未见报道。

【使用注意】　①用药期间忌食辛辣刺激食物，多食动物内脏及含锌食物如牡蛎、牛肉、鸡肝、蛋、花生米、猪肉、鸡肉等。②积极参加体育锻炼和户外活动，养成良好的生活习惯，保持心情舒畅。

【用法与用量】　开水冲服，一次 5g，一日 3 次。片：口服，一次 2 片，一日 3 次。胶囊：口服，一次 2 粒，一日 3 次。

参 考 文 献

[1] 陈文伯. 男子房中（性功能障碍）疾病证治纲要[J]. 北京中医，1992，（2）：60-61.

[2] 周智恒. 男性不育与性功能障碍的中医治疗[J]. 上海中医药杂志，1986，（7）：36-37.

（河南中医药大学　苗明三、李孟艳）

龙蛾酒（口服液）

【药物组成】　雄蚕蛾（干）、刺五加、菟丝子（酒制）、淫羊藿、熟地黄（盐制）、补骨脂（盐制）。

【处方来源】　研制方。国药准字 Z53020234。

【功能与主治】　壮阳补肾，益精髓。用于肾虚阳痿、梦遗滑泄、小便频数、腰酸背痛、足膝无力等症。

【药效】　主要药效如下[1]：

1. 提高免疫　本品可以正向调节成年雄性大鼠的精子数量与精子活动。其中所含的脑激素（BH）、蜕皮激素（MH）、类胰岛素、利尿素等，可以调节人体代谢水平及免疫功能。

2. 提高性功能　本品具睾酮样作用，可以明显增加去势小鼠前列腺、包皮腺以及贮精囊的质量。

【临床应用】

性功能障碍[2]　龙蛾酒具有补肾壮阳、填精益髓的作用，临床多用于治疗肾阳不足之阳痿早泄、腰膝酸软诸症，可提高血浆中睾酮的含量，使性生活间隔时间缩短。

【不良反应】　尚未见报道。

【使用注意】　本品对于肾阳不足所致的阳痿疗效好。

【用法与用量】　口服。一次 30～40ml，一日 2 次。

参 考 文 献

[1] 王继升，姚泽宇，祝雨田，等. 李曰庆教授应用雄蚕蛾治疗男科疾病临床经验[J]. 中国性科学，2017，26（7）：83-85.

[2] 陈仕江，金仕勇. 浅谈药用雄蚕蛾[J]. 四川中医，1996，（6）：16.

（河南中医药大学　苗明三、田硕）

三 肾 丸

【药物组成】　鹿肾（滑石粉烫）、狗肾（滑石粉烫）、驴肾（滑石粉烫）、仙茅、附子（制）、肉桂、炙淫羊藿、木瓜、牡丹皮、麸炒山药、山茱萸、白术（土炒）、茯苓、盐小茴香、炙甘草、陈皮、楮实子（盐炙）、覆盆子、续断、当归、川芎、地黄、熟地黄、盐胡芦巴、肉苁蓉、锁阳、巴戟天、盐补骨脂、炙黄芪、枸杞子、天冬、麦冬、牛膝、盐杜仲、菟丝子、人参、鹿茸（酥油炙）、海马（酥油炙）、蛤蚧（酥油炙）。

【处方来源】　研制方。国药准字 Z20055673。

【功能与主治】　补肾益精，温壮元阳。用于肾精亏损，元阳不足所致的阳痿滑精，腰膝酸冷，气短神疲。

【药效】　主要药效如下：

1. 提高精子数目与质量　三肾丸可使受损的精曲小管生精细胞得到改善和修复，促进造精，使精曲小管腔内成熟精子明显增多。同时还具有保护生精细胞的作用，诱导和促进生精干细胞分化，使精曲小管中精原细胞和初级精母细胞数目明显增加。使生精功能恢复、旺盛，提高受孕率。

2. 性激素样作用　本品可使去势雄性大鼠各附性器官增重，对正常雄性大鼠扑捉、射精潜伏期有明显缩短作用。

3. 抗疲劳　本品对于肾阳虚小鼠具有抗疲劳作用。

【临床应用】

1. 勃起功能障碍[1]　男性勃起功能障碍是一种男性性功能障碍疾病。本品具有补肾益精的作用，对于男性勃起功能障碍具有较好治疗作用，可改善国际勃起功能评价标准（IIEF-5）评分，并可提高身体整体舒适度，增加性交满足感。

2. 少弱精子症[2]　本品对于肾阳虚型少弱精子症具有较好的治疗作用，可以提高精液量、精子密度，提高前向运动的精子百分比，尤其在改善精子活力方面效果显著。

【不良反应】　尚未见报道。

【使用注意】　服药期间，忌生冷食物，应节制房事。

【用法与用量】　口服。一次 4.5～9.0g，一日 2 次，淡盐水送下。

参 考 文 献

[1] 周伟强. 三肾丸治疗男性勃起功能障碍 82 例[J]. 中国中医药现代远程教育，2010，8（23）：17.

[2] 刘伟，王胜，刘顺，等. 三肾丸治疗肾阳虚型少弱精子症的临床观察[J]. 内蒙古中医药，2016，35（7）：10-11.

（河南中医药大学　苗明三、李孟艳）

锁阳补肾胶囊

【药物组成】　锁阳、仙茅、巴戟天、当归、蛇床子、肉苁蓉（蒸）、韭菜子、五味子（蒸）、红参、牛鞭（制）、狗肾（制）、鹿茸、黑顺片、肉桂、小茴香、阳起石（煅）、花椒、菟丝子、杜仲（盐炒）、沙苑子（盐炒）、党参（蜜炙）、山茱萸（蒸）、淫羊藿、黄芪（蜜炙）、山药、熟地黄、补骨脂（盐炒）、枸杞子、覆盆子、远志、莲须、金樱子、泽泻、甘草（蜜炙）、茯苓。

【处方来源】　研制方。国药准字 Z42020581。

【功能与主治】　补肾壮阳，填精固真。用于肾阳虚或肾阴虚引起的阳痿、遗精、早泄等。

【药效】　主要药效如下：

1. 抗衰老　本品可以通过促进端粒酶逆转录酶（TERT）的转录过程，提高端粒酶活性，抑制染色体末端端粒长度的缩短，从而起到延缓组织细胞的衰老进程的作用。

2. 提高免疫　本品对体液免疫有明显的促进作用，可能是通过脾脏淋巴细胞数目的增加，脾脏质量的增加来完成的。

3. 促性激素　本品可提高雄激素、促性腺激素含量以及 NOS 的活性，具有雄激素样作用和促性腺激素样作用。

【临床应用】

1. 性功能障碍[1]　锁阳补肾胶囊可以增强肾功能，全面调整肾细胞代谢活力，促使生血养精能力恢复，使腰膝酸软、精神疲倦、心悸气短等现象消失，提高生活质量。锁阳补肾胶囊可以改善勃起时间、恢复阴茎硬度，对阳痿、早泄具有较好治疗效果。

2. 少、弱精子症[2]　锁阳补肾胶囊可以提高精子密度、精子活力，对于少、弱精子症具有较好治疗效果。

【不良反应】　尚未见报道。

【使用注意】　阴虚火旺者慎用。

【用法与用量】　口服。一次 3～5 粒，一日 2～3 次。

参 考 文 献

[1] 王琦，杨吉相，李国信，等. 疏肝益阳胶囊治疗勃起功能障碍多中心随机对照试验[J]. 北京中医药大学学报，2004，（4）：72-75.

[2] 宾彬. 锁阳补肾胶囊治疗少、弱精子症临床观察[C]//中国中西医结合学会男科专业委员会. 第十次全国中西医结合男科学术大会、第六届广西中医、中西医结合男科学术大会、全国中西医结合男科疾病诊疗新进展学习班论文集. 南宁：中国中西医结合学会男科专业委员会，2015：1.

（河南中医药大学　苗明三、李孟艳）

金蚧片（胶囊）

【**药物组成**】　金樱子、蛤蚧、淫羊藿、韭菜子、山茱萸。

【**处方来源**】　研制方。国药准字 Z14021853。

【**功能与主治**】　补肾壮阳，固精。用于肾阳虚引起的性欲减退、阳痿、遗精、早泄、夜尿、小便余沥、白带过多、腰膝酸软。

【**药效**】　主要药效如下：

1. 性激素样作用　本品可提高肾虚（去势）大鼠包皮腺的脏器指数，延长肾虚大鼠阴茎勃起的持续时间；并使雄性小鼠睾丸增重，呈现雄激素样作用。

2. 提高免疫功能　本品能明显促进脾淋巴细胞的体外增殖，提高 NOS 与蛋白激酶 G 的表达，同时促进腹腔 TNF 的生成。

【**临床应用**】

性功能障碍[1]　　金蚧片有促进性兴奋作用，可使精液分泌亢进，充满精囊进而兴奋感觉神经，达到兴奋性欲的作用，对于阳痿、遗精具有较好治疗效果。

【**不良反应**】　尚未见报道。

【**使用注意**】　阴虚火旺者慎用。

【**用法与用量**】　片：口服，一次 4～6 片，一日 2～3 次。胶囊：口服，一次 3～5 粒，一日 2～3 次。

参 考 文 献

[1] 张炳谦，杜鹏，张琪琳，等. 金蚧片对男性勃起功能障碍的疗效观察[J]. 世界中西医结合杂志，2013，8（11）：1150-1153.

（河南中医药大学　苗明三、田　硕）

男 宝 胶 囊

【**药物组成**】　鹿茸、海马、阿胶、牡丹皮、黄芪、驴肾、狗肾、人参、当归、杜仲、肉桂、枸杞子、菟丝子、附子、巴戟天、肉苁蓉、熟地黄、茯苓、白术、山茱萸、淫羊藿、补骨脂、覆盆子、胡芦巴、麦冬、锁阳、仙茅、川续断、牛膝、玄参、甘草。

【**处方来源**】　研制方。国药准字 Z22020353。

【**功能与主治**】　壮阳补肾。用于肾阳不足引起的性欲淡漠，阳痿滑泄，腰腿酸痛，肾囊湿冷，精神萎靡，食欲不振等症。

【药效】 主要药效如下：

1. 性激素样作用 男宝胶囊可以增强肾阳虚证雄性大鼠的精子密度、精子活率，增强了下丘脑-垂体-性腺及肾上腺皮质的功能状态，使睾酮浓度恢复，从而起到增强生殖能力的作用[1]。

2. 抗应激 男宝胶囊可以提高阳虚小鼠体重、抗应激水平，对于氢化可的松所致阳虚小鼠的包皮、精囊腺、前列腺等器官的萎缩有缓解作用，可增加阳虚小鼠的胸腺指数[2]。

3. 抗疲劳 男宝胶囊可以提高小鼠肝糖原含量，降低血乳酸曲线下面积，有一定抗疲劳作用[3]。

【临床应用】

性功能障碍[1] 本品可改善睾丸的生精功能，可治疗由于肾阳不足引起的阳痿滑泄、性欲淡漠等症。

【不良反应】 尚未见报道。

【使用注意】 孕妇及阴虚阳亢者禁服。

【用法与用量】 口服，一次 2～3 粒，一日 2 次，早晚服。

参 考 文 献

[1] 刘贺亮，陈长生，王福利，等. 金匮肾气丸和男宝胶囊对肾阳虚证雄性大鼠生殖能力影响的干预研究[J]. 现代生物医学进展，2010，（10）：1814-1817.

[2] 刘振中，曹丹燕，朱光华，等. 红景天口服液对阳虚小鼠的抗应激作用[J]. 中国实验方剂学杂志，2011，17（18）：187-189.

[3] 赵庆华，白玉，于佩华，等. 性宝丸对小鼠抗疲劳作用的研究[J]. 淮海医药，2007，（5）：425-426.

（河南中医药大学 苗明三、田 硕）

三鞭胶囊（片）

【药物组成】 牛鞭、羊鞭、狗鞭、蜈蚣、白芍、当归、天花粉、甘草。

【处方来源】 研制方。国药准字 Z20053687。

【功能与主治】 壮腰健肾，养血滋阴。用于阳痿遗精，腰肾酸痛，养血补血。

【药效】 主要药效如下：

1. 提高性功能 三鞭胶囊能兴奋大脑皮质的性欲中枢，从而增强性欲的活动性；通过调节大脑皮质-下丘脑-垂体-性腺轴功能，提高性欲的兴奋性。

本品可增加附性器官的质量，能增强交配能力，使雄鼠扑捉潜伏期缩短，20 分钟内的扑捉次数明显增加。

2. 调节免疫功能 本品具有调节免疫功能的作用。

【临床应用】 临床主要用于性功能障碍和少弱精子症。

1. 性功能障碍[1] 三鞭胶囊有刺激脊髓勃起和射精中枢兴奋的作用，可增强性腺的分泌功能，提高性激素水平。

2. 少弱精子症[2] 男性精液质量及数量的下降是男性不育率增加的重要因素。三鞭胶囊可以增加 A+B 级精子数量、增加精子密度及活率，对少弱精子症具有较好的治疗作用。

【不良反应】　尚未见报道。

【使用注意】　肝肾功能不全、肾病造血系统疾病者，以及孕妇和哺乳期妇女禁用。

【用法与用量】　胶囊：口服，一次3粒，一日2次。片：口服，一次1～2片，一日1次。

参 考 文 献

[1] 危北海. 至宝三鞭丸的临床应用及药理作用[J]. 山东中医杂志，1987，（3）：31-33.

[2] 胡皓睿. 三鞭胶囊治疗少弱精子症62例疗效观察[J]. 吉林医学，2010，31（11）：1464-1465.

（河南中医药大学　苗明三、李孟艳）

生 力 雄 丸

【药物组成】　人参、鹿茸、淫羊藿、韭菜子、蛇床子、蜻蜓、蚕蛾、咖啡因、马钱子（烫）、蟾酥。

【处方来源】　研制方。国药准字 Z50020527。

【功能与主治】　补肾壮阳，益髓填精。用于肾精亏损，性欲减退，阳痿早泄，夜尿频多，腰膝酸软，畏寒肢冷，白发脱发等症。

【药效】　主要药效如下：

1. 提高性腺功能　本品能明显促进性腺分泌雄性激素，提高体内睾酮含量，促进男性性器官和第二性征发育，刺激精子生成和精液分泌，增加性欲，增强性功能。

2. 调节肾上腺皮质功能　本品能使尿中17-羟值恢复正常，改善垂体-肾上腺皮质功能的低下，促进肾上腺皮质激素生成，提高机体抗疲劳能力和对恶劣环境条件（如寒冷、高温、缺氧等）的适应能力。

生力雄丸的药效机制见图23-2。

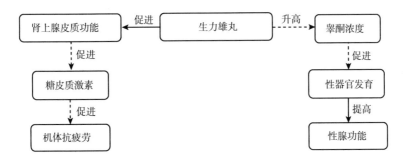

图 23-2　生力雄丸的药效机制图

【临床应用】

性功能障碍[1]　生力雄丸能促进性腺分泌雄性激素，增加性欲，改善性功能障碍。

【不良反应】　尚未见报道。

【使用注意】　感冒患者忌服，运动员慎用。

【用法与用量】　口服，一次3～5粒，一日3次。

参 考 文 献

[1] 陈明，莫经泽. 中药人参、鹿茸、甘草的临床应用[C]//中国保健协会医学美容学会. 第十届东南亚地区医学美容学术大会论文汇编. 杭州：中国保健协会医学美容学会，2006：2.

（河南中医药大学　苗明三、李孟艳）

萃 仙 丸

【药物组成】　莲须、续断、韭菜子（盐炒）、沙苑子（炒）、五味子、覆盆子（盐炒）、制何首乌、补骨脂（盐炒）、核桃仁、茯苓、鱼鳔（制）、人参、枸杞子、莲子（炒）、牡蛎（煅）、鹿茸、芡实（炒）、山药、金樱子。

【处方来源】　研制方。国药准字 Z21021769。

【功能与主治】　补肾固精，益气健脾。用于肾虚精亏，阳痿早泄，体弱乏力，腰膝酸软。

【药效】　主要药效如下：

1. 改善免疫功能[1]　本品可提高小白鼠腹腔巨噬细胞吞噬鸡红细胞的吞噬功能。

2. 抗疲劳　本品可提高小鼠游泳持续时间，具有抗疲劳的作用。

3. 抗衰老[2-4]　本品有抗老防衰的作用。

【临床应用】

性功能障碍[1]　本品具有补肾固精、健脾益气的作用，临床用于脾肾两虚之阳痿早泄，可改善性功能障碍的相关临床症状。

【不良反应】　尚未见报道。

【使用注意】　在服药过程中要注意不要摄入过多的煎炸油腻食物，注意休息，注意营养的补充，多食用蔬菜水果和富含蛋白质的食物。

【用法与用量】　口服，一次 100 粒，一日 3 次。

参 考 文 献

[1] 王玉良，李东安，王普民，等. 萃仙丹对小白鼠腹腔巨噬细胞吞噬功能的影响及抗疲劳作用[J]. 辽宁中医杂志，1986，（1）：42-43.

[2] 刘清尧，张新荣，韩亮，等. 阳痿从肝肾同源论治探讨[J]. 中国性科学，2015，24（2）：68-70.

[3] 杨帆，孙晓霞，孟静岩. 肾藏精与衰老关系的研究进展[J]. 中华中医药杂志，2013，28（3）：758-760.

[4] 毛雪静，王绪鳌. 抗老防衰的延寿丹与萃仙丸[J]. 浙江中医杂志，1994，（1）：37.

（河南中医药大学　苗明三、李孟艳）

健阳片（胶囊）

【药物组成】　蜈蚣粉、淫羊藿提取物粉、甘草提取物粉、蜂王浆。

【处方来源】　研制方。国药准字 Z19983171。

【功能与主治】　补肾益精，助阳兴痿。用于肾虚阳衰引起的阳痿、早泄等性功能低下症。

【药效】　主要药效如下[1]：

1. 性激素样作用　本品能缩短雄性小鼠去势后与雌鼠合笼后的扑捉潜伏期,增加 1 小时内的爬背次数。维持去势小鼠附性腺的发育,增加其会阴复合体、前列腺及包皮腺的湿重系数。本品能缩短电刺激大鼠阴茎勃起的潜伏期。

2. 抗疲劳　本品可提高肾阳虚证小鼠 10 分钟内自主活动次数,并增长游泳时间。

【临床应用】　临床主要用于性功能障碍和弱精子症。

1. 性功能障碍　本品对于肾阳不足所致的性功能障碍具有较好的治疗作用,可增加血清睾酮含量,提高机体免疫力,改善性功能障碍的相关临床症状,具有较好的作用。

2. 弱精子症[2, 3]　本品具有补肾生精的作用,可提高精子质量等,对弱精子症具有较好疗效。

【不良反应】　尚未见报道。

【使用注意】　①忌生冷食物。②高血压、糖尿病患者慎用。③孕妇忌服,儿童禁用。④防止身受寒湿及劳累,肝、肾功能不全者慎用。

【用法与用量】　片:黄酒或温开水送服,一次 4 片,一日 2 次,早晚服。胶囊:黄酒或温开水送服,一次 3 粒,一日 2 次,早晚服。疗程 30 天。

参 考 文 献

[1] 叶寿山, 童玉新, 刘家骏. 健阳胶囊的壮阳试验研究[J]. 中药新药与临床药理, 2000, (5): 314-315.
[2] 陈慰填, 陈德宁, 覃湛, 等. 健脾补肾法治疗特发性弱精子症的临床研究[J]. 中华男科学杂志, 2014, 20 (1): 83-85.
[3] 陈俊, 玄绪军, 于扬. 健阳片治疗弱精子症的疗效观察[J]. 湖北民族学院学报 (医学版), 2014, (4): 17-18, 23.

（河南中医药大学　苗明三、李孟艳）

回 春 胶 囊

【药物组成】　海马、鹿鞭、牛鞭（制）、狗肾（制）、鹿角胶、仙茅（制）、阳起石（煅）、肉苁蓉、韭菜子、淫羊藿、刺五加浸膏、黄柏（盐制）、蛤蚧、五味子。

【处方来源】　研制方。国药准字 Z19993155。

【功能与主治】　补肾,益精,助阳,润燥。用于肾虚腰痛,神疲健忘,阳痿不举等症。

【药效】　主要药效如下:

1. 提高性功能[1]　本品可增加未成年雄性小鼠前列腺-贮精囊、提肛肌-海绵球肌、包皮腺及睾丸质量,增加成年雄性去势小鼠萎缩的附性器官质量,具有性激素样作用。

2. 抗炎[2]　本品抑制卡拉胶引起的大鼠足肿胀,减轻巴豆油致小鼠耳肿胀程度,抑制氢化可的松致大鼠皮下棉球肉芽肿。

【临床应用】　临床主要用于性功能障碍及腰痛、健忘。

1. 性功能障碍[3]　回春胶囊可提高雄性附件功能,可用于由肾阳亏虚,命门火衰,失于温煦所致的性功能障碍,改善阳事不举,性欲减低,腰膝酸软,神疲健忘,舌淡苔薄,脉细弱等症状。

2. 腰痛　回春胶囊对于肾阳亏虚,肾府失养所致的腰痛具有较好的治疗作用,可改善相关神疲乏力,手足不温,舌淡,脉沉细等症状。

3. 健忘　回春胶囊可改善肾阳不足,精气两虚,心神失养所致的健忘,改善头晕,精神萎靡，腰膝酸软，舌淡苔薄，脉沉细等症状。

【不良反应】 尚未发现不良反应。

【使用注意】 ①阴虚火旺者慎用。②感冒者慎用。③服药期间，忌食辛辣、油腻食物。④久用出现烦热、咽痛时宜停用。

【用法与用量】 口服。每粒装 0.3g，一次 4 粒，一日 3 次。淡盐水送下。

参 考 文 献

[1] 张文丽，李军兰，李姝红，等. 鹿鞭回春胶囊对性机能的治疗作用[J]. 黑龙江医药，2013，26（6）：1059-1061.

[2] 段登志，欧阳虹，王寅，等. 前列回春胶囊的药理作用和临床应用浅析[J]. 云南中医中药杂志，1995，（1）：5-7.

[3] 段登志，于玲，陈黎明，等. 前列回春胶囊对实验性大鼠前列腺组织 T、DHT 含量的影响[J]. 新中医，2003（11）：75-76.

（河南中医药大学　苗明三、李孟艳）

肾宝片（颗粒、合剂、糖浆）

【药物组成】 蛇床子、补骨脂、小茴香、淫羊藿、胡芦巴、菟丝子、肉苁蓉、制何首乌、枸杞子、熟地黄、五味子、金樱子、覆盆子、红参、黄芪、茯苓、白术、山药、当归、川芎、炙甘草、车前子。

【处方来源】 研制方。《中国药典》（2015 年版）。

【功能与主治】 温补肾阳，固精益气。用于肾阳亏虚、精气不足所致的阳痿遗精、腰腿酸痛、精神不振、夜尿频多、畏寒怕冷、月经过多、白带清稀。

【药效】 主要药效如下：

1. 改善性功能[1, 2] 肾宝合剂有性激素样作用，可增加去势雄性小鼠精囊质量，但对正常雄性小鼠的睾丸增重不明显。

2. 提高精子质量[3] 肾宝合剂能明显增加小鼠精子活力和精子活率，可使小鼠附睾尾精子的 VSL、VCL、VAP 显著升高，提高附睾尾精子的平均路径速度、直线运动速度和曲线运动速度，改善精子的运动活力。

3. 增强免疫功能 肾宝糖浆可增加氢化可的松致肾阳虚小鼠的肾上腺、脾脏和胸腺质量，增加脾 T 淋巴细胞增殖能力。

【临床应用】

1. 性功能障碍[4] 本品可促进睾丸生精功能，提高阴茎海绵体平滑肌松弛度，可用于由肾阴阳两虚所致的阳事不举或举而不坚。

2. 遗精 本品对于肾阳亏虚，精气不足，精关不固所致的遗精疗效较好，可改善遗精，滑泄，面色少华，精神萎靡，夜尿频多，舌淡苔白，脉沉细而弱等症状。

3. 腰痛 本品对于肾阳不振，精气亏损，腰府失养所致腰痛具有较好治疗作用，可改善腰痛腿酸，精神不振，神疲乏力，畏寒怕冷，舌淡少苔，脉沉细无力等症状。

4. 功能性子宫出血 本品对于肾阳虚弱，精气不足，封藏失职，冲任不固所致功能性子宫出血具有较好治疗作用，可改善月经过多，色淡质清，精神不振，腰酸腿软，舌淡苔白，脉沉细等相关症状。

5. 慢性盆腔炎　本品对于肾阳不足，精气亏虚，带脉失约所致的慢性盆腔炎具有较好治疗作用，可改善带下量多，质清稀，腰酸腿软，精神疲倦，舌淡苔白，脉沉细等症状。

【不良反应】　尚未发现不良反应。

【使用注意】　①感冒者慎用。②忌食生冷、油腻食物。

【用法与用量】　片：口服，一次 3 片，一日 3 次。颗粒：开水冲服，一次 3～6g，一日 3 次。合剂、糖浆：口服，一次 10～20ml，一日 3 次。

参 考 文 献

[1] 史红. 肾宝合剂改善性功能的药理作用研究[C]. //中国药理学会. 中国药理学会第十届全国神经学术会议暨浙江省药理学会 2002 年年会论文摘要集. 杭州：中国药理学会，2002：1.

[2] 梁宜生. 肾宝合剂临床应用举隅[J]. 安徽中医临床杂志，2002，（3）：216.

[3] 李元波，袁瑜，王颖，等. 补肾润肺口服液对小鼠精子质量的影响研究[J]. 中药药理与临床，2018，34（4）：163-165.

[4] 史红，刘雪莉，缪云萍，等. 肾宝合剂改善性功能的药理作用研究[J]. 中药新药与临床药理，2002，（1）：17-19，66.

（河南中医药大学　苗明三、田　硕）

巴戟口服液

【药物组成】　巴戟天、狗脊、杜仲、续断、淫羊藿（叶）、仙茅、肉苁蓉、覆盆子、党参、黄芪、何首乌、熟地黄、当归、枸杞子、金樱子、甘草。

【处方来源】　研制方。国药准字 Z19983001。

【功能与主治】　补肾壮腰，固精止遗，调经。用于肾阳不足，命门火衰而致的神疲不振，阳痿不举或早泄，腰膝软弱，亦用于遗精滑泄，精冷而稀，夜尿频繁，月经不调，闭经等。

【药效】　主要药效如下[1-4]：

1. 提高精子质量　巴戟口服液可增加精子数量，对精子膜的过氧化损伤起到保护作用，同时还富含 Fe、Zn 等精子生成的必要微量元素。

2. 生精　巴戟口服液可显著提高环磷酰胺致少弱精子症模型小鼠的血清中睾酮含量和睾丸组织 bFGF 含量，增加精子密度，提高精子活力，增加睾丸组织生精上皮层数和生精细胞数量。

3. 提高性功能　巴戟口服液可增加大鼠 20 分钟内的扑捉和射精次数，使扑捉雌鼠的潜伏期及射精潜伏期明显缩短，提高雄性大鼠的交配能力，缩短去势大鼠阴茎勃起潜伏期和明显增加提肛肌指数，对去势大鼠精囊和前列腺指数有增加，对去势大鼠的血睾酮含量有明显的增加作用。

【临床应用】　临床主要用于性功能障碍及早泄、月经不调、闭经。

1. 性功能障碍　本品对于肾阳亏虚，命门火衰所致的性功能障碍具有较好治疗作用，可改善阳事不举，腰膝酸软，精神萎靡，舌淡苔白，脉沉细等症状。

2. 早泄　本品对于肾阳不足，精关不固所致的早泄、滑泄具有较好的治疗作用，可改善腰膝酸软，精神萎靡，舌淡苔白，脉沉细等症状。

3. 月经不调　本品对于肾阳虚弱，命门火衰，胞宫虚寒，冲任失养所致月经不调具有较好治疗作用，可改善月经量少，或经期错后，经行腹痛，舌淡苔薄，脉细弱等症状。

4. 闭经　本品对于肾阳不足，冲任失养所致的闭经具有较好治疗作用，可改善月经量逐渐减少，经期错后，渐至停经，舌淡苔薄，脉沉细弱等症状。

【不良反应】　尚未发现不良反应。

【使用注意】　①阴虚火旺者慎用。②感冒者慎用。③服药期间，忌食辛辣、油腻食物。

【用法与用量】　口服。一次 10ml，一日 3 次。

参 考 文 献

[1] 符卓韬，孟聪，符林春. 羊藿巴戟口服液对肾阳虚大鼠性激素和精子的影响[J]. 新中医，2018，50（5）：11-14.

[2] 徐铮弟，潘雪刁，蔡帆，等. 羊藿巴戟口服液对去势雄性大鼠血清睾酮和皮质醇水平的影响[J]. 中药药理与临床，2013，29（4）：139-140.

[3] 潘雪刁，蔡帆，徐铮弟. 羊藿巴戟口服液对去势大鼠雌二醇的影响及机制[J]. 广东药学院学报，2013，29（3）：295-297.

[4] 廖婷婷，罗先钦，黄崇刚，等. 巴戟口服液补肾壮阳作用的实验研究[J]. 重庆中草药研究，2009，（2）：23-26.

（河南中医药大学　苗明三、田　硕）

延龄长春胶囊

【药物组成】　鹿茸（去毛）、人参、鹿鞭、狗鞭、猪睾丸、狗骨、蛇床子、淫羊藿（炙）、煅钟乳石、海马、大海米、蛤蚧（去头足）、山茱萸、熟地、黄精（酒制）、制何首乌、龟甲胶。

【处方来源】　研制方。国药准字 Z22025788。

【功能与主治】　补肾壮阳，填精补髓，纳气平喘。用于肾阳不足，精血亏虚，腰膝酸痛，四肢寒冷，体倦乏力，阳痿早泄，须发早白，神疲羸瘦等症。

【药效】　主要药效如下：

1. 提高精子活力[1]　延龄长春胶囊可促进 GnRH 分泌，刺激生殖细胞发育及性激素生成、分泌，可提高精子数量与活力。

2. 抗衰老[2]　延龄长春胶囊可明显提高老龄大鼠血清中 SOD 活力，明显提高老龄大鼠大脑 SOD 活力，显著降低老龄大鼠血清、肝脏 MDA 含量，降低大脑组织中 MDA 含量。

【临床应用】[3]

1. 性功能障碍　延龄长春胶囊可提高性激素水平，用于肾阳不足，命门火衰所致阳事不举，疗效好。

2. 少弱精子症　认为主要是由肾肝脾功能失调导致，肾藏精、主生殖，肾阴不足或肾虚精亏为其主要病机，同时肝藏血，精血互生，肝阴亏损而少精，肝经湿热而伤精。延龄长春胶囊可提高精子活力、活率及密度，治疗特发性少弱精子症。

3. 早泄　用于由于肾阳不足导致的腰膝酸软、精神萎靡、早泄的性功能障碍患者。

4. 腰痛　用于因肾阳虚衰，精血不足，腰府失养所致的腰膝酸软，体倦乏力的腰肌劳损患者。

【不良反应】　尚未发现不良反应。

【使用注意】　①阴虚火旺者慎用。②感冒者慎用。③服药期间，忌食辛辣、油腻食物。

【用法与用量】　口服。一次 4～6 粒，一日 2～3 次。

参 考 文 献

[1] 吴建淮，马乐，赵雪，等. 延龄长春胶囊联合克罗米芬治疗特发性少弱精症临床观察[J]. 中国医药导刊，2016，18（11）：1150-1151.

[2] 王永革. 羊胎素-珍珠胶囊抗衰老及免疫增强作用的实验性研究[D]. 太原：山西医科大学，2005.

[3] 吴建淮，马乐，赵雪，等. 延龄长春胶囊联合克罗米芬治疗特发性少弱精症临床观察[J]. 中国医药导刊，2016，18（11）：1150-1151.

（河南中医药大学　苗明三、李孟艳）

颐和春胶囊

【药物组成】　淫羊藿、蛇床子、附子（制）、狗肾（制）、鹿茸（去毛）、鹿鞭（制）、锁阳、覆盆子、韭菜子（炒）、人参、沙参、熟地黄、川牛膝、路路通、冰片。

【处方来源】　研制方。国药准字 Z22022461。

【功能与主治】　补肾壮阳，健脑强心。用于肾阳虚引起的阳痿、遗精、精冷不孕、腰膝酸软等症。

【药效】　主要药效如下[1, 2]：

1. 提高免疫功能　颐和春胶囊可增加老年小鼠网状内皮系统吞噬功能，增加小鼠的胸腺指数。生物胺及磷脂酰胆碱在机体内发挥神经介质作用，促进胸腺发育，调节神经-内分泌-免疫及酶系统的生理功能，增强机体免疫力，发挥抗病保健作用。

2. 抗衰老　颐和春胶囊能够抑制机体内 MAO-B 及 MDA 活性，维持单胺介质的正常生理水平，减少机体内氧自由基的形成，在多种氨基酸的参与下，促进蛋白质合成，增加脑和肝组织中的蛋白质含量。在钙、磷、铜参与下，加速钙的沉积，发挥壮骨健齿作用。同时，适宜生理水平的单胺介质能够预防神经系统功能老化。

【临床应用】

1. 性功能障碍[3]　颐和春胶囊可通过恢复 NOS 的表达来改善勃起功能，用于肾阳虚衰，宗筋失荣所致阳事不举，或举而不坚等症。

2. 遗精[4]　颐和春胶囊用于肾阳虚型，肢体畏冷，面目虚浮，伴有耳聋目眩、发白脱落等遗精。

【不良反应】　尚未发现不良反应。

【使用注意】　①肝郁不舒、湿热下注、惊恐伤肾所致阳痿者慎用。②阴虚火旺、肝经湿热所致遗精者慎用。③服药期间，饮食宜清淡，忌饮酒，忌食辛辣食物。④慎房事。

【用法与用量】　口服。一次 4～5 粒，一日 2 次。

参 考 文 献

[1] 王焕珍，柴艺汇，陈云志，等. 淫羊藿化学成分与药理作用研究进展[J]. 亚太传统医药，2016，12（7）：63-65.

[2] 宋百军，李丹华. 鹿鞭的药理作用及开发利用[J]. 动物科学与动物医学，2002，（2）：38-39.

[3] 刘武江，辛钟成，付杰，等. 淫羊藿苷对去势大鼠阴茎海绵体一氧化氮合酶亚型 mRNA 和蛋白表达的影响[J]. 中国药理学通报，2003，（6）：645-649.

[4] 倪佳奎. "颐和春" 的临床观察摘要[J]. 吉林中医药，1986，（5）：48.

（河南中医药大学　苗明三、李孟艳）

参茸强肾片

【药物组成】　人参、鹿茸、鹿鞭、牛鞭、海狗肾、黄芪、当归、肉苁蓉、阳起石、枸杞子、杜仲、附片、菟丝子、熟地黄、淫羊藿、韭菜子。辅料：硬脂酸镁。

【处方来源】　研制方。国药准字 Z20027781。

【功能与主治】　补肾壮阳，填精益髓。用于肾阳不足，精血亏损而致的肢倦神疲，眩晕健忘，阳痿早泄，不育不孕，腰膝冷痛等症。

【药效】　主要药效如下：

1. 改善性功能　参茸强肾片具有改善性功能的作用。

2. 抗疲劳　参茸强肾片能提高运动耐力和应激性适应能力；提高运动小鼠肝糖原、肌糖原的含量，加速乳酸分解。

【临床应用】　主要用于男性性功能障碍。

性功能障碍[1]　参茸强肾片具有温肾、壮阳、益精等作用，可增加激素水平、改善阴茎勃起功能障碍、增加性器官质量，并改善由迟发性性腺功能减退（LOH）引起的认知功能降低、抑郁、睡眠障碍等。

【不良反应】　尚未见报道。

【使用注意】　肝肾阴虚怕热者禁用。

【用法与用量】　口服。一次 5～6 片，一日 2 次。

参 考 文 献

[1] 吴福山. 参茸强肾片联合十一酸睾酮治疗迟发性性腺功能减退伴勃起功能障碍临床观察[J]. 医学信息，2015，29：78-79

（河南中医药大学　苗明三、田　硕）

强龙益肾胶囊

【药物组成】　鹿茸、阳起石、丁香、牡蛎、龙骨、防风、黄芪、海螵蛸、花椒目。

【处方来源】　研制方。国药准字 Z14021335。

【功能与主治】　补肾壮阳，安神定志。用于肾阳不足，阳痿早泄，腰腿酸痛，记忆衰退。

【药效】　主要药效作用如下：

1. 提高性功能　强龙益肾胶囊有提高性功能作用。

2. 改善免疫功能　强龙益肾胶囊有改善免疫功能作用。

3. 抗疲劳　强龙益肾胶囊具有抗疲劳作用。

4. 抗应激　强龙益肾胶囊具有抗应激作用。

【临床应用】　主要用于性功能障碍及失眠。

1. 性功能障碍[1]　主要发病原因是肾阳虚弱，强龙益肾胶囊有补肾壮阳的作用，对于肾阳不足，筋脉失养所致的性功能障碍具有较好的治疗作用。强龙益肾胶囊可改善性功能障碍所引起的阳事不举或举而易泄，可伴有腰膝酸软、头晕耳鸣等症状。

2. 失眠[2]　多是由阴阳、气血失和所致的神明被扰、神不安舍，强龙益肾胶囊具有补肾壮阳，安神定志的作用，对于肾气不足，精血亏虚，心失所养所致的失眠具有较好治疗作用，可以改善失眠，心悸，多梦易醒，头晕，耳鸣，畏寒肢冷，疲乏无力等症状。

【不良反应】　尚未见报道。

【使用注意】　①忌生冷食物。②高血压、糖尿病患者慎用。③肝郁不舒、湿热下注、惊恐伤肾所致阳痿者慎用。④痰热内扰、肝郁化火、阴虚火旺所致失眠者慎用。⑤对本品过敏者禁用，过敏体质者慎用。⑥慎房事。

【用法与用量】　口服。一次 2～3 粒，一日 3 次。

参　考　文　献

[1] 贺宏波，成海生，张韬，等. 阳痿中医诊治述评[J]. 中国性科学，2016，25（11）：85-87.
[2] 吕书奇，何华. 中医对失眠的诊治[J]. 中国中医药现代远程教育，2019，17（6）：92-94.

（河南中医药大学　苗明三、田　硕）

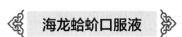

海龙蛤蚧口服液

【药物组成】　海龙、蛤蚧、鹿茸、淫羊藿（羊油炙）、羊鞭、阳起石、肉苁蓉、锁阳、羊外肾、莲须、菟丝子、韭菜子、蛇床子、肉桂、熟地黄、地黄、枸杞子、何首乌、川芎、当归、人参、黄芪、花椒、豆蔻、陈皮、沉香、泽泻、黄芩、甘草。

【处方来源】　研制方。国药准字 Z37020156。

【功能与主治】　温肾壮阳，补益精血。腰足酸软，面色㿠白，阳痿遗精，宫冷不孕，头目眩晕。

【药效】　主要药效如下：

1. 提高性功能　海龙蛤蚧口服液有提高性功能作用。

2. 改善免疫功能　海龙蛤蚧口服液有改善免疫功能作用。

3. 抗疲劳　海龙蛤蚧口服液有抗疲劳作用。

【临床应用】　主要用于性功能障碍及遗精。

1. 性功能障碍　海龙蛤蚧口服液有温肾壮阳的作用，对于肾阳虚衰，宗筋失养所致的性功能障碍具有较好的治疗作用，可以改善性功能障碍引起的阳事不举，举而易泄，面色无华，头晕目眩，精神萎靡，腰膝酸软，舌淡苔白，脉沉细弱等症状。

2. 遗精　多由肾气不固摄而引起[1]，海龙蛤蚧口服液具有温肾壮阳作用，对于肾阳亏损，固摄无权所致的遗精具有较好的治疗作用，可以改善梦遗频作，伴腰膝酸软，头晕，耳鸣，舌淡苔白，脉沉细弱等症状。

【不良反应】　尚未见报道。

【使用注意】　①湿热、阴虚火旺所致阳痿、遗精者慎用。②伤风、感冒、发热、咽喉痛时慎服。③服药期间忌食生冷、油腻食物。④治疗期间，忌房事。

【用法与用量】　口服。一次 10ml，一日 2 次。

参 考 文 献

[1] 姜德友，杜文章. 遗精源流考[J]. 天津中医药大学学报，2015，34（5）：257-260.

（河南中医药大学　苗明三、田　硕）

海马多鞭丸

【药物组成】　牛鞭、驴鞭、狗鞭、貂鞭、蛤蚧、海马、鹿茸（去毛）、附子（制）、肉桂、母丁香、补骨脂（制）、巴戟天、淫羊藿、肉苁蓉、韭菜子、锁阳、菟丝子（制）、沙苑子（制）、杜仲（盐制）、牛膝、枸杞子、山茱萸（制）、当归、熟地、雀脑、红参、黄芪、白术（炒）、茯苓、山药、小茴香（制）、龙骨（锻）、五味子、甘草（制）。

【处方来源】　研制方。国药准字 Z21020550。

【功能与主治】　补肾壮阳，填精益髓。用于气血两亏，面黄肌瘦，梦遗滑精，早泄，阳痿不举，腰腿酸痛。

【药效】　主要药效如下：

1. 提高性功能[1,2]　海马多鞭丸可以提高幼鼠包皮腺、前列腺精囊、睾丸质量，提高小鼠作尾作用，提高阴栓率。海马多鞭丸可增加小鼠睾丸、包皮腺、精囊及前列腺的质量，提高大鼠交配能力，延长射精潜伏期。

2. 其他　海马多鞭丸可增强正常小鼠巨噬细胞吞噬功能，使肾阳虚小鼠自主活动增加，提高免疫球蛋白和血清 SOD 活性。

【临床应用】　主要用于性功能障碍及遗精。

1. 性功能障碍　海马多鞭丸具有补肾壮阳、填精益髓的作用，对于肾阳不足所致的性功能障碍具有较好的治疗作用，可以改善面色无华，头晕目眩，腰膝酸软，形寒肢冷，小便清长，大便不实，舌淡苔白，脉沉细弱等症状。

2. 遗精　海马多鞭丸具有补肾壮阳的作用，对于肾阳不足，肾气不固所致的遗精具有较好的治疗作用，可改善面色无华，头晕目眩，腰膝酸软，神疲无力，舌淡苔白，脉沉细弱等症状。

【不良反应】　尚未见报道。

【使用注意】　①湿热，阴虚火旺所致阳痿、遗精者慎用。②服药期间忌食生冷、油腻食物。③慎房事。

【用法与用量】　口服。一次 2g，一日 2 次。用黄酒或温淡盐水送服。

参 考 文 献

[1] 杨福新，张利利，袁文学，等. 龙丹丸的壮阳药理作用和急性毒性[J]. 沈阳药学院学报，1992，（2）：111-113，124.
[2] 赵余庆，王月敏. 延生护宝胶囊药理作用和临床观察[J]. 中草药，1996，（1）：63.

（河南中医药大学　苗明三、田　硕）

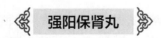

强阳保肾丸

【药物组成】　炙淫羊藿、酒肉苁蓉、盐补骨脂、阳起石（锻，酒淬）、沙苑子、盐胡芦巴、蛇床子、韭菜子、醋五味子、覆盆子、麸炒芡实、肉桂、盐小茴香、制远志、茯苓。

【处方来源】　研制方。《中国药典》（2015 年版）。

【功能与主治】　补肾助阳。用于肾阳不足所致的腰酸腿软、精神倦怠、阳痿遗精。

【药效】　主要药效如下：

1. 提高性功能　强阳保肾丸具有提高性功能作用。

2. 抗疲劳　强阳保肾丸具有抗疲劳作用。

3. 免疫调节　强阳保肾丸具有免疫调节作用。

【临床应用】　主要用于性功能障碍及遗精。

1. 性功能障碍　强阳保肾丸具有补肾助阳的作用，对于肾阳虚损，宗筋失养所致的性功能障碍具有较好的治疗作用，可以改善阳事不举或举而不坚，面色无华，精神萎靡，腰膝酸冷，畏寒肢凉，舌淡胖，苔薄白，脉沉细而迟。

2. 遗精[1]　遗精是肾阳不足常见病症之一，强阳保肾丸具有补肾助阳的作用，对于肾阳不足所致的遗精具有较好的治疗作用，可改善梦遗频作，甚至滑精，头晕，耳鸣，腰酸膝冷，舌淡胖，苔薄白，脉沉细。

【不良反应】　尚未见报道。

【使用注意】　①因湿热蕴结，肝郁不舒所致阳痿、早泄者慎用。②服药期间忌食生冷油腻食物。③慎房事。

【用法与用量】　口服。一次 2～3 粒，一日 3 次。

参 考 文 献

[1] 张德义. 浅谈遗精的中医辨证施治[C]//中国中西医结合学会男科专业委员会. 第十二次全国中西医结合男科学术大会暨全国中西医结合男科诊疗技术研修班暨 2017 上海市中西医结合学会上海市中医药学会泌尿男科专业委员会学术年会讲义论文资料汇编. 上海：中国中西医结合学会男科专业委员会，2017：3.

（河南中医药大学　苗明三、田　硕）

温肾助阳药酒

【药物组成】　淫羊藿、肉苁蓉、巴戟天、韭菜子、蛤蚧、阳起石、葱子、补骨脂、菟丝子、熟地黄、山茱萸、山药、泽泻（制）、牡丹皮、茯苓、制何首乌、枸杞子、蜂蜜。

【处方来源】　研制方。（94）卫药准字 Z-14 号。

【功能与主治】　温肾助阳。主治肾阳虚阳痿，症见腰膝酸软，小便清长，少腹及阴器发凉，畏寒怕冷，精神萎靡，阴茎不能勃起或勃起不坚，舌苔淡白，脉沉细数。

【药效】　主要药效如下：

1. 雄激素样作用[1,2]　温肾助阳药酒可提高健康雄性大鼠 20 分钟扑捉次数和扑捉率，提高血清睾酮水平，提高包皮腺、精囊+前列腺、提肛肌的脏器指数，具有显著的雄激素样作用。

2. 抗疲劳　温肾助阳药酒具有抗疲劳作用。

【临床应用】　主要用于性功能障碍。

性功能障碍　温肾助阳药酒具有温补肾阳的作用，对于肾阳不足，腰府失养所致的性功能障碍具有较好的治疗作用，可改善阳事不兴，举而不坚，腰膝酸软，畏寒怕冷，精神萎靡，舌淡苔白，脉沉细等症状。

【不良反应】　尚未见报道。

【使用注意】　①肝郁不舒、湿热下注、惊恐伤肾所致阳痿者慎用。②服药期间饮食宜清淡，忌辛辣食物。③肝肾功能异常和对酒精过敏者慎用。④服药期间忌房事。

【用法与用量】　口服。一次 10～20ml，一日 2 次。1 个月为 1 个疗程，必要时可用 2 个疗程或遵医嘱。

参 考 文 献

[1] 王清，朱凡河，司端运，等. 中华活力神药酒的药效学研究[J]. 中国民族民间医药杂志，2003，（3）：165-168.
[2] 王清，朱凡河，司端运. 归仙口服液对雄性去势大鼠性功能的影响[J]. 中国临床康复，2002，（19）：2940-2941.

（河南中医药大学　苗明三、田　硕）

添精补肾膏

【药物组成】　淫羊藿、巴戟天（酒制）、锁阳（酒蒸）、酒肉苁蓉、盐杜仲、狗脊、川牛膝、龟甲胶、鹿角胶、熟地黄、当归、枸杞子、党参、炙黄芪、茯苓、远志（制）。

【处方来源】　研制方。《中国药典》（2015 年版）。

【功能与主治】　温肾助阳，补益精血。用于肾阳亏虚、精血不足所致的腰膝酸软、精神萎靡、畏寒怕冷、阳痿遗精。

【药效】　主要药效如下：

1. 提高性功能　添精补肾膏具有提高性功能作用。

2. 免疫调节　添精补肾膏具有免疫调节作用。

3. 抗衰老　添精补肾膏具有抗衰老作用。

【临床应用】　主要用于性功能障碍及遗精。

1. 性功能障碍[1]　多由脏腑虚损，精血不足，宗筋失养所致。添精补肾膏具有温肾助阳、补益精血的作用，对于肾阳虚衰所致的性功能障碍具有较好的治疗作用，可改善阳事不举，腰膝酸软，神疲乏力，耳鸣，目眩，面色无华，小便频数，舌淡苔白，脉弱等症状。

2. 遗精[2]　肾气不固是遗精的主要原因，添精补肾膏具有温肾助阳的作用，对于肾阳虚损，固摄无权所致的遗精具有较好的治疗作用，可改善梦遗，滑精，伴腰膝酸软，头晕，耳鸣，畏寒肢冷，疲乏无力，苔薄白，舌质淡，脉沉细等症状。

【不良反应】　尚未见报道。

【使用注意】　①肝郁不舒、湿热下注、惊恐伤肾所致阳痿者不宜使用。②阴虚火旺、肝经湿热所致遗精者不宜使用。③服药期间饮食宜清淡，忌饮酒、忌食辛辣食物。④慎房事。

【用法与用量】　冲服或炖服。一次 9g；或遵医嘱。

参 考 文 献

[1] 胡献国. 阳痿蜂疗有方[J]. 蜜蜂杂志，2015，35（4）：39.

[2] 毕焕洲. 遗精的中医辨证论治[C]//中国中西医结合学会男科专业委员会. 第十次全国中西医结合男科学术大会、第六届广西中医、中西医结合男科学术大会、全国中西医结合男科疾病诊疗新进展学习班论文集. 南宁：中国中西医结合学会男科专业委员会，2015：1.

（河南中医药大学　苗明三、田　硕）

龟鹿补肾丸（胶囊、口服液）

【药物组成】　鹿角胶（炒）、龟甲胶（炒）、菟丝子（炒）、淫羊藿（蒸）、续断（蒸）、锁阳（蒸）、狗脊（蒸）、熟地黄、制何首乌、覆盆子（蒸）、金樱子（蒸）、黄芪（炙）、山药（炒）、酸枣仁（炒）、陈皮（蒸）、炙甘草。

【处方来源】　研制方。《中国药典》（2015 年版）。

【功能与主治】　补肾壮阳，益气血，壮筋骨。用于肾阳虚所致的身体虚弱、精神疲乏、腰腿酸软、头晕目眩、精冷、性欲减退、小便夜多、健忘、失眠。

【药效】　主要药效如下：

1. 性激素样作用[1,2]　龟鹿补肾丸可提高幼年雄性小鼠的睾丸、子宫的质量，促进小鼠生长发育。可以增加去势雄鼠的精液囊、前列腺和包皮腺质量指数；可预防氢化可的松引起的体重减轻、肾上腺及胸腺萎缩，并可增加睾丸的质量，具有性激素样作用。

另龟鹿补肾丸可提高去势大鼠的阴茎勃起持续时间，提高 20 分钟内雄鼠扑捉雌鼠的次数及射精次数，并可降低射精的潜伏期，提高射精的次数，提高血清中睾酮水平，具有改善性功能的作用。

2. 增强免疫功能[3]　胸腺、脾脏是最大的免疫器官，龟鹿补肾丸可提高环磷酰胺所致免疫抑制小鼠的脾脏、胸腺的质量，对于末梢白细胞减少也有一定保护作用；另可提高小鼠吞噬指数和吞噬系数，提高小鼠炭粒廓清能力，具有增强免疫功能的作用。

3. 抗应激[3]　龟鹿补肾丸可提高小鼠在密闭环境中的存活时间，延长小鼠耐缺氧死亡时间，具有抗应激作用。

【临床应用】

1. 性功能障碍[4]　发病的根本原因是肾阳亏虚，龟鹿补肾丸具有补肾壮阳的作用，对肾阳亏虚所引起的性功能障碍具有较好的治疗作用。临床研究表明，龟鹿补肾丸可改善性功能障碍患者的阴茎勃起坚硬、性交持续时间，对性功能障碍有较好治疗作用。

2. 围绝经期抑郁[5]　女性进入围绝经期后，肾虚不能制约心火，心神浮越，出现耳鸣烦躁、头晕、失眠健忘、腰膝酸软等症状。龟鹿补肾丸可使汉密尔顿抑郁表评分降低，可降低围绝经期抑郁患者血清中 FSH、LH 水平，升高 E_2 水平，对围绝经期抑郁具有较好治疗作用。

3. 复发性口腔溃疡[6]　多为虚火上炎，缠绵难愈，应以益阴补肾，引火归元法治疗。龟鹿补肾丸可益气血，阴阳双补，使浮游之火得以潜藏，从而对复发性口腔溃疡具有较好治疗作用。

4. 不孕症[7-9]　已经成为临床常见病及高发病，其中以女性排卵障碍最为常见。肾气不足会导致排卵障碍，难以受孕。龟鹿补肾丸具有补肾壮阳、滋肾养阴作用，可使不孕症患者卵泡直径增大，可促进卵泡发育，提高妊娠率。另外龟鹿补肾丸对于脾肾阳虚型不孕症也具有较好的治疗作用。

【不良反应】 尚未见报道。

【使用注意】 ①本品阴虚火旺者慎用。②感冒者慎用。③服药期间，忌食辛辣、油腻食物。④长期使用若出现烦热、咽痛，当即停用。

【用法与用量】 丸：口服，水蜜丸一次 4.5～9g，大蜜丸一次 6～12g，一日 2 次。胶囊：口服，一次 2～4 粒，一日 2 次。口服液：口服，一次 10～20ml，一日 2 次。

参 考 文 献

[1] 李卓杰，吴启端，邹衍衍，等. 龟鹿补肾丸的主要药效学研究[J]. 中国实验方剂学杂志，2003，（6）：41-43.

[2] 韦锦斌，林军，黄仁彬，等. 蛤蚧补肾丸（胶囊）补肾壮阳作用的实验研究[J]. 广西中医药，2003，（3）：58-61.

[3] 朱莉芬，李美珠，钟伟新. 龟鹿补肾口服液的药理研究[J]. 中成药，1993，（2）：24-25.

[4] 蔡忠凤，吕立生. 龟鹿补肾丸治疗阳痿 86 例[J]. 临床军医杂志，2004，（3）：122.

[5] 徐艳娟. 龟鹿补肾丸治疗围绝经期抑郁症疗效观察[J]. 实用中医药杂志，2009，25（7）：443.

[6] 唐品高. 龟鹿补肾丸治复发性口疮[J]. 新中医，1987，（10）：15.

[7] 邱明英，龚卫玲，钟伟苑，等. 龟鹿补肾丸促进卵泡发育的临床研究[J]. 中医临床研究，2018，10（23）：104-106.

[8] 邱明英，罗勤. 龟鹿补肾丸治疗脾肾阳虚型不孕症 42 例[J]. 吉林中医药，2004，（1）：30.

[9] 邱明英，罗勤，朱流锐，等. 龟鹿补肾丸诱发排卵的临床研究[J]. 辽宁中医杂志，2004，（6）：479-480.

（河南中医药大学　苗明三、田　硕）

❧ 蛮 龙 液 ❧

【药物组成】 雄蚕蛾、刺五加、淫羊藿、菟丝子（酒制）、熟地黄（盐制）、补骨脂（盐制）、刺五加。

【处方来源】 研制方。国药准字 Z53020206。

【功能与主治】 补肾壮阳，填精益髓。用于肾虚精亏，阳痿早泄，梦遗滑精，腰膝酸痛，小便频数。

【药效】 主要药效如下：

1. 改善性功能 本品具有改善性功能的作用。

2. 抗疲劳[1] 本品可增加力竭游泳时间，使各项生理生化指标和能量代谢强度指标均有所提高，肌肉组织切片的纤维结构也有所改善。

【临床应用】

1. 性功能障碍 本品可治疗肾阳虚，精血不足，宗筋失养所致的性功能障碍，可改善勃起不坚，性欲减退，腰膝酸软，面色无华，精神疲倦等症状。

2. 早泄 本品可治疗由肾阳不足，精血亏耗，精关不固所致的早泄，可改善腰膝酸软、精神疲惫、肢倦乏力等症状。

3. 遗精 本品可治疗由肾虚精亏，封藏不固所致的遗精，可改善梦遗，滑精，小便频数，腰膝酸软，神疲乏力等症。

4. 腰痛 本品可治疗由肾虚精亏，筋脉失养所致的腰痛，可改善神疲倦怠等症。

【不良反应】 目前尚未发现不良反应。

【使用注意】 ①阴虚火旺者慎用。②感冒者慎用。③服药期间宜食用清淡易消化食物，忌食辛辣、生冷食物。

【用法与用量】　口服。一次 30～40ml，一日 2 次。

参 考 文 献

[1] 刘源源. 雄蚕蛾蛋白活性肽的制备及其抗疲劳作用研究[D]. 湛江：广东海洋大学，2016.

（河南中医药大学　苗明三、李孟艳）

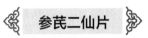

【药物组成】　红参、黄芪、当归、仙茅、淫羊藿、巴戟天、黄柏、知母。

【处方来源】　研制方。国药准字 Z21021239。

【功能与主治】　补肾填精，调补冲任，益气养血。用于肾虚腰膝酸软，阳痿早泄，遗精，妇女更年期经血不调等症。

【药效】　主要药效如下：

1. 改善性功能　参芪二仙片具有改善性功能的作用。

2. 雌激素作用　参芪二仙片能使子宫内膜上体明显增厚，提高卵巢中的人绒毛膜促性腺激素（HCG）/LH 受体功能，有拟雌激素作用。

【临床应用】

1. 性功能障碍　参芪二仙片可治疗因肾精亏虚，命门火衰，气血不足，宗筋失养所致的性功能障碍。可改善阳事不举，早泄，精薄清冷，腰膝酸软，神疲乏力，畏寒肢冷，夜尿清长等症。

2. 多囊卵巢综合征[1]　表现为雄激素过高、持续无排卵。参芪二仙片可调节血清中睾酮、E_2 水平，达到治疗疾病的目的。

3. 遗精　参芪二仙片可治疗因肾精亏虚，冲任失调，气血不足所致的遗精，可改善梦遗频作，腰膝酸软，阳痿，早泄等症。

【不良反应】　目前尚未发现不良反应。

【使用注意】　本品对于肾精亏虚所致的性功能障碍具有较好的治疗作用。

【用法与用量】　口服。一次 5 片，一日 2～3 次。

参 考 文 献

[1] 黄娟，陈姣，武平，等. 针灸治疗多囊卵巢综合征疗效评价指标概况[J]. 湖南中医杂志，2018，34（7）：221-225.

（河南中医药大学　苗明三、李孟艳）

抗衰复春片

【药物组成】　巴戟天、丹参、当归、地黄、何首乌、红参、灵芝、六神曲、鹿茸、麦芽、青皮、肉苁蓉、三七、山楂、五味子、续断、羊肾、茵陈、淫羊藿、泽泻。

【处方来源】　研制方。国药准字 Z20073049。

【功能与主治】　补肾，滋阴养血。本品用于肾虚劳损，腰膝酸软，四肢无力，神情倦怠，血虚眩晕。

【药效】 主要药效如下：

1. 抗疲劳[1]　抗衰复春片可明显增加小鼠疲劳转棒落棒时间，增加小鼠负荷游泳时间和力竭运动小鼠负重游泳时间，增加耐缺氧时间。

2. 抗衰老[2]　抗衰复春片可使 D-半乳糖所致亚急性衰老小鼠的站立次数明显增多，明显增强学习记忆和延长学习记忆遗忘时间，可使跳台实验潜伏期延长，错误次数减少，明显延长衰老小鼠游泳时间，升高血清 SOD 活力，具有一定的抗衰老作用。

【临床应用】

1. 性功能障碍　抗衰复春片可用于由肾阳虚衰，阴血亏虚，宗筋失养所致的阳事不举。可改善早泄，腰膝酸软，眩晕耳鸣，精神萎靡等症。

2. 早泄　抗衰复春片可用于肾阳虚衰，精气两亏，精关不固所致的早泄。可改善神疲乏力，眩晕，腰膝酸软等症。

3. 眩晕　抗衰复春片可用于肾精不足所致的眩晕，可改善眩晕，耳鸣，神疲倦怠，四肢无力，腰膝酸软等症。

【不良反应】 目前尚未发现不良反应。

【使用注意】 ①忌油腻食物。②外感或实热内盛者不宜服用。③服本药时不宜同时服用藜芦、五灵脂、皂荚或其制剂；不宜喝茶和吃萝卜，以免影响药效。④本品宜饭前服用。⑤按照用法用量服用，高血压、糖尿病患者应在医师指导下服用。⑥服药 2 周或服药期间症状无改善，或症状加重，或出现新的严重症状，应立即停药并去医院就诊。⑦对本品过敏者禁用，过敏体质者慎用。⑧如正在使用其他药品，使用本品前请咨询医师或药师。

【用法与用量】 口服。一次 6 片，一日 2～3 次。

参 考 文 献

[1] 巴图德力根，韩志强，青玉，等. 旺拉格-37 味丸对正常小鼠抗疲劳作用的实验研究[J]. 辽宁中医杂志, 2011, 38（2）: 366-367.

[2] 彭学杰，韩志强，韩秀珍，等. 黄龙丸对 D-半乳糖所致亚急性衰老小鼠的影响[J]. 中华中医药学刊, 2010, 28（10）: 2035-2037.

（河南中医药大学　苗明三、李孟艳）

❧ **伊木萨克片** ❧

【药物组成】 欧白及、人工麝香、龙涎香、西红花、马钱子（制）、乳香、牛鞭、肉豆蔻、丁香、罂粟壳、高良姜。

【处方来源】 维药。国药准字 Z65020144。

【功能与主治】 补肾壮阳，益精固涩。用于阳痿、早泄、滑精、遗尿及神经衰弱。

【药效】 主要药效如下：

1. 提高性功能[1]　伊木萨克片使阳痿模型大鼠勃起潜伏期显著缩短，勃起次数显著增加，爬背潜伏期、插入潜伏期、射精潜伏期显著缩短，而爬背次数、插入次数、射精次数显著增加。

2. 促进生精[2]　伊木萨克片可改善维医异常黏液质型阳痿病证大鼠模型睾丸组织发生病理学改变抑制，可有效减少生精细胞异常凋亡。

3. 雄激素样作用[3] 半去势雄性大鼠经伊木萨克片干预后睾丸系数显著小于半去势空白组，附睾、前列腺、精囊系数显著高于半去势空白组，表明伊木萨克片可明显改善半去势雄性大鼠对侧睾丸的代偿反应并提高其附属腺系数。升高半去势雄性大鼠外周血中雄激素水平。

【临床应用】
早泄 伊木萨克片可显著提高患者平均阴道内射精潜伏期，具有治疗早泄的作用。

【不良反应】 目前尚未发现不良反应。

【使用注意】 ①运动员慎用。②高血压及陈旧性心梗患者慎用。

【用法与用量】 口服。一次 2～3 片，一日 1 次，晚饭后服用。

参 考 文 献

[1] 朱彦, 刘莹. 维医异常黏液质型阳痿病证模型大鼠性腺轴与 NO-cGMP 通路改变的实验研究[D]. 乌鲁木齐: 新疆医科大学, 2015.

[2] 买买提祖农·买苏尔, 古丽沙依拉·队三拜, 张盼盼, 等. 异常黏液质型阳痿病证大鼠生精细胞凋亡及伊木萨克片干预研究[J]. 新疆医科大学学报, 2016, 39（5）: 542-545.

[3] 徐磊. 伊木萨克片对半去势雄性大鼠勃起功能的影响[D]. 乌鲁木齐: 新疆医科大学, 2009.

（河南中医药大学 苗明三、李孟艳）

罗补甫克比日丸

【药物组成】 牛鞭、肉桂、苜蓿子、高良姜、洋葱子、丁香、芜菁子、花椒、胡萝卜子、芝麻、甜瓜子、巴旦仁、黄瓜子、欧细辛、韭菜子、大叶补血草、莳萝子、蒺藜、奶桃、紫茉莉根、棉子、木香、姜片、肉豆蔻衣、铁力木、筚拨、肉豆蔻、白皮松子、芝麻菜子、西红花。

【处方来源】 维药。国药准字 Z65020142。

【功能与主治】 温补脑肾，益心填精。用于阳痿，抑郁，滑精，早泄，体虚，消瘦，神经衰弱。

【药效】 主要药效如下：
1. 提高性功能[1] 维药罗补甫克比日丸可显著改善糖尿病性性功能障碍大鼠阴茎组织中 NOS 含量、外周血中睾酮水平，提高大鼠性功能。
2. 改善免疫功能 罗补甫克比日丸有改善免疫功能的作用。

【临床应用】
1. 少弱精子症[2] 罗补甫克比日丸治疗显著提高患者的精液质量，患者的精子密度和活力均好转，从而改善患者的生活质量。
2. 性功能障碍[3] 罗补甫克比日丸能显著改善患者的抑郁焦虑情况，改善患者的睡眠质量，能有效改善患者性功能状况，改善患者勃起功能，提高患者生育率。

【不良反应】 目前尚未发现不良反应。

【使用注意】 ①忌辛辣、生冷、油腻食物。②本品宜饭前服用。③服药期间个别患者会出现小便发黄、大便黑褐色，停止用药时可自行缓解。④服药 2 周后症状未改善，应去医院就诊。⑤按照用法用量服用，孕妇、小儿应在医师指导下服用。⑥如正在服用其他药品，使用本品前请咨询医师或药师。

【用法与用量】 口服。一次 10～15 丸。一日 2 次。

参 考 文 献

[1] 古丽美热·艾买如拉，凯赛尔江·多来提，古丽尼沙·克力木，等. 维药罗补甫克比日丸对 DM 性 ED 大鼠阴茎组织中 NOS 含量的影响[J]. 现代生物医学进展，2016，16（18）：3417-3422.

[2] 闫向前. 罗补甫克比日丸对少弱精症患者精液质量的影响[J]. 中国医药指南，2016，14（12）：198-199.

[3] 闫向前，孙文功，翟松锋. 罗补甫克比日丸治疗勃起功能障碍性不育症疗效观察[J]. 中国继续医学教育，2015，7（28）：149-150.

（河南中医药大学　苗明三、李孟艳）

三、益气助阳类

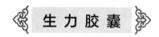

【药物组成】 人参、肉苁蓉、熟地黄、枸杞子、淫羊藿、沙苑子、丁香、沉香、荔枝核、远志。

【处方来源】 研制方。国药准字 Z53021635。

【功能与主治】 益气壮阳，填精养阴，安神益智。主治阳痿、早泄、性欲减退、遗精、神疲乏力、头昏眩晕、耳鸣、失眠多梦、腰酸膝软等，提高免疫功能。

【药效】 主要药效如下[1, 2]：

1. 提高性功能　生力胶囊对大鼠交配潜伏期有缩短作用，对捕捉次数有显著增加作用，对勃起潜伏期有缩短趋势，对精囊和前列腺的萎缩有较强的对抗趋势。生力胶囊能够显著提高雄性大鼠的性活动能力，增强性欲、勃起次数、性活动能力等方面表现出较好作用。

2. 抗疲劳　能明显延长小鼠负重游泳及爬杆时间，提高小鼠肝糖原、肌糖原储量，减少血尿素氮的产生，加速血乳酸（BLA）清除。

3. 抗抑郁　生力胶囊方兴奋副交感神经，有镇静与催眠作用，有较强的抗抑郁活性。

【临床应用】

1. 性功能障碍　生力胶囊可促进睾丸生精功能，提高阴茎海绵体平滑肌 cGMP 浓度，可用于由肾阴阳两虚所致的阳事不举或举而不坚。

2. 早泄[3]　生力胶囊可以显著延长性交时间，提高患者的阴茎感觉阈值，延长射精潜伏期的过程，从而提高性交时间。

【不良反应】 尚未发现不良反应。

【使用注意】 ①肝郁不舒、湿热下注、惊恐伤肾所致阳痿者慎用。②服药期间饮食宜清淡，忌食生冷、辛辣食物，慎房事。

【用法与用量】 口服。一次 2～4 粒，一日 3 次，空腹服用。

参 考 文 献

[1] 陈虹，冯旭，赵龙，等. 复方红景天片抗疲劳作用研究[J]. 解放军药学学报，2013，29（4）：293-296.
[2] 范源，刘竹焕，陈少红，等. 生力胶囊对大鼠性功能的影响[J]. 中华男科学杂志，2007，（7）：660-663.
[3] 焦少良，范源，刘竹焕，等. 生力胶囊治疗阳痿早泄失眠的中西医机制探讨[J]. 现代中西医结合杂志，2007,（8）: 1153-1154,
1156.

（河南中医药大学　苗明三、田　硕）

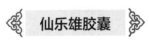

仙乐雄胶囊

【药物组成】　淫羊藿、鹿茸、狗鞭、牛鞭、人参、熟地黄。

【处方来源】　研制方。国药准字 Z34020259。

【功能与主治】　温肾补气，益精助阳。用于肾阳不足，精气亏损所致的头昏耳鸣，腰膝酸软，惊悸健忘，阳痿不举等症。

【药效】　主要药效如下[1]:

1. 改善性功能　勃起障碍由性腺发育不完善导致，仙乐雄胶囊可增加去势大鼠血清睾酮、雌二醇含量及包皮腺、前列腺、精液囊、提肛肌质量，缩短大鼠电刺激阴茎勃起潜伏期，提高雄鼠扑捉次数及射精次数。

2. 增强免疫功能　仙乐雄胶囊可以促进小鼠 T、B 淋巴细胞的增殖，活化巨噬细胞分泌 IL-12，对机体有增强免疫功能作用。

【临床应用】

1. 少精症[2]　仙乐雄胶囊可使精液相关参数如精液量、精子密度、活率、活力等均有明显改善，且对降低精子畸形率也有较好的作用。

2. 卵巢早衰[3]　仙乐雄胶囊具有温肾补气，益精助阳，养血生髓的作用，可调整激素，恢复卵巢功能。

【不良反应】　目前尚未发现不良反应。

【使用注意】　①下焦湿热、阴虚火旺、惊恐伤肾所致阳痿者慎用。②服药期间饮食宜清淡，忌饮酒，忌食辛辣食物。③慎房事。

【用法与用量】　口服。一次 1～2 粒，一日 3 次。

参 考 文 献

[1] 杨解人，黄志力，洪宗元，等. 仙乐雄胶囊对去势大鼠补肾壮阳作用的研究[J]. 中国实验方剂学杂志，2002，（5）：61-62.
[2] 孙中明，金东明. 仙乐雄胶囊合强精冲剂治疗精少症临床疗效观察[J]. 基层中药杂志，2000，（5）：59-60.
[3] 王璇. 仙乐雄胶囊治疗卵巢早衰闭经 47 例临床观察[J]. 基层中药杂志，1999，（4）：55.

（河南中医药大学　苗明三、李孟艳）

古汉养生精口服液

【药物组成】　人参、炙黄芪、黄精（制）、淫羊藿、枸杞子、女贞子（制）、菟丝子、金樱子肉、白芍、麦芽（炒）、炙甘草。

【处方来源】　汉·长沙马王堆古墓方。《中国药典》（2015 年版）。

【功能与主治】　补气，滋肾，益精。用于其阴亏虚、肾精不足所致的头晕、心悸、目眩、耳鸣、健忘、失眠、阳痿遗精、疲乏无力；脑动脉硬化、冠心病、前列腺增生、更年期综合征、病后体虚见上述证候者。

【药效】　主要药效如下：

1. 抗疲劳[1]　古汉养生精口服液可延长小鼠游泳力竭时间，且降低运动小鼠血乳酸含量、LDH 活性、MDA 含量，升高血浆 SOD 活性，可以延长小鼠力竭运动时间，减轻运动性疲劳的产生和自由基介导的脂质过氧化反应。

2. 提高免疫[2]　古汉养生精口服液可提高运动小鼠机体红细胞免疫功能，减轻自由基介导的脂质过氧化反应。

3. 抗衰老　古汉养生精口服液能有效升高 20 月龄雌性衰老大鼠血清 NO、性激素和 SOD 含量，降低脂质过氧化物水平。

【临床应用】

1. 性功能障碍[3]　古汉养生精口服液能增加患者的性欲，同时可以提高性感程度，改善患者睡眠，改善精神状态。

2. 前列腺炎[4]　病症复杂，肾虚兼有湿热者居多。古汉养生精口服液具有良好的补肾健脾、填精益髓、养心宁志等功效，对于慢性前列腺炎的脾肾虚型最为贴切。

3. 神经衰弱[5]　主要以精神和躯体功能衰弱症状为主，精神易兴奋，脑力易疲劳，常伴情绪紧张、烦恼以及紧张性头痛和睡眠障碍。古汉养生精口服液补气、滋肾、益精，用于气阴亏虚、肾精不足证。

【不良反应】　目前尚未发现不良反应。

【使用注意】　①阳热体质者慎用。②服药期间饮食宜清淡易消化，忌食辛辣、油腻食物。③儿童应在医师指导下服用。

【用法与用量】　口服。一次 10～20ml，一日 2～3 次。

参 考 文 献

[1] 文质君，陈筱春. 古汉养生精对运动小鼠血乳酸、乳酸脱氢酶和运动时间的影响[J]. 中国临床康复，2006，（35）：95-97.

[2] 文质君，陈筱春. 古汉养生精对小鼠免疫与抗氧化功能的影响[J]. 湛江师范学院学报，2005，（6）：112-114，139.

[3] 俞承荣. 振雄膏治疗阳痿的临床观察[C]//湖北省科学技术协会. 中南六省性学会第一次学术年会暨湖北省性学会第二届第一次学术年会论文集. 武汉：湖北省科学技术协会，2003：2.

[4] 邬贤德，裘顺安. 古汉养生精治疗虚证前列腺炎 50 例分析[J]. 浙江中西医结合杂志，2000，（11）：17-18.

[5] 尹天雷，陈风华，管红英，等. 古汉养生精治疗神经衰弱 72 例临床观察[J]. 湖南中医杂志，2015，31（1）：43-45.

（河南中医药大学　苗明三、李孟艳）

第二十四章
男子不育症中成药名方

第一节 概 述

一、概 念[1]

男子不育症（male infertility）是指由于男性因素引起的不育。一般把婚后同居 2 年以上未采取任何避孕措施而女方未怀孕，称为不育症。有的男子婚后有过生育史，而后不能生育者，称继发性男子不育症。发生率为 10％左右。临床上把男性不育分为性功能障碍和性功能正常两类，后者依据精液分析结果可进一步分为无精子症、少精子症、弱精子症、精子无力症和精子数正常性不育。

"不育"之词最早见于《周易·渐卦》，其中出现"妇孕不育"的字样，并提出"男女媾精，万物化生"，中医认为肾元虚衰是男子不育症的基本病机。

二、病因及发病机制

（一）病因

本病的发病原因复杂，很多疾病或因素均可导致男性不育。根据精液检查的结果，可分类为无精子症、重度少精子症、少精子症、精子数正常性不育症、多精子症以及精子无力症等。男子不育症的病因归纳如下：①染色体异常。常见的有男性假两性畸形、克氏综合征和 XYY 综合征。②内分泌疾病。原因是促性腺激素缺乏。常见的有选择性促性腺功能低下型性功能减退，即 Kallmann 综合征；选择性 LH 缺陷症和 FSH 缺陷症；肾上腺皮质增生症；高催乳素血症等。③生殖道感染较为常见。随着性传播疾病发病率的提高，生殖道炎症如前列腺炎、附睾炎、睾丸炎、尿道炎的发病率和严重程度有所增加，严重影响男性的生育能力。④输精管道梗阻。影响精子的输送。⑤睾丸生精功能异常。常见于隐睾，精索静脉曲张，毒素、磁场、高热和外伤等理化因素皆可引起睾丸的生精障碍。⑥精子结构异常和精浆异常。影响精子的运动、获能和顶体反应等。⑦免疫性不育。男性自身产生的抗精子免疫和女性产生的抗精子同种免疫均可引起男性不育。⑧男性性功能障碍。阳痿、早泄、不射精和逆行射精皆可引起男性不育。

（二）发病机制

尚不明确。目前认为男子不育症的发病机制主要有睾丸异常、附性器官病变、内分泌系统紊乱。

三、临　床　表　现

本病的临床表现分为以下几种：

①夫妇婚后同居 2 年以上（亦有学者认为 3 年以上），未用避孕措施而未能怀孕；②内分泌疾病和染色体异常所致的先天性疾病，表现为性成熟障碍，男性化不足、乳房增生、睾丸萎缩、小阴茎、性欲低下、早泄和阳痿等；③睾丸先天性异常，无睾丸、隐睾和睾丸发育不全等；④精索静脉曲张，阴囊坠胀痛，阴囊内可触及成团的曲张静脉，Valsalva 试验阳性；⑤生殖管道感染；⑥性功能障碍。

四、诊　　断

1. **病史**　过去疾病史、损伤及手术史、性生活史、节育史、生育史和婚姻史、药物及物理化学因素接触史、尿路症状及女方妇科检查情况。

2. **体格检查**　包括全身一般情况，神经系统、生殖系统的检查，重点检查第二性征的发育情况，生殖器官睾丸的大小和质地以及睾丸、附睾、精索和输精管以及前列腺的情况，了解有无尿道下裂、隐睾、精索静脉曲张等。

3. **精液检查**　禁欲 3～7 天，用手淫法或体外排精法采集精液，1 小时内检查。正常参考值：精量 2～6ml，灰白或淡黄色，5～20 分钟完全液化，pH 为 7.2～7.8，精子密度为 5 千万～1 亿/ml，精子活率>60%，精子活力>75%（>6 级），精子畸形率<30%，精子总数>13 000 万/每次排精。精子数<2000 万/ml 者，生育能力极差。

4. **生殖内分泌激素的测定**　采用放免法测定血清睾酮、LH、FSH 和 PRL，由此判断性腺轴的功能状态。

5. **特殊检查**　如染色体分析、免疫学检查、输精管道造影以及睾丸活检等，以助明确不育的原因。

五、治　　疗

（一）常用化学药物及现代技术

生殖道感染引起的不育，以抗生素抗感染治疗为主，辅以提高精子活力的药物。无精子症、少精子症及特发性不育，应以性激素类药物内分泌治疗为主。精子活力低下者，以提高精子活力的药物治疗为主。精索静脉曲张，输精管道梗阻、隐睾、尿道上下裂导致不育者，宜行手术治疗，辅以内分泌药物和其他辅助药物治疗。绝对不育者（如无精子症），应做人工授精。男性不育的患者，除了应当查明病因，有针对性地进行治疗外，在日常生活中也应该注意，才能收到更佳的疗效。

1. **心理上要坦然对待**　不能过分焦急和忧虑，对待不育症要有耐心，坚持治疗。因为睾丸制造精子需要一个过程，一般从精原细胞演变成精子大约需要 74 天，精子从睾丸排出后又要在附睾中经过 18 天左右的成熟过程，才能排出体外。所以即使药物有效，也要在 3 个月后才能显效。因此治疗不育症常以 3 个月为 1 个疗程，频繁换药对治疗不利。

2. **避免不良环境因素**　有许多不育症是由环境因素影响了睾丸的生精功能所致。如接触放射线、化学产品和重金属及高温作业等，敏感的人很快可以使生精细胞受到损伤，而使精子无法生成。若查实确系此类原因造成，那么应及早脱离接触或注意防护，可以使原有损伤恢复。长期不予警惕，听之任之，等达到不可逆转的程度就难以治愈。

3. **保持阴囊内较低温度**　阴囊的温度比体内温度低 2～3℃，不要使阴囊温度上升。对长时间静坐工作、长途驾驶员和喜欢穿紧身裤的人，都可使阴囊部位的散热受到影响，而致局部温度升高。故前两种人应该定时起立或下车活动。

4. **适当调节房事频率**　研究发现每天性交 1 次，精液质量会有所降低，隔 1 天精液质量就能够保持正常。若精液长期不予排出，精子又会在生殖道内老化而失去活力，并被其他细胞所吞噬。因此，平时不要故意克制性生活要求，而把希望寄托在排卵日的前 1 天开始。隔天性交 1 次，这样就可以使精子与卵子结合的概率上升。

5. **精子发生障碍的治疗**　①内分泌激素治疗：促性腺激素，当疑有腺垂体促性腺激素功能不足，FSH 及 LH 减少导致精子发生障碍时，可肌内注射 HCG；雄激素，最常用丙酸睾酮，其他药物有甲睾酮（甲基睾丸素、氟氢甲睾酮）、环戊丙酸睾酮（环戊烷丙睾丸素）、十一酸睾酮，抗雌激素，可提高下丘脑-垂体促性腺激素的释放，如氯米芬、他莫昔芬（他莫昔芬）；甲状腺素。②非激素治疗：维生素类，如维生素 A、维生素 E、维生素 B_{12}、维生素 C；精氨酸；谷氨酸。

6. **手术治疗**　有精索静脉曲张者应及早行精索静脉高位结扎术。为预防以后可能出现的无精子症，隐睾症患儿应在 2 岁前施行睾丸固定术。阴囊脂肪过多症应切除过多脂肪。

7. **辅助生殖技术应用**

（1）配偶间人工授精（AIH）适用于：①性交障碍。②精子在女性生殖道内运行障碍。③精液的检查轻度异常。④原因不明的功能性不育症。

（2）非配偶间人工授精（AID）适用于：①男性绝对不育。②男方携带病变基因及不良遗传因素。③性功能异常。④免疫不相容及 Rh 因子不相容性。需履行严格的法律手续。

（3）卵细胞胞质内精子注射（ICSI）：适于梗阻性无精症、严重少精症的精液质量异常者。

8. **性交不射精或逆行射精的治疗**

（1）不射精的治疗：①解除心理障碍。②电动按摩治疗。③麻黄碱。④音频或超短波理疗。

（2）逆行射精的治疗：①有尿道狭窄者定期尿道扩张。②口服交感神经兴奋药物，如假麻黄碱。③严重者需手术重建膀胱颈。

9. 精液其他异常的治疗　①精液不液化的治疗：可采用淀粉酶性交前冲洗阴道，以液化精液或以 α 淀粉酶阴道栓剂，性交前放入阴道亦可使精液液化。此外，可服用具有滋肾阴、清热利湿作用的中药。②精液量过少或过多的治疗：精液量过少可试用 HCG，如无效，需进行人工授精，精液量过多无特效药物治疗，可采集精液经离心使精子浓集后行人工授精。③抗精子抗体消除法。

（二）中成药名方治疗

中医药治疗少精、弱精症，重点是要调理肝、肾、脾。中医在用药上通常会采用补肾填精、活血化瘀，兼清湿热，从而达到阴阳并调的目的，补中有通，补中有清，这样才能有效地提高治愈效果，中药针对湿热瘀毒的治疗将会更加有效地改善生精环境，清除抗精抗体，提高精子的存活率，又可以避免滥用抗生素所带来的副作用。

第二节　中成药名方的辨证分类与药效

本病的治疗多以调理肾、肝、脾三脏功能为主。应着重养精、通精及调整生殖功能。使其精旺、精通，男女媾精、正常交合而成孕育。中药治疗男子不育症是辨证用药，中成药名方的常见辨证分类及其主要药效如下：

一、补肾益精类[1]

男子不育症肾阳虚者主要表现为阳痿，不射精，滑精，情欲淡薄，形寒肢冷，舌质淡红，脉沉弱，精液清冷，精子活动率低下或无活动力。

男子不育症肾阳虚者的病理变化是由内分泌因素所造成的少精、精子活动率低下。

补肾益精药可以调节下丘脑-垂体-睾丸轴系功能，取得较好疗效，改善精液异常的状况，提高受孕率。

常用中成药：五子衍宗丸（片、口服液）、麒麟丸、仙鹿口服液、黄精赞育胶囊、龙鹿胶囊、生精胶囊（片）等。

二、温肾补脾类[2-4]

男子不育症脾胃虚弱、肾精不足者的主要临床表现为不同程度的面色少华，身倦气短，不思饮食，自汗，大便溏，小便清长，舌淡脉细，腰膝酸软，男子阳痿，早泄，精少精冷等症状。

男子不育症脾胃虚弱、肾精不足者主要的病理变化是胃动力不足，精子液化时间长，且精子活动率低，畸形率高。

温肾补脾药可健脾和胃，以冀生化有源，后天有健；益肾生精则精血充足，肾气旺盛，孕育有望。治疗过程中还应强调饮食有节，忌食烟酒、辛辣等刺激性事物，以免助火伤精，损及脾胃。

常用中成药：还少胶囊等。

参 考 文 献

[1] 吴忠廉. 巴元明参芪地黄衍宗汤治疗男性不育症临床观察[J]. 湖北中医杂志，2017，39（2）：33-34.

[2] 王旭昀，张宏，孙占学，等. 中医药治疗男子不育症研究进展[J]. 中华中医药学刊，2015，33（4）：975-977.

[3] 曾杰，许明贺，焦薇薇，等. 从健脾补肾立法论治男性不育症的辨证思路[J]. 中华中医药杂志，2018，（1）：182-184.

[4] 谭业克，李洁. 抗精子抗体检验对男性不育症的应用价值[J]. 世界最新医学信息文摘，2017，17（95）：143-144.

（河南中医药大学 苗明三、田 硕）

第三节 中成药名方

一、补肾益精类

五子衍宗丸（片、口服液）

【药物组成】 枸杞子、菟丝子、覆盆子、五味子、车前子。

【处方来源】 明·王肯堂《证治准绳》。《中国药典》（2015 年版）。

【功能与主治】 补肾益精。用于肾虚精亏所致的阳痿不育、遗精早泄、腰痛、尿后余沥。

【药效】 主要药效如下[1-7]：

1. 提高生殖功能 五子衍宗丸可提高大鼠精子线粒体膜电位（MMP）水平，减弱精子线粒体结构损伤，其保护精子线粒体结构与功能的完整是五子衍宗丸治疗少弱精子症的机制之一。

五子衍宗丸有拮抗毒物损伤、稳定生精内环境、保护生精细胞的作用。五子衍宗汤能显著增加腹腔注射环磷酰胺所致小鼠生精障碍模型的睾丸及附睾质量，增加精子密度，提高精子活率，恢复各级生精细胞百分比，改善环磷酰胺所致模型小鼠睾丸组织的病理性变化。

五子衍宗丸对女性生殖系统也具有调理作用，具有类似性激素和促性腺激素作用，除有补肾益精、促进男子生精的效果外，也具有促排卵的功效，通过调理肾-天癸-胞宫轴，而调理月经、孕育、胎产等生理功能。

2. 调节神经系统 五子衍宗丸可有效抑制脂多糖诱导的小鼠小胶质细胞炎症反应，其抗炎活性可能通过抑制 NF-κB 信号通路介导的炎症反应以及抗氧化应激实现。五子衍宗丸可抑制 tau 蛋白磷酸化，减轻脑内神经元纤维的缠结，进而降低神经元功能损伤，具有潜在治疗阿尔茨海默病的作用。

五子衍宗丸可减少老年大鼠脑组织线粒体 DNA 缺失，提高脑线粒体呼吸链复合酶 I、IV 活力和腺苷三磷酸（ATP）的合成，减少心线粒体 DNA 缺失，对老年大鼠线粒体 DNA 的氧化损伤有保护作用，具有明显抗衰老作用。

3. 减轻肿瘤化疗副作用　五子衍宗方可以减轻环磷酰胺对 H22 荷瘤小鼠化疗的毒副作用，其机制可能与改善机体免疫功能有关；对于小鼠白细胞减少症有很强的生白作用，可以降低小鼠肝脏内 MDA 和心脏、肾脏中脂褐质的含量，并增加肝脏中 SOD 的含量。五子衍宗丸可提高 4T1 小鼠乳腺癌模型紫杉醇化疗敏感性，减轻化疗相关性疲劳的作用，其机制可能与调节免疫，抑制氧化应激损伤等作用有关。

4. 其他　观察五子衍宗丸对糖尿病性白内障小鼠晶状体氧化损伤和多元醇通路的影响，结果证明五子衍宗丸具有清除氧自由基，抗氧化损伤，维持晶状体抗氧化防御系统平衡和抑制小鼠晶状体组织多元醇通路异常活跃的作用，从而减轻组织细胞的损伤作用。五子衍宗丸对酒精性肝损伤具有显著保护作用。五子衍宗丸也具有提高学习记忆能力，增强机体免疫功能的作用。

【临床应用】

1. 泌尿生殖系统疾病[8, 9]　五子衍宗丸对于肾虚型男性不育具有较好的治疗作用，而精液异常、阳痿以及慢性前列腺炎均可造成男性不育，五子衍宗丸对以上疾病也有明确疗效。五子衍宗丸可以提高精子总存活率、向前运动精子百分比、精子浓度、精子碎片率（DFI）以及精子顶体酶活性，其作用机制是通过改善精子 DNA 损伤，提高精子活力及精子顶体酶活性。另五子衍宗丸可提高精液异常男性不育患者的精液量、精子密度、a 级精子活力，对于精液异常男性不育具有较好作用。

五子衍宗丸治疗慢性前列腺炎、不同原因引起的女子不孕症，也具有明确疗效。五子衍宗丸加减治疗小儿遗尿，疗效明显，可减少遗尿次数，唤醒后能自动起床小便。

2. 神经系统疾病[10, 11]　五子衍宗丸对全反式维 A 酸（ATRA）诱导的神经管畸形有防治作用，预先给药是防治神经管畸形的最佳给药方式。加味五子衍宗方可改善轻度认知功能障碍（MIC）患者的临床症状，延缓 MIC 患者向阿尔茨海默病发展，其机制与抑制乙酰胆碱酯酶活性，减少线粒体 DNA 氧化损伤，降低血清中的 Aβ 水平有关。

3. 内科疾病[12]　还广泛用于治疗骨质疏松、脂肪肝、口腔溃疡、视神经萎缩、斑秃以及紫癜等各种内科疾病。

【不良反应】　尚未见报道。

【使用注意】　①忌不易消化食物。②治疗期间，宜节制房事。③感冒发热患者不宜服用。④有高血压、心脏病、肝病、糖尿病、肾病等慢性病严重者应在医师指导下服用。⑤儿童、孕妇、哺乳期妇女应在医师指导下服用。⑥服药 4 周症状无缓解，应去医院就诊。⑦对本品过敏者禁用，过敏体质者慎用。

【用法与用量】　丸：口服，水蜜丸一次 6g，小蜜丸一次 9g，大蜜丸一次 1 丸，一日 2 次。片：口服，一次 6 片，一日 3 次。口服液：口服，一次 0.5～1 支，一日 2 次。

参 考 文 献

[1] 王秋萍，王桐生，龙子江，等. 五子衍宗丸对少弱精症模型大鼠精子质量及睾丸组织的影响[J]. 成都药，2011，33（10）：1796-1797.

[2] 柴智，王协和，樊慧杰，等. 五子衍宗丸对生殖系统的保护作用及其临床研究进展[J]. 中华中医药杂志，2016，31（9）：3662-3664.

[3] 宋来新，张长城，袁丁，等. 五子衍宗丸对生殖系统影响的研究进展[J]. 成都药，2016，38（7）：1579-1582.

[4] 王惠洁. 五子衍宗丸各药中治疗弱精症的化学成分及药理作用研究概况[J]. 山西中医学院学报, 2017, 18（4）: 67-69.

[5] 段桦, 朱春燕, 袁伟畅, 等. 五子衍宗丸的药理作用及临床应用进展[J]. 辽宁中医杂志, 2015, 42（9）: 1814-1816.

[6] 孙志伟, 李玉洲, 张长城. 五子衍宗丸药理作用及其临床研究进展[J]. 亚太传统医药, 2010, 6（12）: 179-181.

[7] 葛争艳, 金龙, 刘建勋. 五子衍宗丸补肾壮阳作用的实验研究[J]. 中国实验方剂学杂志, 2010, 16（7）: 173-176.

[8] 张杰. 五子衍宗丸治疗精液异常男性不育 300 例[J]. 中国中医药现代远程教育, 2017, 15（2）: 47-48.

[9] 张春玲, 曲文玉, 刘丽英, 等. 五子衍宗丸对精子 DNA 损伤及精子活力影响及机制[J]. 辽宁中医药大学学报, 2017, 19（1）: 206-208.

[10] 樊慧杰, 柴智, 解军, 等. 五子衍宗丸对 ATRA 诱导的神经管畸形防治作用初探[J]. 中成药, 2014, 36（5）: 1054-1056.

[11] 黎巍威. 加味五子衍宗方防治 MCI 的神经保护作用研究[C]//中国中西医结合学会基础理论研究专业委员会. 第九次全国中西医结合基础理论研究学术研讨会论文汇编. 北京: 中国中西医结合学会基础理论研究专业委员会, 2013: 8.

[12] 曹圣, 热增才旦, 李永平, 等. 五子衍宗丸临床研究进展[J]. 亚太传统医药, 2017, 13（14）: 55-56.

（河南中医药大学　苗明三、赵　晖）

麒 麟 丸

【药物组成】　制何首乌、墨旱莲、淫羊藿、菟丝子、锁阳、党参、郁金、枸杞子、覆盆子、山药、丹参、黄芪、白芍、青皮、桑椹。

【处方来源】　明·朱震亨《丹溪心法》。国药准字 Z10930034。

【功能与主治】　益肾填精，益气养血。适用于肾虚精亏，血气不足，腰膝酸软，倦怠乏力，面色不华，男子精液清稀，阳痿早泄，女子月经不调，或男子不育症、女子不孕症见有上述证候者。

【药效】　主要药效如下[1, 2]:

1. 性激素样作用　麒麟丸可使雄性大鼠睾丸精子数明显增加、可促进雌性幼鼠子宫发育，并能明显增加子宫质量，提高子宫充盈率。还可提高雌性大鼠子宫和卵巢组织中的雌二醇含量。

2. 增强免疫功能　采用炭粒廓清法，并以小鼠网状内皮系统吞噬功能为指标，观察麒麟丸的免疫增强作用，可明显提高小鼠血清炭粒的清除速率，有增强机体免疫功能的作用。

【临床应用】　主要用于治疗不孕不育症及少弱精子症[3-8]。

1. 不孕不育症　黄体发育不良或黄体早衰会造成黄体功能不全，属于临床常见妇科病，会引起孕激素分泌不足，导致子宫内膜发育不良，无法维持受精卵的着床到发育的过程，从而引起不孕[9]。中医认为其属于"无子""胎动不安"等范畴，中医认为肾主胞胎，调冲任，"肾虚"为本病的发病基础。麒麟丸具有温肾益精功效，可使卵巢成熟黄体细胞明显增多，脂滴、凋亡小体及成纤维细胞减少，而达到治疗黄体功能不全所致不孕的目的，是临床治疗肾精亏虚型不孕症的常用中成药。

2. 少弱精子症[10]　是导致男性不育的最主要表型，麒麟丸能明显提高少弱精子症大鼠精子质量，改善生殖激素水平，减轻氧化应激损伤，改善大鼠睾丸组织形态，对生殖系统有较好的保护作用，对于少弱精子症具有较好治疗作用[11]。

麒麟丸联合溴隐亭治疗特发性高催乳素血症少弱精子症[12]、麒麟丸联合左氧氟沙星治疗伴有附属性腺感染的少弱精子症，均取得较好治疗效果[13]。

【不良反应】　①医生应警惕最早出现的栓塞性疾病表现（血栓性静脉炎、脑血管病、肺栓塞、视网膜栓塞），一旦怀疑或发生，立即停用。②突发视力障碍、复视、偏头痛，应立即停药检查。如有视乳头水肿或视网膜血管病变，应立即停药。③可发生突然出血，点滴出血，经量改变，闭经，水肿，体重变化（增加或减少），宫颈糜烂改变，胆汁瘀积性黄疸，过敏反应，皮疹，精神抑郁，失眠，恶心。④乳房胀痛或泌乳。

【使用注意】 ①感冒发热慎服。②服药后如觉口干多梦，可用淡盐水或蜜糖水送服，空腹后如觉胃脘不适，可改为饭后服。

【用法与用量】 口服。一次 6g，一日 2～3 次，或遵医嘱。

参 考 文 献

[1] 孙晓波，徐惠波. 现代方剂药理与临床（精）[M]. 天津：天津翻译出版社，2005：607.

[2] 李锐，廖灶引，廖惠芳，等. 助孕育儿丸药理实验研究[J]. 新中医，1989，（7）：52-55.

[3] 谢红英，温雅兰. 麒麟丸治疗黄体功能不全致不孕不育的临床观察[J]. 光明中医，2018，（2）：197-198.

[4] 薛云峰. 麒麟丸治疗男性不育症的临床疗效观察[J]. 世界中西医结合杂志，2017，12（10）：1418-1421.

[5] 丁爱娟，邓华. 麒麟丸治疗黄体功能不全性不孕临床研究[J]. 亚太传统医药，2016，12（20）：128-129.

[6] 赵连明，姜辉，洪锴，等. 麒麟丸治疗少弱精子症患者的临床研究[J]. 中国男科学杂志，2016，30（5）：40-42.

[7] 张明明. 麒麟丸联合左卡尼汀治疗特发性少弱精子症临床疗效观察[J]. 生殖与避孕，2016，36（4）：332-335.

[8] 赵连明. 麒麟丸治疗少弱精子症患者的临床研究[C]//中国中西医结合学会男科专业委员会. 第十次全国中西医结合男科学术大会、第六届广西中医、中西医结合男科学术大会、全国中西医结合男科疾病诊疗新进展学习班论文集. 南宁：中国中西医结合学会男科专业委员会，2015：1.

[9] 孙莎，朱名宸. 补肾调周法治疗黄体功能不全性不孕症 48 例临床观察[J]. 湖北中医杂志，2015，37（12）：32-33.

[10] 张开舒，傅龙龙，商学军，等. 麒麟丸治疗少弱精子症的临床研究进展[J]. 中华男科学杂志，2017，23（10）：938-941.

[11] 张开舒，周芳，安琪，等. 麒麟丸对少弱精子症模型雄性大鼠生殖功能的保护作用研究[J]. 中华男科学杂志，2017，23（9）：821-827.

[12] 邓云山，周金芳，黎霞云，等. 麒麟丸联合溴隐亭治疗特发性高泌乳素血症少弱精子症的临床研究[J]. 中华男科学杂志，2013，19（10）：940-944.

[13] 高勇，万子，孙祥宙，等. 麒麟丸联合左氧氟沙星治疗伴有附属性腺感染的弱精子症的临床疗效观察[J]. 中华男科学杂志，2013，19（12）：1115-1118.

（河南中医药大学　苗明三、赵　晖）

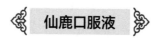

仙鹿口服液

【药物组成】 菟丝子、麦冬、淫羊藿、鹿角胶、熟地黄、枸杞子、龟版胶、黄精、女贞子、泽泻、人参、山药。

【处方来源】 研制方。国药准字 Z20030086。

【功能与主治】 滋阴补肾，填精益髓。用于肾阴亏损所致的精子数目少，精子活动力下降之男性不育症。

【药效】 主要药效如下[1]：

1. 提高免疫功能　仙鹿口服液可显著提高中老年人的细胞免疫 E-玫瑰花结试验（E-RFC）和体液免疫 IgG、IgA、IgM，从而可以增强人体抵抗力。

2. 促进甲状腺素的分泌　仙鹿口服液可以提高血液中 T_3、T_4、TSH 含量，但其最高值未超过正常范围，说明本品可提高甲状腺的分泌，改善甲状腺的分泌不足。

3. 改善脂质代谢　仙鹿口服液可降低总胆固醇、三酰甘油水平，提高高密度脂蛋白水平，改善脂质代谢紊乱。

【临床应用】 主要用于男性生殖系统病。

1. 特发性弱精子症[2-8] 是男性不育的常见和重要的原因。仙鹿口服液治疗特发性弱精子症，疗效明显，能提高精子活力。另可辅助左旋卡尼汀治疗肾阴亏损型少弱精子症，疗效较好。

2. 男性不育症 仙鹿口服液对肾阴亏虚型男子不育症有提高生精功能、改善精液质量、调节内分泌作用，可治疗男子少精症、弱精子症、死精子症等精液低下的男子不育症，特别是体质明显虚弱者。

【不良反应】 偶见服后胸闷、胃肠不适。

【使用注意】 感冒、发热勿服。

【用法与用量】 口服。一次 10ml，一日 3 次，3 个月为 1 个疗程。

参 考 文 献

[1] 贺永清，贺蓉. 仙鹿口服液保健作用的临床研究[J]. 中药新药与临床药理，1994，（3）：18-20.

[2] 曹志刚，姜熙，陈其超，等. 仙鹿口服液治疗特发性弱精子症患者的疗效观察[J]. 中国男科学杂志，2014，8：43-45.

[3] 焦拥政，孟令东，马卫国，等. 益精方对特发性少弱精子症精子凋亡和线粒体功能影响的研究[J]. 中华男科学杂志，2012，18（11）：1045-1049.

[4] 许国彬，徐仙，贾韶彤，等. 菟丝子对弱精子症体外精子膜功能及顶体酶活性的影响[J]. 时珍国医国药，2011，22（7）：1670-1672.

[5] 朱小军. 仙鹿口服液辅助左旋卡尼汀治疗肾阴亏损型少弱精子症[J]. 中国实验方剂学杂志，2013，12：332-334.

[6] 余光菊，谭华儒. 九子生精汤治疗肾精亏虚型少弱精子症 40 例临床研究[J]. 西部中医药，2013，26（1）：86.

[7] 周华，孙大林. 聚精丸治疗少弱精子症 80 例[J]. 南京中医药大学学报，2012，29（1）：92.

[8] 苏炽成. 仙鹿口服液治疗男性不育症临床疗效观察[J]. 中药材，1999，（11）：606-607.

（河南中医药大学 苗明三、田 硕）

黄精赞育胶囊

【药物组成】 何首乌（制）、黄精（酒制）、枸杞子、菟丝子、五味子、熟地黄、肉苁蓉、淫羊藿、紫河车、续断、党参、当归、丹参、蒲公英、败酱草、蛇床子、蜂房（炒）、水蛭、牡蛎、车前子（盐炒）。

【处方来源】 研制方。国药准字 Z20050267。

【功能与主治】 补肾填精，清热利湿。用于肾虚精亏夹湿热型弱精子症、少精子症引起的男性不育，症见腰膝酸软，阴囊潮湿等；精液检查见精子稀少，活动力差。

【药效】 主要药效如下：

1. 改善精子活力 黄精赞育胶囊可改善弱精子症精子密度、精子总数、活力、运动速度[1]，提高精子运动能力与其修复损伤的线粒体[2]及外周致密纤维有关[3]，改善精子形态。黄精赞育胶囊可显著降低精子的畸形率，可明显改善精子 DNA 完整性指标（DFI）异常的弱精子患者的精子 DNA 完整性[4]。

2. 促进精子生成[5] 黄精赞育胶囊可通过提高凋亡抑制 Bcl-2 蛋白及 mRNA 表达，降低促凋亡 Bax 蛋白及 mRNA 表达来抑制生精细胞的凋亡，降低公共凋亡效应因子 Caspase-3 活性，从而抑制睾丸生精细胞凋亡，促进精子的生成，提高精液质量。

【临床应用】 主要用于男性不育症的治疗。

1. 少弱精子症[6-9]　　精液异常是男性不育症中最重要的原因，而精液异常中的重要类型则为少弱精子症。中医认为肾精亏虚是男性不育症的主要原因。对人体的生长发育和生殖有着决定性作用的就是肾气。男性不育症大多为虚实夹杂之症，其病机主要为"肾虚夹湿热、瘀毒"。黄精赞育胶囊补中有清、清中有补，可补肾益精、活血化瘀，对于男性少弱精子症具有较好治疗作用。

2. 顶体酶活性异常男性不育症[10]　　顶体酶活性是判断精子质量的重要指标[11]，顶体酶活性低下会影响卵细胞卵丘的分解及精子对卵细胞透明带的穿透，从而导致男子不育[12]。黄精赞育胶囊可生精种子[13]，可改善不育症患者的精子质量，可能系通过调节下丘脑-垂体-睾丸性腺轴功能、促进睾丸生精细胞生长发育而发挥作用。

黄精赞育胶囊治疗男性不育症的机制见图 24-1。

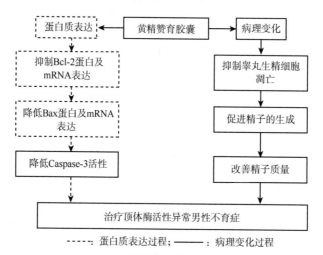

图 24-1　黄精赞育胶囊治疗男性不育症的机制图

【**不良反应**】　偶有恶心、胃部不适、腹泻、性欲亢进。

【**使用注意**】　脾气久虚，腹胀便溏者慎用。

【**用法与用量**】　口服。一次 4 粒，一日 3 次。3 个月为 1 个疗程。

参 考 文 献

[1] 刘保兴，王琦，赵厚薇，等. 黄精赞育胶囊优选方对弱精子症大鼠精子运动能力的影响[J]. 中医药学刊，2005，22（2）：368-369，383.

[2] 胡剑麟，孙健，陈威，等. 黄精赞育胶囊对弱精子症患者精子线粒体膜电位的影响[J]. 中华男科学杂志，2017，23（12）：1116-1120.

[3] 刘保兴，王琦，赵厚薇，等. 黄精赞育胶囊对弱精子症大鼠精子鞭毛超微结构的影响[J]. 北京中医药大学学报，2006，（11）：765-767，793.

[4] 刘炜，付睿，赵晨，等. 黄精赞育胶囊对弱精子症患者精子 DNA 完整性的影响[J]. 中国男科学杂志，2016，30（4）：34-37.

[5] 郑燕飞. 黄精赞育胶囊化学成分及改善少弱精子症的作用机制研究[D]. 北京：北京中医药大学，2014.

[6] 吴涛. 黄精赞育胶囊治疗少弱精子症的疗效观察[J]. 亚太传统医药，2012，8（6）：73.

[7] 邓广鹏. 黄精赞育胶囊治疗少弱精子症的临床观察[J]. 内蒙古中医药，2017，36（2）：14.

[8] 李亚峰，谢建兴. 黄精赞育胶囊治疗男性不育弱精子症 40 例疗效观察[J]. 世界中西医结合杂志，2009，4（7）：493-495.

[9] 王志刚，谢建兴. 黄精赞育胶囊治疗男性不育弱精子症 40 例疗效观察[J]. 山西中医学院学报，2011，12（6）：26-27.

[10] 杜鹏，丘勇超. 黄精赞育胶囊治疗顶体酶活性异常男性不育症32例[J]. 上海中医药杂志，2009，43（10）：38-39.

[11] Chaudhury K, Das T, Chakravarty B, et al. Acrosin activity asapotential marker for sperm membrane characteristics in unexplained male infertility [J]. FertilSteril，2005，83（1）：104-109.

[12] 杜鹏，丘勇超. 影响顶体酶活性相关因素的研究进展[J]. 中国男科学杂志，2007，21（4）：54-57.

[13] 丘勇超，谢春雨，潘恩山. 黄精赞育胶囊治疗男性不育少弱精之症79例临床观察[J]. 新中医，2008，40（8）：12-13.

（河南中医药大学　苗明三、赵　晖）

龙鹿胶囊

【药物组成】　人参、鹿茸、淫羊藿、狗鞭、驴鞭、熟地黄、山茱萸、五味子（酒蒸）、海龙、附子（制）、补骨脂（盐水炙）、肉苁蓉、锁阳、巴戟天、枸杞子、麦冬、山药（麸炒）、当归、黄芪、白术（土炒）、茯苓、菟丝子、覆盆子、牡丹皮、杜仲、续断。

【处方来源】　研制方。国药准字Z20090161。

【功能与主治】　温肾壮阳，益气滋肾。用于元气亏虚，精神萎靡，食欲不振；男子阳衰，精寒无子，遗精阳痿，举而不坚；女子宫寒，久不孕育。

【药效】　主要药效如下：

1. 改善精子质量　龙鹿胶囊可以改善精子数量和质量，具有改善精子质量的作用。

2. 改善性功能　龙鹿胶囊具有改善性功能作用。

【临床应用】　主要用于治疗男性性功能障碍疾病。

1. 少弱精子症[1]　少弱精子症，特别是特发性少精、弱精子症仍缺乏特异性的治疗方法。龙鹿胶囊补肾填精、健脾益气的功效，可提高人体内的睾酮合成及抗氧化应激损伤的能力，改善精子数量和质量，提高妊娠率，对少弱精子症具有较好疗效。

2. 其他[2-4]　龙鹿胶囊联合舍曲林治疗原发性早泄，可以改善患者性生活满意度评分、配偶性生活满意度评分、阴道内射精潜伏期，对于原发性早泄较单用舍曲林的临床有效率更高。联合强肾片用药，可改善多囊卵巢综合征伴胰岛素抵抗及排卵等情况，且疗效与二甲双胍相当。

【不良反应】　尚未见报道。

【使用注意】　运动员慎用。

【用法与用量】　口服。一次3～5粒，一日3次。

参 考 文 献

[1] 金保方，张新东，王志强，等. 龙鹿胶囊治疗少弱精子症的多中心临床研究[J]. 中国男科学杂志，2013，9：46-49.

[2] 吴小军，周占松，沈文浩，等. 舍曲林单用与龙鹿胶囊合用治疗原发性早泄的疗效观察[J]. 环球中医药，2013，z2：130-131.

[3] 韦凤，丘彦，何辉玉. 强肾片联合龙鹿胶囊治疗多囊卵巢综合征伴胰岛素抵抗患者73例临床观察[J]. 中医杂志，2014，16：1386-1389.

[4] 傅慧佳，丘彦，夏敏，等. 多囊卵巢综合征中医证型与胰岛素抵抗的研究[J]. 世界中西医结合杂志，2013，8（7）：689-692.

（河南中医药大学　苗明三、田　硕）

生精胶囊（片）

【药物组成】　黄芪、党参、人参、山药、茯苓、当归、枸杞子、熟地黄、龟板、淫羊藿、肉苁蓉、覆盆子、丹参、牡丹皮。

【处方来源】 研制方。国药准字 Z20027672。

【功能与主治】 补肾益精,滋阴壮阳。用于肾阳不足所致腰膝酸软,头晕耳鸣,神疲乏力,男子无精、少精、弱精、精液不液化等症。

【药效】 主要药效如下:

1. 改善精子质量[1] 生精胶囊可明显增加去势雄性小鼠性器官的质量,使幼龄大鼠、小鼠精子数明显增多,并增强精子的活力,降低精子畸形率,改善精子质量,提高雌鼠受孕率及胎仔数。

2. 改善勃起功能[2, 3] 生精胶囊可提高雄性去势大鼠阴茎海绵体内压,可保护阴茎海绵体组织含量,增加海绵体组织 NOS 活性,从而改善去势大鼠的勃起功能。

【临床应用】 主要用于治疗男性生殖功能障碍类疾病。

1. 少弱精子症[4-8] 少弱精子症是男性不育的主要原因之一。生精胶囊具有温补肾阳的作用,临床研究表明可提高精子发生、成熟率,提高精子数量及活力,降低精子畸形率,提高精子顶体及精子 DNA 完整率,有利于提高体外受精(IVF)的受精率、优胚率及临床妊娠率,从而对于少弱精子症具有较好的治疗作用。

联合左旋卡尼汀用药,可以明显提高精液质量,如有效精子浓度、前向运动精子百分率,对于少弱精子症具有较好的治疗作用。联合前列通瘀胶囊用药,对精索静脉曲张并少弱精子症疗效确切,较单用前列通瘀胶囊治疗效果更佳。联合维生素 E 用药,可提高精子计数、精子活力、正常形态精子百分比及精子活率,明显高于对照组,降低精液液化时间,上调精浆中 SOD 水平,同时降低 MDA 水平,对于男性不育具有较好的治疗作用。

2. 男性性功能障碍[9, 10] 主要包括性欲障碍、阴茎勃起障碍和射精障碍等,生精胶囊具有补肾壮阳、益阴生精功效,可改善男性患者阴茎勃起功能障碍及早泄症状,对男性性功能障碍者,效果确切。

【不良反应】 尚未见报道。

【使用注意】 ①个别患者服药后出现头晕、恶心等。②阴虚火旺者禁用。③忌食生冷。

【用法与用量】 胶囊:口服,一次 4 粒,一日 3 次。片:口服,一次 4 片,一日 3 次。

参 考 文 献

[1] 马静,许池军,李仕先,等. 生精胶囊补肾壮阳作用的实验研究[J]. 中国实验方剂学杂志,2001,(6):39-40.

[2] 赵善坤,康然,刘路浩,等. 生精胶囊改善雄性去势大鼠勃起功能的研究[J]. 中国男科学杂志,2016,30(5):28-33.

[3] 赵善坤,康然,王嘉民,等. 生精胶囊通过调节一氧化氮诱导阴茎海绵体平滑肌舒张改善去势大鼠勃起功能[J]. 现代泌尿外科杂志,2017,22(10):784-788.

[4] 朱德元. 精胶囊治疗男性少精、弱精的临床观察及用药体会[J]. 当代医学,2011,17(36):143.

[5] 何泳志,李大文,肖鑫,等. 生精胶囊对精子 DNA 和顶体完整率及体外受精结局影响[J]. 重庆医学,2016,45(26):3688-3691.

[6] 贾永强. 左旋卡尼汀联合生精胶囊治疗少弱精子症 60 例临床观察[J]. 智慧健康,2019,5(3):85-86.

[7] 李海涛,黄圳,丁建业. 生精胶囊联合前列通瘀胶囊治疗精索静脉曲张合并少弱精症 25 例[J]. 河南中医,2018,38(8):1245-1247.

[8] 曾育鑫. 生精胶囊联合维生素 E 治疗治疗男性不育症的疗效探讨[J]. 北方药学,2017,14(12):10-11.

[9] 代淑静,霍庆赟,杨颖,等. 生精片联合维参锌胶囊与他莫昔芬片治疗弱精症的临床效果比较[J]. 临床合理用药杂志,2017,(14):9-10.

[10] 农君仁. 生精胶囊治疗男性性功能障碍的疗效分析[J]. 中国民族民间医药，2012，21（22）：33.

（河南中医药大学　苗明三、赵　晖）

二、温肾补脾类

还 少 胶 囊

【药物组成】　熟地黄、山药（炒）、牛膝、枸杞子、山茱萸、茯苓、杜仲（盐炙）、远志（甘草炙）、巴戟天（炒）、五味子、小茴香（盐炙）、楮实子、肉苁蓉、石菖蒲、大枣（去核）。

【处方来源】　明·朱橚等《普济方》。国药准字 Z50020249。

【功能与主治】　温肾补脾，养血益精。用于脾肾虚损，腰膝酸痛，阳痿遗精，耳鸣目眩，精血亏耗，肌体瘦弱，食欲减退，牙根酸痛。

【药效】　主要药效如下：

1. 改善精子质量　少弱精子症则是精液异常的主要类型，是不孕的主要原因之一。还少胶囊可提高精子密度、a+b 级精子量、精子活力、精液量、精液中果糖含量、α-中性糖苷酶活性，可降低精液液化时间，改善精子形态，从而改善精子质量[1]。

2. 抗抑郁　还少胶囊可降低抑郁小鼠肝脏 MDA 和 SOD 含量，增加中枢 5-HT 和 NE 含量，有抗抑郁作用[2]。

【临床应用】　主要用于治疗少弱精子症及抑郁症、勃起功能障碍、月经病等。

1. 少弱精子症[3-6]　精液指标异常是许多患者不育的主要原因，还少胶囊可干预氧化应激损伤，保护精子膜结构和功能，促进精子生成，从而提高精子的活力和密度，对于少弱精子症具有好的治疗作用。

2. 抑郁症[7, 8]　与心肝脾肾功能失调相关，其治疗应重视补益脾肾之根本。还少胶囊用于脾肾虚损多种疾病的治疗，效果较好。临床研究表明，还少胶囊可降低抑郁症患者汉密尔顿抑郁量表（HAMD）评分，改善抑郁状态，具有治疗抑郁症的疗效。

3. 勃起功能障碍[9-11]　是指阴茎不能勃起及不能维持勃起而完成满意的性生活。还少胶囊可提高血清睾酮水平，提高国际通行的勃起功能障碍症状（IIEF-5）评分，可改善勃起功能。联合枸橼酸西地那非治疗中老年勃起功能障碍，可明显提高性交满足感、性高潮、性欲，对于中老年勃起功能障碍疗效较好。联合十一酸睾酮软胶囊可以提高血清中睾酮水平，改善 IIEF-5 评分，其疗效优于单独使用还少胶囊。

4. 月经病[12, 13]　是以月经的周期、经期、经色、经量等发生异常，或伴随月经周期或围绕经行前后出现明显症状为特征的疾病。还少胶囊主要是针对女性身体机能进行治疗，通过补肝肾，达养血益精调经目的，可明显改善痛经、月经量少、腰膝酸软等临床症状。

【不良反应】　尚未见报道。

【使用注意】　①忌辛辣、生冷、油腻食物。②本品宜饭前服用。③高血压、心脏病、肝病、糖尿病、肾病等慢性病严重者应在医师指导下服用。④本品不宜长期服用，服药 2 周症状无缓解，应去医院就诊。⑤对本品过敏者禁用，过敏体质者慎用。

【用法与用量】　　口服。一次 5 粒，一日 2～3 次。

参 考 文 献

[1] 秦德怀，王文杰，秦素. 还少胶囊治疗少弱精子症临床疗效研究[J]. 中国药业，2017，26（23）：42-44.

[2] 王钰，杨双双，夏星，等. 还少胶囊抗抑郁作用的实验研究[J]. 药学与临床研究，2008，16（6）：446-449.

[3] 卫海. 还少胶囊治疗少弱精子症的临床疗效观察[J]. 辽宁医学杂志，2016，30（1）：75-76.

[4] 秦德怀，王文杰，秦素. 还少胶囊治疗少弱精子症临床疗效研究[J]. 中国药业，2017，26（23）：42-44.

[5] 李刚，朱文斌，牛飞，等. 肉苁蓉苯乙醇苷对大鼠精子体外氧化损伤的保护作用研究[J]. 时珍国医国药，2010，21（9）：2205.

[6] 丁平，梁英娇，刘瑾，等. 巴戟天寡糖对小鼠精子生成作用的研究[J]. 中国药学杂志，2008，43（19）：1467.

[7] 王艳丽，王清秀. 还少胶囊在抑郁症治疗中的应用研究[J]. 陕西中医，2017，38（4）：415-416.

[8] 陈宁红，王书礼，王钰. 还少胶囊抗抑郁的临床研究[J]. 南京中医药大学学报，2010，26（6）：471-472.

[9] 沈鹤军，景涛. 太极拳锻炼联合还少胶囊对心理性勃起功能障碍患者勃起功能及性激素水平的影响[J]. 中医杂志，2012，53（13）：1129-1132.

[10] 孙志兴，黄健，王庆. 还少胶囊加枸橼酸西地那非治疗中老年勃起功能障碍疗效观察[J]. 辽宁中医药大学学报，2008，（8）：101-102.

[11] 王帅，张开翔. 还少胶囊联合十一酸睾酮软胶囊治疗男性勃起功能障碍临床疗效观察[J]. 医学信息，2018，31（1）：142-144.

[12] 袁成英. 还少胶囊治疗月经病的体会[J]. 医药前沿，2017，7（15）：358-359.

[13] 孙建辉，霍海如，李小芹，等. 还少胶囊治疗月经不调的药效学评价及分子机制研究[J]. 中国中药杂志，2018，43（7）：1373-1383.

（河南中医药大学　苗明三、田　硕）

索　引

A

安络化纤丸　41
安络化纤丸（浓缩丸）　57
安络痛片　378

B

八正合剂（颗粒、片、胶囊）　500
巴戟口服液　585
白芍总苷胶囊　259
百令胶囊　308　412
半硫丸　169
宝光风湿液　291
保和丸（颗粒、片）　58
萆薢分清丸　519
痹祺胶囊　294
补肾健骨胶囊　212
补中益气丸（颗粒、片、口服液）　521
补中益气丸（水丸、口服液、合剂、颗粒）　172

C

蚕蛾公补片（胶囊）　571
沉香散　520
萃仙丸　582

D

大柴胡汤　149
大活络胶囊（丸）　353
丹杞颗粒　213
丹田降脂丸　34
丹香清脂颗粒　32
胆宁片　51
当飞利肝宁胶囊　55
当归拈痛丸　68，367

荡涤灵颗粒　515
导赤丸　518
东方活血膏　350
独活寄生丸　235
独一味胶囊　273
杜仲壮骨丸　289

E

阿胶强骨口服液　210
二陈汤（丸）　153
二妙丸　67
二十五味儿茶丸　75　381
二十五味驴血丸　399

F

分清五淋丸　512
风寒双离拐片　244
风湿安泰片　382
风湿痹康胶囊　388
风湿定胶囊　278
风湿定片（胶囊）　252
风湿福音丸　396
风湿骨痛胶囊　234
风湿骨痛片　396
风湿骨痛丸　381
风湿关节炎片　380
风湿寒痛片　374
风湿马钱片　260
风湿圣药胶囊　269
风湿痛药酒　242
风痛安胶囊　398
风痛宁片　239
冯了性风湿跌打药酒　242
妇炎康片（颗粒）　443
复方补骨脂颗粒　220

复方独活吲哚美辛胶囊　392
复方杜仲健骨颗粒　345
复方风湿宁胶囊　372
复方风湿宁注射液（胶囊）　74
复方降脂片（胶囊）　24
复方金钱草颗粒　490
复方鹿茸健骨胶囊　210
复方伸筋胶囊　362
复方肾炎片　426
复方石淋通片　488
复方石韦片（颗粒、胶囊）　507
复方夏天无片　378
复方小活络丸　390
复方玄驹胶囊　323　541
复方雪莲胶囊　287

G

干姜黄连黄芩人参汤　96
葛根芩连片（丸、口服液）　101
狗皮膏　243
古汉养生精口服液　599
骨刺胶囊　346
骨刺丸　377
骨刺消痛胶囊　386
骨康胶囊　200
骨力胶囊　401
骨龙胶囊　292
骨疏康胶囊（颗粒）　222
骨松宝胶囊（颗粒、片）　198
骨痛灵酊　388
骨友灵搽剂　349
骨愈灵胶囊（片）　199
关通舒胶囊　351
归脾丸（浓缩丸、合剂、颗粒）　178
龟鹿补肾丸（胶囊、口服液）　593
龟鹿二仙膏　574
桂附地黄丸（胶囊）　143
国公酒　251

H

海龙蛤蚧口服液　589
海马多鞭丸　590

寒湿痹颗粒（片）　233
蚝贝钙片　223
荷丹片　11
胡蜂酒　245
虎力散　246
虎潜丸　207
虎潜丸　341
护骨胶囊　221
化滞柔肝颗粒　54
还少胶囊　181　613
槐杞黄颗粒　472
黄精赞育胶囊　609
黄葵胶囊　430
黄连温胆汤　104
黄芪注射液　309
回春胶囊　583

J

济生肾气丸　171　413
寄生追风液　402
甲亢灵片（胶囊、颗粒）　185
健脾降脂颗粒　33
健延龄胶囊　45
健阳片（胶囊）　582
降糖甲片（胶囊、颗粒）　122
降糖宁胶囊　125
降糖舒胶囊（片、丸）　132
降糖通脉片　126
降脂减肥胶囊　59
降脂灵颗粒（片、胶囊）　39
降脂宁颗粒（片、胶囊）　7
降脂通便胶囊　25
降脂通络软胶囊　31
绞股蓝总苷片（胶囊）　26
结石通片　492
金骨莲胶囊　236
金蚧片（胶囊）　579
金匮肾气丸　146　215　320　474
金芪降糖片　106
金钱白花蛇药酒　293
金钱草片（胶囊、颗粒）　489

金钱通淋口服液（颗粒）　440

金糖宁胶囊　98

金乌骨通胶囊　195　314

津力达颗粒（口服液）　109

筋骨痛消丸　356

颈复康颗粒　327

决明降脂片　36

K

坎离砂　394

抗骨增生丸　344

抗衰复春片　595

渴乐宁胶囊　111

克痹骨泰胶囊　397

克痹骨泰片（胶囊）　263

克淋通胶囊　513

昆明山海棠片　264　469

昆仙胶囊　257

L

狼疮丸　306

雷公藤多苷片　317

雷公藤多苷片（雷公藤片）　465

雷公藤片　271

灵泽片　549

六味地黄丸　306

六味地黄丸（胶囊、软胶囊、口服液）　205

六味地黄丸（浓缩丸、颗粒、胶囊、软胶囊）　133

六味能消胶囊　53

六一散　488

龙胆泻肝丸（颗粒、片、胶囊、服液）　516

龙蛾酒（口服液）　576

龙鹿胶囊　611

龙牡壮骨颗粒（咀嚼片）　202

癃闭舒胶囊　550

癃闭通胶囊　556

癃清片（胶囊）　509

鹿川活络胶囊　346

鹿角胶颗粒　567

罗补甫克比日丸　597

M

马钱子散　253

麦芪降糖丸　129

麦味地黄丸　145

蛮龙液　594

泌淋清胶囊　514

泌尿宁颗粒（胶囊）　505

木丹颗粒　156

木瓜丸　290

N

那如三味丸　256

男宝胶囊　579

男康片　529

尿毒清颗粒　454

尿感宁颗粒　506

尿塞通片　552

宁泌泰胶囊　504

P

排毒降脂胶囊　8

排石颗粒　492

盘龙七片　383

普乐安胶囊（片）　542

Q

七宝美髯颗粒（丸、胶囊、服液）　566

七味都气丸　522

芪参益气滴丸　27

芪骨胶囊（密骨胶囊）　214

芪明颗粒　160

芪药消渴胶囊　112

芪蛭降糖胶囊（片）　114

麒麟丸　607

杞菊地黄丸　334　449

杞菊地黄丸（胶囊、片、口服液）　37

前列安通片　553

前列倍喜胶囊　540

前列回春胶囊　527

前列癃闭通胶囊　558

前列宁胶囊　537

前列平胶囊　555

前列舒乐颗粒（胶囊）　556

前列舒通胶囊　533

前列泰片　530

前列通片（胶囊）　559

前列通瘀胶囊　531

前列欣胶囊　535

强骨胶囊　217

强龙益肾胶囊　588

强肾片（颗粒）　423

强阳保肾丸　590

青鹏软膏　76

清淋颗粒（片、胶囊）　508

清热通淋胶囊（片、丸）　511

清脂胶囊　42

祛风止痛胶囊　238

祛风止痛片　247

R

热淋清颗粒（片、胶囊）　502

人参糖肽注射液　131

人知降糖胶囊　128

如意珍宝丸　72

如意珍宝丸（片）　268

S

参苓白术散　173

参苓白术散（丸、颗粒）　56

参芪二仙片　595

参芪降糖胶囊（颗粒、片）　123

参芪十一味颗粒　336

参茸强肾片　588

塞隆风湿胶囊　261

塞雪风湿胶囊　389

三宝胶囊（片）　569

三鞭胶囊（片）　580

三黄片　94

三金片（颗粒、胶囊）　447

三肾丸　577

三乌胶丸　260

散寒活络丸　391

桑葛降脂丸　35

桑枝颗粒　99

山药参芪丸（膏）　116

山楂精降脂片（软胶囊、滴丸）　18

麝香风湿胶囊　248

麝香追风膏　254

伸筋活络丸　373

肾宝片（颗粒、合剂、糖浆）　584

肾复康胶囊　429

肾骨胶囊　225

肾康宁片（胶囊、颗粒）　415

肾康注射液　459

肾石通颗粒（丸、片）　493

肾舒颗粒　438

肾衰宁胶囊　457

肾炎康复片　433

肾炎灵胶囊（片、颗粒）　425

肾炎平颗粒　432

肾炎舒胶囊（颗粒、片）　418

肾炎四味片（胶囊、颗粒）　427

肾炎温阳片（胶囊）　420

肾炎消肿片　417

生津消渴胶囊　93

生精胶囊（片）　611

生力胶囊　598

生力雄丸　581

生脉胶囊（饮、注射液）　333

生脉散（饮、胶囊、颗粒）　91

湿热痹颗粒（片、冲剂）　262

十八味党参丸　400

十八味诃子利尿丸　159

十五味乳鹏丸（胶囊）　71

石淋通片　486

舒筋活络酒　253

舒筋散（胶囊）　357

舒筋丸　249

舒心降脂片　29

疏风定痛丸　248

双丹明目胶囊　158

双藤筋骨片　358

四君子丸（合剂、颗粒）　174

四妙丸　65　324

松龄血脉康胶囊　44

苏子油软胶囊　20

锁阳补肾胶囊　578

锁阳固精丸　574

T

泰脂安胶囊　40

痰热清注射液　440

糖脉康胶囊（颗粒）　147

藤络宁胶囊　256

天和追风膏　250

天芪降糖胶囊　117

添精补肾膏　592

葶苈降血脂片（胶囊）　19

通痹片（胶囊）　299

通络开痹片　277

通络祛痛膏　348

通脉降糖胶囊　97

通滞苏润江胶囊　368

痛风定胶囊　363

痛风定胶囊（片）　70

痛风舒胶囊　66

痛风舒片（胶囊）　365

W

万通筋骨片　375

尪痹颗粒（片）　279

温肾助阳药酒　591

翁沥通片（胶囊）　561

无比山药丸　523

无敌丹胶囊　347

五淋丸　512

五苓散　78

五苓散（片）　477

五皮饮（散、丸）　478

五味甘露药浴汤散　77

五子降脂胶囊　38

五子衍宗丸（片、口服液）　605

武力拔寒散　319

X

豨莶丸　255

豨桐胶囊（丸）　270

夏枯草口服液（膏）　188

仙乐雄胶囊　599

仙灵骨葆胶囊　197　321

仙鹿口服液　608

逍遥丸　177

消渴安胶囊　84

消渴康颗粒　85

消渴平片（胶囊）　119

消淋败毒散（丸）　515

消瘰丸　176

消络痛片　400

消栓通络胶囊（颗粒、片）　14

消痛贴膏　352

消瘀降脂胶囊　12

小活络丸　276

小金丸（胶囊、片）　534

小金丸（片、胶囊）　189

小陷胸汤　155

心安宁片（胶囊）　33

心可舒片（颗粒、胶囊、丸）　30

心脉通片（胶囊）　14

新癀片　365

玄七通痹胶囊　316

血必净注射液　304

血尿安胶囊（片）　517

血尿胶囊　444

血脂康胶囊　15

血脂灵片（丸）　17

血脂宁丸　21

血滞通胶囊　9

Y

延龄长春胶囊　586

养阴降糖片（颗粒）　121

腰痹通胶囊　328

腰痛宁胶囊　393

腰息痛胶囊　385

野菊花栓　539

野木瓜片　376

伊木萨克片　596

颐和春胶囊　587

蚁参蠲痹胶囊　286

抑亢丸（散）　187

益津降糖口服液　129

益肾化湿颗粒　421

益肾蠲痹丸　282

益肾灵颗粒（胶囊）　572

益肾壮阳膏　573

银丹心脑通软胶囊　28

银花泌炎灵片　445

淫羊藿总黄酮胶囊　219

引阳索（片、胶囊）　576

右归丸　166　216

右归丸（胶囊）　570

玉女煎　87

玉屏风颗粒（口服液、胶囊）　480

玉泉丸（散、颗粒、胶囊）　89

云南白药酊（气雾剂）　387

Z

泽桂癃爽胶囊　532

增液汤（口服液）　151

珍牡肾骨胶囊　224

真武汤　422

振源胶囊（片）　130

正清风痛宁片（胶囊、缓释片、注射液）　240

知柏地黄丸　142

知柏地黄丸（颗粒、片、胶囊）　442　522

脂必妥片（胶囊、咀嚼片）　23

脂可清胶囊　23

脂脉康胶囊　22

壮骨关节丸　343

壮骨止痛胶囊　208

追风透骨丸　355

紫苏降脂软胶囊　20

祖师麻片　275

左归丸　203